改訂第**9**版

内科学書 Vol.**3**

●総編集
南学　正臣（東京大学医学部腎臓・内分泌内科学　教授）

■循環器疾患
●編集
福田　恵一（慶應義塾大学医学部循環器内科　教授）

■腎・尿路疾患
●編集
深川　雅史（東海大学医学部内科学系腎内分泌代謝内科　教授）

●編集協力
塩沢　昌英（獨協医科大学　特任教授/兵庫医科大学　客員教授 ）

中山書店

《内科学書》
改訂第9版

●総編集

南学　正臣　東京大学医学部腎臓・内分泌内科学 教授

●部門編集 (五十音順)

伊藤　　裕　慶應義塾大学医学部腎臓内分泌代謝内科 教授

大田　　健　公益財団法人結核予防会 複十字病院 院長

小澤　敬也　自治医科大学名誉教授／客員教授

下村伊一郎　大阪大学大学院医学系研究科内分泌・代謝内科学 教授

田中　章景　横浜市立大学神経内科学・脳卒中医学 教授

千葉　　勉　関西電力病院 院長

伴　信太郎　愛知医科大学特命教授／医学教育センター長

平井　豊博　京都大学大学院医学研究科呼吸器内科学 教授

深川　雅史　東海大学医学部内科学系腎内分泌代謝内科 教授

福田　恵一　慶應義塾大学医学部循環器内科 教授

藤田　次郎　琉球大学大学院医学研究科感染症・呼吸器・消化器内科学（第一内科）教授

三森　経世　医療法人医仁会武田総合病院 院長

持田　　智　埼玉医科大学消化器内科・肝臓内科 教授

山本　和利　松前町立松前病院 病院事業管理者

●基準値一覧 編集

山田　俊幸　自治医科大学臨床検査医学 教授

●編集協力

塩沢　昌英　獨協医科大学 特任教授／兵庫医科大学 客員教授

《内科学書》改訂第9版

序

　優れた医師となるためには，疾患の機序を理解し，そのうえで臨床的なエビデンスを踏まえ，診断と治療を進めることが重要です．表面的に羅列された所見や検査結果を記憶したのみの医師は，典型例には対応できても，非典型的な経過を示す患者の前では無力です．なぜ，その所見や検査結果がみられるのか，また治療がどのように効くのか，そのメカニズムまで理解した医師になってはじめて，限りない多様性を示す現実の患者に，適切に対応することができます．

　本書は，1971年の初版刊行以来，現象面の背後にある基本原理をきちんと考察することを重視し，基礎医学を踏まえた疾患の理解に重点を置きながら，臨床的基礎がしっかりと身につくよう編集されています．

　医学の進歩は日進月歩であり，医療の世界には革新的新技術が次々に導入されています．多くの臨床試験が行われ，免疫チェックポイント阻害薬をはじめ新しい薬理機序による治療薬も登場してきました．これに伴い，各学会からの診療ガイドラインも，一定期間の成果をまとめて改訂が繰り返されています．前版である第8版が刊行された2013年以降も，多くの革新的進歩があり，経験豊富な医師であっても常に知識をアップデートすることが必要です．

　今回の改訂では，前版刊行以後の新知見を盛り込むことはもちろん，項目についても見直しを行い，急激に変化している社会情勢にも合わせて内容の最適化を図っています．

　各分野の編集，編集協力，執筆の先生がたは，現在の日本のトップランナーばかりですが，その大半が本書のかなり前の版を学生時代に愛用していた世代です．私自身を含め，本書で勉強した世代の医師が，時を経て編集作業の中心的立場を担い，総力を結集して作成したものが本書の改訂第9版です．

　本書は，長年，日本の内科学の教科書の金字塔であり続けています．これまで，学生たちにとっては日常の学習や国家試験の準備のための定本として，また若手医師から経験豊かな医師に至るまで，診療現場の机上にあって知識の再確認や更なる自己研鑽に役立つ成書として愛読されてきました．この改訂第9版も伝統を受け継ぎ，格調が高く，しかも読みやすいものに仕上がっています．今また新しい息吹を放つ本書が，読者に愛用され，役立つことを心より願っております．

　　2019年6月

　　　　　　　　　　　　　　　　　　　　　　　　編集代表　南学　正臣

内科学書 Vol.3

執筆者一覧

(執筆順)

循環器疾患

室原　豊明	名古屋大学大学院医学系研究科病態内科学講座循環器内科学　教授	
日高　貴之	広島大学大学院医歯薬保健学研究科循環器内科学　助教	
木原　康樹	広島大学大学院医歯薬保健学研究科循環器内科学　教授	
塩島　一朗	関西医科大学内科学第二講座　教授	
福田　信夫	四国こどもとおとなの医療センター内科	
檜垣　實男	愛媛大学名誉教授	
大蔵　隆文	愛媛大学大学院地域救急医療学講座　教授	
池田　隆徳	東邦大学大学院医学研究科循環器内科学　教授	
影山　智己	国家公務員共済組合連合会立川病院循環器内科　医長	
三田村秀雄	国家公務員共済組合連合会立川病院　院長	
中谷　　敏	大阪大学大学院医学系研究科機能診断科学　教授	
岩永　史郎	埼玉医科大学国際医療センター心臓内科　教授	
西村　恒彦	京都府立医科大学名誉教授	
中原　健裕	慶應義塾大学医学部放射線科学教室（診断）特任助教	
奥田　茂男	慶應義塾大学医学部放射線科学教室（診断）准教授	
陣崎　雅弘	慶應義塾大学医学部放射線科学教室（診断）教授	
小松　　誠	大阪暁明館病院心臓血管病センター　センター長	
平山　篤志	大阪警察病院心臓センター　特別顧問	
児玉　和久	大阪暁明館病院　特別顧問	
深町　大介	日本大学医学部附属板橋病院循環器内科学　助教	
佐藤　　徹	杏林大学医学部付属病院循環器内科　教授	
髙橋　尚彦	大分大学医学部循環器内科・臨床検査診断学講座　教授	
三好　美帆	大分大学医学部循環器内科・臨床検査診断学講座　大学院生	
永井　利幸	北海道大学大学院医学研究院循環病態内科学教室　講師	
安斉　俊久	北海道大学大学院医学研究院循環病態内科学教室　教授	
堀　　進悟	イスム富士見総合病院　顧問	
筒井　裕之	九州大学大学院医学研究院循環器内科学　教授	
栗田　隆志	近畿大学病院心臓血管センター　教授	
古川　哲史	東京医科歯科大学難治疾患研究所生体情報薬理学分野　教授	
熊谷浩一郎	福岡山王病院ハートリズムセンター　センター長	
鈴木　　敦	東京女子医科大学循環器内科　助教	
萩原　誠久	東京女子医科大学循環器内科　教授・講座主任	
杜　　隆嗣	神戸大学大学院医学研究科立証検査医学分野　特命准教授	
平田　健一	神戸大学大学院医学研究科内科学講座循環器内科学分野　教授	
松尾　好記	和歌山県立医科大学循環器内科　講師	
赤阪　隆史	和歌山県立医科大学循環器内科　教授	
北端　宏規	千徳会桜ヶ丘病院　副院長	
大谷　速人	浜松医科大学内科学第三講座　特任講師	
前川裕一郎	浜松医科大学内科学第三講座　教授	
早乙女雅夫	浜松医科大学内科学第三講座　病院講師	
中村　正人	東邦大学医療センター大橋病院循環器内科　教授	
伊苅　裕二	東海大学医学部内科学系循環器内科学　教授	
浅野　竜太	あさの循環器内科クリニック　院長	
住吉　徹哉	榊原記念病院　顧問	
佐地　真育	榊原記念病院　循環器内科　医長	
高山　守正	榊原記念病院　特任副院長	
長山　雅俊	榊原記念病院総合診療部　主任部長	
山岸　敬幸	慶應義塾大学医学部小児科学　教授	
山岸　千尋	やまぎしこどもクリニック　院長	
石井　　卓	東京医科歯科大学医学部附属病院小児科　助教	
土井庄三郎	東京医科歯科大学医学部附属病院 茨城県小児・周産期地域医療学講座　教授	
河村　朗夫	国際医療福祉大学医学部循環器内科　教授	
金子　雅紀	北里大学医学部小児科　助教	
先崎　秀明	北里大学医学部小児循環器集中治療学　教授	
橋本芽久美	北里大学医学部小児科　助教	
田村　佑平	北里大学医学部小児科　助教	
菅本　健司	北里大学医学部小児科　講師	

髙梨　　学	北里大学医学部小児科　診療講師
白井　宏直	北里大学医学部小児科　助教
原口啓之介	北里大学医学部小児科　助教
合田亜希子	兵庫医科大学循環器内科　講師
増山　　理	JCHO 星ヶ丘医療センター　院長
大手　信之	名古屋市立大学大学院医学研究科心臓・腎高血圧内科学　教授
林田健太郎	慶應義塾大学医学部循環器内科　特任准教授，心臓カテーテル室主任
神谷　裕子	松江赤十字病院循環器内科　医員
山本　一博	鳥取大学医学部統合内科医学講座病態情報内科学分野　教授
赤石　　誠	慶應義塾大学医学部内科　客員教授
堀　　正二	大阪府立成人病センター　名誉総長
坂田　泰史	大阪大学大学院医学系研究科循環器内科学　教授
武田　憲文	東京大学大学院医学系研究科循環器内科　特任講師
桑名　正隆	日本医科大学大学院医学研究科アレルギー膠原病内科学分野　大学院教授
尾上　健児	奈良県立医科大学循環器内科　学内講師
斎藤　能彦	奈良県立医科大学循環器内科　教授
白石　泰之	慶應義塾大学医学部循環器内科学　助教
佐野　元昭	慶應義塾大学医学部循環器内科学　准教授
河合　祥雄	順天堂大学循環器内科
北岡　裕章	高知大学医学部老年病・循環器内科学　教授
木村　彰方	東京医科歯科大学統合研究機構　リサーチコアセンター長
湯浅　慎介	慶應義塾大学医学部循環器内科　講師
清水　　渉	日本医科大学大学院医学研究科循環器内科学分野　大学院教授
小室　一成	東京大学大学院医学系研究科循環器内科　教授
田邉　信宏	千葉県済生会習志野病院　副院長
根岸　一明	シドニー大学医学部
倉林　正彦	群馬大学大学院医学系研究科循環器内科学　教授
安田理紗子	防衛医科大学校循環器内科　助教
足立　　健	防衛医科大学校循環器内科　教授
小川　崇之	東京慈恵会医科大学循環器内科　准教授
吉村　道博	東京慈恵会医科大学内科学講座循環器内科　教授
志水　秀行	慶應義塾大学医学部外科学（心臓血管）教授
孟　　　真	横浜南共済病院　心臓血管外科　院長補佐
松原　　忍	横浜市立大学附属病院形成外科　客員講師
安部　晴彦	国立病院機構大阪医療センター循環器内科
是恒　之宏	国立病院機構大阪医療センター　院長
伊藤　貞嘉	公立刈田綜合病院　特別管理者

宮下　和季	慶應義塾大学医学部腎臓内分泌代謝内科　特任准教授
苅尾　七臣	自治医科大学内科学講座循環器内科学部門　教授

腎・尿路疾患

深川　雅史	東海大学医学部内科学系腎内分泌代謝内科学　教授
有馬　秀二	近畿大学医学部腎臓内科　主任教授
淺沼　克彦	千葉大学大学院医学研究院腎臓内科学　教授
鶴岡　秀一	日本医科大学腎臓内科学　教授
安西　尚彦	千葉大学大学院医学研究院薬理学　教授
大内　基司	獨協医科大学医学部薬理学講座　准教授
若新　英史	獨協医科大学医学部生理学（生体制御）講座　准教授
西中村隆一	熊本大学発生医学研究所　教授
太口　敦博	マックス・プランク分子遺伝学研究所　研究員
須藤　　博	大船中央病院　院長／内科部長
伊藤　孝史	島根大学医学部附属病院腎臓内科　診療教授
今田　恒夫	山形大学大学院医学系研究科公衆衛生学・衛生学講座　教授
阿部　貴弥	岩手医科大学泌尿器科学講座　教授
松浦　朋彦	岩手医科大学泌尿器科学講座　助教
杉村　　淳	岩手医科大学泌尿器科学講座　准教授
片渕　律子	福岡東医療センター腎臓内科，加野病院　副院長
柴垣　有吾	聖マリアンナ医科大学腎臓・高血圧内科　教授
柴田　　茂	帝京大学医学部内科学講座腎臓内科　教授
志水　英明	大同病院腎臓内科　主任部長
濱野　高行	大阪大学大学院医学系研究科腎疾患臓器関連制御学　准教授
藤垣　嘉秀	帝京大学医学部内科学講座腎臓内科　教授
堀田　晶子	東京大学大学院医学系研究科・医学部臨床実習・教育支援室　助教
内田　信一	東京医科歯科大学腎臓内科学　教授
寺田　典生	高知大学医学部内分泌代謝・腎臓内科学　教授
土井　研人	東京大学医学部救急科学　講師
松浦　　亮	東京大学医学部腎臓・内分泌内科
吉田　輝彦	東京大学医学部腎臓・内分泌内科
丸山　彰一	名古屋大学大学院医学系研究科病態内科学講座腎臓内科学　教授
小口綾貴子	京都大学大学院医学研究科腎臓内科学
柳田　素子	京都大学大学院医学研究科腎臓内科学　教授
菅野　義彦	東京医科大学腎臓内科学分野　主任教授
藤元　昭一	宮崎大学医学部医学科血液・血管先端医療学講座　教授
角田　隆俊	東海大学医学部付属八王子病院腎内分泌代謝内科　教授

後藤　憲彦	名古屋第二赤十字病院腎臓病総合医療センター移植内科　部長
藤井　秀毅	神戸大学大学院医学研究科腎臓内科，腎・血液浄化センター　講師，診療科長補佐
鶴屋　和彦	奈良県立医科大学腎臓内科学　教授
山本　裕康	東京慈恵会医科大学腎臓・高血圧内科　教授
駒場　大峰	東海大学医学部内科学系腎内分泌代謝内科学　講師
平田　純生	熊本大学薬学部附属育薬フロンティアセンター　センター長，熊本大学薬学部臨床薬理学分野　教授
猪阪　善隆	大阪大学大学院医学系研究科腎臓内科学　教授
山縣　邦弘	筑波大学医学医療系腎臓内科学　教授
鈴木　祐介	順天堂大学大学院医学研究科腎臓内科学　教授
和田　健彦	東海大学医学部内科学系腎内分泌代謝内科学　准教授
野津　寛大	神戸大学大学院医学研究科内科系講座小児科学分野こども急性疾患学講座　特命教授
飯島　一誠	神戸大学大学院医学研究科内科系講座小児科学分野　教授
竹内　康雄	北里大学医学部腎臓内科学　教授
洞　和彦	JA長野厚生連北信総合病院　院長
古志　衣里	藤田医科大学医学部腎臓内科学　助教
稲熊　大城	藤田医科大学医学部腎臓内科学　教授
献田　一司	横浜市立大学医学部循環器・腎臓・高血圧内科学　助教
田村　功一	横浜市立大学医学部循環器・腎臓・高血圧内科学　主任教授
山地　孝拡	横浜市立大学医学部循環器・腎臓・高血圧内科学
涌井　広道	横浜市立大学医学部循環器・腎臓・高血圧内科学　講師
野畑　宏信	愛知医科大学腎臓・リウマチ膠原病内科　助教
伊藤　恭彦	愛知医科大学腎臓・リウマチ膠原病内科　教授
小林　竜	横浜市立大学医学部循環器・腎臓・高血圧内科学　助教
和田　隆志	金沢大学大学院医薬保健学総合研究科腎臓内科学　教授
古市　賢吾	金沢大学大学院医薬保健学総合研究科腎臓内科学　准教授
清水　美保	金沢大学大学院医薬保健学総合研究科腎臓内科学　助教
大野　岩男	東京慈恵会医科大学内科学講座(総合診療内科)　教授
鬼無　洋	愛知医科大学腎臓・リウマチ膠原病内科　講師
堀江　重郎	順天堂大学大学院医学研究科泌尿器外科学　教授
川村　和子	新潟大学大学院医歯学総合研究科腎研究センター腎・膠原病内科学分野　特任准教授
成田　一衛	新潟大学大学院医歯学総合研究科腎研究センター腎・膠原病内科学分野　教授
要　伸也	杏林大学医学部腎臓・リウマチ膠原病内科　教授
風間順一郎	福島県立医科大学医学部腎臓高血圧内科講座　主任教授
宮嶋　哲	東海大学医学部外科学系泌尿器科学　教授
矢野　彰三	島根大学医学部臨床検査医学講座　准教授
三上　大輔	福井大学学術研究院医学系部門腎臓病態内科学　助教
岩野　正之	福井大学学術研究院医学系部門腎臓病態内科学　教授
座光寺秀典	東海大学医学部付属八王子病院泌尿器科　教授
石川　晃	日本赤十字社医療センター泌尿器科　部長

内科学書　Vol.3

目次

循環器疾患

1 循環器系の構造と機能

心血管系の構造————————室原豊明　2
　心臓の構造……………………………………2
　脈管の一般的な構造…………………………2
　動脈の構造……………………………………3
　毛細血管の構造………………………………4
　静脈の構造……………………………………5
　リンパ系（リンパ節，リンパ管）の構造……6
心筋の収縮・弛緩————日高貴之，木原康樹　6
　心筋の構造……………………………………6
　収縮と弛緩のメカニズム……………………7
心機能————————————————9
　心周期…………………………………………9
　左室機能………………………………………11
　自律神経による心機能の調節………………12
循環器系の分子生物学——————塩島一朗　12
　分子生物学が循環器病学にもたらしたイン
　　パクト………………………………………12
　遺伝子クローニングによる機能蛋白の構造
　　と機能の解明………………………………13
　遺伝子異常が明らかになった循環器疾患……13
　疾患にみる遺伝子の発現異常………………14
　発生工学と循環器疾患研究…………………14
　iPS 細胞を用いた循環器疾患研究と再生医療
　　…………………………………………………15

2 循環器疾患の検査法

循環器疾患の診察法———————福田信夫　16
　一般的視診……………………………………16
　頸部，特に頸静脈の視診……………………16
　触診……………………………………………18
　聴診……………………………………………20
非観血的血圧測定法———檜垣實男，大蔵隆文　23

　外来（診察室）血圧……………………………24
　家庭血圧………………………………………25
　自由行動下血圧………………………………25
心電図————————————池田隆徳　26
　心電図の種類…………………………………26
　心電図の原理…………………………………26
　（標準）12 誘導心電図………………………27
　Holter 心電図…………………………………34
　イベント心電図………………………………35
　モニター心電図………………………………35
　挿入型心臓モニター（植込み型ループ式レ
　　コーダ）………………………………………36
　その他の特殊心電図検査……………………36
　　加算平均心電図……………………………36
　　T 波オルタナンス検査……………………36
　　心拍変動解析………………………………37
負荷心電図——————影山智己，三田村秀雄　37
　運動負荷の方法………………………………37
　運動負荷の終了点……………………………38
　判定基準………………………………………38
　薬剤負荷心電図………………………………39
　予後推定のための指標………………………40
心音図，心機図———————福田信夫　41
　心音図・心機図の記録方法…………………42
　心音図・心機図検査を行う際の注意点………42
　心音図・心機図の臨床的意義………………42
　心音図・心機図の読み方……………………45
心エコー図検査————————中谷　敏　46
　超音波検査の原理……………………………46
　経胸壁心エコー図検査………………………46
　経食道心エコー図検査………………………51
　負荷心エコー法………………………………53
　三次元心エコー法……………………………53
胸部 X 線検査————————岩永史郎　54

心陰影の大きさ：心胸郭比	54	
正面像心陰影の形態	54	
呼び名のついた心陰影形態	56	
側面像心陰影の形態	57	
大動脈陰影	57	
肺血管陰影の評価	59	
左心不全でみられる肺野陰影の変化	60	
肋骨横隔膜角の変化	61	
その他の異常陰影と人工物	61	

心臓核医学検査————————西村恒彦 62
- SPECT および PET 装置 63
- 放射性医薬品 63
- 心機能の測定 63
- 心筋虚血の検出 63
- 心筋生存能の評価 64
- 心電図同期心筋 SPECT 64
- 新核種による心筋 SPECT イメージング 64
- 心筋 PET イメージング 65

X 線 CT————中原健裕，奥田茂男，陣崎雅弘 65
- CT 装置 65
- カルシウムスコア 65
- 造影 CT の適応 66
- 薬剤併用 66
- 心電図同期法 66
- 後処理 66
- 日常臨床での役割 66
- 今後の展開 67

MRI————————奥田茂男，陣崎雅弘 69
- MRI 装置 69
- MRI 検査の適応 69
- MRI 検査の禁忌 69
- 撮像方法 70
- 検査組み立て 72
- 今後の展開 72

血管内視鏡検査——小松　誠，平山篤志，児玉和久 72
- 血管内視鏡検査とは 72
- 血管内視鏡の構造と検査法 72
- 冠動脈プラーク 73
- 冠動脈形成術におけるステントの評価 73
- 大動脈破綻プラークと損傷 74
- 大動脈破綻プラークおよび損傷の意義 74
- 展望 75

血管内超音波法————深町大介，平山篤志 75
- 原理 75
- システム 75

- カラー IVUS 75
- 所見と評価 76
- 治療—IVUS を用いた PCI 77

静脈圧，循環血液量，循環時間————佐藤　徹 78
- 静脈圧 78
- 循環血液量 79
- 循環時間 79

心臓カテーテル法————深町大介，平山篤志 79
- カテーテル検査の実際 80
- 右心・左心カテーテル検査 80
- 心血管造影法 84
- 冠動脈造影法と冠血管イメージング 85
- 心臓カテーテル法の治療への応用 90

電気生理学的検査，遅延電位
————————髙橋尚彦，三好美帆 93
- 電気生理学的検査 93
- 遅延電位 95

脈波伝播速度と足関節上腕血圧比
————————永井利幸，安斉俊久 95
- 脈波伝播速度（PWV） 96
- 足関節上腕血圧比（ABI） 97

循環器疾患の生化学診断———————— 98
- 急性冠症候群の生化学診断マーカー 99
- 急性心不全の生化学診断マーカー 100
- 急性肺血栓塞栓症の生化学診断マーカー 101
- 急性大動脈解離の生化学診断マーカー 102

3 ショック

————————永井利幸，安斉俊久 103

4 失神

————————堀　進悟 107

5 心不全

————————筒井裕之 110
- 分類 111
- 病態生理 112
- 臨床症状 114
- 身体所見 115
- 診断 115
- 予防 117
- 治療 119

6 心臓突然死

————————栗田隆志 124

疫学 124
病因 125
臨床症状 125
検査 126
治療 128

7 不整脈

総論 129
刺激伝導系 古川哲史 129
心筋の電気生理学的特性 130
不整脈の発生機序 133
不整脈の治療法 髙橋尚彦 136
薬物療法 136
非薬物療法 熊谷浩一郎 138
頻脈性不整脈 池田隆德 140
洞頻脈 141
心房期外収縮, 心房頻拍 141
心房細動 142
心房粗動 146
発作性上室頻拍 147
早期興奮症候群 150
WPW 症候群 150
WPW 症候群以外の早期興奮症候群 152
心室期外収縮 153
心室頻拍 154
torsade de pointes (TdP) 155
心室細動 156
QT 延長症候群 157
Brugada 症候群 158
その他の致死性心室不整脈をきたす疾患 159
QT 短縮症候群 159
早期再分極 (J 波) 症候群 159
カテコラミン誘発多形性心室頻拍 159
徐脈性不整脈 鈴木 敦, 萩原誠久 160
洞不全症候群 160
房室ブロック 163
房室解離 165
脚ブロックおよび心室内伝導障害 165

8 動脈硬化症

杜 隆嗣, 平田健一 169
病態生理 169
発症機序 171
病因 172
臨床症状 173

診察 173
検査 174
治療 175

9 虚血性心疾患

総論 松尾好記, 赤阪隆史 178
冠循環の生理 178
虚血性心疾患の概念 178
頻度・疫学 180
虚血性心疾患の危険因子 181
冠動脈疾患の治療方針 181
狭心症の概念 北端宏規, 赤阪隆史 183
労作性狭心症 184
冠攣縮性狭心症 大谷速人, 前川裕一郎 192
無症候性虚血性心疾患 早乙女雅夫, 前川裕一郎 196
急性冠症候群 中村正人 198
陳旧性心筋梗塞 208
急性心筋梗塞後の合併症
伊苅裕二, 浅野竜太, 住吉徹哉 209
不整脈 209
ポンプ失調 210
機械的合併症 211
非動脈硬化性冠動脈疾患 佐地真育, 高山守正 211
先天性心疾患 211
冠動脈の炎症性疾患 212
その他 214

10 心疾患のリハビリテーション

心臓リハビリテーションの効果 長山雅俊 215
心臓リハビリテーションの適応と禁忌 216
心臓リハビリテーションの時相 216
急性期リハビリテーション 216
回復期リハビリテーション 216

11 先天性心疾患

総論 山岸敬幸 219
頻度 219
病因 219
病態と発症年齢 220
診断の要点 221
細菌性心内膜炎の予防 222
心血管系の発生と分化の分子機序
山岸敬幸, 山岸千尋 222
心臓大血管の発生・分化の分子機序 222
心臓大血管の発生に関与する細胞群 223

血管系の発生・分化の分子機序————— 226
心房中隔欠損症—————————山岸敬幸 226
心内膜床欠損症（房室中隔欠損症）————— 229
心室中隔欠損症—————————————— 231
動脈管開存症—————————————— 233
Eisenmenger 症候群—————————— 234
肺動脈弁狭窄症————————————— 236
Fallot 四徴症—————————————— 238
肺動脈閉鎖症—————————————— 239
Ebstein 病——————————————— 241
三尖弁閉鎖症———————石井 卓, 土井庄三郎 242
大血管転位症—————————————— 244
　完全大血管転位症——————————— 244
　修正大血管転位症——————————— 245
総動脈幹症——————————————— 245
大動脈肺動脈窓————————————— 246
大動脈縮窄症—————————————— 247
　大動脈縮窄複合———————————— 247
　大動脈弓離断症———————————— 247
　単純型大動脈縮窄症—————————— 247
総・部分肺静脈還流異常症———————— 248
Valsalva 洞動脈瘤———————河村朗夫 250
冠動脈奇形——————————————— 251
　冠動脈起始異常———————————— 251
　冠動脈瘻——————————————— 252
三心房心————————金子雅紀, 先崎秀明 252
単心室—————————橋本芽久美, 先崎秀明 253
左心低形成症候群
　　　　　————田村佑平, 菅本健司, 先崎秀明 254
不整脈原性右室異形成————髙梨 学, 先崎秀明 255
ミトコンドリア心筋症————白井宏直, 先崎秀明 255
先天性僧帽弁疾患——————髙梨 学, 先崎秀明 256
　先天性僧帽弁狭窄症—————————— 256
　先天性僧帽弁閉鎖不全症———————— 256
先天性修正大血管転位症
　　　　　————原口啓之介, 菅本健司, 先崎秀明 257

12 後天性弁膜症

総論————————————合田亜希子, 増山 理 258
僧帽弁狭窄症—————————————— 259
僧帽弁閉鎖不全症———————————大手信之 264
僧帽弁逸脱症—————————————— 267
大動脈弁狭窄症———————————林田健太郎 269
大動脈弁閉鎖不全症————神谷裕子, 山本一博 272
三尖弁閉鎖不全症———————————— 276

連合弁膜症———————————赤石 誠 277
リウマチ熱——————————————— 278
感染性心内膜炎————————————— 280
後天性弁膜症の治療—————神谷裕子, 山本一博 287
　内科治療——————————————— 287
　経カテーテル治療——————————— 287
　外科治療——————————————— 288

13 心筋疾患

心筋症————————————堀 正二, 坂田泰史 292
　拡張型心筋症————————————— 292
　肥大型心筋症————————————— 296
　拘束型心筋症————————————— 301
心筋炎————————————————坂田泰史 304

14 二次性心筋疾患・諸種疾患に伴う心疾患

先天性結合組織疾患に伴う心血管病変
　　　　　　　　　　　　　　　　　　　—武田憲文 309
　Marfan 症候群———————————— 309
　Loeys-Dietz 症候群—————————— 309
　血管型 Ehlers-Danlos 症候群—————— 310
膠原病————————————————桑名正隆 310
内分泌・代謝疾患——————尾上健児, 斎藤能彦 311
腎疾患———————————————— 315
神経・筋疾患————————白石泰之, 佐野元昭 317
薬物性・医原性疾患——————————— 318
その他の二次性心筋障害———————河合祥雄 319
たこつぼ心筋症————————————— 321

15 循環器疾患と遺伝子異常

家族性肥大型心筋症—————————北岡裕章 323
特発性拡張型心筋症—————————木村彰方 324
ミトコンドリア DNA 異常と心筋症———湯浅慎介 325
その他の二次性心筋症の原因遺伝子———— 326
　心 Fabry 病————————————— 326
　筋ジストロフィー——————————— 327
家族性 QT 延長症候群—————————清水 渉 328
Marfan 症候群とフィブリリン 1 遺伝子異常
　　　　　　　　　　　—武田憲文, 小室一成 329
その他の血管疾患と遺伝子異常—————— 330

16 肺性心

　　　　　　　　　　　　　　　　　　—田邉信宏 331

17 心膜疾患と心タンポナーデ

正常の心膜————————根岸一明, 倉林正彦 334
急性心膜炎————————————334
心タンポナーデ————————————337
慢性心膜炎————————————338
　慢性心嚢液貯留——————————339
　癒着性心膜炎——————————339
　収縮性心膜炎——————————339
　滲出性収縮性心膜炎——————341
心膜嚢胞————————————342
心膜欠損症————————————342

18 心臓腫瘍

原発性心臓腫瘍———————安田理紗子, 足立　健 344
　良性腫瘍——————————344
　悪性腫瘍——————————347
転移性心臓腫瘍————————348

19 心臓外傷

————————安田理紗子, 足立　健 349

20 脈管疾患

動脈疾患————————————351
　末梢動脈閉塞性疾患————小川崇之, 吉村道博 351
　　急性動脈閉塞症——————351
　付 急性動脈閉塞症における代謝障害
　　（代謝性筋腎症候群：MNMS）——352
　付 コレステロール塞栓症（blue toe 症候
　　群）——————————352
　　慢性動脈閉塞症——————352
　　機能的血行障害——————356
　　動静脈瘻————————357
　大動脈弁輪拡張症——————志水秀行 358
　大動脈瘤————————358
　大動脈解離————————360
　高安動脈炎————————362
静脈疾患————————————孟　真 363

静脈瘤————————————363
深部静脈血栓症——————364
上大静脈症候群——————366
リンパ系疾患————————松原　忍 366
　リンパ管炎——————————366
　リンパ節炎——————————366
　リンパ浮腫——————————366

21 循環器疾患における抗血小板・抗凝固療法

抗血小板・抗凝固薬の使い方—安部晴彦, 是恒之宏 368
　抗血小板薬——————————368
　抗凝固薬——————————369
適応となる疾患————————371

22 血圧異常

血圧調節の機序————————伊藤貞嘉 373
高血圧————————————374
　高血圧の定義——————宮下和季 374
　本態性高血圧の成因——————375
　高血圧の頻度・疫学——————378
　高血圧の診察・診断——————380
　高血圧の臓器障害の成因と診断・評価——381
　二次性高血圧——————————384
　　原発性アルドステロン症—————384
　　Cushing 症候群——————384
　　褐色細胞腫，傍神経節腫————385
　　腎血管性高血圧——————386
　　腎実質性高血圧——————386
　　睡眠時無呼吸症候群—————386
　治療————————————苅尾七臣 387
　　治療方針————————387
　　開始時期と降圧目標—————387
　　生活習慣の修正——————387
　　降圧薬治療————————388
　　合併症を有する場合の降圧療法——390
　　高血圧緊急症の治療—————391
起立性低血圧————————堀　進悟 392

腎・尿路疾患

1 腎の構造と機能

総論————————————深川雅史 396

腎血行動態————————有馬秀二 397
　腎臓の血管構築——————397
　腎循環調節機構——————397

腎循環と尿細管機能································398
糸球体の微細構造··············淺沼克彦 399
糸球体濾過··················有馬秀二 402
　糸球体濾過機序····························402
　尿細管糸球体フィードバック················403
　レニン–アンジオテンシン（RA）系による
　　調節································404
尿細管機能の概要··············鶴岡秀一 404
尿細管のイオン輸送······················405
　ナトリウム··························405
　カリウム··························407
　カルシウム··························407
　マグネシウム··························408
　リン································408
尿濃縮機構··························408
　腎髄質の浸透圧勾配形成維持と対向流系····408
　AVP の作用··························409
酸塩基平衡··························409
　近位尿細管··························409
　Henle ループ··························409
　遠位側ネフロン··························410
有機溶質・尿酸の輸送
　　··········安西尚彦, 大内基司, 若新英史 410
　栄養素の再吸収··························411
　薬物の分泌··························411
　尿酸の輸送··························412
腎臓の再生医療········西中村隆一, 太口敦博 412
　腎臓の発生··························413
　腎臓の再生··························413

2 診断・検査法

身体診察··················須藤　博 417
　腎臓の触診法··························417
　腎血管雑音の聴診··························417
　肋骨脊柱角叩打痛··························418
　体液の評価··························418
尿検査（尿定性，沈渣，生化学）····伊藤孝史 421
　尿検査の基本事項··························421
　尿定性··························421
　尿沈渣··························422
　尿生化学··························423
腎機能検査··················今田恒夫 426
　クリアランスの概念··························426
　腎血漿流量（RPF），腎血流量（RBF）の測
　　定································426

糸球体機能検査··························426
　糸球体濾過値（GFR）··························426
　GFR の血清マーカー··························427
　GFR の推算式··························427
　近位尿細管機能検査··························428
　遠位尿細管・集合管検査··························428
腎臓の形態学的検査
　　··········阿部貴弥, 松浦朋彦, 杉村　淳 429
　超音波検査··························429
　X 線検査··························430
　CT 検査··························430
　MRI 検査··························431
　RI 検査··························432
腎生検··················片渕律子 432
　適応と禁忌··························432
　腎生検の手技··························432
　組織診断··························434

3 水・電解質代謝異常

水・電解質代謝の調節··········柴垣有吾 438
水・ナトリウム代謝調節とその異常··········440
　体液恒常性維持の意義··························440
　細胞内液量の維持は細胞サイズの維持につ
　　ながる································440
　体内の Na "量" が細胞外液量（循環）を規
　　定する································440
　体内 Na 量（＝細胞外液量）の調節··········441
　輸液の考え方··························441
　体液 Na 濃度（体内水分量）の調節··········442
　Na 濃度異常症の考え方··························443
　低 Na 血症の病態と治療の基本的考え方······444
　高 Na 血症の病態と治療の基本的考え方······445
カリウム代謝調節とその異常··········柴田　茂 446
　高カリウム血症··························447
　低カリウム血症··························448
酸塩基平衡異常··············志水英明 448
　病態生理・疫学・鑑別診断··························449
　　代謝性アシドーシス··························449
　　代謝性アルカローシス··························452
　　呼吸性アシドーシス··························453
　　呼吸性アルカローシス··························453
　臨床症状··························454
　検査··························454
　診断··························455
　治療··························456

カルシウム・リン・マグネシウム代謝異常
――――――――――――濱野高行　458

カルシウム（Ca）代謝異常――――――――　458

リン（P）代謝異常――――――――――――　460

マグネシウム（Mg）代謝異常――――――　461

尿酸代謝異常――――――――藤垣嘉秀　461

尿酸代謝――――――――――――――――　461

尿酸代謝異常――――――――――――――　462

　低尿酸血症――――――――――――――　462

　高尿酸血症――――――――――――――　462

4　尿細管機能異常

近位尿細管機能異常――――――堀田晶子　464

腎性尿糖症（腎性糖尿）――――――――　464

アミノ酸尿症――――――――――――――　464

　シスチン尿症――――――――――――　464

　Hartnup 病――――――――――――――　465

Fanconi 症候群――――――――――――　465

遠位尿細管機能異常――――――内田信一　467

Bartter 症候群――――――――――――　467

Gitelman 症候群――――――――――――　468

Liddle 症候群――――――――――――――　468

腎性尿崩症――――――――――――――　469

偽性低アルドステロン症――――――――　469

尿細管性アシドーシス――――――寺田典生　469

5　腎機能障害（腎不全）

急性腎障害――――土井研人，松浦　亮，吉田輝彦　472

造影剤腎症――――――――――――――　473

横紋筋融解による急性腎障害――――――　474

薬剤性急性腎障害――――――――――――　475

肝腎症候群――――――――――――――　477

血液浄化療法――――――――――――――　478

慢性腎臓病――――――――丸山彰一　478

総論――――――――――――――――――　478

　CKD 進行のメカニズム

　　――――――小口綾貴子，柳田素子　484

　保存期の病態と治療――――――菅野義彦　486

　末期腎不全の病態――――――藤元昭一　488

腎代替療法（HD，PD）――――――角田隆俊　490

腎移植――――――――――――後藤憲彦　492

慢性腎臓病患者の全身合併症――――――　495

　心血管合併症――――――――藤井秀毅　495

　脳・末梢血管合併症――――――鶴屋和彦　498

　腎性貧血――――――――――山本裕康　499

　骨・ミネラル代謝異常――――――駒場大峰　501

　腎機能低下者における薬物投与法―――平田純生　503

6　糸球体腎炎，ネフローゼ症候群

総論――――――――――――猪阪善隆　509

主な原発性糸球体腎炎――――――――　519

溶連菌感染後急性糸球体腎炎――――山縣邦弘　519

急速進行性糸球体腎炎――――――――　521

　ANCA 関連 RPGN――――――――――　522

　抗 GBM 抗体病――――――――――――　524

　免疫複合体型――――――――――――　525

メサンギウム増殖性糸球体腎炎――――鈴木祐介　525

　IgA 腎症――――――――――――――　525

微小変化型ネフローゼ症候群―――――和田健彦　528

巣状分節性糸球体硬化症――――――――　529

膜性腎症――――――――――――――――　530

膜性増殖性糸球体腎炎――――――――　531

遺伝性糸球体腎炎――――野津寛大，飯島一誠　533

　Alport 症候群――――――――――――　533

主な続発性糸球体腎炎――――――――　536

ループス腎炎――――――――竹内康雄　536

腎血管炎症候群――――――――――――　538

IgA 血管炎と腎病変――――――――――　541

その他の膠原病による糸球体疾患――――　542

肝障害による腎炎・ネフローゼ―――洞　和彦　542

　B 型肝炎ウイルス（HBV）関連腎症―――　542

　C 型肝炎ウイルス（HCV）関連腎症―――　543

　肝性糸球体硬化症――――――――――　543

悪性腫瘍・薬剤による腎炎・ネフローゼ――　544

感染症（肝炎ウイルス以外）による腎炎・
ネフローゼ――――――――――――　545

　感染性心内膜炎――――――――――　545

　メチシリン耐性黄色ブドウ球菌（MRSA）
　関連糸球体腎炎――――――――――　546

　HIV 関連腎症――――――――――――　546

7　尿細管間質性腎炎

急性尿細管間質性腎炎――――古志衣里，稲熊大城　547

慢性尿細管間質性腎炎――――――――　549

8　腎血管・循環系の障害

腎と高血圧：総論――――畝田一司，田村功一　551

腎硬化症――――山地孝拡，涌井広道，田村功一　552

良性腎硬化症――――――――――――　553

悪性腎硬化症――――――――――――　553

動脈硬化関連腎症	555	腎乳頭壊死	580
腎血管性高血圧症	555	腎膿瘍，腎周囲膿瘍	580
虚血性腎症	556	下部尿路感染症	581
コレステロール塞栓症症候群	556	膀胱炎	581
膠原病および類縁疾患 野畑宏信，伊藤恭彦	557	尿道炎	581
強皮症腎クリーゼ	557	尿路結核	581

12 物理的・化学的因子による腎障害

抗リン脂質抗体症候群腎症 558	
腎梗塞 田村功一，小林 竜 560	放射線による腎障害 風間順一郎 582
腎静脈血栓症 560	薬剤による腎障害 582
	金属による腎障害 583

9 全身性疾患による腎障害

腎外傷 宮嶋 哲 583

糖尿病患者の腎障害
　　　　　和田隆志，古市賢吾，清水美保 561

13 腎・尿路結石症

高尿酸血症による腎障害 大野岩男 563	矢野彰三 586
血液疾患による腎障害 伊藤恭彦，鬼無 洋 565	付 腎石灰化症 590
腎アミロイドーシス 565	

14 尿路閉塞性疾患と近縁疾患

多発性骨髄腫による腎障害 567	閉塞性腎症 三上大輔，岩野正之 591
Fabry病 丸山彰一 568	膀胱尿管逆流 座光寺秀典 593
嚢胞性腎疾患 堀江重郎 572	神経因性膀胱 594
多発性嚢胞腎 572	
その他 573	

15 前立腺疾患

10 妊娠と腎

正常妊娠時の腎・尿路系の形態と機能	前立腺炎 石川 晃 596
川村和子，成田一衛 575	前立腺肥大症 596
妊娠高血圧症候群 575	前立腺癌 597
妊娠中の合併症としての腎疾患 576	
腎疾患患者の妊娠 577	

16 腎・尿路の腫瘍

11 腎・尿路感染症

総論 要 伸也 578	腎細胞癌 石川 晃 598
急性腎盂腎炎 579	Wilms腫瘍 598
慢性腎盂腎炎 580	腎盂腫瘍，尿管腫瘍 599
	膀胱腫瘍 599

索引 601

【本書の使い方】

■目次
タイトルに*がついている項目は，そのページには解説がなく，解説のある参照先を提示しています．

■ Learning More on the Web
本文中にある W のマークは，本書に連動したウェブ情報提供サイト "Learning More on the Web" として
　　https://www.nakayamashoten.jp/nk9/lmw/
に，書籍の記述に関連した画像，動画などがアップロードされていることを示します．

　　　アップロードされているのは図版もしくは写真です．
　　　アップロードされているのは動画です．

循環器疾患

編集●福田 恵一

1	循環器系の構造と機能	▶ 2	12	後天性弁膜症	▶ 258
2	循環器疾患の検査法	▶ 16	13	心筋疾患	▶ 292
3	ショック	▶ 103	14	二次性心筋疾患・諸種疾患に伴う心疾患	▶ 309
4	失神	▶ 107	15	循環器疾患と遺伝子異常	▶ 323
5	心不全	▶ 110	16	肺性心	▶ 331
6	心臓突然死	▶ 124	17	心膜疾患と心タンポナーデ	▶ 334
7	不整脈	▶ 129	18	心臓腫瘍	▶ 344
8	動脈硬化症	▶ 169	19	心臓外傷	▶ 349
9	虚血性心疾患	▶ 178	20	脈管疾患	▶ 351
10	心疾患のリハビリテーション	▶ 215	21	循環器疾患における抗血小板・抗凝固療法	▶ 368
11	先天性心疾患	▶ 219	22	血圧異常	▶ 373

1 循環器系の構造と機能

心血管系の構造

　人体を構成する器官・組織・細胞は，発生初期から豊富な酸素と栄養分を必要とするが，それらは発生ごく初期の細胞間の物質拡散のみではまかなえない．したがって，心臓と脈管系さらにはその中を流れる血液が初期から同時に発生してくる．血液は，母体血流から胎盤を介して受けとった栄養分のみならず，赤血球の出現とともに豊富な酸素を組織に送り込むことができるようになる．さらに血液は血管内を循環し，再利用できるようになり，その循環のための駆動力（ポンプ機能）を発揮するのが心臓にほかならない．以下，心臓と脈管系の構造について解説する．

心臓の構造

　心臓は成人では手拳大の卵形の臓器であり，両肺のあいだで胸骨の裏側に位置する．心臓は4つの部屋をもつ筋性の臓器であるが，中隔によって分けられる左右両半の2つの部分からできていて，これらを左心系および右心系と名づける．これはさらに横向きに位置する隔壁によって，血液を受けとる心房，および血液を駆出する心室に分けられる（❶）．心房と心室のあいだには，左心系では僧帽弁，右心系では三尖弁があり，血液の逆流を阻止する．したがって心臓には右房，右室，左房，左室の4部屋があり，血液はこの順番で流れて行く．特殊な静脈として，心臓を流れてきた静

脈血は冠静脈洞を介して右房に直接流入する．また，心臓から出てすぐの大動脈の基部からは，左冠動脈・右冠動脈が分枝し，心筋へと血液を送り込む．全身のほとんどの組織には血液は収縮期に流れるが，唯一左冠動脈のみは，左室表面を走行する関係上，心臓の拡張期に血液が流れる（❷）．

　心臓に結合する大血管としては，右心系では全身から還流してきた静脈血が流れる上大静脈（上半身から）と下大静脈（下半身から）とが右房に結合し，次いで右室から静脈血を肺に送り込む肺動脈が出ていく．左心系では，肺で酸素化され動脈血となった血液が流れる肺静脈（左右2本ずつ合計4本）が左房に結合し，次いで左室から全身に動脈血を送り出す大動脈が出ていく（❶）．右室と左室の出口には，それぞれ肺動脈弁・大動脈弁が存在し，血液の逆流を防いでいる．以上より心臓には合計4つの弁が存在し，血液の逆流を妨げていることがわかる．また，右心系は肺への送血を，左心系は全身への送血を司り，生理的にはまったく同じ量の血液をそれぞれ駆出していることになる．前者を肺循環（小循環），後者を体循環（大循環）と呼び，両者を合わせたすべての血液の循環系を血液循環（全循環）と呼ぶ（❸）．

脈管の一般的な構造

血管内皮細胞（内膜）

　脈管のすべて，すなわち，あらゆる太さの動脈，静脈，毛細血管，リンパ管に1つの層が決まって存在する．それは血管壁の最内部で常時血液との境界面を形成している，いわゆる血管内皮細胞層である．すべての血管において，必ず一層からなる内皮細胞が存在し，これはその普遍性・常在性のために脈管装置のもともとの根源をなすものといえる．胎生期の血管網の発生や後天的な血管新生が，血管内皮細胞の遊走や増殖から始まることもその普遍性を証明するものである．しかし，リンパ管系ではその例外がある．それは結合組織中に広く存在するすき間，いわゆるリンパ間隙であって，これは内皮細胞の被膜の全部あるいは一部を欠いている．

　毛細血管の全系統では血管内皮細胞の層がまったくそれだけで壁をなすか，あるいは内皮細胞管の外に接する支持成分があってその壁が形成されている．こうすることにより，活発な酸素の交換や栄養成分・老廃物の組織と血液のあいだでの交換，白血球の組織中への遊走などが容易になる．血管内皮細胞は血液と血管

❶ 心臓の構造

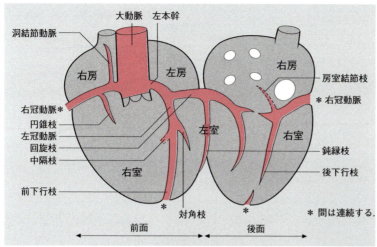

❷ 冠動脈の走行

(岡田了三：循環系の解剖と生理．看護のための最新医学講座，第3巻　循環器疾患，第2版．東京：中山書店；2005. p.11. 図7.)

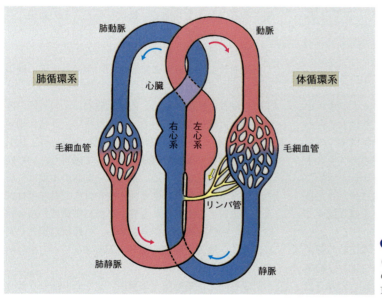

❸ 体循環と肺循環

(岡田了三：循環系の解剖と生理．看護のための最新医学講座，第3巻　循環器疾患，第2版．東京：中山書店；2005. p.3. 図1.)

との境界をなすという物理的な機能のみならず，さまざまな物質を産生・放出して血液の凝固・線溶機能，さらには止血をコントロールしたり，血管のトーヌス（緊張）や炎症を調節する．これらのなかには，各種凝固因子，一酸化窒素（NO），プロスタグランジン，エンドセリン，細胞接着因子などさまざまな物質が存在することが明らかにされている．

中膜，外膜

　血管内皮細胞層に密接してすぐ外側には，筋性の成分により構成されている中間層（血管平滑筋細胞層）である中膜（tunica media）が存在し，その外側に主として結合組織から成りたつ最外層の外膜（tunica externa）が存在する．この外膜を介して，血管はさまざまな器官や組織・臓器と適度に結合し，体内における最終的な場所や走行パターンが決定されている．

血管壁の各層の厚さや強さ，配置は動脈と静脈，さらには場所によって相違があり，一般に大きな動脈になるほど中膜が厚く発達し，高い内圧（収縮期血圧）に耐えられるようにできている．

動脈の構造

　動脈壁は前述したような三層構造を形成しており（❹），特に心臓に近い場所ほど心臓から押し出される血液の圧力（生理的な最大血圧 120 mmHg 程度，病的な最大血圧 250 mmHg 程度）に耐えうるように，特に強く厚く発達した壁（中膜）を有する．最内層の血管内皮細胞は常に一層であるため，この厚さや強度は，中膜の血管平滑筋と弾性板と呼ばれる弾性線維でできた特殊な膜が担うことになる．壁の厚さは，動脈の場合は一般に管の太さとともに増減するが，比例は

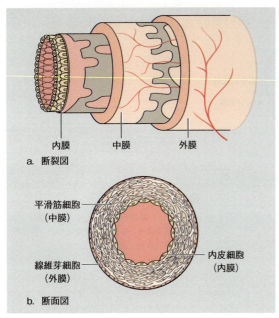

❹ 血管（動脈）の構造
a. 断裂図
内膜　中膜　外膜
平滑筋細胞（中膜）
線維芽細胞（外膜）
内皮細胞（内膜）
b. 断面図

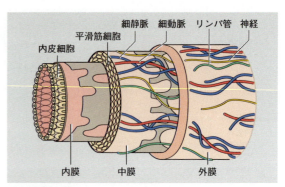

❺ 動脈壁の構造
内皮細胞　平滑筋細胞　細静脈　細動脈　リンパ管　神経
内膜　中膜　外膜

していない．また内径は，通常は便宜上，大・中・小動脈とその概念を分けているが，この区別は太さのみではなく壁の構造にも関連している．動脈は１つの分枝の場所から次の分枝の所までその管腔の太さを大きくは変えない．また個々の枝はそれが分かれた本幹より横断面において小さくなるが，一般的に分かれた枝の横断面積の総和（血管床）は逆に分枝を繰り返すごとに増加していく．

動脈壁の構造には２つの重要な特性，すなわち弾性と収縮性がある．前者は豊富な弾性成分により，後者は血管平滑筋細胞によるものである．これらの成分は３つの層（内膜，中膜および外膜）に配置されている．これらのなかで中層ではその成分が横走していて，大部分が平滑筋線維からなり，そのため筋層ともいわれる．これに対して内外の両層はその成分が主に縦走している．内膜に接する中膜の境界部には内弾性板があり，外膜との境にはさらに薄い外弾性板が形成されている．動脈をその口径により，①細動脈，②中太の動脈，③太い動脈，に分けることができる．もう１つの分類法は，筋成分と弾性成分との割合による．①弾性型の動脈（大動脈，鎖骨下動脈，頸動脈，腸骨動脈，肺動脈の葉間分枝など），②筋型の動脈（比較的小さい動脈），に分けられる．弾性型の動脈はより心臓に近く，心臓から強力に拍出されてくる血液を最初に受け止め，圧の影響を和らげる機能を有する．すなわち，これらの動脈は弾性やしなりの応力が高い．老化とともにこれらの動脈の弾性は失われていき，硬い血管（よく鉛管状と表現される）となるため，高齢者では収縮期血圧が上がりやすく，拡張期血圧が下がりやすくなる．一方，筋型の動脈は，中太の動脈がそれにあたり，上記の弾性型の太い動脈に引き続いて現れ，血管を収縮させることにより血流に抵抗を与え，その結果，一定の血圧を維持する機能を有する．そのため，このような筋型の動脈を，抵抗血管とも呼んでいる．

毛細血管になる直前の細動脈の内膜は，一層の紡錘形の血管内皮細胞から成り，内皮細胞は血流の方向と平行に縦長に配置される．内皮細胞層はその外側の内弾性板に直接付着している．内弾性板は，非常に細い動脈では互いに密接している弾性線維から成り，比較的大きい動脈では弾性線維が集まって融合し，いわゆる弾性膜を形成している．最も細い動脈の中膜は一層の血管平滑筋細胞層であるが，やや大きな動脈では輪走する重層の平滑筋からなる．外膜は線維性の結合組織と細い弾性線維からできている．外膜は判然とした境がなく，血管を周囲の部分に固着させている結合組織に移行する．

動脈壁内には細動脈と細静脈，すなわち脈管を養う血管（vasa vasorum）が貫いて走っている．それぞれの動脈小枝が２つの静脈を伴っている．この細動脈は，それが壁の中を走っている動脈から直接に分枝するのではなく，この動脈自体の枝か，あるいは近隣の動脈の枝から発する．vasa vasorum は動脈壁の中で網をつくって広がり主に外膜と中膜の外層に分布している（❺）．

毛細血管の構造

毛細血管は動脈と静脈とを直接につないでいる細い血管であり，網状をなしてあらゆる方向に走る（❻）．毛細血管の管腔の横断面積の総和は大動脈の幹の横断面積をはるかにしのいでいる．その最小内径は平均７〜10 μm 程度であり，１列の楕円形に変形した血球しか通過できないほどである．毛細血管は体全体にわたって広がっている．しかし，上皮，上皮性の組織（毛，爪），歯の硬組織，角膜，軟骨質などでは血管を欠い

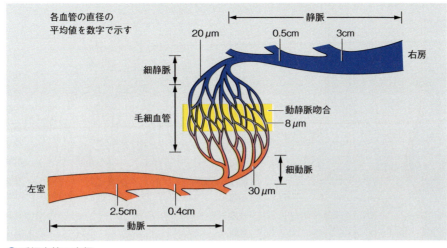

❻ 毛細血管の走行

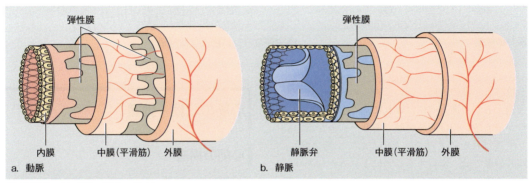

❼ 動脈壁と静脈壁の構造の比較

ている．毛細血管は器官の結合組織と密接に結びついており，そこを介して各細胞に酸素と栄養分を与えている．毛細血管の形態や分布状態は単一の型を示さず，むしろ諸器官の微細構造に従って変化し，主としてその構造によって定められている．それぞれの器官について特有な分布状態があるといえる．

　動脈が毛細血管に移行するところは壁の構造が次第に単純になってくる．中膜はごく薄くなり，平滑筋細胞は散見されるのみとなり，pericyte と呼ばれるようになる．これらの細胞はついには完全に消失してしまう．外膜は初めは一層の薄い結合組織からなっているが，やはり完全に消失する．最終的に内皮細胞層と基底膜のみとなった毛細血管は，活発に組織と老廃物，栄養成分，酸素・二酸化炭素のやりとりを行うことになる．毛細血管はリンパ管系とも密接なつながりをもっていて，多くの場所で直接に血管周囲リンパ管でとり囲まれている．そしてリンパ管は器官と毛細血管のあいだに入り込むのである．

静脈の構造

　静脈には体循環と肺循環のものがある．そのうち肺静脈は左右2本ずつの対をなす短い幹で，肺の毛細血管で動脈血になった血液を心臓の左房に導く（❶）．体静脈は全身の毛細血管の血液を，毛細血管後細静脈（post-capillary venule）という形で集め，これらが次第に集まって大きな枝・幹となり，成人では最後に2つの主幹静脈，すなわち上・下の大静脈をもって右房に注ぐ．毛細血管後細静脈は，白血球が血管内から血管外に遊走する部位として重要である．

　静脈の数と吻合は動脈よりも多い．この吻合によって広範な静脈網や静脈叢が形成される．その結果，静脈血の総容量は動脈血のおよそ2倍程度となる．静脈壁は動脈壁よりも薄く，特に弾性成分と筋成分が少なくて，結合組織が多い（❼）．動脈と同じく静脈壁にも栄養血管，すなわち vasa vasorum が存在する．静脈では血液の逆流を防止するために，よく発達した弁装置を所々に備えている．静脈弁は内膜のつくるひだ状構造物であり，結合組織によって補強されている．

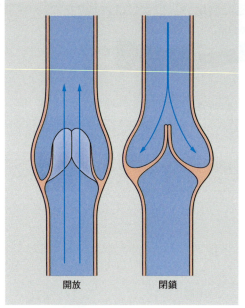

❽ 静脈弁の機能

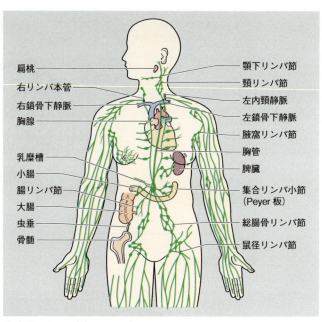

❾ 主要なリンパ節とリンパ系

弁の遊離縁は心臓の方向に向いているので求心性の血流は通過するが，逆方向には流れにくくなっている．弁の数が最も多いのは四肢静脈であり，血液が重力に拮抗して運ばれなくてはならないためである（❽）．また四肢静脈では，歩行することにより外からのリズミカルな筋肉収縮の圧迫が加えられることにより，静脈血の心臓方向への還流がより促される．これを筋ポンプ作用という．

リンパ系（リンパ節，リンパ管）の構造

　リンパ管系も静脈系と同様に求心性方向に体液を導くものである．その中に含まれて流れている液体は定まった場所で直接に静脈系に入る（❾）．リンパ管系の役割は非常に重要である．それは，①毛細血管系から出てきた余分な体液を集める，②毛細血管とともに組織との交通を仲介する，③組織からの分解産物を排除する（ドレナージ機能），④腸のリンパ管では，脂質を中心としてさかんな吸収作用を行う，⑤多くのリンパ節およびこれと同種の組織からリンパ球細胞を新しくつくる，⑥これらのリンパ節によってリンパ，ひいては血液の一部に対して濾過装置として働く（❾），ことによる．

（室原豊明）

心筋の収縮・弛緩

心筋の構造

　心臓は末梢臓器における血液需要を満たすため，心筋細胞が収縮と弛緩を繰り返すことによって，絶え間なく血液を駆出することができる．この任務を達成するために，心室心筋細胞は，豊富な筋原線維とミトコンドリアを含んでおり，心筋細胞の総重量は心重量の半分を占めている．心房心筋細胞は，直径 $10\,\mu m$，長さ約 $20\,\mu m$ 程度，心室筋細胞はより大きく直径 $17\sim25\,\mu m$，長さ $60\sim140\,\mu m$ である．それぞれの心筋細胞は複雑な細胞膜であるサルコレンマによって囲まれ，サルコレンマの一部は心筋細胞内に陥入しT管を形成する．筋原線維とサルコレンマのあいだには多数のミトコンドリアが存在し，アデノシン三リン酸（ATP）を産生している（❿）．

　電気的興奮がT管近傍に到達したとき，サルコレンマに存在するカルシウムチャネルの開口による少量のカルシウムイオンの流入がきっかけとなり，筋小胞体からより多くのカルシウムが細胞質へ放出される．心筋収縮の開始の合図は，細胞質へのカルシウム流入であり，カルシウムが筋小胞体にとり込まれ細胞質カルシウム濃度の低下が始まると弛緩が開始される．

　筋小胞体が伸長しT管に対面する部分において，カルシウム放出チャネルであるリアノジン受容体が認められる．筋小胞体のネットワークあるいは長軸部が，

カルシウムとり込みに関与している（⑩）．このとり込みはSERCA（sarcoendoplasmic reticulum Ca^{2+} adenosine triphosphatase）が関与するが，この活性はβアドレナリン受容体刺激によって増加する．筋小胞体にとり込まれたカルシウムはcalreticulinやcalsequestrinといった蛋白によって保持され，次の脱分極時に放出するためのカルシウムとして貯蓄されている．

収縮と弛緩のメカニズム

収縮蛋白

細いアクチンフィラメントと太いミオシンフィラメントは，収縮と弛緩において重要な分子である．アクチンフィラメントは，基本的収縮単位であるサルコメアの両端に位置するZ線に結合している．ミオシンフィラメントはサルコメアの中央から両端に向けて伸びており，タイチンに結合し，タイチンがZ線に結合しミオシンを支持している（⑪）．収縮中，アクチンフィラメントとミオシンフィラメントは自身が短縮することなく，互いにスライドして，アクチンフィラメントがサルコメアの中央に向かって移動しサルコメアの両端（Z線）を中央に向けて引っ張ることによりサルコメア長が短縮する（⑫）．アクチンフィラメントとミオシンフィラメントのスライドは，ミオシン頭部とアクチンフィラメントの結合（クロスブリッジング）によって生じる．この短縮に要するエネルギーは主にミトコンドリアで産生されたATPの分解によってもたらされる．カルシウムイオンは，トロポニン複合体によるミオシン頭部とアクチンの相互作用に対する抑制を解除することよって収縮を促進する．細胞質カルシウム濃度に加えて，拡張末期の筋線維の長さは収縮の強さに影響する主要な因子である．心筋に対する伸長刺激は，強い結合状態を優勢にする．拡張末期のサルコメア長が長くなるほど収縮蛋白の細胞質カルシウムに対する感度が高まり，収縮は増強する．

タイチンは長く（0.6〜1.1 mm），柔軟な細い筋原線維蛋白でありZ線からM線近傍まで達する．タイチンはミオシンをZ線に牽引し収縮蛋白を安定化する．タイチンは，分子バネとして働き，収縮末期において折りたたまれ，拡張期に引き伸ばされることによって生じる復元力が心筋の収縮弛緩に関与する．

クロスブリッジングサイクル

カルシウムとトロポニンCの相互作用はトロポニンIによる抑制を解除しクロスブリッジを形成する．クロスブリッジには弱い結合と強い結合が存在する．十分なカルシウムが細胞質に存在すると，強い結合が優位となる．1つのミオシン頭部が，強い結合であり続けると，一度しか収縮に関与できない．ATPがミオシン頭部へ結合し，ATPaseによってATPがアデノシン二リン酸（ADP）と無機リン酸（Pi）に加水分解される過程において，強い結合は弱い結合へ変化し，新たに隣接するアクチン分子との強い結合を形成し移動させることによって持続的に収縮を進行させることが可能となる（クロスブリッジングサイクル⑬）．クロスブリッジングサイクルはカルシウムイオンがトロポニンCに結合している限り，数マイクロ秒単位で繰り返される．拡張期が始まり細胞質のカルシウムレベルが拡張開始期に低下すると弱い結合が優位となる．心室内の圧変化で示される心周期は，クロスブリッジングサイクルとは異なる．

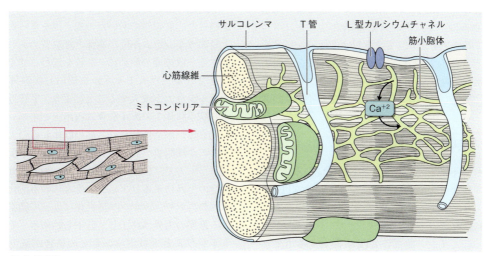

⑩ 心筋細胞

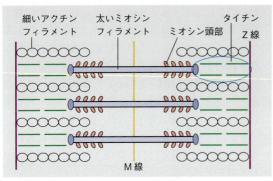

⓫ 収縮蛋白

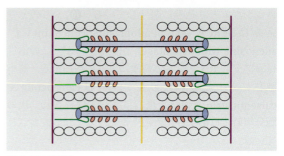

⓬ 心筋の収縮

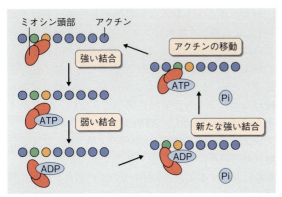

⓭ クロスブリッジングサイクル

アクチンとトロポニン複合体

　細いアクチンフィラメントは2つのアクチンユニットからなり，互いにらせん状に絡み合っており，骨格となるトロポミオシンに支持されている．細胞質カルシウム濃度が低いとき，トロポミオシンはミオシン頭部とアクチンの結合を阻害している．アクチンフィラメントには，3種類の調節蛋白からなるトロポニン複合体が 35 nm 間隔で存在する．収縮期の開始にカルシウムは，トロポニンCと結合し，トロポニンIやトロポニンTを介して，トロポミオシンによるアクチンとミオシン相互作用に対する抑制を減弱する．弱い結合または阻害されていたクロスブリッジは強い結合に変化し，クロスブリッジングサイクルが開始される．

ミオシンと筋収縮の分子的基礎

　それぞれのミオシンフィラメントは2つの重鎖と4つの軽鎖からなる．ミオシン重鎖の終末にはATPase活性を有するミオシン頭部が存在する．いくつかの重鎖は互いに絡み合い，ミオシンの太いフィラメントが形成される．ミオシン頭部のATPと結合するポケット近傍のATPase活性部位により，ATPはそのADPとPiに分解される．収縮が開始するとき，ATPのポケットへの結合はミオシン頭部の形態を変化させ，頭部はアクチンから乖離し弱い結合となる．続いて，ミオシン頭部のATPase活性がATPをADPとPiに分解し頭部が屈曲する．ATPが加水分解されたとき，ミオシン頭部は近隣のアクチン単位と新たに結合する．Piがポケットから放出されるとミオシン頭部とアクチンの強い結合が形成され，続いて頭部が屈曲する．この一連のクロスブリッジングサイクルによってアクチンは約 10 nm 移動する．ミオシンのATPase活性はカルシウムによっても増強する．

　ミオシン重鎖には，β と α のアイソフォームが存在する．β は α よりも遅いATPase活性であり，成人において優位である．ミオシン軽鎖のうち，essential light chain（myosin light chain 1：MLC-1）はアクチンとの相互作用により収縮過程を抑制する．もう一方の regulatory light chain 2（MLC-2）は，β アドレナリン受容体刺激によるリン酸化を受け，ミオシンとアクチンの親和性を増加させクロスブリッジングサイクルを促進する．

心周期からみたカルシウムイオンの移動

　心周期のあいだ，比較的少量のカルシウムイオンの細胞外と心筋細胞のあいだの流入出をきっかけとして大量のカルシウムが筋小胞体と細胞質のあいだを流入出する．収縮期の始めに，T管を伝わってくる脱分極がL型カルシウムチャネルを開口し細胞外から少量のカルシウムが流入することにより，T管近傍に位置する筋小胞体上のカルシウム放出チャネル（リアノジン受容体）が活性化され，筋小胞体からの大量のカルシウムが細胞質へ放出されることで収縮が促進される（⓮）．一方で，拡張の開始時には，細胞質カルシウム濃度の上昇によるリアノジン受容体の不活化と筋小胞体への再取り込みポンプ活性化によって細胞質カルシウム濃度の上昇は終了し，低下し始める．その結果，カルシウムとトロポニンCとの結合が減少し，トロポミオシンがアクチンとミオシンの相互作用を阻害す

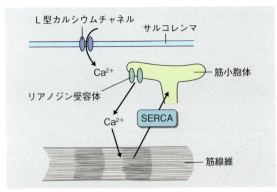

⓮ カルシウム放出による筋収縮
SERCA : sarcoendoplasmic reticulum Ca^{2+} adenosine triphosphatase

るようになる．

　カルシウムは筋小胞体の蛋白分画の約90％を占めるSERCAによって筋小胞体にとり込まれる（⓮）．SERCAのエネルギー源はATPである．βアドレナリン受容体刺激によるPKAとcAMPを介したホスホランバン（phospholamban）のリン酸化はSERCAによるカルシウムとり込みを増強する．βアドレナリン受容体刺激は弛緩を促進し，筋小胞体に貯蔵されるカルシウムを増加させるため，次に興奮が到達したときのリアノジン受容体からのカルシウム放出が増加し収縮力と収縮速度が増加する．

心筋のエネルギー代謝

　正常心筋で利用されるATPの95％以上がミトコンドリアでの酸化的リン酸化によって産生されており，5％が解糖系，ごくわずかがTCA回路で産生されている．ATPの7～9割が脂肪酸酸化によって産生され，残りの1～3割が糖または乳酸から産生される．ケトン体やアミノ酸もわずかであるが利用される．産生されたATPのうち，6～7割が収縮に，残りの3～4割がイオンポンプや筋小胞体でのカルシウムとり込みに利用される．エネルギーは，ATP（心筋1gあたり約5μmol）とクレアチンリン酸（心筋1gあたり約8μmol）として貯蓄される．クレアチンは，ミトコンドリア内でクレアチンキナーゼによってATPからエネルギーを受けとり，クレアチンリン酸として細胞質へと拡散してADPからATPの産生に利用される．ATPは心筋1gあたり約0.5μmol/秒で加水分解され続けているため，ATPの供給が途絶えると数秒以内にエネルギーが枯渇する．

心機能

　心臓は，血液流入による充満と血液の駆出を周期的に行いながら持続的に全身の血液を循環させ，さらに末梢組織からの需要に応じて駆出を変化させながら至適な量の血液を供給することができる．

心周期

　心周期は洞結節での自律的な活動電位により開始される．活動電位は両心房に広がり，房室結節を通って心室へ伝導する．1回の心周期は，心室内圧の変化と弁の開閉に基づいて，収縮期と拡張期に区分される（⓯）．左右心室間において，心周期について時間的違いがあるが，わずかであるため，以下では心機能の主体である左室の心周期について記述する．

拡張期

　拡張期の開始は，収縮期が終わり心室の弛緩が開始され心室内圧が急速に低下し，動脈との圧較差により大動脈弁が閉鎖したときである．さらに心室筋が弛緩を続け心室内圧が急速に低下し，房室弁である僧帽弁が開放するまでの0.03～0.06秒間は，心室容積の変化がないため等容拡張期と呼ばれる．僧帽弁の開放後，収縮期で心房に貯留した血液は，心房心室間の圧較差を利用して心室へ急速に流入する（急速充満期）．急速充満期は，拡張期全体の前部分1/3を占める．急速充満期に続いて少量の血液が左室に流入する緩徐充満期を経て，拡張期の後部分1/3において，心房が収縮し血液を心室へ送り込む（心房充満期）．心房収縮による血液流入は，拡張期に心室へ流入する血液の約20％に相当する．急速充満期開始時の心室の容積は50mL程度で圧は2～3mmHg程度であり，拡張期末期の心室の容積は110～120mL程度で圧は5～7mmHg程度となる．

収縮期

　電気的興奮の心室への到達により収縮期が開始する．心室の収縮開始後，心室内圧は急速に上昇し僧帽弁が閉鎖する．収縮期の開始は僧帽弁が閉鎖したときである．その後の心室内圧が動脈圧を凌駕し大動脈弁が開放するまでの0.02～0.03秒間は，心室容積の変化がないため等容収縮期と呼ばれる．大動脈弁が，開放すると心室から約70mL（拡張末期心室容積の約60％）の血液が大動脈に駆出され，心室容積は減少する（駆出期）．駆出される血液の70％が駆出期間の前部分1/3で駆出され，残りの30％が後部分2/3で駆出される．

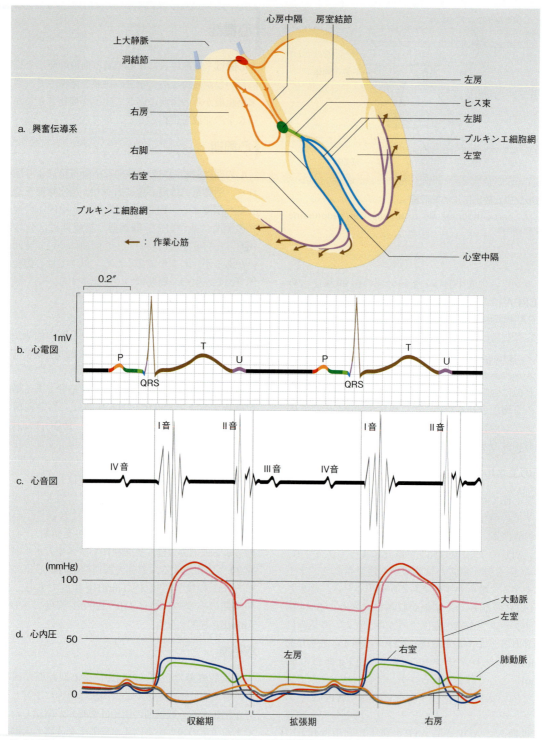

⓯ 心周期

（岡田了三：循環系の解剖と生理．看護のための最新医学講座　第 3 巻　循環器疾患，第 2 版．東京：中山書店；2005．p.9．図 5．）

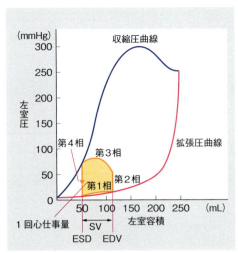

⓰ 正常左室における圧容量関係

左室機能

左室圧曲線（⓰）

拡張末期の状態にある左室において，左室内の血液量を変化させると，約150 mLの血液で左室が充満されるまで圧上昇することなく血液を充満することができるが，それ以上の量の血液充満は急速な圧上昇を伴う．この関係は，拡張期末期圧容量関係として描かれ，左室拡張機能の指標となる．収縮末期の状態にある左室において，左室内の血液量を変化させると150〜170 mLの血液で満たされるまでは圧上昇するが，これ以上になると圧は徐々に低下する．この関係は，収縮末期圧容量関係として描かれ，左室収縮機能の指標となる．

心周期における左室圧容量曲線（⓰）

1心周期内における左室の内圧と容積の関係は，圧容量曲線で表される．左室充満期（第1相），等容収縮期（第2相），駆出期（第3相），等容拡張期（第4相）を経て第1相の開始点に回帰する．この曲線で囲まれた領域は，1心周期における左室の外的仕事である1回心仕事量を表す．左室のエネルギー消費量は，1回心仕事量と相関する．

弁の役割

房室弁である三尖弁と僧帽弁は，収縮期に心室から心房への血液の逆流を防止する．半月弁である大動脈弁と肺動脈弁は，拡張期に動脈または肺動脈から心室への血液の逆流を防止する．これらの弁は，受動的に開閉する．

左室収縮機能

左室収縮機能は，心機能を規定する重要な要素である．左室収縮機能は，前負荷，後負荷，心筋収縮性，心拍数の影響を受ける．これらを変化させることによって，全身臓器から血液需要の変化に対応して，心臓は心拍出量を増減させている．

前負荷

前負荷とは，左室壁を伸展させる力を指す．拡張末期に最大となり，収縮開始時のサルコメア長を規定する．収縮開始直前に心筋へかかる張力が重要であるが，臨床的には，前負荷を表す指標として，左室拡張末期容積，左室拡張末期径，左室充満圧（左室拡張末期圧，左房圧，肺動脈楔入圧）が用いられる．

後負荷

後負荷は，駆出期に生じる左室壁への抵抗で，心筋収縮に抗する．後負荷の指標として動脈の血圧や血管抵抗やインピーダンスあるいは左室壁張力が用いられる．心筋収縮性は，心筋が短縮し力を生み出す能力を指す．心筋収縮力の指標として，左室収縮末期圧容量関係，等容収縮期最大圧速度，1回心拍出量，左室駆出率が用いられる．前負荷によって心筋が伸長するほど，心筋収縮性が増加し心拍出量が増加する現象は，Frank-Starling機能として知られている（⓱a）．後負荷である収縮期血圧が80〜140 mmHgであれば駆出は維持されるが，収縮期血圧が160 mmHgを超えると駆出の妨げとなり始める（⓱b）．左室を充満する血液量が増加するほど，左室は伸長し左室圧容量曲線は右方へ広がる．前負荷の増加により収縮性が増強した心筋はより高い圧を生み出し，より強く収縮するため，左室圧容量曲線は上方・左方へも拡大する．結果，心臓はより多くの血液を駆出する（⓲）．

左室拡張機能

拡張期は等容拡張期，早期充満期，緩徐充満期，心房充満期に区分される．等容拡張期から緩徐充満期に生じる左室弛緩は，能動的でありエネルギーを消費する．拡張機能は，心拍数，心筋弛緩，心室充満，受動的弾性に影響される．早期充満は，左室の弛緩速度，弾性反跳力，心房心室間圧較差によって規定される．心拍数の増加は心室充満期を短縮させ左室への血液充満において不利となるが，一方で交感神経刺激などによる左室弛緩速度の増加と弾性反跳力の増強が生じ，左室充満は代償される．これらの代償機転は，収縮期血圧，収縮末期心筋長，心筋弾性反跳力の影響を受ける．収縮期血圧に抗しながら左室収縮末期容積がより小さくなり，収縮末期心筋長が短縮するほど弾性反跳力は増強し，急速充満期でみられる左室の最低拡張期

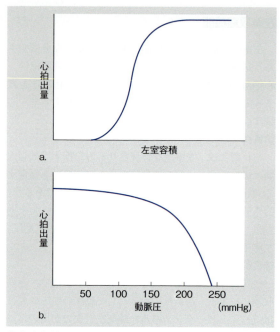

⓱ 左室収縮末期圧容量関係

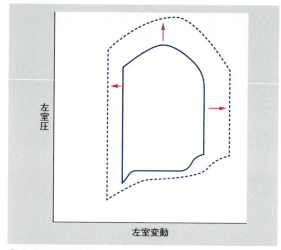

⓲ 左室圧容量曲線

経刺激が心拍数低下に強く影響する．強い迷走神経刺激による心拍数低下と心筋収縮性低下により心ポンプ機能は約50％低下しうる．

（日高貴之，木原康樹）

●文献

1) Hall JE：Guyton and Hall Textbook of Medical Physiology, 13th ed. Philadelphia：Elsevier；2016.
2) Kats AM：Physiology of the Heart, 5th ed. Philadelphia：Lippincott Williams & Wilkins；2011.
3) Opie LH：Mechanisms of cardiac contraction and relaxation. In：Zipes DP, et al (eds). Heart Disease, 7th edition. Philadelphia：WB Saunders；2001.

圧はより低下し，左房から左室へ血液を吸引するためのより大きな圧較差が生み出される．運動中の心拍出量の増加に対応して，左室充満圧が過剰に上昇することなく，左室への前負荷を維持している．心房充満は，心房収縮の強さと心房充満期における左室の硬さに影響される．心室の硬さは，圧容積関係によって表される．拡張期の心内圧が最も低下したときに，心室は最も軟らかくなり，血液が充満するにつれて徐々に硬くなり拡張末期に最も硬くなる．

心拍出量

1分間に心臓から駆出される血液量を指し，1回心拍出量と心拍数の積である．体表面積で除した心拍出係数も評価に用いられる．安静時の心拍出量は4～6 L/分であるが，末梢臓器からの需要に応じて，4～7倍まで増加しうる．

自律神経による心機能の調節

交感神経と副交感神経（迷走神経）が心臓に豊富に分布している．強い交感神経刺激は，心拍数を増加させ心筋収縮と弛緩を増強することにより心拍出量を増加させる．安静時においても交感神経刺激は持続的に緩やかに続いており，完全に交感神経刺激が除去された場合と比べて30％程度心ポンプ機能を増強している．強い副交感神経刺激により数秒間心拍は停止しうる．また，心収縮力は20～30％低下しうる．迷走神経線維は心室よりも心房に多く分布しており，迷走神

循環器系の分子生物学

分子生物学が循環器病学にもたらしたインパクト

1950年代に遺伝情報伝達物質がDNAであることが明らかになり，さらに，1970年代に遺伝子クローニングの技術が確立され，その後分子生物学の領域で開発されたさまざまな技術が他の多くの研究領域でも応用されるようになった．

循環器疾患の病態生理について従来から行われてきた研究は，循環動態を中心とした生理学的な解析と，形態学を中心とした病理組織学的な解析が主体であり，これらはいずれも「臓器レベル」の解析であった．約20年前から循環器研究にも分子生物学的手法が応用されるようになり，心筋細胞，血管内皮細胞，血管平滑筋細胞などの細胞培養技術の開発と相まって，そ

れまでの「臓器レベル」の解析から「細胞レベル・分子レベル」の解析が可能になった．その結果，個々の分子の機能解析や細胞の機能調節機構，心筋細胞や血管内皮細胞・血管平滑筋細胞の肥大・増殖の分子機構に関する研究に大きな進展がもたらされ，それらの知見が心肥大・心不全の発症メカニズムや動脈硬化の病態形成機構の解明につながるようになった．一方，ヒト遺伝学の進歩により，遺伝性疾患の原因遺伝子の同定が可能となり，循環器領域でもさまざまな遺伝性疾患の原因遺伝子が同定された結果，疾患の病態解明が進展し，同時に，病態に応じた新たな疾患の分類も可能になった．また，ヒトゲノムの解読により，一塩基多型（single nucleotide polymorphism：SNP）や非コードRNA（non-cording RNA）の存在が明らかになり，これらSNPや非コードRNAの病態における役割も徐々に解明されつつある．さらに，発生工学の発展とともに，循環器分野においてもトランスジェニックマウスやノックアウトマウスなどの遺伝子改変マウスが数多く作製されるようになり，マウスの心機能解析法の確立と相まって，個々の分子の病態における役割を「個体レベル」で解析することが可能になった．また，人工多能性幹細胞（induced pluripotent stem cell：iPS細胞）技術の確立により，患者由来の細胞を用いた研究も可能になった．

　すなわち，循環器病学においては，分子生物学の進歩に伴い，従来の臓器レベルの生理学的・形態学的解析に加えて，培養細胞を用いた細胞レベル・分子レベルの解析，ゲノムレベルでの遺伝子発現調節の解析，さらに，個々の分子の個体レベルでの解析，iPS細胞を用いたヒトの疾患の病態解析が行われるようになり，病態の理解が飛躍的に進展したといえよう．

遺伝子クローニングによる機能蛋白の構造と機能の解明

　分子生物学の導入により，ある特定の分子の遺伝子をクローニング（単離）し，その塩基配列を決定すれば，その遺伝子によってコードされる蛋白質の構造を決定することができるようになった．さらに単離した遺伝子を細胞内に強制発現することにより，蛋白質を生合成させ，その機能を解析することも可能になった．この技術により，微量あるいは不安定なために抽出精製が困難であった蛋白質や，それまで薬理学的あるいは電気生理学的にしかその存在をとらえることのできなかった各種ホルモン受容体，イオンチャネル，イオン輸送担体について，その構造を明らかにし，機能解析を行うことが可能になった．

　また，遺伝子工学の技術を用いて細胞に発現する遺伝子に変異を加えることにより，任意の部分のアミノ酸を欠失あるいは置換することが可能になり，特定の蛋白質において機能的に重要な部位を同定することができるようになった．たとえば，イオンチャネルであれば，実際にイオン通過部位を構成している部位はどこか，チャネルの開閉を制御している部位はどこか，ホルモン受容体であれば，ホルモンに結合する部位はどこか，細胞内のシグナル伝達に重要な部位はどこか，などがこれら変異体を用いた解析から明らかにされてきた．さらに，これらの知見とチャネルや受容体の立体構造をもとに，機能ドメインに結合してその機能を制御するような薬物の開発・スクリーニングも行われるようになった．

遺伝子異常が明らかになった循環器疾患

　動脈硬化や高血圧など一般的な循環器疾患は複数の遺伝的要因と環境要因が相まって発症する多因子疾患と考えられるが，単一の遺伝子異常が原因となって発症する循環器疾患も存在する．これらの疾患は頻度としては少ないものであるが，遺伝子異常の発見が新たな病態の発見につながる場合も多く，臨床的に重要である．さらに，原因遺伝子を特定することにより，遺伝子診断が可能になり，将来的には遺伝子治療による治療も展望されるようになってきた．一方，多因子疾患の分子疫学的研究の発展に伴い，ヒトゲノム上に多数存在するSNPが，疾患の易罹患性（いりかんせい）に関与していることが明らかにされ，多因子疾患の遺伝的要因として重要である可能性が考えられるようになった．

特発性心筋症

　家族性肥大型心筋症の原因遺伝子として，1990年にミオシン重鎖遺伝子が同定されて以来，多くの遺伝子が肥大型心筋症あるいは拡張型心筋症の原因遺伝子として同定されてきた．現在知られている肥大型心筋症の遺伝子異常はその多くが心筋サルコメア蛋白の変異であるが，特定の遺伝子変異と発症年齢・予後が相関することが知られており，遺伝子異常によって病型を分類することも考えられている．一方，拡張型心筋症も同様にサルコメア蛋白の変異が原因となっていることが多く，同じ遺伝子の異なる変異により，異なる病型（肥大型，拡張型）の心筋症を発症することも知られている．また，頻度は少ないがサルコメア蛋白以外の遺伝子変異による心筋症も報告されており，これらの遺伝子産物の心筋細胞肥大や心筋収縮能調節における重要性がヒトの遺伝子異常の解析から明らかになったといえる．

QT延長症候群/Brugada症候群

　先天性QT延長症候群の原因遺伝子として1995年

に *HERG*（Kチャネル）および *SCN5A*（Naチャネル）が同定され，それ以後先天性QT延長症候群の原因としてチャネル蛋白およびその関連蛋白の遺伝子異常が明らかにされてきた．また，心筋症と同様に原因遺伝子や遺伝子変異部位による予後・薬物反応性の違いなどが報告されている．一方，先天性QT延長症候群の原因遺伝子の一つでもある *SCN5A* が，特発性心室細動を引き起こすことで知られているBrugada症候群の原因遺伝子でもあることが明らかになった．これら家族性不整脈症候群の原因遺伝子の同定および原因遺伝子がコードする蛋白質の機能解析により，不整脈の分子細胞学的機序の解明は大きく進展した．

一塩基多型（SNP）

ヒトゲノムの解読が終了し，それに伴ってゲノム上に1,000塩基に1個程度の個人差がみられることが明らかになり，これらの塩基の違いを総称してSNPと呼ぶようになった．これらのSNPのなかには，遺伝子産物の発現量や機能を変化させるものも含まれており，特定のSNPとある疾患の関連性が明らかになれば，多因子疾患の遺伝的要因を明らかにすることができると同時に，個々の遺伝情報に基づいたテーラーメード医療により，疾患の発症を予防するような介入を行うことも可能になると考えられた．

実際にこれまで数多くのSNPが冠動脈疾患あるいは高血圧の発症に関与するとして報告がなされているが，一方でSNP解析の問題点も明らかになってきている．たとえば，ある報告で疾患発症と有意に関連するとされたSNPが別の研究においては必ずしも疾患発症と関連がない，とされることが珍しくない．これは個々のSNPの疾患発症への寄与が多くても，発症リスクが2倍になる程度と比較的少なく，したがって解析される集団によって発症との関連が確認できない場合もあることがその原因の一つと考えられる．また，冠動脈疾患だけをとっても非常に多くのSNPが発症に関連する多型として報告されており，個々の患者においてSNPのデータをどのように解釈し，どのような場合に予防的介入を行うのがよいかを決定するのはそれほど容易なことではないと思われる．

疾患にみる遺伝子の発現異常

心肥大や心不全のような病態においては収縮蛋白のアイソフォームの変換がみられ，また，ANPやBNPなどのホルモンの遺伝子発現が亢進することが知られている．遺伝子発現が病態に比較的特異的に調節されていることを考えると，これらの現象の解析が病態形成のメカニズムの遺伝子レベルでの解明につながるものと考えられる．また，mRNAの動態と病態との関連という面からみると，これらの遺伝子発現が疾患の発症や重症度と相関することが考えられ，実際にBNPは心不全の重症度マーカーとして広く臨床応用されている．

近年，遺伝子発現を網羅的に解析するDNAマイクロアレイや次世代シークエンサーを用いたRNA-seqと呼ばれる技術の開発により，特定の遺伝子の発現の変化だけでなく，ある病態における遺伝子変化を全体としてとらえることが可能になった．実際のヒトの検体あるいは疾患モデル動物から得られた検体を用いてこのような解析を行うことにより，ある疾患あるいは病態において増減している遺伝子を多数同定することができる．このような解析は特定の分子に注目した研究とは異なりバイアスのかからない形でデータが得られることがその利点であるが，一方できわめて多数の遺伝子が病態に関連してその発現量が変化するとの結果が得られる場合が多く，多くの候補遺伝子のなかからどれに注目してさらに解析を行うかを決定するのは必ずしも簡単ではない場合も多い．

一方，ゲノムプロジェクトにより蛋白質をコードしない非コードRNAが多数存在することも明らかになった．非コードRNAのなかには18〜24塩基程度のマイクロRNA（micro RNA）や200塩基以上の長鎖非コードRNA（long non-coding RNA：lnc RNA）が含まれており，マイクロRNAは特定のmRNAに作用してmRNAの翻訳を調節することにより複数の遺伝子の発現制御を行うことが示され，さらにこれらマイクロRNAによる遺伝子発現調節が多くの病態に関与している可能性が示唆されている．長鎖非コードRNAの機能についてはいまだ明らかでない部分も多いが，いくつかの長鎖非コードRNAは心血管系の発生や心血管病の病態に関与することが報告されている．

発生工学と循環器疾患研究

20年以上前から循環器分野においても発生工学の手法によりさまざまなトランスジェニックマウスやノックアウトマウスなどのモデル動物が作製されるようになり，これらの遺伝子改変マウスの解析からある分子の病態における役割を個体レベルで解析することが可能になった．さらに，変異を入れた遺伝子と正常な遺伝子を入れ替える技術（ノックインマウス），ある特定の細胞（心筋細胞，血管内皮細胞など）においてのみ遺伝子を破壊する技術（組織特異的ノックアウトマウス），生後の任意の時期から遺伝子を破壊する技術（時期特異的ノックアウトマウス），生後の任意の時期において遺伝子発現をON/OFFする技術（誘導型トランスジェニックマウス）などが開発され，ヒトにおける病態を反映する動物モデルが作製されるよ

うになっている．また，このような遺伝子改変マウスの技術の進歩と同時に，心エコーやカテーテルなどマウスの血行動態解析法や，大動脈縮窄・虚血再還流などの病態モデル作製のための外科的手技が確立され，通常のノックアウトでは一見表現型がないようにみえる遺伝子改変マウスでも，病的な状態では表現型が観察される場合も少なくないことが明らかになるなど，マウスの個体レベルにおける解析は飛躍的に進歩した．しかしながら，マウスとヒトの血行動態の違いからマウスで得られた結果が必ずしもヒトの循環器疾患における病態と結びつかない場合があることや，ノックアウトマウスの場合は類似した遺伝子間の遺伝的相補性によって表現型がマスクされる場合もあることなどから，得られたデータの解釈には注意を要する．

一方，発生工学で用いられる胚性幹（embryonic stem：ES）細胞は，多分化能をもつ細胞であり，個体を用いた発生研究とともにES細胞を用いた細胞分化の研究がさかんに行われるようになった．循環器領域においても，ES細胞から心筋細胞・血管内皮細胞・血管平滑筋細胞などが分化誘導されることが明らかにされ，それらの分化誘導に必要な転写因子・増殖因子などが同定された．また，心筋細胞・血管内皮細胞・血管平滑筋細胞などの前駆細胞が骨髄中や心筋組織内に存在するとの発見もなされた．これらの知見は単に細胞分化制御機構を明らかにしたのみならず，幹細胞から必要な細胞を分化誘導し，組織再生に使用するといういわゆる再生医療の概念の確立に大きく貢献し，さらに骨髄細胞や末梢血の細胞を虚血心筋や虚血肢に細胞移植するという形で臨床応用された．ただし，実際に移植された細胞中にどれだけの幹細胞・前駆細胞が存在し，そのうちのどの程度が心筋細胞や血管の細胞に分化しているのか，あるいは幹細胞・前駆細胞が実際に心筋細胞や血管の細胞に分化することが治療効果につながるのかは必ずしも明らかでない．

iPS細胞を用いた循環器疾患研究と再生医療

iPS細胞技術は疾患研究と再生医療という2つの方向性をもたらした．患者由来のiPS細胞から分化誘導した細胞を用いた疾患特異的iPS細胞研究は循環器領域だけでなく，これまで解析が困難であったさまざまなヒト疾患の解析を可能にした．また，疾患特異的iPS細胞を用いた薬剤のスクリーニングなども行われている．一方，iPS細胞由来の心筋細胞を用いた心筋再生治療は，iPS細胞からの心筋細胞分化誘導法，得られた心筋細胞の純化精製法，実際に細胞を移植する際のデバイスなど，多くの課題があるものの，近い将来に臨床応用されるものと期待される．

分子生物学の応用により循環器疾患の病態解明が飛躍的に進歩し，その成果が診断や治療にも応用されつつある．また，新たな知見に基づく新しい治療法も開発されつつある．国民死亡原因の大きな部分を占めている循環器疾患の臨床が，このような先端技術を導入することにより今後さらに発展していくことが期待される．

（塩島一朗）

●文献

1) Roberts R, et al：Molecular cardiology and genetics in the 21st century-a primer. *Curr Probl Cardiol* 2006；31：637.

2 循環器疾患の検査法

循環器疾患の診察法

視診・触診・聴診は循環器疾患の診断上で最も基本的な手技であるのみならず，患者との信頼関係を築くうえで重要な手段である．これによって得られる身体所見は心血行動態の変化を忠実に反映する．身体所見の的確な把握は疾患の絞り込みや系統的診断の道標となるのみならず，病態変化に対する素早い対応においてもきわめて大切である．

一般的視診

病歴聴取時から患者の診察は始まっており，体格，顔貌，皮膚や口唇の色，呼吸状態などを瞬時に判定する必要がある．

顔面では口唇のチアノーゼや特有の顔貌に注意する．僧帽弁狭窄が長く続くと，頬が赤黒く口唇がチアノーゼ様の僧帽性顔貌を示す．眼球突出と脂ぎった皮膚をみれば甲状腺機能亢進を疑う．眼瞼の黄色斑は脂質異常症を示唆する．心拍動に伴い頭部が前後に揺れる所見（Musset 徴候）をみれば高度の大動脈弁逆流を考慮する．

手指では爪床のチアノーゼやばち指に注意する．心内短絡による中心性チアノーゼは皮膚にも粘膜にもみられるが，心不全や循環障害による末梢性チアノーゼは粘膜にはみられない．下肢にチアノーゼが限局する解離性チアノーゼは逆短絡を伴う動脈管開存を示唆する．ばち指は指先が太鼓のばち状に膨らむ所見で，慢性低酸素血症の反映である．爪を軽く圧迫しピンク色の部分が心拍動に伴って動く現象（Quincke 徴候）は高度の大動脈弁逆流に特徴的であるが，甲状腺機能亢進や脚気でもみられる．

長い四肢とくも指は Marfan 症候群を示唆する．下肢の浮腫は右心不全の徴候であるが，片側性の場合はリンパ管や静脈の閉塞を考える．

胸壁の変形や拍動も重要である．漏斗胸は Marfan 症候群に合併しやすい．胸骨右縁の膨隆は上行大動脈瘤を，また胸骨左縁の膨隆は慢性右室負荷を示唆する．左第 4 ～ 5 肋間鎖骨中線付近の拍動はまず心尖拍動であり，部位と広がりの把握が大切である．仰臥位での明瞭な心尖拍動は左室負荷を示唆し，拍動が左下方に偏位し広範囲であれば左室拡大を疑う．

最後に腹部を仰臥位で観察する．肝拍動は高度三尖弁逆流や右心不全で出現し，前者では右季肋部に収縮期に持ち上がる拍動（収縮期陽性肝拍動）を観察できる．大動脈拍動は腹部大動脈瘤で出現し，中腹部の正中付近に拍動性隆起として視認できる．

頸部，特に頸静脈の視診

頸静脈は内頸静脈と外頸静脈から成る．内頸静脈は胸鎖乳突筋に沿う太い静脈で，深く位置し，一方外頸静脈は内頸静脈の外側にあり，浅く位置する．

頸静脈の視診では中心静脈圧（central venous pressure：CVP）の推定が重要である．その方法は，頸静脈を右房に立てた水柱と考え，体位によらず右房入口部から頸静脈の怒張あるいは拍動の最高点までの垂直距離（cm）を CVP（cmH_2O）とする．仰臥位では，頸静脈は右房とほぼ同じ高さのため，健常者でも外頸静脈が柔らかく充満し，また胸鎖乳突筋に沿って収縮期に虚脱する内頸静脈の弱い拍動を視認できる．CVP 非上昇例の内頸静脈拍動は弱い上下動で，拡張した強い拍動とはならない．したがって，仰臥位で耳介下部まで広範に拡張した内頸静脈を認めた場合は CVP 上昇が強く疑われる（❶a）．座位では，CVP 非上昇例では頸静脈の怒張や拍動は通常みられない．右房入口部から鎖骨上縁までの垂直距離は座位で約 12 cm であり，CVP が正常範囲（10 cmH_2O 未満）内にあれば拍動の上端が鎖骨上縁を越えないためである．CVP が 12 ～ 15 cmH_2O 以上になると座位でも頸静脈の怒張や拍動が出現する（❶b）．鎖骨上縁から拍動最高点までの垂直距離（X cm）を測り，12 cm を加えることにより CVP を推定できる（❶b）．

内頸静脈の拍動パターンは右房圧波形や病態の評価に有用である．パターン分析は通常，仰臥位で枕を外して行う．❷a に内頸静脈拍動の正常波形を示す．a 波は右房収縮により生じ，心房細動で消失する．x 谷の前半は能動的な右房拡張，後半は心収縮に伴う受動的な右房拡張によって生じる．静脈還流による右房圧上昇によって拡張早期に v 波を形成後，右室急速流入による右房圧下降によって y 谷を生じる．正常では x 谷が深く，y 谷は浅い．視認できるのは a 波，x 谷と y 谷である．動脈を触れながらみると，脈を触れる前の小さい陽性波が a 波，脈と一致する大きな陥凹が x 谷，その後の小さな陥凹が y 谷である．

重要なパターン異常は，収縮性心膜炎の Friedreich 徴候と重症三尖弁逆流の収縮期陽性波である．Friedreich 徴候は怒張した頸静脈が拡張期に急激に虚脱する所見で，頸静脈波では急峻な y 谷とその後の急激な

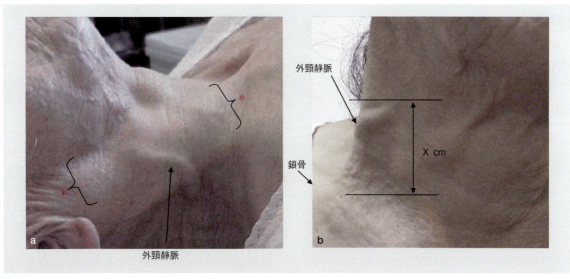

❶ 頸静脈の視診

a, b は同一症例．臥位（a）において内頸静脈（＊）は下顎角付近まで著明に拡張し，怒張して観察される．座位（b）において外頸静脈が怒張して観察される．鎖骨上縁から頸静脈怒張の最高点までの距離（X cm）を測定することにより中心静脈圧を推定できる．

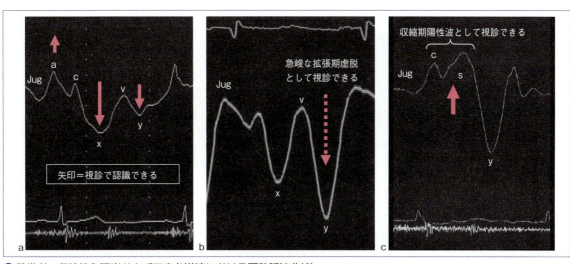

❷ 健常者，収縮性心膜炎および三尖弁逆流における頸静脈波曲線

a. 健常者：x 谷が最も深く，y 谷は浅い．視診で認識できるのは心房収縮による a 波，右房拡張による x 谷，右室急速流入による y 谷である．視診できる方向と大きさを ➡ で示す．
b. 収縮性心膜炎，洞調律：y 谷は深く急峻である．Friedreich 徴候は ┅➡ 部分を視診している所見である．
c. 三尖弁逆流，心房細動：c 波に続いて収縮期に上向きの逆流波（s）（➡）を認め，高度の三尖弁逆流と判断される．

上昇として表される（❷b）．重症三尖弁逆流では怒張した頸静脈が収縮期に盛り上がって観察される（❷c）．拡張期には虚脱するが，虚脱速度は収縮性心膜炎に比べ緩徐である．収縮期陽性波を認めた場合，重症三尖弁逆流を診断しうる感度，特異度はともに高い．

健常者の頸静脈は通常，吸気で虚脱する．胸腔内陰圧の増強による右房圧低下のためである．これに対し，吸気で怒張が強まる所見は Kussmaul 徴候と呼び，右心不全徴候の一つである．収縮性心膜炎などの拡張障害や右心不全があると，吸気時に増大する静脈還流を右室で処理できず右房圧が上昇する現象である．臥位で大きめの呼吸をさせると把握しやすい．

頸部の視診では頸動脈拍動も大切である．健常者やほとんどの心疾患では拍動を認めないか，わずかに観察されるにすぎない．しかし，高度の大動脈弁逆流や甲状腺機能亢進では心拍出量の増大を反映し，亢進した頸動脈拍動を胸鎖乳突筋の内側上部や鎖骨上窩において観察できる．

触診

触診では橈骨動脈，頸動脈，前胸壁，腹部および大腿動脈の拍動を診るべきで，必要なら足背動脈も追加する．

脈拍

橈骨動脈を左右同時に触れ，左右差があれば大動脈から橈骨動脈に至る経路の狭窄が示唆される．次に脈の不整を検証し不整の種類および心拍数との差を確認する．ほかに緊張，大きさ，立ち上がり速度をみる．脈の緊張は血圧の推定に役立つ．血圧が低ければ少しの圧迫で拍動は消失するが，血圧が高ければ強く圧迫しても拍動が維持される．脈の大きさと立ち上がり速度は大動脈弁疾患や高拍出状態の推定に役立つ．大きく立ち上がりが速ければ大動脈弁逆流や甲状腺機能亢進，小さく立ち上がりが遅ければ大動脈弁狭窄を疑う．

頸動脈拍動

頸動脈拍動は左室の駆出による圧と血流を反映する．仰臥位か座位で下顎をあげ，胸鎖乳突筋と気管のあいだの上方を片方ずつ第2，3の両指あるいは母指の指腹で軽く触れる（❸）．この部は総頸動脈膨大部に相当し，体表から浅く位置し触れやすい．

健常者の頸動脈拍動を記録すると，駆出に伴い上昇して大小2つの波（駆出波）を形成し，駆出の終了（大動脈弁閉鎖）を示す切痕に至り，その後小さな陽性波を形成しつつ下降する（❹a）．若年者では素早く立ち上がり持続が短く，指腹をポンと打つように感知される．❹aにおける第1の駆出波（衝撃波）を触れるためである．高年者（❹b）では衝撃波よりも第2の波（近い部分からの反射による潮浪波）のほうが高いため，持続が長く感知される．

立ち上がりが遅く弱い拍動は大動脈弁狭窄を示す所見で，ビリビリと響く振動（❹c）を触れることも多

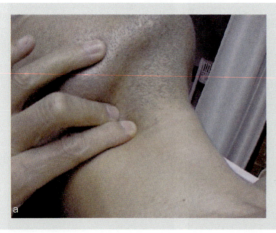
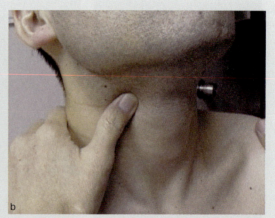

❸ 頸動脈の触診法
a．臥位，b．座位．頸動脈三角部を第2，3の両指（a），あるいは母指（b）の指腹で触診する．

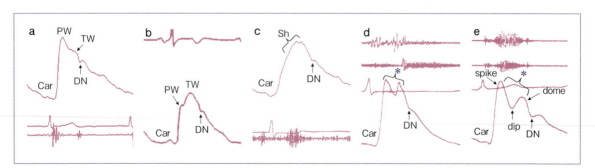

❹ 健常者，大動脈弁狭窄，大動脈弁逆流および閉塞性肥大型心筋症の頸動脈波曲線（Car）
a, b. 健常者：若年（a）では鋭い衝撃波（PW）を触れるため持続が短く感知されるが，高年（b）ではPWと潮浪波（TW）を触れるため持続が長く感知される．DN：dicrotic notch．
c. 大動脈弁狭窄：立ち上がりが緩徐でピーク時相も遅く，上行脚の後半部において不規則な振動（shudder：Sh）を触知できる．
d. 大動脈弁逆流：立ち上がりが速く，二峰性脈（＊）として触知される．
e. 閉塞性肥大型心筋症：spike and dome patternによって二峰性脈（＊）を呈する．

い．これらの異常は中等度以上（圧較差が60 mmHg以上）の狭窄を示唆する．本所見と前胸部の駆出性収縮期雑音（Levine 3度以上 ☞「心雑音」p.21）がそろえば本症の診断が確定的となる．

大動脈弁狭窄と対照的な頸動脈拍動は速脈（celeritic pulse）である．これは力強くかつ鋭く立ち上がる拍動で，しばしばピークが分裂するので二峰性脈（pulsus bisferiens）と呼ぶ（④ d, e）．二峰性脈は，①心拍出量と脈圧が著増した状態（重症の大動脈弁逆流や甲状腺機能亢進）および②左室流出路狭窄で特徴的に出現し，触診では収縮期の拍動を短時間に2度触れる．①と②では出現機序が違うため波形は相違する（④ d, e）．

頸動脈拍動の左右差は大動脈炎症候群などによる総頸動脈狭窄や大動脈弁上狭窄，解離性大動脈瘤の診断に不可欠である．総頸動脈狭窄や解離性大動脈瘤では患側の拍動が減弱する．

交互脈（pulsus alternans）は頸動脈拍動が1拍ごとに大小を繰り返す現象で，重篤な左心機能低下を意味する．

傍胸骨部の触診と傍胸骨拍動

胸骨左縁を手掌と第2，3の指腹で触診し，心音や振戦（thrill）の触知および傍胸骨拍動の部位や性質を検討する．

第2〜3肋間胸骨左縁で収縮終了時にII音肺動脈弁成分（II$_P$）の衝撃を触れれば，肺動脈圧70〜80 mmHg以上の高度な肺高血圧を疑う．

傍胸骨部で収縮期の振戦を触れれば，左上部では肺動脈狭窄，左中部では心室中隔欠損，右上部では大動脈弁狭窄を考える．拡張期の振戦を触れれば大動脈弁逆流を疑う．全心周期の振戦を触れれば，動脈管開存などの短絡疾患を念頭におく．

傍胸骨部の拍動はほとんど右室由来と考えてよい．健常成人では左傍胸骨部に有意な拍動を触れないが，有意な右室負荷があると触れるようになる．拍動が抬起性（収縮期を通じて手掌を押し上げるような性質）であれば，その右室圧は約60 mmHg以上と考えてよい．抬起性の傍胸骨拍動（parasternal heave）は右室拡大を伴う肺高血圧でよく観察されるが，求心性右室肥大（肺動脈狭窄，Fallot四徴など）では認めにくい．一方，持続の短い衝撃性の傍胸骨拍動（parasternal tap）は右室容量負荷で出現する．

心尖部の触診と心尖拍動

心尖部の触診は仰臥位，左側臥位の順に行う．健常成人の心尖拍動触知率は仰臥位で約30％，左側臥位で約70％である．まず手掌全体で拍動の位置と振戦の有無を調べ，次に第2，3の指腹で性質をみる．

聴診上強大なI音の例では，収縮初期に鋭く手を打つような衝撃を触れる．これは「I音の触知」と呼び，僧帽弁狭窄や左房粘液腫で認める．

心尖部に振戦を触れた場合，収縮期性なら僧帽弁逆流，拡張期性なら僧帽弁狭窄を考える．振戦の存在は逆流性あるいは心室充満性雑音がLevine 4度以上のエネルギーを有することを意味し，前者の逆流は重症，後者の狭窄は中等度以上と判断される．

拍動の位置は左室サイズの評価に，また性質は左室の肥大や拡張動態の推定に有用である．仰臥位での心尖拍動は健常者では左第5肋間鎖骨中線かやや内側にある．これより外か左下への偏位は左室拡大を示唆する．また，左室拡大例では拍動の範囲が広がる．

拍動の性質では，①収縮早期に限局する拍動（衝撃性拍動〈tapping impulse〉）か，あるいは全収縮期性に持続する力強い拍動（抬起性拍動〈sustained impulse〉）か，②拡張期性の拍動（心房収縮期と急速流入期）を触れるか，に注目する．健常者は仰臥位では衝撃性拍動として触れる（⑤ a）ため，仰臥位で抬起性拍動（⑤ b）を触れれば左室の肥大や拡大を疑う．次にatrial（A）kickの有無を検討する．A kickは亢進

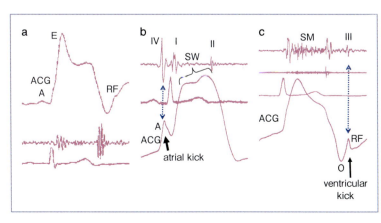

⑤ 健常者，肥大心および僧帽弁逆流の心尖拍動図（ACG）

a. 健常者：収縮早期性の衝撃性拍動（E）として触知される．
b. 肥大型心筋症：収縮後期に盛り上がる抬起性拍動（SW）として触知され，同時に心房収縮波（A）の著明な増大（atrial kick）を伴い，聴診上のIV音（IV）と一致する．I：I音，II：II音．
c. 僧帽弁逆流：急速流入波（RF）の著明な増大（ventricular kick）が拡張早期に触知され，聴診上のIII音（III）と一致する．O：拡張早期最低点，SM：汎収縮期雑音．

した左房収縮による拡張末期の拍動で，収縮期の直前に手を打つように触れる（**5** b）．これは聴診上のIV音と同じ現象で，血行動態的に有意な左室コンプライアンス低下を意味する．A kick は左側臥位で触れやすいため，左室負荷が疑われるときは左側臥位で本所見を確認すべきである．一方，ventricular kick（**5** c）は急速流入期に手を打つように触れる拍動で，高度な僧帽弁逆流に特異的である．逆流血を含む大量の血液が左室に流入するために生じ，聴診上のIII音亢進と同じ現象である．

腹部の触診と腹部大動脈拍動

まず手掌で正中を軽く圧迫し，拍動を感知する．腫瘤とともに拍動を触れれば腹部大動脈瘤の可能性が高い．肝腫大と肝拍動は右季肋部で感知でき，肝腫大は右心不全の徴候で，また収縮期陽性肝拍動は高度三尖弁逆流を示唆する．

聴診

聴診器は高調成分を聴く膜部と低調成分を聴くベル部を使い分ける．聴診部位は心尖部，第4，3，2肋間胸骨左縁および第2肋間胸骨右縁の5か所が基本であるが，頸部や腹部も重要である．

心音

I音とII音が基本で，若年ではIII音が加わる．I音は心尖部で大きいが，II音は心基部で大きく，分裂する．頸動脈拍動の立ち上がりとほぼ同時に聴かれるのがI音である．

I音

I音は心室収縮，房室弁閉鎖，心室駆出によって生じる．I音の強さには拡張末期の房室弁開放度，心収縮力，房室弁の硬さなどが関与し，拡張末期に房室弁が大きく開放した状況（房室間圧較差を有する疾患やPQ時間短縮）や心収縮力増強時に亢進，拡張末期に房室弁が閉鎖位に近い状況（PQ時間延長）や心収縮力低下時に減弱する．完全房室ブロックでI音の強さが1拍ごとに変化し，時に強大（大砲音）となるのはPQ時間の心拍ごとの変動に起因する．心尖部のI音が亢進する疾患は僧帽弁狭窄，甲状腺機能亢進，左房粘液腫など，減弱する疾患は大動脈弁逆流，僧帽弁逆流，急性心筋梗塞などが代表である．僧帽弁狭窄における I音亢進の成因は，左房室間圧較差によって大きく開いた僧帽弁が左室収縮時に勢いよく閉まることが主体で，僧帽弁の硬化も副次的に関与する．心房中隔欠損やEbstein奇形では胸骨左縁のI音が亢進するが，拡大し胸壁に近い右室・三尖弁の関与が大きい．特にEbstein奇形のI音後成分は出現が遅れかつ強大

でsail sound と呼び，帆を張ったように大きい三尖弁前尖の閉鎖と関連して生じる．

II音

II音は半月弁の閉鎖と大血管内血液の反跳により生じ，大動脈弁成分（II_A）と肺動脈弁成分（II_P）から成る．II_A は心尖部から心基部まで広く聴かれるが，II_P は左第2～3肋間に限局する．II音の亢進は体高血圧，大動脈硬化，大動脈弁逆流（II_A 亢進）および肺高血圧（II_P 亢進）で生じる．一方，II音の減弱は大動脈弁狭窄（II_A 減弱）と肺動脈弁狭窄（II_P 減弱）の重症例で生じる．

健常者のII音は呼気時にほぼ単一であるが，吸気時に II_A，II_P の順に分裂する．これは吸気時に静脈還流が増え右室の駆出が延びて II_P が遅れるためで，生理的呼吸性分裂と呼ぶ．II音分裂が呼気時，吸気時ともに明瞭な場合は病的呼吸性分裂と呼び，II_P の遅れが原因で生じ，完全右脚ブロックや肺動脈狭窄を考慮する．呼吸で分裂間隔が変化しないものは固定性分裂と呼び，心房中隔欠損に特徴的で，心房間短絡により吸気に伴う II_P の遅れがマスクされるためである．呼気時の分裂が吸気で不明瞭になる場合は奇異性分裂と呼び，II_A の遅れが原因で生じ，完全左脚ブロック，WPW症候群（B型），閉塞性肥大型心筋症（HOCM），大動脈弁狭窄で認める．

過剰心音

III音，IV音，僧帽弁開放音，収縮中期クリックおよび大動脈駆出音を過剰心音と呼ぶ．III音は左室急速流入に伴って生じる心尖部の低調な音である．聴き取るコツは，ベル部を心尖部に軽く当て，拡張早期に集中して聴くことである．仰臥位よりも左側臥位でよく聴かれるが，心尖部が胸壁に近づくためである．加速された急速流入の急激な減速によって出現し，生理的III音と病的III音に分かれる．生理的III音は若年者に聴かれ，比較的明瞭な音である．中年以降かあるいは汎収縮期雑音を伴う例では病的III音と考えてよい（**5** c）．中年以後に明瞭なIII音が聴かれれば，心筋疾患などで左房圧が上昇したうっ血性心不全を示す確実な徴候である．III音が汎収縮期雑音とともに聴かれれば，僧帽弁逆流が中等度以上と判断できる（**5** c）．

IV音は左房収縮による左室への血液流入が基盤となり生じる．健常者では聴取されないため，聴取可能なIV音は病的と考えてよい（**5** b）．IV音は直後にI音が続くため，III音と比べて聴取が難しく，心尖拍動のA波（A kick）を触れるほうが容易である（**5** b）．聴取可能なIV音（心房性奔馬音）はコンプライアンスの低下した硬い左室と左室拡張末期圧の上昇を示唆するが，必ずしも心不全を意味しない．

僧帽弁開放音は僧帽弁狭窄，収縮中期クリックは僧

帽弁逸脱において聴かれる．前者は拡張早期における僧帽弁開放の急激な停止，後者は収縮中期の逸脱による僧帽弁・腱索の緊張によって生じ，いずれも高調な音である．

大動脈駆出音は収縮早期における大動脈弁開放の急激な停止によって生じる高調な音で，聴診上I音の分裂として認識され，通常，駆出性収縮期雑音を伴う．大動脈弁の器質的異常や左心拍出量の増大時に聴かれ，動脈硬化弁のみならず二尖弁の診断にも有用である．

心雑音

心雑音は血液の乱流とそれに伴う心・血管系の振動により生じ，時相，強さ，最強点，伝播および音質の分析が大切である．

心雑音は大きく収縮期雑音と拡張期雑音に分類され，ほかに連続性雑音や往復雑音がある（**❻**）．まず収縮期か拡張期かを聴き分け，次に細かく分析する．

強さはLevine分類で表現する（**❼**）．通常，強さは異常血流のエネルギーに依存し，疾患の重症度と心機能の両者に影響を受ける．

最強点は音源の所在の推定に有用である．右心起源の雑音や連続性雑音は最強点が音源の直上にあると考えてよい．しかし，左心起源の雑音は広くかつ複雑な伝播を示すため，最強点だけにとらわれてはならない．たとえば大動脈弁狭窄では，心尖部と第1肋間胸骨右縁を結ぶ広範囲で聴取され，最強点は症例によってまちまちである．

収縮期雑音

収縮期雑音は駆出性と逆流性に分けられる．両者の

❻ 心雑音の分類，波形および発生病態

心雑音	分類		波形	発生病態
収縮期雑音	駆出性	機能性		左心性：大動脈硬化，心送血量増大 右心性：健常若年者，心送血量増大，心房中隔欠損
		器質性	軽症　　　　重症	左心性：左室中部～大動脈弁上部における狭窄 右心性：右室漏斗部～肺動脈弁上部における狭窄
	逆流性			僧帽弁逆流，三尖弁逆流，心室中隔欠損（先天性と後天性）
拡張期雑音	心室充満性	受動的		心室流入路狭窄：房室弁狭窄，心房粘液腫，房室弁位人工弁置換，肥大型心筋症 房室血流量増大　左心性：僧帽弁逆流，心室中隔欠損 （Carey Coombs雑音）　右心性：三尖弁逆流，心房中隔欠損 その他：大動脈弁逆流（Austin Flint雑音）
		能動的		
	逆流性	左心性		大動脈弁逆流
		右心性		肺動脈弁逆流
連続性雑音	連続性			高圧-低圧シャント（動脈管開存，Valsalva洞動脈瘤破裂など） 側副血行（大動脈縮窄など） その他（静脈コマ音，甲状腺雑音など）
	収縮期横断性			血管の高度狭窄（大動脈炎，大動脈縮窄，肺動脈分枝狭窄など）
往復雑音	駆出性＋逆流性			大動脈弁狭窄兼逆流
	逆流性＋逆流性			心室中隔欠損兼大動脈弁逆流，房室弁逆流兼半月弁逆流

Ej：駆出音，OS：僧帽弁解放音

（福田信夫：心疾患の視診・触診・聴診―心エコー・ドプラ所見との対比による新しい考え方．大木　崇〈監〉．東京：医学書院；2002, p. 31.）

❼ 心雑音の強さの Levine 分類

Levine 分類	雑音の強さ
第1度（Grade I）	最も弱い雑音で，注意深い聴診でのみ聴き取れる
第2度（Grade II）	聴診器を当てた途端に聴き取れるが，弱い雑音
第3度（Grade III）	中等度の大きさで，明瞭に聴取できる雑音 2度と5度の中間で，弱い雑音
第4度（Grade IV）	3度の雑音と異なって耳に近く聴こえる強い雑音で，2度と5度の中間で，強い雑音 これ以上強い雑音は通常，振戦（thrill）を触れる
第5度（Grade V）	強大な雑音であるが，聴診器を胸壁から離すと聴こえなくなる
第6度（Grade VI）	聴診器なしでも聴取しうる雑音

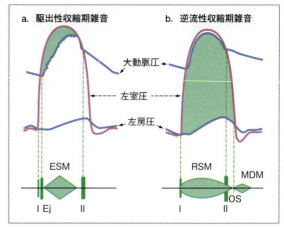

❽ 駆出性および逆流性収縮期雑音の血行力学的模式図（左心系）

I：I音，II：II音，Ej：駆出音，OS：僧帽弁開放音，ESM：駆出性収縮期雑音，RSM：逆流性収縮期雑音，MDM：拡張中期雑音．
（福田信夫：心疾患の視診・触診・聴診―心エコー・ドプラ所見との対比による新しい考え方．大木 崇〈監〉．医学書院；2002, p. 32.）

鑑別のコツは，雑音が高調か，I音から始まるか，II音まで続くかを聴き分けることにある．I音から始まる高調な雑音は逆流性，I音より遅れて始まりII音の手前で終わる中等調の雑音は駆出性と判断しうる．

　駆出性雑音には，器質的異常を伴わない機能性雑音と，大動脈弁狭窄のような狭窄性病変に起因する器質性雑音の2つがある．機能性雑音は収縮早期性で持続が短く，Levine 3度未満の弱い雑音である．一方，器質性雑音は収縮中期性で持続が長く，Levine 3度を超える強い雑音である．器質性雑音の発生基盤は狭窄部の圧較差であるため，雑音形態は圧較差の推移と同様の経過をたどる（❽a）．すなわち，駆出音から漸増しピーク形成後に漸減するダイヤモンド型パターンを示す．

　逆流性雑音は高圧系から低圧系に逆流する高速血流により生じ，駆出性雑音より高調である．この雑音は心収縮開始から終了（I音からII音）まで続く（❽b）．この雑音が聴かれればすべて病的で，原因は僧帽弁逆流，三尖弁逆流，心室中隔欠損（先天性と後天性）の3つである．

　僧帽弁逆流の雑音は心尖部付近に最強点がある．本雑音を聴くコツは，患者を左側臥位とし，膜部を強く当て，収縮期に注意を集中することである．三尖弁逆流の雑音は低圧較差のため聴取しにくい．もし聴かれれば中等度以上の三尖弁逆流の存在が確実である．本雑音は胸骨左縁下方に最強点を有し，吸気で増強する（Rivero-Carvallo 徴候）．先天性心室中隔欠損の雑音最強点は左第2～4肋間に存在し，Levine 4度以上で振戦を伴うことが多い．後天性の本症，すなわち急性心筋梗塞後の心室中隔穿孔では，心尖部内側に雑音最強点を示すことが多い．

拡張期雑音

　拡張期雑音には，II音に引き続く逆流性雑音と，心室流入期に生じる拡張中期雑音および心房収縮期に生じる心房収縮性雑音がある．

　逆流性雑音は半月弁の逆流により生じ，II音に続いて聴取される．大血管と心室間の拡張期圧較差を反映し，II音直後に強く，次第に弱くなる（❾a）．大動脈弁逆流雑音は高圧較差のため高調であるが，肺動脈弁逆流雑音は低圧較差のため低調である．ただし肺高血圧があると肺動脈圧の高さに応じて高調な雑音になる．

　拡張中期雑音は心室流入に伴う雑音で，房室弁狭窄や房室弁血流増大により生じる．房室間圧較差が小さいため，ドロドロと低調な性質を示す（拡張中期ランブル，❾b）．僧帽弁性雑音は心尖部に，三尖弁性雑音は胸骨左縁下方に最強点を示す．僧帽弁狭窄では雑音の持続が長く，心房収縮性雑音，I音，II音，僧帽弁開放音とともに fou-ta-ta-rou と呼ばれる特有のメロディを示す．房室弁血流増大による相対的房室弁狭窄雑音の代表は Carey Coombs 雑音であり，高度の僧帽弁逆流で聴かれる．III音とともに聴かれ，ドロンと持続の短い雑音である．心房収縮性雑音は心房収縮により生じ，僧帽弁狭窄で出現する．拡張中期ランブルよりも高調で，漸増してI音へと続く（❾b）．

連続性雑音

　連続性雑音は収縮期と拡張期を通じ持続する雑音で，高圧・低圧系間の連続的な圧較差によって出現する．原因は動脈管開存，Valsalva 洞動脈瘤破裂，冠動脈瘻の3つが重要で，ほかに肺動静脈瘻や静脈コマ音

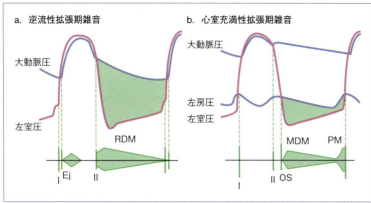

❾ 逆流性および心室充満性拡張期雑音の血行力学的模式図（左心系）
I：I音，II：II音，Ej：駆出音，OS：僧帽弁開放音，RDM：逆流性拡張期雑音，MDM：拡張中期雑音，PM：前収縮期雑音．
（福田信夫：心疾患の視診・触診・聴診―心エコー・ドプラ所見との対比による新しい考え方．大木 崇〈監〉．医学書院；2002, p. 37.）

などの心外性疾患がある．基本的にII音を中心として漸増・漸減性であるが，Valsalva洞動脈瘤の右心系破裂や冠動脈瘻では拡張期に強い雑音となることが多い．原則として最強点の直下に音源が存在する．たとえば動脈管開存は左第2肋間，Valsalva洞動脈瘤破裂は左第3～4肋間，肺動静脈瘻は肺野に最強点がある．

往復雑音，心膜摩擦音

往復雑音（to and fro murmur）は収縮期雑音と拡張期雑音の組み合わせにより生じ，両雑音の音質や音量がII音を境に突然変化することが連続性雑音との鑑別点となる．大動脈弁狭窄兼逆流，心室中隔欠損兼大動脈弁逆流などが代表的病態である．

心膜摩擦音（friction rub）は擦れるような性質の高調な雑音で，前収縮期，収縮期および拡張中期成分によって特有の3拍子のリズムとして聴かれる．急性心膜炎の際に出現する．

動的聴診法

ベッドサイドで簡便に行える心雑音の鑑別法を以下に列記する．

①呼吸およびValsalva試験：吸気により右心への静脈還流が増えるため右心由来の心雑音は増強する．呼気時に息こらえ（Valsalva試験）すると胸腔内圧が高まり，両心室還流血液量が減るため，たいていの心雑音は減弱するが，閉塞性肥大型心筋症（HOCM）の収縮中期雑音と僧帽弁逸脱の収縮後期雑音は増強する．前者では流出路狭窄，後者では逸脱が強まるためである．

②心拍変動：心房細動や期外収縮でRR間隔が延びた次の心拍では，狭窄圧較差は増すため駆出性収縮期雑音は増強するが，逆流圧較差は変化しないため逆流性収縮期雑音はほとんど不変である．

③体位変換：仰臥位から立位へ変換させると心容量が減り，Valsalva試験と同様の変化が起こる．蹲踞（squatting）すると，静脈還流と末梢血管抵抗が増加するため，たいていの心雑音は増強するが，HOCMの収縮期雑音は減弱する．

④ハンドグリップ負荷：握力計を最大の約1/2の力でしばらく握らせると末梢血管抵抗が増加するため，駆出性収縮期雑音は減弱するが，逆流性収縮期雑音は増強する．

（福田信夫）

●文献
1) 福田信夫：心疾患の視診・触診・聴診―心エコー・ドプラ所見との対比による新しい考え方．大木 崇（監）．東京：医学書院；2002.
2) 渡辺弘之ほか：身体所見獲得のすすめ．心エコー 2003；4：512.

非観血的血圧測定法

高血圧の診断に最も重要なのは，正しく血圧を測定することである．非観血的血圧測定法には測定環境，測定装置の違いによってさまざまな方法がある．測定環境としては，外来（診察室）血圧，家庭血圧，自由行動下血圧がある．外来血圧測定法として，最近厳格な血圧コントロールが心血管病の発症抑制に有効であることが証明されたSPRINT研究で採用されたAOBP（automated office blood pressure）法もある．

測定装置としては，水銀血圧計，自動血圧計（Korotkoff法，オシロメトリック法），携帯型自動血圧計などがある．さらに自動血圧計で測定された数値が，インターネットや電話回線を通じて医療機関や，自身の携帯電話・コンピューターなどに転送され，データを簡単に保存・解析できるシステムも汎用されつつある．

測定方法を熟知し，測定値を正しく評価することが高血圧治療方針の決定に不可欠である．

外来（診察室）血圧

測定条件

①静かで暖かな環境で，数分間の安静座位の状態で測定する．この間は会話を交わさず，測定30分前には飲酒やカフェインの摂取を行わない．

②腕は心臓の高さで，机などで水平に支持された状態で測定する．腕を支持せず，下げた状態で測定すると収縮期血圧は平均10 mmHg高く測定される．

③心房細動の患者では，収縮期血圧は低め，拡張期血圧は高めに測定されやすいため，自動血圧計での測定では少なくとも3回の測定を行う．

外来での血圧測定法を❿にまとめた．

測定装置

これまでは水銀血圧計が主流であったが，水銀の使用が制限されたことから，その使用は減少しており，現在は簡易で測定者による誤差が少ない自動血圧計が汎用されている．自動血圧計にもマイクロフォンでKorotkoff音を検出するKorotkoff法と脈波を検出するオシロメトリック法があるが，Korotkoff法では，マイクロフォンの位置のズレや雑音などで測定誤差が多いため，測定誤差が少なく，故障も少ないオシロメトリック法が主流になっている．

カフ内ゴム囊の幅は，上腕周囲の80％以上をとり囲み，長さは上腕の2/3以上が推奨されており，小さなゴム囊の使用は本来の血圧値よりも高めとなる．日本では，ゴム囊の幅は13 cm，長さが22～24 cmのカフが用いられている．カフは上腕動脈がゴム囊の中央に位置するように，先端が肘から2～3 cm離れた位置で巻くようにする．

測定方法

水銀血圧計での血圧測定では，まず手首で橈骨動脈の拍動を触知しながらカフを加圧し，拍動が消失する値を確認し，一度カフを排気する（触診法）．聴診器を上腕動脈上に置き，カフ圧を拍動が消失した値の30 mmHg以上まで再度急速にカフを加圧する．その後，2～3 mmHg/拍あるいは秒の速度でカフを排気する．Korotkoff第I相の開始（血管雑音が聴取された時点）を収縮期血圧，第V相（血管雑音が消失）を拡張期血圧とする（Korotkoff法，聴診法）．急速にカフを加圧しなかった場合などにKorotkoff音が聴きとりづらくなることがある．Korotkoff音が聴きとりづらい場合は，測定前に測定側の手を閉じたり開いたりすることを10回ほど繰り返すと聞きとりやすくなる．

外来での初めての血圧測定の場合は，両腕の血圧測定を行う．両者に左右差が存在する場合には，次回からは血圧が高値であったほうの腕で血圧測定を行う．

患者が高齢者や糖尿病を合併している場合は，立位の血圧も測定する．立位直後，立位2分後の血圧を測定する．血圧の低下がなければさらに5分後の血圧も測定する．正常では立位後，収縮期血圧は数mmHg低下し，拡張期血圧は上昇する．収縮期血圧が20 mmHg以上低下する場合，起立性低血圧の存在が示唆される．

❿ 外来（診察室）血圧測定法

1. 装置
a. 電子圧力柱（擬似水銀）血圧計またはアネロイド血圧計を用いた聴診法による測定，および上腕式の自動血圧計による測定が用いられる．
b. 聴診法では，カフ内ゴム囊の幅13 cm，長さ22～24 cmのカフを用いる．上腕周27 cm未満では小児カフ，太い腕（腕周34 cm以上）で成人用大型カフを使用する．

2. 測定時の条件
a. 静かで適当な室温の環境．
b. 背もたれ付きの椅子に脚を組まずに座って数分の安静後．
c. 会話を交わさない．
d. 測定前に喫煙，飲酒，カフェインの摂取を行わない．

3. 測定方法
a. 前腕を支え台などに置き，カフ下端を肘窩より2～3 cm上に巻き，カフ中央を心臓の高さ（胸骨中央あるいは第4肋間）に維持する．
b. 聴診法では橈骨動脈あるいは上腕動脈を触診しながら急速にカフを加圧し，脈拍が消失する血圧値より30 mmHg以上高くして聴診器をあてる．
c. カフ排気速度は2～3 mmHg/拍あるいは秒．
d. 聴診法ではKorotkoff第I相の開始を収縮期血圧，第V相を拡張期血圧とする．

4. 測定回数
1～2分の間隔をあけて少なくとも2回測定．この2回の測定が大きく異なっている場合には，追加測定を行う．

5. 判定
a. 安定した値*を示した2回の平均値を血圧値とする．
b. 高血圧の診断は少なくとも2回以上の異なる機会における血圧値に基づいて行う．

6. その他の注意
a. 初診時には，上腕の血圧左右差を確認．
b. 厚手のシャツ，上着の上からカフを巻いてはいけない．厚地のシャツをたくし上げて上腕を圧迫してはいけない．
c. 糖尿病，高齢者など起立性低血圧の認められる病態では，立位1分および3分の血圧測定を行い，起立性低血圧の有無を確認．
d. 聴診者は十分な聴力を有する者で，かつ測定のための十分な指導を受けた者でなくてはならない．
e. 脈拍数も必ず測定し記録．

*安定した値の目安は，およそ5 mmHg未満の測定値の差とする．
（日本高血圧学会高血圧治療ガイドライン作成委員会編：高血圧治療ガイドライン2019．東京：ライフサイエンス出版；2019．）

貧血や妊娠などで心臓が過収縮の状態では，聴診法での血圧測定でカフ圧が 0 mmHg まで Korotkoff 音が消失しないことがある．この場合には，Korotkoff 音第 IV 相（血管雑音が減弱する点）の開始点をもって拡張期血圧と判断する．

AOBP 法

外来の診察室血圧測定は，一般的に医師が測定を行うが，十分な安静が行われなかったり，白衣現象がみられたりすることから本来の血圧を反映しているとは言い難い．このため AOBP 法が提唱されている．AOBP 法では，診察室とは異なる部屋で，患者のみで 1 分ごと 3〜5 回自動血圧計で血圧を測定する方法である．この方法は，24 時間血圧測定における覚醒時血圧および家庭血圧とよく相関することが報告されている．しかしながら，血圧測定のための部屋を診察室以外に準備する必要がある．

高齢者における血圧測定の注意点

動脈硬化が進んだ高齢者では，Korotkoff 第 I 相から V 相のあいだで，カフ圧を下げていくと聴こえていた Korotkoff 音がいったん消え，再び聴こえ始める間隙がある．これを聴診間隙（ギャップ）と呼ぶ．聴診法だけで測定した場合に，加圧したカフ圧をこの聴診間隙内にとどめると，収縮期血圧を低く測定してしまうおそれがある．

高齢者では高度の動脈硬化のためカフにより血管を完全に圧迫できない状態が存在する．このため実際の血管内圧よりも高い血圧値として測定されることがある．このような状態を偽性高血圧と呼ぶ．このような血管の硬化は橈骨動脈においては，カフで加圧し拍動が消失した後も橈骨動脈を触れることができ，Osler の徴候と呼ばれている．

家庭血圧

測定条件は診察室血圧測定と違いはないが，家庭では朝起床後 1 時間以内に，排尿後，朝食前，服薬前に，晩は就寝前に背もたれ付きの椅子に，背をもたれてゆったりと脚を組まずに座り，1〜2 分間の安静後にオシロメトリック式自動血圧計で測定する．家庭血圧測定の方法・条件・評価について⓫に示した．

家庭血圧測定装置には上腕式と手首式が販売されている．高度肥満の人では上腕が太く，上腕式自動血圧計では測定できないこともあり，手首式が有用である．また，手首式は携帯しやすく，衣服の着脱も不要で利便性に富むが，血圧の正確性からすると上腕式が優れており，一般家庭では上腕式の自動血圧測定が推奨されている．

自由行動下血圧

カフ・オシロメトリック法による小型自動血圧計が開発され，非観血的に 15〜30 分間隔で 24 時間自由行動下に血圧が測定できるようになった．一般的には被検者の精神的・身体的負担を考慮して，昼間は 30 分，夜間は 1 時間間隔で測定することが多い．自由行動下血圧測定の適応について⓬に示した．

血圧測定法によりそれぞれ評価できることが異なっており，これらを理解して個々の患者の血圧を正しく評価することが重要である．⓭に各血圧測定法の特性

⓫ 家庭血圧測定の方法・条件・評価

1. 装置

上腕カフ・オシロメトリック法に基づく装置

2. 測定環境

1）静かで適当な室温の環境
2）原則として背もたれ付きの椅子に脚を組まず座って 1〜2 分の安静後
3）会話を交わさない環境
4）測定前に喫煙，飲酒，カフェインの摂取は行わない．
5）カフ位置を心臓の高さに維持できる環境

3. 測定条件

1）必須条件
　a. 朝（起床後）1 時間以内
　　排尿後
　　朝の服薬前
　　朝食前
　　座位 1〜2 分安静後
　b. 晩（就床前）
　　座位 1〜2 分安静後
2）追加条件
　a. 指示により，夕食前，晩の服薬前，入浴前，飲酒前など．その他適宜．自覚症状のあるとき，休日昼間，深夜睡眠時

4. 測定回数とその扱い

1 機会原則 2 回測定し，その平均をとる．
1 機会に 1 回のみ測定した場合には，1 回のみの血圧値をその機会の血圧値として用いる．

5. 測定期間

できるかぎり長期間

6. 記録

すべての測定値を記録する．

7. 評価の対象

朝測定値 7 日間（少なくとも 5 日間）の平均値
晩測定値 7 日間（少なくとも 5 日間）の平均値
すべての個々の測定値

8. 評価

高血圧：朝・晩それぞれの平均値≧135/85 mmHg
正常血圧：朝・晩それぞれの平均値＜115/75 mmHg

（日本高血圧学会高血圧治療ガイドライン作成委員会編：高血圧治療ガイドライン 2019. 東京：ライフサイエンス出版；2019.）

⓬ 自由行動下血圧測定の適応

1. 家庭血圧が 135/85 mmHg を前後する，あるいは診察室血圧が 140/90 mmHg を前後し，高血圧の判断が困難な場合
2. 家庭血圧が 125〜134/75〜84 mmHg の高値血圧を示す場合
3. 家庭血圧の変動が大きい場合
   a. 家庭血圧で，白衣高血圧が確定しない場合
   b. 家庭血圧で，仮面高血圧が確定しない場合
   c. 職場高血圧が疑われ，職場で血圧自己測定が行えない場合
   d. 家庭血圧で治療抵抗性の診断が確定しない場合
   e. 夜間高血圧，non-dipper，riser が疑われ，家庭血圧で夜間血圧が測定されない場合
4. 血圧短期変動性を問題にする場合
   a. 偶発的で一過性の高血圧，低血圧が認められる場合
   b. 家庭血圧，外来（診察室）血圧が大きく動揺する場合
5. 家庭血圧と診療室血圧の差異が極めて大きい場合

non-dipper：夜間血圧非下降例，riser：夜間血圧上昇例.
（日本高血圧学会高血圧治療ガイドライン作成委員会編：高血圧治療ガイドライン 2019. 東京：ライフサイエンス出版；2019.）

⓭ 各血圧測定法の特性

	外来（診察室）血圧	家庭血圧	自由行動下血圧
測定頻度	低	高	高
測定標準化	可	可	不要
再現性	不良	最良	良
白衣現象	有	無	無
薬効評価	可	最適	適
薬効持続時間の評価	不可	最良	可
短期変動性の評価（15〜30 分ごとの変動）	不可	不可	可
日内変動性の評価（夜間血圧の評価）	不可	可*	可
日間変動性の評価	不可	可	不可
長期変動性の評価	可	最良	可

＊夜間睡眠時測定可能な家庭血圧計が入手可能である.
（日本高血圧学会高血圧治療ガイドライン作成委員会編：高血圧治療ガイドライン 2019. 東京：ライフサイエンス出版；2019.）

を示した.

（檜垣實男，大蔵隆文）

心電図

心電図は，心臓内の電気的活動が正常に行われているか，あるいは心臓に何らかの異常が生じているかを非侵襲的かつ簡易に調べる検査である. 循環器診療において必須の検査であるが，一般内科診療および術前外科診療においても重視される検査の一つである.

本項では，まず心電図の種類と原理について簡単に

⓮ 心電図検査の種類

1. 体表面心電図検査
（標準）12 誘導心電図
Holter 心電図
イベント心電図
運動負荷心電図（マスター法，トレッドミル法，エルゴメータ法）
薬物負荷心電図
モニター心電図
ベクトル心電図
体表面電位図（体表面マッピング）

2. 侵襲的心電図検査
挿入型心臓モニター（植込み型ループ式レコーダ）
His 束電位図
心腔内（心房・心室）電位図

3. 特殊解析心電図検査
加算平均心電図（レイトポテンシャル検出）
T 波オルタナンス検査
心拍変動解析
心拍タービュランス解析
QT 間隔解析

概説し，次いで 12 誘導心電図を用いて心電図の成り立ち，記録時および判読時のポイントについて解説する. その後，活用度の高い Holter 心電図，イベント心電図，モニター心電図についてそれぞれ概説し，最後に現在臨床で使用されている特殊な心電図検査についても簡単に触れる.

心電図の種類

心電図検査にはさまざまな種類（⓮）があるが，一般に心電図といえば体表面心電図のことを指す. これには，（標準）12 誘導心電図，Holter 心電図，イベント心電図，（運動・薬物）負荷心電図，モニター心電図が含まれる. これらでは体表面に電極を装着することで簡単に心電図を記録できる. いうまでもなく，「標準」という語が頭につけられているように，心電図の基本は 12 誘導心電図である. このような非侵襲的に記録する方法だけでなく，侵襲的に超小型デバイスを左胸部の皮下に挿入して心電図を記録する植込み型ループ式レコーダのような心電図装置もある.

広義には，心電図波形を特殊解析する加算平均心電図，T 波オルタナンス検査，心拍変動解析などの検査手法も心電図検査に含まれる. これらは，体表面心電図を行ったうえで，それぞれの用途（主に心臓突然死の予知）に応じて利用される.

心電図の原理

心電図を理解するには，アイントーベンの三角形（3 つの電極間での電気の流れの関係）について知っていたほうがよい（⓯）. 心電図は双極誘導，すなわち 2

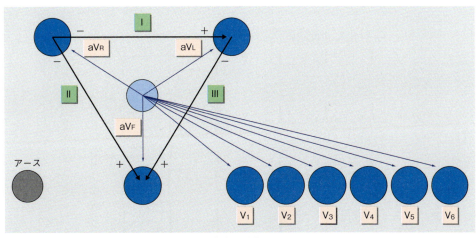

⓯ アイントーベンの三角形と双極誘導および単極誘導の原理
注意：現在の心電計では，aV_L・aV_R・aV_F誘導の不関電極は3つの電極の中心ではなく，相対する2つの電極の中心に設定されている．

点電極間での記録が基本であり，電流はマイナス（−）電極からプラス（＋）電極へ流れると解釈する．電子の流れと同じ考え方である．3つの電極があると3通りの心電図を記録することができる．これは12誘導心電図でのⅠ・Ⅱ・Ⅲ誘導に相当する．双極誘導とは別に単極誘導があり，これは3つ（もしくは2つ）の電極の中心点（不関電極）と各電極装着点の電位差を記録することで得られるもので，12誘導心電図のaV_R・aV_L・aV_FとV_1～V_6誘導に相当する．不関電極は，心電計のなかで構成されて利用されるので，双極誘導の電極のように直接手で触ることはできない．きれいな心電図（電気信号）をとるには，電気を寄せつけないアースを設置しなければならない．四肢にとりつける電極の1つがその役目を担っている．

心臓の正常電気軸は左斜め下方であるため，この向きと同じ方向にマイナス電極とプラス電極をとりつけると心電図のQRS波は上向きとなる（⓰ a）．マイナス電極とプラス電極を逆にすると，QRS波は下向きになる（⓰ b）．心電図波形の大きさは体型と密接な関係がある．肥満の患者では痩せ型の患者に比べて脂肪分が多いため電気を通しにくく，心電図の振れが小さくて低電位となる．

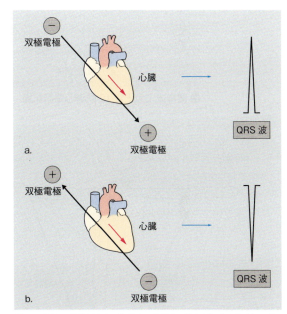

⓰ マイナス電極およびプラス電極の位置とQRS波の向きとの関係
a. 正常電気軸の向きと同じ方向にマイナス電極とプラス電極をとりつけた場合
b. 逆の向きに電極をつけた場合

（標準）12誘導心電図

不整脈の診断，虚血性心疾患・心肥大などの器質的疾患の診断，電解質異常の判定，薬物の効果判定などに有用である．健常成人の正常12誘導心電図を⓱に示す．

心電図の誘導数

100年以上にも及ぶ心電図の長い歴史のなかで，標準心電図の誘導数は12と定められており，今後も変化することはないと考える．誘導数を12誘導よりもっと多くすると，診断精度は向上するが，電極をとりつけるのが煩雑となり，検査時間も長くなり，日常臨床における簡易診断検査としての活用性が低下する．逆に，誘導数を少なくすると，診断精度が低下し，単なる心拍モニターとなってしまう．12誘導の記録というのは「利便性」と「情報量」との両者を天秤にかけて，ちょうど釣り合いのとれた数だといえる．

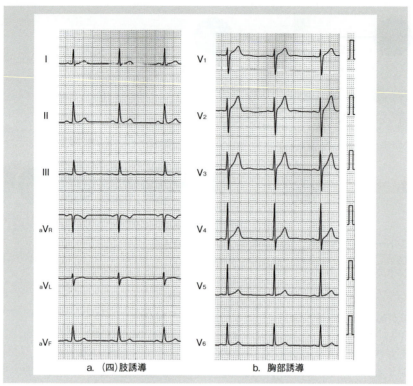

❶⓻ 健常成人の正常 12 誘導心電図記録

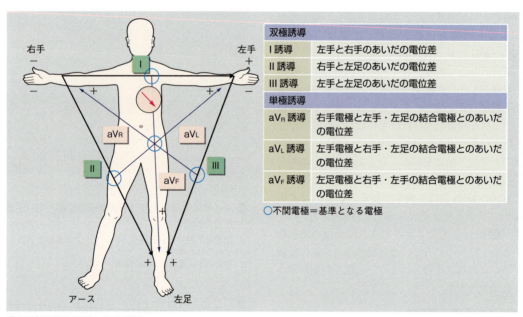

❶⓼ 四肢誘導の原理とその概略
→は心臓の電気軸の方向を表す.

四肢誘導

　（四）肢誘導は，四肢の手首と足首に，赤電極（右手首），黄電極（左手首），緑電極（左足首），黒電極（右足首）をつけることで記録される（⓼）．黒電極はアースとしての役割を担う．四肢誘導は，双極誘導（I・II・III）と単極誘導（aV_R・aV_L・aV_F）に分けられる．双極誘導は，赤・黄・緑電極のそれぞれの2点間の電位差を求めることで得られる．単極誘導は，双極誘導の記録に利用される3つの電極と不関電極との電位

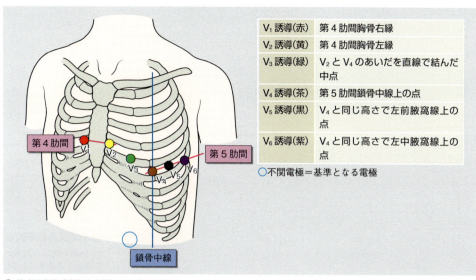

⑲ 胸部誘導（単極誘導）の電極の位置

⓴ 12誘導と心筋領域との関係

領域	I	II	III	aV_R	aV_L	aV_F	V_1	V_2	V_3	V_4	V_5	V_6
（左室）前壁中隔							○	○	○	○	(○)	
（左室）前壁								○	○	○	(○)	
（左室）下壁		○	○			○						
（左室）側壁	○				○						○	○
右室							○	○	V_3R～V_4R			

V_3R, V_4Rは左側ではなく右側につけた胸部誘導．右室の心電図をみる場合，V_3R〜V_6Rというように4つの胸部電極を右（逆）につけることがある（V_1とV_2はそのまま）．

差を求めることで得られる．

胸部誘導

胸部誘導は，胸部の中央から左側方向に電極をつけることで記録される（⑲）．赤電極（V_1）と黄電極（V_2）は胸骨を挟んで左右の第4肋間につけ，茶電極（V_4）を第5肋間鎖骨中線上，緑電極（V_3）をV_2とV_4の中間，黒電極（V_5）と紫電極（V_6）をV_4から垂直に下ろした点につける．すべて単極誘導であり，不関電極には四肢の3つの電極（赤・黄・緑電極）の中心点が用いられる．胸部誘導は四肢電極の装着なしに記録することはできない．

誘導と心筋領域の関係

12誘導と心筋領域との関係を⓴に示す．V_1〜V_4（V_5）誘導は（主に左室の）前壁中隔領域，V_2〜V_4（V_5）誘導は（主に左室の）前壁領域を反映する．II・III・aV_F誘導は（主に左室の）下壁領域を反映する（これらは下壁誘導とも呼ばれる）．I・aV_L・V_5・V_6誘導は左室の側壁を反映する（これらは左側壁誘導とも呼ばれる）．12誘導心電図では右室を反映する誘導が乏しいため，右室領域の傷害を調べるときは，V_1・V_2誘導はそのままで，V_3〜V_6誘導を反対側の右側胸部につける（V_3R〜V_6R誘導と表示する）．V_1・V_2誘導およびV_3R〜V_6R誘導は右側胸部誘導と呼ばれる（V_1・V_2誘導は高位右室領域を反映する）．

記録時の設定条件の確認

心電図を正しく読むには，必ず専用の記録用紙を使って心電図を記録する（㉑）．心電図の記録用紙は，太い線と細い線によって区切られており，太い線で囲まれた正方形は5×5 mmの大きさ，細い線は1×1 mmの大きさとなっている．心電図を記録するときの紙送り速度は，1秒間に25 mmが標準である．長時間心電図を記録する場合は，1秒間に10 mmあるいは5 mmまで速度を下げることもある．

電位の大きさを表す上下方向の振れ（感度）は，1 cm＝1 mVが標準となっている．感度調節スイッチを「1」にすれば，標準感度になる．電位が大きく，所定の幅に入りきらないときには，0.5 cm＝1 mV，すなわち感度を2分の1に切り換えて記録するとよい．感度を変えた場合も必ず標準感度での記録を残す

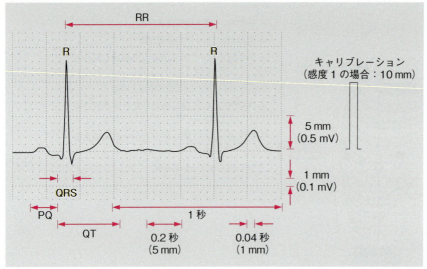

㉑ 心電図の標準的な設定条件
12誘導心電図の基本はII誘導で，これはその基準となる記録である．

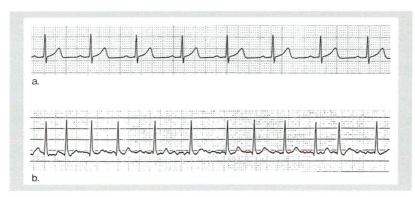

㉒ 調律診断
a. 整（正常洞調律）
b. 不整（心房細動）

ようにする．思わぬ誤診につながりかねない．必ずキャリブレーションを入れるようにしておくと，あとでみたときにどのような条件で記録されたかがわかる．

判読時のポイント1：調律診断

調律診断ではまず「整」か「不整」かを判断する（㉒）．「不整」の場合は，明らかに不整（RR間隔がバラバラ）であるか，そうでないかを見分ける．RR間隔が明らかに不整（絶対性不整脈）であれば，その時点で心房細動と診断できる．心拍が単発または数発速くに出現していれば期外収縮，逆に遅く出現していれば補充収縮と診断される．一般に，正常のQRS波と同じ波形であれば「心房性または上室性」，幅広いQRS波であれば「心室性」と判断する．

その後，心拍数を測る．60秒をRR間隔（秒）で割ると1分間の心拍数が算出できる．簡易法として，300をRR間隔のなかにある太い線で囲まれた正方形の個数で割ると，およその心拍数が算出できる．安静時の記録で心拍数が100/分以上の場合を頻脈，50/分未満の場合を徐脈と呼ぶ．

判読時のポイント2：電気軸の判定

正常の電気軸は0°〜+90°の軽度の左軸偏位を呈しているが，若い人や痩せた人では+90°に近くなる．いわゆる心臓が心尖部を下にして立ったような状態となるためで，心臓の電気の流れはaV_L誘導にしてみれば遠ざかる方向になる．そのため，aV_L誘導では下向きの振れとなる．逆に，高齢者や肥満の人は，心臓が横に寝たような状態となるため，電気軸は0°に近くなり，aV_L誘導では近づく方向となるため，上向きの振れとなる．電気軸は，0°より小さい場合を（高度）左軸偏位，90°より大きい場合を右軸偏位と呼ぶ（㉓）．

胸部誘導では，電気軸の移行帯（R波とS波の波高がほぼ等しくなる誘導）はV_3誘導が正常とされている．そのため，V_1誘導とV_2誘導は下向きの振れ，V_4〜V_6誘導は上向きの振れとなる．しかし，これも心臓の縦軸の周囲方向が回転していれば変化する．心臓を下からみたときに正常の心臓の位置に比べて右回りに回転している場合を「時計方向回転」，反対に左回りに回転している場合を「反時計方向回転」と呼ぶ

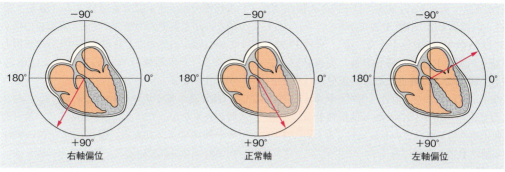

㉓ 電気軸の変化

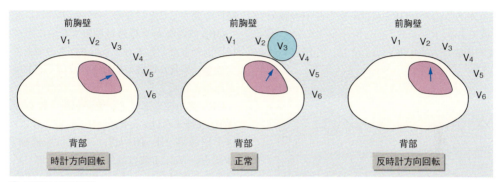

㉔ 心臓の回転異常
胸部を輪切りにして心臓を下からみた場合の図

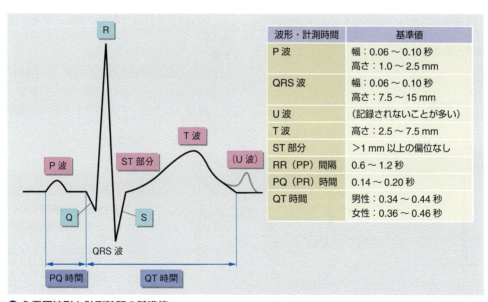

㉕ 心電図波形と計測時間の基準値

（㉔）．仮に，時計方向回転していれば，移行帯はV₄誘導またはV₅誘導になる．

判読のポイント3：波形診断

心電図の基本波形はP波，QRS波，T波，ST部分から成り，基本計測時間はRR間隔，PQ（PR）時間，QT時間である．それぞれの意味合いについて理解し，基準値を覚える（㉕）．

P波

P波は心房の興奮（脱分極）を表す．心房には右房と左房があるので，P波は右房と左房の脱分極の融合波である．胸部誘導のV₁誘導では，P波成分の由来を推定できる．

P波はaV_R誘導とV₁誘導を除いて上向きの振れ（陽

性P波）が正常である．aV_R誘導では下向きの振れ（陰性P波），V_1誘導では二相性P波を示す．

P波にはいくつかの形態がある（㉖）．陽性P波，陰性P波，二相性P波，二峰性P波，尖鋭P波，平低P波などである．二峰性P波と尖鋭P波は疾患との関連性が示されており，前者は僧帽弁狭窄症などの左房負荷でみられやすいことから僧帽性P波，後者は肺高血圧症や肺気腫などの右房負荷でみられやすいことから肺性P波とも呼ばれる．

QRS波（群）

QRS波は心室の興奮（脱分極）を表す．心室には右室と左室があるので，QRS波は右室と左室の脱分極の融合波である．

QRS波の振幅が大きいということは，心室におけ
る起電力が大きいことを意味する（㉗a）．最も典型的なのが左室肥大の場合である．左室自由壁が肥大していれば，当然のことながらその部分の起電力が大きくなる．その領域のV_3〜V_6誘導ではQRS波の振幅が大きくなる．

QRS波の幅が広いということは，心室内の伝導時間が長くかかっていることを意味する．最も典型的なのが脚ブロックである（㉗b, c）．左右いずれかの脚がブロックされていると，片方のみの脚を通ってまず電気が流れ，その後は（通常の伝導系でない）心筋間伝導によって電気が他方に流れるため，より長い伝導時間を要することになる．

QRS波のなかでQ波は明瞭でないことが多く，仮に区別できたとしてもごく小さなものである．もし，大きな（異常）Q波が記録されれば，心筋梗塞の既往があると判断する．

QRS波の終末部にノッチが記録されることがある（㉘）．J波またはε（イプシロン）波と呼ばれる．J波は下壁誘導（II，III，aV_F）または左側壁誘導（I，aV_L，V_5，V_6），ε波は高位右側胸部誘導（V_1，V_2）で記録された場合にこのように呼ばれる．J波は早期再分極症候群（J波症候群）との関連で注目されている波形であるが，正常者でも2〜5％の頻度で記録される．ε波は不整脈原性右室心筋症と関連の深い波形である．

T波

T波は心室の興奮が冷める過程（再分極）を表す．心室は心房に比べて心筋が厚いため，興奮（脱分極）から脱却（再分極）する過程までもが心電図で記録される．

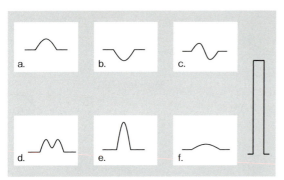

㉖ P波の種類とその表現法
a. 陽性P波
b. 陰性P波
c. 二相性P波
d. 二峰性（または僧帽性）P波（僧帽弁狭窄症など）
e. 尖鋭（または肺性）P波（肺高血圧症など）
f. 平低P波

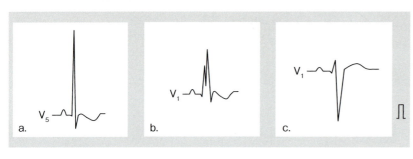

㉗ QRS波の異常
a. QRS波の振幅が高い（左室肥大など）
b. QRS波の幅が広くV_1誘導で上に向いている（右脚ブロック）
c. QRS波の幅が広くV_1誘導で下に向いている（左脚ブロック）

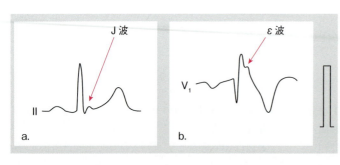

㉘ QRS波終末部の異常（J波とε波）
a. 下壁または左側壁誘導でJ波（早期再分極症候群）
b. 高位右側胸部誘導でε波（不整脈原性右室心筋症）

成人では，V_1とV_2誘導を除いてQRS波と同じ方向の振れを示す．V_1とV_2誘導についてはQRS波と逆で上向きになる．ただし，小児〜青年期ではV_1誘導は下向きが正常となる．

心室の再分極には，脱分極より4〜5倍くらい長い時間が必要である．脱分極が刺激伝導系を介して瞬時に行われるのに対して，再分極にはこのような伝導系を介した伝達がないため，より長い時間を要する．

T波の異常は，心室性不整脈の発現と関連する．再分極は，いわば心室筋が強く収縮した後の緩和の時間であり，この時間が傷害されるため心室性不整脈が発症するというように考えると理解しやすくなる．T波の異常には，陰性T波，巨大陰性T波，先鋭T波，平低T波などがある（㉙）．陰性T波は虚血性心疾患や高血圧症などでみられやすく，虚血性心疾患で生じる場合は左右対称性（または冠性）T波，高血圧症で生じる場合はストレインパターン（右下方に引っ張られたような）陰性T波となる．巨大陰性T波は肥大型心筋症，たこつぼ心筋症，心内膜下梗塞などでみられる．先鋭T波は高カリウム血症など，平低T波は高血圧症の比較的早期でみられる．

ST部分

ST部分は心室での脱分極から再分極への移行帯で，QRS波とT波のあいだでやや平坦となる部分である．虚血性心疾患，急性心膜炎，Brugada症候群の診断に有用である（㉚）．

虚血性心疾患においては，ST部分は乏血の状態（狭心症）であれば低下（ST低下）し，壊死（急性心筋梗塞）が生じると逆に上昇（ST上昇）する．ST上昇は急性心膜炎でもみられ，この場合は全誘導（aV_Rは除く）で上昇する．Brugada症候群では，特徴的なcoved（凸）型のST上昇を示す．saddle back（馬鞍）型のST上昇のみであれば，最近ではBrugada症候群の心電図と呼ばなくなっている．

U波

U波はT波に続く勾配の緩やかな波形である．T波

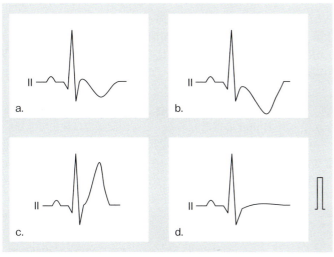

㉙ T波の異常
 a. 陰性T波（虚血性心疾患など）
 b. 巨大陰性T波（肥大型心筋症など）
 c. 先鋭T波（高カリウム血症など）
 d. 平低T波（高血圧症早期など）

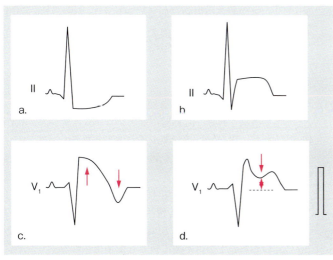

㉚ ST部分の異常
 a. ST低下（狭心症など）
 b. ST上昇（急性心筋梗塞など）
 c. coved型ST上昇（Brugada症候群）
 d. saddle back型ST上昇
 c, dで示された矢印は波形の特徴を表している．

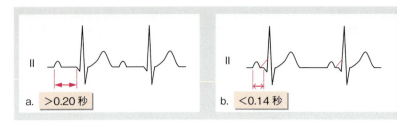

㉛ PQ 時間の異常
a. PQ 延長（房室ブロック）
b. PQ 短縮（WPW 症候群など）

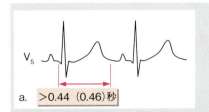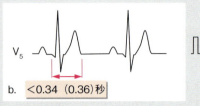

㉜ QT 時間の異常
a. QT 延長（QT 延長症候群）
b. QT 短縮（QT 短縮症候群）
（　）内は女性の場合の数値.

と同じく心室再分極過程を反映する波形であるが，遅れて生じる一部の再分極相を反映する．ただし，記録されないことのほうが多い．

RR 間隔

RR（PP）間隔は心拍間隔に相当し，正常では 0.6〜1.2 秒（心拍数に換算すると 50〜100/分）である．

RR 間隔が＞1.2 秒以上（＜50/分）であれば徐脈，＜0.6 秒（＞100/分）であれば頻脈と判断される．RR 間隔が不規則であれば不整脈が存在すると判断される．

PQ（PR）時間

P 波の始まりから Q（R）波の始まりまでの時間で，洞結節から His 束までの伝導時間を表す．そのなかでも，特に房室結節内の伝導時間を反映する．

PQ 時間が＞0.20 秒であれば PQ 時間延長（房室ブロック），逆に＜0.14 秒であれば PQ 時間短縮（WPW 症候群など）と診断される（㉛）．

QT 時間

Q 波の始まりから T 波の終わりまでの時間で，心室の脱分極（QRS 波）と再分極（T 波）を合わせた時間を表す．しかし，QRS 波よりも T 波の時間，すなわち再分極時間によって変化しやすいことから，再分極の指標として用いられる．

QT 時間は，RR 間隔で補正［QT（秒）/$\sqrt{RR}$（秒）］することがよくある．その理由は，QT 時間は心拍数の影響を受けやすいためである．この場合は QTc 時間と表現される．

QT 時間が延長（男性では＞0.44 秒，女性では＞0.46 秒）していれば QT 延長症候群，QT が短縮（男性では＜0.34 秒，女性では＜0.36 秒）していれば QT 短縮症候群と診断される（㉜）．

Holter 心電図

不整脈，特に発作性不整脈の検出目的で用いられるが，有症候性の虚血性心疾患の診断目的でも利用される．

検査概要

持ち運び可能な小型心電図を携帯することで不整脈を検出する検査法である．24 時間（1 日）〜4 週間記録までの心電図を長時間（携帯型）心電図と呼んでいるが，Holter 心電図はその代表である．以前は 48 時間記録することもあったが，現在では 24 時間記録するのが一般的である．2 あるいは 3 チャンネル（誘導）の心電計が主流であるが，12 誘導を記録できる Holter 心電計もある．短時間記録では検出できない不整脈の診断や自覚症状との因果関係を知るのに有用である．心電図記録は圧縮されて表示されるが，拡大表示することも可能である．心電図のほかに血圧，酸素飽和度（SpO$_2$），呼吸波形などを記録できる機種もある．また，防水型の記録器もあり，入浴中の心電図を評価することも可能である．

近年では，自律神経活動の評価目的で心拍変動指標，心臓突然死の予知目的で心室レイトポテンシャル，T 波オルタナンス，心拍タービュランスなどを解析できる Holter 心電計も市販されている．

検査手順

小型の心電図記録器と比較的大型の解析装置によって構成される．記録器にはアナログ式とデジタル式があり，現在ではデジタル式が主流となっている．デジタル式記録器では，記録したデータの再生と解析が容易で，心電図をモニター上で評価できる．装着する電極の数と場所は，使用する機器の記録チャンネル数によって異なる．最も使用頻度の高い 2 チャンネルの Holter 心電計では，5 つの電極を使用する（㉝）．そのうちの 1 つは不関電極として使用される．

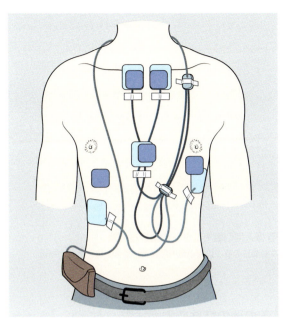

㉝ 2チャンネルHolter心電図の電極の装着位置
5つの電極が装着されている．

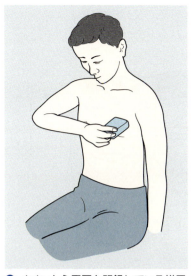

㉞ イベント心電図を記録している様子
患者が小型心電計を手で持ち，胸に当てて自分で心電図を記録する．

誘導法は双極誘導を用いるが，I・II・III誘導ではなく，CM_5・CC_5・NASA誘導などが用いられる．CM_5誘導はV_5位置（プラス電極）と胸骨上端（マイナス電極），CC_5誘導はV_5位置（プラス電極）と反対側の右側胸部（マイナス電極），NASA誘導は胸骨下端（プラス電極）と胸骨上端（マイナス電極）で心電図が記録され，CM_5とCC_5誘導はV_5誘導，NASA誘導はV_1誘導に類似した波形となる．

患者に行動記録日誌を手渡しておき，24時間の生活状況や発現した症状の種類と持続時間などを記録するように指導する．心電計に備えられたイベントボタンを押すことで，イベント心電図としても使用できる．得られたデータはHolter心電図用の解析装置で分析する．心拍数の1日の平均値・最大値・最小値，上室・心室不整脈の数と時間帯，ST部分の変化，イベント記録などがトレンドグラムとして描出される．圧縮心電図で表示されるが，必要に応じて拡大（通常）心電図として表示することも可能である．

イベント心電図

24時間では検出できないような有症候性の発作性不整脈の検出目的で用いられる．

検査概要

長時間（携帯型）心電図検査であり，イベントレコーダとも呼ばれる．通常，2〜4週間の貸し出しで検査が行われる．24時間Holter心電図で不整脈をとらえることができない場合に利用される．

ループ式と非ループ式がある．ループ式は連続的に心電図をモニターし，イベント時のみ心電図を自動的に保存するもので，主に不整脈性の失神発作が疑われた患者で適応になる．非ループ式は症状を自覚したときにボタンを押して心電図を能動的に保存するもので，自覚症状がある患者で適応になる．

検査手順

ループ式は胸に電極を毎日2つ貼りつけ，その電極を利用して不整脈を検出する．非ループ式は手の平サイズの小型心電計の一部に電極が備えつけられており，心電計を持った指（指電極）と胸に接触させた心電計本体（胸電極）のあいだでの心電信号を利用して心電図を記録する（㉞）．

モニター心電図

心電図を連続的に監視する目的で用いられる．

検査概要

診断に用いるものではなく，心拍といった最低限のバイタルサインや患者の急変を知る目的で利用される．心電図は無線アンテナを介してモニター画面に表示されるが，機種によっては心電図波形を保存することも可能である．

検査手順

3つの電極（3点誘導）を用いて双極誘導により心電図を描写する（㉟）．電極は3つ付けるが，実際に

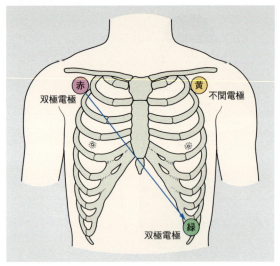

㉟ モニター心電図（双極誘導）の電極の位置
矢印は双極電極の電気の流れを表す．

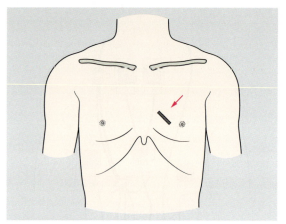

㊱ 挿入型心臓モニターの植込み位置
左前胸部の皮下に超小型の記録デバイスを植え込む（矢印）．

使用される電極は2つのみで，描写される心電図波形は1つだけとなる．基本的に，胸部右上部と胸部左下部に付けた電極で心電図（II誘導に相当）を描写する．残りの1つは不関電極として使用される．

挿入型心臓モニター（植込み型ループ式レコーダ）

不整脈によることが疑われた原因不明の失神発作または潜因性脳梗塞の原因としての発作性心房細動の関与を探る目的で用いられる．

検査概要

以前は植込み型ループ式レコーダと呼ばれていた．デバイスの超小型化と植込み手技の簡略化によって，現在は挿入型心臓モニターと呼ばれている．体内に植え込まれたデバイスでループ式に心電図を記録し，失神発作の原因としての危険な不整脈の存在，あるいは潜因性脳梗塞の原因としての発作性心房細動の存在を知るのに利用される．自動または手動で，イベント前後30秒ほどの心電図を記録することができる．あくまでも，携帯型心電図を含む非侵襲的な体表面心電図検査で発作時の心電図をとらえることができない場合に適応になる．

検査手順

切開挿入ツールを用いて侵襲的に超小型の記録用デバイスを左前胸部の皮下に植え込み（㊱），心電図をループ式に記録する新しい医療機器である．デバイスの両端が電極として使用される．電池寿命は約3年である．

その他の特殊心電図検査

現在，特殊解析で測定される心電図検査のなかで保険適用となっているのは，加算平均心電図とT波オルタナンス検査だけである．

加算平均心電図

加算平均心電図（signal averaged electrocardiogram：SAECG）は，QRS波終末部の遅延した微小な電位である心室レイトポテンシャル（late potentials：LP）を測定するのに用いられる．心室LPは，器質的な病態（特に心筋梗塞後）に起因して発現する持続性心室頻拍の予知指標として，あるいは特発性の病態であるBrugada症候群の診断目的で活用されている．

心室LPとは，QRS波の心電信号の一部であるため，「脱分極（伝導）異常」を反映する．心内からしか記録することのできない微小な電位でも，SAECGを用いると体表から記録することができる．SAECGでは，複数の心電波形を加算平均しノイズ処理することでそれを可能にする．

脚ブロック例は，必然的にf-QRS（filtered QRS幅）は延長し，多くはLAS40（終末部の電位が40μV以下となる微小電位の持続時間）の延長も伴うため，判定することができない．頻脈性心房細動例や頻発性期外収縮例においても，QRS波の同定が難しく加算に時間がかかってしまうなどして，測定できない．

T波オルタナンス検査

T波オルタナンス（T-wave alternans：TWA）検査は，心筋梗塞，心筋症，心不全などの心疾患に起因した心臓死の予知に活用されている．

TWAとは，形の異なるT波が1拍ごとに交互

（ABABAB…）に出現する現象であり，心室の「再分極異常」を反映する．運動負荷中の心電図を特殊解析することで測定される検査手法が保険適用となっている．ただし，近年ではHolter心電図の波形を利用して解析することが可能となっており，この手法で測定することのほうが多い．持続性心房細動例や期外収縮頻発例では，交互性の判定が困難になるため解析できない．また，TWAの出現には心拍数閾値（110/分前後）があるため，高度徐脈例やβ遮断薬服用例で目標値まで心拍数を増加できない例は判定できない．

心拍変動解析

心拍変動（heart rate variability：HRV）解析は，自律神経活動の評価と心臓死（特に心筋梗塞後の心臓突然死）の予知に活用されている．

HRVとは，自律神経の揺らぎによる心拍数の周期的変動のことであり，心電図の正常洞調律時のRR間隔を用いて解析される．HRV解析は時間領域（時系列）解析と周波数領域（スペクトル）解析があり，前者で解析される指標は自律神経活動の全般的な評価，後者で解析される指標は短時間の副交感（迷走）神経活動を評価することに適する．心臓突然死の予知に活用されているのは前者のほうである．持続性心房細動や期外収縮が散発する例（RR間隔が著しく変化する例）では評価できない．

（池田隆徳）

●文献
1) 池田隆徳（編）：今さら聞けない心電図．東京：メジカルビュー社：2010.
2) 池田隆徳：そうだったのか！絶対読める心電図．東京：羊土社：2011.
3) 池田隆徳（編）：臨床医のための心電図レッスン．東京：医学出版：2013.

負荷心電図

負荷の種類には運動負荷，薬物負荷がある．運動負荷は，主に心筋の酸素の需要と供給のバランスや血中カテコラミンレベルを変化させることにより，安静時には見出せない反応および異常を誘発する．また薬剤負荷は，運動負荷同様に冠血流を変化させる薬剤や，心筋の興奮伝導にかかわるチャネルに影響する薬剤を用いて，波形変化を誘発する．心電図はその際の心拍応答，QRS・ST・T・U波など心筋興奮にかかわる波形の変化，不整脈の有無をとらえるのに用いられる．

また最近では，心臓血管リハビリテーションの一環

として，心筋梗塞や心不全例での虚血閾値や運動耐容能を検討し運動処方を行う，心肺負荷検査（cardiopulmonary exercise test：CPX）の一部として運動負荷心電図検査があわせて行われている．

負荷試験の際には，常に心血管イベントの発生や不整脈などの危険性を認識しなければならず，検査施行に際して除細動器を含む救急治療器具やバッグバルブマスク，点滴，ニトログリセリン，昇圧薬，抗不整脈薬などを即座に利用できるように準備しておくことも忘れてはならない．

運動負荷の方法

運動負荷は等張性運動（動的運動）と等尺性運動（静的運動）に分類される．Master二階段試験，トレッドミル負荷試験，エルゴメータ負荷試験などは前者，ハンドグリップ負荷試験は後者に属す．

Master二階段試験

1段23cmの凸形の二階段を年齢,性別,体重によって決められた回数をリズムに合わせて，一定のスピードで昇降する方法である．シングル（1分30秒）とダブル（3分）負荷法がある．簡便でありスクリーニングとして利用されるが，負荷中の心電図，血圧のモニターが不可能であるため，ハイリスク例での検査方法としては避けるべきである．ダブル負荷はおよそ6.5METsであるが，高齢者や整形外科疾患などで下肢運動に問題がある例では昇降リズムについて行けず，負荷が不十分となることもある．

トレッドミル負荷試験

可動式のベルト上を歩行させ，そのスピードと傾斜を段階的に増大することで負荷を漸増させる方法である．症候限界性に，もしくは年齢から目標心拍数を設定し，負荷を漸増させ，運動中の心電図，血圧をモニターする．生理的な運動であり臨床的な評価に最も適した方法であるが，診断感度（68％），特異度（77％）とされ，必ずしも高いとはいえない．一般的に用いられるBruce法では，Stage Iの終了時の負荷量が約5METsと比較的大きく，また時間経過とともに負荷強度が階段状に増加し，各段階での負荷増加率は均一ではない．

エルゴメータ負荷試験

エルゴメータは自転車型のペダルを踏みながらブレーキ抵抗を上げ負荷を増大させる方法である．一般的な負荷プロトコールはまず25Wから開始し，その後2～3分ごとに25Wずつ漸増させる方法である．

WとMET：1Wはおよそ6kpm/分に相当し，1kpm

は 1 kg のものを重力に抗して 1 m もち上げる仕事量である．トレッドミル負荷に比較すると，同等の負荷でも最大酸素摂取量や嫌気性代謝閾値は低い傾向を示す．ちなみに運動量は MET（metabolic equivalent unit）で表され，1 MET は安静座位における酸素消費量（3.5 mL/kg/分）である．日常生活に要する運動量は 4 METs 程度である．各検査の負荷量としては，Master ダブル法，Bruce 法の Stage II 終了時，エルゴメータ 100 W で 6〜7 METs である．

ハンドグリップ負荷試験

静的運動として一般的な方法で握力計を用いて最大握力の約 30 ％を 3〜5 分持続する方法である．動的運動に比べて心拍出量の増加は軽度で，血圧応答が主体となるため心筋酸素需要量の増加は不十分である．圧負荷による心機能評価に用いられる方法で，虚血性心疾患に対する有用性は低い．

運動負荷の終了点

運動負荷試験での基本は，検査によって得る利益が負荷に伴う危険に勝ることである．負荷前に絶対禁忌，相対禁忌（㊲）を確認することはもちろん，中止基準の判断も重要である．診断精度の向上には十分な負荷が必要となるが，運動中止徴候となる自覚症状，他覚的所見，心電図変化，異常血圧反応，異常心拍反応を認めた際には即座に中止する必要がある（㊳）．

判定基準

負荷心電図の解釈には，まず十分な負荷が与えられたか，心電図に影響を及ぼす因子がないかを確認する必要がある（㊴）．目標心拍数に達する前に運動が中断され，診断基準に達しない場合は incomplete study の診断であり，negative とは評価されない．

心電図変化

虚血診断に最も重要な手がかりとなるのは ST 変化で，負荷中・負荷後の ST 上昇，ST 下降により判定される．Master 二階段試験においては感度・特異度の観点から，現在では 0.1 mV 以上の ST 下降を陽性とする施設が多い．日本循環器学会のガイドラインでは運動負荷試験の虚血判定基準を㊵のように定めている．

ST 変化の計測は QRS 波と T 波の接合部である J 点から 60〜80 ミリ秒後で行い（㊶），心筋虚血に特異的な変化は水平型（horizontal），下降傾斜型（down-sloping）である．上行傾斜型（up-sloping）は偽陽性（負荷心電図は陽性であるが冠動脈造影で有意狭窄のないもの）が多いため参考所見である．Q 波のない誘

㊲ 運動負荷の禁忌

絶対禁忌
1．急性心筋梗塞発症早期，不安定狭心症
2．コントロール不良の不整脈
3．症候性高度大動脈弁狭窄
4．急性あるいは重症心不全
5．急性肺塞栓または肺梗塞
6．急性心筋炎または心膜炎
7．解離性大動脈瘤などの血管病変

相対禁忌
1．左冠動脈主幹部の狭窄
2．中等度の狭窄性弁膜症
3．高度の電解質異常
4．重症高血圧
5．頻脈性不整脈または徐脈性不整脈
6．閉塞性肥大型心筋症などの流出路狭窄
7．運動負荷が十分行えない精神的・身体的障害例
8．高度房室ブロック

（日本循環器学会ほか：慢性冠動脈疾患診断ガイドライン〈2018年改訂版〉）．

㊳ 運動中止基準

自覚症状	被検者の中止要請 ST 下降を伴う軽度の胸痛 ST 下降を伴わない中等度の胸痛 呼吸困難，下肢疲労，全身疲労，[旧 Borg 指数 17（かなりきつい）相当]
他覚所見	ふらつき ろうばい 運動失調 蒼白 チアノーゼ 嘔気 欠伸その他の末梢循環不全症状
ST 変化	ST 下降（水平型，下降型で 0.1 mV 以上） ST 上昇（0.1 mV 以上）
不整脈	心室頻拍 RonT 現象 連続する心室期外収縮 2 段脈，3 段脈 30 ％以上の心室期外収縮 持続する上室頻拍や心房細動の出現 2 度，3 度の房室ブロック 脚ブロックの出現
血圧反応	過度の血圧上昇（収縮期 250 mmHg 以上，拡張期 120 mmHg 以上） 血圧の低下（運動中 10 mmHg 以上の低下，あるいは上昇しない場合）
心拍反応	予測最大心拍数の 85〜90 ％ 異常な徐脈
その他	心電図モニターや血圧モニターが正常に作動しない

（日本循環器学会ほか：慢性冠動脈疾患診断ガイドライン〈2018年改訂版〉）．

㊴ 負荷心電図の偽陽性，偽陰性の要因

偽陽性の要因	
心電図基線の動揺	
薬物の服用（ジギタリス，キニジン，抗うつ薬）	
電解質異常（低カリウム）	
安静時心電図 ST 異常	
動揺性の非特異的 ST-T 変化	
運動中の心房性 T 波の増大	
女性	
神経循環無力症	
左室肥大	
僧帽弁逸脱症	
完全左脚ブロック	
WPW 症候群	
偽陰性の要因	
運動負荷量の不足	
抗狭心症薬の服用	
1 枝冠動脈疾患	
冠攣縮性狭心症	
R 波の低電位	

（日本循環器学会ほか：慢性虚血性心疾患の診断と病態把握のための検査法の選択基準に関するガイドライン〈2010 年改訂版〉）．

㊵ 運動負荷心電図の虚血判定基準

確定基準	ST 下降 　水平型ないし下降型で 0.1 mV 以上 　（J 点から 0.06～0.08 秒後で測定する） ST 上昇 　0.1 mV 以上 安静時 ST 下降がある 　水平型ないし下降型でさらに 0.2 mV 以上の ST 下降
参考所見	前胸部誘導での陰性 U 波の出現
偽陽性を示唆する所見	HR-ST ループが反時計方向回転 運動中の上行型 ST 下降が運動後徐々に水平型・下降型に変わり，長く続く場合（late recovery pattern） 左室肥大に合併する ST 変化 ST 変化の回復が早期に認められる

（日本循環器学会ほか：慢性冠動脈疾患診断ガイドライン〈2018 年改訂版〉）．

導では ST 上昇は貫壁性虚血を反映するとされ，冠攣縮や高度狭窄の所見とされる．その他の脚ブロックや重症不整脈，T 波変化は虚血に特異的とはいえないとされる．

　QT 延長症候群や Brugada 症候群ではその診断，リスク評価に有用とされ，運動負荷により QT 時間がさらに延長するタイプ（LQT1）を鑑別し，Brugada 症候群では運動負荷中に ST 上昇や波形変化が軽減され，負荷後に逆に ST 上昇や波形変化が著しく変化することがあり診断の一助とされる．また，運動負荷ではないが Brugada 症候群では，満腹時（迷走神経活性の亢進による）に心電図変化が増強され，診断に有効とされる．

不整脈の判定

　運動負荷による交感神経活性亢進や血中カテコラミン濃度上昇，あるいは心筋虚血の出現により不整脈が誘発される．自動能亢進や撃発活動（triggerd activity：トリガードアクティビティ），リエントリーなどが不整脈機序としてあげられる．一般に運動負荷心電図で誘発される上室性不整脈（発作性心房細動，発作性上室頻拍など）は器質的心疾患を示唆するものではなく良性であるが，心房性期外収縮の頻発は将来の心房細動の危険が高いことを示唆する．洞不全症候群が疑われる際には，運動時の心拍応答性を評価することで，機能性徐脈と鑑別できる．

　運動中の動悸や失神の鑑別のため運動負荷試験が行われ，運動誘発性持続性心室頻拍や遺伝子変異により

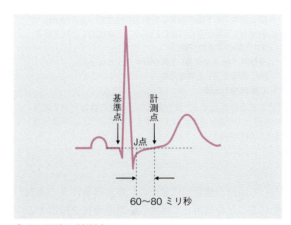

㊶ ST 下降の計測点

家族性に運動中の突然死をきたすカテコラミン誘発性多型心室頻拍などの致死性不整脈が誘発されることもある．

ST-HR ループ

　ST-HR ループとは運動時から回復期にかけて ST レベルと心拍数の関係を経時的に評価する方法である．縦軸に ST レベル，横軸に心拍数を目盛りとするグラフを描くと，虚血の真陽性例では最大心拍数あたりで ST が大きく下降し，回復期にはすぐに ST 下降から回復せず心拍数が低下するため，その軌跡は時計回転を示す（㊷）．反時計回りは偽陽性を示唆する所見とされる．

薬剤負荷心電図

　狭心症の検査としてはジピリダモールやアデノシンなどが用いられる．薬剤により冠動脈を拡張し健常部の冠血流を増やすが，動脈硬化部位では拡張できず，

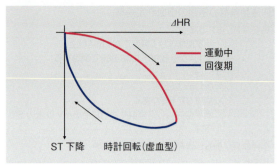

㊷ ST-HR ループ

㊸ 運動負荷試験結果の多枝病変，予後不良の徴候

・運動耐容能が低い
・血圧上昇の異常（収縮期圧が 120 mmHg に達しない，運動中の 10 mmHg 以上の低下もしくは安静時を下回る，運動中止後の血圧上昇）
・狭心症や ST 下降が始まる負荷量が小さい（≦5 Mets）
・最大 ST 下降が深く（≧0.2 mV），下降型 ST 下降を示す
・ST 下降の誘導数が多い
・運動終了後虚血性 ST 下降が続く（5 分以上）
・aV_R 誘導で ST 上昇を示す
・心室頻拍の出現

（日本循環器学会ほか：慢性虚血性心疾患の診断と病態把握のための検査法の選択基準に関するガイドライン〈2010 年改訂版〉をもとに筆者作成）

㊹ デューク大学方式のトレッドミルスコア

算出法
トレッドミルスコア
＝運動時間（分）−（5×ST 変位）−（4×狭心症指数）

運動時間は Bruce 法で算出

狭心症指数
0：狭心症なし
1：狭心症が出現（負荷試験中止の理由にならず）
2：狭心症が出現し負荷試験を中止

スコア≧5	低リスク（5 年生存率：97 %）
4 ≧スコア≧−10	中リスク（5 年生存率：90 %）
−11≧スコア	高リスク（5 年生存率：65 %）

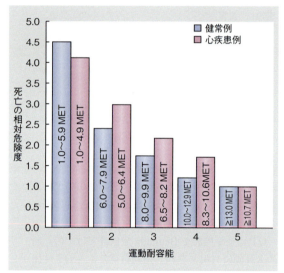

㊺ 健常例と心疾患例における運動耐容能と生命予後

健常例，心疾患例ともに運動耐容能が低い例ほど死亡の相対危険度が高い．

（Myers J, et al：Exercise capacity and mortality among men referred for exercise testing. N Engl J Med 2002；346：793.）

むしろ血流が健常部に奪われ，盗血現象による虚血が生じることを利用して虚血性心電図変化を検出する．心筋に分布するアイソトープを併用して，負荷心筋シンチグラフィ検査の一部として施行されることが多い．

先天性 QT 延長症候群疑い例に対してのイソプロテレノール投与での QT 延長や，Brugada 症候群疑い例に対して，ピルシカイニド投与での ST 上昇や波形変化が認められるかの検討が負荷検査として用いられる．

予後推定のための指標

運動時の心電図変化，最大運動耐容能，心拍応答，血圧応答，不整脈などからは虚血性心疾患の重症度に関する情報（㊸）のみでなく，予後に関する情報も得られる．

心電図変化

Bruce 法で施行した運動負荷検査の結果から，狭心症の有無，ST の下降度，運動負荷時間などを当てはめることで具体的な予後を推定できる．デューク大学方式のトレッドミルスコアでは 5 年生存率を算出することが可能である（㊹）．

これは ST 下降が軽度であっても負荷時間が短ければスコアは低く，心事故のリスクは増すが，反対に ST 下降があっても十分な運動が可能であればリスクは低いといえる．ただし 75 歳以上の高齢者では，十分な運動負荷時間が得られないために中等度リスクに分類されることが多く，予後推定にあまり有用でない．

最大運動耐容能

最大運動耐容能は，冠動脈疾患の有無にかかわらず予後推定因子の一つである（㊺）．最大運動耐容能が 1 MET 上昇するごとに生存率が 12 ％改善し，Bruce 法を 12 分間施行できれば，既知の冠動脈疾患があっても予後は良好である．

心拍応答

運動時における心拍応答は年齢や性別により異なるが，予測される最大心拍数は「220−年齢」で算出されるのが一般的である．心拍応答不良は自律神経系の

アンバランスを示唆する所見であり，予測最大心拍数の80％に達せず運動負荷試験を終了した，いわゆる"chronotropic incompetence"は予後悪化因子の一つである．

運動中止後1分後の心拍減少不良群では全死亡，なかでも心筋梗塞による突然死の危険度が高いことが知られている．

（影山智己，三田村秀雄）

● 文献

1) 日本循環器学会ほか：循環器病の診断と治療に関するガイドライン（2009年度合同研究班報告）：慢性虚血性心疾患の診断と病態把握のための検査法の選択基準に関するガイドライン（2010年改訂版）．
2) 日本循環器学会ほか：循環器病の診断と治療に関するガイドライン（2011年度合同研究班報告）：QT延長症候群（先天性・二次性）とBrugada症候群の診療に関するガイドライン（2012年改訂版）．
3) Gibbons RJ, et al：ACC/AHA 2002 guideline update for exercise testing：summary article. A report of the American College of Cardiology/American Heart Association Task Force on Practice Guidelines（Committee to Update the 1997 Exercise Testing Guidelines）．*J Am Coll Cardiol* 2002；40：1531．

心音図，心機図

聴診および視診・触診によって得られる身体所見を，特殊な機器を用いて波形として記録したものをそれぞれ心音図および心機図という．心音・心機図法は心エコー法の開発以前には循環器疾患の診断に大きな役割を果たしていた．しかし，心エコー・ドプラ法の登場によってその意義が薄れたこと，大型の記録装置や防音室などを必要としたこと，記録に熟練を要し煩雑な割に保険点数が低いことなどが原因で，近年は衰退の一途をたどり，全国で数施設しか記録できないという悲惨な状況に陥っていた．

ところが最近，卒後医師臨床研修の必修化とともに身体所見を正確にとることの重要性が見直されたこともあって，身体所見のとり方を学ぶ「physical examination講習会」が発足するとともに，ノートパソコンサイズのデジタル型心音・心機図記録装置が開発・発売され，心音・心機図の重要性が再認識されつつある．

心音図　phonocardiogram

心音計の基本構造

心音計は，マイクロフォンで弱い心音を拾い，これを増幅して記録する装置である．マイクロフォン，フィルター（濾波器），増幅器および記録器から構成される．

フィルターと増幅器

心臓から発生する音のエネルギーは低い周波数のものが圧倒的に大きく，耳に聴こえる高い周波数の音はきわめて小さい（㊻a）．これを平坦な特性をもった心音計で記録すると，低い振動のみが描かれて，すべての振動を目にみえるように描くことは不可能である．そこで，低周波成分を相対的に減衰させ，耳によく聴こえる高周波成分を浮かび上がらせる作用をする回路を通過させることによりあらゆる振動を記録できるようにする（㊻b）．この回路をフィルターといい，低音部をどの程度目立たなくするかによって，L（低音，low），M（中音，medium），H（高音，high）の3種類に分類できる．フィルターを通過した信号を増幅器によって拡大し，記録器を用いて記録したものが心音図である．

心機図　mechanocardiogram

定義

心臓・大血管から発生し，かつ耳では聴こえない低周波の振動のうち，胸壁あるいは皮膚を介して認識し

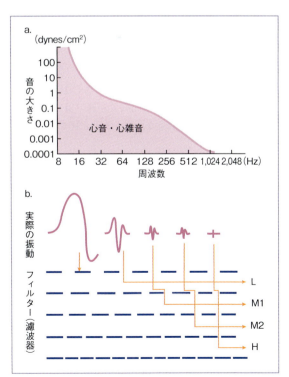

㊻ 心音図の原理
L：低音，M1：中低音，M2：中高音，H：高音．
（坂本二哉：心音図の手引き．日本医事新報社；1976.）

うる振動を，トランスデューサー（変換器）と増幅器を用いて波形として記録したものを心機図という．

トランスデューサーと増幅器

通常，空気伝導型の脈波トランスデューサーを用いる．増幅器は，大型で多素子のポリグラフを用いる場合，そのうち1素子として組み込めば，これにトランスデューサーを連結して各種脈波を記録できる．

心機図の種類

心機図としては頸静脈波，頸動脈波，心尖拍動図の3つが代表的であるが，その他に右室拍動や左房拍動などを記録した傍胸骨拍動図や肺動脈拍動を記録した肺動脈拍動図などがある．

心音図・心機図の記録方法

心音図

記録条件

防音室あるいは静かな部屋で行い，外部雑音の混入を防ぐ．また，筋肉音の混入を防ぐため，室内を適温に保ち緊張を解く．

記録体位

通常は背臥位で記録するが，心尖部（apex）は左半側臥位でも記録する．また，大動脈弁逆流の灌水様拡張期雑音，僧帽弁逸脱の逆流性収縮期雑音，静脈コマ音などは座位でも記録する．

記録部位

心尖部（心尖拍動触知部位），右室領域（第4〈4L〉ないし第5肋間胸骨左縁〈5L〉），およびII音分裂の明瞭な部位（通常，第3肋間胸骨左縁〈3L〉）の3か所を基本とし，他に有意な所見があればその部位を追加記録する．

記録の実際

まず，マイクロフォンを両面接着テープで胸壁に確実に装着する．増幅度は，聴診所見に見合った大きさで基線が乱れない程度に調節する．記録の際には，心音計付属のイヤホンでフィルターを選択しながら聴診し，聴診器での聴診所見と比較するとともに，心音図で確認することが大切である．自然呼吸時と呼気呼吸停止時の両方を記録するのがよい．各部位を記録した後，2〜3か所を同時記録し，I，II音各成分の関係や心雑音の形状の違いなどを明らかにする．記録速度は100 mm/秒が適当である．

心機図

記録体位

原則として背臥位で記録するが，心尖拍動図は触知

率の高い左側臥位での記録が勧められる．

記録の実際

トランスデューサーは，頸静脈では拍動のみえる部位に軽く当て，その他の拍動では中心部に強く当て，振動しないようにしっかりと固定する．固定は通常手指で行う．記録の際の時定数は2.0秒以上を用いるのがよい．モニター上，拡張期に異常な振動が混在せず，最大振幅を示す波形が得られれば，呼気呼吸停止時に100 mm/秒の速度で心音図，心電図と同時記録する．

心音図・心機図検査を行う際の注意点

正確な病態評価を行いうる心音図・心機図を記録するためには，

①日頃から視診・触診・聴診という基本的な診察技術を身に付けるよう努力すること，

②心音図波形の1つ1つがイヤホンでの聴診所見に合致するかを確認しながら記録し，さらに聴診器での聴診所見との一致，不一致を確認すること，

③マイクロフォンとトランスデューサーをノイズが混入しないよう確実に装着すること，

④心音図・心機図の基本事項を血行動態と結びつけて理解しておくこと，

の4点が重要である．

心音図・心機図の臨床的意義

心音図の臨床的意義

人間の耳は優れており，数心拍聴診器を当てるだけで，心音の異常や心雑音の有無・大きさ・タイミングなどをある程度聴き分けることができる．しかし，複雑な心音や心雑音を聴診だけで確定することは不可能であり，ここに心音図の意義が存在する．すなわち，心音・心雑音を波形として描出することによって聴診で不確実な所見を目で確かめることができる．さらに，記録された心音や心雑音を把握したうえで，再度聴診し再確認する訓練を繰り返すことによって，聴診能力が飛躍的に向上する．なお，心電図の同時記録は収縮期と拡張期の同定に不可欠である．

心機図の正常波形と臨床的意義

頸静脈波

内頸静脈の拍動を波形として示したものである．正常波形は右房収縮による陽性のa波，能動的右房拡張と右室収縮に伴う受動的右房拡張による陰性のx谷，右室収縮終了後の右房充満による陽性のv波，および三尖弁開放後の右房圧下降による陰性のy谷から成る（❹a）．

臨床的に2つの意義を有する．

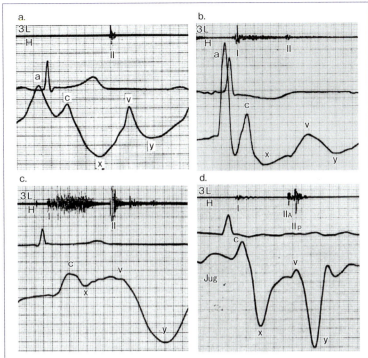

㊼ 正常の頸静脈波と代表的な異常波形

正常の頸静脈波 (a) は 3 つの陽性波 (a, c, v) と 2 つの谷 (x, y) から成り, a 波が最も高く, x 谷が最も深い. 肥大型心筋症 (b) では右房負荷により a 波が増高し, 三尖弁逆流 (c) では逆流の影響で x 谷が浅くなり, また収縮性心膜炎 (d) では拡張期 dip & plateau 型血行動態を反映し y 谷が深く急峻化する.
3L：第 3 肋間胸骨左縁
H：高音
I：I 音
II：II 音
II_A：II 音大動脈弁成分
II_P：II 音肺動脈弁成分

①パターンの分析によって右心系の血行動態異常を評価できる. たとえば, 右房負荷では a 波が増大し (㊼b), 中等度以上の三尖弁逆流では x 谷が浅くなり (㊼c), また右室急速流入が増大すると y 谷が深くなる (㊼d).
②視診による拍動パターンと記録した波形とを対比することによって, 頸静脈拍動パターンの視診による解読能力が向上する.

頸動脈波

総頸動脈の拍動を波形として示したものである. 正常の駆出波形は大動脈弁開放と同時に速やかに立ち上がり, 若年者 (㊽a) ではそのまま収縮早期のピーク (衝撃波 percussion wave：PW) に達し, その後緩徐に下行し収縮後期に緩やかな潮浪波 (tidal wave：TW) を作り, 大動脈弁閉鎖による切痕 (dicrotic notch：DN) に至る. 中年以後 (㊽b) では PW より TW のほうが高くなり, PW は上行脚途中の変曲点 (anacrotic notch：AN) として現れ, 収縮後期の TW がピークを形成し, その後 DN に至る. 後者は動脈硬化による末梢からの反射増大に関連した変化である.

臨床的に 3 つの意義を有する.
①駆出波のパターンによって, 左室 1 回拍出量の大小や左室流出路狭窄の有無や程度を評価できる. たとえば, 大動脈弁狭窄では立ち上がりが緩徐で, ピーク付近に鶏冠状の変形 (shudder) を示す (㊽c). 一方, 左室流出路狭窄型の肥大型心筋症では急峻な立ち上がり (spike), 収縮中期の陥凹および収縮後期のドーム状陽性波 (dome) による特徴的な spike and dome パターンを示す (㊽d).
②駆出時間 (ejection time：ET) と前駆出時間 (pre-ejection period：PEP) を測定することによって左室機能を評価できる.
③触診による拍動パターンと記録した波形とを対比することによって, 頸動脈拍動パターンの触診による感知能力が向上する.

心尖拍動図

左室心尖部付近の拍動を波形として示したものである. 正常波形は全体として左室内圧曲線に類似する. すなわち, 左室の収縮開始を示す C 点から速やかに立ち上がり収縮早期のピーク (E) を形成し, 緩やかに下行して左室収縮の終了を示す end-systolic shoulder (ESS) に達する. ESS 形成後は左室弛緩によって最低点 (O) まで急速に下行した後, 上向きの急速流入波 (rapid filling wave：RF) とその後の小さな緩徐流入波 (slow filling wave：SF) が続き, 拡張末期に左房収縮による A 波を形成して拡張期が終了する (㊾a).

臨床的に 2 つの意義を有する.
①拡張期波形, 特に A 波と RF 波はそれぞれ拡張末期および拡張早期の左室動態を評価するのに有用である. たとえば A 波は左室コンプライアンス低下と左房収縮増強によって増高し (㊾b), その大きさは

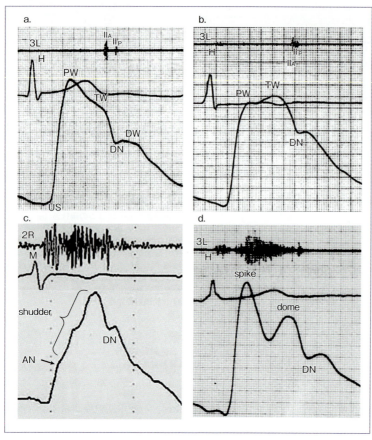

㊽ 正常の頸動脈波と代表的な異常波形

正常の頸動脈波は，若年者（a）では衝撃波（PW）が潮浪波（TW）よりも高いが，中高年者（b）ではPWよりTWが高いパターンに変化する．大動脈弁狭窄（c）では立ち上がりが遅く，上行脚途中にanacrotic notch（AN）を作り，その後shudderと呼ばれる鶏冠状の変形を示す．左室流出路狭窄型の肥大型心筋症（d）では急峻な立ち上がり（spike），収縮中期の陥凹および収縮後期の陽性波（dome）によって二峰性パターンを示す．

3L：第3肋間胸骨左縁
2R：第2肋間胸骨右縁
H：高音
M：中音
II_A：II音大動脈弁成分
II_P：II音肺動脈弁成分
DN：dicrotic notch

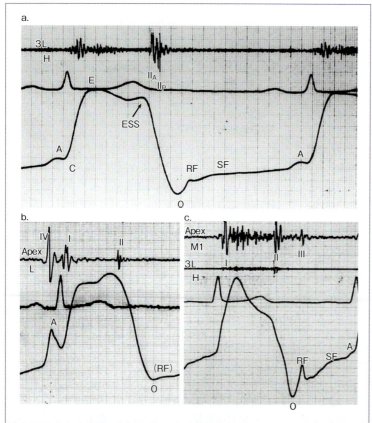

㊾ 正常の心尖拍動図と代表的な異常波形

正常の心尖拍動図はC点から立ち上がり収縮早期にピーク（E）を形成し，緩やかに下行して収縮末期のend-systolic shoulder（ESS）に達する．その後は，最低点（O）まで急速に下行した後に上向きの急速流入波（RF）と小さな緩徐流入波（SF）が続き，拡張末期に心房収縮波（A）を形成する．肥大型心筋症（b）ではA波の著明な増大を認め，そのピークは心音図上のIV音（IV）と一致する．僧帽弁逆流（c）ではRF波が著明に増大し，そのピークは心音図上のIII音（III）と一致する．

3L：第3肋間胸骨左縁
Apex：心尖部
H：高音
M1：中低音
L：低音
I：I音
II：II音
II_A：II音大動脈弁成分
II_P：II音肺動脈弁成分

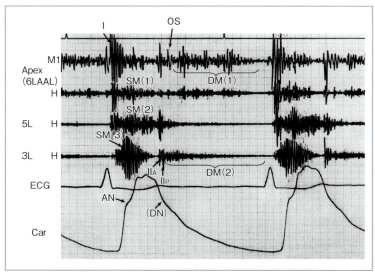

⑤⓪ 僧帽弁狭窄兼逆流，大動脈弁狭窄兼逆流，相対的三尖弁逆流，心房細動の心音図と頸動脈波

Apex：心尖部，6LAAL：左第6肋間前腋窩線，5L：第5肋間胸骨左縁，3L：第3肋間胸骨左縁，M1：中低音，H：高音，ECG：心電図，Car：頸動脈波，I：I音，II$_A$：II音大動脈弁成分，II$_P$：II音肺動脈弁成分，OS：僧帽弁開放音，SM（1）：僧帽弁逆流による逆流性収縮期雑音，SM（2）：三尖弁逆流による逆流性収縮期雑音，SM（3）：大動脈弁狭窄による駆出性収縮期雑音，DM（1）：僧帽弁狭窄による拡張中期ランブル，DM（2）：大動脈弁逆流による灌水様拡張期雑音，AN：anacrotic notch，DN：dicrotic notch．

左室拡張末期圧とよく相関する．また，RF波の挙動から左室急速流入の状況を推定できる（⑨a～c）．
②聴診でIII音，IV音を聴取した際に，心尖拍動図のA波とRF波の大きさや形をみることによって，聴診の妥当性を確認できる．

心音図・心機図の読み方

本項では代表的な異常波形を呈示し，その読み方を簡潔に述べる．

心音図

⑤⓪は僧帽弁狭窄兼逆流（MSR），大動脈弁狭窄兼逆流（ASR）の連合弁膜症に相対的三尖弁逆流（TR）を伴った心房細動例の心音図と頸動脈波である．心音図は上2誘導が心尖部（Apex）（左第6肋間前腋窩線：6LAAL），下2誘導が第5肋間胸骨左縁（5L）と第3肋間胸骨左縁（3L）の記録で，M1は中低音，Hは高音を示す．心電図を同時記録している．

心音図では，心電図QRS波の終了付近に，Apexにおいて大きな振れを認める．これが「I音」であり，振幅の大きさ，持続の長さから「亢進」と判定できる．なお，I音直前の小さな振れは「I音前成分」といわれる心音で，聴診では聴取しえない．次に心電図T波の終了付近に，3Lにおいて狭く分裂した2つの心音を認める．Apexの心音図では3Lの前方成分に一致して1つの振れを認めることから，この心音が大動脈弁成分（II$_A$）であり，したがって後方成分が肺動脈弁成分（II$_P$）と判定できる．さらに，ApexにおいてII音から少し遅れて小さな振れを認める．この心音はタイミングおよび病態から僧帽弁開放音（OS）と判定される．低調成分優位のOSであることから，本例の僧帽弁は前尖弁腹の可動性が制限されていることが想定される．

心雑音では，Apexと5Lの収縮期雑音はI音からII音まで続く形態を示すが，3Lの収縮期雑音は前半にピークをもつ漸増・漸減型の形態を示す．すなわち，前二者は逆流性収縮期雑音，後者は駆出性収縮期雑音と判定できる．聴取部位と病態を考慮すれば，Apexの雑音は僧帽弁逆流，5Lの雑音は三尖弁逆流由来と判断され，また3Lの雑音は大動脈弁狭窄由来と考えられる．大動脈弁狭窄の程度は雑音のピーク時相から軽症と推定される．次に，Apexの拡張期雑音は低調成分優位で，OS付近から始まり次のI音の手前まで続く拡張中期雑音であることから，僧帽弁口通過血流による拡張期充満性雑音，すなわち「拡張中期ランブル」と判断される．一方，3Lと5Lの拡張期雑音は高調で，II音から直ちに開始し近似した漸減型の形態を示すことから，大動脈弁逆流による「灌水様拡張期雑音」と考えられる．

心機図

⑤⓪の頸動脈波において，立ち上がり点からの上行速度は正常ないし急峻であるが，上行脚の上2/3付近に変曲点（AN）を形成し，その後上行速度は緩徐となり，鶏冠状の変形を示してピークに至る．この変曲点形成とその後の変形は軽度の大動脈弁狭窄を示唆する所見である．ピーク以後の下行脚では，大動脈弁の閉鎖に伴う切痕（DN）が不明瞭で，以後の拡張期に有意な波を認めず，拡張末期までだらだらと下行している．これらの所見は急峻な立ち上がりとともに有意な大動脈弁逆流を示唆する．すなわち，この頸動脈波から血行動態的に有意な大動脈弁逆流と軽度の大動脈

弁狭窄の存在を読み取ることができる．

（福田信夫）

◉文献

1）坂本二哉：心音図の手引き．東京：日本医事新報社；1976.
2）福田信夫：心疾患の視診・触診・聴診―心エコー・ドプラ所見との対比による新しい考え方．大木　崇（監修）．東京：医学書院；2002.
3）吉川純一（編著）：循環器フィジカル・イグザミネーションの実際．東京：文光堂；2005.

心エコー図検査

超音波検査の原理

超音波を体内に照射すると，一部は臓器を透過するが一部は音響インピーダンスの異なる臓器間で反射される．反射された超音波を受信して体内臓器の描出を行うのが超音波検査法である．超音波は生体内を伝播中に散乱，吸収，拡散が起こって減衰していく．周波数と吸収度合いとは正比例し，拡散は距離の 2 乗に反比例する．したがって高い周波数では深部の画像を明瞭に描出することは困難である．心エコー図検査（心臓超音波検査）では 2.5〜5 MHz 程度の周波数を用いて心臓や血管の大きさ，動き，形態を描出する．またドプラ法を使えば血流速度や組織の動く速度を知ることができる．

超音波は骨に反射され，空気を通過しにくい．したがって心エコー図検査では肋骨や胸骨および肺の隙間（エコーウインドウ）から超音波を投射して像をつくることになる．(51)に代表的なエコーウインドウを示す．被検者は左側臥位をとり，時には呼気時に一時的に呼吸を止めてもらいながら，なるべくエコーウインドウを大きく確保して検査を行う．

心エコー図検査は探触子を胸壁上において走査する経胸壁心エコー図検査が主であるが，観察部位や体格，その他の状況により経胸壁からのアプローチでは十分に観察しえないことがあり，そのような際には経食道心エコー図検査が有用である．

経胸壁心エコー図検査

断層エコー法（B モード法）

断層エコー法（B モード法）の原理と特徴

探触子から発信される超音波ビームを走査し，その反射波から構造物を白黒のリアルタイム画像として表示する手法である．心エコー図検査では最も基本的な検査であり，以下に示すような基本断面を描出して診断を行う．疾患に応じてはその他の断面も追加して検査する．

①傍胸骨左室長軸断層像

胸骨左縁第 3〜5 肋間に探触子を置いて，左室の長軸像を描出する（(52)）．左房，左室，僧帽弁，大動脈弁の観察に適している．

②傍胸骨左室短軸断層像

長軸断層像の場合と同様の部位に置いた探触子を時計方向に 90° 回転させることにより心臓の短軸像を描出する．探触子の位置を心基部側から心尖部に移動させることによって大動脈弁，僧帽弁，左室の動きを詳細に観察することができる．特に壁運動の評価には欠かすことができないアプローチである．

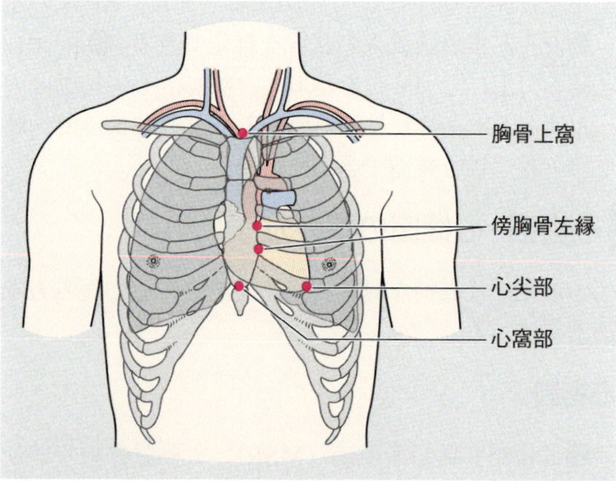

(51) 代表的なエコーウインドウ

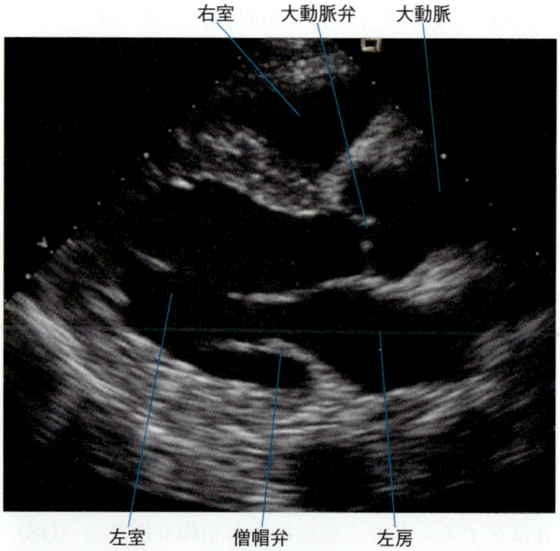

(52) 断層法で描出した左室長軸断層像

③心尖部左室長軸像

心尖部に探触子を置いて少し傾けることにより，傍胸骨長軸断層像を90°回転させたのと同様の画像が得られ，左房，左室，大動脈を観察することができる．

④心尖部四腔断層像

心尖部に置いた探触子を回転させることにより右房，左房，右室，左室の4つの腔を描出することができる．各心腔の形態，大きさ，動き，僧帽弁，三尖弁の動きを評価することができる．

⑤心尖部二腔像

心尖部に置いた探触子を回転させることにより左房と左室の2つの腔および僧帽弁を描出することができる．

❸に，心尖部アプローチで左室のどの部分が観察で

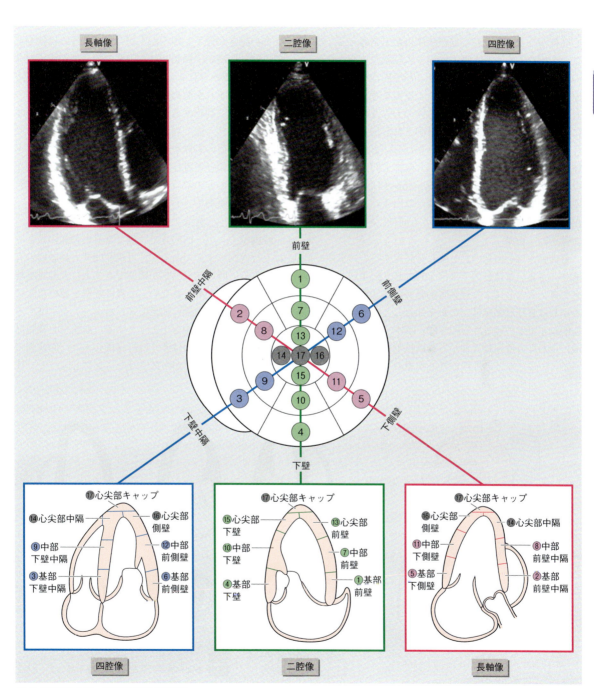

❸ 心尖部アプローチによる左室評価

(Lang RM, et al：Recommendations for cardiac chamber quantification by echocardiography in adults：an update from the American Society of Echocardiography and the European Association of Cardiovascular Imaging. *J Am Soc Echocardiogr* 2015；28：1)

きるかについてまとめた.
断層エコー法をどう使うか
　断層エコー法は心エコー図検査の基本である. 胸壁に探触子を置くとすぐに, 心腔の大きさ, 動き, 壁厚, 弁の動き, 弁の輝度, 大動脈の大きさ, 心嚢液, 血栓などの異常構造物の有無などについての情報が把握でき, これにより病態や疾患の予測がつく.
①心室
　大きい心室をみたら容量負荷疾患か拡張型心筋症, 心筋梗塞などのように心筋機能障害疾患を考える. 小さい心室をみたら肥大型心筋症や大動脈弁狭窄症などの可能性を考える. いずれにせよ形態異常をきたした原因は必ず存在するわけで, その原因を考えながら検査をすることが大切である. 心腔の大きさの定量評価には傍胸骨左室長軸断層像で計測される左室拡張末期径・収縮末期径, 左房径が用いられる. また心尖部四腔像と二腔像において拡張末期と収縮末期に左室内腔をトレースすればmodified Simpson法に基づいて左室拡張末期容積と収縮末期容積が算出され, さらに駆出率が算出される. 左房の大きさも同様に計測できる.
②壁運動, 壁厚
　壁の動きは心機能の良し悪しを判定するのに重要であり, さらに壁運動低下部位を冠動脈支配領域とあわせて考えることにより冠動脈疾患か否か, 冠動脈疾患とすれば責任冠動脈はどこかを知ることができる. 平均的な左室壁の冠動脈支配を❺❹に示す. 冠動脈支配領域に合わない壁運動異常があれば拡張型心筋症やサルコイドーシスなどの非虚血性心疾患の可能性を考えなくてはならない.
　壁厚が厚ければ肥大型心筋症以外に大動脈弁狭窄症や高血圧心などの圧負荷疾患を考える. もし圧負荷疾患でないにもかかわらず全体的な壁肥厚を認めるならばFabry病やアミロイドーシスなども考慮しなければならない. 壁厚が薄ければ拡張型心筋症や心筋梗塞後を考える. 冠動脈支配領域と一致した壁菲薄部の存在は陳旧性心筋梗塞の可能性を考えさせる.
③弁
　弁の動きが低下し輝度が上がっているならば狭窄症の可能性が高い. 閉鎖時に弁尖間の接合部が浅いときや, ずれが認められるときは閉鎖不全症と考えられる. 逸脱症ではずれが認められ, 高度の場合には弁尖の一部が近位側に翻転する. もちろん逆流の有無は後述するカラードプラ法で判定できるが, 断層法でもかなりの程度で逆流の有無を予想することができる. 手術適応のある僧帽弁逸脱症では術式を考える際に必要となるので, 弁のどの部位が逸脱するかをしっかり同定しておく必要がある.
④大動脈瘤, 心嚢液, 血栓, 心臓腫瘍
　経胸壁心エコー図検査で評価できる大動脈の大きさは上行大動脈までであるが, 可視範囲で大動脈瘤の有無をみる. 時にフラップが確認できて上行大動脈解離が診断できるかもしれない. 心嚢液貯留を認めた際にはそのおおよその量に加えてタンポナーデを示唆する所見があるかどうかをチェックする. 血栓や心臓腫瘍を最初に見つけるのは多くは経胸壁心エコー図検査である. ❺❺に無症状ながらスクリーニング心エコーで検

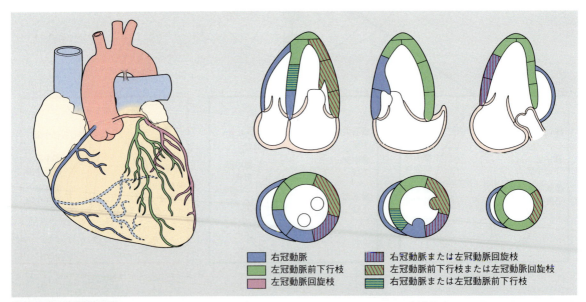

❺❹ 左室壁と冠動脈支配

(Lang RM, et al: Recommendations for cardiac chamber quantification by echocardiography in adults: an update from the American Society of Echocardiography and the European Association of Cardiovascular Imaging. J Am Soc Echocardiogr 2015; 28: 1)

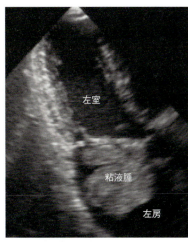

⑤⑤ スクリーニング心エコーで検出された左房内粘液腫

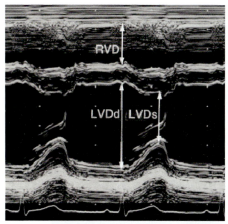

⑤⑥ 左室Mモード像
LVDd：左室拡張末期径，LVDs：左室収縮末期径，
RVD：右室径．

出された左房内粘液腫を示す．異常エコーの存在を見抜くには普段から正常エコーをしっかりみておく必要がある．

Mモード法

Mモード法の原理と特徴

一本の超音波ビーム上での輝度変化を時間軸に対して表示する手法である．断層像のガイド下に任意の領域に超音波ビーム方向を示すカーソルを置くことによりカーソル上の画像を得る．距離分解能，時間分解能に優れているので正確な距離計測や時相分析をする際に用いられる（⑤⑥）．

Mモード法をどう使うか

左室腔や左房腔にカーソルを投入することにより，心周期に従って変動する心腔の大きさを計測できる（⑤⑥）．また，優れた時間分解能を有するので，断層法でみえているはずのことをしっかりと確認する際に有用である．たとえば閉塞性肥大型心筋症における僧帽弁収縮期前方運動（systolic anterior motion of the mitral valve：SAM，⑤⑦）や感染性心内膜炎の疣腫の微細運動などを評価するのに使われる．また心電図とあわせて記録することにより，心囊液貯留時に拡張早期の右室壁内方変位を認めれば心タンポナーデと診断できる．

Mモード法は後述のカラードプラ法とあわせて用いることができる．カラーMモードドプラ法により逆流の持続時間や僧帽弁流入血流の左室への進展様相が詳しくわかる．

ドプラ法

ドプラ法の原理と特徴

赤血球にある周波数の超音波を当てると，ドプラ効果により反射してくる超音波の周波数は赤血球の速度

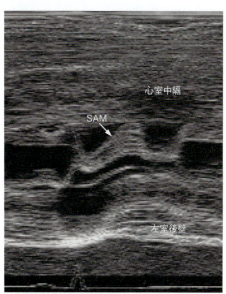

⑤⑦ 閉塞性肥大型心筋症例においてMモード法で記録されたSAM

に応じて当初の周波数から偏移する．この偏移度から赤血球の速度を求める．

①パルスドプラ法

超音波をパルス状に送信し，時間ゲートを利用してある特定の部位からの反射波のみをとらえて同部での血流速を知る（⑤⑧）．断層像上でマーカー（サンプルボリューム）を置いた任意の局所の血流速度を知ることができて有用であるが，ビーム方向への速度しか評価できないため，できるだけビームと血流が平行になるようにして記録する．

②連続波ドプラ法

超音波の送信，受信を連続的に行って超音波ビーム上の最大速度を記録する手法である．パルスドプラ法では計測可能な速度に上限があるが，連続波ドプラ法

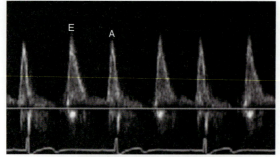

❺❽ パルスドプラ法で記録された左室流入血流速度
E：拡張早期波，A：心房収縮期波

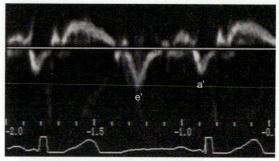

❻⓪ パルス組織ドプラ法で記録された僧帽弁輪部移動速度
e'：拡張早期僧帽弁輪部移動速度，a'：拡張後期僧帽弁輪部移動速度．

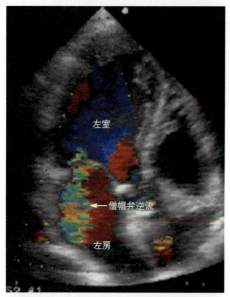

❺❾ カラードプラ法で記録された僧帽弁逆流

ではきわめて高速の流速を記録することができる．得られた血流速（Vm/秒）を簡易 Bernoulli（ベルヌーイ）式（$P=4V^2$）に代入することにより高速血流を生じる弁前後の圧較差（P）を推定することができ，弁狭窄の重症度評価に用いられている．また三尖弁逆流血流速に適用すると収縮期経三尖弁圧較差，すなわち右室右房間圧較差が推定でき，これに推定右房圧を加えることにより収縮期肺動脈圧を推定することができる．

③カラードプラ法

血流速と方向をカラーで表示する手法である．探触子に近づく方向の血流を赤色系統で，遠ざかる方向の血流を青色系統で表す．乱流（周波数分散）は緑の成分を加味して表現する（❺❾）．逆流やシャントなど異常血流の診断に欠かすことができないが，パルスドプラ法のサンプルボリュームや連続波ドプラ法のビーム方向を設定する際にも血流表示ガイドとして用いられる．

④組織ドプラ法

心筋組織の動く速度を記録する方法である．通常のドプラ法と同様に，パルス組織ドプラ法や，心筋速度情報をカラー化した断層像や，Mモード像に重ね合わせて表示するカラー組織ドプラ法がある．拡張早期僧帽弁輪部移動速度（e'）が拡張機能を反映しているとされている（❻⓪）．

ドプラ法をどう使うか

パルスドプラ法で計測された左室流入血流速波形から左室拡張機能を推定する．左室流入血流速度は拡張早期波（E波）と心房収縮期波（A波）から成り立っており，これらの波高比 E/A が拡張機能を表す一指標とされている（❺❽）．また組織ドプラ法で計測された拡張早期僧帽弁輪部移動速度（e'）とEの比，E/e' は左室充満圧の指標とされている．心エコー検査の利点のひとつは連続波ドプラ法を用いて計測された高速血流から圧を推定できることである．非侵襲的検査法で心内圧を精度よく推定する方法は心エコー法以外にない．大動脈弁狭窄症では経弁最高血流速，簡易 Bernoulli 式を用いて算出される平均弁圧較差，左室流出路速度もあわせて連続の式に基づいて得られる弁口面積から重症度が評価される．また収縮期肺動脈圧がベッドサイドで計測できることから肺高血圧や心不全の治療に対する効果が経時的に評価できる．さらに運動負荷中に収縮期肺動脈圧を計測することにより弁膜症や肺高血圧症の重症度を知ることができる．

カラードプラ法で遠位側心腔から近位側心腔に吹き込む逆流シグナルを認めれば逆流性疾患の診断がつく（❺❾）．非常に高感度で聴診に聴取できない程度の逆流も検出できる．ただし健常人でも軽微な弁逆流がみられることは知っておかなければならない．また近位側心腔内の逆流シグナルの広がり程度で逆流性疾患の半定量的重症度評価が行われている．カラードプラ法や他のドプラ法を組み合わせることにより逆流の定量的重症度評価も可能である．シャント疾患では微小なシャント血流であってもカラードプラ法で検出でき，診断に欠くことができない手法である．

スペックルトラッキング法

スペックルトラッキング法の原理と特徴

　最近，開発された断層エコー法の画像処理技術の一つである．スペックルとは断層像上で認められる小さな点状のエコーをいう．あるフレームで設定された微小領域におけるスペックルパターンを認識しておき，次のフレームでそれと最も近いパターンを示した微小領域を相互相関法などで確定し，フレーム間での移動方向や，移動距離を求める．この作業を繰り返すことにより一心周期にわたって心筋の移動速度とその方向についての情報を知ることができる．

　この手法に基づき，心筋の歪みであるストレインや，その速度であるストレインレートが求められている．ストレインの値が大きければ当該心筋セグメントがよく短縮することを示しており，ストレインレートの値が大きければ素早く短縮することを示している．二次元心エコー法では長軸方向，円周方向，求心方向のストレインやストレインレートを求めることができ（㉛），三次元心エコー法ではこれらに加えて面積ストレイン，ストレインレートが求められる．

スペックルトラッキング法をどう使うか

　まだ比較的歴史の浅い手法であり，日常検査でルーチンに使われるところまで普及していないが，左室全体の平均長軸方向ストレインが駆出率よりも鋭敏な心機能指標であり，予後予測にも優れているということで注目を集めている．また右室や左房にもストレイン法を適用し機能を定量評価しようとする試みが多く報告されている．

経食道心エコー図検査

経食道心エコー図検査の原理と特徴

　心エコー図検査は探触子を胸壁上において走査する経胸壁心エコー図検査が主であるが，観察部位や体格，その他の状況により経胸壁からのアプローチでは十分に観察しえないことがある．そのような際には経食道心エコー図検査が有用である．経食道心エコー図法は，先端に探触子のついた胃カメラ型の専用チューブを食道内に挿入し，心臓血管系を裏側から観察する検査である．食道は心臓の後面に位置し，左房や大動脈，肺動脈と近接しているため，胸壁から離れたこれらの部位の情報でも鮮明に取得することができる．

　近接臓器の観察が主なため成人でも5 MHzの高周波探触子を使用する．先端の超音波クリスタルは0°から180°まで回転させることができる．先端を食道上部，食道中部，胃，胃深部などに位置させ探触子を右回転・左回転，前屈・後屈，右曲げ・左曲げし，さらにクリスタルの回転を併用していろいろな像を観察する（㉜㉝）．

経食道心エコー図検査をどう使うか

　食道に近く胸壁から遠いところ，すなわち左房，左心耳，僧帽弁，大動脈の観察に有用である．また高周波探触子を用いるので画質が良好である．心房細動，心原性脳梗塞など心房内血栓が疑われる例での左房，

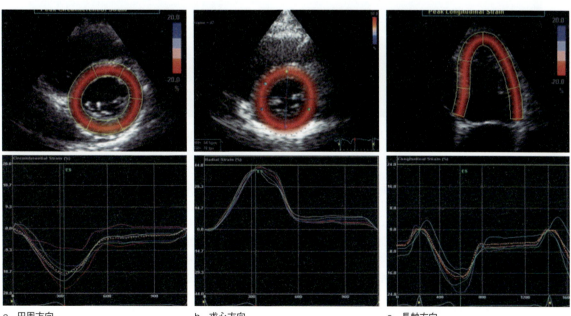

a. 円周方向　　　　　　　　　　b. 求心方向　　　　　　　　　　c. 長軸方向

㉛ スペックルトラッキング法により求めた心筋ストレイン

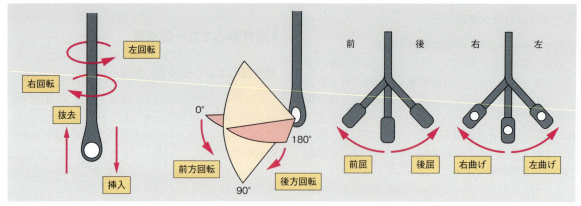

❷ 経食道心エコー探触子の操作法

(Lang RM, et al：Recommendations for cardiac chamber quantification by echocardiography in adults；an update from the American Society of Echocardiography and the European Association of Cardiovascular Imaging. *J Am Soc Echocardiogr* 2015；28：1)

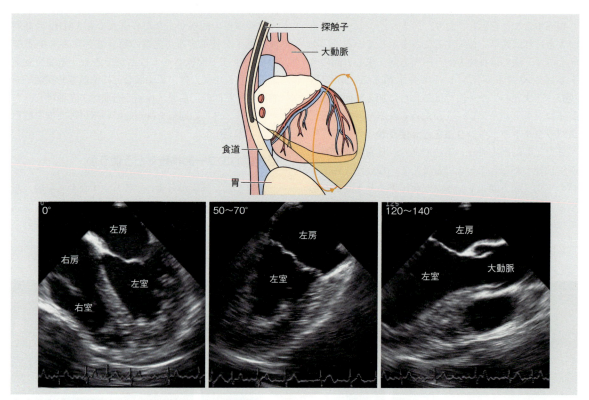

❸ 食道中部に探触子を置いて超音波クリスタルを回転させることにより観察される像

左心耳の観察，左房内腫瘍の観察，僧帽弁逸脱症における逸脱の部位，範囲，程度の把握に用いられる（❹）．また感染性心内膜炎例で経食道心エコー図検査を用いれば，小さい疣腫も検出可能であるし，弁の破壊に伴う逆流や弁輪部膿瘍も評価しやすい．人工弁置換術後感染性心内膜炎例では弁の縫合部離開も観察できる．胸部大動脈解離の診断にも用いられるが経食道心エコー図検査では大動脈全体を観察することができないためCTがファーストチョイスとなる．しかし経食道心エコー図検査では可動性に富んだ大動脈内プラークが観察できる．

僧帽弁置換術後例は人工弁の音響陰影アーチファクトのために経胸壁心エコー図検査では左房内の観察が困難であるが，そのような例で経食道心エコー図検査により左房を食道側からみることのできるメリットは大きい．弁機能不全や弁逆流が明瞭に観察できる．

心臓血管系手術中は経胸壁心エコー図検査を行うことはできない．そのようなときにも経食道心エコー図

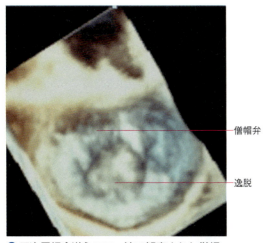

⑥④ 三次元経食道心エコー法で観察された僧帽弁逸脱症

左房側から僧帽弁をみている．後尖中央部に逸脱が認められる．

検査は実施できる．僧帽弁形成術や大動脈弁形成術のできあがりを術中に評価することは手術成績の向上に寄与する．

経カテーテル的心房中隔欠損腔閉鎖術だけでなく経カテーテル的大動脈弁留置術（transcatheter aortic valve implantation：TAVI）や MitraClip® など，近年カテーテルを用いた構造的心疾患治療がさかんになってきている．これらの実施に際してはX線透視よりむしろ経食道心エコー図検査のほうが有用な治療ガイディングツールとして用いられている．

今後，人工弁周囲逆流閉鎖術や左心耳閉鎖術，三尖弁逆流修復術などが導入されるにしたがって，ますます経食道心エコー検査が重要になってくるであろう．特に後述する経食道三次元心エコー図検査は治療のターゲットとする部位とカテーテルの位置関係がリアルタイムに観察できるため構造的心疾患治療に必須の手法になると思われる．

負荷心エコー法

通常の心エコー図検査は安静時に行うが，負荷をかけた状態で検査を行うことにより安静時には明らかでなかった異常を検出できる可能性がある．

虚血性心疾患の診断

虚血性心疾患でも安静時に心筋酸素需給のバランスがとれていれば壁運動異常を示さない．しかしドブタミンなどの薬物負荷や，トレッドミルやエルゴメータを用いた運動負荷を行うことにより心筋酸素消費量を増大させれば，需給バランスが崩れ心筋虚血が生じて壁運動異常が出現する．心エコー法を用いて出現した壁運動異常を検出し，その部位を同定することにより

虚血性心疾患の診断と責任冠動脈の予測が可能となる．薬物負荷は非生理的負荷であるが年齢や筋力低下などにより運動が困難な例にも適用できる．一方，運動負荷は運動困難例には実施できず，また体動や呼吸の影響を受けて良好な画像を得にくいものの，生理的負荷であるというメリットがある．

低用量（5〜10 μg/kg/分）ドブタミン負荷心エコー法を用いることにより不全心筋中に存在する生存心筋（心筋バイアビリティ）の有無が判定できる．慢性高度冠狭窄下では心筋が生存していても壁運動が低下することがあり冬眠心筋（hibernation）といわれる．冬眠心筋は冠狭窄を解除することにより機能が戻る可能性があるため心筋バイアビリティの判定は血行再建術の効果予測に有用である．10 μg/kg/分までの低用量ドブタミンで壁運動が改善すれば心筋バイアビリティありと判定される．さらに高用量で再び壁運動が悪化する場合（二相性変化）は，虚血も存在することを示しており血行再建により心機能の改善が期待できる．ドブタミンで収縮が改善しない領域は心筋バイアビリティがないと判定される．

弁膜症の診断

無症候性弁膜症の手術時期を考えるうえで肺高血圧の有無が問題になることがある．安静時に肺高血圧がなくても運動負荷心エコー図検査を行い三尖弁逆流から推測される肺動脈収縮期圧が 60 mmHg を超えるようであれば症状の有無を見直し，手術適応を考える際の参考になる．大動脈弁狭窄症において低心機能のために一回拍出量が低下し経弁圧較差が大きくなく，重症度の判定が困難な例がある．このような例においてはドブタミン負荷心エコー図検査を行い，一回拍出量を増加させて圧較差を計測して診断を行う．

三次元心エコー法

コンピュータの処理速度の向上に伴って，日常検査でもしだいにリアルタイム三次元心エコー法が使われるようになってきた．構造物全体の情報をもっているため通常では観察しえない方向からの画像を構築することができる．

経食道三次元心エコー法を用いると，手術の際に外科医がみるように，左房側からみた僧帽弁画像を構築できるため，僧帽弁逸脱症例の術前検査として重宝されている（⑥④）．また経胸壁三次元心エコー法でも心房中隔欠損腔を正面からみたり三尖弁を右室側からみた像が構築できる．経胸壁心エコー画像に比べてフレームレートが小さい，画質がやや劣るなどとされていたが，最近は画質もどんどん改善されてきており，今後の普及が期待される．また前述のとおり，リアル

タイム経食道三次元エコー法は今後の構造的心疾患のカテーテル治療に必須不可欠の手法となると思われる．

(中谷　敏)

● 文献

1) Lang RM, et al：Recommendations for cardiac chamber quantification by echocardiography in adults: an update from the American Society of Echocardiography and the European Association of Cardiovascular Imaging. J Am Soc Echocardiogr 2015；28：1.

2) Hahn RT, et al：Guidelines for performing a comprehensive transesophageal echocardiographic examination: recommendations from the American Society of Echocardiography and the Society of Cardiovascular Anesthesiologists. J Am Soc Echocardiogr 2013；26：921.

胸部 X 線検査

心エコー図検査や心臓 CT，MRI など画像診断法の進歩と普及によって，循環器診療における胸部 X 線写真の重要性は低下してきた．しかし，胸部 X 線写真は，短時間で簡便に検査できること，副作用が軽微な放射線の影響のみに限定されていることから，外来診療や救急の現場では今でも頻用され，臨床診断に役立っている．心陰影の形態から器質的な心・大血管疾患をスクリーニングできるという利点があり，さらに，胸水貯留の診断や肺うっ血，肺水腫という左心不全の重症度判定においては，他の非観血的検査法に劣らない有益な情報が得られる．循環器専門医のみでなく，一般内科医であっても，胸部 X 線写真による心・血管疾患の診断を理解しておく必要がある．

心陰影の大きさ：心胸郭比

正面像で，心陰影の最も左側の点と最も右側の点のあいだの水平距離を，左右の肋骨内面の水平距離(胸郭幅)で割ったものを心胸郭比(cardiothoracic ratio：CTR)と呼ぶ(65)．これは心拡大の指標として使用され，胸部前面に X 線フィルムを置き，患者後方から X 線を照射する標準的な立位 PA 像では CTR 50% 以上を心拡大と診断する．ポータブル撮影といわれる，患者背部にフィルムを置き X 線を前方から照射する撮像法(AP 像)では，心臓が前縦隔にあるため約 20% 拡大されて撮像される．

健常成人では，左室拡張末期径が 5.4 cm 以下，左室壁厚が 1.1 cm 以下であり，左室外径は 7.6 cm 以下となる．左室が拡大する拡張型心筋症や大動脈弁閉鎖不全症の最重症例ではこれが 12〜13 cm にまで拡大

する．しかし，CTR はこのような左室拡大の程度以上に増加する．CTR の増加は両心房の拡大をより強く反映し，特に同一患者における短期間の増減は循環血液量の変化の指標として使用される．血液透析患者の体液管理においては有用な指標である．健康診断で撮像された胸部 X 線写真でみられる CTR の増加は，心拡大として循環器専門医にコンサルトするべき異常所見としてとらえられているが，腹部内臓脂肪による横隔膜挙上や撮影時の吸気不十分によって，左室長軸が水平に近くなる横位心が原因であることが多い．CTR の増加は必ずしも心拡大のみによるものではない．

正面像心陰影の形態

心陰影は右側を 2 つ，左側を 4 つの弓に分けて評価される(66)．心陰影右側は上方を第 1 弓，下方を第 2 弓に分ける．右第 1 弓は上大静脈または上行大動脈によって構成される．直線状か，内側に向かって凸の場合には上大静脈が，外に向かって凸の場合には上行大動脈がこの弓を形成する．右第 1 弓が上行大動脈で形成される際には，その延長線は大動脈弓である左第 1 弓の上端に向かって伸びていく．右第 1 弓突出は，右心不全による右房圧上昇，または上行大動脈瘤や動脈硬化による大動脈延長によって生じる．右第 2 弓は右房で形成され，その右方への突出は右房拡大を示す．

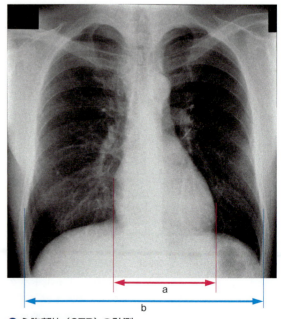

⑥ 心胸郭比 (CTR) の計測
a：心陰影の最も左側の点と最も右側の点の間の水平距離
b：左右の肋骨内面の水平距離
CTR＝$\frac{a}{b}$×100 (%)

これは，右心不全や慢性心房細動でみられる．
心陰影の左側は上から，第1弓が大動脈弓，第2弓が肺動脈主幹部，第3弓が左心耳（左房左縁），第4弓が左室または右室で形成される．左第1弓突出は弓部大動脈瘤や動脈硬化で生じ，左第2弓突出は肺動脈主幹部拡張をきたした肺動脈弁狭窄や肺高血圧，左右短絡性心疾患を示唆する．肺高血圧や肺血流量増加を伴わずに肺動脈主幹部が拡張する特発性肺動脈拡張症，肺門リンパ節腫脹，肺癌などの腫瘍でも同様の所見を呈する．左第3弓突出は左房拡大で生じ，僧帽弁狭窄症や僧帽弁閉鎖不全症，左心不全や慢性心房細動でみられる．左第4弓突出は左室拡大によると判断されることが多いが，右室拡大でも生じる．左室拡大では左第4弓は左下方に向かって突出し，右室拡大では左方に向かって突出する(⑰)．右室拡大では横隔膜と左第4弓の間に切れ込みが入る点が鑑別に役立つ(⑰三角)．大動脈弁狭窄症や肥大型心筋症にみられる左室肥大では，左第4弓に明らかな突出を生じないことが多いが，左上方に軽度に突出する場合がある．これはhip-up sign（腰高）と呼ばれる．

これら6つの弓のうち，突出している弓の組み合わせで心疾患を診断する．左側の4つの弓のうち，第1弓と第4弓が突出しているものを大動脈型心陰影（aortic configuration）と呼ぶ(⑱)．これは主に，大動

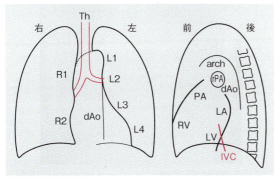

⑯ 正面像の心陰影

R1：上大静脈または上行大動脈
R2：右房
L1：大動脈弓
L2：肺動脈主幹部
L3：左心耳
L4：左室または右室
dAo：下行大動脈
PA：肺動脈主幹部
RV：右室
LV：左室
IVC：下大静脈
LA：左房
rPA：右肺動脈
arch：大動脈弓
Th：気管

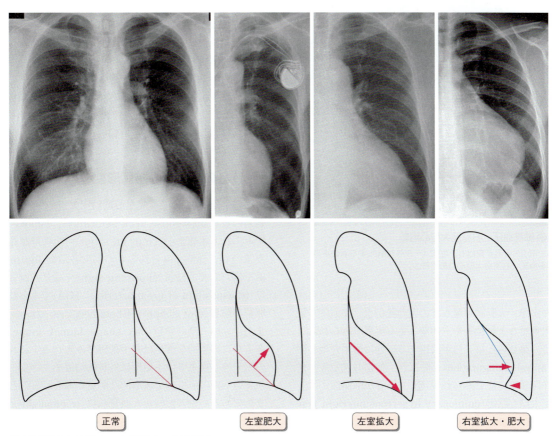

正常　　左室肥大　　左室拡大　　右室拡大・肥大

⑰ 正面像の左室拡大・右室拡大・左室肥大
それぞれの病態で矢印の方向に左第4弓が突出する．（青線は心室中隔に相当）

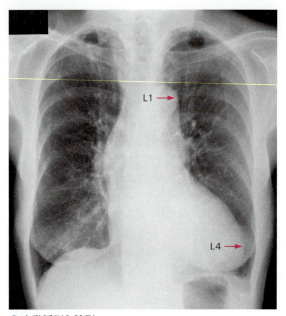

⓺⓼ 大動脈型心陰影
左第1・4弓が突出し，左第2・3弓が陥凹するものを大動脈型心陰影と呼ぶ．

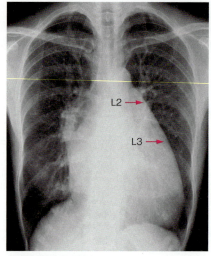

⓺⓽ 僧帽弁型心陰影
左第2・3弓が突出するものを僧帽弁型心陰影と呼ぶ．

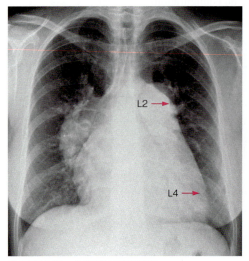

⓻⓪ 肺高血圧・右室肥大型心陰影
左第2・4弓が突出し，左第1・3弓が陥凹するものを肺高血圧・右室肥大型心陰影と呼ぶ．

脈弁疾患，大動脈解離などの大動脈疾患，高血圧，冠動脈疾患など動脈系を主病変とする疾患でみられる．逆に，第2弓と第3弓が突出する形態は僧帽弁型心陰影(mitral configuration)と呼ばれ，僧帽弁狭窄症や僧帽弁閉鎖不全症でみられる(⓺⓽)．筆者が肺高血圧・右室肥大型心陰影(pulmonary hypertension/right ventricular hypertrophy configuration)と呼んでいるのは，第2弓と第4弓が突出する心陰影であり，肺高血圧症や肺動脈弁狭窄症でみられる(⓻⓪)．

これら以外にも，拡張する心腔の組み合わせで心疾患の診断を行う．一つの例として，⓻⓵に特発性拘束型(非肥大型)心筋症の胸部X線写真を示す．この疾患は両心室の拡張が制限されて，左右の心房のみが拡張する特徴をもつ．右房拡大による右第2弓突出と左房拡大による左第3弓突出がみられる．さらに，左房の上方への拡大によって左気管支が上方に偏位する．その結果，気管支分岐角が90°を超えて開大する．さらに，右房の背側にある左房右縁が右側に拡大していくため，シルエットサイン(silhouette sign)が認められる(⓻⓵三角)．これは，右房である右第2弓のやや内側に，拡大した左房の右縁の輪郭を影絵(シルエット)として確認できるものである．

呼び名のついた心陰影形態

房室中隔欠損(旧名：完全心内膜床欠損)でみられる鵞鳥の首状変形(goose neck deformity)，Fallot四徴でみられる木靴形心(cœur en sabot)，全肺静脈還流異常の心上部型でみられる8の字形心陰影(figure of 8)や雪だるま心陰影(snowman sign)，完全大血管転位(transposition of great arteries：TGA)でみられる卵形心陰影(egg-shape)，Ebstein病でみられる箱形またはふいご形心陰影(box-shape, funnel-shape)があるが，典型的な所見は非手術例でみられる．これらの先天性心疾患では小児期に外科的治療を受けることが多いため，成人例で典型的な所見がみられることはまれである．先天性修正大血管転位(congenitally corrected TGA：ccTGA, L-TGA)でみられるdouble convex left heart border(ふたつの弓で構成された左側心陰影)，動脈管開存でみられるrun-off sign, ductus

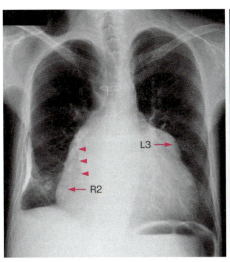
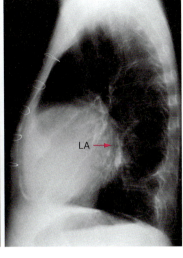

71 両心房拡大（特発性拘束型心筋症）

右房拡大により右第2弓(R2)が，左房拡大により左第3弓(L3)が突出する．右房であるR2のやや内側に拡大した左房の右縁の輪郭をシルエットとして確認できる（三角）．LA：左房

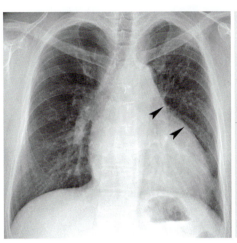
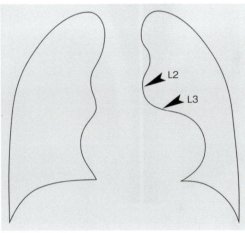

72 呼び名のついた心陰影形態（Fallot四徴）

手術後成人例．右図にFallot四徴に特徴的な木靴形心(cœur en sabot)のシェーマを示す．肺動脈狭窄・低形成を反映して左第2・3弓が陥凹している．しかし，左図の手術後成人例では左第2・3弓の陥凹が消失している．

line, infundibulum signなどは成人例でも認められる．72に例としてFallot四徴の術後成人例を示した．

側面像心陰影の形態

心疾患を診断するための胸部側面像は，左側胸部にX線フィルムを置き，患者の右方からX線を照射する左付け側面像(RL像)として撮影する．呼吸器領域で撮像される右付け側面像(LR像)に比べて，心陰影の評価に適している．側面像は，前述した左第4弓突出が左室拡大によるものか，右室拡大によるものか鑑別するのに役立つ．右室拡大では心陰影が前方に拡張し，左室拡大では後方に拡張する．右室拡大の診断には側面像で胸骨角(Louis角)と前方の肋骨横隔膜角(costo-phrenic angle：CP angle)を確認する(73)．正常の右室はCP angleに近い下方1/3の範囲で胸骨に接する．前方のCP angleから胸骨角までの距離の下方1/3を越えて，右室が胸骨に接する場合に右室拡大と診断する．胸骨後方の肺野を胸骨後窩(retrosternal space)と呼ぶが，右室が拡大するとこれが狭小化することになる．

左室拡大では側面像の心陰影が後方に拡大する．下大静脈陰影がその判断基準となる．健常例の左室後縁と下大静脈後縁の交点は，横隔膜よりも上方に存在する(74)．この左室後縁と下大静脈後縁の交点が，横隔膜の高さと一致する場合には軽度左室拡大と診断し，横隔膜よりも下方にある場合には明らかな左室拡大と診断する．過去には，右前斜位(第1斜位)や左前斜位(第2斜位)の撮像も心疾患の診断に用いられたが，他の画像診断法が発達した現在では必要性は低い．

大動脈陰影（図❶❷）

前述のように，上行大動脈は右第1弓に，弓部大動脈は左第1弓に観察される(75)．上行大動脈瘤では右第1弓が右方に突出し，弓部大動脈瘤では左第1弓が拡大する．左側心陰影には左第1弓から下方につながる胸部下行大動脈左縁の陰影がシルエットとして観察

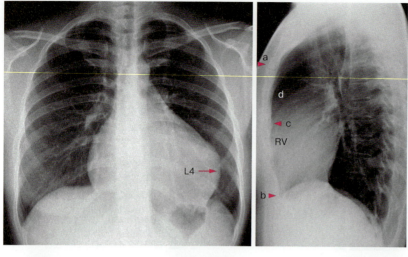

73 側面像でみる右室拡大

左の正面像で左第4弓(L4)が突出している場合には，左室拡大か右室拡大か鑑別が必要となる．右の側面像で胸骨角(aの三角)と前方のCP angle(bの三角)を確認する．胸骨に接する右室の最上端(cの三角)がa，b間の下方1/3を越えて，上方に位置する場合に右室拡大と診断する．(d：胸骨後窩)

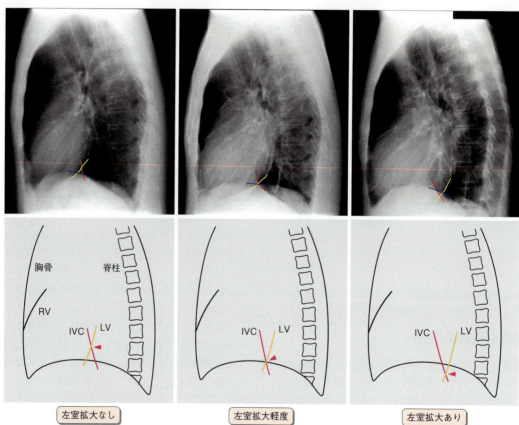

74 側面像でみる左室拡大
RV：右室，LV：左室後縁，IVC：下大静脈後縁

できる．胸部下行大動脈瘤や動脈硬化による大動脈の延長・蛇行により，このシルエットが左方や右方に偏位，または彎曲する所見がみられる．

　大動脈壁は内膜，中膜，外膜の3層構造をもつが，動脈硬化による石灰化は内膜に生じる．70歳以上の高齢者では左第1弓に弧状や円周状の石灰化を認めることが多い．また，大動脈解離では動脈硬化巣の内膜が破綻し，中膜に沿って大動脈壁が内膜側のフラップと外膜側に剥離する．弓部大動脈に大動脈解離を生じた場合，左第1弓の石灰化が内側に偏位する．左第1弓の左縁から内膜石灰化までの距離が5 mmを超える場合には胸部大動脈解離を示唆すると報告されている．

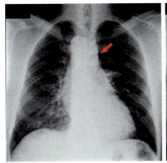 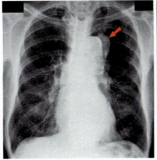 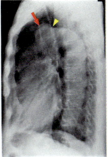 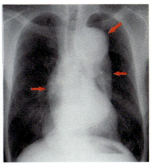

a. 右大動脈弓   b. 弓部大動脈瘤正面像   c. 弓部大動脈瘤側面像   d. 胸部大動脈拡張

⑦⑤ 大動脈陰影の異常

aの右大動脈弓では左第1弓が欠失する．bとcは弓部大動脈瘤である．bの正面像では弓部大動脈瘤に加えて，肺癌も鑑別診断にあげられる．しかし，cの側面像で矢印で示す腫瘤状影が大動脈と連続していることがわかる（三角）．dは上行・弓部・胸部下行大動脈の全長が拡張している．また，胸部下行大動脈の下部が大きく蛇行している．

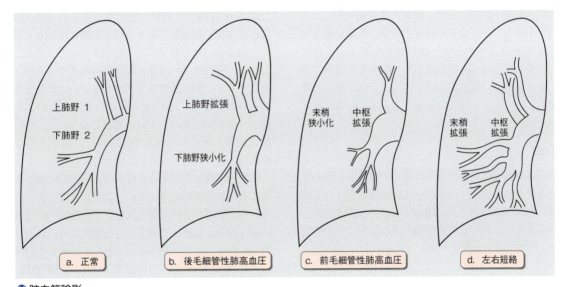

⑦⑥ 肺血管陰影

正常では上肺野の肺血管影は下肺野の1/2程度の太さや量となる．左心不全による後毛細管性肺高血圧（肺うっ血）では，下肺野の1/2を越えて上肺野の肺血管影が増える．肺動脈性肺高血圧（前毛細管性肺高血圧）では中枢の肺動脈のみが太くなり，肺野末梢の肺動脈は狭小化する．左右短絡が肺体血流比で2を超えると肺野の中枢に加えて末梢でも肺動脈が太くなる．

肺血管陰影の評価（⑦⑥）

後毛細管性肺高血圧（肺うっ血）

左心不全では肺静脈圧の上昇によって肺静脈が拡張する．上肺野に比べて，下肺野の肺静脈壁は間質性肺水腫をきたしやすく，拡張性が低下する．このため，胸部X線写真では上肺野の肺静脈拡張が観察される．健常例では上肺野の肺血管影は下肺野の1/2程度の量や太さであり，上肺野の肺血管影がこれを超えて観察される場合に肺うっ血と診断する．これは再分布（redistribution）とも，鹿の角の形態との類似性からantler patternとも呼ばれる．左房圧や肺動脈楔入圧が15 mmHg以上に上昇した左心不全でみられる．後述する肺水腫の所見を伴わない場合には軽症の左心不全を意味する．

前毛細管性肺高血圧

慢性肺血栓塞栓性肺高血圧症（chronic thromboembolic pulmonary hypertension：CTEPH），Eisenmenger症候群，特発性肺動脈性肺高血圧症（idiopathic pulmonary arterial hypertension：iPAH）などの前毛細管性肺高血圧では，中枢部の肺動脈が拡張しているにもかかわらず，急に先細りする所見(acute tapering)がみられる．右肺動脈下行枝の拡張が観察しやすい．健常例の右肺動脈下行枝近位部径は平均12〜13 mmであり，15 mmを超える場合に拡張と診断する．簡便には，この周囲の肋骨や気管支の径より，右

肺動脈下行枝近位部が太い場合に拡張と診断してよい．特に，CTEPH で右下肺野に向かう肺動脈枝が腫瘤状にみえるものは knuckle sign と呼ばれる．

肺血流量増大 (🔄3)

心房中隔欠損症，動脈管開存症，心室中隔欠損症などの先天性短絡性心疾患で，左右短絡を有する場合には肺血流量が増加する．肺体血流比（Qp/Qs）が 2 を超える高流量短絡の症例では，肺動脈が心陰影に近い肺野中枢部から，左右の肋骨に近い肺野末梢部まで全長にわたって太くなる．肺結核が多発していた時代には石灰化病変を診断するため，比較的低いエネルギーのX線撮影が行われ，健常例では肺野末梢部の肺血管が観察できなかった．この時代には肺野末梢で肺血管が観察されることが，肺血流量増加の所見とされた．しかし，小さな淡い陰影の肺癌の診断が重要視される現在は高エネルギー撮影が行われるようになり，健常例であっても肺野末梢まで肺血管が観察できる．右肺動脈下行枝近位部径が太く，それが急に先細りすることなく，末梢まで観察できる場合に肺血流量増大と診断するべきである．

その他

部分肺静脈還流異常でみられる右下肺野から垂直に伸びる異常血管影は，ペルシャに起源する三日月刀の形態に類似することから scimitar sign と呼ばれる．右肺全体または右下葉の肺静脈が横隔膜下で下大静脈などの体静脈に還流するために生じる．

左心不全でみられる肺野陰影の変化

肺うっ血 （☞「後毛細管性肺高血圧〈肺うっ血〉」p.59）

間質性肺水腫

肺うっ血よりも重症の左心不全では，肺の間質や肺胞に水分貯留を生じる．左房圧や肺動脈楔入圧が 20〜30 mmHg 程度の中等症では，肺間質のみに浮腫をきたし，間質性肺水腫と呼ばれる．胸部X線写真には，Kerley B 線・A 線，小葉間裂肥厚，気管支周囲浮腫，一過性腫瘤状陰影（vanishing tumor）などの所見が出現する（⑰）．肺血管陰影の辺縁がぼやける vascular blurring もみられる．

Kerley B 線は下肺野の肋骨に接する長さ 1〜2 cm の水平な細い線状影であり，右下肺野に複数みられることが多い．水分貯留による肺胞隔壁の肥厚である．しかし，癌性リンパ管症や間質性肺疾患でも出現する所見であり，利尿薬投与で消失する場合に間質性肺水腫と確診できる．Kerley A 線は肺門から肺野末梢に向かう線状影であり，主に中肺野にみられる．急性の間質性肺水腫でみられるが，Kerley B 線よりもまれである．

X線と正接に存在する気管支は，正円形に描出される．その気管支断面像において，気管支壁が水分貯留によって肥厚する所見が，気管支周囲浮腫（peribronchial cuffing sign）である．右中肺野にみられる小葉間裂も同様に左心不全によって水分が貯留して肥厚する．この部位の水分貯留が顕著になると，腫瘤状になり，肺癌を疑わせる陰影となる．しかし，利尿薬治療

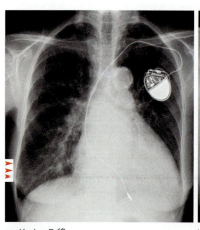
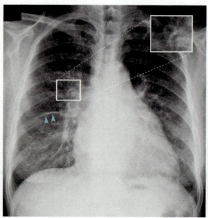
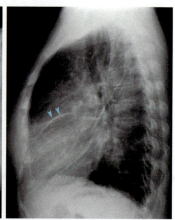

a. Kerley B 線　　　b. 小葉間裂肥厚と気管支周囲浮腫（正面像）　　　c. 小葉間裂・大葉間裂肥厚（側面像）

⑰ 間質性肺水腫
a. 肋骨に接する右下肺野に長さ 1〜2 cm の水平な細い線状影 Kerley B 線を認める．
b. 右中肺野の小葉間裂が肥厚している．小さな円形の透亮像で描出される気管支の壁は通常は毛髪ほどの細さであるが，間質性肺水腫では気管支壁に浮腫をきたし，壁が厚くなる（図中拡大図）．
c. 側面像では小葉間裂とともに大葉間裂（点線）も間質性肺水腫によって肥厚している．

が奏効すると数日間で跡形もなく消失するため，偽性腫瘤(pseudotumor)や消える肺腫瘤(一過性腫瘤状陰影：vanishing tumor)と呼ばれる．

肺胞性肺水腫

間質性肺水腫よりも重症な急性肺水腫(左房圧や肺動脈楔入圧が 30 mmHg 以上)でみられる肺胞への水分貯留である．心陰影に近い肺野中枢部にみられる強い浸潤影であり，その形態から蝶形陰影(butterfly shadow)，コウモリの羽(bat wing)，天使の羽(angel wing)と呼ばれる(⑱)．細菌性肺炎と同様に肺胞への液体貯留によって，含気の残された気管支が透亮像(air bronchogram)として観察される．急性左心不全以外の原因による肺水腫(急性呼吸促迫症候群〈acute respiratory distress syndrome：ARDS〉や化学性肺水腫など)や肺出血でも同様の所見を呈する場合がある．

肋骨横隔膜角の変化

正面像でみられる左右の肋骨横隔膜角(costophrenic angle：CP angle)は胸水貯留の診断に有用である(⑲)．Stanford B 型急性大動脈解離では主に左側に，卵巣腫瘍に伴う胸水貯留(Meigs 症候群)では右側にみられることが多い．右心不全による胸水貯留は両側性にみられるが，右側に強い場合が多い．胸水貯留がすべて右心不全によると誤解されやすいが，ネフローゼ症候群や肝硬変，低栄養による低アルブミン血症，癌性やウイルス性の胸膜炎などでも認められるため，鑑別診断には血液検査や胸腔穿刺で得られる胸水性状検査が必要になる．

その他の異常陰影と人工物

心膜に石灰化をきたした収縮性心膜炎では，胸部 X 線写真の正面像や側面像で心陰影を縁取る線状の石灰化を認める(⑳)．また，10 年以上を経過した陳旧性心筋梗塞では梗塞部の心内膜に石灰化をきたす場合がある．これは，心陰影の表面から 10 mm 程度内側に線状の石灰化として観察される．

胸部の心大血管に植え込まれた人工弁，ペースメーカ，ステント，ステントグラフト，手術で使用した針金やペッツ(ステープル)などは胸部 X 線写真で高輝度の陰影として描出される(㉑)．㉑はすべて心臓手術後の症例であり，胸骨正中切開に伴う針金が胸骨にとりつけられている．

心臓の位置異常として，右胸郭に心臓がある右胸心が約 10,000 人に 1 人程度存在する．胃胞も右側にあ

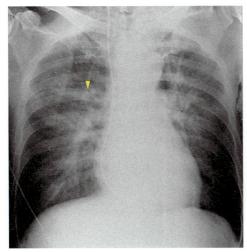

⑱ 急性左心不全による肺胞性肺水腫
心陰影に近い肺野中枢側の透過性が低下している．左右肋骨に近い肺野末梢側の透過性が維持されるのが，肺胞性肺水腫の特徴である．同時に肺うっ血(上肺野肺血管影拡張)と気管支周囲浮腫も観察される(三角)．

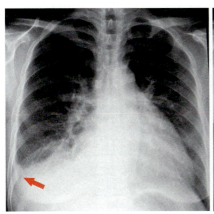

a. 右胸水貯留

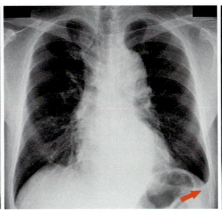

b. 左胸水貯留

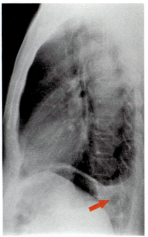

c. 後方の肋骨横隔膜角への胸水貯留(側面像)

⑲ 胸水貯留

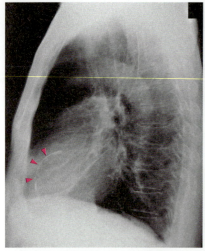
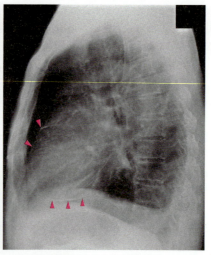

a. 陳旧性前壁中隔梗塞による心内膜石灰化　　b. 収縮性心膜炎による心(外)膜石灰化

⑧ 心内膜・心(外)膜石灰化

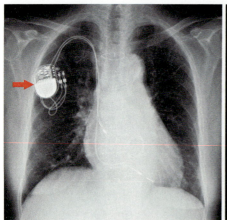
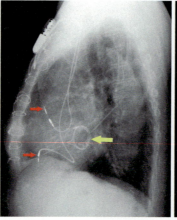
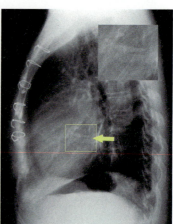

a. DDD型ペースメーカ（赤矢印）と僧帽弁位生体弁（正面像）　　b. DDD型ペースメーカと僧帽弁位生体弁（側面像）　　c. 僧帽弁位機械弁（二葉式）

⑧ 胸部X線写真でみられる人工物

る場合には全内臓逆位であり，心奇形をもつ可能性は低い．胃胞が左側にある場合には正常内臓位であり，腹部と胸部で逆位の関係となり，心奇形を検索する必要がある．

胸郭異常では漏斗胸，鳩胸，脊柱側彎症，脊柱後彎症（亀背）などが胸部X線写真で診断できる．扁平胸（narrow chest）は胸痛や動悸など不定な愁訴をきたしやすい病態であるが，側面像で胸骨後面と脊椎前面の間の距離が狭くなる．この距離が正面像の胸郭幅の1/3以下となる場合に扁平胸と診断する．脊柱の生理的後彎の消失を伴うとStraight Back Syndromeを疑う．

肋骨の変形も胸部X線写真で診断できる．大動脈炎症候群や大動脈縮窄症では，肋間動脈を介するシャント血流によって肋間動脈が拡張する．これに伴って肋骨下縁に侵食像（rib notching）をきたす．

心膜・心外膜脂肪織（pericardial fat pad），心膜嚢腫，大量の心嚢液貯留による巾着型心陰影なども胸部X線写真の所見である．

（岩永史郎）

心臓核医学検査

心臓核医学検査とは主として心機能，心筋血流などを表現する放射性医薬品（ラジオアイソトープ：RI）を投与後，シンチカメラを用いてその体内分布を計測するものである．従来，心プールシンチグラフィによる心機能測定，心筋シンチグラフィによる心筋血流測定が汎用されていたが，近年 ^{99m}Tc（テクネチウム）標識心筋血流製剤（^{99m}Tc-tetrofosmin, ^{99m}Tc-sestamibi）の出現により心電図同期心筋イメージングを用いた心機能および心筋血流の同時評価が中心になって

きている．また，新しい心筋シンチグラフィとして心筋エネルギー代謝や交感神経機能の評価も可能になっている．

SPECTおよびPET装置

SPECT（single photon emission CT：単光子放出型コンピュータ断層撮影）は ^{99m}Tc, ^{123}I などガンマ線核種で標識した放射性医薬品の体内分布を，X線CT装置と同様に断層像として描出する装置である．一方，PET（positron emission tomography：陽電子放出型断層撮影）は ^{11}C, ^{13}N, ^{18}F など陽電子放出核種を用いた標識化合物の体内分布を断層像として描出する装置である．

PET装置はSPECT装置に比し空間分解能や定量性が高く性能の面で優れているが，院内に小型サイクロトロンを必要とし限られた施設のみ可能である．ただし，^{18}F-FDG（フルオロデオキシグルコース）は製薬メーカのハブサイクロトロンから，PET装置のみを有する施設への薬剤供給（デリバリーPET製剤と称される）が可能になっている．

放射性医薬品

心臓核医学で用いられる放射性医薬品として，心機能，心筋血流に加え，心筋エネルギー代謝や特異な機能を表現するトレーサが開発されている（㉒）．

心機能の測定

従来，^{99m}Tc-RBC（赤血球）ないし ^{99m}Tc-DTPA-HSA（ヒト血清アルブミン）を用いた心電図同期心プールシンチグラフィが行われていたが，最近では心電図同期心筋SPECTが普及しており，㉘のように左室辺縁の輪郭抽出を自動的に行うことにより壁運動や左心機能の算出を行うことができる．駆出率（ejection fraction：EF）や拡張末期容積（EDV），収縮末期容積（ESV），および拡張期機能の指標として，最大充満速度（peak filling rate：PFR），最大充満速度到達時間（time to PFR：TPFR）などを算出できる．たとえば拡張型心筋症ではEFの低下を，肥大型心筋症ではPFRの低下およびTPFRの延長を認める．

心筋虚血の検出

心筋シンチグラフィによる心筋虚血の検出には主として運動負荷法が用いられている．しかし，高齢者や下肢閉塞性動脈硬化症などの増加に伴い，十分な運動負荷を行えない症例にはアデノシンやジピリダモール薬剤負荷法が用いられる．運動負荷法およびアデノシン薬剤負荷法による心筋虚血の検出に関する感度，特異度はほぼ同等である（㉔）．

㉒ 心臓核医学で用いられる放射性医薬品

1. 心機能	^{99m}Tc-赤血球*
	^{99m}Tc-DTPA-HSA*
2. 心筋血流	
1) K同族体	^{201}Tl*, ^{13}NH$_3$**
2) ^{99m}Tc 標識心筋血流製剤	^{99m}Tc-sestamibi*
	^{99m}Tc-tetrofosmin*
3. 心筋エネルギー代謝	
1) グルコース代謝	^{18}F-FDG（グルコース）**
2) 脂肪酸代謝	^{11}C-パルミチン酸**
	^{123}I-BMIPP（脂肪酸）*
3) 心筋酸素消費	^{11}C-酢酸**
4. 特異的イメージング	
1) 急性心筋梗塞	^{99m}Tc-ピロリン酸*
2) 血栓描出	^{111}In-oxine 血小板*
3) 交感神経機能	^{123}I-MIBG*

*SPECT用放射性薬剤，**PET用放射性薬剤．

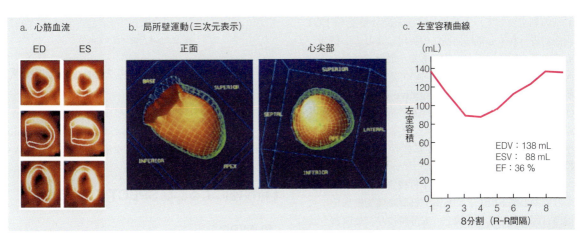

㉘ 心電図同期心筋SPECTにおける左室輪郭の自動抽出と心機能評価（下壁心筋梗塞症例）
ED：拡張末期，ES：収縮末期，EDV：拡張末期容積，ESV：収縮末期容積，EF：駆出率．

心筋生存能の評価

タリウムによる心筋生存能の判定は，負荷時欠損像の消失（再分布〈redistribution〉）の有無により行われる．狭心症のみならず，心筋梗塞であっても不完全あるいは部分的に再分布を有する症例が約60％に出現することが報告されている．

これらの梗塞部位に再分布を有する症例では，梗塞後狭心症や再梗塞，あるいは経皮的冠動脈インターベーション（PCI）や冠動脈バイパスグラフト（CABG）などの心事象の発生率が有意に高く，梗塞部位に心筋生存能を有することが明らかになってきた．したがって，タリウム心筋シンチグラフィは，狭心症や心筋梗塞におけるPCI，CABGの適応決定や経過観察に第一義的に用いられるようになってきている．

⑧⑤は労作性狭心症（左前下行枝狭窄）におけるPCI前後のタリウム負荷心筋血流SPECTである．PCI前の前壁部位における一過性欠損像（⑧⑤の矢印）はPCI後に消失している．

最近，心筋生存能の判定に再分布（4時間後像）のみならず再静注法，24時間後撮像法や安静時追加法が用いられている．これらの手法により，より詳細に心筋生存能の判定が可能になってきた．

また，心筋像のセグメント解析から正常心筋血流SPECT所見（normal SPECT）を示す場合は予後良好なことが，負荷時血流欠損スコアは予後予測に有用であり，かつ，その重症度はリスク層別化に役立つことが報告されている．わが国で行われた多施設共同心臓核医学研究（J-ACCESS study）においても，負荷時血流欠損スコアの程度と心事故発生率は関連することが示されている（⑧⑥）．

心電図同期心筋SPECT

タリウムに代わる新しいテクネチウム標識心筋血流製剤の利点として，大量投与による高分解能SPECT画像が得られ，心電図同期法の併用により，心機能，心筋血流の同時評価が可能である．最近では，心電図同期心筋SPECTのデータを用いて定量的に心機能諸値の算出も行える（quantitative gated SPECT：QGS）．また，テクネチウム標識心筋血流製剤はタリウムのように再分布を有しないことから，心筋虚血の検出および心筋生存能の判定に同日ないし他日2回投与法が用いられている．

⑧⑦は，労作性狭心症（左前下行枝狭窄）における心電図同期心筋SPECTである．負荷時前側壁部位に欠損像（図の矢印）が出現し，安静時投与では改善されている．一方，心容積は負荷時にEDV，ESVともに拡大し，かつ，EFは49％と安静時（58％）に比し

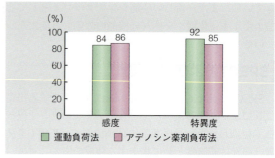

⑧④ 心筋シンチグラフィによる心筋虚血の検出

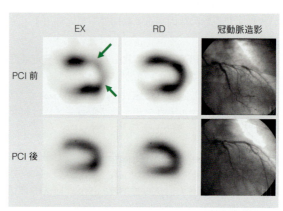

⑧⑤ PCI前後の負荷心筋血流SPECTおよび冠動脈造影（労作性狭心症，左前下行枝狭窄）
EX：負荷時，RD：再分布．

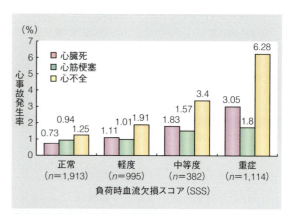

⑧⑥ 負荷時血流欠損スコアの程度と3年間における心事故発生率（J-ACCESS study）

低下している．このことは，本症例がpost-ischemic stunningの状態にあり，重篤な心筋虚血を有していることが示される．

新核種による心筋SPECTイメージング

^{123}I-MIBG

^{123}I-MIBG（metaiodobenzylguanidine）はグアネチ

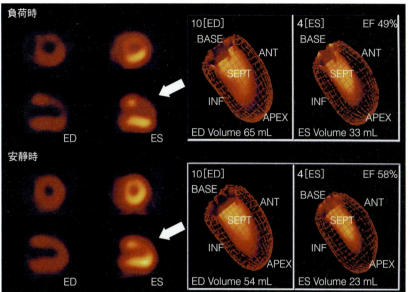

⑰ 負荷時および安静時心電図同期心筋SPECTの比較（労作性狭心症，左前下行枝狭窄）
ED：拡張末期，ES：収縮末期，EF：駆出率．

ジンの誘導体であり，ノルアドレナリンと同一の挙動を示すため，心筋交感神経活性の評価に用いられている．急性心筋梗塞における除神経されているが生存している心筋（denervated but viable myocardium）の同定，心不全の重症度および予後評価，アドリアマイシン心筋症の評価などに有用である．

123I-BMIPP

123I-BMIPP（β-methyliodophenyl pentadecanoic acid）は側鎖脂肪酸であり，緩やかなβ酸化を有することから心筋SPECTを用いて脂肪酸代謝の画像化が行える．気絶心筋（stunned myocardium）や冬眠心筋（hibernating myocardium）の判定，不安定狭心症の同定や透析心筋障害の検出などに有用である．

心筋PETイメージング

PETを用いた心筋代謝イメージング製剤として用いられているものに18F-FDG，11C-palmitate（パルミチン酸）および11C-acetate（酢酸）がある．心筋虚血時には脂肪酸代謝が低下し，かつ糖代謝が亢進する．18F-FDGは心筋生存能のゴールドスタンダードとして用いられている．このほかに心サルコイドーシスの診断に役立つ．13NH₃（アンモニア）により心筋血流定量および冠血流予備能の評価が行える．

また，PETを用いた心筋血流製剤として，13NH₃のほかに15O-H₂O（水）がある．15O-H₂O（水）は心筋血流量を反復測定できる利点がある．

（西村恒彦）

● 文献
1）西村恒彦（編）：BRAND NEW 心臓核医学—機能画像が病態を捉える．東京：金原出版；2012．

X線CT

CT装置

多検出器列CT（multidetector-row CT：MDCT）は，X線発生器（管球）に相対して置かれるX線検出器を体軸方向に複数列並べたCT装置である．循環器領域への応用は単検出器列の時代から試みられていたが，多検出器列では1回の管球回転により広範囲かつ高精細な画像データ収集が可能となり，心臓CTの画質もMDCTの出現により飛躍的に改善された．2004年ころから登場してきた64列検出器CTで循環器領域での応用が確立され，現在では心臓全体を一度に検出できる幅の広い面検出器（1回転で約16cm幅を撮影）を有する機種や2管球を用いることで時間分解能を向上させた機種（dual sourceと呼ばれる）が，最先端機として実臨床で使用されている．

カルシウムスコア

冠動脈石灰化総量を単純CTにて定量評価する方法で，Framingham risk scoreと同様に独立した冠動脈疾患の危険因子の指標となる．1990年代に電子ビームCT（EBCT）を用いて冠動脈プラークの存在と非常によく相関する冠動脈石灰化の定量評価法を確立し，Agatston scoreと呼ばれている．MDCTでほぼ

同様の計測ができることが2000年代に示され（カルシウムスコア〈calcium score〉），EBCT時代のエビデンスがそのままMDCT時代にも継承されている．

造影CTの適応

冠動脈狭窄の有無を評価するには，血管内腔と軟部組織とのコントラストを得るため，ヨード造影剤を使う必要があり，冠動脈評価のための造影CT検査を冠動脈CTと呼ぶ．冠動脈CTによる冠動脈狭窄・閉塞の検出率は高く，64列MDCTを用いた検討では，カテーテルを用いた直接造影法と比較して感度86〜99％，特異度95〜97％と報告されている．そのほかにも造影CTは心房細動に対するカテーテルアブレーション術前の肺静脈形態評価，大動脈弁狭窄症に対する経カテーテル大動脈弁置換術の術前大動脈弁形態評価，さらには薬剤負荷を併用した心筋パーフュージョン撮影による心筋虚血評価にも用いられる．

薬剤併用

心電図同期下で撮像を行うため，撮像時の心拍数は少なく安定させたほうがよい．このため，75/分を超えるような高心拍の症例ではβ遮断薬を検査前に投与し，心拍数を低下させることが一般的である．撮影時心拍数を60/分以下にコントロールすることが薦められている．また，冠動脈を拡張させた状態で撮像を行うため，撮像5分前に硝酸イソソルビド（ニトロール®など）を舌下投与する．

心電図同期法

心電図同期法には，心電図の波形に合わせてX線を曝射するプロスペクティブ法と，いったんすべてのデータを収集しておき，撮像が終わってから最適位相に合わせてデータを抽出するレトロスペクティブ法とがある．従来は後者が主体であったが，心電図予測アルゴリズムの進歩により，拡張中期（RR間隔の70〜80％前後）のみの曝射で撮影する前者が主流となってきており，少ない曝射時間ですので被曝線量を著明に減らすことができる．近年では期外収縮に対応できる技術（期外収縮時は次の心拍に撮影する）も一般に用いられている．

後処理

診断は，三次元的に再構成した画像上で行う．volume rendering（VR）法は冠動脈の走行を概観するのに適した方法である．冠動脈狭窄や石灰化プラークの分布を把握するには最大値投影法（maximum intensity projection：MIP）法を改変したangiographic view法が適している．冠動脈病変を定量的に評価するには，血管軸に沿って内腔を展開する多断面再構成法（multiplanar reconstruction：MPR）が用いられる．MPRには，冠動脈の屈曲をそのまま表示するcurved MPR法，直線的に展開して表示するstretched MPR法がある．また，血管軸に対して垂直な断面（血管横断像〈cross section〉）の再構成像も作成することができる．これらの表示法を活用して狭窄度の定量評価を行うことに加え，血管造影では指摘の難しかったプラークの性状評価（low attenuation，spotty calcification）やpositive remodelingの有無も観察が可能となる（❽❽❽❾）．

日常臨床での役割

虚血性心疾患が疑われた患者に対する冠動脈CTは，日常臨床で広く用いられるようになっており，その検査数は年々増えている．冠動脈CTは，陽性的中率はそれほど高くなく（78％程度：56〜87％），陰性的中率が非常に高い（99〜100％）．すなわち，冠動脈CT検査で冠動脈に有意狭窄がない場合，心臓カテーテル検査でも99〜100％の確率で有意狭窄がないことを意味している．

冠動脈CTの最もよい適応は，検査前の冠動脈疾患のリスクが中等度の患者である．冠動脈CTで有意狭窄がなければ，陰性的中率の高い検査なので冠動脈狭窄をほぼ否定できる．また，冠動脈CTの結果が異常もしくは判定困難であった場合は，負荷心筋シンチグラフィなどで虚血の有無をきちんと判定することが推奨されている．一方，低リスクの患者ではもともと冠動脈疾患の有病率が低いので，CTを行う必要性は高くなく，逆に高リスクの典型的な症状の患者では冠動脈疾患を有する危険性が高く，血管造影をすぐに行うことが推奨される．高リスク患者で施行が薦められない理由の一つに，冠動脈CTの陽性的中率は決して高いものではないことがあげられている．

冠動脈狭窄の有無の判定だけではなく，冠動脈プラークの性状診断ができることも冠動脈CTの大きな利点である．不安定狭心症・心筋梗塞の原因となる破綻しやすいプラークでは，大きな脂質成分（lipid or necrotic core）を有し，positive remodelingを呈し，またspotty calcificationを伴うことが多い．脂質成分は，一般に30 HU以下のCT値を呈する．脂質成分は軟らかいため，プラークが血管内腔狭窄をきたすようになると血管径を代償的に拡大することで内腔を維持しようとする．この現象はpositive remodelingと呼ばれ，冠動脈CTでは前後の参照径の平均に比べ1.1倍以上拡大しているものとして定義される．また，破綻しやすいプラークではプラーク内で炎症が継続しており，50 μm以下のmicro calcificationの産生が継続

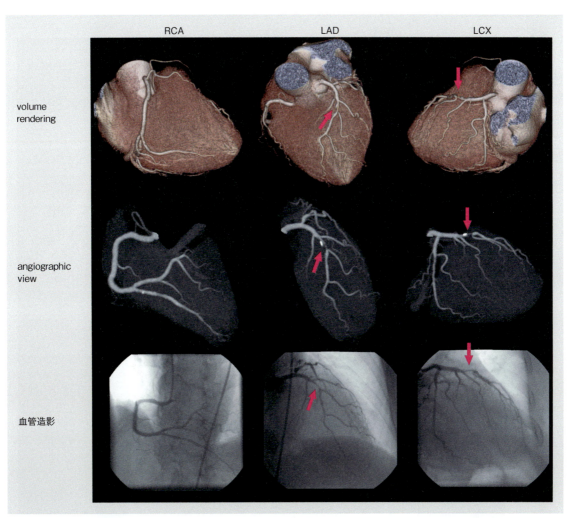

❽❽ 冠動脈 CT の表示法（1）

volume rendering（VR）法，angiographic view 法，カテーテルを用いた血管造影をほぼ同じ方向から表示している．VR 法は外観を表示するため，LCX では angiographic view および血管造影とは左右が逆になっている．#7 に 75 %，#13 に 50 % 狭窄が認められる．冠動脈 CT では，血管壁に高吸収が認められ，石灰化を伴うプラークである．
RCA：右冠動脈，LAD：左前下行枝，LCX：左回旋枝．

している．これらが集簇して spotty calcification になると考えられているが，冠動脈 CT 上では 3 mm 以下の点状石灰化として定義される（❾⓪）．冠動脈 CT 上これらの特徴を複数有するプラークが破綻しやすいという報告が多数なされており，患者治療（薬物療法強化など）の参考となる．

今後の展開

冠動脈 CT は，冠動脈の形態評価を中心に用いられているが，心筋虚血も同時に評価する試みがなされている．すなわち，負荷心筋シンチグラフィに準じた画像を得ることを目指して負荷 perfusion CT，心筋血流量評価を目指して dynamic CT perfusion が行われている．

さらに，心臓 CT で得られる冠動脈の内腔の三次元情報から，血流解析シミュレーション技術を用いて，心臓カテーテル検査で測定される心筋血流予備量比（myocardial fractional flow reserve：FFR_{myo}）を計測することも可能になっている．心筋血流予備量比は，侵襲的なカテーテル検査で冠動脈内圧を測定し，狭窄病変前後の冠内圧の比が 0.75 以下では虚血陽性，0.75〜0.80 はグレーゾーン，0.8 以上は虚血陰性とされている．この予備量比を非侵襲的な冠動脈 CT のデータから推定することができるようになり，今後活用されるようになると思われる．

（中原健裕，奥田茂男，陣崎雅弘）

●文献

1) 栗林幸夫（編）：画像で心臓を診る―CT・MRI・核医学を中心にして．新・心臓病診療プラクティス 8．東京：文光

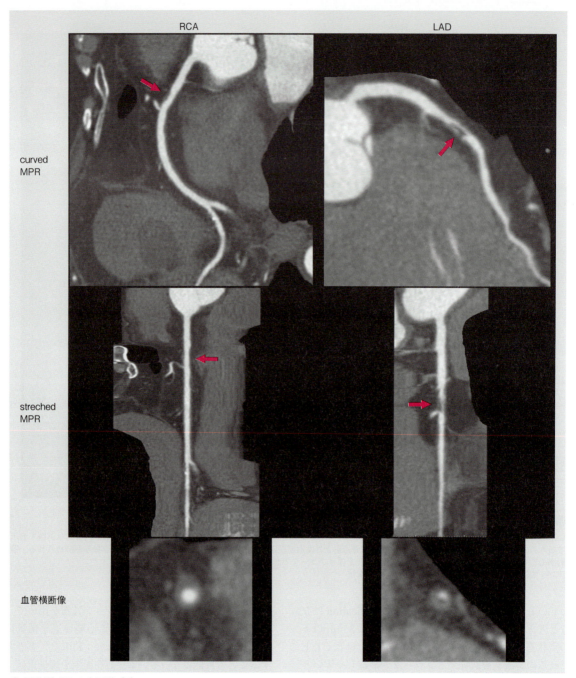

❽❾ 冠動脈 CT の表示法（2）
❽❽と同一症例の RCA と LAD を curved MPR 法と stretched MPR 法で示す．RCA では #2 に 25 % 狭窄が観察されるが，血管横断像では外向きに拡張した冠動脈に付着したソフトプラークが認められ，positive remodeling と考えられる．#7 には 75 % 狭窄があり，プラークの一部には石灰化を伴っている．

堂；2006.
2) Jinzaki M, et al：Diagnostic accuracy of angiographic view image for the detection of coronary artery stenoses by 64-detector row CT pilot study comparison with conventional post-processing methods and axial images alone. *Circ J* 2009；73：691.

3) Motoyama S, et al：Multislice computed tomographic characteristics of coronary lesions in acute coronary syndromes. *J Am Coll Cardiol* 2007；50：319.
4) Nakahara T, et al：Coronary Artery Calcification：From Mechanism to Molecular Imaging. *JACC Cardiovasc Imaging* 2017；10：582.

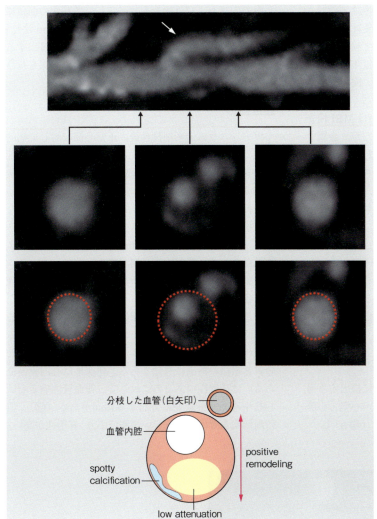

⑩ 冠動脈CT上ハイリスクプラークの特徴と考えられているプラークおよびそのシェーマ

左冠状動脈のstretched MPR画像上，矢印の部位で血管横断像を作成．血管の外径は赤点線で示した．stretched MPR画像上分枝した血管（白矢印）は血管横断像上，本管に近接して右上にみえる．プラークは一部CT値が20 HU前後とlow attenuationを認め，lipid core（necrotic core）の存在が示唆される．プラークの存在部位の血管径は，前後の参照径の平均に比して拡大（1.1倍以上）しており，positive remodelingを呈している．また，3 mm以下の微小な石灰化（spotty calcification）も伴っている．ハイリスクプラークの特徴を同時に3つ有しているこのプラークは，特に危険性が高いと考えられる．

5) 日本循環器学会ほか：循環器病の診断と治療に関するガイドライン（2007-2008年度合同研究班報告）．冠動脈病変の非侵襲的診断法に関するガイドライン．
6) Taylor AJ, et al：ACCF/SCCT/ACR/AHA/ASE/ASNC/NASCI/SCAI/SCMR 2010 appropriate use criteria for cardiac computed tomography. *J Am Coll Cardiol* 2010；56：1864.

MRI

MRI装置

　MRI検査の長所として，①放射線被曝がない，②造影剤を用いなくても，血液を高信号に描出して血管や心臓内腔を描出することが可能，③撮像法によりさまざまな組織コントラストを得ることができる，などの点があげられる．静磁場1.5テスラもしくは3テスラの全身用装置が利用されている．3テスラ装置では信号雑音比が高く，画質が向上する利点がある一方で，磁場不均一の影響を受けやすくアーチファクトが出現しやすいことに注意する必要がある．

MRI検査の適応

　虚血性心疾患，心筋症，心筋炎，先天性心疾患を含めた解剖学的変異，心臓腫瘍などが検査対象となる．MRI検査の適応となるべき疾患は多いが，1件あたりの検査時間が比較的長く，また，撮像できる内容が装置性能に依存することから，施行検査数に制限がある施設が多いと思われる．

MRI検査の禁忌

　閉所恐怖症をもつ患者の検査は難しい．体内金属がある場合は製品により適応が異なるので，個別に確認

する必要がある．ペースメーカや植込み型除細動器，人工内耳はMRI検査禁忌であったが，最近では事前に一定の準備の後，ガイドラインに従って検査を行えるMRI対応型製品が市販されている[1]．近年の金属ステントはMRI検査可能なものが多いが，検査を始める前に確認を要する．動脈瘤クリップはごく初期の磁性体製品は禁忌に該当するが，そのほかはMRI検査を行うことができる．人工弁は検査可能だが，金属である場合は周囲に信号消失を生じる．また，MRI造影剤としてはガドリニウム製剤が用いられるが，同種薬剤に対する過敏症既往歴があれば禁忌，気管支喘息や重篤な腎障害のある患者などでは原則禁忌である．

撮像方法

MRI検査は目的に応じて撮像法（シーケンス）を選択し，これらを組み合わせて検査を行う．いずれも呼吸停止下で心電図と同期させて撮像することが多いので，不整脈があったり，息止め不良な症例では画質が低下したりする可能性がある．

シネMRI

血管あるいは心臓内腔の血液を高信号に描出する撮像法を用いるので，造影剤は不要である．心室・心房の形態や壁運動を観察することができる（91 a, b）．

心室の内縁および外縁をトレースし，各断面の面積に厚みを掛けたうえで足し合わせれば（Simpson法），心室内腔容積や駆出量・率，心筋重量などを算出することができる．左室のみならず右室容積の計測も行うことができる．

遅延造影

ガドリニウム造影剤投与後，正常心筋に対して病的組織では造影剤滞留が延長する現象を利用し，病変部を濃染域として描出する方法である．造影剤投与後10分程度経過してから撮像を行う．シーケンスとして反転回復法を用いるが，正常心筋の信号がゼロになり，病的心筋とのコントラストが最も強くなるタイミング（反転時間〈inversion time〉）をテスト撮像により見計らって，設定する必要がある．

濃染像自体は非特異的な所見であるが，心筋梗塞症例（91 c）においては心筋バイアビリティの指標となり，造影域の壁厚に対する深達度が再灌流療法後の心機能回復の予後指標となる．さらに，心筋症における線維化や，サルコイドーシス，アミロイドーシスなどの異常組織の検出に有効である．梗塞巣は心内膜優位あるいは貫壁性であるのに対して，非血管性病変では心筋中層や心外膜側に分布する傾向がある（92）．他の画像検査では得られない情報であり，有用性が高い．

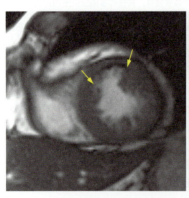
a.

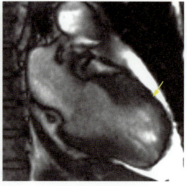
b.

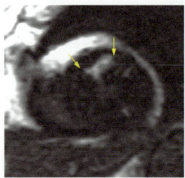
c.

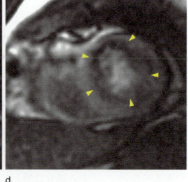
d.

91 MRIによる虚血性心疾患診断の一例
a. シネ左室短軸像，b. シネ左室垂直長軸像．左室心尖部寄りの前壁に限局的な菲薄化が認められ，心室瘤化している（矢印）．
c. 遅延造影．菲薄化した壁に濃染像が認められ，心筋梗塞である．
d. 負荷パーフュージョン．心内膜側のほぼ全周にパーフュージョン低下が認められ，3枝病変による虚血が示唆される．

パーフュージョン MRI

造影剤を急速静注した直後に、造影剤灌流による心筋の信号上昇を観察する方法である。アデノシン三リン酸（ATP）などの血管拡張薬を併用し、虚血を検出できる。従来行われてきた核医学法と比較して空間分解能が優れているため、心内膜下虚血の描出に有利である（91 d）[2]。

black-blood 法

血管あるいは心臓内腔の血液信号を低下させることにより、血流によるアーチファクトを軽減し、心臓あるいは血管壁の描出能を向上させる方法である。T1あるいは T2 強調像で撮像するが、脂肪抑制併用 T2 強調像では、心筋浮腫を高信号として描出することができる。

心筋 T1 マッピング

心筋の T1 値を計測する方法で、反転回復法を用いる計測が主流である（modified look-locker inversion recovery：MOLLI 法）[3]。造影前後の心筋および心内腔の T1 値、および血液ヘマトクリット値からは、細胞外液分画（extracellular volume：ECV）を算出することもできる[4]。心筋症の線維化やアミロイドーシスでは、T1 延長、ECV 拡大する。一方、鉄過剰症における鉄沈着や、脂質が蓄積する Anderson-Fabry 病では、T1 値が特徴的に低下する（93）。

冠動脈 MR アンギオグラフィー（MRA）

シネ MRI と同様に、血液が高信号となるシーケンスを用い、造影剤を投与せずに冠動脈を描出する。主要冠動脈の走行にあわせて撮像断面を設定し、息止めのもとで撮像を行う target 法と、心臓全体の画像データを収集して後処理を行う whole-heart 法がある。後者は自由呼吸下で撮像するが、横隔膜の動きによる位置のずれをなくすため、横隔膜の位置を監視し一定の位置に達したときのみ画像データ収集を行う（ナビゲータ法）。現状では、冠動脈描出は空間分解能の優れた CT が優先されるが、川崎病の経過観察など、特に被曝を避けることの望ましい小児症例、冠動脈石灰化の強い症例に対しては、冠動脈 MRA の利用を勧める意見もある。

フェーズ・コントラスト法

血流の位相情報から血流量・流速の計測が行える。これまでは一断面における撮像が主体であったが、3次元のボリューム・データを収集する 4D flow 法が近年開発されている。

タギング法

心筋に格子状の信号模様を印加し、その変形の様子から心筋壁のねじれ・収縮を観察する方法である。これを後解析すれば、心筋ストレインとして表示することができる。

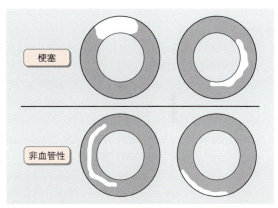

❾❷ 壁に対する遅延造影の深達度による梗塞と非血管性疾患との鑑別

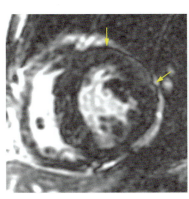
a.

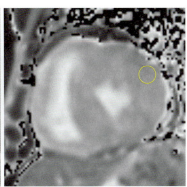
b.

❾❸ Anderson-Fabry 病の 3 テスラ装置での撮像（50 歳台，女性）

a. 遅延造影．前壁から前側壁の心外膜側に軽度高信号が認められるが（矢印），不明瞭な所見である．
b. MOLLI 法による T1 mapping．円内で計測した T1 値は 1,050 ミリ秒であり，正常より短縮している（注：T1 値の正常値は撮像法や磁場強度に依存する．また，撮像断面は同一であるが，撮像法によりデータ獲得の心時相が異なるため，形態がやや異なってみえる）．

検査組み立て

前述の撮像方法を組み合わせて検査を行う．形態観察および心機能計測を目的とする場合には，シネMRIを撮像する．心筋梗塞や心筋症における異常心筋の検出を行いたい場合には遅延造影を追加する．虚血評価が必要な場合は血管拡張薬を負荷しつつパーフュージョンMRIを撮像する．冠動脈狭窄の評価のため，冠動脈MRAを追加することもある．

今後の展開

遅延造影は，線維化や病的心筋の描出など，他のモダリティでは得られない情報である．今後は，心筋T1 mappingが心筋性状評価に情報を付加していくであろう．black-blood脂肪抑制T2強調像は心筋浮腫を描出できるので，活動性の高い炎症や，急性期梗塞のarea at riskの把握に役立つ．虚血性心疾患の評価のためには，シネ，パーフュージョン，遅延造影，冠動脈MRAを行えば，必要な画像情報を1回の検査で得ることができる．検査時間が約1時間と長くなるが，シーケンス改良による時間短縮が期待される．

〔奥田茂男，陣崎雅弘〕

●文献

1) 日本医学放射線学会ほか：MRI対応植込み型デバイス患者のMRI検査の施設基準．2012.
   http://new.jhrs.or.jp/pdf/guideline/com_device201209_01.pdf
2) Kim RJ, et al：The use of contrast-enhanced magnetic resonance imaging to identify reversible myocardial dysfunction. *N Engl J Med* 2000；343：1445.
3) Kellman P, et al：T1-mapping in the heart：accuracy and precision. *J Cardiovasc Magn Reson* 2014；16：2.
4) Haaf P, et al：Cardiac T1 Mapping and Extracellular Volume（ECV）in clinical practice：a comprehensive review. *J Cardiovasc Magn Reson* 2016；18：89.

血管内視鏡検査

血管内視鏡検査とは

血管内視鏡検査とは，約0.7 mmの内視鏡ファイバーを血管内に挿入し，血管内壁の性状を観察する検査である．汎用性血流維持型血管内視鏡（non-obstructive general angioscopy：NOGA）が主に使用されている（❾❹）．これまでは冠動脈のプラークの観察に用いられてきたが，最近は大動脈プラークや損傷，肺動脈など動脈系，静脈系を問わず，さまざまな血管の観察に用いられる．またガイディングカテーテル先端からサンプリングしてプラークの成分を検索したり，血栓の性状を検索したりすることが可能である．

血管内視鏡の構造と検査法

血管内視鏡は❾❺のように対象物を拡大して描出する．血管内では，ファイバーのみでは血液で前方の視野が得られないので，6Frのガイディングカテーテル，内視鏡ファイバーを入れた4.2Frのプロービングカテーテルが入った2重構造（❾❹）で，それぞれのあい

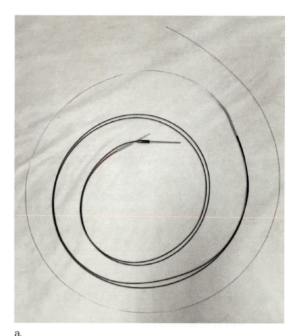

a.

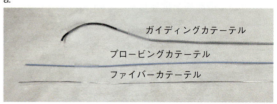

ガイディングカテーテル
プロービングカテーテル
ファイバーカテーテル

b.

❾❹ 汎用性血流維持型血管内視鏡
a. ファイバーカテーテル，b. それぞれのカテーテル

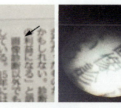 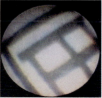

a.　　　　　b.　　　　　c.

❾❺ 内視鏡画像
a. 新聞の活字，b, c. 内視鏡画像

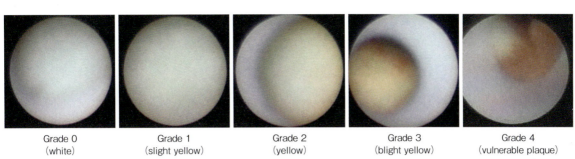

⑯ 冠動脈プラーク黄色度分類
黄色度が高いほどプラークの不安定化が大きい．

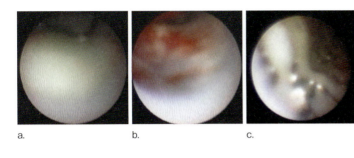

⑰ 冠動脈ステント後の血管内視鏡像
a. ステント挿入直後
b. 挿入直後のステント端の内膜下出血
c. ステント挿入遠隔期

だから低分子デキストランL溶液を注入し（dual infusion法）ファイバーの前の血流を疎血して視野を得る．

冠動脈の場合は，ガイディングカテーテルを冠動脈にウェッジし，ガイドワイヤーに沿ってプロービングカテーテルを冠動脈内に挿入しプルバックする．大動脈の場合は，これらのカテーテルの先端を揃え，回転しながら大動脈内をプルバックする．この方法で，血管のサイズを選ばずに，動脈および静脈の内壁を観察できる．特に動脈の場合はシステム内からエアをとり除くことに留意することが注意点である．

冠動脈プラーク

血管造影（angiography）では，狭窄は判定できるが，プラークは診断できない．プラークを診断し，冠動脈形成術および薬効評価が初めて可能になる．冠動脈の動脈硬化や損傷のない正常内壁は白色平滑で，動脈硬化の程度が進行するほど内壁に脂質成分が富み，被膜が薄くなるため，黄色度が増し，表面が凹凸になる．一般に黄色度は白色を除き，おおむね4段階に分類されている（⑯）．

vulnerable plaqueの内膜の破綻に伴い血栓形成が生じ，高度狭窄や閉塞が起こる場合，急性冠症候群となる．これを臨床的に「実像」として示したのは血管内視鏡である．vulnerable plaqueはプラーク破綻とびらんに区別される．急性冠症候群はプラーク破綻，びらん，血管攣縮で起こりうる．血管内視鏡は急性冠症候群がこれらのどのタイプか，またvulnerable plaqueの部位はどこなのかを診断するよい方法である．発症からやや時間のたった急性冠症候群のときは，閉塞部位とvulnerable plaqueの場所が異なるときがある．時間がたって末梢に血栓性閉塞が起こることがある．また，急性冠症候群の非責任部分に多くの黄色プラークがあることも報告されている．

プラーク破綻しても，狭窄や閉塞をきたさない，無症候性プラーク破綻もある．破綻しては修復され，また破綻を起こすということを繰り返している．また，スタチンによるintensive lipid-lowering therapyにより，まず黄色度が白色方向に改善するというプラーク安定化が先に起こり，それとは別の過程でプラーク退縮が起こる．これらの過程は時期を別にした異なる機序による[1]．

冠動脈形成術におけるステントの評価

血管内視鏡ではステント挿入直後にステントが十分に拡張しているか，ステントで損傷を起こしていないかを確認することができる（⑰）．これは血管造影では十分確認できない．ステント留置6〜12か月後までに新生内膜の増生がみられる（⑰c）．それが過剰になると再狭窄の原因となる．そこで，この時期に血管内視鏡でステント被覆の程度を評価する．薬物溶出性ステントの時代になり，新生内膜の増生の程度は小さくなったが，明らかな内膜被覆が認められない場合は，抗血小板薬を中止した際にその露出が原因で亜急性閉塞を起こす可能性がある．特に，悪性腫瘍や出血で抗血小板薬の中止を検討しないといけない場合に，そ

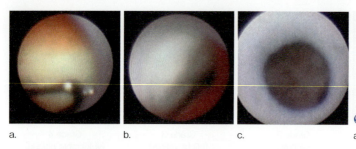

❾❽ 末梢動脈および肺動脈の血管内視鏡像
a. 腎動脈, b. 大腿動脈, c. 肺動脈

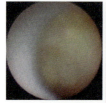

a. puff-chandelier rupture

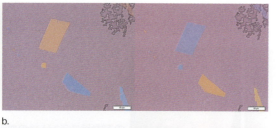

b.

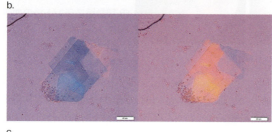

c.

❾❾ 大動脈 puff-chandelier タイプのプラーク破綻
a. 内視鏡像
b. 遊離型単層型コレステロールクリスタル
c. 遊離型多層型コレステロールクリスタル

の評価が有効である．

大動脈破綻プラークと損傷

　大動脈プラークを診断する方法は，造影CT，経食道エコーであった．しかし，これらは空間分解能の点で限界があり，ミリ単位より小さなプラークを同定することは困難であった．また血管内超音波なども深達度の点で3cm程度ある大動脈を描出するものは10MHz程度のもので，これも空間分解能が劣るものであった．また病理ではさまざまなプラークが認められるが，生体でそれらがどう動くか，どう遊離していくかはわかっていなかった．また，アテロームの標本の空洞にあたる針状の欠損像がコレステロール結晶であると漠然と考えられてきた．

　汎用型血流維持型血管内視鏡は，通常使用される心臓カテーテル検査のシステムで，冠動脈精査加療のあと，ゆっくり回転しながらプルバックすることで大動脈内壁を観察できる．その結果，CTなどで動脈硬化の著明でないとされたところに，さまざまな大動脈プラークが血管内視鏡で同定されることがわかってきた．なお，ガイディングカテーテルは Ikari L（IL）カテーテルが推奨される．ILカテーテルは左右冠動脈および大動脈各部分にアプローチできる．そのほか，径を選ばないので，腎動脈，大腿動脈，そのほか肺動脈も観察できる（❾❽）．肺動脈血栓塞栓症において，血栓の性状を確認し，吸引や破砕術の適応を検討することができる．

　これまで大動脈の塞栓症になるプラークの頻度は4.5％程度と考えられていたが，大動脈内視鏡により，上行大動脈から総腸骨動脈までのスクリーニングをすると，80.9％に破綻プラークを認めることがわかった．特に puff-chandelier（パフ・シャンデリア）タイプの破綻プラーク（❾❾a）は内視鏡の光源に反射し，細かくちぎれて飛散していく．これをサンプリングすると，おおむね，アテローム，フィブリン，石灰化，マクロファージを中心とするデブリスが採取される．なかでも，アテローム内にぎっしり充填されているコレステロールクリスタルは，アテロームから単層，重層という2つの型のコレステロールクリスタルがちぎれて遊離し（❾❾b，c），塞栓源となりうる．

大動脈破綻プラークおよび損傷の意義

　大動脈破綻プラークを評価することで2つの点で医学の発展が考えられる．一つは大動脈解離や大動脈瘤の破裂といった急性大動脈症候群の病因の解明，および早期発見および予防，もう一つは，各臓器の塞栓源としての大動脈破綻プラークである．まず第一点，大動脈解離や大動脈瘤の分野はまだ日米欧で疾患の概

念がばらばらの分野である．しかしいったん破裂が起これば，院内でも死亡率は 50〜60 % である．特に最近は大動脈解離に動脈硬化性のものが増加しており，大動脈瘤の頻度も増加している．血管内視鏡で観察すると，大動脈にはミリ単位かそれ以下の亀裂をはじめとした小さな損傷が認められる．しかしこれは病理解剖のレベルではホルマリンで組織が変性するなどして同定が困難になる．ほかにも自然破綻プラークにより，内膜下出血のような内膜から内容物がすべて流れ去って大きな空洞が生じることもある．これらが内膜の脆弱化を起こし，エントリーまたはリエントリーに関係する可能性がある．

また破綻プラークには，抗血小板薬や抗凝固薬，血栓溶解薬で溶解できないコレステロールクリスタルや石灰化が含まれる．日常的に起こっているプラーク破綻は実際臨床症状を起こしていないようである．それらがどのように末梢血管に到達するまでに除去処理されているかはまだ不明である．しかし，一見，無症候のプラーク破綻である asymptomatic subclinical accumulation plaque（ASAP）が，毛細血管レベルでの虚血の蓄積を介して認知症，フレイルをはじめとした各臓器の老化を起こしている可能性がある．

展望

汎用性血流維持型内視鏡では，大動脈から冠動脈まで一期的にプラークをスクリーニングできる．全身の破綻プラークを検出することで，**vulnerable patient** の概念をより正確に表現できると考えられ，また，認知症，フレイルをはじめとしたこれまで原因不明で漠然と老化によるものと考えられてきた疾患群の病因解明，治療，予防への一歩を踏み出せると考えられる．

（小松　誠，平山篤志，児玉和久）

●文献

1) Hirayama A, et al：Plaque-stabilizing effect of atorvastatin is stronger for plaques evaluated as more unstable by angioscopy and intravenous ultrasound. *Circ J* 2011；75：1448.

2) Komatsu S, et al：Early detection of vulnerable atherosclerotic plaque for risk reduction of acute aortic rupture and thromboemboli and atheroemboli using non-obstructive angioscopy. *Circ J* 2015；79：742.

3) Komatsu S, et al：Angioscopic Evaluation of Spontaneously Ruptured Aortic Plaques. *J Am Coll Cardiol* 2018；71：2893.

血管内超音波法

原理

血管内超音波法（intravascular ultrasound：IVUS）は直径約 1 mm 以下のカテーテルの先端に装着した超音波探触子（20〜60 MHz）を約 1,500〜2,000 rpm の速度で回転させ，血管壁の断層像を描出する方法である．主に冠動脈（⑩）に用いられているが，他の動脈を観察するために用いられる場合もある．

撮像原理は一般のエコー検査法と同様に，約 2.5 波長の超音波パルス波を発信し，組織の各部分で一部反射し，残りがさらに深部に透過し，また次の反射点で反射と深達を繰り返し，最終的に各部分からの反射が連なって返ってきた信号を画像化するという原理に基づいている．

超音波の反射（エコー）は，音響インピーダンスの異なる 2 つの物質の「境界面」に，そのインピーダンスの違いに応じた強度で生じるものであり，決して物質そのものを描出しているのではない．したがって，同じ物質でもその直前の物質によってエコー強度は異なる．IVUS においては，当初輝度の高いところは線維組織であり，低いところは脂肪組織であると考えられていたが，その後の研究で白黒画像を単にみただけでは組織性状診断の正確性には限界があることが指摘されている．

システム

血管内超音波カテーテルには 2 つの方式があり，一つは単一の探触子を機械的に回転させる方法（機械走査型）であり，もう一つは数十の探触子をカテーテルの短軸周囲に配置して（synthetic aperture device），電子的に回転させる方法（電子走査型）である．この方法はカテーテルの操作性は高く，屈曲した冠動脈への挿入もより容易であるが，画像の解像度は決してよいとはいえず，現在は機械走査型が主流である．冠動脈を観察する場合，IVUS カテーテルを冠動脈の末梢までに挿入した後，先端を引き抜きながら撮像する．通常専用の自動引き抜き装置にカテーテルを装着し，0.5〜1.0 mm/秒の一定速度で引き抜いていく．

カラーIVUS

石灰化については，白黒画像であっても，後方に acoustic shadow を引く高輝度エコーを呈する領域として同定され，その感度は 90 % 以上であるとされている．一方，線維や脂肪など非石灰化領域の組織性状同定については，白黒画像での見た目の輝度では判定

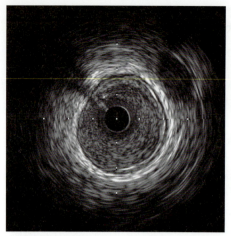
⑩ 冠動脈内 IVUS イメージング
軽度プラークを有する.

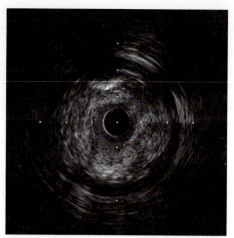
⑩ 大きな脂質コアを有するプラーク

困難なために，組織ごとにカラー表示するカラー IVUS が現在市販されている．その原理は，各組織から返ってきた超音波信号の音響物理学的特性が組織ごとに異なる点に着目して，種々の数学的な方法で組織を判別同定するというものである．プラークの各部分から帰ってきた時系列エコー信号のスペクトルを得たのち，その総積分値より求めた各部分からの信号強度の客観値の大小によって組織性状を同定するという integrated backscatter 法（IB-IVUS™），スペクトル波形の中から 8 つの指標を測定してその大小の組み合わせで組織性状を同定する VH（virtual histology）-IVUS™，スペクトルの形状と既知組織のスペクトルの形状との類似性を人工知能の原理の一つであるニューロ学習理論を用いて組織性状を同定する iMAP™ がある．

所見と評価

⑩に冠動脈断面の IVUS 像の一例を示す．まず，冠動脈の基本構造としての外膜（疎な結合組織），中膜（平滑筋層），内膜（動脈硬化により肥厚する）を同定する．通常，外膜は中輝度に描出され，中膜は低輝度の帯状領域として描出される．内膜はさまざまな輝度を呈するが，通常，中膜よりは高輝度に描出される．石灰化は acoustic shadow を有する高輝度領域としてとらえられる．acoustic shadow とは，高輝度の反射体の後方にあって，その側方の境界がカテーテル中心から放射状に広がる直線によって形成されている，エコーが検出されない低輝度領域をさす．中心の黒色の円形部はカテーテルの断面を示す．また内膜の局所肥厚をプラークと呼んでいる．位置情報については時計盤に対応させて記載し，⑩では特に 9 時から 3 時にかけて内膜が肥厚し，偏心性プラークが描出されているのがわかる．時に中膜と内膜の境界部に内弾性板が高輝度線状エコーとして認められ中膜・内膜境界が明瞭に同定できる場合があるが，通常この境界部は不明瞭のため，プラークの断面積を求めるときは内膜の断面積だけではなく，内膜と中膜を合わせたいわゆる内膜・中膜複合体の断面積をもって代用する．すなわち，中膜・外膜境界（外弾性板）によってつくられる面積（血管総断面積という）から内腔・内膜境界によってつくられる面積（内腔面積という）を引いてそれをプラーク面積とするわけである．

このほか，⑩のようにプラークによっては明らかな石灰化エコーがないにもかかわらず，その後方にエコーの減衰を呈する現象（attenuation と呼ぶ）を認めることがある．この現象がみられるプラーク内では脂質や微小石灰化を多数認めることが多く，プラークの不安定性を示していたり，経皮的冠動脈インターベンション（percutaneous coronary intervention：PCI）を行った後に起こる no reflow の呈しやすさを示しているといわれている．

急性冠症候群を発症しやすい冠動脈プラークには，易破綻性プラーク（rupture-prone plaque），破綻したプラーク（ruptured plaque），びらんを起こしやすいプラーク（erosion-prone plaque），びらんを起こしたプラーク（eroded plaque），内出血をきたしたプラーク（plaque with intraplaque hemorrhage），小結節状石灰化を有するプラーク（plaque with calcified plaque），ならびに高度狭窄を呈するプラーク（plaque with severe stenosis）があるとされる．

病理学的な検討により，破綻しやすいプラークの組織学的特徴というのはすでに解明されている．すなわち，①薄い線維性被膜や大きな脂質コアを有する偏心性プラーク（⑩），②炎症細胞の集族，③陽性リモデ

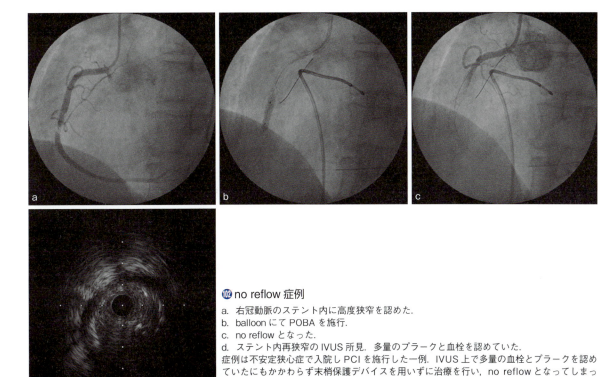

⑫ no reflow 症例
a. 右冠動脈のステント内に高度狭窄を認めた．
b. balloon にて POBA を施行．
c. no reflow となった．
d. ステント内再狭窄の IVUS 所見．多量のプラークと血栓を認めていた．
症例は不安定狭心症で入院し PCI を施行した一例．IVUS 上で多量の血栓とプラークを認めていたにもかかわらず末梢保護デバイスを用いずに治療を行い，no reflow となってしまった．IVUS での責任病変での血栓量を十分に把握し，末梢保護デバイスを用いるべき症例であった．

リングの存在，④spotty な石灰化の存在，などがあげられている．

治療—IVUS を用いた PCI

IVUS が国内で臨床応用されて 20 年が経過している．PCI には IVUS は不可欠なデバイスであり多くの施設で使用されている．IVUS guided PCI の有用性はベアメタルステント時代から多数報告されており，現在の薬剤溶出性ステント（drug eluting stent：DES）時代でも IVUS guided PCI は変わらず有用性が高いことが多施設共同の観察研究でも示されている．ADAPT-DES 試験では，CAG（冠動脈造影）guided PCI と比較して IVUS guided PCI によって DES では心筋梗塞，ステント血栓症および主要心血管イベントが減少している．現在 IVUS を用いた PCI は一般的であり，IVUS 情報を熟知することで心血管イベントが減少することはもちろん，治療中の合併症を減らすことを可能とする重要なデバイスであることはいうまでもない．IVUS guided PCI は CTO（慢性完全閉塞）の治療などでも必要不可欠であるが，以下に①slow flow, no reflow の予測，末梢保護デバイスの必要性②分岐部病変（側枝閉塞予測），③冠動脈解離，の3つの PCI における合併症に対する IVUS guided PCI について解説する．IVUS は治療にとっては非常に重要なデバイスであり，PCI 時には習熟しておく必要がある．

slow flow, no reflow

slow flow や no reflow 現象は急性心筋梗塞の治療の際に閉塞を解除したのにもかかわらず順行性冠動脈血流が流れていない現象を示しており，待機的な安定狭心症でも約 2 ％に発症すると報告されている．一般的に no reflow の病態は心筋の壊死および間質の浮腫，微小血管の収縮や攣縮で生じるといわれており，PCI の際には血栓やプラークの末梢への塞栓が主な原因である（⑫）．

no reflow は長期的な予後の悪化につながり，可能ならば避けたい合併症の一つである．このような合併症を避けるために IVUS から slow flow, no reflow を予測することが非常に重要である．IVUS 上で見逃せない所見として，①プラークの性状，②リモデリングの有無，③血栓の有無，が重要な 3 点と考えている．脂質に富んだ低輝度のプラークで大きさが大きいほど末梢塞栓が生じるという現段階でのデータはないが，不安定と判断した段階で末梢保護デバイスは必要と考えられる．上記 3 点を考慮して，悩んだ際には使用すべきと考えている．

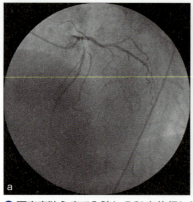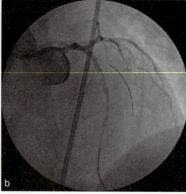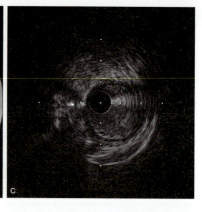

⑩ 不安定狭心症で入院し PCI を施行した一例
a. 左前下行枝に高度狭窄を認めた．
b. ステントを留置．その後，第一対角枝が閉塞．
c. 第一対角枝のプラーク．
左前下行枝にステントを留置した際に第一対角枝が閉塞した．IVUS で第一対角枝を十分に評価し，治療前から POBA を行う処置が必要であった．
POBA：percutaneous old baloon angioplasty（経皮的古典的バルーン形成術）

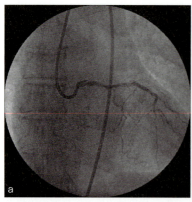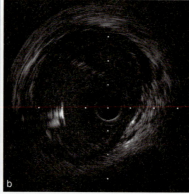

⑩ ガイディングカテーテルによる冠動脈解離の造影所見と IVUS 所見
a. 造影所見．左主幹部にガイディングカテーテルによる解離がみられる．
b. IVUS にて解離所見を認めた．

側枝閉塞予測

現在分岐部病変に対しては側枝のステント留置はなるべく行わない single stent strategy が一般的な治療法である．しかしながら側枝閉塞は完全には防ぐことができないため，事前に側枝閉塞を予測し，バルーンによる側枝の pre-dilatation や two stent strategy を行うことが重要である．

⑩ に不安定狭心症で入院し PCI を施行した一例を提示する．

冠動脈解離，冠動脈血腫

冠動脈解離は冠動脈壁にさまざまな要因で亀裂が入った状態をいう．原因としてはガイディングカテーテル，ガイドワイヤー，バルーン，ステントなどによるものと，自然発生する解離も認めている．ステント留置後の解離の頻度は 9.2％ 程度であり，非常に起こしやすい合併症の一つである．ガイディングカテーテルでの冠動脈解離の IVUS と造影所見を提示する（⑩）．

（深町大介，平山篤志）

● 文献

1) 本江純子：PCI で使い倒す IVUS 徹底活用術．東京：メジカルビュー社；2015．
2) 本江純子：血管内イメージングパーフェクトガイド．東京：日本医事新報社；2018．

静脈圧，循環血液量，循環時間

静脈圧 venous pressure

一部の施設（手術後，集中治療室，小児科など）では中心静脈圧の代替として末梢静脈にカニュレーションして測定している．

1940 年代に，侵襲を伴う中心静脈圧測定の代替として容易で安全に測定できる末梢静脈圧測定が行われるようになったが，その後両者の関連性に疑問がもたれ廃れていた．1970 年代に一部で見直され現在では少数の施設で中心静脈圧の推定のために使用されている．末梢静脈の還流障害（四肢などの抑制，腫瘍，血栓など）があると中心静脈圧より異常に高値となる．

①方法：末梢静脈にカニュレーション後マノメーターへ接続しトランスデューサーを経て通常のカテーテル心内圧測定装置で計測される．

②正常値：中心静脈圧は右房圧（< 7～8 mmHg あるいは< 10 cm 水柱）にほぼ等しいが，静脈圧はより末梢側で測定されるほど軽度高値となる（肘静脈で 3 mmHg 以内）．

③疾患との関連：右房圧が上昇する病態として，循環血液量の増加，右心不全，胸腔内圧上昇で高値となるほか，末梢静脈を収縮させるカテコールアミン，末梢静脈還流障害でも高値となる．

循環血液量 circulating blood volume

各種重症疾患や術後などにおいて，輸液量の決定などの目的でまれに測定される．

体内総血液量や循環血液量（体内総血液量の 60 % 前後とされる）を厳密に知りたいときに測定されるが，動脈にセンサー付きカテーテルを留置すると連続的に測定できる．

①方法：無害で血管外に漏出されず排泄・代謝もされにくい試薬を静注し，動脈でサンプリングして希釈度から計算する．

②試薬：インドシアニングリーン（ICG），エバンスブルー，バイタルレッドなどがあるが ICG が主に使用される．^{131}I，^{125}I ヒト血清アルブミンなどの放射性標識物質を使用することもある．ICG の希釈度は吸光計で計測され，動脈採血してサンプリングする原法から，非侵襲的に指の皮動脈からプローベで計測するもの，計測器が内蔵され循環血液量が自動計算されるカテーテル型のものもある．

③正常値：体内総血液量は 60～70 mL/kg となる．

④疾患との関連：心不全，腎不全などでは増加し，脱水，出血などでは減少する．

循環時間 circulation time

心機能をみる手段として以前は使用されたが現在では使用されることは非常に少ない．中枢性睡眠時無呼吸症の機序として心機能障害による循環時間の延長が注目されており，この分野の研究でしばしば計測されている．

心拍出量と反比例することから古くは心機能の指標

として使用された．試薬を静注して臭気を感ずるまでの時間を腕肺時間と呼び，右心系の循環時間に相当し，試薬を静注して舌に苦みを感じるまでの時間を腕舌時間と呼び，両心の循環時間となる．

①方法：腕肺時間測定にはアリナミン 10～20 mg，エーテル 0.1 mL を，腕舌時間測定には 20 % コレレチン 3～5 mL，10～20 % 塩化カルシウム 1～2 mL を静注する．

②正常値：腕肺時間は 4～9 秒，腕舌時間は 10～16 秒．

③疾患との関連：心不全では腕舌時間は延長するが，右心不全があれば腕肺時間も延長する．高心拍出状態では短縮する．

（佐藤　徹）

心臓カテーテル法

心臓カテーテル法とは，カテーテルを血管内や心腔内に挿入し，心血管系の疾患の重症度判定を含めた診断，あるいは治療に用いられる方法である．カテーテル法が初めて行われたのは，紀元前 3000 年のエジプトで金属パイプを用いて膀胱を観察したのが最初といわれている．その後，ギリシャでヒポクラテスの時代に遺体の心臓の弁を葦のパイプで観察したことが記載されている．しかし，近代的なカテーテルの幕開けは 1651 年 William Harvey が下大静脈からカテーテルを挿入して血流が静脈から心臓そして肺に行くことを動物で明らかにしたことから始まり，1711 年には Stephen Hales がウマの動脈にグラスチューブを挿入することで血圧を測定した．さらに，1844 年に Claude Bernard がウマを用いて右心カテーテルを施行して心内圧の測定に成功している．このように動物を用いて生理的な循環のシステムは理解されるようになっていたが，この手法がヒトに応用されるようになった最も大きな発見は Roentgen による X 線の発見である．これを利用して 1929 年に Werner Forssmann は滅菌した尿道カテーテルを肘窩静脈から右房にまで挿入して，撮影を行った．このパイオニア的な仕事をもとに，André Frédéric Cournand や Dickinson W. Richards はヒトでの心臓カテーテル検査について検討を重ね，1941 年からショックになった患者にカテーテルを挿入して心拍出量の低下を明らかにするとともに心不全，先天性心疾患などの病態や薬物の効果を明らかにした．これらの功績により Forssmann, Richards, Cournand らは 1956 年にノーベル賞を受賞した．さらに心臓カテーテル検査のなかでも Mason Sones が行った選択的冠動脈造影は冠動脈疾患の病態を明らかにしただけでなく，その後に続く冠動脈バイパス術，

経皮経管的冠動脈形成術（percutaneous transluminal coronary angioplasty：PTCA）への治療へと発展する土台となり，今日まで治療のゴールドスタンダードとなったわけである．

このように発展してきた心臓カテーテル検査は，すべての心臓疾患の診断に用いられてきたが，最近では非侵襲的画像診断として心エコー・ドプラ法，MRI，CTなどが急速に発達したため，その適応については変化しつつある．侵襲的であることから患者負担が大きいこと，また検査装置や機器，あるいは技術の向上により合併症は減少しているものの，心筋梗塞を含めた合併症は0.8％，死亡についても0.01％とリスクが少なからずあることが背景にある．したがって，心臓カテーテル検査に際しては，必要性を十分に考慮して，侵襲をなるべく少なくする工夫が必要である．

心臓カテーテル検査の適応となるのは，冠動脈疾患，胸痛症候群，弁膜症，先天性心疾患であるが，リスクを軽減するためにも検査施行前に十分な非侵襲的検査を行い，適応を決定すべきである．さらに，患者本人を含めた家族にリスクに伴う短所と治療に役立つ長所を十分に説明してインフォームド・コンセントを取得することが重要である．

■カテーテル検査の実際

心臓カテーテル検査は，その方法，目的に応じて以下のように分類される．
①右心カテーテル：カテーテルを静脈系（肘窩静脈，鎖骨下静脈，大腿静脈など）から挿入して順行性に右心系にカテーテルを進め，右房，右室，および肺動脈の血圧，圧波形を記録する．また，血液ガスの分析を行い短絡の部位診断と定量分析を行う．
②左心カテーテル：カテーテルを動脈系（上腕動脈，大腿動脈など）から挿入し，逆行性に左心系にカテーテルを進め，大動脈，左室の血圧，圧波形を記録する．チップカテーテルを用いて心内圧を計測しその波形から心機能を計測する．造影カテーテルとしてpigカテーテルを用いて左室造影を行い，壁運動異常，僧帽弁逆流などを評価する．また，場合によっては心筋の性状把握のために心筋生検も行われる．
③冠動脈造影検査：カテーテルから冠動脈内に造影剤を注入して，冠動脈の狭窄度を評価する．また，最近では血管内超音波法（intravascular ultrasound：IVUS），血管内視鏡，あるいは光干渉断層法（optical coherence tomography：OCT）などにより血管壁の性状，プラークの性状の把握も可能である．また，狭窄度を機能的に評価するために血流量を計測する．
④電気生理学的カテーテル検査：右心，および経中隔から左心系にカテーテルを挿入し不整脈の発生起源，副伝導路を明らかにすること，あるいは刺激伝導系の異常を検出することを目的として行われる．
⑤心血管系造影検査：右心，左心系の肺動脈，大動脈をはじめとする血管系に造影剤を注入して閉塞の有無，短絡の検出，解剖学的異常を検出する．

■右心・左心カテーテル検査

心臓カテーテル検査における血行動態測定は，圧測定と血流量の計測（心拍出量，短絡量など）および血管抵抗の計測および弁狭窄度の評価を行うことである．

圧測定

圧測定の方法

カテーテルを滅菌された液体で満たした接合チューブを介し，圧変換器（トランスデューサー）に接続すると，カテーテル先端の圧力が電気抵抗変化に変換され，その部分の圧として記録される．

正常圧波形（105）

各心腔内の正常値を（106）に示す．
①心房圧と波形：心房の収縮に伴って心房圧が上昇することによってa波が形成され，心房が弛緩するにつれて圧の減少が生じてx谷が形成されるが，途中で房室弁の閉鎖に伴って心房圧が上昇してc波が形成される．心房が弛緩する過程で心室の収縮とともに心房圧は上昇しv波を形成する．v波は右心系では心房のコンプライアンスと末梢からの還流量によって影響されるが，通常はa波より低値である．心室の弛緩とともに房室弁が開き，心房容積の減少とともに心房圧が低下してv波の後にy谷が形成される．吸気時には胸腔内圧の低下とともに右房圧は減少し，呼気時には逆に上昇する．平均の右房圧は循環血液量の大まかな目安である．一方，左房圧は右房圧と同様の圧波形を示すが，左心系であるため高値である．また，通常v波はa波より高値であり，また肺静脈からの還流量の影響を受けにくいため左房のコンプライアンスを直接表している．しかし，通常のカテーテル検査では直接に左房圧の計測をすることはなく，肺動脈楔入圧で代用される．
②心室圧と波形：心内圧は右室と左室はほぼ同様の圧波形を示すが，左室では右室に比べ等容性収縮期と弛緩期が長く，駆出時間が短い．心室拡張期波形は心室の拡張に伴う心室への血流の早期流入による波形と心房収縮に伴うa波からなる．拡張末期圧は，等容性拡張期が終了するC-pointで示されるが，明らかでない場合には心電図のR波の頂点で計測される．等容性拡張期から収縮が開始され，心室圧は上昇し，収縮終了とともに急激に心室圧は下降する．

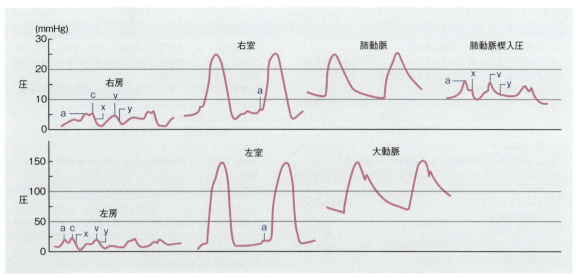

⑩⑤ 正常圧波形

③**動脈圧**：大動脈圧も肺動脈圧もともに心室からの血液の駆出とともに上昇し，駆出量が減少するにつれて低下するが，大動脈弁，あるいは肺動脈弁の閉鎖とともにいったん上昇し，その後心室の収縮期まで徐々に減少する．

④**肺動脈楔入圧**：肺動脈の毛細管部分にカテーテルをウエッジさせることによって得られる圧波形である．ほぼ，左房圧と同様の波形を示すが，毛細管を通して伝播されるためダンピングすることと時間的な遅れが生じるため，a，x，v，y波は認められるが，c波は認めない．通常は，肺静脈系は低圧系であるため，平均肺動脈楔入圧は肺動脈拡張末期圧とほぼ等しく，また左房拡張末期圧とも等しいと考えられるが，肺動脈楔入圧が高い場合，肺高血圧や肺血栓塞栓，あるいは低酸素では異なることがあるので，直接左房圧の測定が必要な場合がある．

病的状況における圧波形

各種病的な状態では，種々の心内圧異常が出現してくる．このような圧異常あるいは波形の異常からいろいろな心疾患の診断および重症度の判定が可能となる．⑩⑦に代表的な病的波形についてまとめて示した．

血流量の計測

心拍出量の計測

心拍出量を計測する方法として色素希釈法と熱希釈法がある．心拍出量は，体表面積で補正され心係数（cardiac index）として表される．

①**色素希釈法**：色素（通常はインドシアニングリーンを使用）を静脈側から注入して動脈側で連続的に色素濃度を測定して濃度曲線を記録する（色素希釈曲線と呼ばれる）．⑩⑧に示すように，曲線には再循環も出現

⑩⑥ 健常者における正常圧と血管抵抗値

圧（mmHg）	平均	範囲
右房		
a波	6	2〜7
v波	5	2〜7
平均	3	1〜5
右室		
最大収縮期圧	25	15〜30
拡張末期圧	4	1〜7
肺動脈圧		
最大収縮期圧	25	15〜30
拡張末期圧	9	4〜12
平均	5	9〜19
肺動脈楔入圧		
平均	9	4〜12
左房		
a波	10	4〜16
v波	12	6〜21
平均	8	2〜12
左室		
最大収縮期圧	130	90〜140
拡張末期圧	8	5〜12
大動脈		
最大収縮期圧	130	90〜140
拡張末期圧	70	60〜90
平均	85	70〜105
血管抵抗（dyn・秒・cm^{-5}）	平均	範囲
全身性	1,100	700〜1,600
肺動脈	200	100〜300
肺血管抵抗	70	20〜130

するが，心拍出量の算出には初回循環部分を使用する．具体的には色素希釈曲線を，片対数を用いピーク以降の下降脚を直線的に外挿して基線まで結ぶことで得られる経過時間をt秒，色素の平均濃度をC（mg/L）

⑩ 診断に有用な病的波形

1. 右房圧波形

1) 右房平均圧の低下：循環血液量減少
2) 右房平均圧の上昇（＞4～8 mmHg）：血管内液貯留状態，右心不全，左心不全に起因する右心不全，心タンポナーデ，心臓粘液腫（閉塞性）
3) a波の上昇（右室充満圧の上昇）：三尖弁狭窄，右室機能不全などによる右室コンプライアンスの低下
4) 大砲様a波：心房と心室の同調不良（完全房室ブロック，心室頻拍など）
5) a波の消失：心房細動ないし心房静止，心房粗動
6) v波の上昇：三尖弁逆流，右心不全，右房のコンプライアンス低下（拘束型心筋症）
7) a波高とv波高が等しい：心タンポナーデ，収縮性心膜炎，循環血液量減少
8) その他の異常
   ① Kussmaul 徴候（吸気時の右房圧の上昇ないし低下の消失）：収縮性心膜炎，右室虚血
   ② 右房平均圧，右室拡張期圧，肺動脈拡張期圧，肺動脈楔入圧，心膜腔内圧が等しい（≦5 mmHg）：心タンポナーデ
   ③ 右房圧の右室化：重症三尖弁閉鎖不全
   ④ 鋸歯状波形：心房粗動
   ⑤ 心内圧と心内心電図の解離：Ebstein 奇形

2. 左房圧・肺動脈楔入圧波形

1) 平均圧の低下：循環血液量減少
2) 左房平均圧の上昇（＞8～12 mmHg）：血管内液貯留状態，左心不全，心タンポナーデ，左房粘液腫による閉塞
3) a波の上昇（左室充満圧の上昇）：僧帽弁狭窄，心不全などによる左室コンプライアンスの低下
4) 大砲様a波：心房と心室の同調不良（完全房室ブロック，心室頻拍など）
5) a波の消失：心房細動ないし心房静止，心房粗動
6) v波の上昇：僧帽弁逆流，左心不全，心室中隔欠損症
7) a波高とv波高が等しい：心タンポナーデ，収縮性心膜炎，循環血液量減少
8) 肺動脈楔入圧と左室拡張末期圧の解離：僧帽弁狭窄症，左房粘液腫，三心房（cor triatriatum），肺動脈閉塞，左室コンプライアンスの低下，胸腔内圧上昇

3. 肺動脈圧波形

1) 収縮期圧の上昇：原発性肺高血圧症，僧帽弁膜症，左心不全，拘束型心筋症，有意な左右短絡，肺疾患（肺塞栓症，低酸素血症，慢性閉塞性肺疾患）
2) 収縮期圧の低下：循環血液量減少，肺動脈弁狭窄症，Ebstein 奇形，三尖弁狭窄症，三尖弁閉塞症
3) 脈圧低下：右室虚血～梗塞，肺塞栓症，心タンポナーデ
4) 二峰性肺動脈圧波形：左房の巨大v波の伝播（僧帽弁逆流症など）
5) 肺動脈拡張期圧が肺動脈楔入圧より高い：肺疾患，肺塞栓症，頻脈

4. 心室圧波形

1) 収縮期圧上昇：肺ないし全身性の高血圧症，肺動脈ないし大動脈弁狭窄，心室流出路狭窄，弁上部狭窄，有意な心房中隔欠損ないし心室中隔欠損に伴う右室圧上昇，肺血管抵抗を上昇させる因子に由来する右室圧上昇
2) 収縮期圧低下：循環血液量減少，心原性ショック，心タンポナーデ
3) 拡張末期圧上昇：循環血液量増加，うっ血性心不全，心室コンプライアンスの低下，心タンポナーデ，弁逆流，心膜収縮
4) 拡張末期圧低下：循環血液量減少，三尖弁ないし僧帽弁閉塞
5) a波低下ないし消失：心房粗細動，三尖弁ないし僧帽弁狭窄症
6) "dip and plateau" 型拡張期波形：収縮性心膜炎，拘束型心筋症，右室虚血，三尖弁ないし僧帽弁逆流に関する急性の心室拡張

5. 大動脈圧波形

1) 収縮期圧上昇：高血圧症，動脈硬化症，大動脈弁閉鎖不全症
2) 収縮期圧低下：大動脈弁狭窄症，心不全，循環血液量減少，ショック
3) 脈圧開大：高血圧症，大動脈弁閉鎖不全症，有意な動脈管遺残症，有意な Valsalva 洞瘤破裂
4) 脈圧狭小化：心タンポナーデ，うっ血性心不全，心原性ショック，大動脈弁狭窄症
5) 二峰性脈波：大動脈弁閉鎖不全症，閉塞性肥大型心筋症
6) 奇脈 [呼気時の収縮期圧の異常は，減少（＞10 mmHg）]：心タンポナーデ，慢性の気道閉塞性疾患，高度な肺塞栓症
7) 交互脈：うっ血性心疾患，心筋症
8) 小脈，遅脈：大動脈弁狭窄症
9) "spike and dome" 波形：閉塞性肥大型心筋症

（Braunwald E 〈ed〉：Heart Disease, 6th editon. Philadelphia：WB Saunders；2001, p.359, および Kern MJ：The Cardiac Catheterization Handbook, 2nd edition. St Louis：Mosby-Year Book；1995.）

とすると，Stewart–Hamilton の式によって次のように計算される．

心拍出量（L/分）
$$= \frac{色素注入量（mg）\times 60（秒）}{色素の平均濃度\ C（mg/L）\times t（秒）}$$

成人の正常値は 2.6～4.2 L/分/m^2 である．しかし，色素は常に新たに調整する必要があり，また正確に注入されねばならない，動脈側の血流を体外に導いて色素濃度を測定しなければならないなど，手技が煩雑であるため今では次に述べる熱希釈法が主に使用されている．

② **熱希釈法**：温度変化を知ることのできるサーミスターが先端に付いたバルーン付きの Swan-Ganz カテーテルの普及により簡便に心拍出量が計測可能となった．先端部分にポート，バルーンとサーミスターが付いており，先端から 30 cm の部位にもポートが開いている．先端のバルーンを膨らませることにより，末梢静脈からでも X 線透視を使用しなくても圧をモニターしながら肺動脈まで進めることが可能である．先端が肺動脈に位置した状態で手前のポートから冷却グルコース液を急速に注入すると，右室で血液と混合して，先端のサーミスターにより熱希釈曲線が得られ

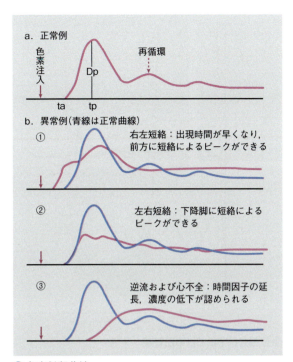

⑩ 色素希釈曲線
ta：色素出現時間(8～11秒), tp：色素最高濃度時間(14～20秒), Dp：最高濃度.
(丸山幸夫ほか：内科学書, 第6版. 東京：中山書店；2002：p.1207.)

る．色素希釈法と同様の原理により，心拍出量が測定される．注入部にもサーミスターを付けることにより精度の向上が得られている．色素希釈法に比べて，簡便で再循環に影響されないことから有用であるが，三尖弁逆流がある場合や低心拍出量の場合には正確ではないことに注意する．Swan-Ganzカテーテルは先端のポートで肺動脈楔入圧を測定することが可能であるため，血行動態の把握に有用で，Forrester分類に用いられる．

③左室造影法からの算出：左室造影で得られた拡張末期と収縮末期の左室をトレースして，キャリブレーションのグリッドや球をもとに容積を計算して1回心拍出量を算出する方法である．しかし，調律不整がある場合や弁逆流がある場合には，正確でない．通常，ルーチンとして使用されることはない．

短絡量の計測（部位診断）

カテーテル先端から心内各所で血液を採取し，酸素飽和度のFickの原理に基づいて，ガス分析により飽和酸素の濃度を測定して心疾患の短絡部位，短絡量の診断が可能である．右心系では，上・下大静脈−右房−右室間≧約10％，右室−肺動脈間≧約5％の酸素飽和度の上昇があれば有意な左右短絡ありと診断される．左心系では，肺静脈から順に採血を行い（肺静脈

血採取が困難な場合は，肺疾患がなければ飽和度を98％とみなす），酸素飽和度の低下があれば右左短絡の有無と位置が診断される．

短絡量を計測するにはFickの式で酸素消費量，血液酸素含有量を測定する必要があるが，臨床的に重要なのは心拍出量に対する短絡量であるため，通常は肺動脈血流量（Q_P）と体血液量（Q_S）の比で表すことが多い（Q_P/Q_S）．1.5以下であれば軽症の左右短絡，1.5～2.0であれば中程度の左右短絡，2.0以上であれば重度の左右短絡と診断する．また1.0以下であれば，右左短絡を意味する．

Q_P/Q_Sは通常以下のように計算される．

Q_P/Q_S
$= \dfrac{大動脈血酸素飽和度 - 混合静脈血酸素飽和度}{肺静脈血酸素飽和度 - 肺動脈血酸素飽和度}$

混合静脈血酸素飽和度
$= (3 × 上大静脈血酸素飽和度 + 1 × 下大静脈血酸素飽和度)/4$

血管抵抗および弁狭窄度の評価

血管抵抗

カテーテル法によって求めたい部位間の血流量（Q〈L・分〉），および平均圧較差（ΔP〈mmHg〉）が明らかになれば，血管抵抗は下記の式によって計算される．
血管抵抗 $= \Delta P/Q × 80$（dyn・秒・cm^{-5}）

体血管抵抗は$\Delta P =$平均大動脈圧−右房圧で，肺血管抵抗は$\Delta P =$平均肺動脈圧−左房圧で計算される．正常値を⑩に記載する．

弁狭窄度の評価

大動脈弁あるいは僧帽弁の弁口面積も同様に弁口部を通過する血流量と弁口間の平均圧較差でGorlin and Gorlinの方法により算出することが可能である．

①大動脈弁狭窄：大動脈弁狭窄における圧波形を⑩に示す．心内腔の圧と大動脈圧を同時に測定することが必要である．大動脈の最高収縮期圧と心内腔の最大血圧とは時相がずれているため生理的なものではない．同時測定における最大圧較差，あるいは平均圧較差で狭窄の程度を表す．また，カテーテルを挿入することで弁口面積がより狭小化する場合には圧較差がより過大評価することになるが，臨床的にはこのような症例は重症であることから過大評価はあまり問題となることはない．弁口面積は，弁口間の平均圧較差（$P_1 - P_2$）を用いて弁口を通過する流量から，以下のように計算される．

大動脈弁口面積（cm^2）
$= \dfrac{心拍出量（L/分）}{44.3 × 駆出時間(秒) × 心拍数(/分) × \sqrt{P_1 - P_2}\text{（mmHg）}}$

簡易的には，44.3 × 駆出時間 × 心拍数 ≈ 1,000とし

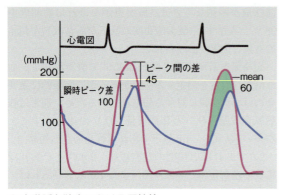

⑩⑨ 大動脈弁狭窄における圧較差
━ : LV, ━ : Ao.

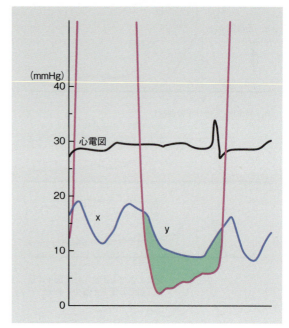

⑪⓪ 僧帽弁狭窄における圧較差
━ : LV, ━ : LA.

て算出する.

正常の平均大動脈弁口面積は 2.6〜3.5 cm² である. 弁口面積が 0.8 cm² 以下の場合には重症狭窄と考えられる.

②**僧帽弁狭窄**：僧帽弁狭窄の場合には，正確には左房圧と心内圧を同時に記録するが，経中隔的アプローチが必要なために通常は肺動脈楔入圧を左房圧で代用する．楔入圧と左室圧の平均圧較差を用いて弁口面積を算出する（⑪⓪）.

僧帽弁口面積（cm²）
$$= \frac{心拍出量（L/分）}{33.7 \times 拡張期時間（秒）\times 心拍数（/分）\times \sqrt{P_1 - P_2}（mmHg）}$$

係数が大動脈弁と異なるのは，実際の弁口面積との対比から修正した値を用いているためで，この値を用いることで弁口面積の最大の相違は 0.2 cm² 以下となった.

正常の平均僧帽弁口面積は 4〜6 cm² である. 弁口面積が 1.3 cm² 以下の場合には重症と考えられる.

これらの式は正確に測定された心拍出量が必要であるため，弁逆流，低心拍出量などの場合には不正確になる場合があることに注意する必要がある.

③**弁逆流の算出**：左室造影から得られた心拍出量と熱希釈法で求めた心拍出量の差を逆流量として，逆流率の算出に用いる.

心筋生検

心筋生検鉗子（bioptome）を使用することにより，右心および左心の心内膜側から心筋を採取し，特発性あるいは続発性の心筋疾患の診断に利用する．また，心臓移植後の拒否反応の検出にも用いられる.

心血管造影法

心血管造影法（cardioangiography）は血管または心腔内にカテーテルを留置し，造影剤を急速注入して連続撮影する方法である．通常はデジタルで記録され，造影剤の流れ，心臓の動きを動画として観察することができる．これにより血管，心腔や弁膜の形態・動態，血流の動態（逆流，狭窄，短絡など）が直接観察される．疾患により造影する位置や造影剤の量，注入速度を変える必要がある.

以下に造影部位とそれにより診断しうる主な疾患名を示す.

大静脈造影

上大静脈症候群（腫瘍などによる圧排所見），静脈（下肢など）の壁在血栓の有無，先天性の大静脈還流異常などをみる.

右房造影

右房の形態，三尖弁の形態や動態，右室への血流動態などの情報が得られる．Ebstein 奇形（右房化した右室が認められる），三尖弁閉鎖症，三尖弁狭窄症，右房腫瘍などの診断に用いられる.

また，Brockenbrough 法による心房中隔穿刺時にも位置確認のために行う.

右室造影

右室の形態や収縮状態，三尖弁逆流の有無や程度，右室から右室流出路，および肺動脈への血流動態，肺動脈弁の形態や動態などの把握のために施行する．先

天性の心疾患で複雑心奇形の場合，右室と左室の鑑別がカテーテルの位置からは不明の場合がある．このとき，造影所見から肉柱構造が発達している心室が解剖学的右室と判定される．

肺動脈造影

肺動静脈瘻，肺動脈塞栓症などの肺動静脈系の異常はもちろん，左房内血栓，左房腫瘍，左房の拡大の程度の把握などにも用いられる．

左房・肺動脈造影

心房中隔欠損症か，卵円孔の交通がある場合のみ造影が可能であるので，一般的にはあまり行われない．ただし，必要があればBrockenbrough法にて心房中隔を右房側から穿刺してカテーテルを挿入する．

左室造影

左室の形態や収縮動態，大動脈への血流動態，大動脈弁の形態や動態，僧帽弁逆流の有無や程度などに関する正確な情報が得られる．疾患の診断のみならず，左室の壁運動（収縮状態）の定量的評価を行うことが可能である．左室の局所の位置はAHAの分類により表し（⑪），壁運動の異常の程度はdyskinesis（奇異性収縮），akinesis（無収縮），hypokinesis（低収縮），normokinesis（正常収縮）に分類する．これから，たとえば心筋梗塞の部位診断や局所および心全体の心機能の障害の程度がわかる．造影像から左室の容積が計算され，以下のような心機能評価の諸指標が算出される（[］に成人正常値を示す．/m^2は体表面積で補正した値）．

① 左室拡張末期容積（end-diastolic volume：EDV）
　[70 ± 20 mL/m^2]
② 左室収縮末期容積（end-systolic volume：ESV）
　[24 ± 10 mL/m^2]
③ 1回拍出量（stroke volume：SV）＝ EDV − ESV
　[45 ± 13 mL/m^2]
④ 左室駆出率（ejection fraction：EF）＝ SV/EDV
　[0.67 ± 0.08]

以上の左室造影と同時に心室圧を計測し，左室圧・容積関係を1心拍を通じて求めることによって，心機能指標を前，後負荷の影響なく評価することができる．

大動脈造影

大動脈の形態や血流動態，大動脈弁の形態や動態，大動脈弁逆流の有無や程度などがわかる．したがって，先天性の大動脈（弁）疾患，大動脈弁狭窄・閉鎖不全症，大動脈瘤，解離性大動脈瘤などの診断に用いられる．

冠動脈造影法と冠血管イメージング

冠動脈造影の歴史は，1959年にSonesが選択的に冠動脈を造影したことに始まるが，本法が論文に発表されたのは1962年であった．この間1,002例の冠動脈造影がなされていたが，Sonesは1,000例以上で安

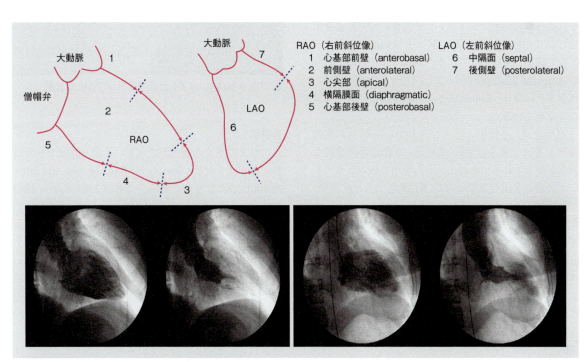

⑪ 左室造影のセグメントと左室造影（健常例）

全性が確認されるまで発表を控えていた．その後，1967年にJudkinsによりカテーテルの形状が工夫され簡便な方法となって広く普及するようになった．この検査法が冠動脈疾患の診断・治療に果たした功績は莫大で，まず冠動脈外科の長足の進歩をもたらした．さらに，1977年にGrüntzigが経皮的に冠狭窄を軽減するPTCAを狭心症の治療として開始し，またRentropeによる冠動脈内血栓溶解療法（PTCR）によって心筋梗塞の予後が改善される再灌流治療が行われるようになり，今では冠動脈造影検査はすべての虚血性心疾患の診断および治療に必要不可欠なものとなっている．しかし，冠動脈造影検査においては，冠動脈の形態学的診断のみにとどまるのではなく冠血栓，冠攣縮など冠血管のダイナミックな病変や冠動脈の狭窄病変に由来する心筋虚血の有無など治療方針決定に必要な情報を収集し，虚血性心疾患の病態を総合的に把握することが必要である．また，虚血性心疾患の予後を決定する急性冠症候群が冠動脈造影では明らかにされないプラークから発症することから，冠動脈を内腔から観察する冠血管イメージングが発達してきた．

冠動脈造影検査

方法および装置

冠動脈造影検査は，使用するカテーテルの種類やアプローチをする部位によって，上腕動脈をcutdownしSonesカテーテルを挿入するSones法と，経皮的に大腿動脈を穿刺しJudkinsカテーテルを挿入するJudkins法に大別される．しかし，カテーテルの材質や作製技術の向上，シネアンジオ装置の改良により最近では3〜6フレンチ（F：1Fは1/3 mm）のカテーテルで造影が可能となり，またSonesやJudkins以外のAmplatz, Multipurposeなどのカテーテルが使用されるようになり，Sones法やJudkins法などの区別はなくなっている．

冠血流は，心拍動とともに毎秒10 cmに及ぶ運動速度を有し，最小径100〜300 μmの冠血管の鮮明な画像が要求される．このことから使用されるシネアンジオ装置のX線管球については小焦点（1.0 mm前後）で，低電圧（80 kV以下），高電流（300 mA以上）の条件に耐えることが必要である．血管の太さと分布範囲から，イメージインテンシファイアー（image intensifier，画像集積装置）は4〜7 inchの高輝度イメージが適している．記録媒体としては，シネフィルムであったが，現在ではデジタルで記録されるようになり，さらにイメージインテンシファイアーがフラットパネルとなって飛躍的に画像がよくなっている（⑫）．

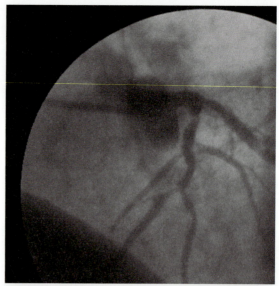
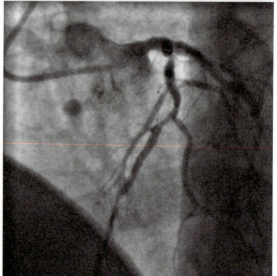

⑫ フラットパネル（下）と通常のデジタルとの比較

合併症

これまで多くの報告がされているが，詳細なものはThe Registry of the Society for Angiography and Interventionによるものである．これは1984年から1987年までに冠動脈造影を施行された約23万例における合併症の報告（Johnson, 1989）であるが，それによれば死亡（0.1 %），心筋梗塞（0.06 %），脳卒中（0.07 %），重症不整脈（0.47 %），血管合併症（0.46 %），造影剤による症状（0.23 %）などである．しかし，最近ではカテーテルの改良，技術の向上，造影剤の工夫などにより随分減少していると思われる．ただ，高齢者や左主幹部病変を含む重症冠動脈疾患例に対して施行されることが多くなっているので合併症については十分な配慮が必要である．

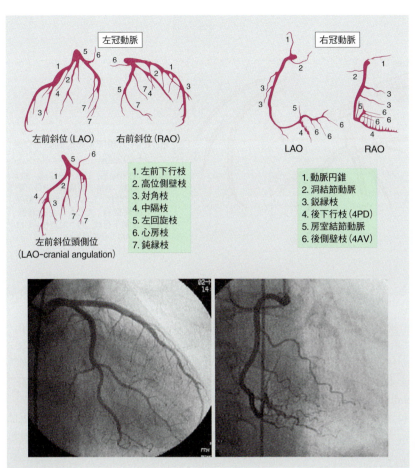

⑬ 左右冠動脈の解剖模式図と正常冠動脈造影所見

冠動脈造影の実際

　冠動脈造影検査においては，狭窄の部位および狭窄度を正確に評価することが必要である．そのためには，冠動脈造影での冠動脈の解剖を正しく理解しておくことが必要である．冠動脈造影での冠動脈の描出には，右前斜位（RAO：第1斜位）および左前斜位（LAO：第2斜位）が基本となる．⑬に左右冠動脈の解剖模式図を示した．

①冠動脈の解剖とバリエーション：

（1）正常冠動脈

①左冠動脈（left coronary artery：LCA）：左冠動脈主幹部（left main trunk：LMT）はValsalva洞の左冠動脈洞から起始し，肺動脈起部の後面を経て左心耳の下で，左前下行枝（left anterior descending artery：LAD）と左回旋枝（left circumflex artery：LCX）に分岐する．約37％の症例では，LAD, LCXだけでなくramus medianusの3分岐を形成する．

・LAD：前室間溝に沿って心尖部まで下降する．RAOでは心室の前面を走行し，LAOでは右室と左室の中央を走行する．そのあいだに，心室中隔の前

2/3を灌流する数本の中隔枝（septal branch）と左室側壁を灌流する対角枝（diagonal branch：Dx）を分岐する．

・LCX：LMTから分岐した後，房室間溝を走行し左室後壁を灌流する．洞房結節枝（sinoatrial nodal artery）をまず分枝することもあるが，多くの場合には，左室側壁を灌流する1〜3本の鈍縁枝（obtuse marginal branch）を分岐する．その後，後側壁枝を分枝して左室後側壁を灌流する．その後，左優位型では後室間溝に沿って走行する後下行枝となるが，その頻度は10％程度であり，90％は後下行枝は右冠動脈（RCA）から分枝する．また，LCXからは左房回旋枝（left atrial circumflex artery）も分枝する．

②右冠動脈（right coronary artery：RCA）：Valsalva洞の右冠動脈洞から起始し，やや右前方に向かい，右心耳の部位から右房室間溝を下行する．第一に円錐枝（conus branch）を分枝する．約40％の症例ではRCAの入口部のやや上方より直接大動脈から分岐する．次に洞結節枝（S-A nodal artery）を分岐する．これは約60％がRCAから分枝するが，

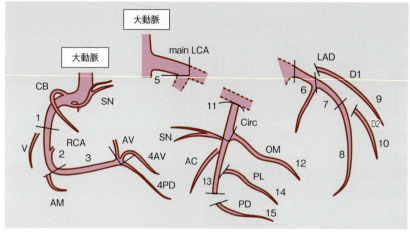

⑭ AHA分類による冠動脈セグメントの分類

RCA：右冠動脈，CB：円錐枝，SN：洞結節動脈，AM：鋭縁枝，PD：後下行枝（後室間枝），AV：房室結節動脈，PL：後側壁枝，LCA：左冠動脈，LAD：左前下行枝，D：対角枝，OM：鈍縁枝，AC：心房回旋枝．

残りの40％はLCXから分岐する．次に，右室前面を灌流する右室枝（RV branch）と鋭縁枝（acute marginal branch）を分枝する．鋭縁枝は心臓の正面からみて右縁にあたる部位に沿って下行し心尖部に達するが，非常に灌流領域が狭いか欠如してみえることも多い．次に後室間溝を走行し心尖部に達する後下行枝（posterior descending artery）と房室枝（atrioventricular artery）に分岐する．この分岐部付近をcruxと呼ぶ．

(2) 冠動脈奇形

①冠動静脈瘻：本症は冠動脈と血管系もしくは心腔内とのあいだにprecapillaryレベルでの交通ができたために生じる奇形で，流入する部位はそれぞれ右室内（41％），右房内（26％），肺動脈（17％），左室（3％），上大静脈（1％）などである．

②冠動脈起始異常：single coronary artery, 左回旋枝起始異常，左前下行枝起始異常，右冠動脈起始異常など多くのバリエーションを含め，約0.5〜1.0％の頻度で認められる．

②狭窄度評価のための冠動脈造影の実際：冠動脈造影所見の記載方法を以下に示す．

①部位の記載：冠動脈の部位を表すには，AHA Committee Reportに基づく記載方法が用いられる（Austen, 1975）．この記載方法によると，RCAは鋭縁部までを2等分して近位側をSegment 1，それ以下をSegment 2とし，ここからcruxまでをSegment 3としている．また，crux以下をSegment 4として，4PDと4AVとに分けている．一方，LCAではLMTをSegment 5，LADの第一中隔枝を分枝する点までをSegment 6，それ以下をSegment 7, 8とに分け，第一，第二DxをそれぞれSegment 9, 10としている．LCXでは鈍縁枝を分枝するまでの近位側をSegment 11，遠位側をSegment 13，鈍縁枝をSegment 12，後側壁枝を14，後下行枝を15と分類している（⑭）．

②狭窄の記載：狭窄の程度の評価には，AHA分類，実測，デンシトメトリーなどによる方法がある．AHA分類は，読影者の主観により8段階（0％，25％，50％，75％，90％，99％，subtotal，100％）に狭窄度を分類する方法である．しかし，最近では狭窄の程度は原則として，狭窄部位の近位側と遠位側の正常部における内径の平均値に対して狭窄部の内径が何％であるかを計算して求める．後で述べるように狭心症の診断には狭窄度の評価は重要であるが，視覚的な評価だけでは読影者により±20％程度のばらつきが生じる．そこで，ばらつきの程度を最小限にするために，最近ではノギスだけでなくビデオデンシトメトリー法などによる読影方法が考案されている．また，狭窄部位の絶対値（minimum legional diameter：MLD）を用いて狭窄度を表現する場合もある．また，狭窄度の正確な評価には，多方向からの造影を行い，最も狭窄度が強くみえる部分の値を狭窄度として採用することが必要である．

③冠動脈造影に必要な撮影方向：冠動脈造影においては，まず基本的な方向から撮影し，その後に病変部位を最もよく描出する方向での撮影を行うことが必要である．

④狭窄形態の表し方：狭窄形態の表記法は，まず狭窄の長さから，short（5 mm以下），tubular（5〜20 mm），diffuse（20 mm以上）に分類し，狭窄の仕方からshortのものをeccentricとconcentricに分け，またtubularのものをその表面の性状からregular, irregular, ulcerating plaqueに分類したRoschらの分類が用いられる．また，Ambroseらは，冠動脈造影における狭窄を形態から4つに分類し

た．第1は，concentric lesion（concentric stenosis with smooth border），第2は type I eccentric lesion（eccentric stenosis with smooth border and broad neck），第3は type II eccentric lesion（eccentic stenosis with convex intraluminal obstruction having narrow neck or irregular border），そして最後の第4は multiple irregularity である．彼らは第3，第4の狭窄形態を complex と称した．安定狭心症と不安定狭心症で狭窄形態を比較すると不安定狭心症で有意に complex lesion が多かった．このことから，Ambrose らは complex lesion は動脈硬化のプラークの破裂や血栓形成を示していると結論している．このように狭窄度だけでなく狭窄形態の識別も冠動脈造影には必要である．

⑤冠動脈造影所見の表し方：狭窄や閉塞以外に特徴として⑮のように表すことがある．

③**側副血行路**：各冠動脈の主要な部位が閉塞したときには，その末梢側が同一枝の末梢から（homo-collateral）または他枝より順行性，逆行性に造影される．このような側副血行路の存在は，逆に閉塞病変の存在を意味し冠動脈造影所見の記載のうえで重要である．その側副血行路の発達状況については，Rentrope らの分類が用いられる．すなわち，Grade 0：側副血行路によりまったく閉塞枝が描出されない，Grade 1：閉塞枝の分枝のみが造影される，Grade 2：閉塞枝の本幹が完全には造影されない，Grade 3：完全に閉塞枝が造影される，の4段階に分けられる．側副血行路の役割については，各疾患で詳細に述べられている．

④**グラフト造影**：冠動脈-大動脈バイパス術の普及により数多くのバイパスが施行されるようになった反面，グラフトの閉塞や狭窄による狭心症の再発が起こりバイパス造影が行われるケースが増加してきている．グラフトには，大伏在静脈を用いた saphenous vein graft（SVGs）と左および右の内胸動脈（internal mammary artery：IMA）を用いたグラフトがある．最近では胃大網動脈（gastroepiploic artery）もグラフトとして用いられる．手術の術式を検討したうえでカテーテル検査を行う必要がある．グラフト閉塞が疑われる場合には，大動脈造影で閉塞を確認することが重要である．

虚血性心疾患と冠動脈造影

①**冠動脈造影の適応**：
①臨床症状，心電図，心筋シンチグラムなどにより虚血性心疾患を有することの明らかな症例．
②弁膜症などの心疾患がすでにあることが明らかにされているが，虚血性心疾患の合併の可能性がある場合．
③臨床症状，心電図，負荷心電図などでは虚血性心疾

⑮ **冠動脈病変の表し方**

1. 拡張（dilatation）
2. 石灰化（calcification）
3. 蛇行（touchous）
4. 壁不整（irregurality）
5. 冠動脈瘤（aneurysma）
6. squeezing（myocardial bridge）
7. 冠動脈解離（dissection）
8. 冠動脈内血栓（thrombus）

患の有無につき判定が困難な症例．

②**各虚血性心疾患の適応と検査目的**：
①労作性狭心症：冠動脈造影において，責任冠動脈の同定，有意狭窄の部位と程度，他枝病変の有無などにつき検討する．虚血が明らかでない場合には，形態のみからでは診断できず，ペーシング負荷試験あるいは血流をドプラフローワイヤーや熱希釈カテーテルで計測して薬剤としてアデノシン，あるいは塩酸パパベリンを用いて薬剤負荷前と負荷後の最大冠血流量を計測して冠予備能（coronary flow reserve：CFR）を求め，虚血を検出する必要がある．また，冠血流に代えて，冠内圧を測定して血流予備量比（fractional flow reserve：FFR）を計測することにより虚血を検出することが可能となっている．

このように労作性狭心症においては，運動負荷心電図，RI 心筋シンチグラフィと冠動脈造影所見での狭窄部位や程度を総合して虚血責任病変を診断することが必要である．

②冠攣縮性狭心症：発作時に心電図で一過性の ST 上昇を伴う狭心症を異型狭心症（variant type angina）と Prinzmetal が報告したが，この場合には冠動脈の有意狭窄部位に冠攣縮が加わることが原因とされた．泰江らは有意狭窄のない正常冠動脈でも冠攣縮により ST 上昇型の変化を伴う狭心症があることを明らかにした．冠攣縮の誘発には，エルゴノビンの静脈内投与，冠動脈内投与，あるいはアセチルコリンの冠動脈内投与が用いられているが，安全を考慮していずれの薬剤も冠動脈内投与が一般的である．段階的薬剤の投与を行い，狭心痛の誘発，心電図の ST 変化を経時的に観察する（☞「冠攣縮性狭心症」p.192 ㉓）．この間に，症状・心電図変化があれば冠動脈造影を迅速に行うが，血圧の上昇・頭痛などがあれば中止する．本検査の施行にあたっては，冠攣縮の誘発とともに血圧が低下するなどの血行動態の悪化，完全房室ブロック，心室頻拍・心室細動などの重篤な不整脈の出現が起こりうるので十分な注意が必要で，ペーシングカテーテルをあらかじめ挿入しておく．

③急性冠症候群：急性心筋梗塞や不安定狭心症などの

急性冠症候群に対する急性期の冠動脈造影は禁忌とされていた。しかし，血栓溶解療法が予後を改善することが明らかにされ，さらに PCI により再灌流療法が予後改善につながることが定着した現在では，積極的に冠動脈造影検査，さらには冠動脈の構築に基づく治療が行われるようになった。

④陳旧性心筋梗塞：梗塞後狭心症の病態把握には，冠動脈造影が必須であるが，臨床的に症状がない場合にも予後の推測と治療法の確立のためには，冠動脈造影と左室造影が施行される。

血管内イメージング

Sones による選択的冠動脈造影は，虚血性心疾患の診断・治療に急速な進歩をもたらしたが，冠動脈内腔の影絵であるという方法の限界から，冠狭窄度が病態と一致しないことが次第に明らかとなり，また急性冠症候群の原因となる不安定プラークが冠動脈造影では明らかにできないため，新しい評価法が必要であった。1980 年代後半に IVUS が登場し，冠動脈造影と内腔の狭窄度の正確な関係やプラークの性状などが理解されるようになった。また，光ファイバーの進歩は，血管内視鏡をより細く，より多くの画素数をもった解像力の優れたものに進化させ，より詳細な観察が可能となった。このような形態的なイメージングの進歩と同様に機能的な狭窄度の評価も圧ワイヤーやドプラフローワイヤーを用いて可能となった。

血管内視鏡 (☞ p.72)
IVUS による冠動脈病変の評価 (☞「血管内超音波法」p.75)
機能的冠狭窄度の評価

冠循環では，冠血流はある範囲で冠灌流圧が変化してもさまざまの機序により一定になるように保たれる。心筋酸素消費量が増加するとその増加につれ冠灌流が増加する機序が作用して均衡が保たれる。この冠血流量の増加を冠血流予備能（CFR）と呼ぶ。健常者では，負荷時に収縮していた細動脈が拡張し冠血流が増加するが，冠動脈硬化を有する患者では安静時にすでに細動脈が拡張しているために負荷時に冠血流量の増加がない。CFR が冠狭窄度の増加に伴い低下することから，CFR の測定により冠狭窄を機能的に評価することができる。

①**冠血流計測**：臨床的に冠血流を計測する方法は，Webster カテーテルを用いた熱希釈法や超音波を用いたドプラ法があるが，ドプラフローワイヤーによる冠血流速の計測が広く用いられている。この方法には，①血行動態により影響される，②正常値が明らかでない，③虚血を生じるカットオフ値が明らかでない，④一つの狭窄から遠位部の狭窄すべての影響を受けるた

め狭窄が多い場合には責任となる狭窄が明らかでない，などの問題はある。しかし，この性質を利用して糖尿病や高血圧心での微小循環障害を検出する試みが行われている。

②**FFR**：光ファイバーを用いた圧センサー付きワイヤーの出現により正確に狭窄前後の圧が計測可能となり，心筋内の細動脈を薬物により最大限に拡張した状態での圧較差 FFR_{myo} は血行動態が変化しても，冠狭窄度と一致することが理論的にも実験的にも示された。計測方法は，圧センサー付きガイドワイヤーを冠動脈に挿入し，アデノシン，ATP の持続静脈内投与やパパベリンの冠動脈内投与により最大冠血流が得られた状態で遠位側からワイヤーを引き抜いていく。冠狭窄部をワイヤーが通過した時点で大動脈圧と先端圧が一致する。FFR_{myo} が 0.75 以下の症例では，負荷試験において虚血所見を示すことが明らかにされ，虚血の指標となる。

このようにドプラフローワイヤーも圧ワイヤーも簡便であることから，虚血の同定やインターベンションのエンドポイントの決定に広く利用されている。

心臓カテーテル法の治療への応用

PCI

PCI の確立までの歴史

Sones によって始められた選択的冠動脈造影が基本的な検査となる一方で，1964 年に Dotter と Judkins は動脈硬化による血管の狭窄病変をカテーテルで拡張する治療法を考案し，下肢閉塞性動脈硬化症においてガイドワイヤーを有するカテーテルシステムを用いて狭窄病変を拡張することに成功した。Grüntzig は，冠動脈に本法を応用するためきわめて細いカテーテルを考案し，動物および剖検心の冠動脈狭窄部の拡張に成功した。1977 年 5 月に Grüntzig と Myler はサンフランシスコにおいて冠動脈バイパス術施行中にバルーンカテーテルによる冠動脈の狭窄部の拡張に成功し，さらに同年 9 月にはスイスのチューリッヒにおいて経皮的なアプローチからの冠動脈形成術に成功した。こうして Sones による選択的冠動脈造影からおよそ 20 年を経て行われるようになった冠動脈形成術は，その後 steerable wire，バルーンの改良，などにより瞬く間に全世界に広く普及し，冠動脈疾患治療のスタンダードとなった。当初は，PTCA と称されていたが，バルーン以外の新しい器具が使用されるようになったことから PCI（percutaneous coronary intervention：経皮的冠動脈インターベンション）と呼ばれるようになった。

PCI による冠狭窄軽減の機序（原理）

バルーンによる冠動脈狭窄部の拡大機序は，粥腫の圧縮による拡大だけでなく，多くは中膜の亀裂によると考えられている．粥腫に変化がなく中膜に亀裂が生じず過伸展するだけでは血管の弾性で拡張前に戻ろうとするため，内腔の拡大は得られない．中膜の亀裂が生じることで拡張が得られる．

PCI の適応

初めに Grüntzig が適応とした対象は，安定した狭心症，冠動脈-大動脈バイパス術の適応となる1枝病変症例のみであったが，その後の器具の改良，手技の向上から次第に適応が広げられるようになった．経年的に成功率が向上するとともに対象となる疾患も不安定狭心症の増加，年齢の高齢化，多枝病変例の頻度が増加している．基本的には虚血が証明された冠動脈に対して治療が行われる．術前に施設での成功率や合併症の頻度などを提示して，PCI の有用性と合併症を含めたリスクとそれに対する対応，長期的な再狭窄の問題や，金属アレルギーの有無について説明し同意を得ることが必須である．

治療成績と合併症

治療成績は，病変の形態，性状によって異なるので，冠動脈造影での所見から単純な病変である Type A から Type C まで分類され，複雑病変ほど成功率は低下する．最近は，新しい器具が用いられるようになり複雑病変でも成功率は向上している．

PCI 施行中および術後の急性期合併症は，急性冠閉塞，冠動脈穿孔，出血性合併症である．急性冠閉塞の原因としては，ガイディングカテーテルによる冠動脈入口部の損傷，ワイヤーによる血管内膜の損傷，バルーン拡張後に生じる冠動脈解離などである．最近は抗血小板薬の使用やステントにより心筋梗塞・死亡という重大な合併症への移行は減少した．しかし，粥腫への傷害に伴う内容物の流出が血流の低下を引き起こす場合がある．これを slow flow と呼び，この場合には血行動態が不安定になることがあるので，十分な対応を必要とする．また，冠動脈穿孔は，非常にまれな合併症であるが穿孔に伴い心嚢内に出血し心タンポナーデをきたしショックに陥ることがある．直ちに心嚢ドレナージにてタンポナーデを解除することが急務であるが，同時に穿孔に対してはバルーンによる圧迫，カバーステントにより穿孔部を止血することも必要な場合がある．出血性合併症としては，通常の心臓カテーテル検査時にも生じる可能性はあるが，PCI 施行時には特に冠閉塞予防のため抗凝固療法や抗血小板療法が行われているので重症化しやすい．穿刺部出血，後腹膜への出血，脳出血，消化管出血などがあげられている．早期に発見することが必要である．いずれにしろ，こ

れらの重篤な合併症を引き起こすことは予後を悪化させる因子であるので十分な配慮が必要である．

PCI の効果

急性冠症候群に対する PCI の効果については，急性期死亡率の減少を含め予後改善をもたらすことからその有用性は広く認められている．安定型労作性狭心症に対する効果としては，①症状の軽減，②長期虚血により機能不全に陥った冬眠心筋（hibernating myocardium）の機能回復，などの効果があることは証明されている．しかし，予後改善効果については冠動脈バイパス術，薬物療法との無作為比較試験でも明らかにされていない．PCI のアキレス腱であった再狭窄も薬剤溶出性ステント（drug eluting stent：DES）で減少したが，CABG に比べ予後改善効果は劣っている．その原因として，予後に関連する心血管イベントが1年以内は標的部位が主体であったのにもかかわらず，1年以後は非標的部位あるいは非標的血管で発生するためである．冠動脈で有意狭窄でない部分から急性冠症候群が発症することを考えれば，局所のみの治療では予後改善は得られず，二次予防が予後改善には重要である．

問題点とその対策

PCI での長期的な問題は，再狭窄であった．再狭窄のメカニズムとしては，①血栓形成，②リコイル（血管の弾性でもとの形状に戻ろうとする性質），③血管平滑筋の中膜からの遊走と増殖，④血管リモデリング（血管に傷害が加わったことにより逆に血管が縮小する反応が起きる），が関与している．血栓形成には抗血小板薬，リコイルに対してはステントが用いられ再狭窄は減少するようになった．しかし，血管平滑筋の増殖はステントでも防ぐことはできず，20％程度の再狭窄率が認められたが，平滑筋増殖を抑制する薬剤を塗布したステント（DES）が開発，臨床使用されるようになり飛躍的に減少した．

しかし DES 使用後，1年以上を経過して血栓性閉塞（遅発性ステント血栓症）が起きることが問題となった．年 0.2〜0.6％の頻度であるが，発症は致命的ともなることから対策は重要である．予防のためにチエノピリジン系とアスピリンの2剤の抗血小板薬の併用（dual antiplatelet therapy：DAPT）が必要とされている．ただ，生体適合性の良好な第三世代の DES では頻度もさらに少なくなり，今後抗血小板薬の使用期間についても変更されるかもしれない．

動脈内血栓溶解療法を含めた急性心筋梗塞の初期治療について

急性心筋梗塞に対する治療の大きなマイルストーンとなったのは，1979 年の Rentrope による血栓溶解薬

の投与による血流の再開を冠動脈造影で明らかにした
ことと，1988年のISIS-2によってアスピリンとスト
レプトキナーゼの投与により35日後の死亡率が有意
に減少したことで，①血栓閉塞により心筋梗塞が発症
し，②アスピリンが有効な血栓とストレプトキナーゼ
が有効な血栓が心筋梗塞の血栓形成に関与しているこ
とが明らかにされた．以後，より早期に再灌流を得る
ことのできる静脈内投与可能な血栓溶解薬の開発が行
われ，組織プラスミノーゲンアクチベーター（t-PA）
の投与でストレプトキナーゼに比較して死亡率が減少
することがGUSTOで明らかにされた．このt-PAの
死亡率減少が遅延なく血流が再開されることに基づく
ことが冠動脈造影から明らかにされ，いかに早期に十
分な血流再開をするかが予後改善に必須とされた．一
方，Hatzlerらは急性心筋梗塞に対してPTCAにより
再灌流に成功し，PTCAも再灌流の手段として用いら
れるようになった．1990年以降の無作為比較試験を
まとめたメタアナリシスが行われ，PTCAによる予後
改善効果が血栓溶解療法に比べて勝ること，さらにス
テントの導入により合併症が少なく，かつ治療後のイ
ベントも少ないことから，今では血栓溶解療法に比べ
primary PCIが治療の第一選択となっている．

弁形成術

経皮経静脈的僧帽弁交連裂開術

　1984年に井上によって最初に経皮経静脈的僧帽弁
交連裂開術（percutaneous transvenous mitral com-
missurotomy：PTMC）がわが国で報告された．これ
は，ダブルバルーンというカテーテルを用いて行う手
技である．大腿静脈からアプローチして心房中隔穿刺
によりガイドワイヤーを左房に挿入する．続いてガイ
ドワイヤーに沿ってバルーンカテーテルをスタイレッ
トを用いて左室に挿入したら，希釈造影剤を注入しバ
ルーンの先端部分を拡張すると同時に軽く引き戻し弁
口に固定する．ここで，さらに造影剤を注入してバルー
ンを完全に拡張させると弁口を拡張することができ
る．バルーンの容量によって弁拡大の効果が異なる．
　機序としては，弁口面積の拡張は癒合した交連部で
裂開するほか，弁の可動性が増すためと考えられてい
る．弁の可動性が良好で，弁下組織の変化が少ない症
例では手術と同等の効果が期待される．これに対し左
房内血栓，僧帽弁逆流の合併は禁忌とされる．最も重
要な合併症は僧帽弁の逆流の発生で，逆流が強い場合
は弁置換術が施行されることもある．心房中隔穿刺の
残存はあるが程度はごく軽い．弁の拡大の効果は，心
臓超音波検査ないしは圧較差の測定で判定する．

経皮的僧帽弁形成術

　カテーテルを用いて機能性あるいは変性による僧帽

弁閉鎖不全症に対する治療が行われるようになってい
る．これはMitraClip®と呼ばれるシステムで，大腿静
脈からカテーテルを挿入し心房中隔を経て僧帽弁逆流
の部分をクリップで止め，閉鎖不全を治療するもので
ある．

経皮的大動脈弁置換術

　1986年にバルーンを用いて石灰化した大動脈弁狭
窄を拡張する治療が行われるようになった．しかし，
1年以内に再狭窄や死亡に至ることが多く，緊急の救
命としてのみ使用されるようになっていた．しかし，
2002年にCribierらが人工弁付きのステントを大動脈
弁狭窄症に用いて治療して以来，手術適応のない患者
に広く使用されるようになった．大腿動脈から逆行性
にステント弁を挿入する方法と全身麻酔下に小さく左
胸を開けてそこから心臓の先端部に直接ステント弁を
入れる方法がある．生命予後だけでなく生活の質も向
上することが示されている．

肺動脈弁形成術

　先天性肺動脈弁狭窄症の症例に対して行われてい
る．大腿静脈から順行性にアプローチする．安全で成
績もよいが，弁形成術後に漏斗部狭窄が出現した例が
報告されている．そのほか，リウマチ性の三尖弁狭窄，
人工弁（生体弁）狭窄についての報告がある．

その他のカテーテルインターベンション

経皮的卵円孔閉鎖術

　大腿静脈からカテーテルを卵円孔に導入して心房中
隔を閉鎖する方法で，いろいろなカテーテルが開発さ
れている．

経皮的中隔枝焼灼術（PTSMA）

　閉塞性肥大型心筋症で治療抵抗性の場合に，中隔枝
に対してエタノールを注入して心筋量を減少させ中隔
での圧較差を減少させる．これにより圧較差が減少す
れば症状の改善がみられる．ただ，中隔の傷害をきた
すため完全房室ブロックなどの合併症に注意する．

肺動脈拡張術

　肺血栓塞栓症による二次性肺高血圧の増加に伴い薬
物療法も行われているが，血流の減少した肺動脈に対
してバルーンを用いて拡張することにより肺高血圧を
軽減することで症状が改善することが示されている．
初期に拡張しすぎると肺での再灌流障害が起こるた
め，数回に分けて段階的に拡張をすることが必要とさ
れている．

　　　　　　　　　　　　（深町大介，平山篤志）

● 文献

1) Davidson CJ, et al：Cardiac catheterization. In：Zippes
　DP, et al (eds). Braunwald's Heart Disease, 7th edition.

Philadelphia：Elsevier Saunders；2005.

2) Baim DS（ed）：Grossman's Cardiac Catheterization, Angiography, and Intervention, 7th edition. Philadelphia：Lippincott, Williams & Wilkins；2006.

3) 平山篤志ほか：心臓カテーテル検査. 松田　暉（編）. 冠動脈外科学の最前線. 東京：中山書店；1994.

4) 平山篤志ほか：PTCA の手技と成績. 岡田昌義（編）. ここまで進んだ血管内治療法. 大阪：永井書店；1998.

電気生理学的検査，遅延電位

電気生理学的検査

概念

電気生理学的検査（electrophysiological study：EPS）では，心臓内の各部位に電極カテーテルを留置し心内心電図を記録する. 刺激発生装置を用いてプログラム刺激や高頻度刺激を行うことにより頻脈性不整脈を誘発し，その機序を診断する. また，徐脈の原因や部位（房室ブロックの部位）および重症度を診断する. 原因不明の失神や動悸の精査のために頻脈性および徐脈性不整脈の誘発を試みることもある. 頻脈性不整脈に対しては EPS に引き続きカテーテルアブレーションが行われることが一般的になってきた.

方法

大腿静脈および内頸静脈（または鎖骨下静脈）を穿刺し，順行性に電極カテーテルを，高位右房（high right atrium：HRA），His 束電位記録部位（His bundle electrogram：HBE），右室（right ventricle：RV），冠静脈洞（coronary sinus：CS）に留置する. 心房波を A 波，His 束電位波を H 波，心室波を V 波と表現する. 大腿動脈を穿刺し，逆行性に電極カテーテルを進め，左室内および僧帽弁輪の電位を記録することもある. 最近は心房細動アブレーションが広く行われるようになってきた. この場合，大腿静脈からアプローチし，心房中隔穿刺を行い左房内および肺静脈内に電極カテーテルを留置する.

EPS 用記録装置上に，12 誘導から抜粋した 3 誘導の体表面心電図と心内電位を同時に表示する. 安静時（コントロール）の記録に引き続き，刺激発生装置を用いて，頻脈性不整脈においては不整脈の誘発や副伝導路の存在を診断する. 徐脈性不整脈においては洞結節機能，房室伝導能などを測定する.

頻脈性不整脈に対するカテーテルアブレーションを行う際には，リエントリー回路の同定や，異所性興奮発生起源の同定が必要になる. 一般的には頻拍中の最早期興奮部位を同定する. この目的のため，形状を工夫した多極電極カテーテルが利用される. 最近では，磁場や電界を利用して，CT 画像と融合させることも可能な三次元システム（electroanatomical mapping system）が使用される機会が増えてきた. これによって電極カテーテルの正確な視覚化が可能になり，電位の大きさ（voltage map）や興奮伝播過程（activation map）が立体的に表示できるようになった.

適応

⑯に電気生理学的検査の適応を示す.

評価項目

伝導時間

AH 時間は，His 束電位図の A 波から H 波までの時間である. 房室結節内伝導時間にほぼ一致し，基準値は 50～120 ms である. HV 時間は，His 束電位図の H 波から心室波（V 波）までの時間であり，His–Purkinje 系の伝導時間を示す. 基準値は 35～55 ms である.

⑰に示す症例では，HRA から基本刺激周期（basic cycle length：BCL）600 ms で 8 発刺激（S_1）をしたのち，420 ms の単発期外刺激（S_2）を入れたとき，AH 時間（A_2H_2）は 166 ms であった（⑰a）. 単発期外刺激（S_2）の間隔を 400 ms に短縮すると，AH 時間（A_2H_2）が 324 ms と著明に延長し，房室結節リエントリー性頻拍（atrio–ventricular reentrant tachycardia：AVNRT）が誘発されている（⑰b）.

不応期

通常，一定間隔の基本刺激（S_1）を 8 発行い，最後に期外刺激（S_2）を加える方法が用いられる. 期外刺激で心房や心室を興奮させることができない最大の刺激間隔（S_1S_2）を有効不応期（effective refractory period：ERP）と呼ぶ. 一方，刺激に対する反応の最

⑯ 電気生理学的検査の適応

1.　徐脈性不整脈
洞不全症候群：洞結節機能の評価，重症度評価 房室ブロック：ブロックの部位診断，重症度評価

2.　頻脈性不整脈
頻拍が心電図でドキュメントされている場合および症状から頻拍が強く疑われる場合 　発作性上室頻拍，心房粗動，心房頻拍，心室頻拍，心室細動 心室早期興奮（デルタ波）を認める場合 Brugada 症候群：リスク評価が必要な場合 抗不整脈薬の治療効果判定 器質的心疾患を有する患者における植込み型除細動器の適応判断

3.　原因不明の失神
失神の原因となる頻脈性および徐脈性不整脈の誘発

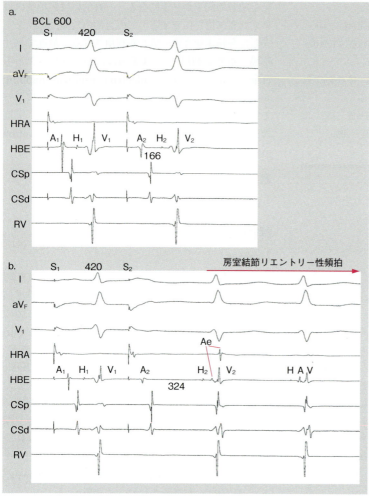

⑰ 電気生理学的検査による房室結節リエントリー性頻拍の誘発

a：高位右房から，600 msのBCL（S_1）で8発刺激を加えたのち，連結期420 msで期外刺激（S_2）を加えると，A_2H_2は166 msであった．

b：連結期を400 msに短縮すると，A_2H_2が突然324 msへと著しく延長した（ジャンプ現象）．房室結節を逆行伝導した興奮が再度心房を興奮させ（心房エコー：Ae），slow-fast型房室結節リエントリー性頻拍が誘発された．BCL：基本周期長．

（村川裕二ほか（編）：EPS概論．東京：南江堂；2011．）

短の連結期を機能的不応期（functional refractory period：FRP）と呼ぶ．たとえば房室結節のFRPは，心室への伝導が生じる最小のH_1H_2間隔（HV伝導時間が一定の場合にはV_1V_2間隔で代用される）である．

洞結節機能

洞結節は，自己の自動能よりも速い頻度で刺激されると刺激直後の自動能が抑制される．これをoverdrive suppressionと呼ぶ．洞結節回復時間（sinus node recovery time：SNRT）とは，心房からの頻回刺激（30〜60秒）の後，洞結節興奮が出現するまでの時間である．基準値は1,400〜1,600 ms以下である．これ以上の延長を認めた場合は洞結節自動能の異常を疑う．

洞房伝導時間（sinoatrial conduction time：SACT）は，心房からの連続刺激（Narula法）または期外刺激（Strauss法）への洞結節のリセット現象を利用して評価する．

房室伝導能

心房からの期外刺激（S_2）の連結期を短縮すると，AH時間は徐々に延長する．これを減衰伝導特性と呼ぶ．漸増性心房ペーシング法において，110拍/分以下の低頻度刺激でAHのWenckebach型ブロックが出現する場合は房室結節内の伝導は異常と考えられる．His束下（HV）の伝導においては，ペーシング拍数にかかわらず2度以上のブロックの出現を異常とみなす．

頻脈性不整脈の誘発と停止

頻脈性不整脈の場合，機序解明のために誘発を行う．たとえば，発作性上室頻拍の場合，副伝導路を介した房室回帰性頻拍か，房室結節リエントリー性頻拍かを鑑別する．心室早期興奮（デルタ波）を認める場合も，カテーテルアブレーションを前提とした頻拍誘発試験が行われる．

Brugada症候群においては，リスク評価（植込み型除細動器の適応判断）のため，致死的心室性不整脈の誘発が行われる．

一方，原因不明の失神の原因精査にも有用である．すなわち失神が頻脈性不整脈によるものか否かを鑑別

するため，期外刺激や高頻度刺激によって頻脈性不整脈の誘発を試みる．

一般に頻脈性不整脈は交感神経優位の状況で易誘発性となる．コントロールで頻脈性不整脈が誘発されなかった場合，イソプロテレノールやアトロピンを負荷したうえでEPSを行う．

薬効評価

器質的心疾患を伴う持続性心室頻拍に対する抗不整脈薬の効果判定を目的に，EPSによる誘発試験が行われる．

房室ブロックの評価にIa群抗不整脈薬が使用されることがある．Ia群抗不整脈薬は，His-Purkinje系に直接作用し，潜在性の房室伝導障害を顕在化する．HV時間の延長や房室ブロックの出現が認められた場合，潜在的な房室伝導障害があると判断する．

遅延電位

概念

心臓突然死を予知する指標のひとつである．器質的心疾患を有する患者では，病的心筋の周辺に伝導遅延が生じリエントリー回路を形成し致死性不整脈が生じる．この伝導遅延はQRS波形の後ろに含まれているはずであるが，きわめて微小な電位であるために通常の体表面心電図では検出することができない．そこで洞調律時の体表面心電図を加算平均し，心電図を特定の周波数帯域において高感度で加算平均してノイズを取り除くと，QRS波の終末からST部分にかけて数十μVの微小電位が認められる．これを遅延電位（late potential：LP）と呼ぶ．

診断基準

① fQRSd（filtered QRS-duration）：LPを含んだQRS幅が130〜135 ms以上の場合．
② RMS40（root-mean-square voltage of the signals in the last 40 ms）：QRS終末部から40 msさかのぼった点までの電位面積が15〜20 μV以下の場合．
③ LAS40（the duration of the low amplitude signal after the voltage decreased to less than 40 μV）：QRS終末の電位波高40 μV以下の領域が持続する時間が40 ms以上．

この①②③の3項目のうち，2項目以上を満たした場合，LP陽性と診断する．⑩は持続性心室頻拍を合併した拡張型心筋症の56歳男性の記録で，3項目をいずれも満たした．

有用性

心筋梗塞既往例において，LP陽性例では，不整脈

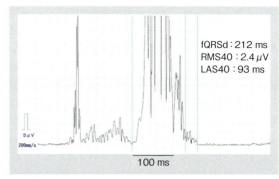

⑩ 心室遅延電位
持続性心室頻拍を合併した拡張型心筋症の56歳男性の加算平均心電図．fQRSd=212 ms，RMS40=2.4 μV，LAS40=93 msで，3項目とも基準を満たし，LP陽性と診断した．

事故（心室頻拍，心室細動または突然死）の陽性的中率は低いものの，逆にLP陰性の場合の陰性的中率は90%以上と高い．この陰性的中率の高さがLPの臨床的意義といえる．拡張型心筋症，催不整脈性右室心筋症，Brugada症候群患者でも高率にLP陽性となるが，致死的不整脈および心臓突然死での有用性は確立されていない．

（髙橋尚彦，三好美帆）

● 文献
1) 村川裕二ほか（編）：EPS概論．東京：南江堂；2011．
2) 川名正敏ほか（編）：循環器病学—基礎と臨床．東京：西村書店；2010．

脈波伝播速度と足関節上腕血圧比

脈波伝播速度（pulse wave velocity：PWV）および足関節上腕血圧比（ankle-brachial pressure index：ABI）は上下肢の動脈圧脈波と血圧を同時に測定することにより，「動脈の硬さ」すなわち動脈硬化の程度を簡便かつ非侵襲的に検出可能な検査法として日常診療で広く普及している．

動脈硬化病変はプラーク形成による動脈壁の内膜肥厚や血管内腔の狭窄に代表される「解剖学的（形態的）異常」と動脈壁の硬さが増大することによる「血管機能異常」の二側面をもつとされている．

解剖学的異常は画像検査（血管超音波，CT，MRアンギオグラフィ，血管造影，血管内視鏡検査など）によって視覚的に診断することが可能である．なかでも，頸動脈超音波検査は体表に近い頸動脈の形態的動脈硬化性変化（例：内膜肥厚など）を最も簡便かつ非侵襲的に検出可能であり，これは全身の動脈硬化を反

映するとされているため，全身動脈硬化の進行を同時に把握することが可能である．一方で，このような解剖学的異常を診断する視覚的画像検査では評価できない動脈の伸縮性（コンプライアンス），すなわち「動脈の硬さ」を評価するための検査が血管機能検査である．動脈硬化のない健康な動脈は柔らかく，適度な伸縮性をもっているため，しなやかに拍動して全身に血液を送る働きをしている．動脈硬化の進行により，動脈壁の硬さが増大するとコンプライアンスが低下するが，この変化は解剖学的異常がみられない初期段階から生じるため，画像診断による視覚的な診断はきわめて困難である．したがって，動脈硬化による血管機能異常を鋭敏に検出可能なPWVおよびABIの臨床上果たす役割は非常に大きい．

脈波伝播速度（PWV）

概念

左室から大動脈への血液駆出により生じた動脈脈動が末梢血管へと伝播した波が脈波であり，脈波の伝わる速度がPWVである．1922年にPWVの測定が初めてヒトを対象として行われ，本検査は90年以上にも及ぶ歴史をもつ．

原理

PWVは血液駆出により生じた脈動を受け取る動脈が硬い（伸縮性低下）ほど，この脈波の末梢動脈への伝わる速度が速くなる原理を応用し，心臓を中心とした血管上の任意の末梢動脈2点で脈波を計測し，2点間の距離を脈波が計測された時間の差（脈波伝播時間差）で除することによって算出される（119）．すなわち，動脈伸縮性が低下した動脈硬化症例では心臓から全身末梢動脈への脈波伝達速度が一律に増大するため，任意の末梢動脈2点間の脈波伝播時間差は小さくなり，PWVは増大する．

種類と測定方法

PWVには主なものとして，頸動脈と大腿動脈を計測地点として用いるcfPWV（carotid-femoral PWV：頸動脈-大腿動脈間脈波伝達速度），および上腕動脈と足首動脈を計測地点として用いるbaPWV（brachial-ankle PWV：上腕-足首間脈波伝播速度）が報告されている（120）．cfPWVは，頸動脈と大腿動脈間の動脈長を，この2点間における脈波の立ち上がりの時間差で除して計算する．動脈長の計測には，布製メジャーを用いた体表面における簡便な測定法が一般的に用いられ，数種類の報告があるものの，総頸動脈および大腿動脈波記録部位間の直線距離を用いる場合が多い．cfPWVは頸動脈-大腿動脈間を計測地点としているため，下肢動脈のような筋性血管を含んでおらず，加圧によるストレスや血管拡張薬の影響を受けにくいとされており，理論上は適切な評価法と考えられるが，測定に熟練を要するうえに，被検者に鼠径部を露出してもらう必要があることから，多数例を対象としたスクリーニング検査には不向きとされ，欧米諸国と比べわが国ではあまり普及していない．

一方，baPWVは血圧測定用カフを用いて上腕と足首の脈波を検出し，両脈波の時間差（ΔT）と血管長の差（大動脈弁口部から足関節までの血管長〈La〉から大動脈弁口部から上腕までの血管長〈Lb〉を差し引いた長さ）から脈波速度を推測するものである．LaやLbは身長からの推定式で求められる（120）．このため，baPWVは特別な修練が不要で，被検者にも身体的な負担がなく，検査時間は3〜4分と短いことから広く普及している．また，日本人症例2,287例を対象とした研究で，baPWVとcfPWVと相関係数は$R = 0.73$と良好であり，カテーテルマノメータを使った直接法により観血的に測定された大動脈PWVとbaPWVの相関においても$R = 0.87$と，きわめて良好であったと報告されている．

臨床的意義

baPWVの上昇は心血管疾患の独立した予後リスク因子であることが示されており，1,800 cm/秒を超えると有意にリスクが増大し，baPWVが100 cm/秒上昇するたびに心血管事故，心血管死亡ならびに全死亡

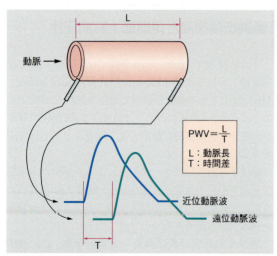

119 PWV 測定の原理
近位の動脈波と遠位の動脈波の時間差（T）で，それら2点間の距離を除して求める（PWV = L/T）
（日本循環器学会ほか：血管機能の非侵襲的評価法に関するガイドライン．2013. http://www.j-circ.or.jp/guideline/pdf/JCS2013_yamashina_h.pdf）

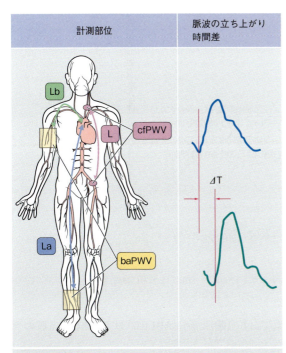

⑳ PWVの測定方法
baPWV：上腕-足首間脈波伝播速度
cfPWV：頸動脈-大腿動脈間脈波伝播速度
La：大動脈弁口部から足関節までの血管長
Lb：大動脈弁口部から上腕までの血管長
⊿T：時間差

（Munakata M, et al：Utility of automated brachial ankle pulse wave velocity measurements in hypertensive patients. *Am J Hypertens* 2003；16：653./六尾哲：四肢末梢動脈疾患の検査の実際―血圧脈波検査. *Medical Technology* 2014；42：1012を参考に作成．）

昇に比例して弾性が大きくなる特徴をもっている．そのため，計測対象が同一人物の同一血管であったとしても，測定時の血圧が異なる場合にはPWVも変化してしまう．したがって，検査前は必ずベッド上で最低5分間安静にして，できるだけリラックスした状態で検査を行う．また，動脈硬化治療では血圧降下薬が使用されることが多いため，動脈硬化の治療前後でPWVが低下したとしても，それが血管機能の改善によるものなのか，血圧降下薬の影響によるものなのかの判断が困難となることにも注意が必要である．

baPWVに関しては，cfPWVと異なり，大動脈よりも下肢動脈を主に反映しているという点も問題とされる．原理的にbaPWVの脈波測定距離は遠位腹部大動脈から足首までのため，血管機能の評価対象は主に下肢動脈となる．下肢動脈のような筋性血管は，大動脈のような弾性血管に比べて加圧によるストレスや血管拡張薬の影響を受けやすいため，baPWVの測定値は変動しやすい．

また，測定対象とする血管に高度の狭窄が存在する場合，狭窄部より末梢部位での波形の立ち上がり点が遅れ，算出するbaPWVに遅延が生じる．したがって，baPWVを評価する際には，同時にABIを測定すべきである．さらに，心房細動などの不整脈症例では測定精度が低下する点，高度の肥満症例では脈波検出が困難である点，大動脈弁狭窄症や高度左室収縮不全では測定値が低下する点にも留意が必要である．

足関節上腕血圧比（ABI）

概念

動脈硬化の進展に伴い，四肢の主幹動脈に閉塞性病変が生じると，さまざまな虚血症状が出現する．これをPAD（peripheral arterial disease：末梢動脈疾患）と呼び，1960年代後半からPADの診断に用いられてきた検査がABIである．

原理

健常例では，下肢の血圧と上腕の血圧はほぼ等しくなる．しかし，動脈硬化が進行し，下肢動脈に閉塞や狭窄が存在する症例においては，下肢の血圧は上肢に比べて低下する．ABIは足関節動脈血圧を上腕動脈血圧で除することによって算出され，その値が正常範囲から逸脱するか否かを評価することによって，PADの有無を判断する．測定原理上，両上肢動脈に狭窄を有する場合にはABIの算出が不可能となる．

測定法

ABIは両側の上肢ならびに足関節レベルの収縮期血

がそれぞれ12％，13％，6％増大するといわれており，予後予測マーカーとして有用であるとされる．しかしながら，動脈硬化治療（減量，禁煙，降圧薬，スタチン系薬剤，経口糖尿病薬など）によるbaPWVの改善それ自体が良好な予後と関連しているか否かについては明らかになっていない．

計測上の注意点

PWVは，広く普及した一方で計測上注意すべき問題点も指摘されている．第一に，血圧依存性の問題である．血管の弾性は血圧により影響を受け，血圧の上

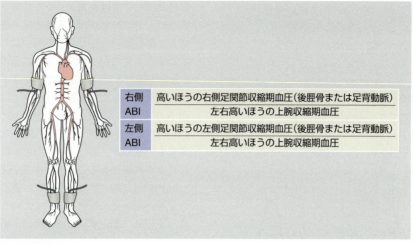

ABI の測定方法

右側ABI	高いほうの右側足関節収縮期血圧（後脛骨または足背動脈）
	左右高いほうの上腕収縮期血圧
左側ABI	高いほうの左側足関節収縮期血圧（後脛骨または足背動脈）
	左右高いほうの上腕収縮期血圧

(日本循環器学会ほか：血管機能の非侵襲的評価法に関するガイドライン. 2013. を参考に作成.)

ABI の評価基準

ABI 値	評価基準
≧1.30	足首の血圧高値
1.00～1.29	正常範囲
0.91～0.99	正常範囲（境界領域）
0.41～0.90	軽症～中等度の狭窄または閉塞の可能性あり
≦0.40	重度の狭窄または閉塞の可能性あり

圧を測定することで計測される（⓬）．ABI 測定には，主に Doppler 聴診器を用いた Doppler 法，オシロメトリック法（振動法）が用いられている．いずれも仰臥位かつ安静状態で測定し，血圧測定する部位の直上にカフを装着する．Doppler 法では，Doppler 聴診器で後脛骨動脈および足背動脈の両方を測定し，より高い値を ABI 計測上の足関節血圧とする．上肢血圧は通常の血圧測定と同様に上腕にカフを装着し，肘部の上腕動脈で同様に Doppler 聴診器を用いて上腕動脈の収縮期血圧を測定する．上腕については左右両側を測定し，こちらもより高値側を ABI 測定の上肢血圧とする．オシロメトリック法を用いた ABI 自動測定機器では，両上腕および両下腿 4 点同時にカフを装着し，機械的にそれぞれの血圧を同時測定する．この場合も，ABI は上肢のより高値の血圧を採用し，両足関節の血圧を除して計測する．

臨床的意義

ABI は PAD に対する診断および重症度評価の指標であり，安静時 ABI が 0.90 以下の場合は，感度 80～95％，特異度 95～100％で血管造影陽性（狭窄度 50％以上）の PAD が検出される．また，ABI の低下に反比例して狭窄または閉塞性病変が高度であるとされており（⓬），特に ABI 0.50 以下は重要な下肢の予後予測指標であるとされている．

その一方で，下肢虚血症状が高度であるにもかかわらず ABI が高値（1.4 以上）を示す症例もみられるが，この場合も注意が必要である．糖尿病症例や維持透析症例のなかには，下肢動脈の石灰化が非常に高度で，カフで圧迫しても圧迫しきれない場合があり，足関節の血圧が実際よりも高値と測定されてしまうためである．したがって，ABI 0.90 以下と同様に ABI 1.4 以上でも全死亡率ならびに心血管死亡率が増加すると報告されている．

測定を考慮すべき症例

心血管疾患の既往を有する症例，間欠性跛行など労作時の下肢症状のある症例，下肢の難治性潰瘍症例，65 歳以上の高齢者，『高血圧治療ガイドライン 2014』における心血管病リスク層別化で高リスクの高血圧症例，50 歳以上の糖尿病症例もしくは喫煙者，慢性腎臓病ステージ III～V の症例では ABI 測定を考慮すべきとされている．また，無症状の ABI 異常値症例では 1 年ごと，間欠性跛行などの下肢症状を有する症例では半年ごとの ABI 測定が推奨されている．

循環器疾患の生化学診断

数多くの循環器疾患のなかで発症早期にショックなどの致死的状態となりうる特に重要な疾患は，①急性心筋梗塞や不安定狭心症などの急性冠症候群，②急性心不全，③肺血栓塞栓症，④急性大動脈解離，の 4 つに集約される．これらをいかに迅速に診断し，早期

治療につなげられるかが循環器救急診療のカギとなる．1990年代後半から2000年代前半にかけて特にこれら4疾患早期診断のための生化学診断マーカー（バイオマーカー）に関する研究が劇的に進歩し，臨床応用されるに至った．数多くのマーカーが開発されたが，大規模臨床研究などの結果，有用性が示され，臨床上特に重要なものに絞って概説する．

急性冠症候群の生化学診断マーカー

急性冠症候群（ACS）は経皮的冠動脈インターベンション（PCI）の普及により，劇的に予後が改善した．PCIによる血行再建は発症から治療までの時間が短いほど大きな予後改善効果が得られるため，迅速診断の重要性がきわめて高い．ACSの主な病態は冠動脈の粥状動脈硬化病変の破綻またはびらんに引き続く血栓形成により突然発症する．多くは心電図診断が可能であるが，困難なことも少なくなく，生化学診断マーカーによる早期診断の果たす役割は大きい．近年，ACSにおける生化学診断は著しく進歩し，特に心筋トロポニンは心筋特異性に優れ，心筋傷害の早期検出に有用であることが示されている．トロポニン複合体は骨格筋と心筋の両者において筋収縮の調節を行っており，トロポニンT・I・Cの3つのサブユニットが存在する（⓬）．なかでも，トロポニンTとIは，それぞれ心筋と骨格筋ではアミノ酸配列が異なることから，心筋傷害の検出においてきわめて高い感度，特異度を示し，急性心筋梗塞の診断に広く用いられるようになった．

1990年代後半まで心筋梗塞は胸痛症状，心電図におけるST上昇，クレアチンホスホキナーゼMB分画（CPK-MB）の上昇のうち2つを満たすものと定義されていた．しかし，その後トロポニンが導入されるとともに心筋梗塞の定義は改訂され，現在では，症状，心電図変化，もしくは画像から心筋梗塞が疑われ，かつトロポニンが上昇している場合に心筋梗塞と診断されるようになり，トロポニンの急性心筋梗塞診断における重要性はさらに高まった．

トロポニンのほかにも急性心筋梗塞の生化学診断に有用なマーカーが存在する．虚血により心筋壊死に至る過程では，まず心筋細胞膜が傷害され，細胞質可溶性分画マーカー（CPK-MB，ミオグロビン，心臓型脂肪酸結合蛋白〈H-FABP〉）が循環血液中に遊出する．さらに虚血が高度で長時間に及ぶと心筋筋原線維が分解され，筋原線維の構造蛋白である心筋トロポニンT・I，ミオシン軽鎖が流出する．それぞれのマーカーは遊出する時相や心筋特異性が異なるため，早期診断にどの程度有用であり，心筋特異性があるかを熟知しておく必要がある．⓬に示すように，早期診断性と高

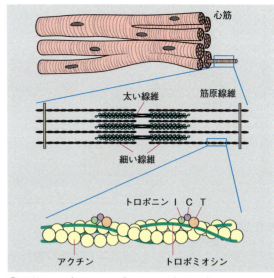

⓬ 心筋トロポニンとサブユニット (I, C, T)

い特異度を総合的にあわせもつマーカーはトロポニンであるが，比較的頻用される各マーカーの特徴（CPK，トロポニンT, I，H-FABP）を以下に示す．

CPK

CPKは最も一般的な心筋壊死のマーカーであり，現在でも広く心筋梗塞の診断，予後予測に用いられている．ST上昇型急性心筋梗塞では発症後3～8時間で上昇し，10～24時間で最大となり，3～6日後に正常化するという経過をたどる．血中CPKの最高値は心筋壊死量（梗塞サイズ）を反映するが，早期再灌流療法施行例ではピーク到達時間が早くなり最高値も高くなるので，必ずしも正確な評価とはならない．CPKの心筋特異性は低いが，MB分画（CPK-MB）を測定することで比較的高い心筋特異性が得られる．

心筋トロポニン T, I

心筋トロポニンTは一部（約6％）が細胞質に可溶性分画として存在する．ST上昇型急性心筋梗塞では虚血早期における細胞質からの遊出（発症12～18時間後の第1ピーク）と筋原線維壊死（発症90～120時間後の第2ピーク）に一致する二峰性の遊出動態を示し，一峰性の遊出動態を示す心筋トロポニンIとは異なる．心筋トロポニンは心筋特異性がきわめて高く，CPKが上昇しない程度の微小心筋傷害も確実に検出することが可能である．一方，このマーカーの弱点は発症早期に上昇がみられないことから，超急性期の診断に有用性が低いことにある．それでも，心筋壊死の確定診断に有用であることは明らかであることから，現在急性心筋梗塞の最終診断は心筋トロポニンの上昇

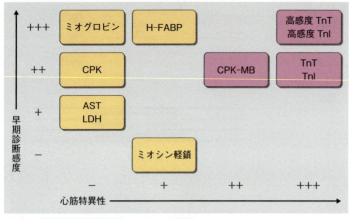

⑫ 各心筋傷害生化学診断マーカーの特徴

H-FABP：心臓型脂肪酸結合蛋白，CPK：クレアチンホスホキナーゼ，AST：アスパラギン酸アミノトランスフェラーゼ，LDH：乳酸脱水素酵素，TnT：トロポニンT，TnI：トロポニンI．
(安部智ほか：心臓関連の新しい検査—心筋梗塞：心筋トロポニンT，心筋トロポニンI，心臓型脂肪酸結合蛋白（H-FABP）．総合臨床 2003；52：59 を参考に作成．)

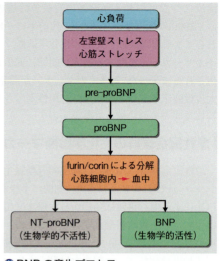

⑬ BNP の産生プロセス

(Roche e-Academy：検査について．NT-proBNP とは．https://www.rocheacademy.jp/checkup/nt/nt_bnp/index.html を参考に作成．)

と定義されている．近年，心筋梗塞発症 2 時間以内の超急性期の診断に有効な高感度トロポニンが開発され，さらにその生化学診断マーカーとしての有用性が高まっている．

ただし，心筋トロポニンは心不全，心筋炎，急性肺血栓塞栓症など急性心筋梗塞以外の原因による心筋傷害でも上昇することがあり，注意が必要である．

H-FABP

H-FABP は，心筋細胞質に比較的豊富に存在する低分子可溶性蛋白であり，低分子であるために，ごく軽度の心筋傷害レベルで循環血中に逸脱しやすく，ミオグロビンと同様に鋭敏な遊出動態を示す．

H-FABP 全血迅速診断法を用いることにより，心筋トロポニン全血迅速診断法では診断できない発症 2 時間以内の超急性期の急性心筋梗塞の診断が理論上は可能であるが，残念ながら心筋特異性が低く，大動脈解離，骨格筋障害，腎機能障害例などでも陽性となる．したがって，結果的には高感度トロポニンに勝る点はなく，現在実臨床での使用頻度は減少傾向である．

急性心不全の生化学診断マーカー

従来から心不全の診断は Framingham 基準（発作性夜間呼吸困難，頸静脈怒張，心音 III 音聴取，胸部 X 線検査における肺水腫など）に基づき，主として問診，身体所見，胸部 X 線検査を中心になされてきており，今日もその基本は変わらないものの，ナトリウム利尿ペプチドが心不全の診断や予後予測マーカーとして有用であることが近年明らかになってきた．

ナトリウム利尿ペプチドには心房性ナトリウム利尿ペプチド（atrial natriuretic peptide：ANP），B 型ナトリウム利尿ペプチド（B-type natriuretic peptide：BNP），C 型ナトリウム利尿ペプチド（C-type natriuretic peptide：CNP）の 3 種類が知られている．なかでも ANP，BNP は主に心臓で産生・分泌されるホルモンであるが，最も鋭敏にうっ血を反映し，心不全診断や予後予測マーカーとして確立しているものは，心室内充満圧の上昇を直接反映した BNP および NT-pro BNP である．

BNP は心負荷による心筋ストレッチにより心筋細胞中の pre-proBNP が前駆体である proBNP に変換されると，循環血液中に逸脱する際に分解酵素（furin/corin）により血管拡張作用，ナトリウム利尿作用など生理活性をもつ BNP（BNP-32）と生理的活性をもたない NT-proBNP に等モル分解される（⑬）．生理活性をもつ BNP は，交感神経系およびレニン-アンジオテンシン系に代表される神経体液性因子に対する抑制作用もあわせもつ．BNP と NT-proBNP には⑭に示すように物質的な特徴の違いが存在する．BNP，NT-proBNP はともに腎クリアランスにより排出されるが，生理活性をもつ BNP はそれ以外に蛋白質分解酵素であるネプリライシンによる分解やナトリウム利尿ペプチドクリアランス受容体などによる代謝過程をもつ．また，血中半減期は NT-proBNP が約 60～120 分である一方，BNP は 20 分と短い．これらのことから，血中での安定性は生理活性のある BNP と比較し

て，生理活性のない NT-proBNP のほうが理論上高くなるとされている．

健常人では BNP，NT-proBNP 濃度はきわめて低い一方で，慢性あるいは急性心不全においてはその重症度に応じて著しく増加し，心不全の診断および予後予測因子として有用であることが広く知られている．しかしながら，急性心不全診断における BNP は 100 pg/mL をカットオフとすると感度 94％，特異度 70％と報告されており，心不全の除外診断にはある程度有効であるが，確定診断には不十分の精度であることに加えて，Ⅲ音や頸静脈怒張などの身体所見のほうが特異度に優れていることが明らかになっている．したがって，BNP 高値をそのまま心不全の診断につなげるのは不可能であり，症状および身体所見から心不全が強く疑われ，かつ BNP 高値であれば心不全と診断できる．また，BNP が過大評価される基礎疾患や状態には，高齢，腎不全，貧血，心房細動，心肥大などがあり，逆に過小評価される疾患には肥満，僧帽弁狭窄症などがあげられ，これらの疾患合併時には BNP 値の解釈には注意が必要である．先に述べたように，BNP，NT-proBNP 間には物質的な特徴の違いが存在するため，血中での安定性は生理活性のない NT-proBNP のほうが高くなるといわれているが，心不全の診断や予後マーカーとしての能力は両者間で大差ないとされているため，どちらを用いても特に問題はない．

急性肺血栓塞栓症の生化学診断マーカー

急性肺血栓塞栓症の診断に有効性が示されている生化学診断マーカーは D ダイマーである．D ダイマーは安定化フィブリンの分解産物であり，血中濃度の上昇は二次線溶，すなわち急性肺血栓塞栓症の中心病態である凝固機序の活性化に際して反応性に線溶機序が亢進していることを意味している．本症における D ダイマーの診断感度は 84〜100％と高いものの，特異度は 25〜80％程度と低く，かつ報告によりばらつきが大きいことから，ショックを伴わない比較的安定した症例で，除外診断に威力を発揮する．具体的な方法に関しては，診断アルゴリズムに沿って，まずは Wells スコアによる臨床的確率（㉗）を評価し，確率が高くない場合は D ダイマーが陰性であれば本症を除外可能である（㉘）．

また，本症では，塞栓，肺動脈圧上昇，低酸素血症などを反映して右室心筋に急激に負荷がかかることにより右室より BNP が分泌され，重症度に比例して値が上昇することが知られており，予後予測マーカーとして有用である．さらに，心筋トロポニンも急激な右

㉖ BNP と NT-proBNP の特徴

項目	BNP	NT-proBNP
形状	BNP 分子（77-108）	N 末端フラグメント（1-76）
分子量	約 3,500	約 8,500
ホルモン活性	あり	なし
血中半減期	20 分	60〜120 分
クリアランス	ネプリライシン（蛋白分解酵素）BNP 受容体 腎臓	腎臓
採血法	EDTA 加血漿	血清／ヘパリン加／EDTA 加血漿
透析除去率	〜30％	〜10％

㉗ 急性肺血栓塞栓症の臨床的確率（Wells スコア）

各項目	スコア
①深部静脈血栓症の症状	3.0
②急性肺血栓塞栓症以外の診断が考えにくい	3.0
③心拍数＞100 回/分	1.5
④過去 4 週間以内の安静臥床もしくは手術	1.5
⑤深部静脈血栓症もしくは肺塞栓症の既往	1.5
⑥喀血	1.0
⑦悪性腫瘍	1.0

スコア合計	＜2.0	2.0〜6.0	＞6.0
急性肺血栓塞栓症の可能性	低い	中間	高い
急性肺血栓塞栓症である確率	3.6％	20.5％	66.7％

(Wells PS, et al：Derivation of a simple clinical model to categorize patients probability of pulmonary embolism：increasing the models utility with the SimpliRED D-dimer. *Thromb Haemost* 2000；83：416.)

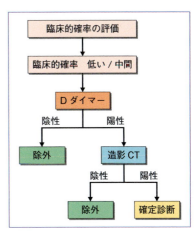

㉘ 急性肺血栓塞栓症の診断過程における D ダイマーの役割

(Konstantinides SV, et al：2014 ESC guideline on the diagnosis and management of acute pulmonary embolism. *Eur Heart J* 2014；35：3033 を参考に作成.)

室負荷の結果上昇し，急性期の右室収縮力低下とよく相関するとされ，トロポニンの上昇は予後不良の指標となりうることが示されている．急性心筋梗塞と比較すると急性肺血栓塞栓症では上昇の程度も軽度であり比較的短期間で正常化する．

急性大動脈解離の生化学診断マーカー

　急性大動脈解離を発症し，解離腔が形成されると血管壁コラーゲンなどの血管内皮組織が露出することにより，凝固系が亢進する．その一方で，大動脈外壁に存在する組織プラスミノゲンアクチベーターの放出により，線溶系が亢進し，プラスミンが産生され，安定化フィブリンから D ダイマーが切り出される．このように，凝固系と反応性線溶系亢進の結果，本症では D ダイマーが上昇する．急性肺血栓塞栓症と同様に，D ダイマーは播種性血管内凝固症候群や多臓器不全などさまざまな疾患・臨床状態で上昇するため，D ダイマー濃度 500 ng/dL をカットオフ値とすると，本症の診断特異度は 46.6 ％にとどまり，生化学診断マーカーのみによる確定診断を得ることは困難である．しかしながら，ほとんどの急性大動脈解離症例で上昇を認めるため，診断感度は 96.6 ％ときわめて高く，D ダイマー低値（500 ng/dL 以下）であれば本症を除外可能である．

（永井利幸，安斉俊久）

●文献

1) Munakata M, et al : Utility of automated brachial ankle pulse wave velocity measurements in hypertensive patients. *Am J Hypertens* 2003 ; 16 : 653.

2) 日本循環器学会ほか：循環器病の診断と治療に関するガイドライン（2011-2012 年度合同研究班報告）：血管機能の非侵襲的評価法に関するガイドライン．2013.

3) Mancia G, et al : 2007 Guidelines for the Management of Arterial Hypertension : The Task Force for the Management of Arterial Hypertension of the European Society of Hypertension (ESH) and of the European Society of Cardiology (ESC). *J Hypertens* 2007 ; 25 : 1105.

4) Roffi M, et al : 2015 ESC Guidelines for the management of acute coronary syndromes in patients presenting without persistent ST-segment elevation : Task Force for the Management of Acute Coronary Syndromes in Patients Presenting without Persistent ST-Segment Elevation of the European Society of Cardiology (ESC). *Eur Heart J* 2016 ; 37 : 267.

5) Ponikowski P, et al : 2016 ESC Guidelines for the diagnosis and treatment of acute and chronic heart failure : The Task Force for the diagnosis and treatment of acute and chronic heart failure of the European Society of Cardiology (ESC). Developed with the special contribution of the Heart Failure Association (HFA) of the ESC. *Eur Heart J* 2016 ; 37 : 2129.

6) Konstantinides SV, et al : 2014 ESC guideline on the diagnosis and management of acute pulmonary embolism. *Eur Heart J* 2014 ; 35 : 3033.

3 ショック

概念

- ●ショックとは組織灌流が低下した結果，酸素の需要と供給のバランスが破綻し，細胞レベルでの低酸素症により生体の維持に必要な細胞機能に障害あるいは細胞死を生じ，結果的に全身レベルの致死的な症状に発展することである．
- ●主な機序は，循環血液量の減少，心拍出量の低下，および血管拡張（時に毛細血管床における循環血液の短絡）であり，臨床症状としては意識障害，頻脈，血圧低下，尿量低下などを生じる．
- ●診断は特異的なマーカーによるものではなく，臨床所見と組織灌流低下時に変化するパラメータ，マーカー（混合静脈血酸素飽和度，血清乳酸値など）により総合的に行う．
- ●治療は，まず原因となる病態生理に応じて対症療法としての急速補液(時には血液製剤の投与)，強心薬，血管収縮作用をもつ昇圧薬を投与しながら原因疾患に対する特異的介入を行う．

病因・病態生理

臓器灌流低下およびショックにはいくつかの機序がある．ショックの原因は，心拍出量の減少（心原性および閉塞性ショック），血管拡張（血液分布異常性ショック），循環血液量の減少（循環血液量減少性ショック），またはこれらの組み合わせである．

心原性および閉塞性ショック

心原性ショックは，心筋梗塞や心筋炎などによる「純粋な」心臓疾患に起因する心拍出量の相対的または絶対的な減少である．閉塞性ショックは，心臓または大血管の充満または駆出を阻害する物理的因子が原因となる．❶にその主要機序および原因疾患を示す．

血液分布異常性ショック

血液分布異常性ショックは，血管（動脈あるいは静脈）の拡張により，通常では充足している血管内血液容量が相対的に低下することに起因する．一部の症例では，毛細血管床レベルにおける動静脈短絡によって毛細血管床をバイパスする血流が増加し，結果として末梢臓器細胞における灌流低下が生じる．原因疾患は多岐にわたり，アナフィラキシー，内毒素（エンドトキシン）放出を伴う細菌感染症（敗血症），重度の脊髄損傷による神経原性ショックあるいは特定の薬剤（硝酸薬，オピオイド，交感神経遮断薬など）が代表的なものとなる．アナフィラキシーショックおよび敗血症性ショックは，全身炎症や血管透過性亢進を合併し，循環血液量減少を伴うことが多い．

循環血液量減少性ショック

循環血液量減少性ショックは，血管内血液容量の絶対的かつ危機的な減少が原因となる．血管内血液容量の減少により，心室前負荷である静脈還流の低下から心室充満の不足をきたし，心室機能が十分保たれていても1回拍出量が減少するため，心拍数の増加による代償範囲を超えると，心拍出量の減少をきたす．

最も多い原因は出血（出血性ショック）であり，外科手術，消化管出血（潰瘍，腫瘍，食道静脈瘤など），大動脈瘤破裂，外傷などに起因する．また，脱水症など血液以外の体液の大量喪失によっても起こる．

臨床症状

血圧低下，意識障害，尿量低下が主なものである．

血圧低下

血圧は低下（収縮期圧が90 mmHg未満，または通常よりも30 mmHg以上の低下）し，末梢循環不全により手足は蒼白で冷たく，著明な冷汗を伴い，しばしばチアノーゼを呈する．また，毛細血管充満時間は延長する（圧迫解除後2秒以上）．

血液分布異常性ショックを除き，末梢動脈は代償性に極度に収縮するため，末梢血管抵抗が上昇することにより，脈圧の減少をきたすことから脈拍は微弱となる．したがって，大腿動脈または頸動脈の拍動のみ触知できることが多い．体表から触知可能な動脈のうち，脈の強さは心臓からの距離と動脈径に依存するため，触知可能な動脈の部位によって収縮期血圧を推定できる（例，内頸動脈：＞40 mmHg，大腿動脈：＞60 mmHg，橈骨動脈：＞80 mmHg）．

❶ 心原性および閉塞性ショックの機序および原因疾患

種類	主要機序	原因疾患
心原性	心筋収縮力の絶対的低下	心筋虚血，心筋梗塞，心筋炎，心筋症，薬物など
	調律の異常	徐脈性不整脈（洞不全症候群，房室ブロックなど），頻脈性不整脈（心室頻拍など）
	心臓の構造的異常	弁膜症（大動脈弁狭窄症，大動脈弁逆流：特に急性，僧帽弁狭窄または僧帽弁逆流：特に急性），心室中隔穿孔
閉塞性	心室内血液充満を障害する物理的要因	緊張性気胸，大静脈圧迫，心タンポナーデ，心房内腫瘍または血栓
	心室からの駆出障害	急性肺血栓塞栓症

一方，血液分布異常性ショックでは，血管拡張が主な病態のため，末梢皮膚は温かく紅潮していることが多い（特に敗血症の場合）．脈拍は低い収縮期血圧の割には良好に触知され，跳ねるような脈（反跳脈〈bounding pulse〉）を認めることがある．

敗血症性ショックでは悪寒（shivering）を伴う発熱を認めることが多い．アナフィラキシーショックでは蕁麻疹や喘鳴を伴うこともある．

意識障害

脳血流低下による意識障害（嗜眠，錯乱，および傾眠状態など）がしばしば認められる．Glasgow Coma Scale 合計 10 点以下が目安となる．入院中症例ではせん妄との鑑別が比較的困難であり，他のショック症状の有無から判断することが重要である．

尿量低下

主に腎血流が低下することにより尿量減少（乏尿・無尿：0.5 mL/kg/ 時以下）をきたし，腎前性腎不全を呈する．

全身倦怠感

循環不全により，全身への酸素供給の低下による倦怠感を訴えることが多い．

その他

冠動脈血流低下・心筋虚血による胸痛，消化管支配領域血管の血流低下・虚血による腹痛を生じる．循環不全による代謝性アシドーシスを代償するため，頻呼吸や過換気がみられることがある．

検査

血液検査

循環不全により，主要臓器の中でも腎臓・肝臓障害を反映し，尿素窒素，クレアチニン，AST，ALT，LDH，γGTP の上昇を認めることが多い．ショックが遷延するとビリルビンの上昇を認めることがある．

急性心筋梗塞や心筋炎ではトロポニン T あるいは I の上昇，肺血栓塞栓症では D ダイマーの上昇を認めることが多く，原因鑑別に有用である．

急性の出血性ショックの場合，ヘモグロビンの低下を認めないことが多く，注意が必要である．血液ガス分析では酸血症と代謝性アシドーシスおよび重症例では乳酸値の上昇を認める．

心電図検査

急性心筋梗塞や心筋炎では ST 上昇を認めることが多く，広範誘導での ST 低下所見は左冠動脈主幹部や多枝病変の可能性を示唆する所見である．房室ブロックや心室頻拍など，致死性不整脈の有無を確認することが可能である．

胸部 X 線検査

緊張性気胸の有無を迅速に確認できる．また，心筋症や弁膜症などによる心室・心房拡大により，心胸郭比の増大を認める．心原性ショックでは肺水腫を伴うことが多い．

CT 検査

特に閉塞性ショックや出血性ショックの鑑別に有用である．気胸，肺塞栓，大静脈圧迫，心囊液貯留，大動脈瘤破裂の有無や出血部位の特定が可能である．敗血症性ショックが疑われる場合は膿瘍など感染部位の特定に有用である．

心エコー図検査

心原性ショックの原因となる心室収縮力および弁膜症の有無など心臓の構造的異常について非侵襲的かつ迅速に評価できる．また，閉塞性ショックの迅速な鑑別（心囊液貯留，心房内腫瘍）が可能であり，右室圧負荷を示唆する心室中隔の収縮期扁平化の所見を認めた場合は肺血栓塞栓症を疑う一助となる．

右心カテーテル検査（肺動脈カテーテル）

ショックの鑑別すなわち血管内血液容量（心室前負荷）の判定が困難な場合は，右心カテーテルによる中心静脈圧（central venous pressure：CVP）または肺動脈楔入圧（pulmonary artery wedge pressure：PCWP）の測定・モニタリングが有用である．❷に示すように，CVP 低下（< 5 mmHg）あるいは PCWP 低下（< 8 mmHg）の場合に循環血液量の減少が示唆されるが，肺高血圧症を有する血液量減少患者では，CVP 高値を示すことがある．その場合，PCWP は低値のままであることが多いので鑑別可能である．

一方，心原性ショックの場合は PCWP 上昇と低心拍出量が特徴である．すなわち，左室にとって十分な前負荷（PCWP）があっても心拍出量が維持できない状態を示唆している．閉塞性ショックでは左房以前の物理的閉塞による充満障害が主な病態となるため，

❷ 血行動態指標によるショックの鑑別

	CVP/RAP	PCWP	CO/CI	SVR/SVRI
循環血液量減少性	↓	↓	↓	↑
血液分布異常性	低下あるいは正常	低下あるいは正常	低下あるいは正常	↓
心原性	上昇，正常，低下のいずれもとりうる	↑	↓	↑
閉塞性	上昇あるいは正常	↓	↓	↑

CVP：中心静脈圧
RAP：右房圧
PCWP：肺動脈楔入圧
CO：心拍出量
CI：心係数
SVR：全身血管抵抗
SVRI：全身血管抵抗係数

CVP は上昇することが多く，それに比して PCWP 低下を認めることが多い．

血液分布異常性ショックの最大の特徴は血管拡張による全身血管抵抗の低下である．

診断

診断は臨床的判断および臨床検査による裏付けによってなされる．臨床的には，血圧低下（収縮期血圧 < 90 mmHg あるいは普段の血圧から 30 mmHg の低下），意識障害，乏尿（< 0.5 mL/kg/ 時），末梢性チアノーゼ，全身倦怠感など末梢組織灌流の不足に加え代償機構を示唆する所見（頻脈：心拍数 > 100 回 / 分，頻呼吸：呼吸数 > 22 回 / 分，発汗など）が同時に存在するかどうかの確認が鍵となる．

診断を裏付ける各種臨床検査のなかでも，特に肝胆道系酵素と腎マーカー（BUN，クレアチニンなど）の同時上昇，乳酸血の上昇（> 3 mmol/L），血液ガス分析における代謝性アシドーシスおよび呼吸性代償を示唆する所見（塩基欠乏 < − 4 mEq/L，および $PaCO_2$ < 32 mmHg），混合血酸素飽和度の低下（< 60 ％）は比較的鋭敏な指標のため，重要である．

しかしながら，これらの所見はいずれも単独での診断的意義は低いため，重症度がきわめて高い病態であることからも，可能な限り多くの情報を迅速に得て，早急に診断に至ることが重要である．「血圧低下」も例外ではなく，それのみでショックの診断を得ることは不可能である．

ショックの診断と同時にその原因を直ちに特定することが治療を適切に行ううえでも重要である．原因は病歴および身体所見に簡単な検査を加えることで，特殊な例を除き，すぐに認識できることが多く，まずは身体所見を迅速に評価することから始める．一目で部位が特定できない場合は，胸部，腹部，それ以外の順で評価するとよい．

たとえば，胸痛は急性冠症候群，急性肺血栓塞栓症，大動脈解離や破裂（背部痛を伴うことが多い）などを，突然の収縮期雑音出現・増強は，急性心筋梗塞による心室中隔穿孔または乳頭筋断裂を疑う契機となる．また，心タンポナーデは頸静脈怒張，心音減弱，および奇脈の存在が契機となる．これらの所見から，心電図，トロポニン測定，造影 CT，心エコー検査を行うことにより，ほとんどの原因を迅速診断することができる．

また，腹部あるいは背部の痛みは，胆囊炎，膵炎，腹膜炎，腹部大動脈瘤破裂，そして妊娠可能年齢の女性では子宮外妊娠も鑑別となる．胆道系，膵酵素（アミラーゼ，リパーゼなど），妊娠検査などをオーダーしながら，腹部超音波検査や腹部 CT が診断に有用である．

悪寒，発熱や局所感染徴候は敗血症性ショックを示唆し，特に易感染性患者ではその可能性が高くなる．検査には胸部 X 線，尿検査，血算のほか，血液培養や局所培養検査が有用である．

これらのような体系的鑑別を行っても，原因が臨床的に明らかでない患者もごく一部存在する．原因を示唆する局所の症状または徴候がなく，心電図，心筋逸脱酵素，胸部 X 線が正常である場合，最も可能性の高い原因は薬物過剰摂取やアナフィラキシーショックなどである．

治療

ショックの診断が得られたら，ICU に収容し，病態評価・原因検索と同時に治療を開始することが重要である．まず，出血性ショックであれば外出血をコントロールし（原因が消化管出血であれば内視鏡・外科的止血など），酸素投与を行う．重度のショックあるいは酸素化・換気が不十分である場合は気管内挿管を行い，機械的人工換気を行う必要がある．大量補液・昇圧薬投与のため，少なくとも 2 本，可能であれば比較的太い（16〜18 G）カテーテルで末梢静脈を確保する．血管虚脱などで末梢静脈が速やかに確保できないときは，中心静脈ラインまたは骨髄針（小児の場合）による静脈路確保を選択する．

頸静脈怒張や肺水腫が明らかに存在する心原性ショックの患者でなければ，まずは大量補液を行う．補液量の目安としては，最初の 15 分で生理食塩水を 1 L 急速補液し，バイタルサインの変化を確認しながら，改善を認めるまで補液を継続する．同時に血圧（動脈カテーテルによる観血的測定が望ましい），心拍数（モニター心電図），呼吸回数，パルスオキシメトリー，尿量（膀胱留置カテーテル），意識状態などをモニタリングし，動脈血ガス，ヘマトクリット，電解質，血清クレアチニン，および血中乳酸も経時的に測定することで，治療効果を評価する．肺動脈カテーテルによる CVP，PCWP，および心拍出量の測定は，リアルタイムな血行動態の把握が可能なため，補液量の適正化や強心薬の適応タイミングの判断など初期管理に役立つ．必要な場合は挿入を躊躇すべきではない．

これら初期治療によるバイタルサイン安定化を図りながら，ショックの原因と考えられる病態に対する以下のような特異的治療を行う．

心原性ショック

カテコラミン（例：ドブタミン，ノルアドレナリン）などで血行動態を維持しながら，原因病態への直接介入が最も効果的である．最多原因である急性心筋梗塞に対しては経皮的冠動脈インターベンションや冠動脈バイパス手術による血行再建を行い，構造的異常（急性弁機能不全や心室中隔穿孔など）においては外科的修復術を行う．頻拍性心房細動や心室頻拍など頻脈性

不整脈に対しては，電気的除細動によりコントロールする．徐脈性不整脈（洞不全症候群や房室ブロックなど）は経皮的または経静脈的ペースメーカによる治療を考慮する．

十分量のカテコラミン使用にもかかわらずショックの遷延，組織低灌流，心筋虚血増悪，心機能低下進行などを認める場合（NYHA クラス IV，収縮期血圧＜90 mmHg，心係数 ≦ 2.0 mL/分/m², PCWP ≧ 20 mmHg）には，機械的補助循環の導入が必要である．その場合，まずは大動脈内バルーンパンピング（intra-aortic balloon pumping：IABP）を導入し，IABP による圧補助をもってしても効果不十分な場合は，流量補助として経皮的心肺補助装置（percutaneous cardiopulmonary support：PCPS）の導入を検討する．

右室梗塞によるショックに対しては，特別な配慮が必要である．治療の基本は，積極的補液により右室前負荷を高めに維持し，右室心拍出量と左室前負荷を維持することであるが，過剰な補液のみによる治療は過度の右室拡張をきたし，右室拡張期圧上昇の結果として生じる左室圧排（左室拡張障害）により，むしろ低心拍出状態を招くことがあるため注意が必要である．具体的には右房圧を 10 ～ 15 mmHg 程度に目標設定し，PCWP を 15 mmHg 程度に保てるように補液量を調整する．右房圧が 15 mmHg を超えても適切な PCWP や心拍出量を維持できない場合は，さらなる補液によって血行動態をむしろ悪化させる可能性があるため，ドブタミンなどの強心薬併用を考慮する必要がある．

閉塞性ショック

外傷によらない心タンポナーデに対しては，直ちに心嚢穿刺を行う．外傷に関連する心タンポナーデの場合は，外科的減圧および修復が必要となる．緊張性気胸に対しては，第 2 肋間鎖骨中線上から胸腔ドレーンを挿入し，ドレナージを行う．ショックを伴う広範な肺血栓塞栓症では，抗凝固療法，血栓溶解療法を主軸とした治療を行い，初期治療に直ちに反応しない症例に対しては，外科的塞栓除去術や PCPS の導入が必要な場合がある．

血管分布異常性ショック

生理食塩水による大量補液にもかかわらず，ショック状態からの改善を認めない場合は，ドパミンあるいはノルアドレナリンなどの昇圧薬を投与する．敗血症性ショックの場合は広域スペクトラムをもつ抗菌薬も同時に投与する．アナフィラキシーショックで，特に気管支喘息を伴う場合は，アドレナリン 0.05 ～ 0.1 mg の静注に続き，アドレナリン 5 mg を 5 ％ブドウ糖溶液 500 mL に溶解して 0.02 μg/kg/ 分で投与する．

出血性ショック

急速補液と同時に内科的あるいは外科的な止血処置を最優先で行うことが重要である．止血が得られるまでのあいだ，大量輸液を必要とする可能性が高い患者に対しては，できる限り早めに濃厚赤血球および血漿を 1 対 1 の比率で使用することを考慮すべきである．生理食塩水やリンゲル液などの晶質液の大量投与は，血液内酸素運搬能低下や凝固因子濃度の低下を招き，生命予後を悪化させるため，血液製剤開始に先立って使用する場合は，意識状態と橈骨拍動を保つ程度（収縮期血圧 ＞ 80 mmHg）までの投与にとどめるべきとされている（治療開始後最初の 6 時間は 3 L を超えないようにする）．また，心原性，閉塞性，あるいは血液分布異常性の病態が併存する場合を除き，昇圧薬は適応とならない．

（永井利幸，安斉俊久）

●文献

1) 日本蘇生協議会（監）：JRC 蘇生ガイドライン 2015. 東京：医学書院；2016.

2) 日本集中治療医学会・日本救急医学会日本版敗血症診療ガイドライン 2016 作成特別委員会（編）：日本版敗血症診療ガイドライン 2016.

3) Cannon JW：Hemorrhagic Shock. *N Engl J Med* 2018; 378: 370.

4 失神

概念

● 失神（syncope）は全脳虚血による一過性の意識障害である.

病因

一過性の全脳虚血は血圧の著明な低下（収縮期圧40〜60 mmHgまでの低下）によってもたらされ, 同時に筋緊張も失われるので患者は転倒する. 転倒によって体位が水平になると静脈還流が増加して血圧が上昇し, 意識は回復する. 失神により意識が失われる時間は短く, 数秒から30秒以内がほとんどである. また, 回復した意識は清明である.

血圧が一過性に低下する機序は, 失神の原因により異なる（❶）. まず, 健常者における立位の生理学を理解する必要がある. 健常者では, 立位では仰臥位に比べて下肢に10〜15%の静脈血が貯留し, 静脈還流量（心拍出量）が低下するため血圧がわずかに低下する. しかし, この血圧低下は圧受容器を介した交感神経興奮により, 血管収縮, 心拍数増加, 心収縮性亢進によって代償される. 失神では発作性に交感神経による代償機序が破綻して一過性の低血圧を生じる.

血管迷走神経性失神では, 長時間の立位や精神興奮, 痛みや恐怖などの刺激が心臓容量を減少, あるいは頻脈をもたらし, 心臓下壁の圧受容器を介して循環中枢に伝わり, 交感神経が亢進する. ここまでは正常の反応と同じであるが, 中枢への刺激があるレベルに達すると, 逆に循環中枢から交感神経を抑制する指示が行われ, 副交感神経が亢進し, 血管拡張と徐脈によって血圧が低下する. 頸動脈洞過敏性失神では, 頸部の伸展などの刺激が頸動脈洞の圧受容器を刺激し（頸動脈洞過敏症候群）, 排尿, 排便失神などでは骨盤臓器の圧受容器の刺激が求心性神経を経て中枢に伝達され, その後は血管迷走神経性失神と同様に中枢から交感神経抑制と副交感神経亢進の指示が発信され, 徐脈と血管拡張を介して低血圧となる. すなわち, 神経起因性失神における失神の機序は一過性の自律神経異常であり, 血圧低下とともに徐脈となる.

恒常的な自律神経異常による起立性低血圧（☞p.392）では, 神経起因性失神とは機序が異なる. 自律神経が恒常的に異常であるために, 立位に伴う交感神経興奮（頻脈, 血管収縮）が認められず, 血圧低下時にも心拍数は変化しない. 低容量による起立性低血圧では, 自律神経機能は正常であるが, 容量低下のために起立時の血圧変化を代償できない. その結果, 立位時に頻拍と低血圧が認められる. 低容量（脱水）

の原因はさまざまであるが, 立位で活動中の患者に血圧低下が起こり, そのために失神を呈する. 低容量以外にも, 急性の心機能低下, 肺塞栓などによる心拍出量低下が立位で発生すると失神を呈する. 不整脈では, 心拍出量を低下させる極端な頻脈（＞150回/分）, 徐脈（＜30回/分）あるいは短時間の心停止が一過性に起こることが失神の原因となる.

臨床症状

多くの場合, 患者は何らかの前駆症状を伴い, その後に意識を失う. 前駆症状は不快感, 血の気の引く感じ, 眼前暗黒感, 身体が温まる感じ, 腹痛や便意などさまざまであるが, これらの症状は失神の個々の原因にはよらず, 血圧低下に伴う非特異的な症状である. このなかで, 身体が温まる感じ（warmth）だけは皮膚血管の拡張によるもので, 血管迷走神経性失神に特

❶ 失神の原因分類

神経起因性失神

血管迷走神経性失神
頸動脈洞過敏性失神
状況失神：咳嗽, くしゃみ, 消化管刺激（嚥下, 排便, 内臓痛）, 排尿, 運動後, その他（管楽器吹奏, 重量挙げ）

起立性低血圧

自律神経異常
　原発性自律神経異常（純粋自律神経失調症, 多発性硬化症, Parkinson症候群, 多系統萎縮症）, 二次性自律神経異常（糖尿病, アミロイド）
運動後
食後性
薬剤（アルコールを含む）誘発性起立性低血圧
低容量：出血, 下痢, Addison病

不整脈

病的洞症候群
房室ブロック
発作性上室頻拍
遺伝性疾患（QT延長症候群, Brugada症候群）
ペースメーカ, 植込み型除細動器の故障
薬剤による不整脈誘発

器質的心疾患

弁膜症（大動脈弁狭窄症）
急性心筋梗塞
心筋炎
閉塞性肥大型心筋症
心房粘液腫
急性大動脈解離
心タンポナーデ
肺塞栓・肺高血圧

脳血管疾患

鎖骨下動脈盗血症候群

異的と考えられている．前駆症状の出現時期は，失神前に血圧が低下しつつある時期に一致し，患者の顔面は蒼白で冷汗を伴う．

上記とは別に，前駆症状には失神の原因によって異なる特異的な症状がある．失神前に胸痛や動悸を認める場合，あるいは前駆症状がまったくない場合には，心原性失神を疑う．呼吸困難では過換気症候群，心原性失神，肺塞栓を疑う．なお，過換気症候群による意識障害は，アルカローシスによる脳血管の攣縮による全脳虚血が原因であり，失神には含めない（分類によって含める立場もある）．前駆症状に頭痛があればくも膜下出血を疑う．なお，くも膜下出血による一過性意識障害は失神（全脳虚血）ではなく，脳血管攣縮，あるいは症候性てんかんによる．

ほとんどの失神は立位あるいは座位で発症する．失神前の体位が立位であれば転倒し，頭頸部に受傷することが多い．座位で椅子に背もたれがある場合には，患者が失神しても転倒できず，低血圧が遷延する．まれに仰臥位で失神する場合があり，心原性失神を疑う根拠とされる．失神時に全身けいれんを伴う場合があるが，てんかんによるけいれんとは異なり，持続が数秒と短い．てんかんや脳震盪とは異なり，回復した直後の意識は清明である．失神時には血圧が著明に低下するので，患者は皮膚蒼白となり冷汗を認める．

疫学

失神は common disease である．2002 年の Framingham 研究では人口あたりの発生率は年間0.62 ％，発生率は年齢とともに高く 70 歳以上で著明な増加を認めたが，性差はなく，心血管系疾患があると発生率は約 2 倍に上昇した．この頻度を日本に演繹すると，人口約 1 億 2,600 万人に対し年間約 78 万人に失神が発生することになる．

アメリカ救急部門の 1992～2000 年の医療統計では，失神による受診患者は年間 74 万人であった．東京都内の大学病院における救急車搬送患者の主訴を検討した報告では 3.5 ％が失神で，この頻度を全国の救急搬送患者数に乗じると 18 万人となる．救急医療体制と人口の差を考慮すると，日米に大差はないものと推測される．

診断

患者の病歴から失神を疑う場合に，最初にてんかん，過換気症候群（呼吸困難，四肢や顔面のしびれ），低血糖，転倒，転倒と頭部外傷の合併（転倒＋脳震盪），くも膜下出血（前駆症状に頭痛を訴える），ヒステリーなど，失神以外の一過性の意識障害を鑑別することが必要である．次に，失神の原因疾患を鑑別する．このように，失神の鑑別診断は二層構造となっていることに注意したい．

さて，ガイドラインでは，病歴，身体所見，12 誘導心電図，血圧の体位性変化の 4 つを失神診療の基本としている．この過程から，心疾患，低容量など器質的疾患の除外を試み，適宜，必要な検査を追加する．病歴から痛み，恐怖，長時間の立位に引き続いて失神発症があれば血管迷走神経性失神を，頸部の圧迫や伸展が先行していれば頸動脈洞過敏症候群を疑う．排便や排尿後の失神では状況失神を疑う．投薬歴から薬剤誘発性失神（降圧薬，利尿薬，抗不整脈薬など）の可能性を考える．家族歴に急死者がいたら，遺伝性心疾患の可能性を考える．身体所見では，大動脈弁狭窄症を見落とさないように心雑音に注意する．

検査

12 誘導心電図 （❷）

12 誘導心電図は，心原性失神の診断に必須である．心原性失神の多くでは不整脈が失神の直接的な機序であるが，受診時の 12 誘導心電図に不整脈が記録される場合はむしろ少ない．このため不整脈の基盤となる心疾患を心電図から疑う．失神患者における心原性失神の頻度は 4～30 ％と幅広く，日本人の検討でも10 ％以下である．心電図が診断に役立つ割合は高くないが（1～11 ％）必須の検査である．

血圧の体位変化 （起立性低血圧）

失神患者では必ず立位の血圧を測定する．ヨーロッパ心臓病学会のガイドラインでは，立位 3 分までの血圧測定で収縮期圧 20 mmHg，拡張期圧 10 mmHg の低下とともに失神あるいは失神前駆症状が出現することを起立性低血圧による失神の診断根拠とする．3 分の時点で血圧が低下傾向であれば，さらに長時間の血圧測定を行う．

tilt table test

立位と失神の関係を詳しく評価する検査である．傾斜台（tilt table）を利用して受動的に 60～80°の傾斜を負荷し，40～60 分持続する．血管迷走神経性失神では，傾斜負荷の数分後から最頻値で 25 分後ころに徐脈と血圧低下が発生し，収縮期圧低下（50 mmHg

❷ 不整脈を示唆する心電図所見

2 枝ブロック
心室内伝導障害
2 度房室ブロック（Mobitz 1）
洞徐脈（＜ 50 拍/分），SA ブロックあるいは洞停止（＞ 3 秒）
WPW 症候群
QT 延長症候群
Brugada 症候群（右脚ブロックと V_1～V_3 の ST 上昇）
不整脈原性右室異形成（右前胸部の T 波陰転，ε〈イプシロン〉）波
心筋梗塞
肺塞栓
肺高血圧

以上，あるいは 30 mmHg 以上）および症状出現，あるいは RR 間隔 3 秒以上の条件を満たせば陽性と判定され，血管迷走神経性失神の診断根拠とする．

tilt table test は失神患者の全例に行うべき検査ではなく，その適応は，ハイリスクな状況での原因不明の失神（外傷，飛行機パイロットなど職業的適応），器質的心疾患のない再発性失神，心原性が除外された器質的心疾患の再発性失神，および神経起因性失神の診断確定が臨床的利益にかなう場合，などとされている．

断層心エコー図検査

心疾患の疑いがあれば施行する．大動脈弁狭窄症，心房粘液腫は，心エコー図検査によってのみ診断を確定できる．

血液検査

ルーチンの血液検査は原因検索に役立たない場合が多いが，貧血（ヘマトクリット 30 ％以下）はイベント発生の予測因子である．心筋特異的トロポニンなど心筋マーカーの測定は有用ではない．救急医療では，CRP（感染症），ヘモグロビン，BUN（消化管出血）が患者の病態把握に有用である．

頭部 CT・脳波検査

失神の原因検索には有用ではない．

不整脈モニタリング

器質的心疾患があり，致死的不整脈の危険がある場合には病院内で心電図モニタリングを行う．病歴，身体所見，12 誘導心電図から不整脈を疑えば Holter 心電図を行う．原因不明だが心原性失神を疑う場合には，植込み式ループレコーダーが適応であるが，わが国ではいまだ一般的ではない．

合併症

失神時に頭頸部に外傷を負う．重症頭部外傷の原因が失神である場合はまれではない．駅ホームからの転落や，運転中に失神して交通事故の原因となる場合がある．

治療

神経起因性失神では，予後良好であることの説明，誘因の除去，血圧を低下させる薬剤の中止などを行う．ハイリスク（運転中の失神など）あるいは失神が頻繁な場合にはさらに治療が必要で，心抑制型（失神時に短時間の心停止を伴う）と血管抑制型（血管拡張による血圧低下のみ）のいずれの要素が失神に関与しているかを評価するために，tilt table test あるいはループ記録により失神時の心電図を評価する．心抑制型の頸動脈洞過敏症候群にはペースメーカ植込みが適応である．血管迷走神経性失神には tilt 訓練（tilt table test に準じて，患者が壁などにもたれ，その状態を維持する訓練を毎日繰り返す）を行う．年間 5 回以上の失神，重症外傷，40 歳以上での心抑制型の血管迷走神経性失神にはペースメーカ植込みを行う．神経起因性失神に対して，効果が確実な薬物療法はない．

不整脈による失神では，不整脈の治療が原則である．心室頻拍あるいは細動が証明され，あるいは疑われる場合には，植込み型除細動器の適応を考慮する．

予後

失神患者の生命予後は原因により異なる．心原性失神は予後不良である．若年，非心疾患，心電図所見が正常な失神患者の生命予後は良好である．神経起因性失神の予後も良好である．起立性低血圧の予後は原因によりさまざまである．

（堀　進悟）

●文献

1) Taskforce for the diagnosis and management of syncope：Guidelines for the diagnosis and management of syncope（version 2009）. *Euro Heart J* 2009；30：2631.

2) 日本循環器学会ほか：循環器病の診断と治療に関するガイドライン（2011 年度合同研究班報告）. 失神の診断・治療ガイドライン（2012 年改訂版）.

5 心不全

概念

- 「心不全」とは,「なんらかの心臓機能障害,すなわち,心臓に器質的および/あるいは機能的異常が生じて心ポンプ機能の代償機転が破綻した結果,呼吸困難・倦怠感や浮腫が出現し,それに伴い運動耐容能が低下する臨床症候群」と定義される.虚血性心疾患,高血圧性心疾患,弁膜症,心筋症,先天性心疾患などすべての器質的心疾患が至る病態である.
- 心不全は,高血圧,糖尿病,脂質異常症などのリスク因子から心血管障害を発症し,心不全から最終的には死に至る心血管病の連鎖ととらえられる.心不全とそのリスクの進展ステージを,リスク因子をもつが器質的心疾患がなく,心不全症候のない患者である「ステージA:器質的心疾患のないリスクステージ」,器質的心疾患を有するが,心不全症候のない患者である「ステージB:器質的心疾患のあるリスクステージ」,器質的心疾患を有し,心不全症候を有する患者を,既往も含め「ステージC:心不全ステージ」,おおむね年間2回以上の心不全入院を繰り返し,有効性が確立しているすべての薬物治療・非薬物治療について治療ないしは治療が考慮されたにもかかわらずNYHA心機能分類III度より改善しない患者を「ステージD:治療抵抗性心不全ステージ」と分類する(❶).
- 心不全に陥ると,自覚症状や運動耐容能の低下のため患者の生活の質(QOL)は低下し,致死的不整脈による突然死の頻度も高く,生命予後はきわめて悪い.
- 心不全の原因となる基礎心疾患には,虚血性心疾患,高血圧性心疾患,心筋症,弁膜症,先天性心疾患などがある(❷).このうち,虚血,高血圧,弁膜症,心筋症の占める割合が高い.
- 人口の高齢化・生活習慣の欧米化に伴う虚血性心疾患の増加により心不全患者は増加の一途をたどって

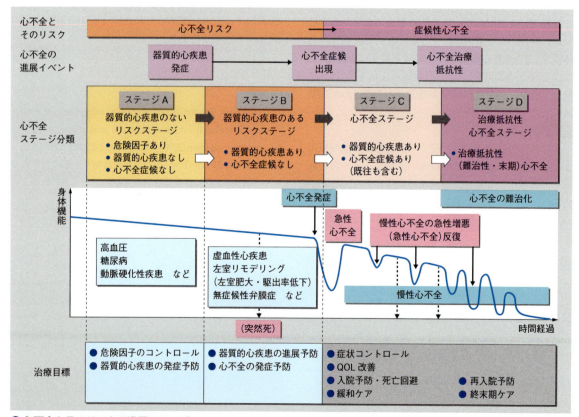

❶ 心不全とそのリスクの進展ステージ

(厚生労働省:脳卒中,心臓病その他の循環器病に係る診療提供体制の在り方に関する検討会.脳卒中,心臓病その他の循環器病に係る診療提供体制の在り方について〈平成29年7月〉をもとに作成)

いるが，今後もさらに増加していくと予想される．
- 米国では約500万人の患者が心不全に罹患し，毎年50万人が新たに心不全と診断されている．また，30万人が心不全を原因として死亡し，死亡者数は年々増加している．
- 一般地域住民を対象としたFramingham研究によると，年齢ごとの慢性心不全の有病率は，50～59歳で800（人口10万対），60～69歳で2,300，70～79歳で4,900，80歳以上で9,100と報告されている．
- わが国における心不全の有病率は報告されていないが，100万人の慢性心不全患者がいると推測されている．わが国でも，欧米同様に心不全患者が増加しており，今後この傾向はさらに強まると予想される．

分類

急性心不全と慢性心不全

従来，「急速に心ポンプ機能の代償機転が破綻し，心室拡張末期圧の上昇や主要臓器への灌流不全をきた

し，それに基づく症状や徴候が急性に出現，あるいは悪化した病態」を急性心不全，「慢性の心ポンプ失調により肺および／または体静脈系のうっ血や組織の低灌流が継続し，日常生活に支障をきたしている病態」を慢性心不全と定義し区別していた．しかし，明らかな症状や徴候が出る以前からの早期治療介入の有用性が確認されている現在では，この急性と慢性との分類の必要性は低い．

高心拍出量性心不全と低心拍出量性心不全

通常心不全では，心拍出量は低下していることが多いが，高心拍出量性心不全では心拍出量は正常よりも増大している．末梢組織での酸素需要が増すために需要と供給のバランスが維持できず心不全をきたすが，甲状腺機能亢進症や貧血・動静脈瘻で認められる．

左心不全と右心不全

左心不全では左心系に障害を認め，主として肺循環系に臓器うっ血がみられる．一方，右心不全では右心

❷ 心不全の原因疾患

心筋の異常による心不全
虚血性心疾患
虚血性心筋症，スタニング，ハイバネーション，微小循環障害
心筋症（遺伝子異常を含む）
肥大型心筋症，拡張型心筋症，拘束型心筋症，不整脈原性右室心筋症，緻密化障害，たこつぼ心筋症
心毒性物質など
習慣性物質 　アルコール，コカイン，アンフェタミン，アナボリックステロイド 重金属 　銅，鉄，鉛，コバルト，水銀 薬剤 　抗癌剤（アントラサイクリンなど），免疫抑制薬，抗うつ薬，抗不整脈薬，NSAIDs，麻酔薬 放射線障害
感染性
心筋炎 　ウイルス性・細菌性・リケッチア感染など，Chagas病など
免疫疾患
関節リウマチ，全身性エリテマトーデス，多発性筋炎，混合性結合組織病など
妊娠
周産期心筋症 　産褥心筋症を含む
浸潤性疾患
サルコイドーシス，アミロイドーシス，ヘモクロマトーシス，悪性腫瘍浸潤
内分泌疾患
甲状腺機能亢進症，Cushing病，褐色細胞腫，副腎不全，成長ホルモン分泌異常など

代謝性疾患
糖尿病
先天性酵素異常
Fabry病，Pompe病，Hurler症候群，Hunter症候群
筋疾患
筋ジストロフィ，ラミノパチー
血行動態の異常による心不全
高血圧
弁膜症，心臓の構造異常
先天性 　先天性弁膜症，心房中隔欠損，心室中隔欠損，その他の先天性心疾患 後天性 　大動脈弁・僧帽弁疾患など
心外膜などの異常
収縮性心外膜炎，心タンポナーデ
心内膜の異常
好酸球性心内膜疾患，心内膜弾性線維症
高心拍出心不全
重症貧血，甲状腺機能亢進症，Paget病，動静脈シャント，妊娠，脚気心
体液量増加
腎不全，輸液量過多
不整脈による心不全
頻脈性 　心房細動，心房頻拍，心室頻拍など 徐脈性 　洞不全症候群，房室ブロックなど

（日本循環器学会／日本心不全学会：急性・慢性心不全ガイドライン〈2017改訂版〉．http://www.j-circ.or.jp/guideline/pdf/JCS2017_tsutsui_h.pdf〈2019年6月閲覧〉）

❸ LVEFによる心不全の分類

定義	LVEF	説明
LVEFの低下した心不全 (heart failure with reduced ejection fraction：HFrEF)	40％未満	収縮不全が主体．現在の多くの研究では標準的心不全治療下でのLVEF低下例がHFrEFとして組み入れられている．
LVEFの保たれた心不全 (heart failure with preserved ejection fraction：HFpEF)	50％以上	拡張不全が主体．診断は心不全と同様の症状をきたす他疾患の除外が必要である．有効な治療が十分には確立されていない．
LVEFが軽度低下した心不全 (hrart failure with mid-range ejection fraction：HFmrEF)	40％以上 50％未満	境界型心不全．臨床的特徴や予後は研究が不十分であり，治療選択は個々の病態に応じて判断する．
LVEFが改善した心不全 (heart failure with preserved ejection fraction, improved；HFpEF improvedまたはheart failure with recovered EF：HFrecEF)	40％以上	LVEFが40％未満であった患者が治療経過で改善した患者群．HFrEFとは予後が異なる可能性が示唆されているが，さらなる研究が必要である．

(Yancy CW, et al：2013 ACCF/AHA guideline for the management of heart failure：a report of the American College of Cardiology Foundation/American Heart Association Task Force on practice guidelines. *Circulation* 2013；128：e240-e327；Ponikowski P, et al：Authors/Task Force Members. 2016 ESC Guidelines for the diagnosis and treatment of acute and chronic heart failure：The Task Force for the diagnosis and treatment of acute and chronic heart failure of the European Society of Cardiology (ESC). Developed with the special contribution of the Heart Failure Association (HFA)of the ESC. *Eur J Heart Fail* 2016；18：891-975. をもとに作成)

❹ HFrEFとHFpEFの対比

	HFrEF	HFpEF
年齢	すべての年齢	高齢者
性	男性に多い	女性に多い
左室駆出率	低下	正常
左室径	拡張	正常
左室肥大	時々	しばしば
合併疾患		
高血圧	++	+++
糖尿病	++	+++
陳旧性心筋梗塞	+++	+
長期透析	0	++
心房細動	+（慢性）	+（一過性）

(Jessup M, et al：Heart failure. *N Engl J Med* 2003；348：2007.)

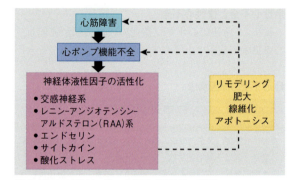

❺ 心筋リモデリング・心不全の形成・進展

(Braunwald E, et al：Congestive heart failure：Fifty years of progress. *Circulation* 2000；102：IV14.)

系に障害を認め，主として体循環系にうっ血が現れる．両者が同時に出現する場合を両心不全という．

左室駆出率（LVEF）による分類（❸）

心不全を左室駆出率（left ventricular ejection fraction：LVEF）により40％未満の「左室駆出率が低下した心不全（heart failure with reduced ejection fraction：HFrEF）」と，50％以上の「左室駆出率が保たれた心不全（heart failure with preserved ejection fraction：HFpEF）」に分類する．40～49％の群はHFmrEF（heart failure with midrange EF）と定義される．このような分類は患者背景，基礎疾患，併存症，治療への反応の違いと合致しており有用である．

HFpEFの基本病態は心筋スティッフネス（stiffness：硬さ）の増大と不完全弛緩であるが，このような患者が，症状を有する心不全患者の30～50％を占め，高齢者の女性に多く，基礎心疾患として高血圧，糖尿病，腎不全を認めることが多い（❹）．心房細動は，心房収縮が失われるばかりでなく頻脈を合併することが多く，拡張機能障害をさらに助長する．

病態生理

心不全の病態形成には，心筋収縮不全および拡張不全，神経体液性因子の活性化および心筋リモデリングが重要な役割を果たしている．心筋に障害が加わると，心筋収縮機能低下に対する代償機転として交感神経系やレニン-アンジオテンシン-アルドステロン（RAA）系などの神経体液性因子の活性化が引き起こされる．さらにTNF-αなどのサイトカインや活性酸素の過剰状態である酸化ストレスなども活性化される．神経体液性因子の過剰な活性化は，心筋リモデリングを引き起こし，さらに心筋障害や心ポンプ機能低下を助長させ，悪循環サイクルを形成する．このような悪循環サイクルが，心不全の病態の形成・進展に中心的役割を担っている（❺）．

収縮不全

心不全の主たる病態は心筋の収縮不全であるが，心臓をポンプとしてとらえると，その収縮能は心室圧-容積関係で理解される．1心周期の左室圧-容積ルー

プは反時計方向に回転し，その左上の点が収縮末期にあたる．負荷条件を変えて得られる収縮末期圧-容積関係の傾きは左室ポンプの収縮性の指標である．この傾きの増大は収縮性の亢進を意味し，減少は収縮性の低下を意味する．さらに，拡張末期圧-容積関係は心室の拡張能を反映するので，収縮不全と拡張不全の理解に有用である．すなわち収縮不全では，左室収縮が低下するため，前負荷（拡張末期容積）および後負荷（収縮末期圧）が一定とすると収縮末期容積が増加し，その結果1回拍出量が減少する（❻左，①→②）．1回拍出量の減少をFrank-Starling機序で代償し拡張末期容積が増加すると拡張末期圧が上昇し肺うっ血をきたす（❻左，②→③）．

拡張不全

拡張不全では，左室スティッフネスが増大し拡張末期圧-容積関係が左上方で移動するため，収縮能および後負荷が一定とすると拡張末期容積が減少し，その結果1回拍出量が減少する（❻右，①→②）．これを代償するために拡張末期容積が増加すると，やはり拡張末期圧が上昇し肺うっ血をきたす（❻右，②→③）．

心筋の収縮不全は，心筋細胞レベルでの収縮機能の低下による．心筋細胞の収縮機能は，筋小胞体へのCa^{2+}供給量と収縮蛋白のCa^{2+}感受性とで規定される．したがって，収縮不全の成因としては，収縮蛋白へのCa^{2+}供給量の低下または収縮蛋白のCa^{2+}感受性の低下，もしくはその両者が重要な役割を果たしている．心筋細胞の細胞内Ca^{2+}濃度は，筋小胞体のCa遊離チャネル（リアノジン受容体），Ca^{2+}-ATPase，ホスホランバンなどのCa^{2+}制御蛋白によって調節されている．不全心筋では筋小胞体Ca^{2+}-ATPaseの活性の低下が認められる．筋小胞体のCa^{2+}保持量が減少すれば，細胞内Ca^{2+}トランジエントのピークが低下することから，収縮不全の発生機序として筋小胞体Ca^{2+}-ATPaseの重要性は理解しやすい．Ca^{2+}放出チャネルであるリアノジン受容体の調節蛋白であるFKBP12.6の解離によるCa^{2+}リークが心不全の発症に関与することが明らかにされ，その意義が注目されている．

収縮機能障害に対する代償としては，Frank-Starling機序が重要である．収縮性の低下に対して拡張末期容積や左室充満圧の増大すなわち前負荷の増大によって心拍出量を維持しようとする．拡張機能障害は，筋小胞体のCa^{2+}取り込みに依存する拡張早期の弛緩機能の障害と心筋スティッフネスの増大によってもたらされる．

神経体液性因子の活性化

RAA系：心筋障害によって活性化され，心筋リモデリング・心不全の形成・進展に関与する神経体液性因子の代表はRAA系である（❺）．心不全では，従来から知られている血中のRAA系のみならず，心筋や血管局所における組織RAA系が活性化される．心不全の初期におけるRAA系の活性化は循環動態を維持するための代償機転と考えられる．しかしながら，その持続的な亢進は心不全の病態の悪化をもたらす．すなわち，組織RAA系の活性化は心筋細胞を肥大させ，同時に心筋酸素需要の増大をもたらす．

一方，血管壁内膜・中膜平滑筋の増殖や線維芽細胞の増殖・コラーゲン合成促進による心筋内血管周囲の間質線維化は冠予備能の低下をもたらし，ともに心筋虚血を助長する．

ANP, BNP：心房性ナトリウム利尿ペプチド（atrial natriuretic peptide：ANP），脳性ナトリウム利尿ペプチド（brain natriuretic peptide：BNP）は心臓から産生されるホルモンであり，わが国で松尾，寒川らにより同定された．心臓局所でRA系が活性化されると心筋組織でアンジオテンシンIIが産生され，それが直

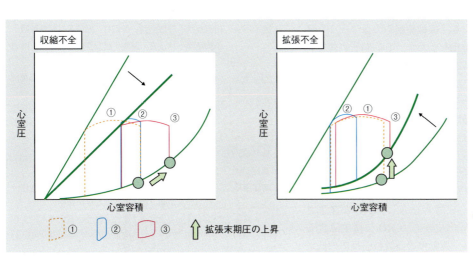

❻ 心室圧-容積関係からみた収縮不全と拡張不全

接あるいは間接に心筋細胞における BNP 遺伝子の発現を亢進させ，その結果として血中 BNP 濃度が上昇する．

ANP，BNP は膜型グアニル酸シクラーゼである GC-A 受容体に結合して，cGMP 濃度を上昇させ，cGMP 依存性プロテインキナーゼを活性化する．cGMP 依存性プロテインキナーゼは細胞内 Ca^{2+} の上昇を抑え，また，Ca^{2+} 非依存性に血管拡張を生じさせる経路も示唆されているが，詳細は不明である．

BNP は産生臓器がほぼ 100 ％心臓であり，そのなかでも 80 ％以上が心室であることから，心不全の最も高感度，高特異的なバイオマーカーとして診断のみならず，予後の予知因子として臨床の現場で広く用いられている．また，わが国では ANP が心不全治療薬として用いられている．

心筋リモデリング

心筋細胞肥大には，圧負荷という物理的・機械的因子が最も重要である．血行力学的負荷といった機械的刺激は，細胞膜の圧受容体で感知され，細胞内に伝えられる．細胞は，接着斑でアクチン・インテグリンを介して細胞外マトリックスに接着している．したがって，インテグリンの活性化が，機械的刺激のシグナルの伝達に重要な役割を果たしている可能性があるが，その詳細な機序は不明である．

肥大心では，コラーゲンなど細胞外マトリックスの増生により間質の線維化が生じる．コラーゲンは間質の線維芽細胞において産生される．コラーゲン産生を促進するシグナルとしても，アンジオテンシン II が重要な役割を果たしている．アンジオテンシン II は線維芽細胞の増殖を引き起こし，さらに I 型や III 型コラーゲンの生成を増加させる．また，アンジオテンシン II は線維芽細胞からエンドセリンや TGF-β などの分泌を誘導する．

これらの因子は，線維芽細胞自体にオートクライン・パラクライン的に作用し，心筋線維化を助長する．また，アルドステロンも，線維芽細胞のコラーゲン産生を増加させ心筋線維化をきたす．心筋間質の線維化は，コンプライアンスを低下させ，拡張機能障害を助長することによって，心筋の適応現象の破綻に関与する．

心不全における末梢循環

運動耐容能の低下は，心不全患者の自覚症状に関与する重要な病態であるが，これには末梢循環や骨格筋代謝異常などの末梢性因子が重要な役割を果たしている．運動中には shear stress や交感神経刺激により血管内皮細胞から NO 合成酵素を介して NO が産生される．心不全では血管内皮からの NO の産生障害もしくは利用障害により，運動中の血管拡張反応の低下

ひいては骨格筋血流の低下が惹起される．このような血管内皮機能障害の発生機序にも RA 系などの神経体液性因子の亢進が関与している．一方で，ドブタミンや血管拡張薬投与によって急性に心不全患者の骨格筋血流を増加させても運動耐容能は改善しないことから，骨格筋自体の異常も心不全患者の運動耐容能低下にかかわっている．

臨床症状

心不全における症状は，呼吸困難や浮腫など臓器うっ血による症状と全身倦怠感，易疲労感など心拍出量低下に基づく症状とに大別される（**❼**）．

呼吸困難

労作時および安静時呼吸困難：労作時の息切れから始まるが，重症になるとごく軽度の労作や安静時にも呼吸困難を生じるようになる．慢性閉塞性肺疾患（COPD）などの呼吸器疾患による呼吸困難との鑑別は病歴や他の症状や身体所見から可能であるが，困難なことも少なくない．

起座呼吸：肺うっ血が高度になると，呼吸困難が臥位1〜2分で出現するため，患者は水平に寝ることができなくなる．これには，臥位による静脈還流の増加や横隔膜の挙上が関与する．

発作性夜間呼吸困難：夜間就寝数時間後に発症する高度の呼吸困難で，ピンク色泡沫状痰や喘鳴（wheeze）を伴うこともある（心臓喘息）．これには，起座呼吸と同様の機序に加えて下肢・腹部の間質水分の静脈内への移行，就寝中の交感神経緊張の低下や呼吸中枢の感度の低下が関与する．

末梢浮腫

浮腫は足背や下腿に認めることが多く，体重増加を伴う．長期臥床例では仙骨部や背部に出現する．浮腫

❼ 心不全の自覚症状，身体所見

うっ血による自覚症状と身体所見		
左心不全	自覚症状	呼吸困難，息切れ，頻呼吸，起座呼吸
	身体所見	水泡音，喘鳴，ピンク色泡沫状痰，III 音や IV 音の聴取
右心不全	自覚症状	右季肋部痛，食思不振，腹満感，心窩部不快感
	身体所見	肝腫大，肝胆道系酵素の上昇，頸静脈怒張，右心不全が高度なときは肺うっ血所見が乏しい
低心拍出量による自覚症状と身体所見		
自覚症状		意識障害，不穏，記銘力低下
身体所見		冷汗，四肢冷感，チアノーゼ，低血圧，乏尿，身の置き場がない様相

（日本循環器学会/日本心不全学会：急性・慢性心不全ガイドライン〈2017 改訂版〉．http://www.j-circ.or.jp/guideline/pdf/JCS2017_tsutsui_h.pdf〈2019 年 6 月閲覧〉）

が長期間持続すると皮膚は光沢を帯びて硬化し，赤色の腫脹や色素沈着を伴ってくる．

消化器症状

腸管，肝，膵などの臓器うっ血による症状として，食欲不振，悪心などがみられ，腸管の浮腫が著しいと下痢や嘔吐をみる．右心不全では，肝うっ血による右季肋部ないし心窩部痛が出現することがある．

全身倦怠感・易疲労感

心拍出量の低下に基づき骨格筋への血流が低下することによる．

尿量減少・夜間多尿

腎血流の低下は，尿量減少を引き起こす．昼間立位で活動しているときは，腎血流が低下するが，夜間臥位をとり安静にすると腎血流が増加するため，夜間多尿が生ずる．

身体所見

心拡大

心拡大は，視診・触診・打診によっておおおそその見当がつくが，定量的に評価するには胸部X線や心エコー図が必要である．

III 音

III 音は，心尖部で聴取される．奔馬調律（III 音ギャロップ）とも呼ばれ，心不全の重要徴候の一つである．これは，心不全で左室容積が増加することによって，心室拡張早期に心房から心室へ急速に血液流入が生ずるために聞かれる．

異常呼吸音（副雑音，肺雑音，ラ音）

肺うっ血の自覚症状としての呼吸困難および胸部X線での肺うっ血所見に伴って出現する．吸気時に fine crackle（捻髪音）として，当初は肺底部に聴取するが，心不全の進行につれて全肺野で coarse crackle（水泡音）として吸気・呼気時ともに聴取される．間質性浮腫によって細気管支浮腫が生じ気道が狭くなると，喘鳴を聴取する．

頸静脈怒張

頸静脈が怒張し，時に拍動も観察される．患者の体位を水平より45°の半座位とし，右房の高さと頸静脈怒張の最上部との垂直高差から中心静脈圧を推測する．頸静脈圧上昇が明らかでない場合には，肝・頸静脈逆流が有用である．患者に静かに呼吸を行わせ，45°起座位で右季肋下の肝を手掌で約1分間静かに圧迫し，頸静脈の拍動性怒張が明瞭化するのを観察する．頸静脈怒張は，右室拡張期圧の上昇が右房圧，末梢静脈圧上昇として観察されるもので，右心不全の代表的な徴候であるが，左心不全でも認められる．これには，Na・水貯留による循環血液量の増加，心不全の代償機序としての交感神経活動性亢進による肺静脈緊張増加などが関与すると考えられる．

肝腫大・黄疸

肝腫大は右心不全以外の種々の疾患で起こるが，肝うっ血による肝腫大は右心不全の特徴的徴候の一つであり，しばしば圧痛や体動時の右季肋部痛を伴う．黄疸はうっ血肝による肝機能の障害のほか，肺，脾，腎などでの反復塞栓に伴う赤血球の破壊によるビリルビン生成の亢進が関与する．いずれにせよ，心不全でみられる黄疸は予後不良の徴候である．

胸水・腹水

右心不全では，濾出液として漿膜腔内に貯留し，胸水，腹水，心膜液などとして認められる．胸水は，葉間胸膜や肋骨横隔膜角に少量の胸水貯留像として胸部X線上で認められる．三尖弁閉鎖不全や収縮性心膜炎など高度の肝腫大をきたす疾患では，末梢浮腫があまり顕著でなくても高度の腹水貯留をみることがある．

診断（8）

心不全の診断では，自覚症状，既往歴，家族歴，身体所見，心電図，胸部X線検査をまず検討する．既往歴とは，冠動脈疾患，高血圧，糖尿病，化学療法歴など心不全発症のリスク因子として知られているものを指す．家族歴では遺伝性疾患の有無などをチェックする．健康診断を除くと，患者はなんらかの自覚症状，あるいは心電図や胸部X線所見の異常があるために医療機関を受診するので，医療現場ではここまでの段階で心不全を否定することは少ない．

慢性心不全の主たる症状は，呼吸困難，浮腫などの臓器うっ血による症状と易疲労感などの低心拍出量による症状であるが，これらは呼吸器疾患，腎不全，貧血などでも認められることがあり鑑別を要する（9）．自覚症状から判断される重症度の評価法としてNYHA心機能分類が最もよく用いられる（10）．身体所見では，心雑音やIII音，肺雑音や頸静脈怒張がないか確認する．

慢性心不全を疑う場合，次に行うべき検査は血中BNP/N 末端プロBNP（NT-proBNP）値の測定である．BNP 35～40 pg/mL あるいは NT-proBNP 125 pg/mL以上で，症状，既往・患者背景，身体所見，心電図や胸部X線検査などから心不全の可能性が強く疑われる場合は心エコー法を行う．BNP/NT-proBNP が異常値の場合はもとより，身体所見で弁膜症を疑わせる心雑音が聴取される場合や，明らかに陳旧性心筋梗塞を示す心電図異常を認める場合などは，BNP/NT-proBNP の値にかかわらず心エコー法を行う．安静時の心エコー図所見と自覚症状に乖離がある場合は，負荷心エコー法の実施も考慮する．

心エコー図で左室の構造的・機能的異常を認めるものの原因疾患の診断に至らない場合などは，疑う疾患に応じて CT，MRI，核医学検査など他のモダリティ

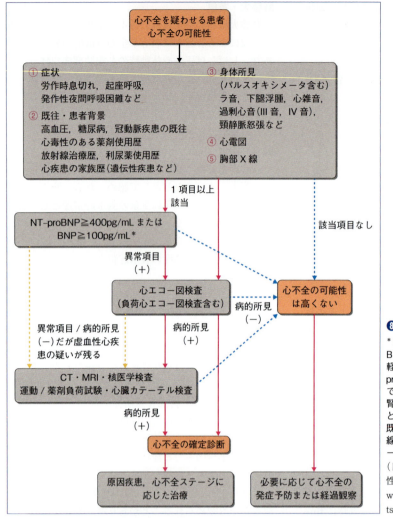

❽ 慢性心不全の診断フローチャート

*NT-proBNP が 125〜400 pg/mL あるいは BNP が 35 ないし 40〜100 pg/mL の場合，軽度の心不全の可能性を否定しえない．NT-proBNP/BNP の値のみで機械的に判断するのではなく，NT-proBNP/BNP の標準値は加齢，腎機能障害，貧血に伴い上昇し，肥満があると低下することなどを念頭に入れて，症状，既往・患者背景，身体所見，心電図，胸部 X 線の所見とともに総合的に勘案して，心エコー図検査の必要性を判断するべきである．
（日本循環器学会/日本心不全学会：急性・慢性心不全ガイドライン〈2017 改訂版〉．http://www.j-circ.or.jp/guideline/pdf/JCS2017_tsutsui_h.pdf〈2019 年 6 月閲覧〉）

❾ 心不全と鑑別が必要な疾患

1. 呼吸器疾患
   呼吸困難，肺ラ音，胸部 X 線上の異常陰影，血液ガス異常
2. 腎疾患
   尿量低下による肺水腫
3. 血液疾患
   貧血による息切れ，全身倦怠感，頻脈・動悸
4. 神経筋疾患
   筋力の低下による息切れ，全身倦怠感，頻脈・動悸
5. 内分泌疾患・代謝疾患
   甲状腺機能低下による体液貯留
6. 膠原病
   胸水・心膜液貯留

❿ NYHA 心機能分類

I 度	心疾患があるが，身体活動には特に制約がなく，日常労作により，特に呼吸困難，狭心痛，疲労，動悸などの愁訴が生じないもの
II 度	心疾患があり，身体活動が軽度に制約されるもの；安静時または軽労作時には障害がないが，日常労作のうち，比較的強い労作（たとえば，階段上昇，坂道歩行など）によって，上記の愁訴が発現するもの
III 度	心疾患があり，身体活動が著しく制約されるもの；安静時には愁訴はないが，比較的軽い日常労作でも，上記の主訴が出現するもの
IV 度	心疾患があり，いかなる程度の身体労作の際にも上記愁訴が出現し，また，心不全症状，または，狭心症が安静時においてもみられ，労作によりそれらが増強するもの

II 度はさらに IIs 度：身体活動に軽度制限のある場合と，IIm 度：身体活動に中等度制度のある場合に分類される．

を用いる．

　虚血性心疾患患者において主訴が労作時息切れのみの場合があり，このような患者では，BNP/NT-proBNP の上昇を認めず，安静時心エコー図でも明らかな異常を認めないことが少なからずある．虚血性心疾患を否定しえない場合は運動負荷や薬剤負荷を用い

て心筋虚血評価を行う．

胸部 X 線検査

　心不全が重症になると，胸部 X 線像では，肺静脈

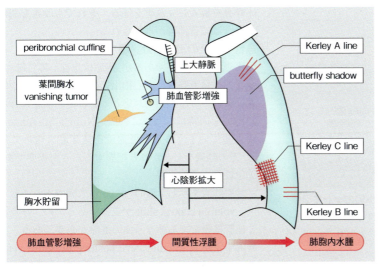

⓫ 胸部X線像による心不全の診断

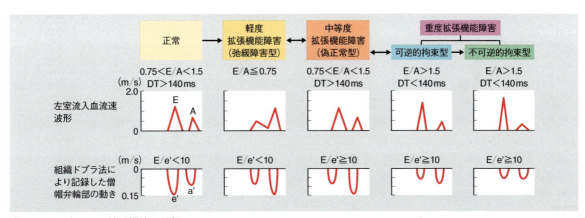

⓬ 心エコー法による拡張機能の評価
E：拡張早期左室流入血流速波
e'：拡張早期僧帽弁輪部移動速度（組織ドプラ法を用いて心尖部四腔像で測定），a'：拡張後期僧帽弁輪部移動速度
E/e'：左室充満圧すなわち左房圧を反映

陰影の増強，間質性浮腫，肺胞内水腫と進行する（⓫）．当初，肺静脈圧上昇によって拡張した肺静脈が，鹿の角状の陰影増強として認められ，同時に肺血管周囲の組織間浮腫によって肺血管の走行が不明瞭となり，かつ増強する．また，小葉間リンパ管ないし小葉隔壁のうっ血像が，下肺野と横隔膜上方に，胸膜に直角方向に走行する長さ1～2 cmの線状陰影として認められる（Kerley B line）．肺胞内水腫では，小斑状陰影の集積像として認められる．

心エコー図

心不全の基礎心疾患の診断には，心エコー図がきわめて有用である．さらに，収縮・拡張機能を簡便に評価できる．収縮機能の評価には，左室拡張末期径と収縮末期径を測定し，％fractional shortening（％FS）やEFを算出する．さらに局所壁運動も評価可能である．拡張機能の評価には，パルスドプラ法による左室流入血流速波形の解析が広く用いられている．左室弛緩障害ではE/A比の低下（E：拡張早期波，A：心房収縮期波）とE波のDT（減速時間）延長がみられる．さらに，拡張機能障害が進行し左室充満圧が上昇するにつれて，E/A比が再上昇しDTが短縮する正常波形と識別できない偽正常化波形を呈し，これを鑑別するためには肺静脈血流速波形の観察が必要である．次いで拘束型波形を認めるようになる（⓬）．

血中BNP/NT-proBNP

血漿BNPは，左室の収縮機能低下の程度とよく相関する．呼吸困難や易疲労感などの自覚症状があり，BNPが100 pg/mL以上であれば，心不全の可能性が高い（⓭）．

予防

心不全は，食事，運動などの生活習慣の管理に加えて，心不全の危険因子に対する適切な治療，無症候性心不全例に対する投薬など多方面からの介入により，発症・進行（増悪）・再発を予防できる．ステージA/

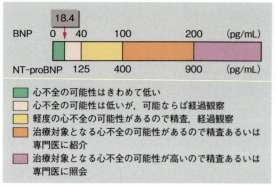

⓭ BNP, NT-proBNP 値の心不全診断へのカットオフ値
（日本心不全学会予防委員会：血中 BNP や NT-proBNP 値を用いた心不全診療の留意点について．http://www.asas.or.jp/jhfs/topics/bnp201300403.html）

B では心不全の発症予防に重点がおかれ，ステージ C/D では心不全症状の改善に加えて，心不全の進行（増悪）・再発予防，生命予後の改善を図ることに重点がおかれるため，心不全の予防と治療を明確に区別することは困難である（❶ p.110）．つまり，前者（ステージ A/B）が狭義の心不全予防であり，後者（ステージ C/D）も含めたものが広義の心不全予防である．また，心不全予防では，心不全患者の病態・病期などに応じて多職種（医師，看護師，薬剤師，管理栄養士，理学療法士など）が病診連携のもと，継続的なチーム医療（病院，地域，在宅など）を実践する．

[治療]
急性心不全に対する治療
初期対応（⓮）：急性心不全は急性非代償性心不全（acute decompensated heart failure：ADHF）とも呼ばれ，急速に心原性ショックや心肺停止に移行する可能性のある逼迫した状態である．早期に治療介入し，循環動態と呼吸状態の安定化を図ると同時に，急性心不全の診断を的確に行う．その際に，できるだけ早期に心不全入院歴，治療歴，既往歴，安定期のバイタル，心機能などの情報の収集を行う．可及的すみやかに心エコーを行うことでより的確な診断および病態の把握が可能となる．

急性心不全の診断とともに，その原因を診断することを絶えず念頭におく．原因に対する治療こそが生命予後の改善につながる．呼吸不全の原因として肺水腫あるいは慢性閉塞性肺疾患（COPD）を合併する場合は，静脈血 pH, CO_2, 乳酸の測定を行う．心原性ショックでは，動脈血ガス分析を施行する．急性心不全で経皮的動脈血酸素飽和度（SpO_2）＜ 90 ％または動脈血酸素分圧（PaO_2）＜ 60 mmHg の患者に対しては酸素投与を行い，呼吸困難の改善が認められない（呼吸回数＞ 25 回/分，SpO_2 ＜ 90 ％）場合はすみやかに陽圧呼吸を導入し，改善を図る．それでも改善を認めない場合は気管挿管が推奨される．

急性心不全の治療方針（⓯）：急性心不全を生じる原因疾患はさまざまであるが，病態は急性心原性肺水腫，全身的な体液貯留，低心拍出による低灌流の 3 つの病態に集約できる．初期対応とともにその病態に合わせた治療を同時に行う．この際，Nohria-Stevenson 分類に基づいてうっ血と低灌流を重症度も含めて評価し，その経過をしっかりと把握することが重要である．

①急性心原性肺水腫：
　起座呼吸を示し，SpO_2 が 90 ％未満であることが多い．volume central shift が主体であるため，呼吸管理と血管拡張による肺うっ血の解除が必要である．非侵襲的陽圧換気（noninvasive positive pressure ventilation：NPPV）が症状の軽減と動脈血の酸素化，血行動態の改善に効果的である．静脈ルートを確保する前に NPPV や硝酸薬舌下またはスプレーを使用し，迅速に呼吸困難および酸素化の改善を図る．それでも肺水腫の改善が不十分である場合は，急激な血圧低下に注意して血管拡張薬の持続静注を行う．利尿薬は体液貯留のある患者に限って投与する．

　約半数が HFrEF であり，治療経過中に低心拍出に陥るリスクがある．低心拍出に対してはドブタミンにより心拍出量の増加を図るが，末梢血管抵抗の高値例にはホスホジエステラーゼ（phosphodiesterase：PDE）III 阻害薬あるいはドブタミンとの併用が有用である．強心薬を投与しても循環動態が維持できない患者は，強心薬の増量よりも大動脈内バルーンポンプ（IABP）などの補助循環を行う．モルヒネは患者の呼吸困難を改善し，肺うっ血を解除するために有用であるが，急激な低血圧，呼吸抑制，アシドーシス進行に注意する．

②全身的な体液貯留：
　末梢浮腫を主体とする全身的な体液過剰の状態で，利尿薬を中心に加療を行う．徐々に進行した慢性心不全の悪化が代表的である．

③低心拍出・低灌流：
　症状は，倦怠感や食欲低下，活動性の低下であり，強い呼吸困難や浮腫を伴わないこともあるため，治療を開始する際には急激な血行動態の変化をきたさないように慎重に行う．β遮断薬がすでに投与されている患者では，ショックの場合を除き，継続使用することが望ましく，必要に応じて PDEIII 阻害薬やドブタミンを使用する．

　心原性ショックは，出血や脱水などに伴う循環血漿量の低下や前負荷不足が除外され，収縮期血圧が 90 mmHg 未満，あるいは平均動脈圧 65 mmHg 未満で組織低灌流が認められる状態である．灌流のサイン

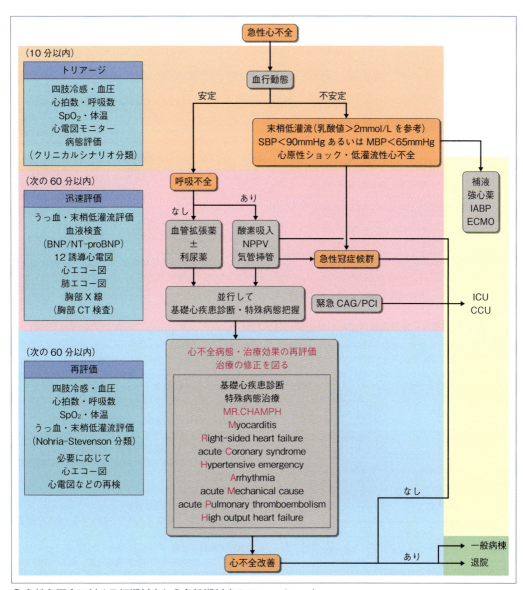

⑭ 急性心不全に対する初期対応から急性期対応のフローチャート

（Mebazaa A, et al：Acute heart failure and cardiogenic shock：a multidisciplinary practical guidance. *Intensive Care Med* 2016；42：147-63. をもとに作成）

として，身体所見のみならず，血中乳酸値の上昇（2 mmol/L = 18 mg/dL）を認める．すべての心原性ショック患者には緊急で12誘導心電図と心エコー図検査を行い，原因疾患の同定およびそれに対する治療を並行して行う．動脈ラインによる持続的血圧モニターが必要である．体液貯留が認められない患者では補液を試みる．第一選択はドブタミンで，昇圧を確実にするためにノルアドレナリンの併用が推奨される．両心不全の場合は，PDEIII阻害薬の併用を検討する．薬物治療が無効であれば，補助循環を使用する．患者の予後は，治療それ自体よりも心原性ショックの原因や病態に依存することが多い．

慢性心不全に対する治療（⑯）

治療目標は，血行動態の改善により自覚症状およびQOLを改善するばかりでなく，心不全の進行を抑制し生命予後を改善することである．

基礎疾患に対する治療：基礎疾患に対する治療が可能な場合は，まず基礎疾患の是正が根本的治療となる．特に心不全を伴う虚血性心疾患では，冠血行再建により左室機能が改善することが期待できる．弁膜症や先天性心疾患では外科的修復により心機能の回復が得られるが，心筋不全が不可逆的障害に陥るまえに手術時期を逸しないことが必要である．

心不全増悪の誘因の除去：心不全増悪には誘因が存在

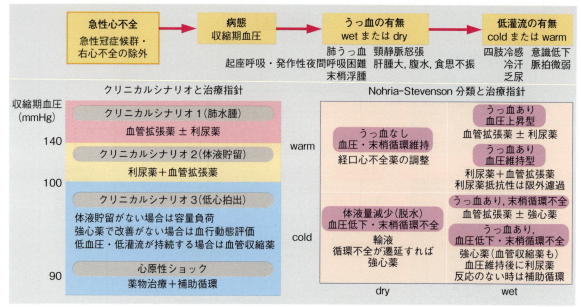

⓯ 急性心不全の初期対応から急性期病態に応じた治療の基本方針

(日本循環器学会/日本心不全学会：急性・慢性心不全ガイドライン〈2017 改訂版〉．http://www.j-circ.or.jp/guideline/pdf/JCS2017_tsutsui_h.pdf〈2019 年 6 月閲覧〉)

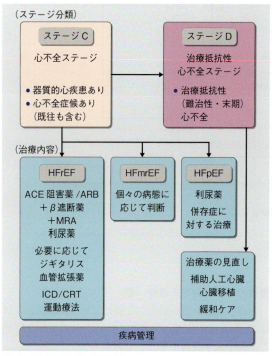

⓰ 心不全治療アルゴリズム

(日本循環器学会/日本心不全学会：急性・慢性心不全ガイドライン〈2017 改訂版〉．http://www.j-circ.or.jp/guideline/pdf/JCS2017_tsutsui_h.pdf〈2019 年 6 月閲覧〉)

する場合が多く，感染症，不整脈，高血圧，虚血，貧血などの医学的要因があるが，塩分制限の不徹底，活動制限の不徹底，内服薬の中断など予防可能な因子も多い（⓱）．したがって，心不全増悪の防止には，予

⓱ 心不全の増悪因子

| 急性冠症候群 |
| 頻脈性不整脈（心房細動，心房粗動，心室頻拍など） |
| 徐脈性不整脈（完全房室ブロック，洞不全症候群など） |
| 感染症（肺炎，感染症心内膜炎，敗血症など） |
| アドヒアランス不良（塩分制限，水分制限，服薬遵守などができない） |
| 急性肺血栓塞栓症 |
| 慢性閉塞性肺疾患の急性増悪 |
| 薬剤（NSAIDs，陰性変力作用のある薬剤，癌化学療法など） |
| 過度のストレス・過労 |
| 血圧の過剰な上昇 |
| ホルモン，代謝異常（甲状腺機能亢進・低下，副腎機能低下，周産期心筋症など） |
| 機能的合併症（心破裂，急性僧帽弁閉鎖不全症，胸部外傷，急性大動脈解離など） |

(日本循環器学会/日本心不全学会：急性・慢性心不全ガイドライン〈2017 改訂版〉．http://www.j-circ.or.jp/guideline/pdf/JCS2017_tsutsui_h.pdf〈2019 年 6 月閲覧〉)

防可能な誘因の除去も必要である．

HFrEF に対する薬物治療

ステージ C（心不全ステージ），NYHA 心機能分類 II～III 度：ACE 阻害薬に加えて β 遮断薬導入を行う．肺うっ血所見や全身浮腫など体液貯留による症状が明らかである場合には，利尿薬を用いる．LVEF＜35％では，MRA を追加する．

NYHA 心機能分類 IV 度：入院とし，カテコラミン，PDEIII 阻害薬，利尿薬などの静脈内投与を行い，状態の安定化を図る．状態の安定化が得られたら経口薬への切り替えを行う．

ステージD（治療抵抗性心不全ステージ）：体液管理と薬物治療が適正か，もう一度見直す．心臓移植の適応について検討する．

①アンジオテンシン変換酵素（ACE）阻害薬：

HFrEF患者におけるACE阻害薬の生命予後に対する改善効果は大規模臨床試験で確立している．無症候の左室収縮機能不全についても，心不全の入院を抑制し生命予後を改善することが明らかになっており，ACE阻害薬はすべてのHFrEF患者に用いられるべきである．また高用量で死亡または入院の抑制効果がより大きいことから，薬剤の忍容性（咳嗽，血圧，血清クレアチニン値，血清カリウム値）があるかぎり増量を試みる．

②アンジオテンシンII受容体拮抗薬（ARB）：

これまでに行われた大規模臨床試験の結果より，ARBはHFrEF患者においてACE阻害薬と同等の予後改善効果を有する．したがって空咳などでACE阻害薬が投与できない場合にはARBを用いることができる．ただし，腎機能障害，高カリウム血症，低血圧などについてはARBもACE阻害薬と同様の注意が必要である．

③β遮断薬：

β遮断薬はその陰性変力作用により心不全患者への投与は禁忌であると考えられていた．しかし，1975年にWaagsteinらがβ遮断薬を拡張型心筋症患者に投与し心不全症状や心機能が改善したことを報告して以来，1990年代に行われた数多くの大規模臨床試験によって，ビソプロロール，カルベジロール，metoprolol succinateの生命予後に対する改善効果が証明されている．さらに心不全症状のない左室機能不全患者に対するβ遮断薬のエビデンスも得られている．したがって有症状のHFrEF患者のみならず，無症状の左室収縮機能低下患者においてもβ遮断薬は推奨される．

β遮断薬の投与に際しては，NYHA心機能分類III度以上の心不全患者は原則として入院とし，体液貯留の徴候がなく，患者の状態が安定していることを確認したうえで，ごく少量より時間をかけて数日～2週間ごとに段階的に増量していく．増量に際しては自覚症状，脈拍，血圧，心胸郭比，および心エコー図による心内腔の大きさなどを参考にし，心不全の増悪，過度の低血圧，徐脈の出現に注意する．

β遮断薬開始のタイミングは心不全急性増悪からの回復期で，入院中が望ましい．初期用量を開始し，以後外来で増量する．β遮断薬治療中に心不全増悪をきたした場合，強心薬としてはPDEIII阻害薬が望ましい．β遮断薬はなるべく継続したほうがよいが，心不全の程度によっては中止せざるをえない場合もあり，

病態が安定化したら可能なかぎり再開する．

従来の大規模臨床試験では心房細動例を含むHFrEFでβ遮断薬の有用性が証明されてきた．しかし最近，心房細動例ではβ遮断薬の効果を認めないとのメタ解析が報告された．洞調律では心拍数依存性にβ遮断薬の予後改善効果があるが，心房細動ではそのような効果がないことも報告されている．一方，心房細動例でもβ遮断薬の死亡率の軽減効果が認められるとの報告もある．心房細動例ではβ遮断薬によって十分に心拍数がコントロールされなかったなどの理由が考えられるが，今後の検討が必要である．

④ミネラルコルチコイド受容体拮抗薬（MRA）：

MRAであるスピロノラクトンおよびエプレレノンの生命予後の改善効果は証明されている．したがってHFrEFには，禁忌がないかぎりMRAが推奨される．しかし，ACE阻害薬あるいはARBとMRAの併用により血清カリウムの上昇に伴う死亡や入院が増加する．推算糸球体濾過値（estimated glomerular filtration rate：eGFR）＜30 mL/分あるいは血清カリウム値5.0 mEq/L以上の場合には，投与開始は慎重でなければならない．さらに，開始後3日目，1週後，以後3か月後までは毎月血清カリウム値とクレアチニン値を測定することが望ましい．

⑤利尿薬：

利尿薬は，心不全患者のうっ血に基づく労作時呼吸困難，浮腫などの症状を軽減するために最も有効な薬剤である．ループ利尿薬が基本となるが，単独で十分な利尿が得られない場合にはサイアザイド系利尿薬との併用を試みる．ただし利尿薬は低カリウム血症，低マグネシウム血症をきたしやすく重症心室不整脈を誘発するリスクがある．したがって血清カリウムおよびマグネシウムの保持を心がける．

ループ利尿薬は急性増悪期のうっ血解除の目的で汎用されてきたが，慢性心不全におけるエビデンスはほとんど存在しない．心不全の予後改善に寄与するとのメタ解析の結果もあるが，後向き解析では生命予後の悪化につながるとの結果であった．その機序としてループ利尿薬が低カリウム血症を惹起することや，交感神経系やRAA系を活性化することなどがあげられる．

バソプレシンV_2受容体拮抗薬（トルバプタン）は髄質集合管にあるバソプレシンV_2受容体を遮断することにより水利尿作用を有する．急性増悪期心不全を対象としたEVEREST試験ではバソプレシンV_2受容体拮抗薬はうっ血症状を改善したが，長期予後は改善しなかった．バソプレシンV_2受容体拮抗薬は急性増悪期から開始され，慢性期にも継続されるケースが増えつつある．入院中早期のバソプレシンV_2受容体拮

抗薬導入は腎機能悪化を予防するが，それが長期予後改善につながるかについては明確ではない．

⑥抗不整脈薬：

心臓突然死の基礎は心室頻拍および心室細動などの重症心室不整脈である．アミオダロンはこれらの重症心室不整脈を抑制し突然死を予防すると期待されるが，過去の臨床試験のメタ解析では，全死亡率および不整脈死を減少させた．ただし，植込み型除細動器（implantable cardioverter defibrillator：ICD）との比較を行った大規模試験SCD-HeFTでは有効性を認めなかった．副作用（甲状腺機能障害，間質性肺炎，角膜色素沈着，肝機能異常）の早期検出のため，定期的な検査が必要である．一方，アミオダロンは心不全に合併する心房細動では洞調律維持や心拍数コントロール目的で使用される．

⑦血管拡張薬：

ACE阻害薬を用いることのできない患者において生命予後の改善を目的として硝酸イソソルビドとヒドララジンの併用を行うことがある．しかし，これはジギタリスと利尿薬のみが投与された心不全患者を対象とした小規模かつ古いデータに基づくものである．ACE阻害薬，β遮断薬，MRAが投与されたNYHA心機能分類III～IV度のアフリカ系アメリカ人において硝酸イソソルビドとヒドララジンの併用の有用性が示されているが，わが国では積極的には使用されていない．硝酸薬単独の使用では，急性期血行動態の改善は期待できるが，予後改善効果については不明である．

カルシウム拮抗薬は，長期投与で心不全を悪化させる危険性があり推奨されない．血管選択性の高いジヒドロピリジン系カルシウム拮抗薬アムロジピンは，このような有害事象が少ないとされるが，長期予後を改善するとのコンセンサスは得られていない．非ジヒドロピリジン系カルシウム拮抗薬は陰性変力作用を有し，HFrEFには禁忌である．

⑧ジギタリス：

心筋細胞膜におけるNa$^+$, K$^+$-ATPaseを阻害し陽性変力作用を示す．また，迷走神経活性を亢進させ，房室結節の不応期を延長させて心室レートを低下させる．したがって，心房細動を伴う患者において心室レートをコントロールし十分な左室充満時間を得ることが期待できる．しかしながら，心房細動を伴うHFrEF患者においてジギタリスが予後を改善するかどうかのエビデンスはなく，さらに心不全の有無を問わず心房細動患者の予後不良に寄与したとの報告もある．また，HFrEF患者の心房細動のレートコントロールにジギタリスが最適であるかどうかについてもエビデンスは得られていない．一方，洞調律心不全患者を対象としたDIG試験において，ジゴキシンは心不全増悪による入院を減少させたが，生命予後は改善せず，不整脈関連の死亡をむしろ増加させる傾向にあった．ジゴキシン血中濃度に比例して死亡率が増加することも明らかにされており，至適血中濃度として0.5～0.8 ng/mLが提案されている．

高齢者，腎障害，肝障害，電解質異常（低カリウム血症，低マグネシウム血症）などはジギタリス中毒の誘因となるので注意する．また，血中濃度に影響を与えるような相互作用を有する薬剤の併用にも注意する．

⑨経口強心薬：

1980年代から行われた経口強心薬の大規模臨床試験は，ことごとく否定的な結果に終わった．しかしながら，生命予後の改善効果のみが慢性心不全治療の最終目的ではないとの立場で，その臨床的有用性をとらえる考え方もある．特に，重症例におけるQOLの改善，静注強心薬からの離脱，β遮断薬導入時の使用などはその有用性に検討の余地がある．わが国におけるNYHA心機能分類IImまたはIII度の心不全患者を対象としたピモベンダンのEPOCH試験では複合イベントを減少させ身体活動能力を改善させた．現在わが国では経口強心薬としてピモベンダン，デノパミン，ドカルパミンが認可されているが，いずれも催不整脈作用があり，その投与には細心の注意を払い，少量から投与する必要がある．

HFpEFに対する薬物治療：HFpEFに対しては現在まで前向き介入研究で死亡率の低下を示した薬物療法はない．したがって，現段階では原疾患に対する治療を基本とし，心不全症状を軽減させることを目的とした薬物治療と心不全増悪に結びつく併存症に対する治療を行う．

利尿薬はうっ血に基づく自覚症状の改善に有用である．ループ利尿薬が多用されるが，薬剤間での効果の差異は明確ではない．長時間作用型であり生物学的利用度が高く抗アルドステロン作用も有するとされるトラセミドは，フロセミドに比しイベント抑制効果が優れているとする報告がある．わが国では，急性心不全による入院加療中にトルバプタンが導入され，退院後も継続して処方されるケースが増加している．トルバプタンが再入院を減少させる可能性があるが，長期予後の改善効果は確立されていない．

非薬物療法：

①植込み型除細動器（ICD）：

心不全患者の死因の約40％は突然死であり，特にNYHA I～III度では50～60％に上る．突然死の80～90％は致死性不整脈すなわち持続性心室頻拍や心室細動による．このような致死性不整脈に対してはICDの植込みが必要であり，数々の臨床試験で予後改善効果が証明されている．

②心臓再同期療法（CRT）：

左脚ブロック主体の左室内伝導遅延を伴う心不全では心臓再同期療法（cardiac resynchronization therapy：CRT，両室ペーシング）を行い，左室収縮の同調障害（非同期性収縮〈dyssynchrony〉）を是正することによって自覚症状・運動耐容能や心機能ばかりでなく予後が改善する．左室のペーシングは冠静脈洞から冠静脈分枝にリードを挿入し左室側壁–後壁を心外膜からペーシングする．さらに，ICD 機能付き CRT（CRT–D）も使用される．

呼吸補助療法：ガイドラインに基づく薬物治療の最適化が行われてもなお，肺うっ血が十分にコントロールできず呼吸困難が持続する心不全患者に対して呼吸補助療法，特に陽圧呼吸療法を行うことにより症状の改善が得られる．このような陽圧呼吸療法の効果は睡眠時無呼吸の抑制を介して起こると考えられてきたが，最近，睡眠呼吸障害の程度にかかわらず陽圧呼吸療法が心不全の病態を改善するのではないかと考えられている．持続的陽圧呼吸（持続的気道陽圧法〈continuous positive airway pressure：CPAP〉）あるいは適応補助換気（adaptive servo–ventilation：ASV）などの陽圧呼吸療法の血行動態に対する作用として，①肺うっ血の改善および左室前負荷の軽減，②左室後負荷の軽減，③交感神経の抑制，などがあげられる．

運動療法：慢性心不全に対する運動療法の臨床的効果は以前から認識されていたが，安定した慢性心不全に運動療法を行うことによって運動耐容能や QOL ばかりでなく，心血管死や再入院が減少する．

心不全の運動療法は基本的に運動処方に従って行われるべきであり，特に高齢者や左室機能の著明低下例，致死性不整脈や虚血が出現する可能性がある場合には監視下で行われる．運動強度としては低～中強度（peak VO$_2$ の 40～60 ％）でも運動療法の効果が得られる．嫌気性代謝閾値（anaerobic threshold：AT）は peak VO$_2$ の 40～60 ％に相当し，その生理学的特徴から理論的に心不全の運動強度として安全であり適切とされる．導入期は個々の患者の原疾患や重症度，合併症に注意しながらきめ細かい運動処方を作成し，安定期においては 1 回 20～60 分・週 3～5 回を目標とする．また週に 2～3 回程度の低強度レジスタンストレーニングも推奨されている．

多職種チームによる疾患管理（⑱）

患者教育，患者あるいは医療者による症状モニタリング，治療薬の調節，看護師による継続的なフォローアップなどで構成される疾病管理プログラムは，心不全患者の生命予後や QOL の改善に有効である．疾病管理は，多職種（医師，看護師，薬剤師，栄養士など）によるチーム医療により運営され，チームの構成員に

⑱ 心不全患者の疾病管理プログラムの特徴と構成要素

特徴	多職種によるチームアプローチ（循環器医，心臓血管外科医，看護師，薬剤師，理学療法士，栄養士，ソーシャルワーカー，心理士など）
	専門的な教育を受けた医療従事者による患者教育，相談支援
	包括的心臓リハビリテーションによるプログラムの実施
構成要素	薬物治療，非薬物治療
	運動療法
	アドヒアランスとセルフケアを重視した患者教育
	患者，家族，介護者あるいは医療従事者による症状モニタリング
	退院調整・退院支援，社会資源の活用
	退院後のフォローアップ
	継続的な身体・精神・社会的機能の評価（体重，栄養状態，検査所見の結果，ADL，精神状態，QOL の変化など）
	患者，家族および介護者に対する心理的サポートの提供

（日本循環器学会/日本心不全学会：急性・慢性心不全ガイドライン〈2017 改訂版〉．http://www.j-circ.or.jp/guideline/pdf/JCS2017_tsutsui_h.pdf〈2019 年 6 月閲覧〉）

は，心不全の治療・管理・ケアに関する専門的知識・技術を有する医療従事者が複数含まれることが望ましい．また，疾病管理を効果的に運用するシステムとして，包括的心臓リハビリテーションを積極的に活用する．疾病管理の構成要素としてはガイドラインに沿った標準的な薬物・非薬物治療，運動療法，アドヒアランスとセルフケアを重視した患者教育・カウンセリング，症状モニタリング，退院調整・退院支援，適切な社会資源の活用，退院後のフォローアップ，継続的な身体・精神・社会的機能の評価，心理的サポートが含まれる．

（筒井裕之）

●文献

1) 日本循環器学会/日本心不全学会：急性・慢性心不全ガイドライン（2017 改訂版）．http://www.j-circ.or.jp/guideline/pdf/JCS2017_tsutsui_h.pdf（2019 年 6 月閲覧）

2) 筒井裕之：循環器疾患の基本的治療方針．伊藤 浩，山下武志（編）：循環器疾患最新の治療 2018-2019．東京：南江堂；2018．p.55.

3) 筒井裕之：循環器疾患患者のみかた．矢﨑義雄（監）：内科学，第 11 版．東京：朝倉書店；2017．p.367.

4) 筒井裕之：急性心不全．永井良三ほか（編）：循環器疾患最新の治療 2016-2017．東京：南江堂；2016．p.283.

5) 筒井裕之：慢性心不全の治療．伊藤浩ほか（編）：循環器研修ノート．東京：診断と治療社；2016．p.319.

6) 筒井裕之：心不全．小川聡ほか（編）：専門医のための循環器病学．東京：医学書院；2014．p.135.

6 心臓突然死

概念

- 突然死の定義は，予期せず，内因性の原因により，急速に死に至る病態である．したがって，離床不可能な末期癌や末期心不全患者の死に至る最終局面が仮に心室細動（ventricular fibrillation：VF）であったとしてもそれは突然死といわない．
- 突然死は心疾患，脳血管障害，大動脈破裂，肺梗塞などに起因するが，最も多い原因は心疾患であり，心臓突然死（sudden cardiac death）と呼称される．❶に原因となりうる疾患をあげる．
- 急死と呼ばれる病態も基本的に突然死と同義である．
- 「突然」の時間的過程にかかわる定義はさまざまである．社会的通念からいうと発症後数日を経過した死亡でも突然の訃報と伝えられるが，医学的にはもっと短くとらえられている．
- 医学的な突然死の時間にかかわる定義は瞬時に死に至るというものから24時間以内とするものまで幅広い．最近では元気な姿（突然死を予測できない状態）が突然死発覚前の1～2時間以内に確認されているという定義がよく用いられている．
- 心肺停止状態から蘇生された症例に対して，「突然死からの復帰例」などと表現されることがある．この場合の突然死は必ずしも生物学的な（不可逆的な）死を意味するものではないが，正確には「心肺停止からの復帰例」とすべきであろう．
- 統計学者や法医学者が用いている突然死は生物学的な死を意味する．したがって本項の疫学の項目などについては心肺停止（突然死）からの蘇生例などは含まれない．

疫学（発生頻度）[1]

わが国において全国を網羅した統計は総務省（消防庁）が発表している「救急・救助の現況」において示されている[1]．平成28年版の同報告書によると，平成26年中に一般市民が目撃した心原性心肺停止病傷者は24,496人であったとされている．目撃されていない心肺停止を含めると頻度はさらに増加すると考えられる．一般市民が心肺蘇生を実施したのは55.8％の病傷者であり，そのうち，1か月後の生存率は16.1％，社会復帰率は11.7％であった．心肺蘇生を実施されなかった場合の生存率は9.2％，社会復帰率は4.7％であり，心肺蘇生の重要性が示されている．また，後述する体外式除細動器（AED）が使用された場合の1か月後の生存率は54.0％，社会復帰率は46.1％ときわめて高い改善度が示され，AEDの優れた効果が実証されている．ただし，AEDが使用された割合は心肺停止が目撃されている場合でも，わずか4.5％にしかすぎず，同機器に対する一般市民への周知・啓蒙と設置の拡大が望まれる．

欧米での心臓突然死発生率はわが国よりも高い．特に米国での発生率は1,000人あたり約1～1.5件（年間30～35万件，人口1,000人あたり約1件）と高く，その原因は冠動脈疾患の罹患率や重症度が高いことにあるとされている．

❷はリスクの違う集団別に心臓突然死の頻度をみた米国のデータである[2]．各項目は下に行くほど集団内でのリスク（発生率）が高くなるが（❷a），対象がより高度に選択されるためその絶対数は徐々に低下す

❶ 心臓突然死の原因となりうる疾患

器質的心疾患に伴うもの	器質的心疾患に伴わないもの（一次的電気生理学的異常）
急性心筋梗塞	WPW症候群
陳旧性心筋梗塞	Brugada症候群
拡張型心筋症	先天性QT延長症候群
肥大型心筋症	後天性QT延長症候群
不整脈原性右室心筋症	QT短縮症候群
心サルコイドーシス	早期再分極症候群
大動脈弁狭窄症	カテコラミン誘発性多形性心室頻拍

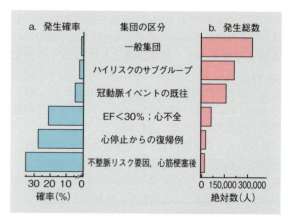

❷ リスクの異なる集団別にみた心臓突然死のリスク（米国のデータ）

それぞれの集団は下に行くほど集団内でのリスク（発生率）が高くなる（a）が，対象がより高度に選択されるためその絶対数は徐々に低下する（b）．これは突然死を予想し，未然に予防することの難しさを表している．たとえば左室駆出率（EF）30％未満で心不全を有する患者すべてに植込み型除細動器（ICD）を適応しても，救えるのは心臓突然死全体の1/4以下でしかない．

（Myerburg RJ, et al：Cardiac arrest and sudden cardiac death. Heart Disease. Elsevier Sanders；2005, p.865.）

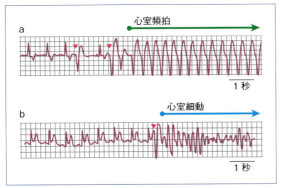

❸ 心臓突然死の原因となる致死的な心室の頻脈性不整脈

a. 拡張型心筋症に合併した単形性持続性心室頻拍（VT）：▼で示す心室期外収縮（premature ventricular contraction：PVC）が引き金となりVTが発生した．本患者は加算平均心電図の遅延電位が陽性で，電気生理学的検査では心室の伝導遅延とリエントリーを機序とするVTが誘発された．VT中のQRS波形は単一であり，リエントリーの回路が安定していることを示す．脱分極異常を基礎とする典型的な頻拍である．

b. 急性冠症候群に合併した心室細動（VF）：急性冠症候群により洞調律中のSTは上昇している．▼で示すR on T型のPVC（連結期が短く，T波のピーク付近から出現しているPVC）が引き金となり，VFが出現している．心室波形は無秩序でレートがきわめて速い．虚血に陥った心筋の活動電位（不応期）が不整脈基質を形成したと考えられる．VF中はポンプとしての機能は完全に失われ，心停止の状態となる．一刻も早い心肺蘇生と除細動が必要である．病院外で出現したVFに対しては自動体外式除細動器（AED）が威力を発揮する．

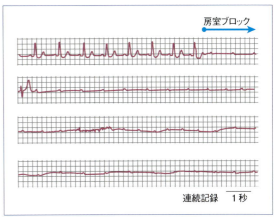

❹ Holter心電図記録中に心肺停止に陥った拡張型心筋症

失神発作を主訴とする拡張型心筋症患者に対してHolter心電図記録を行っていたところ，突然の完全房室ブロック（発作性房室ブロック）が出現し，心肺停止に陥った．2段目からはQRSが完全に消失し，P波のみが観察される．幸い入院中であり，早期に発見され，体外式ペーシングにより救命された．このような心静止に対しては電気的除細動は無効である．

る（❷b）．これは突然死を予想し，未然に予防することの難しさを表している．たとえば左室駆出率30％未満で心不全を有する患者すべてに植込み型除細動器（ICD）を適応しても，救えるのは心臓突然死全体の1/4以下でしかない．

病因

電気生理学的病因と発生機序

Holter（長時間）心電図記録中に発生した突然死の解析によると，70〜80％に心室頻拍（ventricular tachycardia：VT），VFなどの頻脈性不整脈（❸），20％弱に房室ブロック（❹），洞不全などの徐脈性不整脈が記録されている[3]．この頻度についてはHolter心電計を装着する何らかの理由が患者にあったというバイアスを差し引いて考えねばならないが，不整脈が最大の理由であることは間違いない．不整脈以外の原因による突然死では無脈状態にもかかわらず心電図に致死的な不整脈が記録されないことがある（無脈性電気活動）．

VT，VFなど致死的頻脈性不整脈の原因として，特に壮年期以後では急性冠症候群が最大の理由と考えられている．若年者の突然死としては非虚血性の原因（WPW症候群，先天性QT延長症候群，Brugada症候群，心筋症，心筋炎など）を考えるべきである[3]．

VT/VFの発生機序

VT/VFの温床となる電気的異常は大きく分けて脱分極の異常と再分極の異常に分けられる．脱分極の異常とは主に心筋の伝導遅延を示す．虚血や心筋変性により，電気興奮のできない線維化や脂肪浸潤がモザイク状に発現すると興奮の伝播がジグザクにねじ曲げられ，伝導速度が通常の1/10〜1/100になる．再分極の異常とは再分極のバラツキが大きくなることを示す．たとえば急性心筋虚血では虚血部位の活動電位が極端に短縮し，健常部位とのあいだに不応期（膜電位）の差が拡大するため，電気的な不安定性が惹起される．

いずれの不整脈基質においても，期外収縮などの引き金が不安定になった心筋に対して揺さぶりをかけ，最終的にグルグルと回旋する異常な伝導興奮（リエントリー）が励起され，VT/VFへと発展する（❺）．

解剖学的（病理的）病因

突然死した患者のすべてが解剖の対象とならないため，その全容は不明である．また，電気的異常が一次的な疾患（たとえばQT延長症候群）では病理学的（構造学的）異常が発見されないこともある．東京都監察医務院の報告では17,210件の剖検例中，心臓血管系の異常が57.4％に認められ，そのうち81.2％が虚血性心疾患，6.2％が大動脈瘤破裂，12.6％がその他の心疾患であったと述べられている[4]．

臨床症状

前兆なく急速に死の転帰（あるいは心肺停止）に至る場合が多い．時に前駆症状が認められ，胸痛は虚血性心疾患を示唆する所見として，激しい動悸や一過性の意識消失などは危険な不整脈を示唆する所見として重要である[3]．

心臓突然死にかかわる頻拍の基質

脱分極の異常

① WPW症候群
　検査所見：心電図でのΔ波
　機序：心房細動中の副伝導路を経由した早期心室興奮
② 心筋梗塞，心筋症
　検査所見：加算平均心電図の遅延電位
　　　　　　左室壁運動異常（駆出率の低下）
　機序：心筋の線維化や脂肪浸潤による心室筋伝導遅延
　　　　ジグザグに進行する異常な伝導パターン
③ Brugada症候群
　検査所見：心電図でのPQ延長，QRS異常軸偏位，
　　　　　　分裂したQRS，右脚ブロック
　機序：Naチャネル抑制による伝導障害（遅延）
　　　　遺伝子（SCN5A）異常

再分極の異常（不応期のバラツキ亢進）

活動電位（不応期）の短縮
① 急性心筋虚血
　検査所見：心電図での虚血領域ST上昇
　　　　　　冠動脈造影での冠動脈病変
　機序：Kチャネル開口による活動電位短縮
② Brugada症候群
　検査所見：心電図（右側前胸部誘導）でのST上昇，下
　　　　　　壁または側壁誘導での早期再分極（J波）
　機序：Naチャネル抑制による活動電位短縮
　　　　遺伝子異常（SCN5A）
③ QT短縮症候群
　検査所見：心電図でのQT短縮とテント状T波，
　　　　　　心房細動
　機序：内向きイオン電流の抑制または外向きイオ
　　　　ン電流の亢進
④ 早期再分極症候群
　検査所見：心電図（下壁，側壁誘導）での明瞭な
　　　　　　J波（0.2mV以上）
　機序：一過性外向き電流の亢進
活動電位（不応期）の延長
先天性QT延長症候群
　検査所見：心電図でのQT延長とT波形態異常
　機序：細胞膜イオンチャネルの障害（Kの流出障害
　　　　またはNa流入促進）による活動電位延長
　遺伝子異常
　　Kチャネル抑制
　　　LQT1（KCNQ1）LQT2（KCNH2）
　　Naチャネル不活性化不全
　　　LQT3（SCN5A）

基質を揺さぶる引き金
心室期外収縮
心房細動（主にWPW症候群）

基質を修飾する因子
（自律神経活動，電解質異常など）

リエントリーの形成
VT/VFの出現

❺ 心室頻拍・心室細動（VT/VF）の温床（基質）となる電気的異常
頻拍の基質には大きく分けて脱分極の異常と再分極の異常に分けられる．脱分極の異常とは主に心筋の伝導遅延を，再分極の異常とは再分極のバラツキの拡大を示す．いずれの不整脈基質においても，心室期外収縮などの引き金が基質に対して揺さぶりをかけ，最終的に異常な伝導興奮（リエントリー）が励起され，VT/VFへと発展する．

検査

突然死を予測することは必ずしも容易ではないが，いくつかの臨床検査所見がそのリスクを示唆する[1,3]．

心電図検査

安静時12誘導心電図ではWPW症候群（心室の早期興奮を示すデルタ〈Δ〉波の存在），QT延長症候群，Brugada症候群（右側前胸部誘導での特徴的なST上昇）などが診断される（❻～❽）．長時間心電図記録（Holter心電図）では心室期外収縮の多発や非持続性VTの有無がリスク評価の観察対象となる．特殊な心電図記録として，加算平均心電図（遅延電位）と微小T波交代現象がある．前者は心室筋の伝導遅延（脱分極の異常），後者は再分極の異常を示す．

心機能と心不全の評価

心機能を最もよく表す指標として左室駆出率がある．心エコー，ラジオアイソトープ，左室造影検査などを用いて算出され，この値が35％を切ると突然死のリスクが高くなる．また，NYHA心機能分類のII度以上の心不全もリスク要因として知られている．

電気生理学的検査

人工的に心室を電気刺激し，VT/VFが発生する基質が存在するか否かを検査する（❾）．特に❾aに示すごとく単形性持続性VT（単一のQRS波形を呈し，自然停止しないVT）が誘発された場合，その後のVT発生率は高い．

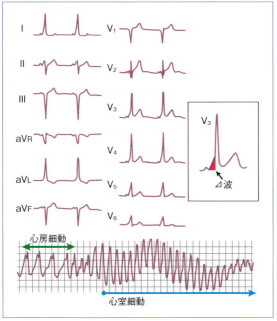

❻ WPW 症候群の 12 誘導心電図と心房細動により誘発された心室細動（VF）

洞調律中の心電図では⊿波を伴った PR 時間の短縮（早期興奮）を認める．拡大した V_3 誘導で示すごとく QRS の初期成分が⊿（デルタ）様を示し，QRS の幅が広い点が特徴である．副伝導路を介した異常な心室興奮を示す所見である．

下段のごとく，WPW 症候群に心房細動が合併すると，過剰な興奮が副伝導路を介して心室へ頻回に到達し，まれに VF を誘発し，突然死に至る．

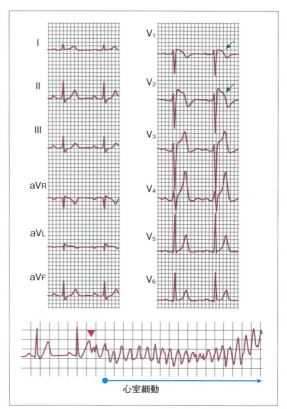

❽ Brugada 症候群と心室細動（VF）

東洋人の成人男性に比較的多く認められる症候群であり，以前からわが国でポックリ病として知られていた病態の一因と考えられる．心電図上，右側前胸部誘導（$V_1 \sim V_3$）で特徴的な ST 上昇（図中矢印：QRS 直後に上昇のピークがあり，その後急峻に下降し続けるパターン）と T 波の逆転が観察される．VF 発作は夜間などの安静時に多い．$V_1 \sim V_3$ の電気現象を反映する領域（おそらく右室自由壁の心外膜側）の活動電位短縮が不整脈基質の成因と考えられている．

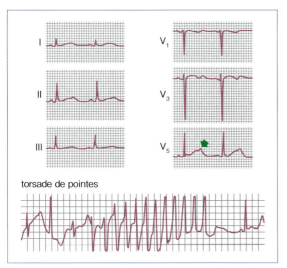

❼ 先天性 QT 延長症候群（LQT2）と多形性心室頻拍（torsade de pointes）

K チャネルをコードする遺伝子異常（*KCNH2*）が K 電流の流出を阻害し，QT（再分極相）の延長を招く．特に V_5 誘導での形態が 2 相性を示し，異様である（矢印）．安静洞調律時の心電図で T 波の終末が RR 間の中央を越えると QT の異常な延長が示唆される．異常な QT の延長は不応期のバラツキを亢進させ，下段に示すような torsade de pointes（極性のねじれ）と呼ばれる特徴的な多形性心室頻拍（QRS 波形が刻一刻と変化する）を招来し，時に突然死に至る．

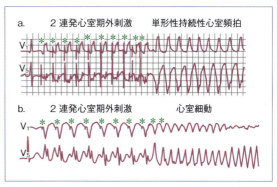

❾ 電気生理検査にて誘発された心室頻拍（VT）と心室細動（VF）

致死的な心室性不整脈の温床となりうる基質が存在するかどうかを推察するために電気生理検査が行われる．心室に電極カテーテルを挿入し，人工的に期外刺激や頻回刺激を与えて VT／VF の誘発性を観察する．図中の＊で示すスパイクが電気刺激による波形である．a では 2 連発心室期外刺激にて単形性持続性 VT が，b では同様の方法にて VF が誘発されている．単形性持続性 VT が誘発されると検査の特異度は高いといわれている．

治療

突然死の予防[1,3]

　心臓突然死のリスクが高い患者（特に VT/VF の既往を有し，かつ不整脈基質が永続的に存在すると考えられる患者）に対しては，その原因疾患を問わず，植込み型除細動器（implantable cardioverter defibrillator：ICD）がその予防に最も効果的である．拡張型心筋症や心筋梗塞後患者に対しては抗不整脈薬（β遮断薬，アミオダロン）も用いられるが，その有効性は ICD には及ばない．

心肺停止発生後の対応[1,3]

　心肺停止の予測は難しく，その多くは発生後の対応にゆだねるしかない．心肺停止後の蘇生率は 1 分ごとに 10 ％低下するといわれる．つまり，10 分以上無処置で放置されると予後は決定的に不良である．医療従事者にすべての対応を依存するシステムでは最も貴重な初期数分間の空白を埋めることはできない．したがって，目撃者（一般市民）による遅滞のない心肺蘇生法の施行と自動体外式除細動器（automated external defibrillator：AED）による頻拍の停止が切り札となる．

（栗田隆志）

●文献

1) 総務省消防庁：平成 28 年版救急・救助の現況. 報道資料. 2016.
   www.fdma.go.jp/pressrelease/houdou/assets/281220_houdou_2.pdf
2) Myerburg RJ, Castellanos A：Cardiac arrest and sudden cardiac death. Heart Disease. Philadelphia：Elsevier Sanders；2005. p.865.
3) 大江　透：突然死. 不整脈—ベッドサイド診断から非薬物治療まで. 東京：医学書院；2007. p.486.
4) 豊島英明，田辺直仁：心臓性突然死の疫学. 新不整脈学. 東京：南江堂；2003, p.508.

7 不整脈

総論

刺激伝導系

 心臓は，血液を全身に送るポンプとしての機能が最も重要であるが，これを効率よく行うためには電気興奮を規則正しく発生し，適切なタイミングで心臓の各部位に伝えることが必要である．前者のポンプの機能を担う心筋を固有心筋（別名：作業心筋）と呼ぶのに対して，後者の電気興奮を発生し伝達する心筋を刺激伝導系と呼ぶ．正常な心臓の電気興奮は，

 洞房結節→心房筋→房室結節→His（ヒス）束→
 脚→Purkinje（プルキンエ）線維→心室筋

の順番で伝導する（❶ a）．

洞房結節と心房内の刺激伝導系

 洞房結節（sinus node；洞結節）は右房と上大静脈の接合部に位置する組織であり，心臓収縮のリズムを形成する．洞房結節で発生した電気興奮が心房を経て房室結節へ伝わる経路について，従来は3本の結節間伝導路（前・中・後）が想定されており，前結節間伝導路が右房上部で左房へつながる心房間伝導路Bachmann束を分枝すると考えられていた．しかし，これらの経路は形態学的にはっきりと区別できる特殊な細胞群で構成されてはおらず，心房の作業心筋が太い束となって配列されている．このため，これらの組織は厳密な意味では刺激伝導系とはいえないが，興奮が比較的伝わりやすい経路を構成しておりpreferential pathwayと呼ばれる．

房室結節

 心房と心室のあいだには結合組織（線維輪）があるため電気的に絶縁されており，房室結節（atrioventricular node）が心房の興奮を心室へ伝える唯一の経路となっている．房室結節は右房下部でTodaro腱索，三尖弁中隔尖付着部，および冠静脈洞開口部に囲まれた三角形（これを「Koch三角」と呼ぶ）に存在する（❶ b）．同部位は，心房筋から房室結節への移行部分，compact AV nodeとよばれる狭義の房室結節，およびHis束への移行部分からなり，全体を総称して房室接合部と呼ぶ．

 心房から房室結節への移行部分は，性質の異なる2種類の経路からなる．伝導速度が速く，不応期の長い経路（速伝導路 fast pathway）は，Koch三角のHis束側で心房中隔前方からの入力（前方入力）を担う．伝導速度が遅く，不応期の短い経路（遅伝導路 slow pathway）は，Koch三角の三尖弁中隔尖付着部と冠静脈洞開口部のあいだの心房後方からの入力（後方入力）を担う．速伝導路と遅伝導路の電気生理学的特性

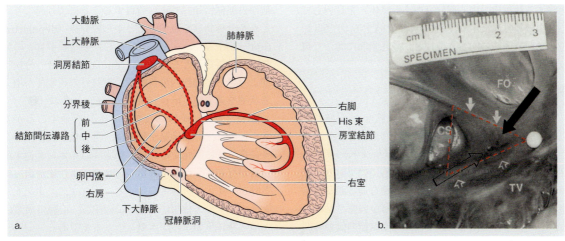

❶ 刺激伝導系
a. 右房・右室側からみた刺激伝導系．固有心筋は肌色，刺激伝導系は赤で示す．
（Fuster V, et al：Hurst's The Heart, 12 th edition. KcGraw-Hill：2008. p.80.）
b. 赤点線で囲まれた三角形がKoch三角．CS：冠静脈洞，FO：卵円孔，TV：三尖弁．白矢印：Todaro腱索，中抜き白矢印：三尖弁中隔尖付着部，黒矢印：前方入力，中抜き黒矢印：後方入力．
（McGuire MA：Koch's triangle：useful concept or dangerous mistake? *J Cardiovsac Electrophysiol* 1999；10：1497.）

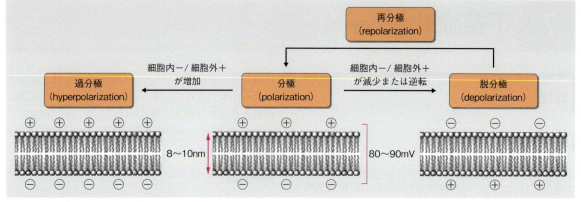

❷ 分極，脱分極，再分極，過分極

の違いが，房室結節リエントリー頻拍（AV nodal reentrant tachycardia：AVNRT）の成因となる．不整脈の治療方法の一つにカテーテルによって不整脈の経路を電気的に焼灼するカテーテルアブレーションと呼ばれる方法があるが，房室結節リエントリー頻拍では遅伝導路を選択的に焼灼する．

His束，脚，Purkinje線維

洞房結節，房室結節，His束，脚，Purkinje線維はまとめて刺激伝導系と呼ばれるが，洞房結節・房室結節と，His束・脚・Purkinje線維は性質が大きく異なる．その象徴的な例が興奮の伝導速度である．洞房結節，房室結節は伝導速度が心臓の中で最も遅いのに対して，His束，脚，Purkinje線維は最も速い．そこで，His束・脚・Purkinje線維をまとめて，His-Purkinje系（His-Purkinje system：HPS）と呼ぶ．

房室結節から続くHis束は，心房と心室のあいだを絶縁する線維輪の中心部分（中心線維体）を貫通して心室中隔膜様部に至り，左右の脚に分岐する．左脚は，左室の前乳頭筋に向かう前枝と，後乳頭筋に向かう後枝に分かれる．

副伝導路

まれにではあるが（1,000人に数人程度），房室結節以外に心房から心室に興奮を伝える筋束が存在することがある．これを副伝導路（Kent〈ケント〉束）と呼ぶ．副伝導路の電気特性は固有心筋に似ており，伝導速度は房室結節より速く，副伝導路を通る興奮が房室結節を通る正常の興奮より早く心室を興奮させ始める．このため体表面心電図では，房室結節の伝導時間を反映するPQ時間が短縮し，QRS波形の変形（QRS波の初期部分に心室の早期興奮を反映する三角形の波形＝Δ波）を示す．時に，心房と心室のあいだの興奮旋回による頻脈発作，房室リエントリー頻拍（AV reentrant tachycardia：AVRT）が起こることがあり，頻脈発作を伴う症候群をWPW（Wolff-Parkinson-White）症候群と呼ぶ．

心筋の電気生理学的特性

細胞膜

細胞膜は8〜10 nmのリン脂質が2層に並んだ脂質2重層からなる．脂質はイオンを通すことができないので細胞の内外は細胞膜によって電気的に絶縁されている．細胞内には，蛋白質・核酸・リン酸など電気的に負に荷電した分子が豊富に存在するので，細胞外に比べて負に荷電している．薄い絶縁体（ここでは細胞膜）の両側の電荷が異なる場合，電荷をため込むコンデンサーとして作用し，細胞内膜側に負の電荷，細胞外側に正の電荷がため込まれる．このように細胞膜を挟んで正負の電荷が分かれている状態を分極（depolarization）と呼ぶ．心筋の電気興奮は，細胞膜の内膜側が外膜側に比べて正に荷電することにより起こり，これを分極状態を脱することから脱分極（depolarization）と呼ぶ．いったん脱分極した細胞膜がもとの分極状態に戻ることを再分極（repolarization），分極状態よりさらに細胞内の負電荷，細胞外の正電荷が増える状態を過分極（hyperpolarization）と呼ぶ（❷）．

脂質2重層は絶縁体なのでイオンを通すことができないのに，心筋細胞が脱分極，再分極，過分極のように電気的に変化するのは，細胞膜にイオンを通す蛋白質が存在するからである．これをイオン輸送蛋白質と呼び，イオンチャネル，イオンポンプ，イオントランスポータの3種類がある．この中で，心臓の興奮にとって特に重要なのがイオンチャネルである．

イオンチャネルと膜電流（イオン電流）

イオンチャネルは細胞膜を貫通する蛋白質であり，その中央の孔（ポア）をイオンが通過することによって膜電流が生じ，その結果膜電位が変化する．イオン

❸ 心臓で重要なイオンチャネル

	電位依存性	電位非依存性
内向き	電位依存性 Na チャネル 電位依存性 Ca チャネル 　L 型チャネル 　T 型チャネル 過分極活性化陽イオンチャネル （ペースメーカチャネル）	TRP チャネル（多種類存在する）
外向き	一過性外向き K チャネル 遅延整流外向き K チャネル 　緩徐活性化遅延整流外向き K チャネル 　急速活性化遅延整流外向き K チャネル 　超急速活性化遅延整流外向き K チャネル	内向き整流 K チャネル アセチルコリン活性化 K チャネル ATP 感受性 K チャネル

チャネルは，電流の流れる方向，およびゲートと呼ばれる構造が孔（ポア）を開閉する仕組みの 2 つによって 4（＝2×2）タイプに分類すると理解しやすい．

電流の流れる方向は，プラスイオンが細胞の外側から内側に移動することにより生じる内向き電流と，プラスイオンが細胞の内側から外側に移動することにより生じる外向き電流に分けられる．マイナスイオンが逆，すなわち内向きあるいは外向きに流れることによってもそれぞれ外向き電流・内向き電流は生じるが，心臓ではこの種の陰イオンチャネルはあまり重要ではない．

心筋の膜電流として重要になるのは，Na イオン，K イオン，Ca イオンの 3 つの陽イオンである．Na イオンと Ca イオンは，細胞外の濃度が細胞内の濃度に比べて高いので，チャネルが開くと濃度の勾配に従って細胞内へと移動し内向き電流を生じる．K イオンは，細胞内の濃度が細胞外に比べて高いのでチャネルが開くと細胞外へと移動し外向き電流を生じる．内向き電流が流れると細胞内にプラス電荷が増えるので脱分極し，外向き電流が流れると細胞内のプラス電荷が減るので，再分極あるいは過分極がもたらされる．

イオンチャネルは，多くの場合静止状態では孔（ポア）を閉じているゲート（活性化ゲート）と，活性化されてイオンを通過させると過剰な電流を流さないために閉鎖するゲート（不活性化ゲート）の 2 つのゲートをもっている（不活性化ゲートをもたないチャネル，いずれももたないチャネルも存在する）．このうち，活性化ゲートを開けイオンの通過を開始する仕組みに関しては，膜電位の変化によって行われる電位依存性チャネルと，そうでない電位非依存性チャネルの 2 つに分けられる．

心臓で，4 つそれぞれのカテゴリーにどのようなイオンチャネルが属するのか❸にまとめた．

電位依存性の内向きチャネルには，電位依存性 Na チャネル，電位依存性 Ca チャネル（これには L 型と T 型の 2 つが存在する），および過分極活性化陽イオ

ンチャネル（ペースメーカチャネル）とよばれるチャネルが属する．

電位依存性の外向きチャネルには，活性化が速く活動電位の前半部分で働く一過性外向き K チャネルと，活性化が遅く活動電位の後半部分で働く遅延整流外向き K チャネルがある．遅延整流外向き K チャネルは，遅い活性化の中でも比較すると活性化が遅いもの，速いもの，格段に速いものの 3 種類に分けられ，それぞれ緩徐活性化遅延整流外向き K チャネル，急速活性化遅延整流外向き K チャネル，超急速活性化遅延整流外向き K チャネルと呼ばれる．

電位非依存性の内向きチャネルには，TRP チャネルが属する．TRP チャネルは非選択的陽イオンチャネルと呼ばれ，複数の陽イオンを選択せずに通過させる．

電位非依存性の外向きチャネルには，活性化ゲートをもたない内向き整流 K チャネル，およびリガンドに制御される（これを「リガンド作動性チャネル」と呼ぶ）アセチルコリン活性化 K チャネル，ATP 感受性 K チャネルがある．内向き整流 K チャネルが常に開いているのに対して，アセチルコリン活性化 K チャネルと ATP 感受性 K チャネルは，特定の状態で活性化されるチャネルである．アセチルコリン活性化 K チャネルは，アセチルコリンを神経伝達物質とする副交感神経が緊張したときに活性化される．ATP 感受性 K チャネルは，通常は細胞内の ATP によりブロックされており，細胞内の ATP が減少する虚血時などに活性化される．

活動電位

活動電位とは

細胞膜の電位は，興奮していないとき（拡張期）には負に荷電しており，これを静止膜電位と呼ぶ．静止膜電位は心臓の部位により異なり，洞房結節や房室結節は $-60\,\mathrm{mV}$ 程度，心房筋，心室筋，Purkinje 線維は $-80\sim-90\,\mathrm{mV}$ 程度である．膜電位が一過性に脱分

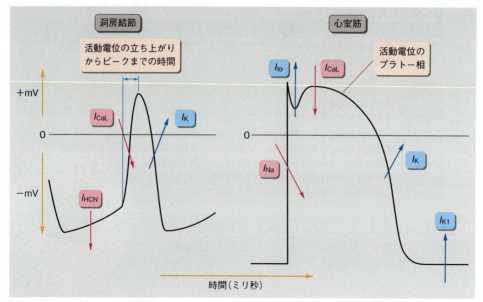

❹ 洞房結節と心室筋の活動電位
内向き電流は赤の下向き矢印，外向き電流は青の上向き矢印で示す．I_{CaL}：L型Caチャネルを介するL型Ca電流，I_{HCN}：過分極活性化陽イオンチャネル電流（ペースメーカ電流，funny current ⟨I_f⟩とも呼ばれる），I_K：遅延整流外向きKチャネルを介する遅延整流外向きK電流，I_{Na}：電位依存性Naチャネルを介するNa電流，I_{to}：一過性外向きKチャネルを介する一過性外向き電流．

極し細胞膜電位がプラスに荷電し再び静止膜電位に戻る現象を活動電位と呼び，これが心筋細胞の電気興奮を反映する．活動電位の形状も心臓の部位により異なる．洞房結節と心室筋の活動電位が両極端であり，心房筋やPurkinje線維の活動電位はある意味でこれらの中間的な形状をとる．

❹に洞房結節と心室筋の活動電位を示す．膜電位が脱分極する箇所では内向き電流が関与し，膜電位が再分極する箇所では外向き電流が関与する．

洞房結節の活動電位

洞房結節の膜電位は（❹左図），拡張期で膜電位が浅く，また平坦でなく少しずつ脱分極している．この脱分極を緩徐拡張期脱分極と呼ぶ．拡張期の最大の膜電位は約−60 mVで，これは洞房結節では内向き整流Kチャネルがほとんど存在しないためである．緩徐拡張期脱分極には複数のイオンチャネルが関与するが，なかでも重要と考えられているのが過分極活性化陽イオンチャネル（ペースメーカチャネル）である．

過分極活性化陽イオンチャネルは，TRPチャネルなどとともに非選択的陽イオンチャネルに属する．非選択的陽イオンチャネルには，一価の陽イオンだけを無条件で通すものと，Caイオンなどの二価の陽イオンも通すものがある．過分極活性化陽イオンチャネルは一価の陽イオン（主にNaイオンとKイオン）だけを通すタイプである．通常の非選択的陽イオンチャネルは，分極側では主にNaイオンを通し内向き電流を生じ，脱分極側ではKイオンを通し外向き電流を生じる．過分極活性化陽イオンチャネルは，名前が示すように過分極側でしか活性化されない．このためNaイオンを通す内向き電流が主体で，脱分極をもたらす．過分極活性化陽イオンチャネルは洞房結節で豊富に発現しており，この拡張期の脱分極が洞房結節で心臓の興奮がつくられる原因の一つとなっている．

洞房結節の活動電位では脱分極は活動電位の立ち上がり，再分極は活動電位の終わりのそれぞれ1か所ずつで，前者では電位依存性CaチャネルによるCa電流，後者では遅延整流外向きKチャネルによるKチャネルが流れる．洞房結節では電位依存性Naチャネルの発現が少ないため，活動電位にほとんど関係しない．

心室筋の活動電位

心室筋の活動電位（❹右図）では脱分極する箇所は2箇所ある．活動電位が立ち上がるところと活動電位のプラトー相のはじめの小さな脱分極の2か所であり，前者は電位依存性NaチャネルによるNa電流，後者では電位依存性Caチャネル（L型）によるCa電流により形成される．再分極する箇所も2か所あり，活動電位直後の一過性で小さな再分極と活動電位終わりの急激な再分極である．前者では，活動電位の早期に流れる一過性外向きKチャネルを介する一過性外向き電流，後者では遅延整流外向きKチャネルによる遅延整流外向きK電流が流れる．活動電位と活動電位のあいだの拡張期の膜電位（静止膜電位）は−80

❺ 伝導の能動的特性に関与する Ca 電流と Na 電流の性質

	Ca 電流	Na 電流
これらの電流により活動電位が立ち上がる組織	洞房結節・房室結節	心房作業筋，心室作業筋，His-Purkinje系
閾膜電位	浅い（約−40 mV）	深い（約−60 mV）
ギャップ結合を介する脱分極が起きてから閾膜電位に達するまでにかかる時間	長い	短い
V_{max}	小さい（1〜10 V/秒）	大きい（100〜500 V/秒）
活動電位の立ち上がりからピークに達するまでの時間	長い	短い
伝導速度	遅い	速い

〜−90 mV で一定している．拡張期には，電位非依存性の内向き整流 K チャネルだけが開いており，K イオンの平衡電位の−90 mV 付近に膜電位が維持される．

電気興奮の伝播

心臓を構成する個々の心筋細胞は，ギャップ結合チャネルにより形成されるギャップ結合（gap junction）と呼ばれる構造でお互いに結合している．心臓の1か所で始まった電気興奮はギャップ結合を通る局所電流を発生させ，隣接する細胞に弱い脱分極をもたらす．この脱分極が閾膜電位に達すると活動電位が発生し，電気興奮が隣の細胞へと広がる．

興奮伝導に影響を及ぼす要素は，心筋の受動的な特性（外から心筋細胞に与えられる電流）と能動的な特性（心筋細胞自身がもつ性質）に分けて考えることができる．受動的な特性としてはギャップ結合を介する細胞間の興奮伝導が特に重要であり，ギャップ結合の数，大きさ，分布様式が関係する．ギャップ結合が発達した組織（His-Purkinje系，心室作業筋，心房作業筋）は，ギャップ結合の発現が少ない組織（洞房結節，房室結節）に比べて伝導速度が速い．

能動的な特性は，ギャップ結合を介する局所電流がもたらした脱分極が閾膜電位に達するまでの時間，および活動電位が発生してからピークに達するまでの時間の2つに依存する．これは，活動電位の立ち上がりで発生する内向き電流に影響される．洞房結節と房室結節は Ca 電流，それ以外の組織（心房作業心筋，心室作業心筋，His-Purkinje系）は Na 電流である（❺）．

Ca 電流は閾膜電位が浅いため（約−40 mV），ギャップ結合を介する脱分極が伝達されてから閾膜電位に達するまでの時間が長い．また，活動電位の最大立ち上

がり速度（V_{max}）が，電流量の比較的少ない Ca 電流では1〜10 V/秒と小さい．そのため，Ca 電流により発生する活動電位ではその起こり始めからピークまでも時間がかかる．すなわち，Ca 電流によって活動電位が発生する洞房結節・房室結節では能動的特性からいっても伝導速度が遅い．

一方，Na 電流は閾膜電位が深く（約−60 mV），電流量が多いため V_{max} は100〜500 V/秒と大きい．そのため，Na 電流により活動電位が立ち上がる心房作業筋，心室作業筋，His-Purkinje系は能動的特性からみても伝導速度が速い．

心臓各部位の伝導速度の順番は，受動的特性・能動的特性の両者によって速いほうから，

His-Purkinje系（2〜4 m/秒）＞心房作業心筋（約1 m/秒）＞心室作業心筋（約0.3 m/秒）＞洞房結節・房室結節（0.05〜0.1 m/秒）

の順番になっている．

不整脈の発生機序

不整脈（主に頻脈性不整脈）の発生機序には，異常自動能，撃発活動（triggerd activity：トリガードアクティビティ），リエントリーの3つがある．

異常自動能 abnormal automaticity

心房作業筋や心室作業筋など，正常では自動能をもたない細胞が自動能をもつようになる場合もあるが，臨床で遭遇することが多いのはもともと自動能をもつ刺激伝導系の自動能が亢進するものである．刺激伝導系の細胞は場所によらず緩徐拡張期脱分極を示し，自動的に興奮する能力（自動能）を有する．自動能の頻度にはヒエラルキーがあり，

洞房結節＞房室結節＞His-Purkinje系

の順番となっている．そのため，房室結節・His-Purkinje系の細胞は通常はより頻度の高い洞結節の自動能によって受動的に興奮させられ，自身のもつ緩徐拡張期脱分極（自動能）は閾膜電位に達する前にリセットされてしまう．ところが，房室結節や His-Purkinje系の自動能が亢進し洞房結節のそれを凌駕すると，房室結節あるいは His-Purkinje系から興奮が始まるようになる．これが異常自動能である．房室結節あるいは His-Purkinje系の自動能が亢進するのは，主に心臓の虚血や心不全などによって静止膜電位が浅くなる場合である．心筋梗塞後にみられる促進心室固有調律（accelerated idioventricular rhythm）は，心筋梗塞を起こした部位付近の Purkinje 線維の自動能が亢進した異常自動能とされている．

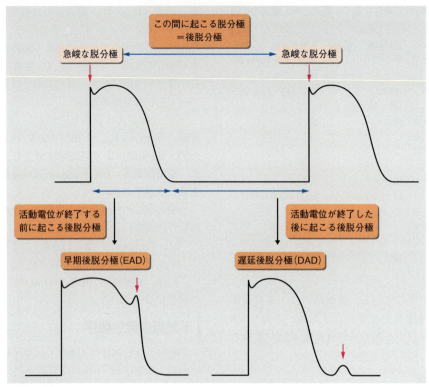

❻ 後脱分極

活動電位の立ち上がりの急峻な脱分極と次の急峻な脱分極のあいだに起こる異常な脱分極を後脱分極と呼ぶ．活動電位が終了する前に生じる後脱分極を早期後脱分極（EAD，下段左図），活動電位が終了してから起こる脱分極を遅延後脱分極（DAD）と呼ぶ（下段右図）．

撃発活動（トリガードアクティビティ）

撃発活動（triggerd activity：トリガードアクティビティ）は，活動電位が引き金となって異常な脱分極（後脱分極　afterdepolarization）が起こり，これが閾膜電位に達して活動電位を発生するものである．後脱分極には，早期後脱分極（early afterdepolarization：EAD）と遅延後脱分極（delayed afterdepolarization：DAD）の2種類がある（❻）．

早期後脱分極（EAD）

EADは，活動電位が終了する前に起こる脱分極である（❻下段左図）．活動電位の持続時間（action potential duration：APD）の過度の延長に続いて発生する．徐脈や低カリウム血症はEADの発生を助長する．EADによって起こる代表的な不整脈はQT延長症候群に伴う多形性心室頻拍（torsades de pointes：TdP）である．

遅延後脱分極（DAD）

DADは，活動電位が終了してから次の活動電位が発生するまでのあいだに生じる脱分極である（❻下段右図）．

ジギタリスやカテコラミン作用下，虚血・再灌流，心不全などの細胞内のCa濃度が上昇する状況（Ca過負荷）で発生する．筋小胞体のCa放出チャネル（リアノジン受容体）は，通常は活動電位によって活性化された電位依存性Caチャネルを介して流入するCaイオンが結合することによってチャネルが開口し，筋小胞体からのCaイオンの放出が引き起こされる．この正常のCa放出を，Ca誘発Ca放出（Ca-induced Ca-release：CICR）と呼ぶ．

Ca過負荷になると，活動電位が発生しなくても少量のCaイオンが筋小胞体から細胞質内に放出される．これをCaリークと呼び，これに応じて細胞膜で一過性内向き電流（I_{Ti}）が流れる．一過性内向き電流は，細胞内Ca濃度の上昇によりNa/Ca交換機構（Na/Ca exchanger：NCX）あるいは/およびCa感受性陽イオンチャネル（TRPチャネルの一つ）を介して内向き電流が流れるためであると提唱されている．

NCXは，1つのCaイオンと3つのNaイオンを交換するイオントランスポーターである．Caイオンを細胞外に放出しNaイオンを細胞内にとり込む方向（順方向回転forward mode）と，Caイオンを細胞内にとり込みNaイオンを細胞外に放出する方向（逆方向回転reverse mode）の両方向に回転することがで

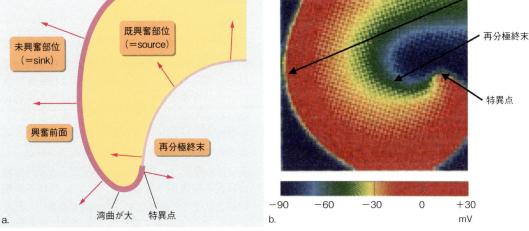
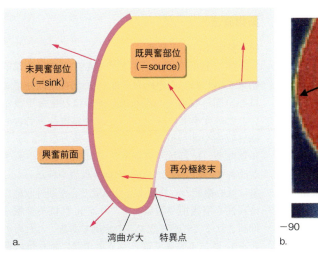
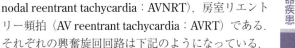

❼ 渦巻き型リエントリー

a. 模式図
太いピンク線が興奮前面（活動電位の立ち上がり），細い薄ピンク線が再分極終末（活動電位の終わり），薄茶色の領域が活動電位を発生している既興奮部位（source）を示す．太いピンク線と細い薄ピンク線が合わさるところが特異点である．
（Pertsov AM, et al：Spiral waves of excitation underlie reentrant activity in isolated cardiac muscle. *Circ Res* 1993；72：631.）

b. イヌの心筋組織標本から記録した渦巻き型リエントリーの等電位マッピング
カラー表示しており，暖色（赤など）は脱分極，寒色（青など）が分極状態を示す．赤が興奮前面，緑が再分極終末で，赤と緑が合わさるところが特異点である．
（Beaumont J, et al：Spiral waves in two-dimensional models of ventricular muscle：formation of a stationary core. *Biophys J* 1998；75：1.）

きる．細胞内 Ca 過負荷状態では，過剰な Ca イオンを細胞外に排出するために順方向回転が引き起こされる．順方向回転では，1つの Ca イオンによって2つのプラス電荷が細胞外に放出され，3つの Na イオンによって3つのプラス電荷が細胞内にとり込まれるので，1回の回転で正味1つのプラス電荷が細胞内にとり込まれ，内向き電流を発生する．

リエントリー reentry

興奮波が1心拍周期のあいだに消失せずに，再びもとの部位に戻ってきて，心臓を再興奮させることがあり，興奮の再侵入（リエントリー）と呼ばれる．頻脈性不整脈の機序としては，最も頻度が高い．解剖学的リエントリー（マクロリエントリーあるいは秩序リエントリー）と機能的リエントリー（ミクロリエントリーあるいは無秩序リエントリー）に分けられる．

リエントリーは，電気特性（伝導速度と不応期）の異なる2つの経路のあいだで旋回する回路（これを旋回回路と呼ぶ）が形成される．旋回回路がもともと解剖学的に存在するのが解剖学的リエントリーであり，期外収縮などで一時的に形成されるのが機能的リエントリーである．

解剖学的リエントリー

興奮旋回が特定の解剖学的構造を通って起こるものである．この代表は，房室結節リエントリー頻拍（AV nodal reentrant tachycardia：AVNRT），房室リエントリー頻拍（AV reentrant tachycardia：AVRT）である．それぞれの興奮旋回回路は下記のようになっている．

房室結節リエントリー頻拍：房室結節遅伝導路を順行性→房室結節速伝導路を逆行性→房室結節遅伝導路を順行性

房室リエントリー頻拍：心房→房室結節→心室→副伝導路（Kent 束）→心房

機能的リエントリー

機能的リエントリーは，特定の解剖学的構造を必要とせず，条件がそろえば心臓のどの部分でも発生する．機能的リエントリーの成立機序にはいくつかの説があるが，最も多くの臨床の不整脈の成因となっていると考えられているのが渦巻き型リエントリー（spiral reentry）である（❼）．

心臓の中を進む興奮波が先行の不応期がまだ残っている部分や，梗塞巣，瘢痕などの障害物にぶつかると，興奮波の端が途切れる．すると，興奮波は興奮前面が湾曲するように広がる．この興奮の湾曲は端に行くほど大きくなる．このため，興奮の下流（未興奮部位＝sink）に対する上流（既興奮部位＝source）の比率が小さくなる（これを"sink-source mismatch"と呼ぶ）．これは少ない電流で多くの領域を興奮させなくてはいけないことを意味しており，1か所に流れる電流は相対的に小さくなり伝導速度が低下する．興奮波

の端では，興奮前面が再分極終末とぶつかって，伝導速度が0となる特異点が形成される．興奮波はこの特異点を中心として渦巻き（スパイラル）を描いて旋回し続ける．スパイラルの中心（特異点）は不安定であり，容易に心筋内を移動する（これを「さまよい運動」と呼ぶ）．

心室で発生した渦巻き型リエントリーが安定した旋回を続ける場合，すなわち特異点がさまよい運動を起こさない場合は単形性心室頻拍（monomorphic ventricular tachycardia）となり，不安定なさまよい運動を起こすと多形性心室頻拍（polymorphic ventricular tachycardia）となる．スパイラルが分裂し多数のスパイラルが同時に存在するようになった状態が心室細動（ventricular fibrillation）に相当する．心房細動（atrial fibrillation）でも同様に複数のスパイラルが存在する．

（古川哲史）

▌不整脈の治療法

不整脈患者に治療を行う際には，その目的を明確にする必要がある．頻脈性不整脈治療の主たる目的は生命予後改善とQOL改善である．たとえば陳旧性心筋梗塞患者や拡張型心筋症患者に生じる心室頻拍や心室細動は心臓突然死の原因になる．したがって，適応のある患者には植込み型除細動器（ICD）を植込んで心臓突然死を阻止しなければならない．一方，QOLを悪化させる頻脈性不整脈の代表例としてWPW症候群患者に生じる発作性上室頻拍がある．この頻拍自体は生命を脅かすものではないが，いつ頻拍発作が起きるかという不安は明らかにQOLを低下させる．この場合はカテーテルアブレーションによる根治（副伝導路離断）を目指す．これに対し，発生数が少なく無症状で心機能に悪影響を与えていない心室期外収縮は無害性であり治療を要しない．「出ている不整脈は治療する」という考え方は必ずしも正しくないことを認識すべきである．

薬物療法

抗不整脈薬の使用意義

米国で1980年代に行われたCAST研究は衝撃的な結果を示した．この研究では，「心筋梗塞既往患者では心室期外収縮や心室頻拍が多いほど生命予後が悪い」という事実に基づき，「心筋梗塞既往患者の心室期外収縮や非持続性心室頻拍を，強力なNa⁺チャネル遮断薬（Ic群抗不整脈薬）で抑制すれば生命予後が改善するのではないか」という仮説を検証した．対象は低心機能の心筋梗塞既往患者で心室期外収縮や非持続性心室頻拍が頻発し，これがIc群抗不整脈薬で抑制されることが確認できた症例である．これらの患者をIc群抗不整脈薬群とプラセボ群に割り付けたところ，Ic群抗不整脈薬群で不整脈死および心臓死が明らかに多かったため試験は早期に中止された．Ic群抗不整脈薬の有する心機能抑制作用および催不整脈作用が患者の生命予後を悪化させた可能性が高い．

その一方で，カテーテルアブレーションの進歩によって多くの不整脈が根治可能になった．このような状況を受け，生命予後改善効果のない抗不整脈薬の位置付けは低下したといわざるをえない．たとえば心房細動に対する抗不整脈薬の使用意義は，あくまで症状の軽減である．抗不整脈薬の洞調律維持効果はそれほど高くない．催不整脈作用や心外性副作用がしばしばみられることを念頭に，有効性よりも安全性を重視して使用することが求められている．

抗不整脈薬の分類

1970年代前半，抗不整脈薬をI〜IV群薬に分類したVaughan Williams分類が提唱された（❽）．I群薬＝Na⁺チャネル遮断薬，II群薬＝β遮断薬，III群薬＝K⁺チャネル遮断薬，IV群薬＝Ca²⁺チャネル拮抗薬という位置付けである．I群薬はさらに，Ia群薬＝活動電位持続時間を延長する薬剤，Ib群薬＝活動電位持続時間を短縮する薬剤，Ic群薬＝活動電位持続時間に影響せず強力なNa⁺チャネル遮断効果を有す

❽ 抗不整脈薬の Vaughan Williams 分類

	I 群薬	II 群薬	III 群薬	IV 群薬
Ia	キニジン プロカインアミド ジソピラミド シベンゾリン	プロプラノロール ナドロール ビソプロロール カルベジロール	アミオダロン ソタロール ニフェカラント	ベラパミル ジルチアゼム ベプリジル
Ib	リドカイン メキシレチン アプリンジン			
Ic	プロパフェノン フレカイニド ピルシカイニド			

❾ Sicilian Gambit が提唱する薬剤分類の枠組み（日本版）

薬剤	Na fast	Na med	Na slow	Ca	K	I_f	α	β	M_2	A_1	Na^+,K^+-ATPase	左室機能	洞調律への影響	心外性の副作用の有無	PQ	QRS	JT
リドカイン	○											→	→	🟡			↓
メキシレチン	○											→	→	🟡			↓
プロカインアミド		🟡A			🟡							↓	→	🔴	↑	↑	↑
ジソピラミド			🟡A		🟡				○			↓	→	🟡	↑↓	↑	↑
キニジン		🔴A			🟡		○		○			→	↑	🟡	↑↓	↑	↑
プロパフェノン		🔴A						🟡				↓	↓	○	↑	↑	
アプリンジン		🔴I		○	○	○						→	↓	○	↑	↑	→
シベンゾリン			🟡A	○	🟡				○			↓	↓	○	↑	↑	→
ピルメノール			🟡A		🟡				○			↓	↑	○	↑	↑	↑→
フレカイニド			🟡A		○							↓	→	○	↑	↑	
ピルシカイニド			🟡A									↓→	→	○	↑	↑	
ベプリジル	○			🔴	🔴							?	↓	○			↑
ベラパミル	○			🔴			🟡					↓	↓	○	↑		
ジルチアゼム				🟡								↓	↓	○	↑		
ソタロール					🔴			🔴				↓	↓	○	↑		↑
アミオダロン	○			○	🔴		🟡	🟡				→	↓	🔴	↑		↑
ニフェカラント					🔴							→	→	○			↑
ナドロール								🔴				↓	↓	○	↑		
プロプラノロール	○							🔴				↓	↓	○	↑		
アトロピン									🔴			→	↑	🟡	↓		
アデノシン										🟦		?	↓	○	↓		
ジゴキシン									🟦		🔴	↑	↓	🔴	↑		↓

遮断作用の相対的強さ：○低，🟡中等，🔴高.
A：活性化チャネル遮断薬，I：不活性化チャネル遮断薬，🟦：作動薬.
（抗不整脈薬ガイドライン委員会〈編〉：抗不整脈薬ガイドライン CD-ROM 版．ライフメディコム社；2000.）

❿ 主な抗不整脈薬の代謝経路

主として肝代謝	I群薬	アプリンジン，プロパフェノン，リドカイン，メキシレチン
	III群薬	アミオダロン，ベプリジル
	IV群薬	ベラパミル
主として腎代謝	I群薬	プロカインアミド，ピルシカイニド，シベンゾリン，フレカイニド
	III群薬	ソタロール

る薬剤，に細分類される.

　Vaughan Williams 分類は抗不整脈薬の作用機序を大まかに理解する分類として有用ではあるが，分類の整合性に欠ける点や，薬剤のポンプや受容体に対する効果が反映されていないことなどが問題点として指摘されるようになった．さらに CAST の結果を受け抗不整脈薬の使用意義そのものに懸念が生じるようになり，1990 年に第 1 回の Sicilian Gambit 会議が開催された．このような経緯を経て，各薬剤の，イオンチャネル，受容体，ポンプに対する効果，さらに臨床効果（左室機能，洞調律および心外性効果）と心電図所見への効果をスプレッドシートにまとめた薬剤一覧表が Sicilian Gambit として公表された（❾）.

　これによって，Vaughan Williams 分類の問題点がほぼ解決された．たとえば，Ia 群の活動電位持続時間（QT）延長作用は，Na^+ チャネルのみならず K^+ チャネルにも作用するためであることが理解できる．アミオダロンの効果も，K^+ チャネルだけでなく，Na^+ チャネル，Ca^{2+} チャネルも遮断し β 受容体遮断効果も有する多面的な作用によるものであることが理解できる.

抗不整脈薬の代謝経路

　❿に，Vaughan Williams 分類の I 群，III 群および IV 群に属する主な抗不整脈薬の代謝経路を示す．腎機能障害がある場合は腎排泄型の薬剤は避け，肝代謝型の薬剤を使用すべきである．ジソピラミド，シベンゾリンなどは抗コリン作用による副作用に注意する．高齢男性では前立腺肥大を合併していることが多く，尿閉や排尿困難を生じる場合が少なくない．口渇，霧視，便秘，眼圧上昇なども生じやすい．シベンゾリン

⓫ 抗不整脈薬の催不整脈作用

催不整脈作用による不整脈	惹起する薬剤
QT 延長からの torsade de pointes	III 群薬，Ia 群薬
心室頻拍	Ic 群薬，Ia 群薬，ジギタリス
心房細動から心房粗動への移行	Ic 群薬，Ia 群薬
PAT with block	ジギタリス
洞徐脈	β遮断薬，カルシウム拮抗薬，ジギタリス，Ic 群薬，Ia 群薬
徐脈頻脈症候群	Ic 群薬，Ia 群薬
房室ブロック	Ic 群薬，Ia 群薬，β遮断薬，カルシウム拮抗薬，ジギタリス

では低血糖により意識消失をきたす場合もあり注意を要する．これらの副作用を避けるには年齢と腎機能を考慮し初期投与量を決定する必要がある．少量から開始し薬物血中濃度モニタリング（TDM）を行うことが望ましい．

抗不整脈薬による催不整脈作用

どの薬物を使用したときにどのような不整脈が惹起されやすいかは，各薬物の作用機序を知っていると理解しやすい（⓫）．K^+チャネルは再分極を促進するため，K^+チャネル遮断作用を有する薬物（III 群薬，Ia 群薬）は QT 延長からの torsade de pointes をきたす．新たな心室頻拍は Ic 群薬，Ia 群薬，ジギタリスによって引き起こされる．Ic および Ia 群薬によって心房細動から心房粗動への移行が認められる．PAT with block はジギタリスに特有の不整脈である．洞徐脈や房室ブロックは，Ic および Ia 群薬，β遮断薬，Ca 拮抗薬およびジギタリスで生じる．高齢者に多くみられるものに徐脈頻脈症候群がある．特に心房細動に対して投与された Ic および Ia 群抗不整脈薬が原因となることが多い．

アップストリーム治療

アップストリーム治療という用語は主に心房細動に対して用いられてきた．2000 年代になって，ACE 阻害薬やアンジオテンシン II 受容体遮断薬（ARB）が心房細動動物モデルの心房線維化を抑制することが相次いで報告され，「レニン–アンジオテンシン系を制御する薬剤は，発作性心房細動患者の洞調律維持に有効であろう」との仮説が立てられた．ところが再発性心房細動患者に対する ARB の有効性は国内外の大規模臨床試験で相次いで否定された．

しかし，一次予防に関しては心不全患者や高血圧患者において ACE 阻害薬や ARB の有用性を示す報告が残されている．心房細動は進行性の疾患である．実際に心房細動が出現するようになった状況では，患者の病態（電気的および構造的リモデリング）はかなり

進行していると認識すべきで，そのような患者に対して ACE 阻害薬や ARB を投与しても再発予防効果は得られない．しかし，心房細動発症リスク（心不全，心機能低下，左室肥大を伴う高血圧）を有していながら，まだ心房細動を発症していない患者に対し ACE 阻害薬や ARB で適切な治療を行えば，新規の心房細動発症を抑制するであろうことは明らかである．最近，肥満，メタボリックシンドローム，睡眠時無呼吸症候群といった生活習慣病が心房細動を惹起・増悪させることが判明してきた．これらの基礎疾患を適切に管理・治療することが心房細動の発症および進行阻止につながることはいうまでもない．

（髙橋尚彦）

●文献

1) Kirchhof P, et al: 2016 ESC Guidelines for the management of atrial fibrillation developed in collaboration with EACTS. *Eur Heart J* 2016；37:2893.
2) 日本循環器学会ほか：循環器病の診断と治療に関するガイドライン（2012 年度合同研究班報告）：心房細動治療（薬物）ガイドライン（2013 年改訂版）．http://www.j-circ.or.jp/guideline/pdf/JCS2013_inoue_h.pdf
3) 中谷晴昭：抗不整脈薬の分類と薬理作用．小川 聡（編）．新目でみる循環器病シリーズ 7，不整脈．東京：メジカルビュー社：2005．p.152.

非薬物療法

ペースメーカ

ペースメーカ治療には，急性期治療としての一時的ペースメーカと慢性期治療としての恒久的ペースメーカがある．徐脈が一過性の原因によらなければ，その後恒久的ペースメーカの植込みが必要となる．ペースメーカ植込みの適応を⓬に示す．相対適応の場合，適応決定のために電気生理検査を行う場合がある．右房を高頻度ペーシングして（オーバードライブサプレッション試験），洞結節自動能回復時間の延長を確認する．また，His 束電位を記録し，房室ブロックの程度とブロック部位を診断する．一時的ペースメーカは経静脈的に右室に電極カテーテルを挿入し，体外式のジェネレータに接続し電気刺激（ペーシング）を行うものである．恒久的ペースメーカは前胸部皮下に植え込むジェネレータとリードからなる．ペースメーカリードは心房，心室のいずれかあるいは両方に留置でき，それぞれ心内電位の感知（センシング）と刺激（ペーシング）の機能を有する．また，体動や呼吸数に従い心拍数を上昇させる心拍数変動調節機能（レートレスポンシブ機能）を有するペースメーカもある．最近，

⓬ ペースメーカ植込みの適応

洞機能不全症候群

Class I

1. 失神，けいれん，眼前暗黒感，めまい，息切れ，易疲労感などの症状あるいは心不全があり，それが洞結節機能低下に基づく徐脈，洞房ブロック，洞停止あるいは運動時の心拍応答不全によることが確認された場合．それが長期間の必要不可欠な薬剤投与による場合を含む

Class IIa

1. 上記の症状があり，徐脈や心室停止を認めるが，両者の関連が明確でない場合
2. 徐脈頻脈症候群で，頻脈に対して必要不可欠な薬剤により徐脈をきたす場合

房室ブロック

Class I

1. 徐脈による明らかな臨床症状を有する第2度，高度または第3度房室ブロック
2. 高度または第3度房室ブロックで以下のいずれかを伴う場合
   (1) 投与不可欠な薬剤によるもの
   (2) 進行性の神経筋疾患に伴う房室ブロック
   (3) 覚醒時に著明な徐脈や長時間の心室停止を示すもの

Class IIa

1. 症状のない持続性の第3度房室ブロック
2. 症状のない第2度または高度房室ブロックで，以下のいずれかを伴う場合
   (1) 徐脈による進行性の心拡大を伴うもの
   (3) 運動または硫酸アトロピン負荷で伝導が不変もしくは悪化するもの

リードを挿入せずペーシングを行うリードレスペースメーカも登場した.

ペーシングモードは，感知部位，刺激部位，抑制かトリガーの順で表現する．たとえば，心房で感知し，心房を刺激し，自己心拍が出現すれば抑制する場合 AAI，これらが心室のみであれば VVI，心房と心室の両方であれば DDD と表現する．DDD で心房細動が出現した場合，心房は刺激できなくなるため，DVI となる.

最近，QRS 幅の広い心不全例に対して右室と左室の両室同時ペーシングを行うことにより，心室壁運動の非同期（ずれ）を同期させる，心臓再同期療法（cardiac resynchronization therapy：CRT）が行われている．これにより QRS 時間が短縮し，心機能が改善する．その際，左室ペーシングは冠静脈の後側壁枝などにリードを留置して行われる.

カテーテルアブレーション（心筋焼灼術）

臨床的意義：カテーテルアブレーションは，経静脈性ないし経動脈性に電極カテーテルを心臓内に挿入し，高周波通電により不整脈源となる心筋組織を焼灼・破壊する頻脈性不整脈の根治療法である．カテーテルの 4 mm の先端電極と体表面の対極板とのあいだで 20～40 W の高周波電流を通電し，40℃ 程度の温度を発生させる．高周波カテーテルアブレーションは，1987 年，副伝導路の離断にはじめて臨床応用されて以来，種々の上室および心室頻脈性不整脈に適応され発展してきた．有効性が高く，侵襲性も低く，精神的苦痛・薬物治療・通院などから解放されるなど，本治療法の有用性および臨床的意義はきわめて高い．カテーテルアブレーション治療は，薬物治療とは異なり根治治療であり，社会経済的にも患者の QOL の改善において薬物治療より明らかに優れる．従来の適応疾患は，WPW 症候群，発作性上室頻拍，心房頻拍，心房粗動，心房細動，心室頻拍であったが，最近では Brugada 症候群にも適応されている.

適応：わが国のガイドラインによれば，すべての上室頻拍に共通するカテーテルアブレーションの絶対適応（Class I）は，①失神や心不全などの重篤な症状を伴い生命に危険がある頻拍発作の既往症例，②発作による著しい QOL 低下を有する症例，③薬物治療を要するが，無効か副作用のため投与不能の症例，あるいは薬物服用を望まない症例，などである.

WPW 症候群や房室結節リエントリー性頻拍などの上室頻拍や心房粗動に対する成功率は 90～95 % と高いため，第一選択治療として行われる場合もある．また，器質的心疾患のない特発性心室頻拍に対する成功率も非常に高い．しかし，心筋梗塞や心筋症などの基礎心疾患を伴う心室頻拍はアブレーションが困難な例も少なくなく，治療が成功してもその再発率が問題となる．しかし，数種類のうち 1 種類の心室頻拍をアブレーションにより消失させることで臨床的に抗不整脈薬による発作の抑制が容易になる場合もあるし，植込み型除細動器（ICD）との組み合わせの際，作動回数を減少させるなどの有用性もある．その他，失神，心不全などの原因となる非持続性心室頻拍や頻発性の心室期外収縮でカテーテルアブレーションの適応となることがある.

心房細動に対するアブレーションの最もよい適応は，有症候性，薬剤抵抗性，発作性あるいは持続性心房細動といえる．逆に適応とならないものは，無症候性の慢性心房細動，重症な器質的心疾患や巨大左房を伴う例である．心房細動の発生起源の約 80～90 % が肺静脈内の心筋から発生するため，これらの起源を包囲する肺静脈隔離アブレーション法が広く行われている．成功率は発作性心房細動では 80～90 % と高いが，持続性ないし長期持続性心房細動になると低下する．そこで，持続性心房細動ではさらに心房の異常基質に対するアブレーションや線状焼灼などが行われている．最近では，クライオバルーン，高周波ホットバルーン，レーザーバルーンなどを用いた肺静脈隔離術が行われるようになってきた.

循環器疾患

7

不整脈

合併症：カテーテルアブレーションの重篤な合併症として，心タンポナーデ，血栓塞栓症，房室ブロック，弁損傷，出血などがあり，頻度は1％以下ときわめて低率ではあるが皆無ではない．個々の患者において，頻拍の根治によってもたらされる利点とアブレーション不成功・合併症発生のリスクについて考慮し，適応を決定すべきである．

植込み型除細動器（ICD）

植込み型除細動器（implantable cardioverter defibrillator：ICD）は心室細動に対する唯一の救命的治療法である．心室頻拍や心室細動の発生を自動的に感知し，電流を放電してこれを停止させる．左前胸部に植込むジェネレータと右室に留置するショックリードのあいだで1〜35Jの直流通電による電気的除細動を行う．ICDはこのほかに，心室頻拍を右室リードからペーシングにより停止させる抗頻拍ペーシング機能や徐脈時の右房ないし右室リードからのペーシング機能も有する．最近では，心臓再同期療法に除細動機能を付加したICD（CRT-D）が，特に左室壁運動同期不全をきたした重症心不全症例に標準的に用いられるようになっている．ICDは，心室細動が確認されている場合や器質的心疾患に伴う持続性心室頻拍で失神を伴う場合，多形性心室頻拍などで適応となる．また，器質的心疾患を有する患者に対する一次予防としては，冠動脈疾患または拡張型心筋症に基づく慢性心不全で，十分な薬物治療を行ってもNYHAクラスⅡまたはⅢの心不全症状を有し，かつ左室駆出率35％以下で，非持続性心室頻拍を有する場合，あるいはNYHAクラスⅠで，冠動脈疾患，拡張型心筋症に基づく左室機能低下（左室駆出率35％以下）と非持続性心室頻拍を有し，電気生理検査によって持続性心室頻拍または心室細動が誘発される場合は適応となる（⓭）．適応症例では，アミオダロンや他の抗不整脈薬治療に比し，ICDのほうが予後を改善することが実証されている．最近，除細動用のリードを血管内に入れずに前胸部の皮下に植込むICDやすべての処置を体表面から行う着用型自動除細動器が使用できるようになった．

（熊谷浩一郎）

● 文献

1) 日本循環器学会ほか：循環器病の診断と治療に関するガイドライン（2010年度合同研究班報告）：不整脈の非薬物治療ガイドライン（2011年改訂版）．

⓭ 植込み型除細動器の適応

器質的心疾患を有する患者に対する一次予防

Class I

1. 冠動脈疾患または拡張型心筋症に基づく慢性心不全で，十分な薬物治療を行ってもNYHAクラスⅡまたはⅢの心不全症状を有し，かつ左室駆出率35％以下で，非持続性心室頻拍を有する場合
2. NYHAクラスⅠで，冠動脈疾患，拡張型心筋症に基づく左室機能低下（左室駆出率35％以下）と非持続性心室頻拍を有し，電気生理検査によって持続性心室頻拍または心室細動が誘発される場合

Class IIa

1. 冠動脈疾患または拡張型心筋症に基づく慢性心不全で，十分な薬物治療を行ってもNYHAクラスⅡまたはⅢの心不全症状を有し，左室駆出率35％以下の場合

ICDによる二次予防

Class I

1. 心室細動が臨床的に確認されている場合
2. 器質的心疾患に伴う持続性心室頻拍を有し，以下の条件を満たすもの
   ① 心室頻拍中に失神を伴う場合
   ② 頻拍中の血圧が80mmHg以下，あるいは脳虚血症状や胸痛を訴える場合
   ③ 多形性心室頻拍
   ④ 血行動態的に安定している単形性心室頻拍でも，薬物治療が無効または副作用のため使用できない場合や薬効評価が不可能な場合，あるいはカテーテルアブレーションが無効あるいは不可能な場合

Class IIa

1. 器質的心疾患に伴う持続性心室頻拍がカテーテルアブレーションにより誘発されなくなった場合
2. 器質的心疾患に伴う持続性心室頻拍を有し，臨床経過や薬効評価で有効な薬剤が見つかっている場合

頻脈性不整脈
tachyarrhythmia

概念

- 頻脈性不整脈とは，心拍数が一時的あるいは連続的に100拍/分以上に上昇する不整脈疾患の総称である．
- 上室（頻脈性）不整脈と心室（頻脈性）不整脈に大別される．上室不整脈は心房または房室結節，心室不整脈は心室（His束より下部）が頻脈の発現と維持に関与するものである．

種類・分類

上室不整脈には，①心房（上室）期外収縮，②心房頻拍，③心房細動，④心房粗動，⑤発作性上室頻拍，心室不整脈には，①心室期外収縮，②心室頻拍，③torsade de pointes，④心室細動，が含まれる（⓮）．洞頻脈（単なる正常心拍の亢進）も上室不整脈に含めることがある．心房期外収縮は，まれな房室結節性期外収縮と合わせて，上室期外収縮と称されることもあ

る.

上室不整脈を生じる症候群としてWPW症候群，心室不整脈を生じる疾患としてQT延長症候群，Brugada症候群がよく知られている．

病態生理

頻脈性不整脈は，リエントリー（reentry），異常自動能（abnormal automaticity），撃発活動（triggered activity：トリガードアクティビティ）のいずれかのメカニズムで発現する．これは心筋細胞の活動電位に対する反応でみたメカニズムである．しかし近年では，マッピング解析（地図を描くようにして不整脈を解析する方法）によってメカニズムを論じることが多く，その場合はリエントリー（旋回興奮）と非リエントリー（局所巣状興奮；異常自動能または撃発活動に相当）に分けて考える（⑮）．頻脈性不整脈が持続性の場合はリエントリー，単発性あるいは非持続性の場合は非リエントリーをメカニズムとすると考えてよい．

洞頻脈 sinus tachycardia

概念
- 正常洞調律であるが，安静時心拍数が100/分以上となったものである．
- 臨床的に問題となるのは，昼夜にかかわらず常時，安静時の心拍数が110/分以上を呈する場合である．

病因
メカニズムは正常自動能（刺激生成能）の亢進である．運動，興奮，発熱，脱水，貧血，嗜好品（コーヒー，アルコール）摂取，薬物服用，甲状腺機能亢進症，心不全，呼吸不全などが原因として知られている．乳幼児では平均心拍数が高いため洞頻脈をきたしている．一過性の（安静時）洞頻脈は健常成人でもよくみられるが，常時，洞頻脈をきたすことは少なく，その場合は背後に何らかの原疾患が隠れていることを疑う．

臨床症状
動悸を自覚することが多い．

検査・診断
心電図検査で診断がなされる．血液検査，胸部X線検査，心エコー図検査なども行われるが，これらの検査は，原因となる心疾患を検索するために行われる．

心電図所見：洞結節からの正常興奮が単に早く発せられるもので，心電図ではPP間隔が短縮（0.6秒以下）する．同時にRR間隔も短縮する（⑯）．

経過・予後
原疾患に依存するが，概して予後は良好である．

治療
原疾患に対する治療を優先する．症状が強い場合はβ遮断薬を使用する．

心房期外収縮 atrial premature contraction（APC），心房頻拍 atrial tachycardia（AT）

概念
- 心房内の異所性の部位から興奮が早期に発せられることで，正常と異なるP波が早期に出現する不整脈である．
- 心房期外収縮が連続して一過性に早期に出現すれば

⓮ 頻脈性不整脈の種類と分類

	種類	分類
上室（頻脈性）不整脈	（洞頻脈）	
	心房期外収縮	単源性・多源性
	心房頻拍	単源性（異所性）・多源性
	心房細動	発作性・持続性・永続性（慢性） 頻脈性・徐脈性 孤立性・非弁膜症性など
	心房粗動	通常型・非通常型
	発作性上室頻拍	房室結節リエントリー性頻拍 房室回帰性頻拍 心房リエントリー性頻拍 洞結節リエントリー性頻拍
心室（頻脈性）不整脈	心室期外収縮	単源性・多源性 2段脈・3段脈・2連発 R on T型
	心室頻拍	非持続性・持続性 単形性・多形性
	torsade de pointes	
	心室細動	

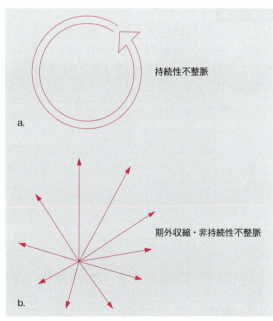

⓯ マッピング解析による興奮伝播パターンからみた頻脈性不整脈の成立メカニズム
a. リエントリー（旋回興奮），b. 非リエントリー（局所巣状興奮）

心房頻拍と呼ぶ.

分類
心房期外収縮は異所性P波の形状によって単源性と多源性に分けられる. 心房頻拍も同様に, 異所性P波の形状によって単源性 (または異所性) と多源性に分けられる.

病因
心房に何らかの原因で圧・容量負荷がかかると発現しやすい. 一方で, 原疾患がなく孤立性に単独で生じることも多い.

疫学
健常者を対象にした通常の12誘導心電図検査でも, 数%で心房期外収縮が記録される. 24時間Holter心電図を記録すると, ほとんどの場合で数発の心房期外収縮が記録される. 心房頻拍は心房期外収縮よりも検出率はやや低いが, 同様にありふれた不整脈である.

病態生理
メカニズムは非リエントリーであり, そのなかの異常自動能によることが多い. 心房頻拍ではまれにメカニズムがリエントリーのことがある. この場合は心房リエントリー性頻拍と呼び, 発作性上室頻拍としてとり扱われる.

臨床症状
脈の結滞感 (脈が跳ぶ感じ) あるいは軽い一過性の動悸を自覚することがあるが, 多くは無症状である. 症状が強い場合は, これら不整脈自体による症状ではなく, 原因となる心疾患に起因した症状であることが多い.

検査・診断
心電図検査で診断がなされる. 血液検査, 胸部X線検査, 心エコー図検査なども行われるが, これらの検査は, 原因となる心疾患を検索するために行われる.

心電図所見：正常と異なるP波 (P′波) が早期にみられる (❶a). P′波に続くQRS波は通常, 正常と同じく幅狭くなる. しかし, かなり早期に出現すると心室内変行伝導を呈するためQRS波は幅広くなる. さらに早期に出現すると今度は房室伝導が完全にブロックされ, QRS波が出現しなくなる. この場合は **blocked APC** と呼ばれる. 心房頻拍は, 心房期外収縮が連続して一過性に出現する (❶b). 心房期外収縮と同じように, 心室内変行伝導を呈してQRS波が幅広くなることや, 房室伝導がブロックされてQRS波が出現しないこともある. 持続性かつ規則的であれば, 後述のリエントリーをメカニズムとする発作性上室頻拍と診断したほうがよい.

鑑別診断
心室内変行伝導でQRS波が幅広くなった場合は, 心室期外収縮あるいは心室頻拍と類似した波形を呈する. 鑑別のポイントは, その波形が先行P′に追従して出現しているかどうかである. P′に追従して出現していれば, 心房期外収縮もしくは心房頻拍である.

経過・予後
予後は良好であり, 臨床的に問題になることは少ない.

治療
一般に必要でない. 症状が強い場合に限り, I群抗不整脈薬 (slow/intermediate kineticのNaチャネル遮断薬) もしくはβ遮断薬が使用される. 心機能が低下した例においては, slow/intermediate kineticのNaチャネル遮断薬は禁忌である.

心房細動　atrial fibrillation (AF)

概念
- 正常P波が消失しきわめて迅速で多形態の心房波 (細動波) を認め, RR間隔が不規則 (バラバラ) になる不整脈である.
- 頻脈を呈することが多いが, 徐脈となることもある.

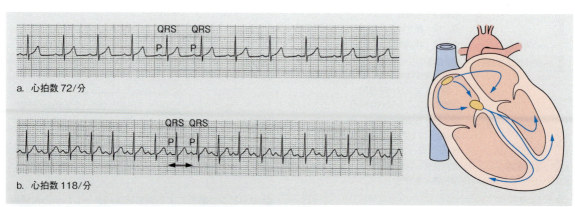

a. 心拍数 72/分

b. 心拍数 118/分

❶ 洞調律 (a) と洞頻脈 (b) のモニター心電図記録と正常の伝導様式
正常洞調律の心拍数が単に速いだけの場合は, 洞頻脈と判断する.

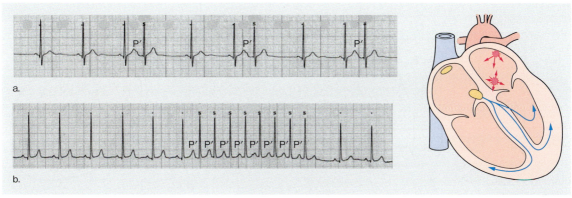

⑰ 心房期外収縮（a），心房頻拍（b）のモニター心電図記録とその発現様式
a. P'は異所性の心房波を示す．P'波の形状がいつも同じであるため，単源性の心房期外収縮と判断する．興奮波が心房内の異所性の部位から単発的に発せられる．
b. P'が連続して出現している．最初の3拍のP'と4拍目以降のP'の形状が異なるため，多源性の心房頻拍と判断する．興奮波が心房内の異所性の部位から連続的に発せられる．

分類

いくつかの分類のしかたがあるが，最も一般的なのは発作の持続時間と自然停止の有無によって分ける方法である．発症し7日以内に自然停止する場合は「発作性心房細動」，7日以上持続し自然停止しなければ「持続性心房細動」，除細動が不成功あるいは実施されなかったことにより，永久的に持続すれば「永続性（慢性）心房細動」と分類する．

心拍の速さによって分類する場合は，頻脈性（＞100拍/分）と徐脈性（＜50拍/分），基礎疾患の有無によって分類することもあり，この場合は孤立性（基礎心疾患なし），非弁膜症性（弁膜症なし）などのように呼ばれる．

病因

高齢者に多い不整脈であり，若年者では少ない．心房に何らかの原因で圧・容量負荷がかかると発現しやすい．具体的には，心不全，高血圧，弁膜症（僧帽弁狭窄症，僧帽弁閉鎖不全症），心筋梗塞，心筋症，心膜炎，先天性心疾患（心房中隔欠損症）など循環器疾患を有する場合である．貧血，脱水，発熱（感染），甲状腺機能亢進症，糖尿病，呼吸器疾患などの全身あるいは他疾患に伴っても生じやすい．一方で，原疾患がなく孤立性に単独で生じることもある．不眠，過労，ストレスなどの精神的負担で自律神経のアンバランスをきたしている場合などである．自律神経については，交感神経，副交感（迷走）神経のいずれが緊張しても発現しやすくなる．

疫学

罹患率は全人口比で1～1.5％であり，80歳以上では5～8％とさらに高率となる．心房細動は高齢者においてはありふれた不整脈である．

病態生理

メカニズムはリエントリーである．左房の肺静脈内から生じる群発性の自発興奮（心房期外収縮の連発）がトリガーとなって発生し，それが心房内で小さなリエントリーを形成し，分裂・融合・消失を繰り返しながら心房内をさまよい，無秩序に旋回することで維持される．

臨床症状

脈の乱れ（バラバラ）感を伴う動悸を自覚することが多い．しかし，無症状で経過し，健康診断などを受けて偶然に発見されることも多々ある．発作性の場合は症状を有することが多いが，逆に慢性の場合は症状がないことが多い．

検査・診断

心電図検査で診断がなされる．発作性心房細動の場合は，通常の12誘導心電図では心房細動をとらえることができないため，24時間Holter心電図やイベント心電図などの長時間（携帯型）心電図を活用する．潜因性脳梗塞の原因として心房細動が疑われた場合は，植込み型ループ式心電計（挿入型心臓モニタ）も使用される．心房細動では，他の検査法も診断を進めるうえで重要である．

心電図所見：RR間隔が絶対的に不規則になるのが特徴である．加えて，基線上に細かな振れ（細動波）を示すことが多い（⑱）．心房期外収縮や心房頻拍と同じように，心房細動中に心室内変行伝導を呈して一時的にQRS波が幅広くなることもある．

血液所見：原因となる貧血，脱水，感染，甲状腺機能亢進症の存在を知るのに有用である．脳性ナトリウム利尿ペプチド（BNP）は心不全のマーカーであるが，心房細動では上昇していることが多い．発作性に比べ

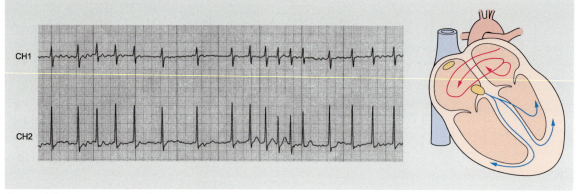

⓳ 心房細動の Holter 心電図記録とその発現様式
RR 間隔がまったく不規則（バラバラ）であり，基線で正常 P 波が消失し迅速で多形態の心房波を認めるため，心房細動と判断する．興奮波が心房内を無秩序に旋回している．

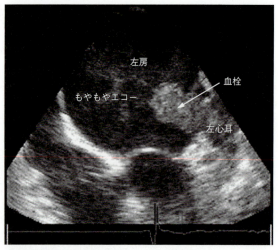

⓳ 心房細動患者の経食道心エコー図所見
左房が拡大し，もやもやエコーが認められ，左心耳内に大きな血栓（矢印）が検出されている．

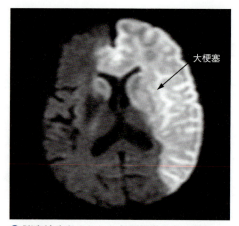

⓴ 脳塞栓症をきたした心房細動患者の頭部 MRI（拡散強調像）所見
心房内の血栓が遊離し，左脳動脈に詰まることで左大脳半球の大部分を占める大梗塞が生じた．

て慢性のほうがその値が高くなる．

心エコー図所見：経胸壁心エコー図検査は基礎心疾患の有無と左房の大きさを評価することにおいて有用であり，左房（短軸）径が 45 mm を超えると血栓形成のリスクが高まる．心房内血栓の有無の評価ついては，経食道心エコー図検査を行う．経食道心エコー図は詳細に左房内の観察ができるため，経胸壁心エコー図検査では評価できない左心耳内の血栓を検出できる（⓳）．

胸部Ｘ線・他の画像診断法：原因となる疾患の検索に有用である．

【鑑別診断】
　心房頻拍，心房粗動があげられるが，鑑別は容易である．

【合併症】
　心房細動は血栓塞栓症，特に重篤な（心原性）脳塞栓症を合併しやすいことで知られている（⓴）．発作性心房細動がしばらく持続し停止すると，一過性に心房筋がスタンニング（電気はスムーズに流すが無収縮の状態）が生じる．この時期に心房内（特に左房の心耳内）に血栓が形成されやすくなる．心房筋の収縮力が改善してくると形成された血栓が遊離し，脳動脈を詰めて脳塞栓症を合併する．慢性心房細動の場合も，長期間の心房細動の持続で心房筋の収縮力が低下しているため，左房内に血栓を形成しやすくなり，脳塞栓症の危険性がある．発作性と慢性のあいだで血栓塞栓症の発現率に差はない．脳塞栓症の合併リスクを判定する指標として，$CHADS_2$ スコアが広く用いられている（㉑）．$CHADS_2$ スコアでは，CHAD が 1 点，S が 2 点として計算し，2 点以上でリスクが高い，1 点でリスクがある，0 点でリスクが低い，というように判断される．

　心房細動では，頻脈傾向が強く長期間持続すれば，

㉑ CHADS₂ スコアの説明と点数

Congestive heart failure	心不全	1点
Hypertension	高血圧	1点
Age ≧ 75y	年齢≧ 75 歳	1点
Diabetes Mellitus	糖尿病	1点
Stroke/TIA	脳卒中/一過性脳虚血発作の既往	2点

頻脈誘発性心筋症（tachycardia-induced cardiomyopathy）と呼ばれる病態を呈し，心不全を合併することがある．

経過・予後

心房細動自体はありふれた不整脈であり，QOL を損ねることがあるものの，病的意義はそれほど高くはない．心房細動が臨床的に最も問題となるのは，血栓塞栓症を合併した場合である．予後は脳塞栓症の合併の有無によって左右される．

治療

生活環境の改善,薬物治療,カテーテルアブレーション，外科的手術（メイズ手術）がある．ありふれた不整脈ということもあり,治療の中心は薬物治療である.これら 4 つの治療法のあり方を㉒に示した．

心不全をきたすような速い心房細動の場合は，まず静脈麻酔下で直流通電除細動（直流カルディオバージョン）を行い，その後に下記のいずれかの治療を選択する．

薬物治療

薬物治療には，①抗（血栓）凝固療法，②心拍数調節（レートコントロール）療法，③洞調律維持（リズムコントロール）療法，④アップストリーム療法，の 4 つの方法がある（㉓）．薬物治療の中心は，いうまでもなく抗血栓凝固療法による脳塞栓症の予防である．

抗血栓凝固療法：以前は経口抗凝固薬としては古典的なワルファリンを使用するしかなかったが，近年ではトロンビンあるいは第 Xa 因子を選択的に阻害する抗凝固薬（novel/new oral anticoagulant：NOAC または direct oral anticoagulant：DOAC）が用いられるようになった．トロンビン阻害薬としてダビガトラン，第 Xa 因子阻害薬としてリバーロキサバン，アピキサバン，エドキサバンがある．DOAC は，頻回の血液検査による用量調節や食事制限（納豆などが禁止）などが必要なく，利便性が高いことを背景に，ワルファリンに比べて年々使用率が増している．ワルファリンを使用する場合は，プロトロンビン時間国際標準化比（prothrombin time international normalized ratio：PT-INR）を定期的にチェックし，PT-INR が 70 歳未満では 2～3 に，70 歳以上では 1.6～2.6 になるように用量を調節する．

レートコントロール療法：β 遮断薬（ビソプロロール，ランジオロールなど），非ジヒドロピリジン系カルシウム拮抗薬（ジルチアゼム，ベラパミル），ジギタリス製剤（ジゴキシンなど）が用いられる．近年では心保護作用やレート抑制効果などの点で，β 遮断薬が選択されることが多くなっている．長期の予後については，レートコントロール療法とリズムコントロール療法のあいだで差はない．

リズムコントロール療法：心機能が正常であれば I 群抗不整脈薬（slow/intermediate kinetic の Na チャネル遮断薬）を選択する．ピルシカイニド，フレカイニド，シベンゾリン，プロパフェノンなどがそれに相当する．ただし，これら薬剤を投与すると心房細動が心房粗動に移行して，症状が悪化することもある．逆に，心機能が低下していれば III 群抗不整脈薬（K チャネル遮断薬）であるアミオダロンが選択される．心機能が低下した例においては，slow/intermediate kinetic の Na チャネル遮断薬は禁忌である．

アップストリーム療法：アンジオテンシン II 受容体遮断薬（ARB）などを用いて心房細動が起こる上流（心筋の線維化など）を抑える治療法である．近年，その効果を否定する報告が出され，この療法は単独で行われることはなくなっている．

カテーテルアブレーション

近年，カテーテルアブレーションを選択することが増えている．方法としては，左房に開口する（心房細動の起源である）肺静脈を電気的に隔離（肺静脈隔離術）するのが一般的である（㉔）．成功率は発作性上室頻拍や心房粗動より劣るが（1 回のセッションで発作性心房細動の場合は約 70～80 %，持続性心房細動の場合は約 50～60 %），心房細動を根治できるという利点は大きい．合併症発生率は，他の頻拍と比べて 3～5 倍ほど高い．主な合併症は，（心房中隔を貫通させる）ブロッケンブロー法によって生じる心タンポナーデ，肺静脈内での焼灼による術後の肺静脈閉塞，左房後壁焼灼による心房-食道穿孔などである．

現時点での心房細動アブレーションのよい適応は，発作性，有症候性，比較的若年者，薬物抵抗性，左房径正常，心機能正常，重症肺疾患なし，のいくつかを満たす患者である．

外科的手術

外科的手術として，心房を迷路のようにメスで切開して縫合するメイズ手術がある．リエントリーの旋回を阻止することができる．開胸術を必要とするため，単独で行われることはない．多くは弁膜症などの他の手術に付随して行われる．

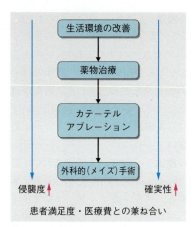

㉒心房細動治療のあり方
治療の中心は薬物治療であるが，近年ではカテーテルアブレーションを行うことが増えている．

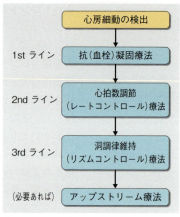

㉓心房細動の薬物治療の方針
薬物治療においては，まず抗凝固療法の必要性を吟味する．次いでレートコントロール療法，リズムコントロール療法の順で，いずれが適しているかを考える．

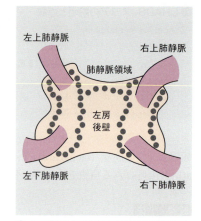

㉔心房細動に対する肺静脈隔離術での焼灼部位（心外膜側からの左房の描写）
図中の点は焼灼部位を示す．これは同側肺静脈隔離に加えて心房後壁の線状焼灼を加えたものである．

心房粗動 atrial flutter（AFL）

概念
- 正常P波が消失し，単形性の連続した迅速な心房波（粗動波）を認める不整脈である．
- 心拍数は粗動波と心室波の伝導比によって決定される．

分類
通常型と非通常型に分類される．

病因
心房細動とほぼ同じである．

疫学
詳しい疫学は不明であるが，心房細動よりは罹患率は低い．ただし，心房粗動と細動を行き来するタイプがあるため，これを含めると比較的頻度の高い不整脈である．

病態生理
メカニズムはリエントリーである．通常型ではリエントリーが三尖弁周囲の心房を旋回し，非通常型では他の心房領域を旋回する．通常型は一般に三尖弁周囲を反時計方向に回転するが，まれに時計方向に回転することもある．

臨床症状
心房波と心室波の伝導比が2：1以上の場合であれば動悸を自覚する．伝導比が1：1の場合は心拍数が300拍/分近くとなるため，失神発作を呈することもある．逆に，伝導比が3：1以下の場合であれば無症状のことが多い．

検査・診断
心電図検査で診断がなされる．心房細動と同様に，血液検査や心エコー図が原疾患の検索のため必要となる．

心電図所見：通常型では，下壁誘導（II，III，aV_F）において鋸歯状波（ノコギリ波）と称される大きな粗動波が認められる（㉕）．その周期は240～300拍/分である．非通常型では小さな粗動波が認められ，その周期は340～440拍/分とやや高い．2：1あるいは4：1のように偶数伝導比となることが多い．心房細動と行き来するタイプも多い．

鑑別診断
心房細動，心房頻拍，発作性上室頻拍があげられる．最も困難なのは2：1（通常型）心房粗動を呈した場合の発作性上室頻拍との鑑別である．薬剤などで伝導比を下げて鑑別する．

合併症
血栓塞栓症の合併に注意する．心房細動よりもその発現率は低いが，同じようにとり扱われる．

経過・予後
心房細動と同様にQOLを損ねることがあるものの，病的意義はそれほど高くはない．臨床的に問題となるのは，血栓塞栓症の合併と1：1心房粗動を呈した場合である．1：1心房粗動を呈すると心室細動を惹起して突然死をきたすことがある．

治療
薬物治療とカテーテルアブレーションがあるが，治療の中心はカテーテルアブレーションである．
1：1心房粗動を呈する急性期においては，まず静脈麻酔下で直流通電除細動（直流カルディオバージョン）を行い，その後にいずれかの治療を選択する．

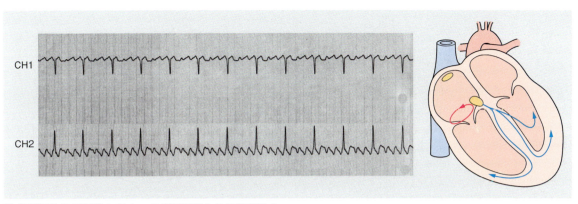

㉕(通常型)心房粗動のHolter心電図記録とその発現様式
鋸歯状波(ノコギリ波)様の粗動波を認め，4つの粗動波に対して1つの心室波が出現しているため，通常型の4:1心房粗動と判断する．興奮波が三尖弁周囲を反時計方向に旋回している．

薬物治療

抗血栓凝固療法の適応は，心房細動の脳塞栓症リスクスコアに準じる．ワルファリンまたはDOACが使用される．リズムコントロール療法を行う場合，心機能が正常であればI群抗不整脈薬（slow/intermediate kineticのNaチャネル遮断薬）が選択される．しかし，その効果は心房細動に対してよりも低いため，レートコントロール療法が選択されることが多い．主にβ遮断薬が使用される．

カテーテルアブレーション

第一選択治療法である．成功率がきわめて高く（90%以上），合併症が少ないからである．通常型心房粗動に対しては，リエントリー回路である三尖弁輪と下大静脈とのあいだの狭部を線状に焼灼することで根治される（㉖）．

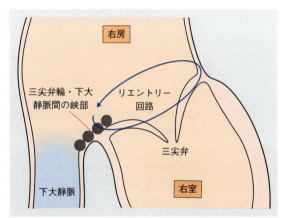

㉖心房粗動に対するカテーテルアブレーションの焼灼部位
図中の点は焼灼部位を示す．三尖弁輪と下大静脈とのあいだの狭部を線状に焼灼する．

発作性上室頻拍 paroxysmal supraventricular tachycardia(PSVT)

概念
- 心房または房室結節が頻拍の維持に関与し，P波とQRS波が1:1に対応する頻脈性の規則正しい不整脈である．
- 持続性で突然始まり突然止まることを特徴とする．

分類

発作性上室頻拍は電気生理学的メカニズムにより，下記の4つに分類される．
  ①房室結節リエントリー性頻拍（atrioventricular nodal reentrant tachycardia：AVNRT）
  ②房室回帰性頻拍（atrioventricular reciprocating tachycardia：AVRT）
  ③心房リエントリー性頻拍（atrial reentrant tachycardia：ART）
  ④洞結節リエントリー性頻拍（sinus nodal reentrant tachycardia：SNRT）

房室回帰性頻拍はWPW症候群に起因するものである．この頻拍は2つの伝導のあいだを大きく旋回するため，リエントリー性ではなく回帰性という用語が使用される．

病因

リエントリーを形成する基盤が存在することによる．心房内の器質的病態との関連性は比較的薄い．

疫学

罹患率は0.1〜0.2%程度とされている．房室結節リエントリー性頻拍と房室回帰性頻拍で全体の90%以上を占める．房室結節リエントリー性頻拍のほうが房室回帰性頻拍よりもやや多い．比較的若い時期（青年期〜中年期）に発現することが多い．

病態生理

メカニズムはリエントリーである．個々の頻拍で旋回様式が異なる．

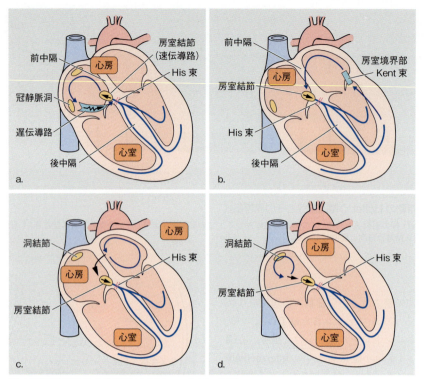

㉗ 4種類の発作性上室頻拍でのリエントリー回路
a. 房室結節リエントリー性頻拍（通常型）．遅伝導路と房室結節とのあいだでリエントリーを形成する．
b. 房室回帰性頻拍（順向性）．房室結節とKent束とのあいだでリエントリーを形成する．
c. 心房リエントリー性頻拍．心房内でリエントリーを形成する．
d. 洞結節リエントリー性頻拍．洞結節とその周囲の心房筋でリエントリーを形成する．

房室結節リエントリー性頻拍：房室結節部の二重伝導路，つまり伝導速度の速い本来の房室結節（速伝導路〈fast pathway〉）と伝導速度の遅い遅伝導路（slow pathway）とのあいだでリエントリーを形成する（㉗a）．遅伝導路を順伝導し速伝導路を逆伝導する通常型（90％以上）と，その逆の稀有型（10％以下）の2つのタイプがある．

房室回帰性頻拍：WPW症候群に起因する頻拍で，房室結節と房室間に存在する（伝導速度が速い）副伝導路（Kent束）のあいだでリエントリーが大きく旋回する（㉗b）．房室結節を順伝導し副伝導路を逆伝導するタイプ（順向性）が一般的であるが，その逆のパターン（逆向性）を呈することもまれにある．

心房リエントリー性頻拍：心房内でリエントリーが形成される．開心術後の心房切開創のような解剖学的障害物の周囲を旋回することが多い（㉗c）．

洞結節リエントリー性頻拍：洞結節とその周囲の心房筋でリエントリーが形成される（㉗d）．

（臨床症状）
規則性のある動悸発作を自覚する．突然発症して突然停止するのが特徴である．

（検査・診断）
心電図検査で診断がなされる．どのタイプかについては電気生理学的検査（electrophysiological study：EPS）で鑑別する．

心電図所見
P波とQRS波が1：1に対応し，QRS幅が洞調律と同様に狭く，規則的な頻拍を呈する．突然発症して突然停止する．

房室結節リエントリー性頻拍：通常型では逆行性P波とQRS波がほぼ同時に出現するため，P波がQRS波に隠れてしまい，P波を識別できない（㉘a）．これがこの頻拍の特徴である．稀有型ではRP′間隔がP′R間隔よりも長いlong RP′ tachycardiaを呈する．

房室回帰性頻拍：順向性では頻拍中に逆行性P波をQRS波のすぐ後に認める（㉘b）．P波はⅡ，Ⅲ，aV_F誘導で陰性である．逆向性では副伝導路を順伝導するため，幅広QRS波を呈する．心室頻拍との鑑別が難しい．

心房リエントリー性頻拍：long RP′ tachycardiaを呈する（㉘c）．P波の形状はリエントリーを形成する部位によって異なる．最も多い低位右房を起源とする

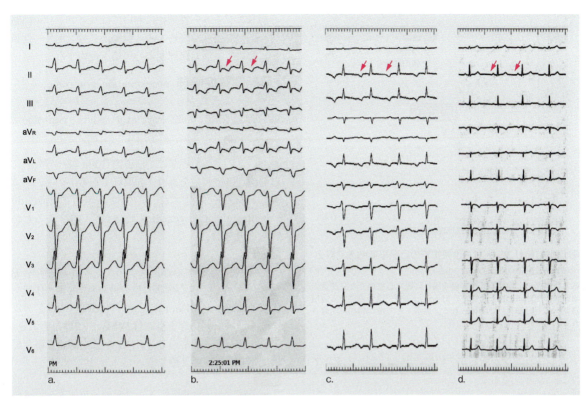

㉘ 4種類の発作性上室頻拍の 12 誘導心電図上の特徴

図中の矢印は P 波の位置を示している.
a. 房室結節リエントリー性頻拍（通常型）．逆行性 P 波と QRS 波がほぼ同時に出現する．P 波は QRS 波に隠れてしまい識別できない．
b. 房室回帰性頻拍（順行性）．逆行性 P 波を QRS 波のすぐ後に認める．P 波は II, III, aV_F 誘導で陰性である．
c. 心房リエントリー性頻拍（低位右房起源）．PR 間隔が RP 間隔よりも長い long RP′ tachycardia を呈する．P 波の形態はリエントリーを形成する部位によって異なる．
d. 洞結節リエントリー性頻拍．洞調律と同じ P 波を認める．洞頻脈のようにみえるが，突然始まり突然に停止する．

場合は，II, III, aV_F 誘導で陰性となる．そのため，稀有型の房室結節リエントリー性頻拍との鑑別が難しい．

洞結節リエントリー性頻拍：P 波の形状は洞調律時の P 波と同一である（㉘ d）．洞頻脈との鑑別が難しい．

電気生理学的検査所見

メカニズムがリエントリーであるため，心房からの電気刺激で頻拍の誘発・停止が可能である．

房室結節リエントリー性頻拍：洞調律中の心房早期刺激で刺激間隔を徐々に短縮していくと，房室結節伝導（AH）時間が突然に延長する現象（jump up 現象）が認められる（㉙）．これは房室結節（速伝導路）以外に遅伝導路があること，すなわち二重伝導路の存在を意味する．通常型では頻拍中に心房（A）波と心室（V）波はほぼ同時に出現する．非通常型では室房伝導（VA）時間が房室伝導（AV）時間より長い頻拍となる．

房室回帰性頻拍：洞調律中の心室早期刺激で心室刺激間隔を徐々に短縮しても，VA 時間の減衰特性（延長）がみられない．順向性では頻拍中に A 波は V 波のすぐ後ろに認められる．逆向性では頻拍中に A 波は V 波のすぐ前に認められる．頻拍中の A 波の最早期興奮部位の近傍に Kent 束が存在する．

心房リエントリー性頻拍：房室ブロックの存在下でも頻拍が持続する．頻拍中の A 波の最早期興奮部位の近傍にリエントリー回路がある．

洞結節リエントリー性頻拍：頻拍中の A 波の最早期興奮部位は洞結節の近傍となる．電気刺激で誘発・停止が可能なため，洞頻脈と鑑別できる．

【鑑別診断】

心房頻拍，2:1 心房粗動，心室頻拍があげられる．2:1 心房粗動とは伝導比を下げる薬物を使用することで鑑別する．頻拍中に心室内変行伝導を呈して心室頻拍と類似する場合は，P 波と QRS 波が 1:1 に対応しているかを観察することで鑑別する．

【経過・予後】

予後は良好であるが，発作が多い患者では生活の質（QOL）が低下する．リエントリーの基盤を消失させれば頻拍を根治できる．

【治療】

治療法には，迷走神経刺激，薬物治療，カテーテル

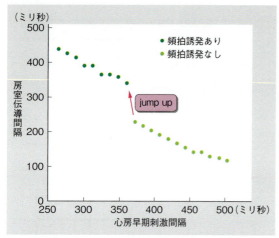

㉙ 房室結節リエントリー性頻拍での心房早期刺激で得られる房室伝導曲線

基本刺激後の心房早期刺激間隔を徐々に短くしていくと、房室伝導時間が突然に大きく延長する jump up 現象（速伝導路から遅伝導路への乗り換え）が認められる。通常、その時に頻拍が誘発される。

アブレーションがあるが、治療の中心はカテーテルアブレーションである。

迷走神経刺激
方法としては、Valsalva 手技（深呼吸後の息こらえ）、頸動脈マッサージ、顔面浸水などがある。

薬物治療
頻度の高い房室結節リエントリー性頻拍と房室回帰性頻拍は、ともにリエントリー回路に房室結節を含むため、頻拍を停止させるためには房室結節の伝導抑制が薬物の標的因子となる。治療薬としては、静注薬として使用できる adenosine triphosphate（ATP）製剤、β遮断薬、非ジヒドロピリジン系カルシウム拮抗薬が選択される。

予防目的では経口薬としても使用できるβ遮断薬（ビソプロロールなど）または非ジヒドロピリジン系カルシウム拮抗薬（ジルチアゼム、ベラパミル）が選択される。ただし、WPW 症候群に起因する房室回帰性頻拍においては、予防目的でこれらの薬剤を使用してはならない。心房細動が生じると致死性になるためである。この場合は Na チャネル遮断作用に K チャネル遮断作用をあわせもつ I 群抗不整脈薬（シベンゾリン、フレカイニドなど）が使用される。

カテーテルアブレーション
第一選択治療法である。特に、房室結節リエントリー性頻拍と房室回帰性頻拍に対しては、成功率がきわめて高く（95％以上）、合併症が少ない（死亡率 0.1％以下、重篤な合併症率 0.5％以下）。房室結節リエントリー性頻拍においては遅伝導路を焼灼する（㉚）。房室回帰性頻拍においては Kent 束を焼灼する（㉛）。

心房リエントリー性頻拍においてはリエントリー回路の一部の心房筋を焼灼する。洞結節リエントリー性頻拍においては洞結節周囲の心房筋を焼灼する。

■ 早期興奮症候群 preexcitation syndrome

WPW 症候群（Wolff-Parkinson-White syndrome）

概念
- 心房と心室の境界部に副伝導路（Kent 束）が存在し、発作性上室頻拍をきたす症候群である。
- 心房細動を併発すれば、偽性心室頻拍（pseudo ventricular tachycardia）を呈し突然死することがある。

分類
Kent 束の存在する部位によって、A 型（左側）、B 型（右側）、C 型（心中隔）に分けられ、A 型、B 型、C 型の順で多い。Kent 束を逆行性にのみ伝導しデルタ波を認めない場合を潜在性 WPW 症候群と称する。これに対して、通常の Δ（デルタ）波を認める場合を顕性 WPW 症候群と称する。

病因
先天性に副伝導路を有することが原因である（遺伝性ではない）。先天性心疾患である Ebstein 奇形に合併しやすい。

疫学
心電図上の罹患率は 0.1～0.2％ 程度とされている。ただし、全例が発作性上室頻拍を呈するのではなく、無症候で経過することもある。

病態生理
房室間に房室結節に比べて伝導性がきわめて速い副伝導路を有するため、発作性上室頻拍（房室回帰性頻拍）をきたす。（心房細動を併発すると）危険性の高い偽性心室頻拍を呈する。

臨床症状
発作性上室頻拍をきたした場合は、突然発症して突然停止する規則正しい動悸発作を自覚する。偽性心室頻拍を呈した場合は、めまいや失神などの Adams-Stokes 発作をきたす。

検査・診断
心電図検査および電気生理学的検査で診断がなされる。

心電図所見：洞調律時の心電図の特徴は、（心房興奮が Kent 束を介して心室に早期に達することにより形成される）Δ波であり、PQ（PR）短縮と QRS 幅延長を伴う（㉜）。V_1 誘導で A 型は右脚ブロック型（幅広の高い R 波）、B 型は左脚ブロック型（幅広の深い R 波）、C 型は幅広の QS 型を呈する。ただし、潜在性 WPW 症候群ではこのような変化はみられない。房室

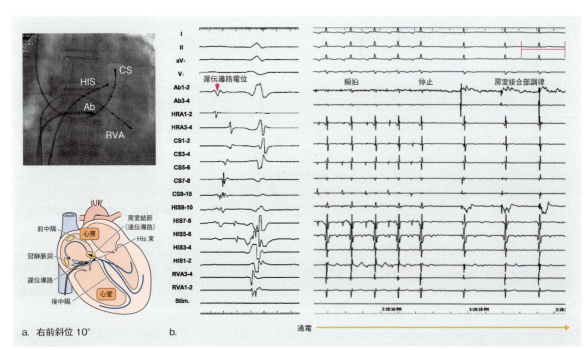

㉚ 房室結節リエントリー性頻拍に対するカテーテルアブレーション中のカテーテル位置（a）と心内電位図（b）

a. 上図は透視画像でのアブレーション用の電極カテーテルの留置部位を示している．下図はそのシェーマである．この位置で通電を行ったところ，遅伝導路が完全に離断された．
b. 左図は洞調律時に記録速度を速くして記録した心内電位図である．アブレーション用の電極カテーテルで遅伝導路電位が記録されている．右は頻拍中に通電することで頻拍が停止したところを示した心内電位図である．通電中に成功指標の一つである不規則な房室接合部調律が出現している．

Ab：アブレーション部位，HRA：高位右房，HIS：His束，CS：冠静脈洞，RVA：右室心尖部，Stim：電気刺激．

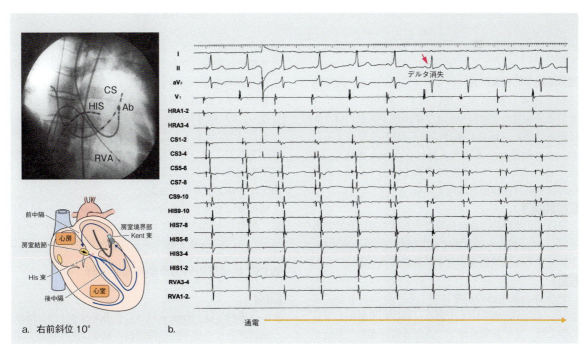

㉛ 房室回帰性頻拍に対するカテーテルアブレーション中のカテーテル位置（a）と心内電位図（b）

a. 透視画像でのアブレーション用の電極カテーテルの留置部位を示している．下はそのシェーマである．この位置で通電が行われた．
b. アブレーション中の心内電位図を示している．洞調律時に AV 時間が最短となり，かつ心室電気刺激で VA 時間が最短となる部位で通電を行ったところ，通電中にΔ波（Kent束）が消失している．

Ab：アブレーション部位，HRA：高位右房，HIS：His束，CS：冠静脈洞，RVA：右室心尖部．

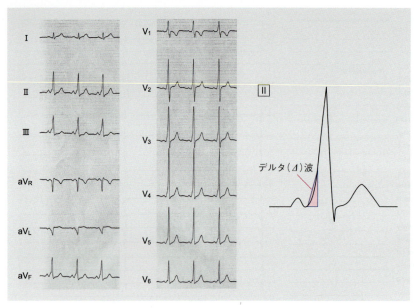

㉜ WPW症候群の12誘導心電図とその特徴

P波の後に基線を認めず，すぐにQRS波が出現している．デルタ波，PR短縮，QRS波延長の3つの所見が認められる．V_1誘導で右脚ブロックパターンを示しているのでA群（左Kent束）のWPW症候群と判断される．

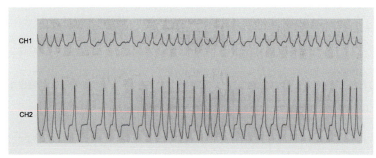

㉝ WPW症候群に心房細動を伴って偽性心室頻拍を呈したHolter心電図記録

幅広QRS波が持続的に出現しており，QRS波の初期成分は鈍な立ち上がりを示しているためΔ波の存在を疑わせる．RR間隔が不規則（バラバラ）のため心房細動を呈しており，偽性心室頻拍と判断される．

回帰性頻拍の所見は前項「発作性上室頻拍」で解説した．

電気生理学的検査所見：房室回帰性頻拍には，房室結節を順伝導しKent束を逆伝導する順向性のタイプと，その反対の逆向性のタイプがあり，前者のほうが圧倒的に多い．後者の場合は幅広QRS波を呈するため，心室頻拍との鑑別が必要になるが，本検査でP波とQRS波が1：1に対応するのを確認すれば，逆向性の房室回帰性頻拍と診断できる．

経過・予後

発作性上室頻拍のみの発現であれば予後は良好である．しかし，何らかの原因で心房細動（偽性心室頻拍）を併発すると突然死をきたすことがある（㉝）．

治療

発作性上室頻拍の治療に準じる．カテーテルアブレーションが治療の中心である．偽性心室頻拍を呈した際には，まず静脈麻酔下で直流通電除細動（直流カルディオバージョン）を行い，その後に治療を選択する．

薬物治療

予防においては，房室結節の伝導抑制を示すβ遮断薬，非ジヒドロピリジン系カルシウム拮抗薬，ジギタリス製剤は禁忌となる．その理由は，心房細動を併発すると房室結節の伝導が抑制されていることで心房の興奮波の多くが副伝導路を介して心室に伝達することになり，より重篤な偽性心室頻拍を呈するためである．これにはNaチャネル遮断とKチャネル遮断の両方の作用を有し，かつ房室結節の伝導抑制作用のないI群抗不整脈薬が選択される．

カテーテルアブレーション

頻拍発作を有する場合の第一選択治療法である．特に，偽性心室頻拍を呈した場合は突然死予防のため必須となる．Kent束を焼灼する（㉛を参照）．

WPW症候群以外の早期興奮症候群

概念

●副伝導路には，Kent束以外にもJames束とMahaim線維があり，房室回帰性頻拍の発現に関与することがある．WPW症候群とこれらを併せて早期興奮症候群と称する．これらの頻度はKent束に比べてはるかに少ない．

病態生理

James束が関与する場合をLGL（Lown-Ganong-Levine）症候群と呼ぶ．右房-房室結節下部間に短絡路を有する．LGL症候群では洞調律時の心電図でPR短縮を認めるものの，⊿波とQRS波延長を認めない．

Mahaim線維は，心房筋または房室結節-脚枝または心室筋間に短絡路を有する．そのなかでも心房筋-脚枝間と房室結節-心室筋間に短絡路を有するタイプが多い．Mahaim線維は長い短絡路ということもあってKent束ほど伝導性は速くないため，洞調律時の心電図は正常のことが多い．しかし，房室結節の伝導性が低下すると⊿波が顕在化してくる．

伝導速度の遅いKent（slow Kent）束が房室間にまれに認められることがある．この遅いKent束を介して頻拍が反復性に出現する場合を，特にpermanent form of junctional reciprocating tachycardia（PJRT）と呼ぶ．

心室期外収縮
ventricular premature contraction（VPC）

概念
● 心室内の異所性の部位から興奮が早期に発せられることで，正常と異なる幅広いQRS波が早期に出現する不整脈である．

分類

心室期外収縮はQRS波の形状によって単源性と多源性に分けられる．心室期外収縮が2拍に1回出現する場合を2段脈，3回に1回出現する場合を3段脈，また連続して2つ出現した場合を2連発（couplet）心室期外収縮と称する．3連発以上連続して出現した場合は（非持続性）心室頻拍と診断する．T波の頂点付近まで早期に出現する場合はR on T型心室期外収縮と称する．

病因

心筋梗塞，心筋症などのように心室を傷害する疾患に付随して出現しやすい．一方で，原疾患がなく孤立性に単独で生じることも多い．この場合は右室流出路起源であることが多い．

疫学

健常者を対象にした通常の12誘導心電図検査でも，数%で心房期外収縮が記録される．24時間Holter心電図を記録すると，ほとんどの場合で数発の心室期外収縮が記録される．一般に，50発/日以上を有意な心室期外収縮としてとり扱う．

病態生理

メカニズムは非リエントリー（局所巣状興奮）であり，そのなかの異常自動能によることが多い．

臨床症状

脈の結滞感（脈が跳ぶ感じ）あるいは軽い一過性の動悸を自覚することがあるが，多くは無症状である．症状が強い場合は，これら不整脈自体による症状ではなく，原因となる心疾患に起因した症状であることが多い．

検査・診断

心電図検査で診断がなされる．血液検査，胸部X線検査，心エコー図検査なども行われるが，これらの検査は，原因となる心疾患を検索するために行われる．

心電図所見：正常と異なる幅広いQRS波が早期にみられる（34）．このQRS波はP波に追従していない．もし，追従していれば，それは心室期外収縮ではなく，心室内変行伝導をきたした心房期外収縮である．QRS波の形態がいつも同じであれば単源性，異なれば多源性である．

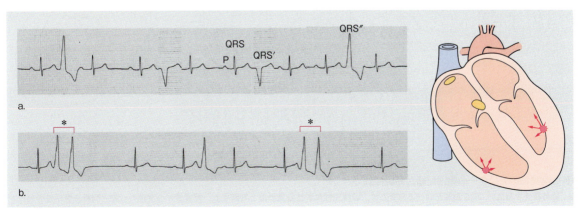

34 心室期外収縮のモニター心電図記録と発現様式
a. QRS′とQRS″は異所性の心室波を示す．QRS′波の形状が2種類認められるため，多源性の心室期外収縮と判断する．興奮波が心室内の異所性の部位から発せられる．
b. 2つ連続して出現しているため，2連発の心室期外収縮と判断する．興奮波が心房内の異所性の部位から2発連続して発せられる．

鑑別診断

心室内変行伝導をきたした心房期外収縮があげられる．幅広いQRS波がP波とは無関係に出現していなければ心室期外収縮である．

経過・予後

孤立性（心機能低下を伴わない）心室期外収縮の予後は，頻発していても良好である．出現数が少なくてもR on T型で出現している場合は，心室細動を惹起して突然死をきたすことがあるので注意を要する．

治療

一般に必要でない．症状が強い場合に限り，Ⅰ群抗不整脈薬（fast/intermediate kineticのNaチャネル遮断薬）もしくはβ遮断薬が使用される．

心室頻拍 ventricular tachycardia（VT）

概念

● 心室興奮波が3連発以上連続して早期に出現し，幅広いQRS波が房室解離を伴って100/分以上の頻度で認められる不整脈である．

分類

いくつかの分類のしかたがあるが，最も一般的なのは発作の持続時間によって分ける方法である．3連発以上30秒未満の場合を非持続性，30秒以上の場合を持続性と呼ぶ．また，QRS波の形態によって分類することもあり，常に同一形態であれば単形性，複数の形態を有すれば多形性と呼ぶ（㉟a～c）．

器質的心疾患が認められない場合を特発性，運動で誘発される場合を運動誘発性もしくはカテコラミン誘発性，発生部位を考慮して左脚ブロック下方軸型（右室流出路近傍起源），右脚ブロック上方軸型（左室心尖部近傍起源）などと呼ぶこともある．

病因

心筋梗塞，心筋症などの心室を傷害する疾患に付随して出現しやすい．低心機能例で生じた場合は心室細動へ移行しやすい．まれではあるが，心疾患に起因せず，単独（特発性）で生じることもある．

疫学

はっきりとした罹病率は不明であるが，持続性心室頻拍に関しては発作性上室頻拍よりは少なく心室細動よりは多いので，罹患率は0.05～0.1％程度と思われる．

病態生理

メカニズムは，非持続性心室頻拍の場合は非リエントリー，持続性心室頻拍の場合はリエントリーである．

臨床症状

持続性心室頻拍では，症状は頻拍レートと心機能に依存する．頻拍レートが速く低心機能であれば，冷汗を伴う動悸や眩暈，さらにはショック状態に陥ることもある．一方で，頻拍レートがさほど速くなく心機能が正常であれば，血圧も保たれ動悸のみでおさまるこ

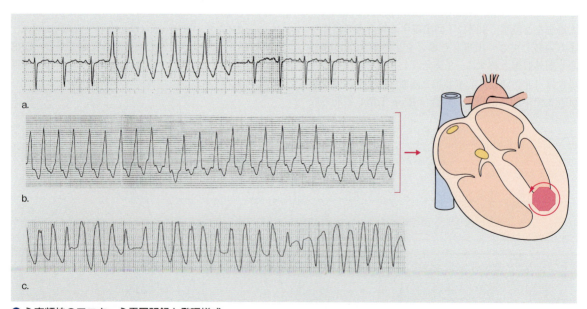

㉟ 心室頻拍のモニター心電図記録と発現様式
a. 非持続性で幅広いQRS形態が同一であるため，非持続性単形性心室頻拍と判断する．興奮波が心室期外収縮と同様に異所性の部位から3連発以上連続して発せられる（㉞参照）．
b. 持続性で幅広いQRS形態が常に同一であるため，持続性単形性心室頻拍と判断する．興奮波が一定の位置を絶えず旋回している（シェーマ）．
c. 持続性で幅広いQRS形態が変化しながら複数存在しているため，持続性多形性心室頻拍と判断する．興奮波が不定の位置を旋回している．

とが多い.

検査・診断

心電図検査で診断がなされる. ただ, 鑑別が難しい場合は電気生理学的検査が行われる.

心電図所見: 幅広い QRS 波が連続して速く出現し, P 波と QRS 波の解離（房室解離）と正常波との融合波を認める（㉟）. ただし, 心電図で房室解離を判断できないことはよくある. 幅広い QRS 波が連続して出現していても房室解離を認めず, P 波と QRS 波が 1：1 に対応していれば, 心室頻拍ではなく変行伝導を伴った上室不整脈である. 頻拍レートが 100/ 分未満であれば, slow VT と呼ぶ.

電気生理学的検査所見: 幅広い QRS 波を有する頻拍で, 房室解離がはっきりしない場合に適応になる. 房室解離を確認すれば, 心室頻拍と診断できる.

鑑別診断

変行伝導を伴った上室不整脈があげられる. 房室解離の有無で鑑別する. 心電図で判別が難しい場合は電気生理学的検査を行い, P 波と QRS 波が解離していれば心室頻拍と診断する.

経過・予後

心臓突然死の原因不整脈として知られている. 重篤な器質的心疾患を有し, 低心機能に伴って出現していれば予後は不良である.

治療

治療法には, 薬物治療と植込み型除細動器（implantable cardioverter defibrillator：ICD）がある. 特発性心室頻拍と一部の心室頻拍ではカテーテルアブレーションが行われることもある.

薬物治療

急性期では静注薬を用いる. 使用するのは III 群抗不整脈薬（K チャネル遮断薬）と β 遮断薬である. 以前使用されていたリドカインはリエントリーをメカニズムとする持続性心室頻拍に対しては無効であり, 予後改善効果もないことから使用されなくなっている. K チャネル遮断薬としてはアミオダロン注とニフェカラント注（日本だけの発売）が使用される. 多くのエビデンスが出されていることもあって, 前者を使用することのほうが多い. K チャネル遮断薬が無効な場合は, β 遮断薬であるランジオロール注を用いる. 使用する場合は低用量から漸増しながら徐々に用量を上げていく. 基本的に, I 群抗不整脈薬（slow/intermediate kinetic の Na チャネル遮断薬）は使用してはならない. 唯一使用できるのはプロカインアミドであるが, その場合も慎重に投与する.

再発を予防するには経口薬を用いる. アミオダロンが第一選択薬である. 心機能が比較的保たれていれば, ソタロールを用いることもある. 心機能が低下した症

例においては, I 群抗不整脈薬（slow/intermediate kinetic の Na チャネル遮断薬）は禁忌である.

植込み型除細動器（ICD）

危険性が高い心室頻拍では, ICD が治療の中心となる. 一度, 持続性心室頻拍をきたした症例に対する二次予防としての使用だけでなく, 致死性の心室頻拍の発現が予想される症例に対しての一次予防としての使用も行われている. その場合は, 左室駆出率や非持続性心室頻拍の有無, 突然死の予知指標の測定結果に基づいてその適応が決定される.

カテーテルアブレーション

特発性心室頻拍や一部の器質的心疾患に起因する心室頻拍に対して行われることがある. 特発性心室頻拍に対しては比較的有効性は高いが, 器質的心疾患に起因する場合は再発率も高く, 最終的には ICD が使用されることが多い.

torsade de pointes（TdP）

概念

● 多形性心室頻拍の特殊型であり, 通常の心室頻拍とは区別して取り扱われる. 「トルサドポアンッ」と発音する.

病因

先天性または二次性の QT 延長症候群に伴って出現する.

病態生理

メカニズムはリエントリーである. 通常のリエントリーと異なり, 起点を中心としてフラワー状にリエントリーが旋回する.

臨床症状

症状は頻拍レートと持続時間に依存する. 頻拍レートが速く持続すれば, 冷汗を伴う動悸や眩暈を自覚する.

検査・診断

心電図検査で診断がなされる.

心電図所見: 幅広い QRS 波が リボンが「ねじれ」るように下から上へ, そして下へと変化しながら出現する. QRS の波高は, 漸増・漸減して紡錘形を呈することが多い（㊱）. 反復性に出現しやすい. QT 時間延長を伴っていなければ torsade de pointes とは呼ばない.

鑑別診断

QT 延長症候群に伴って出現する場合を torsade de pointes と呼ぶため, QT 間隔が正常であれば多形性心室頻拍と診断する.

経過・予後

心臓突然死の原因不整脈として知られている. しっかりとした予防策を講じることが必要になる.

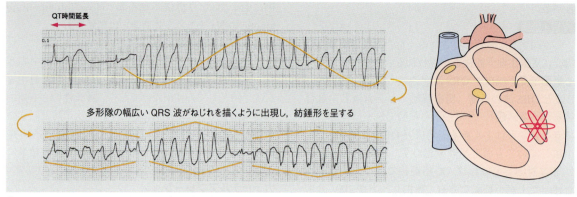

❸⓶ torsade de pointes のモニター心電図記録と発現様式
QT 時間延長と心室期外収縮の出現に伴って多形性心室頻拍が発現している．幅広い QRS 波がねじれるように下から上へ，そして下へと変化し，QRS の波高が漸増・漸減して紡錘形を呈するため，torsade de pointes と判断する．興奮波が心室内の 1 か所を起点としてフラワー状に旋回している．

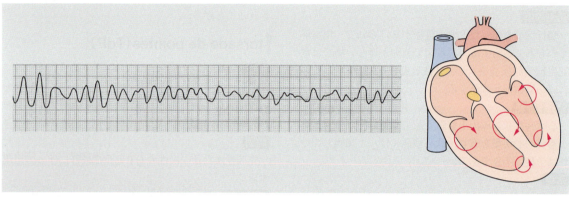

❸⓷ 心室細動のモニター心電図記録と発現様式
QRS 波の形態が崩れて速い速度で無秩序に出現しているため，心室細動と判断する．複数の興奮波が心室内できわめて不規則に旋回している．

【治療】
治療法には，薬物治療と ICD がある（☞「QT 延長症候群」p.157）．

心室細動 ventricular fibrillation（VF）

【概念】
- 心室不整脈のなかでは最も危険性が高く，血行動態という面からみると心停止に等しい．

【病因】
主に器質的心疾患に伴って発現する．代表的な疾患として，急性心筋梗塞，冠攣縮性狭心症，肥大型心筋症，急性心筋炎があげられる．非器質的な病態でも出現することがあり，Brugada 症候群，早期再分極症候群（J 波症候群），電解質失調，心臓振盪などが知られている．

【病態生理】
メカニズムはリエントリーである．通常のリエントリーと異なり，大小不同で無秩序に旋回する複数のリエントリーによって形成される．

【臨床症状】
発現後約 10 秒で意識消失をきたし，除細動されなければ数十分後には心停止をきたす．

【検査・診断】
心電図検査で診断がなされる．
心電図所見：急峻な QRS 波の形態が完全に崩れ，大小さまざまな形の心室波が連続してきわめて速く出現する（❸⓷）．

【鑑別診断】
筋電図をはじめとする心電図上のアーチファクトが鑑別として重要である．循環動態としては心停止に等しいため，他の頻脈性不整脈との鑑別は容易である．

【経過・予後】
心臓突然死の原因不整脈として最もよく知られている．心室頻拍と torsade de pointes も，持続すれば最終的には心室細動へと移行する．

【治療】
胸骨圧迫と除細動器の使用を含めた心肺蘇生（cardiopulmonary resuscitation：CPR）が必須となる．除

細動には，自動体外式除細動器（automated external defibrillator：AED）あるいは通常の設置型の除細動器を用いる．設置型の除細動器では最大出力に設定し，1回の通電で停止を図る．予防的には，二次予防・一次予防としてICDが使用される．アミオダロンをはじめとする薬物治療では，十分な予後改善効果が得られない．

QT延長症候群

概念
- 心電図でQT時間が延長し，torsade de pointesを惹起する症候群である．
- 心臓突然死をきたす症候群として知られている．

分類
先天性と後天性（二次性）に分類される．先天性の分類には，遺伝形式・症候による分類と原因遺伝子による分類がある．遺伝形式・症候による分類としては，常染色体優性遺伝を示すRomano-Ward症候群（最多）と，先天性難聴を伴い，常染色体劣性遺伝を示すJervell and Lange-Nielsen症候群がある．Romano-Ward症候群のなかで，QU延長・周期性四肢麻痺・骨格異常を伴うタイプをAndersen-Tawil症候群，発育障害・骨格障害・自閉症を伴うタイプをTimothy症候群と呼ぶ．原因遺伝子による分類としては，LQT1，LQT2，LQT3やJLN1などのように表現される．近年では後者の遺伝子型による呼称を用いることが多い．

病因
先天性は遺伝子異常に起因する．心筋の活動電位を形成するイオンチャネル，細胞膜蛋白，受容体をコードする遺伝子の変異によって生じる．後天性は，薬剤（抗不整脈薬，利尿薬，向精神薬など），電解質異常（低カリウム血症など），徐脈などで生じる．

疫学
先天性の罹患率は0.1%程度である．10～20歳代の若年期に初めての不整脈発作を呈することが多い．後天性は中年～高齢者に多くみられる．頻度的には後天性のほうが多い．男女比に関しては明らかでない．

臨床症状
不整脈（主にtorsade de pointes）をきたせば，冷汗を伴う動悸や眩暈を自覚する．それ以外は無症状である．

検査・診断
心電図所見，臨床症状（主に失神），家族歴（疾患の有無）で診断がなされる（❸❽）．

心電図所見：洞調律時の心電図でQT時間の延長を確認する（❸❾）．その場合，Bazett式で心拍数により補正した修正QT時間（$QTc = QT/\sqrt{RR}$〈秒〉）を用い

❸❽ 先天性QT延長症候群の診断基準

基準項目			点数
心電図所見	QT時間の延長（QTc）	≧480 ms	3
		460～479 ms	2
		450～459 ms（男性）	1
	運動負荷後4分のQTc	≧480 ms	1
	torsade de pointes		2
	視覚可能なT波オルタナンス		1
	ノッチ型T波（3誘導以上）		1
	年齢不相応の徐脈		0.5
臨床症状	失神	ストレスに伴う	2
		ストレスに伴わない	1
	先天性聾		0.5
家族歴	確実な先天性QT延長症候群の家族歴		1
	30歳未満での突然死の家族歴		0.5

点数の合計により，≧3.5は診断確実，1.5～3は疑診，≦1は可能性が低い，と分類される．補正QT時間（QTc）はBazettの補正式を用いて算出する．
(Schwartz PJ, et al：QTc behavior during exercise and genetic test- ing for the long-QT syndrome. *Circulation* 2011；124：2181-4；Schwartz PJ, et al：Long-QT syndrome：from genetics to management. *Circ Arrhythm Electrophysiol* 2012；5：868-77. をもとに作成)

るのが一般的である．QTcの延長は，男性では＞0.44秒，女性では＞0.46秒とされており，QTcが0.5秒を超えるとtorsade de pointesを発現しやすくなる．病型分類のLQT1（最多で約35%）では幅広いT波，LQT2（次に多く約30%）ではノッチを伴う二峰性の平低T波，LQT3（3番目に多く約10%）では長いST部分に続いて遅く出現するT波を伴うのが特徴である．

経過・予後
心臓突然死をきたす可能性がある．病型分類のLQT1では運動・水泳，LQT2では驚愕・音刺激，LQT3では安静・睡眠が発作の誘因となる．

治療
薬物治療と非薬物治療がある．症例の臨床的背景を考慮して治療法を選択する．

薬物治療
病型分類によって治療法が異なる．頻度の高いLQT1とLQT2ではβ遮断薬が第一選択となる．β_1非選択性のプロプラノロールが使用されることが多い．LQT3ではNaチャネル遮断薬のメキシレチンが有効である．

非薬物治療
ICD，植込み型ペースメーカ，左心臓交感神経節切除術がある．ICDが非薬物治療の中心であり，不整脈発作（torsade de pointes）の既往例では強く推奨される．

7 不整脈

循環器疾患

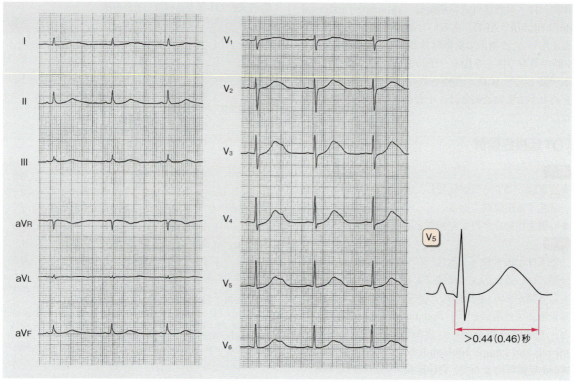

❸❾ 先天性QT延長症候群の12誘導心電図とその特徴
本症候群の典型例では，QT時間は0.50秒以上となる．本症例のQT時間は0.62秒である．

Brugada症候群

概念
- 心電図の右側胸部（V_1～V_2）誘導でcoved（凸）型ST上昇とそれに続き陰性T波を認め，心室細動を惹起する症候群である．
- 心臓突然死をきたす症候群として知られている．

分類
心電図のST上昇の形によって，タイプ1～3に分類される．典型的な波形であるcoved型ST上昇をタイプ1，saddle-back型ST上昇でST部分が基線より≧1 mmの場合をタイプ2，＜1 mmの場合をタイプ3と分類する．タイプ1がいわゆる典型的なBrugada症候群の心電図である．

病因
遺伝子異常に起因するとされている．心筋の活動電位を形成するイオンチャネルの変異によることが多く，そのなかでもNaチャネルαサブユニット遺伝子であるSCN5Aの変異によることが最も多い．しかし，遺伝子変異が検出されるのは全体でも約20％程度であるため，それ以外の要因の関与が指摘されている．

疫学
東南アジアから日本にかけて多い．性別では男性のほうが圧倒的に多い．日本人を対象にした疫学調査では，心電図での典型的波形の罹患率は0.1～0.2％である．30～50歳代の壮年期に不整脈発作を呈することが多い．

臨床症状
不整脈（心室細動）が一過性であれば失神をきたす．持続すれば心臓突然死をきたす．それ以外は無症状である．

検査・診断
心電図所見，臨床症状（主に失神），家族歴（疾患の有無）で診断がなされる（❹⓪）．
心電図所見：洞調律時の心電図でcoved型ST上昇（タイプ1）に加えてその後に陰性T波を認める（❹①）．高位肋間（1～2肋間上方）記録や薬剤負荷（ピルシカイニドやアジマリンなど）も特徴的な心電図の検出においては有用である．現在ではsaddle-back型ST上昇（タイプ2とタイプ3）のみではBrugada型心電図と呼ばない．注意しなければならないのは，ハイリスク例ほど心電図が心電変動するということである．疑った場合には心電図を数回記録する．食事（満腹）後に心電図を記録すると心電図が顕在化しやすいことが示されている．

経過・予後
心臓突然死をきたす可能性がある．夜間早朝，暴飲暴食後，発熱時などに心電図波形が顕在化して心室細

⓴ Brugada 症候群の診断基準

1. 必須所見
心電図（12 誘導/携帯型）
A. 自然発生のタイプ 1 Brugada 心電図（正常肋間あるいは高位肋間記録）
B. 発熱により誘発されたタイプ 1 Brugada 心電図（正常肋間あるいは高位肋間記録）
C. 薬物負荷試験にてタイプ 1 に移行したタイプ 2 またはタイプ 3 Brugada 心電図
2. 主所見
臨床歴
A. 原因不明の心停止あるいは VF または多形性 VT が確認されている
B. 夜間苦悶様呼吸
C. 不整脈原性が疑われる失神
D. 機序や原因が不明の失神
3. 副所見
臨床歴
A. 他の原因疾患を認めない 30 歳以下発症の心房粗動・細動
家族歴
B. BrS と確定診断されている
C. 発熱時発症，夜間就眠時発症，あるいは BrS 増悪薬物との関係が疑われる心臓突然死を認める
D. 45 歳以下の原因不明の心臓突然死を認め，剖検所見で原因が特定されていない
遺伝子検査結果（保険適用外）
E. BrS を特定する病原性遺伝子変異（*SCN5A*）を認める

有症候性 BrS：心電図所見 1 項目と主所見臨床歴 2-A～2-D の 1 項目を満たす場合.
無症候性 BrS：心電図所見 1 項目のみで主所見臨床歴がない場合.
　無症候性 BrS の場合，副所見 3-A（臨床歴），3-B～3-D（家族歴），3-E（SCN5A 変異）はリスク評価の際の参考とする.
　非タイプ 1（タイプ 2 あるいはタイプ 3）心電図のみの場合は BrS とは診断されないが，時間経過とともにタイプ 1 心電図が出現する可能性もあるので，経過観察（特に主所見出現時の受診）は必要である.
（日本循環器学会ほか：遺伝性不整脈の診療に関するガイドライン〈2017 年改訂版〉. http://www.j-circ.or.jp/guideline/pdf/JCS2017_aonuma_h.pdf）

動をきたしやすい傾向にある.

治療

　薬物治療の有効性を示す報告もあるが，非薬物治療である ICD が治療の中心である.

薬物治療

　キニジン，シロスタゾール，ベプリジルが予防目的で使用されることがあるが，確実性に乏しい. 心室細動が頻発するいわゆるストームの状態では，イソプロテレノールの点滴静注が有効である.

非薬物治療

　本症候群による心臓突然死の予防において唯一確実性が示されているのは ICD である. 心室細動の既往例では二次予防の目的で ICD は強く推奨される. タイプ 1 の心電図を示し，失神の既往あるいは夜間の苦

悶様呼吸困難をきたす症例も推奨される.

その他の致死性心室不整脈をきたす疾患

QT 短縮症候群

概念
- ● QT 短縮症候群は，心電図の QT 時間が短縮（厳密な定義はなされていないが，一般に QTc＜0.34 秒〈男性〉または＜0.36 秒〈女性〉）する疾患である.
- ● （発作性）心房細動や心室細動・多形性心室頻拍をきたす.

病因
　先天性 QT 延長症候群と同様に心筋イオンチャネルの遺伝子異常によって生じ，複数の原因となる遺伝子変異が報告されている（SQT1，SQT2，SQT3 など）.

疫学
　不整脈の発症年齢は先天性 QT 延長症候群よりも高く，30～40 歳代である. 発生頻度は先天性 QT 延長症候群よりも少なく，0.02～0.05 ％くらいである.

治療
　治療薬としては，QT 時間延長をきたす抗不整脈薬（K チャネル遮断作用のある薬剤）が有用と報告されているが，明らかではない.

早期再分極（J 波）症候群

概念
- ● 早期再分極症候群は，心電図上の J 波の存在を特徴とする疾患であり，別名 J 波症候群と呼ばれる.
- ● J 波とは，QRS 波の終末部に記録される小さな鈍な波形のことである. J 波は Osborn 波とも呼ばれ，低体温時に記録される場合はそのように呼ばれることのほうが多い.

病態生理
　以前から，特発性心室細動をきたした症例では J 波が認められやすいことが報告されていた.「早期再分極に関連した突然の心停止」と題する論文が掲載され，早期再分極（J 波）症候群と呼ばれる疾患概念が紹介された. J 波自体は健常者でも 5～10 ％と高頻度で検出されるため，J 波が認められたからといって，不整脈発作をきたすわけではない. そのごく一部で不整脈発作をきたす. 一部で Brugada 症候群と類似の遺伝子異常が指摘されている.

カテコラミン誘発多形性心室頻拍

概念
- ● カテコラミン誘発多形性心室頻拍(catecholaminergic polymorphic ventricular tachycardia：CPVT) は，文字どおりカテコラミン過多によって誘発される多

循環器疾患

7

不整脈

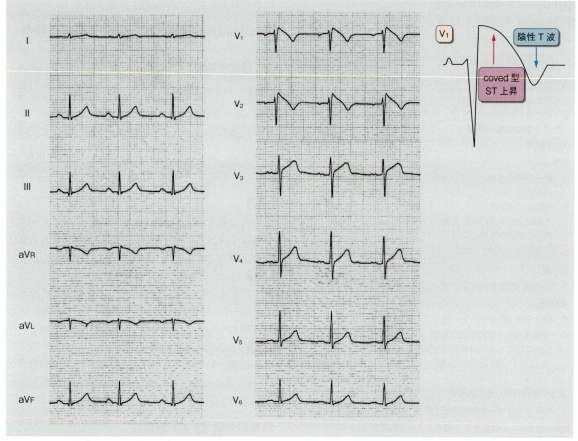

㊶ Brugada 症候群の 12 誘導心電図とその特徴
右側胸部（V_1〜V_2）誘導で特徴的な coved 型 ST 上昇（タイプ 1）とそれに続く陰性 T 波を認める．saddle back 型上昇（タイプ 2 または 3）↔coved 型 ST 上昇（タイプ 1）↔正常パターンと心電図が変動することがあるので注意を要する．

形性心室頻拍のことである．
- 多形性心室頻拍といっても，実際には 2 つの QRS 波が交互に出現する 2 方向性心室頻拍あるいは比較的 QRS 波が類似した多形態の心室頻拍を呈することが多い．

病態生理

心筋細胞内の筋小胞体にあるリアノジン受容体（Ca^{2+}を放出する受容体：RyR_2）の異常による遺伝性疾患とされている．小児の突然死の原因として重要であり，学童期で運動中に失神をきたした場合，必ずこの疾患を疑わなければならない．好発年齢は 10 歳前後で，発生頻度は 0.01％くらいである．

激しい運動だと多形性心室頻拍が心室細動に移行しやすくなるので，CPVT と診断された場合は，運動を禁止する．

治療

治療としては，β遮断薬あるいは非 DHP 系カルシウム拮抗薬（ベラパミル）の投与が行われるが，抗不整脈薬（フレカイニド）も有効である．

（池田隆徳）

徐脈性不整脈
bradyarrhythmia

洞不全症候群 sick sinus syndrome（SSS）

概念
- 洞不全症候群は洞結節の機能低下に関連して起こる種々の不整脈の総合的な心電図診断である．
- 病変が洞結節に限局している場合は洞徐脈が主たる病態で，洞結節周囲組織の障害が合併すると洞房ブロックが発生し，障害が心房まで至っていると心房細動，心房粗動，心房頻拍などの心房性不整脈を合併する徐脈頻脈症候群となる．

分類

病態，心電図の特徴から，洞不全症候群は，①洞徐脈（㊷a），②洞停止または洞房ブロック（㊷b），③徐脈頻脈症候群（㊷c），の 3 型に分類される（Rubenstein 分類）．

病因

洞不全症候群の原因として，虚血性心疾患，高血圧，

心筋症，アミロイドーシス，心膜炎，心筋炎，膠原病などがあるが，原因不明の場合が最も多い．また，洞機能低下は副交感神経の亢進，心筋虚血，ジギタリス中毒，β遮断薬，高カリウム血症などの一過性の原因で起こるが，このような可逆的な場合は，通常，洞不全症候群には定義されない．

疫学
特発性のものでは加齢が重要な因子で，一般に発症年齢は60～70歳代の罹患が最も多く，男女差はない．家族内発症はまれで2％以下とされている．小児に生じる場合は先天性疾患に伴う場合が多い．

臨床症状
自覚症状は心拍出量低下による全身倦怠感，息切れおよび一過性脳虚血発作によるめまい，失神，眼前暗黒感である．持続性徐脈は全身倦怠感の原因となり，洞房ブロックや洞停止はめまい，失神を起こす．徐脈頻脈症候群では，頻拍による動悸が停止した後，めまい，失神の症状を訴えるのが特徴的である．しかし，睡眠中の洞徐脈や洞停止は無症状のことが多く，洞不全が高齢者では気力の低下，記憶力の低下，人格変化の原因となっていることがある．さらに，洞不全症候群の合併症として塞栓があり，この病態が初発症状であることもまれでない．

検査・診断
発作時の心電図（Holter心電図）で診断されることが多いが，確定診断には電気生理学的検査が必要となることがある．

発作時の心電図
洞徐脈が主な病態の場合は12誘導心電図で診断がつくが，PP間隔が突然延長する洞休止・洞停止は夜間に起こることが多く，この場合はHolter心電図が有用である．洞徐脈は50/分以下の原因不明の持続性徐脈，洞停止はPP間隔が基本調律のPP間隔の150％以上に突然延長した場合に診断され，PP間隔が基本調律のPP間隔の整数倍に延長する場合を洞房ブロックと診断する．徐脈頻脈症候群の頻脈は，心房細動が多いが心房粗動や心房頻拍の場合もある．洞不全症候群の特徴的な不整脈は毎日起こるとは限らず，観血的な電気生理学的検査が必要となることがある．

電気生理学的検査
洞機能不全と症状との因果関係が確立していない場合には，電気生理学的検査の絶対適応となる．心電図で徐脈と症状との関連が明らかな場合には一般に電気生理学的検査による洞結節機能評価の適応とはならない．電気生理学的検査による洞機能評価の指標には，洞結節回復時間（sinus node recovery time：SNRT），洞房伝導時間（SACT），洞結節有効不応期（SNERP）がある．洞結節回復時間を測定するためには心房頻回刺激法（over drive suppression test）を用いる（㊸）．SNRTの正常値は1,500ms以内である．

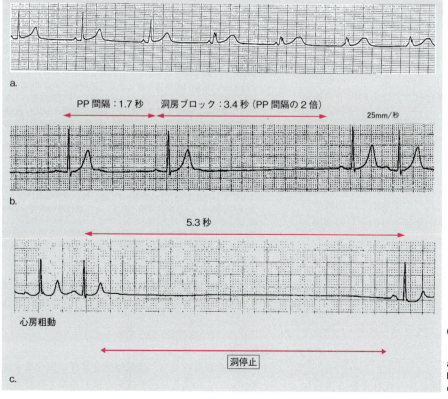

㊷ 洞不全症候群のパターン（Rubenstein分類）
a. 洞徐脈
b. 洞房ブロック，洞停止
c. 徐脈頻脈症候群

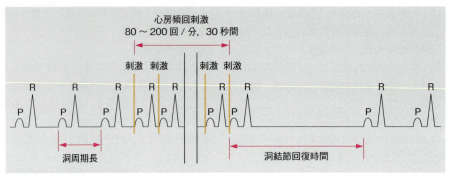

㊸ 洞結節回復時間の測定法
自然調律より10心拍多い頻度で，心房頻回刺激を行う（overdrive suppression test）．心房頻回刺激による最後のP波から，頻回刺激停止後に出現した最初の洞性P波までの時間を測定する．この時間が洞結節回復時間（SNRT）である．洞周期による影響を除去するために，SNRTから基本洞周期（SCL）を減じたもの（SNRT－SCL）が修正洞結節回復時間（corrected sinus node recovery time：CSNRT）となる．
（井上 博：EPS－臨床心臓電気生理検査，第2版．東京：医学書院；2007.）

自己の基本調律の影響を考慮したSNRTとして，修正洞結節機能回復時間（SNRT－基本洞周期，正常値は550 ms以内）や基本洞周期で除したもの（SNRT/基本洞周期，正常値は150％以内）がある．特に，徐脈頻脈症候群患者の頻脈後の洞停止を再現するが，洞結節自動能回復時間と病態の重症度は必ずしも一致しない．洞房伝導時間を間接的に測定する方法として，心房期外収縮を利用するStrauss法と心房ペーシングを利用するNarula法がある（㊹）．

電気生理学的検査では，上室頻脈性不整脈の有無，房室伝導障害の有無，室房逆行伝導の有無などについても検討することで，治療方針だけでなく，薬物選択あるいはペーシング治療モード決定の参考とする．

[治療]
増悪因子（機能的因子）の治療
一過性の因子（心筋虚血，薬剤，高カリウム血症など）が原因となっている場合は，これらの因子の除去が重要である．また慢性の洞不全症候群患者でも上記の一過性因子で増悪するため，できるだけ原因を同定し，除去することが重要である．

薬物治療
徐脈に対して，主として交感神経作動薬や副交感神経遮断薬が使用される．これらの薬物療法は洞機能回復あるいは補充調律レートの増加を目的として使用されるが，ペースメーカ治療に比べて不確実であるので効果不十分の場合は速やかに一時的ペーシングを使用すべきである．薬物としては，イソプロテレノールの持続点滴静注やアトロピン硫酸塩の静注を行う．慢性投与にはアトロピン硫酸塩の経口投与がある．徐脈頻脈症候群の場合は，徐脈に対してペースメーカ治療を行ったうえで，頻脈に対する治療を行う．

ペースメーカ治療
慢性の洞機能不全で徐脈に伴う症状がある場合は

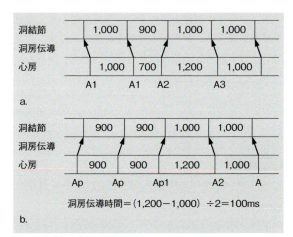

㊹ 洞房伝導時間の測定法
a. Strauss法（心房早期刺激法）．洞調律周期において早期の心房期外刺激（A2）を加えると，A2は洞結節が自然興奮する前に洞結節を脱分極させるので，洞周期がリセットされる．A2とその後の最初の洞結節興奮による心房興奮（A3）間隔は，A2A3間隔＝（心房→洞結節への伝導時間）＋（洞結節→心房への伝導時間）となる．すなわち，A2A3間隔－SCL＝（心房→洞結節への伝導時間）＋（洞結節→心房への伝導時間）となり，往復の洞房伝導時間となる．
b. Narula法（心房連続刺激法）．基本調律より約10心拍/分速いレートで連続8拍のペーシングを行うことにより洞調律はリセットされるので，ペーシング停止後の回復洞調律（ペーシングによって生じた最後の心房波Ap1と最初の洞結節興奮によって生じた心房波A2の間隔）は，逆行性の洞房伝導時間（心房→洞結節）と，基本洞周期（SCL）と，順行性の洞房伝導時間（洞結節→心房）の合計になる．すなわち，A1A2間隔＝（心房→洞結節への伝導時間）＋SCL＋（洞結節→心房への伝導時間）．したがって，A1A2間隔－SCL＝（心房→洞結節への伝導時間）＋（洞結節→心房への伝導時間）となり，心房連続刺激法（Narula法）と同様にSACTが求められる．
（井上 博：EPS－臨床心臓電気生理検査，第2版．東京：医学書院；2007.）

ペースメーカ植込みが第一選択である．

塞栓予防
洞不全症候群のうち，徐脈頻脈症候群は塞栓を合併しやすい．この場合は心房細動と同じ基準で抗凝固療

法を行う.

房室ブロック atrioventricular block

概念
● 房室ブロックは心房から心室への伝導の途絶または遅延を有するものと定義される.
● 房室ブロックはブロックの程度と障害部位で分類される.ブロックの程度は体表面心電図で診断するが,ブロック部位の診断には電気生理学的検査が必要となることがある.

分類 (⑤)
房室ブロックは,原因,経過（急性,慢性）,さらに障害の程度,部位により分類される.伝導障害の程度による分類は心電図所見に基づいて診断される.障害部位の診断には His 束心電図の記録 (⑥) が必要であるが,心電図で認められる障害のタイプや補充調律のパターンからある程度推測することができる.

病因
房室伝導系（房室接合部, His 束, Purkinje 線維）の器質的障害によるものと,副交感神経過緊張などによる機能的伝導遅延が原因の場合がある.健常人,特に運動選手において夜間に認められる 1〜2 度の房室ブロックは,迷走神経過緊張による房室結節における電気生理学的変化が原因と考えられる.虚血性心疾患や高血圧に合併する場合は刺激伝導系の本幹（房室結節, His 束,脚）の障害,心筋炎に合併する場合は刺激伝導系末梢のびまん性傷害で房室ブロックが生じる場合が多い.特発性の房室ブロック（Lev 病, Lenegre 病）は His 束および脚の細胞の消失・減少と線維化が原因と考えられている.

疫学
一過性のものとしては,急性心筋梗塞（特に下壁）の約 8 ％に一過性房室ブロックが生じ,そのうち約 5 ％が慢性房室ブロックに移行することが報告されている.また急性リウマチ熱では 5.6 ％に一過性房室ブロックが認められるとされているが,多くは 1 度房室ブロックで高度房室ブロックはまれである.

慢性の房室ブロックに関して, Harris らは剖検例の検討で刺激伝導系における原因不明の線維化と硬化変性が慢性房室ブロックの約 50 ％であったと報告している.これらの変性は冠動脈病変を伴わず,加齢による変化と考えられているが,高血圧,糖尿病,肺性心などの病気をもっている場合に起こりやすい.サルコイドーシスでは 10〜20 ％に心病変が認められるが,サルコイドーシスの心病変は心室中隔に認められることが多いので,房室ブロックが発生しやすくサルコイドーシスの初発症状となる場合がある.最近,心筋 Na チャネルの責任遺伝子（SCN5A）の異常で家族

⑤ 房室ブロックの分類

1. 原因と経過による分類

1) 急性（一過性）
　①迷走神経過緊張
　②薬剤
　③心筋梗塞,心筋虚血,心筋炎
2) 慢性
　①変性：Lev 病, Lenegre 病
　②浸潤：サルコイドーシス,ヘモジデローシス,アミロイドーシスなど
　③慢性心疾患：心筋症,虚血性,高血圧など
　④外傷,心臓手術後
　⑤先天性
　⑥原因不明

2. 伝導障害の程度とパターンによる分類

1) 程度による分類（洞調律時の心電図）
　① 1 度房室ブロック
　② 2 度房室ブロック
　　2 度房室ブロックを Wenkebach（Mobitz I）型と Mobitz II 型に分類する
　　高度房室ブロック：心房と心室の伝導比が 2：1 以下
　　発作性房室ブロック：Mobitz II 型で補充調律が出現せずに心停止
　③ 3 度（完全）房室ブロック
2) ブロック部位による分類（電気生理学的検査の結果）
　①房室結節内ブロック（A-H ブロック）
　② His 束内ブロック（H-H′ ブロック）
　③ His 束下ブロック（H-V ブロック）

性房室ブロックが生じることが報告されている.

臨床症状
房室ブロックの症状は,失神,全身倦怠感,息切れである.失神は,発作性房室ブロックと torsade de pointes によることが多い. 3 度房室ブロックで補充調律の心拍数が 40/分以下になると全身倦怠感を訴える.徐脈が長時間続くと心不全が生じる.

検査・診断
房室ブロックは発作時の心電図で診断される.通常,症状, 12 誘導心電図, Holter 心電図,運動負荷の結果から障害の程度とタイプを診断している.

心電図 (⑦ a〜d)

1 度房室ブロック：心電図上では PQ 時間が 0.21 秒以上に延長しているが, 1：1 の房室伝導は保たれる(⑦ a).

2 度房室ブロック：心房から心室への伝導が時々途絶するもので,心電図上は P 波に続く QRS 波が観血的に脱落する.このうち PR 間隔が徐々に延長した後に QRS 波が脱落するタイプを Wenckebach 型 (⑦ b), PR 時間が一定のままで突然 QRS 波が脱落するタイプを Mobitz II 型 (⑦ c) に分類する. Wenckebach 型 2 度房室ブロックは房室結節内の伝導障害による場合が多く, Mobitz II 型 2 度房室ブロックは His 束以下の伝導障害による場合が多い.心房から連続 1〜2 個以上心室に伝導しないものを高度房室ブロックと呼ぶ.

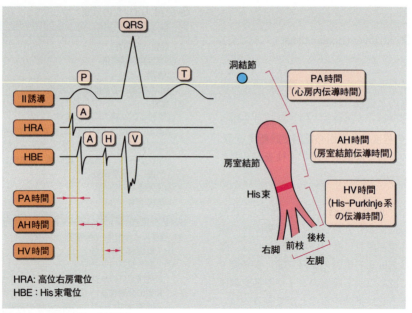

❹⑥ 心内心電図（His束電位）

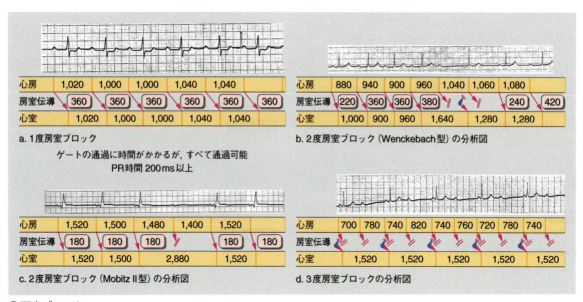

a. 1度房室ブロック
ゲートの通過に時間がかかるが，すべて通過可能
PR時間 200ms以上

b. 2度房室ブロック（Wenckebach型）の分析図

c. 2度房室ブロック（Mobit Ⅱ型）の分析図

d. 3度房室ブロックの分析図

❹⑦ 房室ブロック

発作性房室ブロックはMobitz Ⅱ型の特殊なパターンで，突然ブロックが持続し補充調律が出現しない．

3度（完全）房室ブロック：心房から心室への興奮の伝導が完全に途絶して，P波とQRS波は互いに独立した周期で出現する（❹⑦d）．心室興奮は接合部またはPurkinje線維から発生する補充調律である．3度房室ブロックで注意すべきことは，徐脈に伴うtorsade de pointesの出現である．

電気生理学的検査

電気生理学的検査は，症状と房室ブロックの関連性，房室ブロックの確定診断および房室伝導の障害部位の診断を目的として施行される．房室ブロック部位の同定は，房室ブロック時のHis束心電図の記録で行う．ブロック部位より①房室結節内ブロック（A-Hブロック），②His束内ブロック（H-H'ブロック），③His束下ブロック（H-Vブロック），の3つに分類する．His束内あるいはHis束下ブロックの場合はペースメーカ植込みの適応となることが多い（❹⑧）．

運動負荷・薬剤負荷試験

機能的な房室伝導の低下（運動選手など）の場合は運動やアトロピン負荷によって伝導能が改善する．一方，His束以下の伝導障害の場合は，洞調律の頻度が

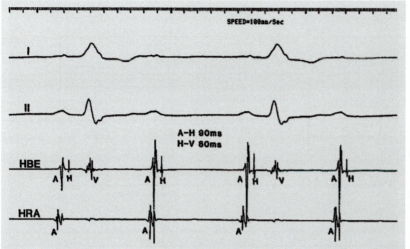

❽ 2：1 H-V ブロック
ブロック時は H 波に続く V 波が認められない。捕捉収縮では A-H 時間は 90 ms と正常であるが、H-V 時間は 80 ms に延長している。
（井上 博：EPS－臨床心臓電気生理検査、第2版．東京：医学書院；2007．）

増すほど伝導障害が生じやすいため、運動負荷で房室ブロックが起こることがある。また症状との因果関係を調べるためATP（アデノシン三リン酸）を静注して房室ブロックを一過性に発生させることがある。

<u>治療</u>
一過性の場合は原因疾患の治療が最も重要であるが、徐脈による症状や突然死の危険性がある場合は房室伝導が回復するまで体外式ペースメーカを使用する。

高度房室ブロックを伴う心房頻拍の場合はジギタリス中毒を疑う。慢性の場合は、薬剤などの明らかな原因がない場合、徐脈による症状、ブロックの部位・程度、およびブロックが進行する危険性などを総合的に診断して治療を行う。

徐脈による症状を有する場合はペースメーカ植込みの適応となるが、何らかの理由でペースメーカ植込みができない場合、補足的な手段としてイソプロテレノールの持続点滴静注やアトロピン硫酸塩の静注を行う。慢性投与にはアトロピン硫酸塩の経口投与があるがペースメーカに比べ効果は不確実である。

房室解離 atrioventricular dissociation

<u>概念</u>
- 狭義には、順行伝導障害のない心臓で1拍以上にわたって心房と心室が別の中枢に支配される状態と定義される。したがって、3度房室ブロックも心房と心室が別の中枢に支配されているが、狭義の房室解離には含まない。
- 洞結節の自動能低下、不完全房室ブロック、心室期外収縮の房室結節への逆行進入などでも下位中枢の自動発火の余裕を与え、2拍以上の解離は起こるが、典型的には房室接合部の自動能亢進によるものである。

<u>病因</u>
原因は、ジギタリス中毒、活動性リウマチ心炎、急性心筋梗塞などがある。予後は基礎疾患に左右され、解離そのものの臨床的意義は大きくない。

<u>検査</u>
心電図所見：❹⓽は、接合部調律が洞性脈（約50/分）を追い越し、心房由来のP波と心室由来の接合部調律が解離している所見である。P波が先行して房室結節の不応期を脱した後に伝導する位置になると順行性に心室が捕捉され洞調律となる。

<u>治療</u>
房室解離の原因となった基礎疾患に対する治療が第一である。

脚ブロックおよび心室内伝導障害

<u>概念</u>
- 右脚の伝導障害は心電図上右脚ブロックを呈し、左脚の伝導障害は左脚ブロックを呈する。また、左脚のうち前枝のみの障害は左脚前枝ブロック、後枝のみの障害は左脚後枝ブロックを起こす。しかし、一方の脚の伝導が完全に途絶している場合と途絶はしていないが伝導速度が遅くなっている場合とは、心電図上では区別できない。したがって、心電図上脚ブロックを認めても脚伝導が完全に途絶していない場合もある。

<u>病因</u>
右脚ブロックの頻度は全人口の0.1％といわれている。原因疾患としては、虚血性心疾患（右冠動脈病変）、心筋症（特に右室心筋症）、刺激伝導系の原因不明の線維化（Lenegre病）、大動脈基部の石灰化（Lev病）が多い。右脚ブロックは基礎心疾患がない患者でも起こるが、左脚ブロックは器質的心疾患に合併して発生

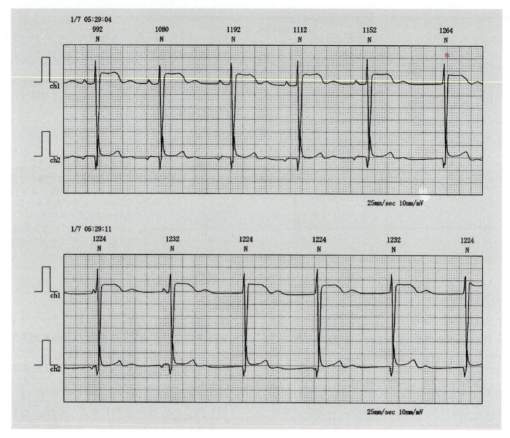

㊾ 房室解離
第6拍目（＊）より心室の固有調律を認め，房室解離が生じている．

することが多い．

　脚ブロックは心房期外収縮に伴って生じることがあるが，これは病的意義は少なく変行伝導と呼ばれる．変行伝導は右脚ブロック型が多いが，これは右脚の不応期が左脚に比して長いからである．しかし，左脚ブロックの変行伝導も決してまれではない．また同一患者で右脚ブロック，左脚ブロックの変行伝導を両方認めることがある．一般的に，右脚の変行伝導は基本調律が遅いときの連結期が短い心房期外収縮に起こしやすい．したがって，心房細動の場合は先行RR間隔が長いほど次の興奮が右脚の変行伝導を起こしやすくする（Ashman現象）．

検査（㊿ a〜f）

右脚ブロック：QRS幅≧0.12秒，V_1またはV_2がrsr, rSR，IとV_6で幅広いS波．

不完全右脚ブロック：右脚ブロックのQRS波形の特徴を有しているが，QRS幅が0.09〜0.11秒のあいだにある．

左脚ブロック：QRS幅≧0.12秒，左側胸部誘導（V_5, V_6）における心室興奮時間の遅延（notched R波，slurred R波，Rへの時間＞0.06秒），左側胸部誘導（V_5, V_6），I誘導におけるQ波の欠如．

不完全左脚ブロック：左脚ブロックのQRS波形の特徴を有しているが，QRS幅が0.09〜0.11秒のあいだにある．

左脚前枝ブロック：QRS幅は＜0.1，著明な左軸偏位（−30°〜−120°），II, III, aV_F, aV_LのQ波（ただし，＜30ミリ秒）．

2枝ブロック：脚を右1本，左2本と考え，そのうちの2本がブロックされている．右脚ブロックと左脚前枝ブロックが多い．右脚ブロックに著明な左軸偏位を呈している．また，右脚ブロックと左脚後枝ブロックの場合は，右脚ブロックに著明な右軸偏位を呈している．

心室内伝導障害：典型的な右脚ブロックでもなく，左脚ブロックを呈さず，しかし，QRS幅が0.12秒以上ある場合．

診断

　脚ブロックの診断は12誘導心電図で行う．心房期外収縮や上室頻拍時のみに出現する機能的ブロックは，Holter心電図，運動負荷で診断する．脚ブロッ

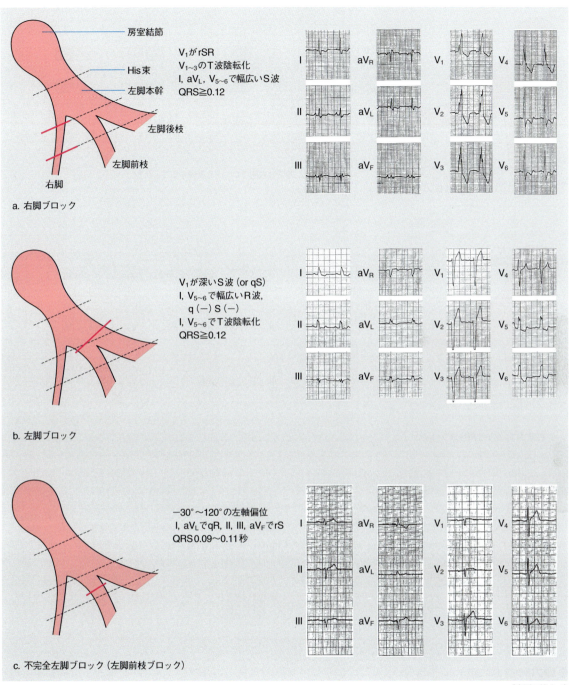

50 脚ブロック (次頁に続く↗)

クはブロックの程度から，完全脚ブロックと不完全脚ブロックに分類される．

治療

脚ブロックの臨床的意義や予後は主に原因疾患に依存する．基礎心疾患を認めない特発性右脚ブロックの予後は良好で，房室ブロックに進展することは少ない．一方，右脚と左脚前枝ブロックの両方を認める場合は，高度房室ブロックになる可能性が高い．2枝ブロックの突然死は年間3～5％とされているが，その4分の1は高度房室ブロックに関連するものとされる．急性心筋梗塞に合併した右脚ブロックや左脚ブロックは房室ブロックが発生する率が高い．完全右脚ブロックと完全左脚ブロックが時間を変えて出現する場合（交代性脚ブロック）は両脚の障害を意味し，重症度が高い．

しかし，高度房室ブロックに進展する患者以外は治療の必要はない．高度房室ブロックに進展する患者の

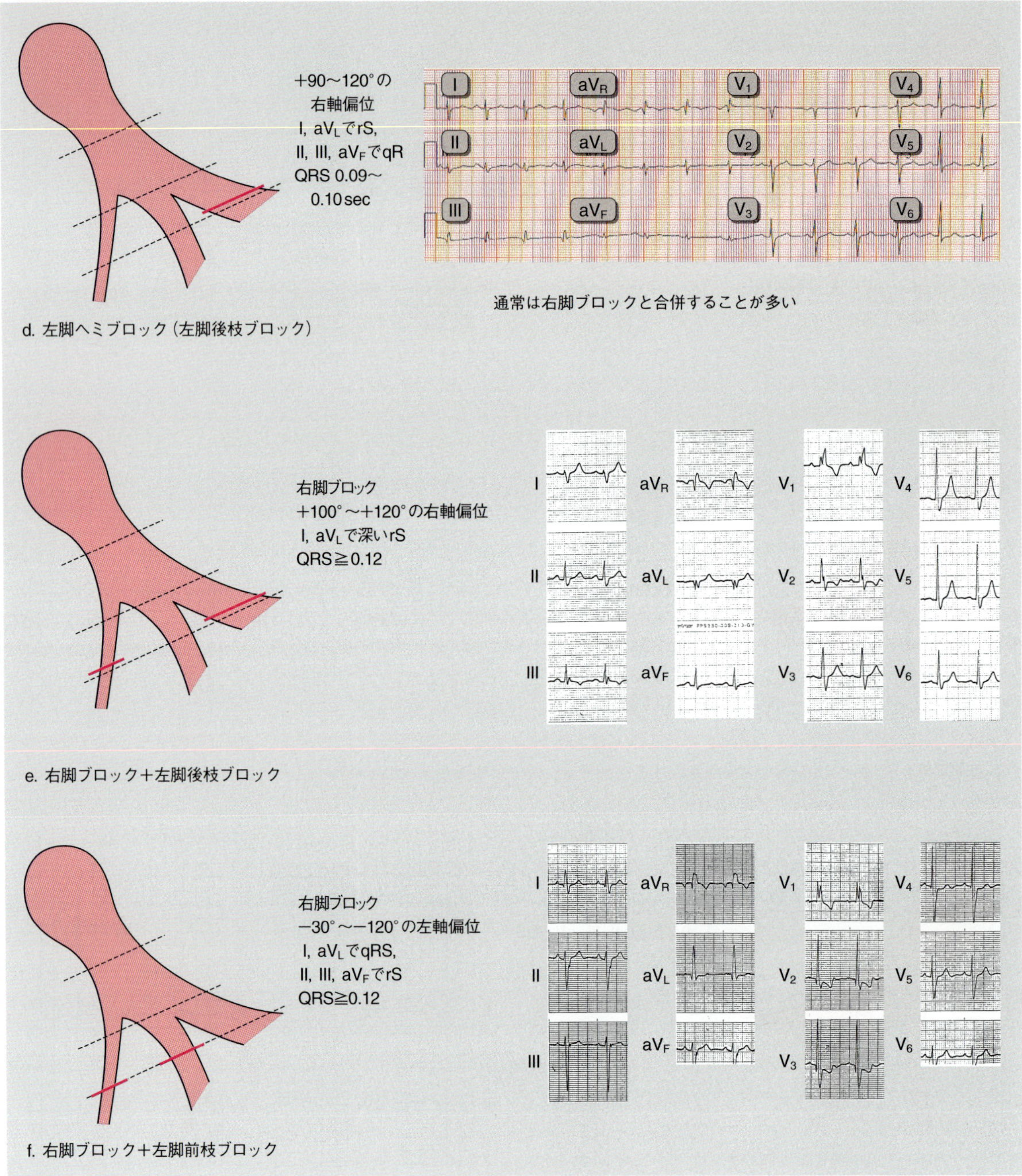

(50) 脚ブロック（つづき）

診断は難しいが，左脚・右脚ブロックのみではペースメーカは挿入しない．2枝および3枝ブロックで，間欠的にMobitz II型房室ブロックを認める場合は，ペースメーカの適応となる．

（鈴木 敦，萩原誠久）

◉文献

1）井上 博：EPS－臨床心臓電気生理検査，第2版．東京：医学書院；2007.

2）日本循環器学会/日本不整脈心電学会合同ガイドライン．不整脈非薬物治療ガイドライン（2018年改訂版）．http://www.j-circ.or.jp/guideline/pdf/JCS2011_okumura_h.pdf

3）Josephson ME：Josephson's Clinical Cardiac Electrophysiology. Techniques and Interpretations. 5th ed. Philadelphia：Wolters Kluwer；2016.

8 動脈硬化症

概念
- 動脈硬化症（arteriosclerosis）は血管壁構造と血管径の病的変化によって，血管の狭窄・閉塞や拡大，破裂をきたす血管病である．
- 心筋梗塞，脳梗塞，閉塞性動脈硬化症，大動脈瘤などの重篤な疾患の基盤となり，わが国の死因の約1/3に関与している．

病態生理

動脈の構造
　動脈壁は，内膜・中膜・外膜の3層で構成されている（❶a）．内膜は一層の血管内皮細胞から成り，内弾性板により中膜と境される．中膜は主として血管平滑筋細胞から構成され，外弾性板により外膜と境を成す．外膜は結合組織から構成され，血管自身を栄養する小血管網の分布が認められる．ヒトの冠動脈では，若年よりびまん性に肥厚した内膜を認めるが，生理的変化と考えられている（❶b）．

動脈硬化の分類
　動脈硬化は以下の3種類に分類される．

中膜石灰沈着性（メンケベルグ型）硬化症（Mönckeberg medial calcific sclerosis）：四肢の筋性動脈の中膜の石灰化を特徴とし，糖尿病や末期腎不全患者に多くみられる動脈硬化である．それ自体が進行して閉塞をきたすことは比較的少ない．

細小動脈硬化（ヒアリン変性）症（arteriolosclerosis）：糖尿病や高血圧患者に多くみられ，主として遠位部の動脈に起こる．硝子性肥厚を伴う細動脈壁の変性により内腔が狭窄する．腎臓においてびまん性虚血を起こすほか，脳の穿通枝動脈に起こると脳出血の原因となる．

粥状硬化（アテローム硬化）症（atherosclerosis ❶c）：動脈硬化症の中で最も臨床的に問題となるのが本症である．血管内皮の傷害を契機として，血管壁細胞の増殖，コレステロール沈着，細胞外基質の蓄積により粥腫（アテローム〈atheroma〉）を形成して，隆起した構造物（プラーク〈plaque〉）が血管内腔の狭窄をきたしたり，血管の弾力性の低下を伴い動脈瘤形成の原因となったりする．また，後述のようにプラークの破綻は血管の閉塞を引き起こす．

プラークの性状

好発部位：プラークは血流の遅い部分に起こりやすく，血管の分岐部に多くみられる．大動脈では胸部大動脈よりも腹部大動脈から総腸骨動脈に好発する．また，冠動脈，大腿・膝窩動脈，内頸動脈，椎骨脳底動脈など重要な臓器の血液灌流に関与する部位も好発部位である．

　血流が遅い部位では，ずり応力が低下しており，また淀みでリポ蛋白や炎症細胞が血管内皮に接着・浸潤するとともに，血栓が生じると拡大しやすいと考えられている．

進展様式（❷）：肉眼的に脂肪線条（fatty streak），線維性プラーク（fibrous plaque），複雑病変の3つに分類される．脂肪線条は粥状硬化症の初期病巣で，黄色調で線状の隆起性病変である．組織学的にはコレステロールエステルを大量に貪食してマクロファージや形質変換した平滑筋細胞が泡沫化した細胞の集簇を認める（脂肪滴が泡のようにみえる）．続いて炎症細胞の浸潤とそれらの壊死，また脂質の蓄積およびコラーゲンやエラスチンなどの細胞外基質の増生によりプラークは徐々に増大する．さらにプラークの表面にびらんや潰瘍が生じて形成された血栓が器質化と石灰化を繰り返し，複雑病変へと進展する．脂質成分が少なく，線維成分が多いプラークは線維性プラークと呼ばれる．

　プラークは初期段階では内腔狭窄が起こらないよう

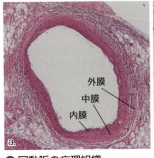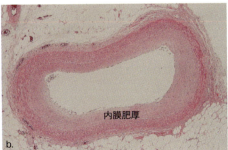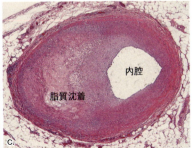

❶ 冠動脈の病理組織
a. 正常冠動脈，b. びまん性内膜肥厚，c. 粥状（アテローム）硬化

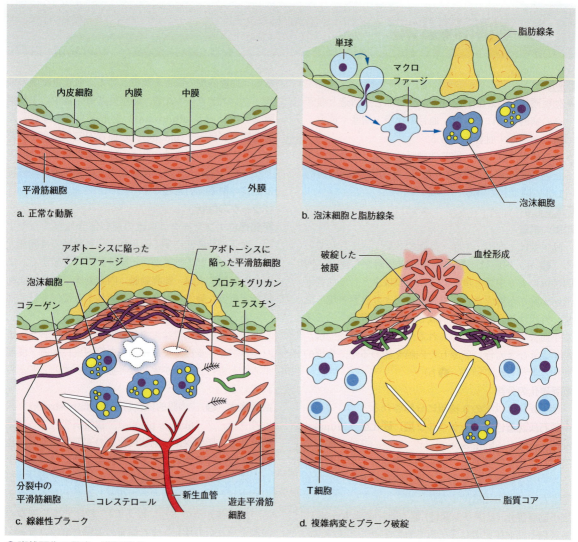

❷ 粥状硬化の発症・進展様式
a. 正常な動脈の構造.
b. 単球が血管壁内へ浸潤し，脂質を貪食して泡沫細胞となり，脂肪線条が形成される.
c. 平滑筋が中膜から内膜へと遊走・増殖し，コラーゲン，エラスチン，プロテオグリカンなどの細胞外基質が産生される．マクロファージや平滑筋細胞はアポトーシスに陥ると細胞内の脂質がプラークの中央部に集積して脂質コアを形成し，コレステロールが結晶化する．また，新生血管がプラーク内へ侵入する．
d. プラークが破綻すると，血液が組織因子と接触して血栓を形成して血管内腔を閉塞する．
(Libby P, et al：Progress and challenges in translating the biology of atherosclerosis. Nature 2011；473：317 を参考に作成.)

に代償的に血管外径が拡大する（陽性リモデリング）（❸）．しかし，代償的血管拡張が限界に達すると，血管内腔は狭窄して臓器虚血が生じる．

プラークの破綻：プラークは狭窄をきたすのみならず，破綻を契機として局所に形成された血栓で動脈が閉塞するアテローム血栓症を引き起こす（❷d）．特に冠動脈内で生じると，急性心筋梗塞や不安定狭心症，心臓突然死などの急性冠症候群（acute coronary syndrome：ACS）と称される病態を引き起こす．

急性冠症候群の大半が，線維性被膜が破れ，脂質コアと呼ばれる脂質成分の多い部分が血液と直接接する

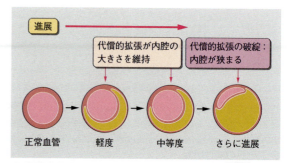

❸ 陽性（ポジティブ）リモデリング（Glagov 現象）

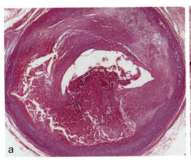
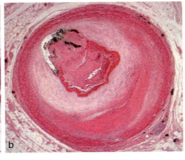

❹ プラークの破綻
a. プラーク破裂，b. プラークびらん
(Sato Y, et al：Proportion of fibrin and platelets differs in thrombi on ruptured and eroded coronary atherosclerotic plaques in humans. *Heart* 2005；91：526.)

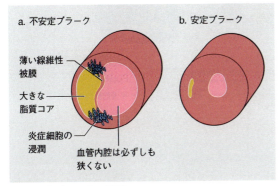

❺ 不安定プラークの特徴

ことにより大きな血栓が形成される「プラーク破裂（plaque rupture）」に伴い生じるとされる（❹a）．破裂しやすい脆弱なプラークは「不安定プラーク」と呼ばれ，線維性被膜が薄く，大きな脂質コアを内膜直下に有し，また表層の辺縁部に炎症細胞の浸潤が多いことが特徴としてあげられる（❺）．一方，不安定プラークによる血管内腔の狭窄は軽度から中等度のことが多い．前述のように，プラーク量が増加しても血管外径が代償的に拡大するために内腔は狭窄せず，大きな脂質コアをもつ不安定プラークがリモデリングによる進展圧力を受けて破綻しやすい状況になっているためと考えられている．つまり，血管造影上の狭窄度だけでは，プラークの安定性について評価はできない．また，冠動脈ではプラークが内腔面積の75％以上を狭小化するまでは症状が出現しないため，プラークの突然の破裂に伴う血栓性閉塞によって発症する急性冠症候群を未然に予知することは困難である．

一方，線維性被膜が厚く，脂質コアが深層に封じ込められているものは破裂しにくく，「安定プラーク」と呼ばれるが，近年，このようなプラークの表層にびらん性変化が生じることで血栓が形成される「プラークびらん（plaque erosion）」によっても急性冠症候群が生じることが報告されている（❹b）．プラークびらんのメカニズムは不明な点が多いが，内皮細胞のアポトーシスや血管攣縮がかかわっている可能性が示唆されている．

発症機序

粥状硬化は血中の脂質，血球細胞，血管壁の相互反応で起こり，血管傷害に対する不完全な修復反応が長期間繰り返されることで発症する．ここでは傷害反応仮説と停滞反応仮説を紹介する．

傷害反応仮説（response-to-injury hypothesis）

Russell Ross によって提唱され，包括的に動脈硬化の成因を説明する説として広く受け入れられている．血管内皮細胞への傷害を契機として，血球細胞および液性因子による修復反応が生じ，その結果として粥状硬化が形成されるという概念であり，粥状硬化を一種の慢性炎症性疾患として捉えているところが特徴である．

まず，高コレステロール血症，高血圧，糖尿病，喫煙などの危険因子の存在下で内皮細胞が傷害を受けると，セレクチンや，VCAM-1，ICAM-1などの接着分子が発現する．その結果，血球細胞特に単球が血管内皮に接着する．引き続き，活性化した内皮細胞より産生・分泌された単球走化蛋白質であるMCP-1により，単球は内皮下へと遊走する．内皮下に浸潤した単球はマクロファージに分化し活性化される（❻）．浸潤する血球細胞としては単球が主であるが，そのほかにはT細胞，好中球，マスト細胞なども関与する．これらの炎症細胞は，プラーク内において種々の増殖因子やサイトカインを放出し，惹起された炎症や細胞活性化により酸化ストレスが亢進する．

一方，LDL（低比重リポ蛋白）は粒子径が小さいために血管内皮の間隙を抜けて内皮下へと侵襲しやすい．特に粒子径の小さく比重が重い亜分画は small dense LDL と呼ばれ，血管壁にとり込まれやすい．LDLは細胞外基質と結合して動脈壁内に停滞するあいだに酸化変性を受け酸化LDLとなる．特に，small dense LDL は粒子中にビタミンEなどの抗酸化成分に乏しいため酸化変性を受けやすい．LDL受容体をもたないマクロファージは，スカベンジャー受容体を介して酸化LDLをとり込む（❻）．LDL受容体が細胞内コレステロール含有量の増加により発現が減少するフィードバック制御を受けるのに対して，スカベン

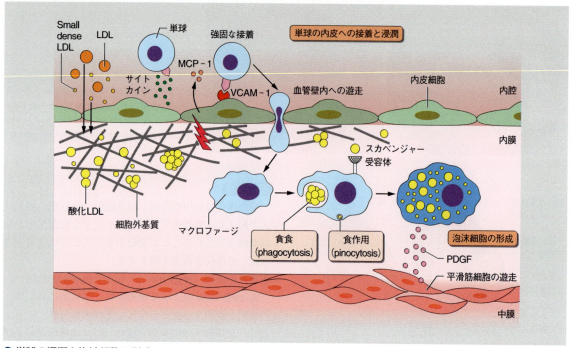

❻ 単球の浸潤と泡沫細胞の形成
解説は本文を参照．
(Moore KJ, et al：Macrophages in the pathogenesis of atherosclerosis. Cell 2011；145：341 を参考に作成．)

❼ 動脈硬化の危険因子

医療介入ができない因子
① 加齢，性別（男性または閉経後女性）
② 家族歴

医療介入が可能な因子
① 喫煙
② 脂質異常症
③ 糖尿病（耐糖能異常を含む）
④ 高血圧
⑤ 肥満（特に内臓脂肪型肥満）
⑥ 慢性腎臓病

ジャー受容体は細胞内コレステロールの増加によって発現量が減少しない．このため血清 LDL 値が適切な範囲に維持されなければ際限なくコレステロールをとり込む性質があり，結果的にコレステロールがマクロファージに蓄積し泡沫化する（❻）．さらに，マクロファージは酸化 LDL のほか，レムナントリポ蛋白などをとり込み泡沫化する性質もある．泡沫化したマクロファージは PDGF（血小板由来細胞増殖因子）を分泌し，中膜の血管平滑筋細胞の内膜への遊走・増殖を促進し，さらに動脈硬化を進展させる．

貯留反応仮説（response-to-retention hypothesis）
　粥状硬化の初期段階においては，びまん性内膜肥厚の深層の細胞外基質に LDL を含む脂質の沈着が認められるが，必ずしもマクロファージの浸潤を伴わない．

つまり，「内皮下に浸潤したマクロファージが脂質をとり込み泡沫化する」という傷害反応仮説だけでは説明できず，それを補うものとして貯留反応仮説が提唱された．まず，内膜に存在するプロテオグリカンが何らかの刺激により変性し脂質との親和性が上昇する．続いて，プロテオグリカンと脂質が結合して内膜内に沈着する．沈着した脂質は酸化修飾をうけ，反応性にマクロファージが内膜に浸潤し脂質を貪食する．実際に，内膜深層での脂質沈着の増加に伴ってマクロファージの浸潤も増加し，泡沫細胞が出現することが報告されている．貯留反応仮説と傷害反応仮説は対立するものではなく，むしろお互いを補い合うものであり，粥状硬化の形成過程に多様性があることを示している．

病因

動脈硬化を促進させる危険因子は❼にあげるように医療が介入できない因子と，介入可能な因子がある．

加齢，性別，家族歴
　加齢は動脈硬化性疾患の最も強い危険因子である．また，女性ホルモンが抗動脈硬化作用を有するため，女性は男性に比べ動脈硬化性疾患のリスクは低いが，閉経期以降は性差が縮小する．また，家族歴も動脈硬化性疾患の独立した危険因子であり，特に早発性冠動脈疾患（男性 55 歳未満，女性 65 歳未満）の家族歴は高リスクである．

脂質異常症

Framingham 研究をはじめ，日本を含む多くの疫学調査により LDL コレステロール（LDL-C）値の上昇は冠動脈疾患の発症や死亡のリスクを上昇させることが明らかにされている．逆に高比重リポ蛋白コレステロール（HDL-C）値は心血管病リスクとは負の相関を示す．ただし，低 HDL-C 血症がリスクとなるのは高トリグリセリド血症に伴う場合のみであり，HDL-C は単独では心血管病の予測指標とはならないとの報告もある．一方，HDL 粒子自体が多彩な抗動脈硬化作用を有するため，量の低下に加え機能不全に陥ることが病態に関与している可能性がある．

トリグリセリド（TG）値の上昇も心血管病のリスクである．高トリグリセリド血症がリスクとなる病態の背景としてレムナントリポ蛋白や small dense LDL の増加，メタボリックシンドロームの所見などさまざまな意味が反映されている場合がある．

総コレステロール値より HDL-C 値を除いた non HDL-C 値はレムナントリポ蛋白などの動脈硬化惹起性のリポ蛋白をすべて含む指標として，やはり心血管病のリスクと関連する．

家族性高コレステロール血症（FH）

FH は，①高 LDL-C 血症，②早発性冠動脈疾患，③腱・皮膚黄色腫，を三主徴とする常染色体遺伝性疾患である．LDL 受容体などの LDL 代謝にかかわる遺伝子に変異を有し，ほとんどが優性遺伝形式をとる．FH 患者では生下時より高 LDL-C 血症が持続し，きわめて冠動脈疾患のリスクが高い．

糖尿病

心血管疾患発症のリスクは糖尿病発症前の耐糖能異常の時期より高まり，糖尿病を罹患していると非糖尿病者の3〜4倍高くなる．糖尿病では慢性的な高血糖ならびに内因性高インスリン血症・インスリン抵抗性を背景に酸化ストレス，非酵素的糖化，慢性炎症，血管内皮障害など多くの動脈硬化促進機序が重責する．また，酸化変性を受けやすい small dense LDL およびレムナントリポ蛋白の増加を伴う脂質異常症が惹起される．

喫煙

喫煙が冠動脈疾患，脳卒中，腹部大動脈瘤，末梢動脈疾患の危険因子であることは国内外の数多くのコホート研究，そのメタ解析などで明らかにされている．受動喫煙も脳心血管病の危険因子である．

高血圧

高血圧は脳卒中のみならず心血管病の独立したリスク因子であることが国内外の疫学研究で明らかにされている．至適血圧（収縮期血圧 120 mmHg 未満かつ拡張期血圧 80 mmHg 未満）を超えて血圧が高くなる

ほど，脳心血管病死亡ハザード比が上昇し，その関連は高齢者と比較して中壮年者で強い．

慢性腎臓病（CKD）

CKD は末期腎不全のみならず動脈硬化性疾患の高リスク状態でもある．CKD では血圧，脂質，糖代謝などの併存頻度が増すことに加え，CKD の病期が進むとリン・カルシウム代謝異常なども危険因子として病態に関与する．

臨床症状

動脈硬化自体は無症状だが，病変の進行により動脈が支配還流する臓器に虚血が生じると，さまざまな症状が出現する．

たとえば冠動脈では血管内腔の狭小化に伴い，労作時に狭心痛が出現する．一方，プラークの破綻は血管内腔の狭小化の程度に関係なく起こることから，急性冠症候群は前駆症状なく突然に発症しうる．

脳で虚血が生じると言語障害や眩暈，しびれ，一過性麻痺などさまざまな神経症状を認める．

腎動脈硬化症では，蛋白尿が重要な所見であるが，腎動脈の狭窄が高度な場合には腎血管性高血圧をきたす．

下肢血管の動脈硬化では冷感，しびれ，間欠性跛行などが出現し，虚血が高度になると潰瘍形成や壊死を起こす．なお，下肢に限定した動脈硬化症を従来は閉塞性動脈硬化症（atherosclerosis obliterans：ASO）と呼称していたが，全身の動脈硬化の一部であるという概念の変遷に伴い，末梢動脈疾患（peripheral arterial disease：PAD）と呼ばれるようになっている．PAD は冠動脈や脳血管にも動脈硬化を高率に併発しており，予後不良な疾患であることを認識する必要がある．

診察

問診

年齢，性，自覚症状，家族歴，合併症・既往歴，服薬歴，生活習慣（喫煙，アルコール），運動習慣，睡眠，家庭血圧について確認する．

脂質異常症や糖尿病，高血圧で治療を受けている場合は服薬歴に加え，管理状況も併せて確認する．既往歴では特に冠動脈疾患や脳卒中，慢性腎臓病，末梢動脈疾患の有無について確認する．喫煙に関しては受動喫煙の有無を含めて確認する．睡眠についてはいびきや無呼吸を指摘されたことがないかについて確認する．これらの情報はリスクの階層化と治療方針決定に際して重要となる．

身体所見

動脈の診察：高度の動脈硬化を有する患者では，上腕内側に屈曲・蛇行した上腕動脈を観察でき，触診すると硬い動脈を触れる．末梢動脈疾患は下肢で起こりや

すいため，足趾の色調変化，光沢，萎縮，脱毛，潰瘍の有無について丁寧に観察する．撓骨動脈，後脛骨動脈，足背動脈などを左右同時に触診し，拍動の有無や左右差を確認する．

動脈に狭窄を生じると血管狭窄雑音（bruit，ブルイ）が聴取される．特に，頸動脈，腹部大動脈，腎動脈，大腿動脈の血管雑音はそれぞれの血管の高度狭窄を示唆する所見として重要である．

直接的に動脈を観察できるのは眼底動脈のみである．眼底の観察により高血圧性変化と網膜血管硬化症や出血などの合併症の有無について知ることができる．

皮膚，角膜輪，アキレス腱などの観察：動脈硬化のハイリスクである FH の診断基準の項目に，腱黄色腫（手背，肘，膝など，またはアキレス腱肥厚）あるいは皮膚結節性黄色腫が含まれている（ただし，眼瞼黄色腫は含まない）．アキレス腱肥厚は軟線撮影により 9 mm 以上にて診断されるが，脂質代謝異常患者の初診時や急性心筋梗塞患者を診察する際にはアキレス腱の触診を実施すべきである．また 50 歳未満で角膜輪（角膜周辺部の黄白色のコレステロール沈着）がみられると，FH の可能性が高いとされる．一方，耳朶を後下方に走る深い皺（フランク徴候）と冠動脈疾患との関連についての報告があるが，FH の診断基準には含まれない．

〔検査〕

足関節-上腕血圧比（ABI）

ABI は足首と上腕の血圧の比率（足首収縮期血圧÷上腕収縮期血圧）を計算したもので，足関節より中枢の主幹動脈の狭窄または閉塞性病変の存在と側副血行路による代償の程度を示す．通常は上肢血圧より下肢血圧は高いが，正常は 0.9～1.3 である．0.9 以下となれば下肢の狭窄性病変を示唆する．糖尿病や透析患者では下腿動脈壁の石灰化に伴い，むしろ ABI が高値になるなど正確に評価できないことがあることに注意する．

上腕-足首脈波伝播速度（baPWV），心臓-足首血管指数（CAVI）

baPWV は，心臓の拍動（脈波）が動脈を通じて手足末梢に到達する速度のことで，古くより動脈の硬化度を反映する指標として用いられてきた．動脈硬化症では動脈壁の弾力性が減少するために脈波伝導速度が速くなる．PWV は血圧の影響を受けるが，血圧の影響をほとんど受けない指標としてわが国で開発されたのが CAVI である．PWV および CAVI を ABI と同時に測定できる測定機器が普及している．なお，動脈の硬さの指標になるが，粥状硬化を反映するものではない．

血管内皮機能

5 分間の前腕駆血後の上腕動脈径の変化をエコー図検査により測定する FMD（flow mediated dilation）が，非侵襲的で一般的に用いられる．FMD は反応性充血による血管内皮依存性血流増加反応について上腕動脈拡張の程度より評価する検査であり，

$$FMD(\%) = \frac{最大拡張血管径-安静時血管径}{安静時血管径} \times 100$$

にて算出される．FMD の正常値は 6～7 % 以上であり，内皮機能障害が存在すると低下する．動脈硬化性疾患の初期評価に有用である．

運動負荷心電図

冠動脈有意狭窄の検出に関する感度・特異度は決して高くはないが，低コストと簡便さからスクリーニングとして広く行われている．

超音波（エコー図）検査

非侵襲的であるためにスクリーニングに適している．特に頸動脈エコーでは，内膜中膜複合体肥厚度（IMT）やプラーク（1.1 mm 以上の限局性隆起性病変），狭窄度の計測が動脈硬化度の評価項目として推奨されている．IMT は年齢を加味して評価され，脳血管障害，虚血性心疾患，末梢動脈疾患など動脈硬化性疾患の発症リスク予想の代替評価指標として用いられる．プラーク病変の存在は疾病予測において IMT よりも強い意義を有し，特に 1.5 mm を超える場合には脳塞栓源となりそうか性状評価（低輝度プラーク，潰瘍病変，可動性，脂質コアの大きさなど）も重要となる．また，超音波検査は腎動脈や大腿動脈の観察にも有用である．

CT，MRI

CT：CT は造影剤を使用することにより，血管の狭窄性病変の検出に優れている．また動脈瘤の有無や，石灰化病変の存在の確認にも有用である．最近普及している MDCT（multidetector-row CT）は，撮像の高速化と空間分解能に優れ，冠動脈の描出が可能であり，冠動脈疾患のスクリーニングに汎用されている．またプラーク性状についての情報も得られ，陽性リモデリングや低 CT 値プラーク，napkin-ring sign（プラークをとり囲む比較的高い CT 値の ring 状の構造物）などの所見は不安定プラークの存在を示唆する．本法で異常がない場合には，器質的な冠動脈狭窄の存在はほぼ否定できる．

MRI：MRI にはさまざまな撮像法があるが，造影剤を用いずに動脈の形態を評価することが可能な MRA（MR angiography）は，血管の狭窄・閉塞病変の描出に優れており，頭蓋内動脈，頸動脈，大動脈，腎動脈などにおいては血管造影の代わりに用いられることも多い．

❽ 動脈硬化性疾患予防のための生活習慣

禁煙	禁煙は必須 受動喫煙を防止
食事管理	減塩：食塩 6 g/日未満にする 適切なエネルギー量と，三大栄養素（炭水化物・蛋白質・脂質）およびビタミン・ミネラルをバランスよく摂取する 野菜や食物繊維，果物を適量摂取する 3 食を規則正しく，ゆっくりよく噛む コレステロールや飽和脂肪酸を過剰に摂取しない，魚を積極的に摂取する
体重管理	定期的に体重を測定する．BMI＜25 であれば，適正体重を維持する BMI≧25 の場合は，摂取エネルギーを消費エネルギーより少なくし，体重減少を図る
身体活動・運動	中強度以上の有酸素運動を中心に，定期的に（毎日 30 分以上を目標に）行う ・運動療法以外の時間も，こまめに歩くなど，座ったままの生活にならないよう，活動的な生活を送るように注意を促す
飲酒	アルコールはエタノール換算で 1 日 25 g 以下にとどめる

（脳心血管病予防に関する包括的リスク管理合同会議：脳心血管病予防に関する包括的リスク管理チャートについて．日本内科学会雑誌 2015；104：824.）

核医学検査（シンチグラフィ）

　脳血流シンチグラフィや負荷心筋シンチグラフィが汎用されている．負荷心筋シンチグラフィでは，心筋虚血の部位のほか，重症度評価，心機能や心筋 viability もわかり，血行再建術の適応を決めるうえでも重要な検査である．負荷としては，運動負荷やジピリダモール，アデノシンなどの薬物負荷がある．

血管造影

　カテーテルを用いた血管造影は侵襲的であるためにスクリーニングには適さないが，血管狭窄と血流の詳細な観察が可能であり，治療方針の決定には必須の検査である．また，引き続き血管内治療を行うことができる．一方，狭窄度を評価するため，陽性リモデリングにより血管内腔が一見正常に保たれているような病変の検出には限界がある．血管内視鏡や血管内超音波（IVUS），血管光干渉断層撮影（OCT）などを併用することにより，プラーク量や性状を詳細に観察することが可能となってきている．

治療

　動脈硬化性疾患は予防が何よりも重要である．リスク因子が重積するほど動脈硬化を促進するため，介入可能な危険因子に対し包括的管理を行う．生活習慣の改善が基本となるが，リスクが高い場合には薬剤介入を考慮する．一方，粥状硬化プラークの破綻に伴う血栓塞栓症の予防には抗血小板薬が第一選択となる．また臓器虚血の合併を認める場合には血行再建術の適応

❾ 動脈硬化性疾患予防のための食事指導

総エネルギー摂取量（kcal/日）は， 一般に標準体重（〈身長 m〉² × 22）kg ×身体活動量（軽い労作で 25〜30，普通の労作で 30〜35，重い労作で 35〜）とする
脂質エネルギー比を 20〜25 %，飽和脂肪酸エネルギー比率を 4.5 %以上 7 %未満，コレステロール摂取量を 200 mg/日未満に抑える
n-3 系多価不飽和脂肪酸の摂取を増やす
工業由来のトランス脂肪酸の摂取を控える
炭水化物エネルギー比を 50〜60 %とし，食物繊維の摂取を増やす
食塩の摂取は 6 g/日未満を目標にする
アルコールの摂取を 25 g/日以下に抑える

（日本動脈硬化学会：動脈硬化性疾患予防ガイドライン 2017 年版.）

について検討する．

生活習慣の改善

　生活習慣の改善（❽）は動脈硬化性疾患予防の根幹であり，安易な薬物療法導入は慎むべきである．他方，すでに薬物治療中であっても，生活習慣の改善指導は怠るべきではない．

食事指導

　『動脈硬化性疾患予防ガイドライン 2017』において推奨されている食事指導は❾のごとくである．なお，『日本人の食事摂取基準（2015 年版）』ではコレステロール摂取量の制限を推奨する記載はされていないが，これは健常者においてはコレステロール摂取量と血中コレステロール値のあいだの相関を示すエビデンスが十分ではないためである．コレステロールの吸収率は個人により大きく異なること，また肝臓で合成量の調節がなされていることから，コレステロール摂取量が血清脂質に及ぼす影響には個人差がある．ただし，高 LDL-C 血症患者にも当てはまるわけではない．高値となった血中 LDL-C を減らすためにはコレステロール摂取のみを制限しても改善はほとんど期待できず，脂肪酸のバランスにも留意することが大切であるとの観点から，飽和脂肪酸，トランス脂肪酸，コレステロールについて指導することが推奨されている．

薬物治療

脂質代謝異常症治療薬：薬物治療後の LDL-C と心血管イベント抑制効果の関係は直線的であり，まずは LDL-C 値の管理を目指す．LDL-C 管理目標値としては冠動脈疾患の一次予防では糖尿病を有するなど高リスク患者では 120 mg/dL 未満とし，二次予防では発症後早期より積極的治療により 100 mg/dL 未満を目指す．さらに FH や急性冠症候群，また喫煙習慣や非心原性脳梗塞や末梢動脈疾患，慢性腎臓病，メタボリッ

クシンドロームを合併した糖尿病患者における二次予防では70 mg/dL未満を目標とした，より厳格なLDL-C管理を考慮することが推奨されている．LDL-Cの管理目標が達成できたら，さらにnon-HDL-Cの管理を目指す．

HMG-CoA還元酵素阻害薬であるスタチンによるLDL-C低下療法が，人種にかかわらず心血管イベント抑制効果を示すことが立証されており，LDL-C管理にはスタチンを第一選択薬とする．一方，スタチンとの併用で動脈硬化抑制効果が証明されている薬剤として，エゼチミブ，PCSK9阻害薬およびω-3多価不飽和脂肪酸であるEPAの高純度製剤があげられる．

糖尿病治療薬：細小血管症の予防のためにはHbA1c 7％未満を目指す．一方，大血管症発症のリスクは耐糖能異常の段階から上昇するため，脳心血管病予防の観点からは，達成可能であれば血糖正常化の指標である6％未満を目指したほうがよい．

経口血糖降下薬は，①インスリン抵抗改善系（ビグアナイド薬，チアゾリジン薬），②インスリン分泌促進系（スルホニル尿素系，速効型インスリン分泌促進薬：グリニド薬，DPP-4阻害薬），③糖吸収・排泄調節薬（α-グルコシダーゼ阻害薬，SGLT2阻害薬），に大別される．欧米ではメトホルミンが第一選択薬であるが，わが国では欧米で多くみられる肥満と強いインスリン抵抗性を伴う2型糖尿病以外に，肥満を合併しないインスリン分泌不全が病態の中心を占めるタイプも多いことから，あえて第一選択薬は指定されていない．薬物治療の副作用として低血糖に特に注意する必要がある．重症低血糖は脳心血管病のリスクを高める．

降圧薬：高血圧は加齢とともに脳卒中の最大のリスク因子であり，減塩・大量飲酒の制限などの生活習慣の是正および降圧療法により発症リスクが大幅に低減する．降圧目標の原則は140/90 mmHg未満であるが，年齢や病態により目標値が異なる．糖尿病または蛋白尿陽性の慢性腎臓病を合併する患者では130/80 mmHg未満とより厳格な降圧が求められる．測定が可能であれば，診察室血圧よりも家庭血圧が優先され，その場合の降圧目標は収縮期・拡張期血圧ともにさらに5 mmHg低く設定する．

第一選択薬はカルシウム拮抗薬，ARB/ACE阻害薬，サイアザイド系利尿薬であり，積極的適応となる合併症がない場合にはいずれを使用してもよい．これらにβ遮断薬を加えたものが主要降圧薬であり，合併する病態（左室肥大，心不全，頻脈，狭心症，心筋梗塞後，慢性腎臓病〈蛋白尿の有無〉，脳血管障害慢性期，糖尿病，メタボリックシンドローム，骨粗鬆症，誤嚥性肺炎）に応じて積極的適応のある薬剤を優先して使用する．

抗血小板薬：動脈内で粥状硬化プラークが破綻して生じるアテローム血栓症では血小板の凝集が中心的な役割を果たしているとされ，その予防には抗血小板薬が用いられる．鎮痛解熱薬であるアスピリンはシクロオキシゲナーゼを阻害しトロンボキサンA_2の生成を遮断することで血小板凝集を抑制するため，抗血小板薬として少量投与が用いられる．虚血性心疾患の二次予防においては禁忌がない限りアスピリンの永続的投与が推奨されている．特に後述のごとく，冠動脈行再建術においてステントを使用した際にはアスピリンに加えてADP受容体P2Y12阻害薬を併用した強力な抗血小板薬併用療法（dual antiplatelet therapy：DAPT）が必要となる．また非心原性脳梗塞（アテローム血栓性脳梗塞，ラクナ梗塞など）の再発予防においても，抗凝固薬よりも抗血小板薬の投与を行うよう強く勧められている．

血行再建術

虚血性心疾患に対する冠血行再建術として，経皮的冠動脈インターベンション（percutaneous coronary intervention：PCI）や冠動脈バイパス術（coronary artery bypass graft：CABG）があげられる．PCIでは冠動脈内腔を支えるデバイスとして冠動脈ステントが高頻度に使用されるが，ステント内を細胞増殖抑制作用を有する薬剤でコーティングした薬剤溶出性ステント（drug eluting stent：DES）の登場により再狭窄が著減した．しかし，DES特有の現象として植込み1年以降にみられる超遅発性血栓症があり，手術時などに抗血小板薬を中止した場合のステント血栓症や心房細動を合併時のワルファリンの併用による出血性合併症の増加など新たな問題も生じている．

頸部動脈狭窄症の脳梗塞予防に対しては，症例によって内科治療に加えて頸動脈内膜剥離術（carotid endarterectomy：CEA）や血管内治療である頸動脈ステント治療（carotid artery stenting：CAS）が施行される．頭蓋内脳血管狭窄症に対しては有効な外科治療や血管内治療は確立されていない．

大動脈瘤に対する手術として従来は開胸・開腹による人工血管置換術のみであったが，低侵襲な治療法として血管内治療であるステントグラフト内挿術の登場で大きく様変わりした．

下肢の動脈硬化症に対する血行再建術としては限局性病変に対しては血管内治療，長い閉塞性病変はバイパス術が第一選択とされてきたが，完全閉塞専用ガイドワイヤーの開発など技術の進歩に伴い血管内治療が行われる症例が増加している．また膝下動脈に対する血管内治療は成績が不良であり，重症下肢虚血（CLI）患者にのみ外科的バイパス術が行われていたが，やはり技術の進歩により状況が変わりつつある．

腎動脈狭窄では血圧コントロールの改善および腎機能悪化の阻止が保存的治療にて困難な場合の血行再建法として腎動脈ステント術が第一選択であるが，その適応は依然として議論の対象となっている.

（杜　隆嗣，平田健一）

◉文献

1）日本動脈硬化学会：動脈硬化性疾患予防ガイドライン2017年版.

2）特集 エビデンスに基づく虚血性心疾患二次予防. 日本内科学会雑誌2017；106（2）.

3）脳心血管病予防に関する包括的リスク管理合同会議：脳心血管病予防に関する包括的リスク管理チャートについて. 日本内科学会雑誌2015；104：824.

4）特集 動脈硬化症：診断と治療の進歩. 日本内科学会雑誌2013；102（2）.

9 虚血性心疾患

総論

冠循環の生理

冠動脈の解剖

上行大動脈の基部から分枝した冠動脈は，心筋表面を走行しながら順次分枝し，心外膜冠動脈を構成する．さらに心筋内に貫入し分岐を繰り返しながら小動脈，細動脈，毛細血管に至る（❶）．

自動調節能

冠循環には心筋酸素需要の変化に応じて冠血流を調節させることができる自動調節能が備わっており，これらは冠動脈のサイズに応じた階層性血流調節機構となっている（❶）．心筋組織の酸素需要が増大すると，血管径 400 μm 以下の抵抗血管は最大限に拡張した状態（最大充血）となることで冠血流量を増加させ，心筋組織に血流を供給する．安静時の冠血流量が 60～90 mL/100 g/ 分であるのに対し，最大負荷時の冠血流量は安静時の 4～5 倍に達する．安静時冠血流量に対する最大充血時の冠血流量の比率を冠血流予備能（coronary flow reserve：CFR）という（❷）．

虚血性心疾患の概念

虚血性心疾患（ischemic heart disease）とは，心筋の酸素需要が心筋への酸素供給を上回ることにより心筋虚血が生じ，胸痛などの自覚症状や臓器障害をきたす疾患の総称である．多くは，心外膜を走行する冠動脈の動脈硬化による狭窄や閉塞が原因となる．

冠動脈プラークの自然歴

冠動脈プラークの形成・進展によりプラーク容積が一定以上になると，冠動脈内腔が減少し狭窄を呈するようになる．冠動脈血栓が関与しない病態は，安定冠動脈疾患としてとらえられる．冠動脈プラークの破綻などにより血栓が形成され冠動脈内腔に高度狭窄や閉塞を生じると，急性冠症候群を発症する（❸）．

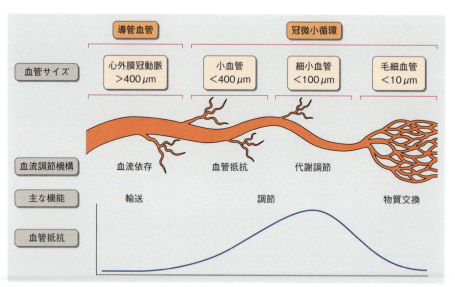

❶ 冠循環系の構造と制御機構

冠動脈造影で描出される心外膜冠動脈（血管径＞400 μm）は，主に導管血管としての機能を有しており，健常な状態では血管抵抗にほとんど寄与しない．ここでの冠循環調節は血流量に依存しており，冠動脈狭窄の影響を大きく受ける．心筋内に入り込み分岐した血管は，小血管（＜400 μm），細小血管（＜100 μm）となり，冠微小循環を構成する．これらは抵抗血管として血管抵抗の大部分を担っており，一酸化窒素やアデノシンなどの内因性物質による代謝性調節とともに冠動脈血流の自動調節に寄与している．毛細血管（＜10 μm）は容量血管としての役割をもち，ここでは心筋と血管とのあいだでのガス交換が行われる．

(De Bruyne B, et al：Microvascular（Dys）Function and Clinical Outcome in Stable Coronary Disease. J Am Coll Cardiol 2016；67：1170 より一部省略．)

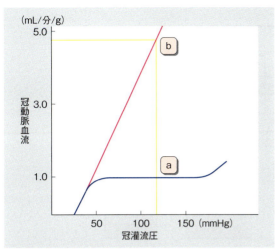

❷ 自動調節能と冠血流予備能
冠動脈血流は，冠灌流圧によって規定される．生理的範囲内では，血管抵抗により冠動脈血流量は一定に調節される．体血圧が低いと，抵抗血管は最大拡張となるが，一定の値（70mmHg）以下となると冠血流は血圧値とともに低下する（青線）．心筋組織の酸素需要が増大すると，抵抗血管は最大限に拡張した状態（最大充血）となり，心筋組織に血流を供給する．この状態では，冠血流量は灌流圧と比例する（赤線）．このときの冠血流は安静時の4〜5倍に達する．安静時冠血流（a）と比較したときの最大充血時の冠血流（b）の比率（b/a）を冠血流予備能（CFR）という．

疾患分類

虚血性心疾患は，安定冠動脈疾患と急性冠症候群に分類される（❹）．これらは，ともに冠動脈病変を共通基盤とした病態であるが，疾患概念，病態，治療，生命予後など，まったく異なる疾患であることを理解する必要がある．しばしば，「安定狭心症」の用語が，急性冠症候群と対比し，「安定冠動脈疾患」と同義で用いられることがあることには注意が必要である．

国際疾病分類（ICD-11，厚生労働省ホームページ「疾病，傷害及び死因の統計分類」）は，異なる国や地域で集計された疾病や死因のデータを国際比較するため，世界保健機関から勧告された統計分類である．わが国では，公的統計や，医療機関における診療録の管理などにおいて広く活用されている．

安定冠動脈疾患 stable ischemic heart disease/stable coronary artery disease

心筋虚血のメカニズム（❺）
器質的冠動脈狭窄：心外膜を走行する冠動脈の粥状動脈硬化により器質的な冠動脈狭窄をきたす病態の頻度が多い．まれではあるが，動脈解離，血栓塞栓，先天性冠動脈異常，冠動脈瘻などの非動脈硬化性疾患により冠動脈血流の低下をきたす病態も存在する．

微小血管障害：冠微小血管レベルで，血管内皮や平滑筋の機能的障害，血管リモデリングや血管周囲の線維化による構造的異常などの複数の病態が混在し，心筋虚血を生じる病態である．

冠攣縮：血管運動の亢進や拡張障害により冠動脈が一過性に異常収縮する病態をいう．心外膜冠動脈や冠微小循環で生じる機能異常であり，しばしば器質的病変とオーバーラップする．

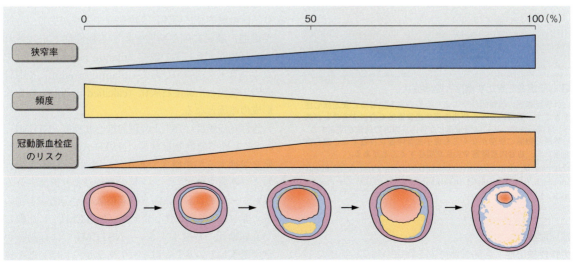

❸ 冠動脈プラークの頻度，狭窄率，および冠動脈血栓症のリスク
冠動脈プラークが進展するにつれ，狭窄率は高度となる．冠動脈硬化が高度に進行した冠動脈プラークの頻度は低いが，冠動脈血栓症のリスクは高くなる．
（Naghavi M, et al：From vulnerable plaque to vulnerable patient: a call for new definitions and risk assessment strategies: Part I. *Circulation* 2003；108：1664をもとに作成．）

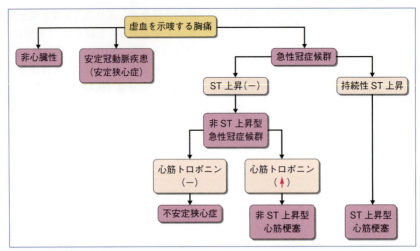

❹ 虚血性心疾患の診断
心筋虚血を示唆する胸痛を有する患者は，病歴，身体所見などから安定冠動脈疾患（安定狭心症），または急性冠症候群に分類される．急性冠症候群は，心電図のST上昇の有無によりST上昇型心筋梗塞，または非ST上昇型急性冠症候群に分類される．血液検査で心筋トロポニンの上昇を認めれば非ST上昇型心筋梗塞，心筋トロポニンが検出されなければ不安定狭心症と診断される．

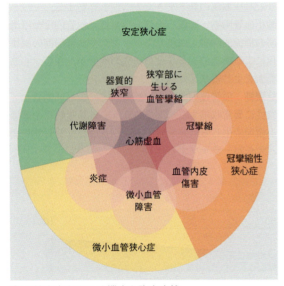

❺ 心筋虚血をきたす機序と臨床症状
心外膜冠動脈の器質的狭窄により心筋虚血を生じると安定狭心症をきたす．器質的狭窄に代謝障害や血管攣縮を合併することがある．冠攣縮性狭心症には冠攣縮と血管内皮障害の病態が関連する．心外膜冠動脈に狭窄がなくても微小血管障害が存在すると狭心症をきたす．血管内皮障害や炎症が関与することがある．
(Ferrari R, et al：Expert consensus document：A 'diamond' approach to personalized treatment of angina. *Nat Rev Cardiol* 2018；15：120．)

臨床症状

労作性狭心症：心筋虚血による胸痛や胸部絞扼感などの症状（狭心症）が一定の労作で再現性をもって生じ，安静や硝酸薬の内服により症状が緩和されるときを労作性狭心症という．

安静時狭心症：安定冠動脈疾患で生じる安静時胸痛は，心外膜冠動脈または微小血管での冠攣縮により生じる．

無症候性心筋虚血：検査により客観的に心筋虚血が証明されているにもかかわらず自覚症状として現れない病態は無症候性心筋虚血とよばれ，治療や生命予後の観点からも重要である．また，冠動脈病変が存在するが心筋における酸素需要供給の均衡が成り立っている場合には，心筋虚血を生じないため無症候性である．

急性冠症候群 acute coronary syndrome（ACS）

冠動脈プラークの破綻とそれに伴う血栓形成により，冠動脈内腔に急速に高度狭窄や閉塞が生じ，心筋が虚血・壊死に陥る病態を呈する症候群と定義される．冠動脈プラークの破綻（plaque rupture）だけでなくプラーク内膜のびらん（plaque erosion）や血管内腔に突出した高度石灰化（calcified nodule）も血栓形成の原因となる．

急性冠症候群は，ST上昇型急性心筋梗塞（STEMI），非ST上昇型急性冠症候群（NSTE-ACS），心臓突然死を包括する疾患概念であり，心電図でのST上昇，および心筋トロポニンの上昇の有無により診断される（❹）．一般的にSTEMIでは冠動脈の完全閉塞を認める．非ST上昇型急性心筋梗塞（NSTEMI）に比較して心筋壊死の程度も大きい．NSTEMIでは冠動脈が完全閉塞していることはまれであるが，しばしば1枝以上の冠動脈で血栓を伴った70％以上の高度狭窄を認めることが多い．

頻度・疫学

米国のデータによると，40歳以降の成人での心血管疾患における疾病負荷の大部分を虚血性心疾患が占める（❻）．欧米諸国と比較するとわが国では，虚血性心疾患の死亡率は低い．女性に比べ男性では約2倍のリスクを有している．冠動脈疾患による死亡率は，経時的に低下傾向にある（❼）．死亡率低下の要因の約40％は，急性冠症候群に対する冠血行再建術の進歩や心不全治療・冠動脈疾患の再発予防などの治療の進歩により説明され，約50％は冠危険因子のコントロールの改善により説明されうる[1]．一方，急性心筋梗塞の発症に関するわが国の登録研究（高島循環器疾患発症登録研究）によると，男女ともに高齢化の影響を除外しても有意な増加傾向にある[2]．

虚血性心疾患の危険因子

疫学調査において，年齢，血圧，喫煙，総コレステロール値は，虚血性心疾患の共通の危険因子であることが示されている（❽）．HDLコレステロール，中性脂肪，耐糖能異常，肥満，飲酒においては，人種や生活習慣により，危険因子の影響度が異なると考えられる．欧米と比較してわが国の虚血性心疾患の死亡率はこれまでは低く抑えられてきたが，近年，脂質異常症などの代謝性疾患が増加傾向であり（❾），将来，虚血性心疾患の死亡率が増加に転じる可能性があり注意が必要である．

冠動脈疾患の治療方針

冠動脈疾患の治療方針を決定するうえでは，治療の目的を明確にする必要がある．一般的には，冠動脈疾患の治療法として，薬物療法と冠動脈血行再建がある．冠動脈血行再建には，経皮的冠動脈インターベンションと冠動脈バイパス術が含まれる．緊急的な場合（急性冠症候群）と待機的な場合（安定冠動脈疾患）では，根本的に治療目的が異なる点に注意が必要である．

急性冠症候群のうちSTEMIでは，発症後早期に，完全閉塞した責任冠動脈の血流を再開することで壊死

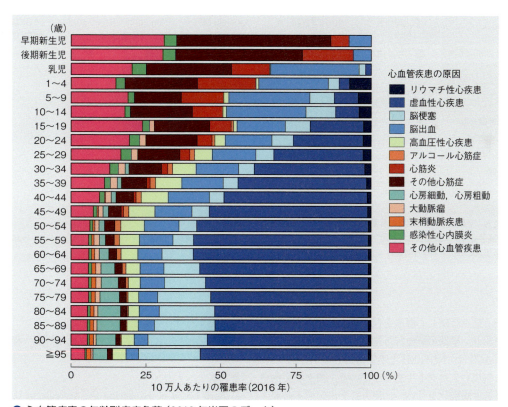

❻ 心血管疾患の年齢別疾病負荷（2016年米国のデータ）
心血管疾患の年齢別疾病負荷は，小児期では心筋症の占める割合が大きいのに対し，40歳以降の成人での疾病負荷の大部分を虚血性心疾患が占める．
DALY：障害調整生存年数（disability-adjusted life year）とは，疾病負荷を総合的に示す指標であり，損失生存年数（疾病により早期死亡したことで失われた年数〈years of life lost：YLL〉）と障害生存年数（疾病により障害を伴った生活を余儀なくされた期間〈years lived with disability：YLD〉）の和で表される．1DALYは健康な状態での1年間の損失にあたる．
（Global Burden of Cardiovascular Diseases Collaboration, Roth GA, et al：The Burden of Cardiovascular Diseases Among US States, 1990-2016. *JAMA Cardiol* 2018；3：375.）

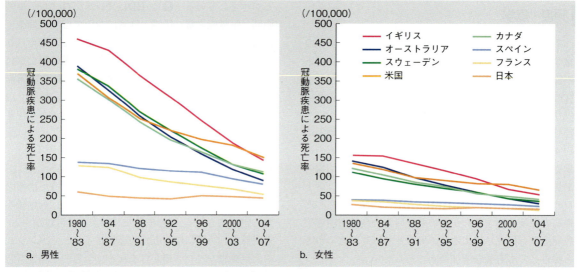

❼ 各国間の冠動脈疾患による死亡率（人口10万人対）の国際比較
欧米諸国と比較し，わが国においては男女ともに虚血性心疾患による年齢調整死亡率は低値で推移している．
(Sekikawa A, et al：Continuous decline in mortality from coronary heart disease in Japan despite a continuous and marked rise in total cholesterol: Japanese experience after the Seven Countries Study. Int J Epidemiol 2015；44：1614 をもとに作成．)

❽ 虚血性心疾患の危険因子

	久山町研究（日本人）		NIPPON DATA（日本人）	Honolulu 研究（ハワイ日系人）	Framingham Heart Study（米国白人）		ARIC study（米国白人・黒人）	
	男	女	男	男	男	女	男	女
年齢	＋	＋	＋	＋	＋	＋		
血圧	＋	＋	＋	＋	＋	＋	＋	＋
喫煙	＋	＋	＋	＋	＋	＋	＋	＋
総コレステロール	＋	－	＋	＋	＋	＋	＋	＋
HDL コレステロール				＋*	＋*	＋*	＋*	＋*
中性脂肪				＋		＋		＋
耐糖能異常	＋	－	＋	＋	＋	＋	＋	＋
肥満	－	＋		＋	＋	＋		
飲酒	－	－		＋*	＋*	＋*		

＋：正の有意な危険因子，＋*：負の有意な危険因子，－：有意でない危険因子．
（日本循環器学会ほか：虚血性心疾患の一次予防ガイドライン〈2012年改訂版〉より抜粋．http://www.j-circ.or.jp/guideline/pdf/JCS2012_shimamoto_h.pdf〈2019年6月閲覧〉）

に瀕した心筋を救済し心機能を保持することを治療目的としており，早期の冠血行再建術を考慮する．

NSTE-ACS は，NSTEMI と不安定狭心症から成り，臨床的に幅広いスペクトルを有している．個々の症例ごとにリスク層別化を行い，治療方針を決定する必要がある．

安定冠動脈疾患では，冠動脈イベントの予防（長期生命予後）と症状の軽減（生活の質の向上）を治療目的とし，治療の侵襲性や医療費などの経済効率も考慮して治療方針を決定する．

冠血行再建を行う場合においても，同時に十分な薬物治療を行うことが重要である．

（松尾好記，赤阪隆史）

● 文献

1) Ford ES, et al：Explaining the decrease in U.S. deaths from coronary disease, 1980-2000. N Engl J Med 2007；356：2388.
2) Rumana N, et al：Trend of increase in the incidence of acute myocardial infarction in a Japanese population: Takashima AMI Registry, 1990-2001. Am J Epidemiol 2008；167：1358.

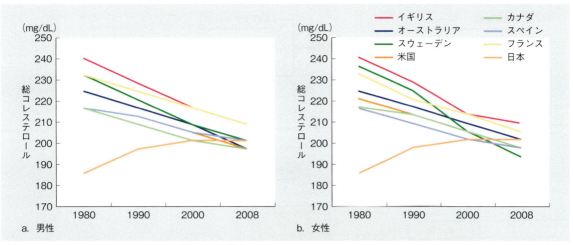

❾ 各国間の年齢調整総コレステロール値の年次推移
1980年から2008年において，他の先進国では男女ともに総コレステロール値の低下を認めるのに対し，日本では上昇傾向である．
(Sekikawa A, et al：Continuous decline in mortality from coronary heart disease in Japan despite a continuous and marked rise in total cholesterol：Japanese experience after the Seven Countries Study. *Int J Epidemiol* 2015；44：1614.)

狭心症の概念

狭心症（angina pectoris）とは，一過性かつ可逆的な心筋虚血によって引き起こされる特有の胸部または周辺領域の痛みや不快感（狭心痛）を生じる症候群である．

心筋虚血の発生機序と病態生理

心筋虚血は，心筋酸素需要と心筋酸素供給の不均衡（相対的酸素供給不足）によって生じる．心筋酸素需要は，心筋収縮力，心拍数および収縮期の心室壁張力の3つの主要な因子で規定され，運動や高血圧，左室肥大などで増加する．臨床的には心拍数と収縮期圧の積（double productと呼ばれる）が心筋酸素需要量の指標として用いられている．

心筋酸素供給は，冠血流量と血液の酸素運搬能により規定される．しかし，冠循環においては心筋の酸素摂取率は他の臓器（10〜20％）に比較しきわめて高く，安静時でも70〜80％に達しており，心筋の酸素需要が増加しても，さらなる増加は見込めない．実際，心筋への酸素供給は冠血流量に依存している．そのため，冠動脈に高度狭窄が存在すると心筋酸素需要に見合っただけの冠血流を供給できず，相対的な心筋酸素供給不足となる．心筋虚血が起こると，心筋代謝異常，心機能障害，心電図変化，狭心痛が引き起こされる（❿）．

狭心症では心筋虚血は可逆性であり，心筋壊死を伴わない．

虚血の連鎖

心筋虚血が生じると最初に起こるのは心筋の代謝異常である．さらに虚血が持続すると心室の拡張機能障害・収縮機能障害が生じる．この変化は心電図の変化や胸痛などの自覚症状よりも先行して起こる．このように，自覚症状が出現するまでの段階で時間経過とともに順を追って起こる一連の現象は虚血の連鎖（ischemic cascade）と呼ばれる．

冠血流再開後には逆の順で回復し，収縮機能障害は比較的速やかに改善するが，拡張機能障害はdiastolic stunningとして時間から日単位で遷延する（⓫）．

分類

狭心症は，発作の誘因による観点から労作性狭心症と安静狭心症に分類される．また，その臨床経過の重症度から安定狭心症と不安定狭心症に分けられる．前者では狭心痛は生じるが，心事故（急性心筋梗塞や心臓突然死）に移行するリスクが少ない安定した病期を示し（多くの労作性狭心症），後者では心事故が発症しやすい不安定な時期を示す（⓬）．そのため，不安定狭心症と診断されれば，原則として即時に入院加療とし早期の血行再建を検討する．

狭心症の重症度を表す指標としてCCS（Canadian Cardiovascular Society）分類や，また，不安定狭心症の治療方針を決めるうえで重症度，臨床状況，治療状況から分類するBraunwald分類が臨床でよく用いられる．

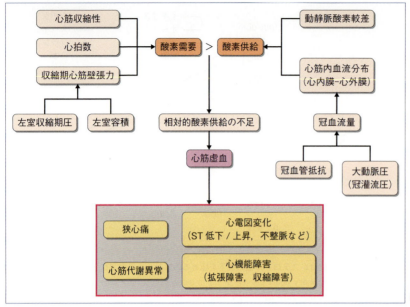

⑩ 心筋虚血の発生機序と病態生理

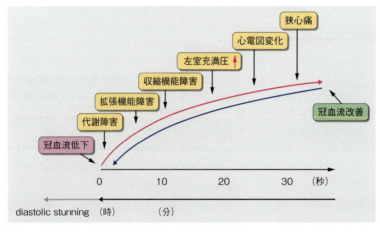

⑪ 虚血の連鎖

❶ 狭心症の分類

1. 発作の誘因による分類
   a. 労作性狭心症≒器質的狭心症
   b. 安静狭心症≒冠攣縮性狭心症・不安定狭心症
2. 経過による分類
   a. 安定狭心症≒多くの労作性狭心症
   b. 不安定狭心症≒安静狭心症・労作性狭心症の一部
3. 発生機序による分類
   a. 器質的狭心症≒多くの労作性狭心症
   b. 冠攣縮性狭心症≒多くの安静狭心症
4. 梗塞後狭心症

労作性狭心症 effort angina

概念

- 動脈硬化性の冠動脈の器質的狭窄を主因とする狭心症である.
- 発作は日時に関係ないが，多くは日中にある一定以上の労作によって必ず誘発され，安静にて数分以内に消失する．また，発作の寛解にニトログリセリンが奏効する．

臨床症状

自覚症状

狭心症の診断に最も大切なのは，問診から狭心症の発作時の症状である狭心痛（anginal pain）を正確に診断することである．日中の坂道や階段，掃除などの労作のみならず，食事や精神的興奮で発作が誘発されれば，労作性狭心症が疑われる．狭心痛は，典型的には前胸部で，押されるような，圧迫感，絞扼感，重圧感，閉塞感，また，胸が焼けるような灼熱感などで表現される．また，狭心痛の範囲は漠然としており，通常，面で表現される広がりをもった痛みで，点で示すことができる痛みではない．さらに，狭心痛の症状は

C7〜Th4の神経支配に一致して起こるため，前胸部以外の場所で，上腹部，左肩・左上肢，首，喉・顎，歯などに関連痛を感じることがある．糖尿病合併患者や高齢者では，症状が典型的でないことも少なくなく，注意が必要である．

狭心症の発作は通常数分の安静で消失する．激しい胸痛が30分以上持続する場合には，急性心筋梗塞あるいは虚血性心疾患以外の病気を考える．数秒で治まる痛みや，1日続くような痛みは，狭心症の痛みではない．

さらに，狭心痛以外の狭心症の症状として重要なものに，労作時の息切れや呼吸困難がある．特に高齢者では，肺気腫などの慢性閉塞性肺疾患との鑑別を必要とする．

他覚症状

非発作時には特別な所見は認められない．しかしながら，冠動脈硬化を促進する基礎疾患（冠危険因子）である高血圧，糖尿病，肥満，脂質異常症を疑わせる黄色腫やアキレス腱の肥厚，喫煙を示唆する所見がないかに注意をして診察する．また，全身の動脈硬化の指標として，頸動脈の血管雑音の有無，血圧の左右差や上下肢差などにも注意して診察をする．

検査

心電図

安静時心電図では，高度の虚血発作直後など特別な場合を除いて特徴的な所見は認められない．そのため，病歴より狭心症が疑われた場合には，運動負荷心電図やホルター心電図を行う．

運動負荷心電図：負荷法としてはマスター2段階試験，トレッドミル負荷試験，自転車エルゴメータがある．マスター2段階試験の陽性基準はST接合部（J点）から80ミリ秒後で0.05 mV以上のST低下が採用されているが，負荷量が軽いためかなりの高度狭窄症例以外は陽性とならない．トレッドミル負荷試験，自転車エルゴメータではJ点から80ミリ秒後で0.1 mV以上のST低下が陽性基準である．

また，ST低下はその形態も重要である．下降型（down sloping type），水平型（horizontal type），上向型（up sloping type）があり，この順に虚血性心疾患の感度が高い．up sloping type の場合は0.2 mV以上の低下を陽性とすることが多い．❸にトレッドミル負荷試験が陽性であった症例を示す．

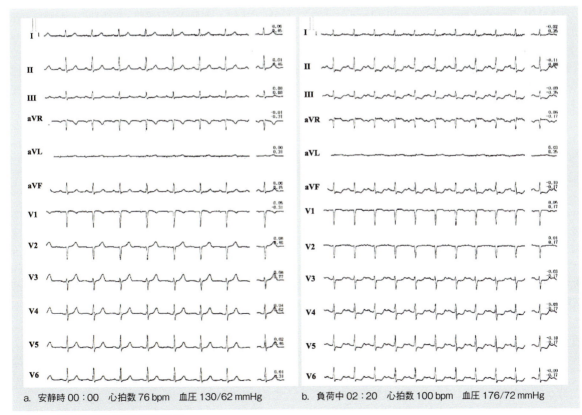

❸ トレッドミル運動負荷試験陽性例

69歳女性．プロトコール：Bruce, 運動時間：2分20秒, 最大血圧176/72 mmHg, 最大心拍数100/分．いつもと同様の胸部圧迫感を認めた．II, III, aV_F, V_{3-6} 誘導で down sloping type の ST 低下がみられる．

Holter心電図：胸痛の原因の鑑別や狭心症の日常生活内での虚血出現の有無などの評価に用いる．虚血性ST低下の陽性基準は，1 mm以上のdown sloping type，horizontal typeのST低下が1分以上持続するもので，心拍数増加時にQRS波形の急激な変化を伴わずSTトレンドグラムで漸減漸増型のST低下を示す場合を虚血性変化と判定する．

ST低下は非貫壁性の心筋虚血を表し，ST上昇は貫壁性の虚血を表す．労作性狭心症では，発作時や運動負荷中の心筋虚血は非貫壁性の一過性虚血を生じるためSTは低下し，虚血の改善とともにSTも基線に戻る．また，ST低下だけでなく一過性の陰性U波の出現も心筋虚血を反映する所見である（⓮）．心筋虚血発作における陰性U波の出現頻度は，ST-T変化の頻度に比べればきわめて低いが，非常に特異度の高い所見であり，主要冠動脈起始部に90％以上の狭窄がある場合，その灌流域を反映する誘導に出現するとされる．

生化学的検査

狭心症では心筋虚血は一過性かつ可逆性であり，心筋壊死を伴わないのが急性心筋梗塞との最大の違いである．そのため，血清クレアチンキナーゼ（creatine kinase：CK），AST（GOT），LDHや心筋特異性の高いCK-MB（creatine kinase-myocardial band），トロポニンT，トロポニンIなどの心筋逸脱酵素は上昇しない．さらに，冠危険因子である脂質異常症，糖尿病（耐糖能異常を含む），高尿酸血症，慢性腎臓病（chronic kidney disease：CKD）などの検査も重要である．

脂質異常症では，LDLコレステロール（LDL-C）およびトリグリセリド（TG）が高いほど，またHDLコレステロール（HDL-C）が低いほど冠動脈疾患の発症頻度は高い．必ず空腹時に採血を行い血清総コレステロール（TC），HDL-C，TGを測定し，Friedewald式（LDL-C＝TC－HDL-C－TG/5）にてLDL-Cを算出することを基準とし脂質異常症の診断を行う．また，LDL-C直接法は，以前よりも正確性が上がってきており，Friedewald式の代わりに用いることも許容される．

心エコー図検査

非発作時には特異的な所見は認められない．発作時や心筋虚血誘発時には虚血領域の心筋の収縮性が低下し，局所的な壁運動の異常が観察される．

負荷心エコー図検査法として運動負荷やドブタミン負荷などがある．負荷心エコー図は負荷前後の心エコー図を比較して収縮障害などを検出し，虚血領域と責任冠動脈の診断を行う．虚血の連鎖では，心筋の壁運動異常は心電図変化や胸痛よりも早い段階で生じ

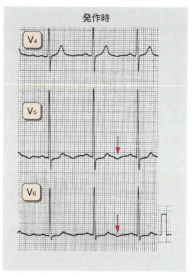

⓮ 陰性U波
発作時にV₅，V₆誘導で軽度のST低下と陰性U波（矢印）を認める．本例の冠動脈造影所見は左冠動脈前下行枝起始部の90％狭窄病変であった．

るため，負荷心エコー図の診断能は負荷心電図よりも高い．

また，経胸壁ドプラ心エコー図による冠動脈血流評価において，安静時の収縮期・拡張期の冠動脈血流速波形の比diastolic-to-systolic coronary velocity（DSVR）にて，冠動脈狭窄を診断することが可能である．さらに，アデノシン三リン酸（ATP）などの血管拡張薬を投与し，安静時と薬物負荷時の冠血流速度を測定し，冠血流予備能（coronary flow reserve：CFR）を計算することで，冠動脈狭窄を診断することもできる．重症の糖尿病や腎機能障害がない場合には，CFRが2.0以下で有意狭窄（冠動脈狭窄率70％以上）を高精度に診断可能である．

冠動脈造影法（coronary angiography：CAG）

選択的冠動脈造影法は，1958年にSonesにより開発された．冠動脈造影を行うことで，冠動脈の動脈硬化の部位，その形態や重症度を診断でき，その後の治療方針決定（冠動脈バイパス術〈coronary artery bypass grafting：CABG〉や経皮的冠動脈インターベンション〈percutaneous coronary intervention：PCI〉など）に有用である．しかし，心周期に一致して動く冠動脈を，数多くの分枝を重なり合わないように分離し，また病変やその狭窄度を正確に描出するためには，撮影方向を変えて多方向から造影する必要がある．

冠動脈は90°の角度をもった2方向で撮影することが基本であり，一般的には右前斜位30°と左前斜位60°が用いられる．冠動脈の走行や心臓のローテー

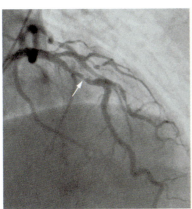 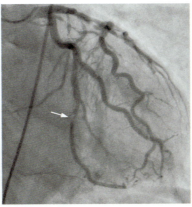 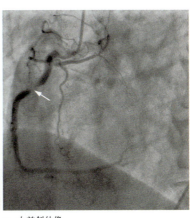

a. 右前斜位頭側像　　b. 右前斜位尾側像　　c. 左前斜位像

⓯ 労作性狭心症の冠動脈造影（68歳，男性）
診断：労作性狭心症．左冠動脈前下行枝（a），左冠動脈回旋枝（b），右冠動脈（c）の3枝ともに高度狭窄を認める．

ションの程度により正面像が加わり，これらに頭側と尾側にそれぞれ25°振る角度が加わる．⓯に代表例を示す．

しかし，冠動脈造影による冠動脈狭窄の重症度評価は確立されているものの，解剖学的情報のみによる評価であり，中等度狭窄（30〜70％）を認めた場合，その狭窄が心筋虚血を生じうるか否かを評価することは困難である．そのため，解剖学的な狭窄の重症度のみならず，狭窄長やその灌流域の心筋の酸素需要などを加味した狭窄の機能的評価が必要となる．1991年に圧センサー付きガイドワイヤー（プレッシャーワイヤー）が臨床使用可能となり，心筋血流予備量比（fractional flow reserve：FFR）の概念がPijls NHJらにより提唱された．

FFRとは，狭窄存在下でも維持される最大血流量の正常値に対する比を表しており，

$$FFR = (狭窄存在下の最大心筋血流量)/(正常時の最大血流量)$$

の式から求められる．ここで，最大冠拡張時の冠血管抵抗をR，平均大動脈圧をPa，平均中心静脈圧をPvとすると，正常時の最大心筋血流量（Q^N）は，

$$Q^N = (Pa - Pv)/R$$

で求められる．一方，狭窄の存在下での真の最大血流量（Q）は，最大充血時の狭窄遠位冠内圧をPdとすると，

$$Q = (Pd - Pv)/R$$

で求められる．心筋血管床が最大冠拡張時であるので，その抵抗Rは最小でかつ一定である．それゆえ，FFRは，

$$FFR = (Pd - Pv)/(Pa - Pv)$$

として求められる．一般的にPvはPa，Pdに対して十分低いので，

$$FFR ≒ Pd/Pa$$

と単純化できる．健常血管では，FFRは1.0であり，心筋虚血に対するカットオフ値はFFR＜0.75が用いられている．

FFRは，冠動脈造影施行時にプレッシャーワイヤーを用いて測定でき，血圧や心拍数，心臓の収縮性などの影響を受けにくく，後述するPCIの適応決定のみならず，PCI後の拡張状態の評価やステント留置後の慢性期心イベントを予測する有用な指標である．ガイドラインにおいても，30〜70％の中等度狭窄を有する狭心症症例において，非侵襲的な負荷試験が行われていない場合，またはその結果が不明瞭な場合においてPCIの適応を決定する際，FFRを評価することが推奨されている．⓰にFFRの計測が機能的重症度評価に有用であった症例を示す．

心臓核医学検査

心筋灌流イメージとして^{201}Tl心筋シンチグラフィや^{99m}Tc-テトロホスミン心筋シンチグラフィなどがあり，負荷法としては，自転車エルゴメータ運動負荷や薬物負荷（アデノシン静注法）が行われている．狭心症では，一過性心筋虚血を反映して負荷時に狭窄のある冠動脈の支配領域に血流欠損像を示し，2〜4時間後の安静時に欠損像が消失する（再分布現象）．心筋梗塞では，安静時にも欠損像が残存する．現在臨床で汎用されているのは，心電図同期SPECT（single photon emission computed tomography）法で，血流と同時に心機能の同時評価が可能である．左室拡張末期容量，左室収縮末期容量，左室駆出率などを評価できるだけでなく，左室の3次元的な形状（左室リモデリング）も把握できる．負荷時と安静時の左室サイズの差も重要で，負荷時左室内腔が安静時に比較して，10％以上増加している場合は，一過性虚血性内腔拡

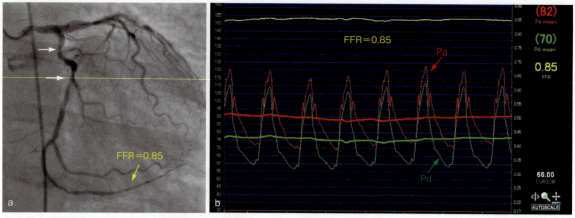

❶❻ 心筋血流予備量比（FFR）による機能的重症度評価（55 歳，男性）
冠動脈造影上左冠動脈回旋枝近位部に中等度狭窄を 2 か所（白矢印）に認める（a）．回旋枝末梢（黄矢印）で測定した FFR 値は 0.85 であり，心筋虚血は認められない（b）．
Pa：平均大動脈圧．Pd：最大充血時の平均狭窄遠位冠内圧．

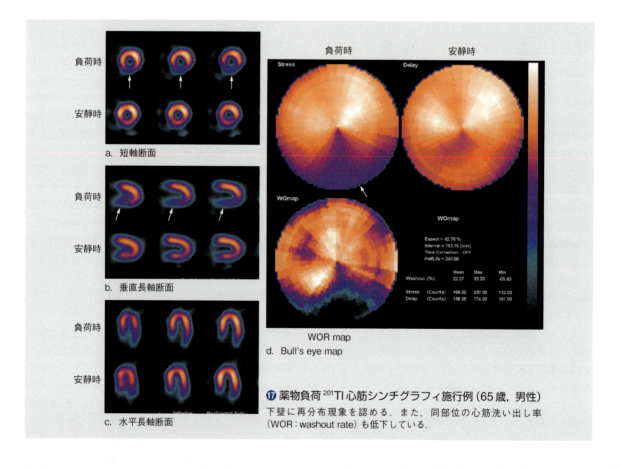

a. 短軸断面
b. 垂直長軸断面
c. 水平長軸断面
d. Bull's eye map

❶❼ 薬物負荷 ^{201}Tl 心筋シンチグラフィ施行例（65 歳，男性）
下壁に再分布現象を認める．また，同部位の心筋洗い出し率（WOR：washout rate）も低下している．

大（transient ischemic dilatation：TID）と呼ばれ，多枝病変を疑う所見である．^{201}Tl 心筋シンチグラフィを施行した労作性狭心症の症例を ❶❼ に示す．下壁に再分布現象を認め，❶❽ のように右冠動脈の高度狭窄に対し PCI を施行した（☞「治療」p.190）．

心臓 CT 検査

　心臓 CT は，64 列以上の多列化 MDCT（multidetec-tor-row computed tomography）の登場により，画像分解能や被曝低減技術などが向上している．冠動脈 CT における狭窄の診断能に関しては，感度・特異度とも非常に高く，冠動脈疾患の診断に重要な役割を果たしている．特に，冠動脈 CT の陰性的中率はきわめて高く，CT で有意狭窄が認められない場合には，冠動脈疾患はほぼ否定される．そのため，冠動脈 CT は，

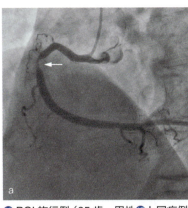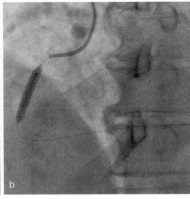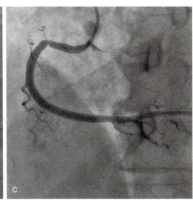

⑱ PCI 施行例（65 歳，男性⑰と同症例）

冠動脈造影で，心筋シンチグラフィ所見に一致して下壁を灌流する右冠動脈近位部に 90 ％ 狭窄（矢印）を認めた（a）．この狭窄に対し DES を留置（b）し良好な拡張が得られた（c）．

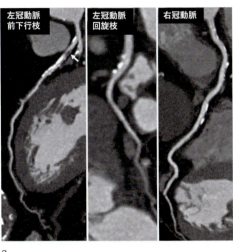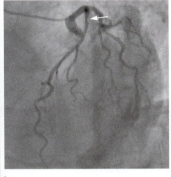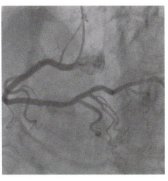

⑲ 冠動脈 CT と冠動脈造影施行例（88 歳，男性）

冠動脈 CT にて右冠動脈と左冠動脈回旋枝には狭窄を認めなかったが，左冠動脈前下行枝近位部に石灰化と狭窄（矢印）を認めた（a）．冠動脈造影でも同様の所見を認めた（b．左冠動脈，c．右冠動脈）．

冠動脈造影前のゲートキーパーとしての役割を担っている．また，冠動脈 CT では，冠動脈狭窄の評価のみならず，動脈硬化性プラークの性状評価も可能である．⑲に症例を示す．

心臓 MRI 検査

冠動脈 MRA（MR angiography）は，造影剤を使用せずに冠動脈狭窄評価が可能である点が冠動脈 CT と大きく異なる．1.5 テスラ 32 チャンネルコイルを用いた冠動脈 MRA の冠動脈狭窄の診断能は 64 列 MDCT に匹敵すると考えられている．

また，心臓 MRI は冠動脈 MRA による冠動脈狭窄評価以外にも，cine MRI による心機能と局所壁運動の診断，遅延造影像による心筋組織性状や心筋 viability の評価，負荷 perfusion MRI による心筋虚血の評価などに使用される．

冠動脈 MRA は，腎機能障害で造影剤が使用できない症例，冠動脈に高度石灰化を認める症例，放射線被曝を避けたい症例など冠動脈 CT が施行困難な場合の非侵襲的検査として有用である．

⑳ 胸痛患者の問診上重要な OPQRST

O	onset 発症様式，発症時間
P	palliative/provocation 誘因・寛解因子
Q	quality/quantity 胸痛の質・性状
R	region/radiation 場所・放散の有無
S	severity 重症度
T	time 時間経過，持続時間

診断

狭心症の診断で最も大切なことは，詳細な胸痛に関する病歴聴取である．漏れのないよう OPQRST に沿って問診をする（⑳）．しかし，診断を確定するためには一過性心筋虚血の出現を客観的に証明する必要がある．労作性狭心症患者では，非発作時には心電図

異常は認められないため発作時の心電図を記録する必要がある．運動負荷などにより発作を誘発して心電図を記録する．運動負荷心電図単独の検査では感度・特異度ともに低く，同時に心筋シンチグラフィ検査を行うことで，より正確な診断が可能である．

胸痛が激しい場合や30分以上持続する場合は，急性心筋梗塞と鑑別するために血清 CK，CK–MB，トロポニン T，トロポニン I などの心筋逸脱酵素の測定を行う．

【鑑別診断】

胸痛をきたす疾患はすべて鑑別診断の対象となる．胸痛の原因となる主な臓器および疾患を㉑にあげる．ここでは，主要な疾患について，要点を以下に述べる．

急性心筋梗塞：激しい胸痛や持続時間の長い（30分以上）胸痛では，急性心筋梗塞を疑う．通常，ニトログリセリンの舌下投与は無効であり，また，CK，CK–MB，心筋トロポニン T やトロポニン I などの心筋逸脱酵素の上昇を認める．急性心筋梗塞は，心電図上持続的な ST 上昇を認める ST 上昇型急性心筋梗塞（STEMI）と持続的な ST 上昇を認めない非 ST 上昇型急性心筋梗塞（NSTEMI）に大別される．2012年に欧州心臓病学会 / 米国心臓病学会 / 米国心臓協会の共同タスクフォースにより急性心筋梗塞の universal definition 第3版が発表された．universal definition による心筋梗塞は持続する心筋虚血による心筋壊死と定義され，トロポニン値の急性変化に加え，心筋虚血症状，心電図変化を伴う場合に急性心筋梗塞と診断される．

急性大動脈解離：突然の胸背部痛で発症する．痛みは移動することが多く，患者は裂けるような痛みと表現することもある．身体所見では，血圧の左右差や上下肢差に注意する．冠動脈入口部に解離の進展がなければ心電図上明らかな虚血性変化は認められない．胸部単純 X 線では，上縦隔の拡大を認める．疑わしければ，ためらわずに造影 CT を施行し，診断を確定する．

急性心筋炎：感冒症状を伴うことが多く，心電図上，冠動脈支配に一致しない ST 上昇を認める．

急性心外膜炎：感冒症状を伴うことが多く，心電図上，aVR 誘導を除く全誘導で ST 上昇を認める．また，心膜摩擦音（friction rub）を聴取することもある．吸気で増悪する胸痛を呈する患者では鑑別診断に加える．

肺塞栓症：突然の胸痛と呼吸困難を訴えることが多い．頻脈，頻呼吸，低酸素血症を認める．疑われる場合には，直接診断を確定できる造影 CT，肺動脈造影，肺血流シンチグラフィのいずれかを施行する．

大動脈弁狭窄症：胸痛を呈する代表的な弁膜症である．聴診での心雑音から疑う．重症大動脈弁狭窄症では，ニトログリセリンなどの硝酸薬の使用により過度

㉑ 胸痛の原因となる主な臓器および疾患

1. 胸腔内		
心臓	冠動脈	狭心症，急性心筋梗塞
	心　筋	急性心筋炎，肥大型心筋症
	心　膜	急性心外膜炎
	弁膜症	大動脈弁狭窄症，僧帽弁逸脱症
	その他	不整脈，先天性心疾患
血管	大動脈	急性大動脈解離，大動脈瘤切迫破裂
	肺動脈	肺塞栓症，肺高血圧症
呼吸器	気道・肺	気管支炎，肺炎，気胸，血胸，膿胸，肺腫瘍
	胸　膜	胸膜炎
消化器	食　道	食道炎，食道けいれん，食道破裂
横隔膜	横隔膜下膿瘍	

2. 胸郭	
胸壁	筋肉痛，筋けいれん
肋骨	肋間神経痛，肋骨骨折，Tietze 病，骨腫瘍
乳房	乳腺炎，乳癌

3. 脊椎・脊髄系	
脊椎	骨折，変形性疾患，ヘルニア，骨腫瘍
脊髄	脊髄炎
神経	帯状疱疹，脚気，アルコール中毒

4. 腹腔内	
消化器	胃潰瘍，十二指腸潰瘍，腸閉塞
大血管	急性大動脈解離，腸間膜動脈塞栓
肝胆膵	胆石，胆嚢炎，膵炎

5. 精神・神経系
心臓神経症，神経循環無力症，詐病

に血圧低下をきたす場合があり，注意が必要である．

肥大型心筋症（特に閉塞性肥大型心筋症）：ほとんどが無症状であるが，労作時呼吸困難，胸痛，失神などを呈することがある．肥大型心筋症に伴う胸痛は，心外膜・冠動脈に病変がないときでさえ認められ，肥大した左室心筋による心筋酸素需要 / 供給の不均衡に関連している．心電図上の胸部誘導での巨大陰性 T 波などから疑う．

自然気胸：突然の胸痛で発症する．身体所見では，呼吸音の左右差，胸郭の動きに注意する．胸部単純 X 線で診断可能である．

胸膜炎：胸痛は呼吸と関連し，深呼吸で増強する．

【治療】

一般方針

労作性狭心症の場合は，発作の寛解と予防，心筋虚血に対する治療に加え，不安定化の徴候（発作の誘因が労作時から安静時へ，頻度・胸痛の強度・持続時間の増加，ニトログリセリンに対する効果の減弱など）に注意して管理を行う．まずは，発作の誘因を避けるとともに，薬物療法を行う．十分な薬物療法を行っても効果不十分ならば PCI や CABG を検討する．

また，動脈硬化進展抑制のために禁煙や冠危険因子である高血圧，脂質異常症，糖尿病などの治療も併せて行う．

薬物療法—発作時の治療および心筋虚血軽減のための治療

硝酸薬：短時間作用型硝酸薬（ニトログリセリン舌下投与，スプレー口腔内噴霧）は，発作の寛解に有効である．ニトログリセリンなどの硝酸薬は，静脈系容量血管拡張作用による前負荷軽減と冠動脈拡張作用により心筋酸素消費量を減少させ発作を改善する．ニトログリセリンの使用頻度の増加や効果の減弱は，不安定化の徴候である．

長時間作用型硝酸薬（貼付薬を含む）は，発作の予防に有効であり，運動耐容能の増加が期待できる．しかし，長期連用による耐性の出現が指摘されており，長期投与する場合には，間欠投与が勧められる．

β遮断薬：β遮断薬による安静時および運動時の心拍数の減少と心筋収縮力の低下は，心筋酸素消費量を減少させ抗狭心症作用を発揮する．労作性狭心症に対して第一選択薬に位置づけられる．副作用として徐脈（特に高齢者），心不全，気管支攣縮などに注意する．

カルシウム拮抗薬：動脈系抵抗血管拡張による後負荷軽減，冠動脈拡張作用，冠攣縮の抑制などにより抗狭心症作用を発揮する．短時間作用型のカルシウム拮抗薬は，反射性の心拍数上昇により心筋虚血を悪化させる可能性があり，長時間作用型もしくは徐放剤を使用する．カルシウム拮抗薬は冠攣縮性狭心症に対して第一選択薬であるが，労作性狭心症でも冠攣縮の関与が疑われる場合には，β遮断薬と併用する．

薬物療法—イベント抑制のための治療

抗血小板薬：低用量アスピリンは冠動脈血栓症の予防に最も有効であり，禁忌がない限り全例に投与する．冠動脈ステント留置後は，ステント血栓症予防のためアスピリンとクロピドグレルやプラスグレルなどのチエノピリジン誘導体（P2Y12受容体阻害薬）の2剤を併用する．

脂質低下療法：HMG-CoA還元酵素阻害薬（スタチン）は，LDL-C低下作用のみならず，抗炎症作用，動脈硬化性プラーク安定化作用などの多面的作用により心血管イベントを抑制する．2017年に日本動脈硬化学会は『動脈硬化性疾患予防ガイドライン』を改訂し，一次予防では，吹田スコアに基づいて低リスク，中リスク，高リスクに分類し，LDL-Cの管理目標を決定した．二次予防では，LDL-C 100 mg/dL未満での管理が推奨され，家族性高コレステロール血症，急性冠症候群，糖尿病の症例では，より厳格なLDL-C 70 mg/dL未満が目標とされた．

しかし，高用量のスタチンを用いても管理目標を達成できない症例やスタチンに忍容性のない（副作用で内服できないなど）患者も存在する．そのような患者に対して，最近PCSK9（proprotein convertase subtilisin/kexin type 9）阻害薬（肝臓のLDL受容体の分解にかかわるPCSK9蛋白に完全ヒト型抗体が特異的に結合し，その作用を阻害することで，LDL受容体のリサイクリングを増加させ，LDL-Cを低下させる）が上市され，さらなる心血管イベント抑制が期待されている．

経皮的冠動脈インターベンション（PCI）

バルーン拡張術（plain old balloon angioplasty）：1977年にスイスのGrüntzigにより初めてバルーン拡張術による冠動脈治療が実施された．Grüntzigらによるこのバルーン拡張術は，現在のPCIにおける基本的治療となっている．しかしながら，バルーン拡張術単独では，治療部の急性冠閉塞や慢性期の再狭窄率が30〜40％と高いために冠動脈ステントが開発されるに至った．

冠動脈ステント（coronary stenting）：1986年にSigwartらにより，メッシュ状の円筒金属（bare-metal stent：BMS）を用いた冠動脈ステントが臨床応用された．急速に普及し，急性閉塞を減少させたが，再狭窄率は約25％と依然高率であった．

このステント再狭窄の主因は血管平滑筋細胞の増殖であり，この増殖を抑制する目的で薬剤溶出性ステント（drug eluting stent：DES）が開発された．わが国では2004年から第一世代のDESが臨床使用可能となり，再狭窄率は10％未満に抑えられ，再血行再建術を必要とする患者が激減した．DESは第一世代から第二世代へと進化を遂げ，その有効性と安全性は確立されつつある．しかしその一方で，一部の患者ではDES留置部において過剰に組織増殖が抑制されステントストラットが組織で被覆されず長期間血液と接し，結果的にステント血栓症を発症する可能性がある．実際，DESを留置して1年以上経過していても，続発する悪性腫瘍の検査や手術などのために抗血小板薬を中止した場合に，遅発性のステント血栓症が発症することが報告され，問題視されることもある．

また，長期に残存する金属やポリマーによる炎症のためステント内新生動脈硬化（neoatherosclerosis）が誘発されることも報告され，新しい問題として認識されるようになった．

高速回転式粥腫切除術（rotational atherectomy，ロータブレータ）：先端チップが人工ダイヤモンド粒子でコーティングされたバー（burr）を毎秒16万〜20万回転で高速に回転させることで冠動脈の病変を切除する方法である．高度石灰化病変に対するPCI時に威力を発揮する．

方向性冠動脈粥腫切除術（directional coronary atherectomy：DCA）：バルーンで拡張する代わりに，粥状硬化病変を直接切除する治療法である．従来のバルーン拡張術と比較して，偏心性に存在する粥腫に対して効率よく選択的に治療が行える．また，バルーンでは十分な拡張が困難な入口部病変や分岐部病変に対しても効果的である．

その他：scoring balloon やエキシマレーザー（レーザー光により狭窄・閉塞病変組織を蒸散し除去する）などのデバイスも臨床応用されている．

労作性狭心症患者の PCI 治療では，心筋虚血の有無とその程度を十分に検討して，適応を考えることが大切である．

冠動脈バイパス手術（CABG）

左冠動脈主幹部病変や左冠動脈前下行枝近位部を含む多枝病変といった重症冠動脈病変では CABG が推奨されている．最近では，人工心肺を使用しないオフポンプ手術が主流となり，高齢者などの患者への負担が軽減した．また，動脈グラフトを用いたバイパス手術により長期成績も改善している．

（北端宏規，赤阪隆史）

● **文献**

1) 日本循環器学会ほか：循環器病の診断と治療に関するガイドライン（2010 年度合同研究班報告）：安定冠動脈疾患における待機的 PCI のガイドライン（2011 年改訂版）．http://www.j-circ.or.jp/guideline/pdf/JCS2011_fujiwara_h.pdf

冠攣縮性狭心症

概念

● 冠攣縮性狭心症は，冠動脈の器質的狭窄がないまたは軽度であるが，冠攣縮のために引き起こされる狭心症と定義される．

● 冠攣縮とは，心臓の表面を走行する比較的太い冠動脈が一過性に異常に収縮した状態である．

特徴

以下の特徴がある．

・発作が安静時に出現する．

・発作が心電図の ST 上昇を伴う（ただし，非貫壁性の虚血では ST 下降を示し，また，陳旧性心筋梗塞の場合は必ずしもあてはまらない）．

・発作を引き起こすのに要する運動閾値に日内変動がみられる（特に発作が早朝に出現しやすく，午後からは出現しにくい）．

・発作はカルシウム拮抗薬によって抑制されるが，β遮断薬によって抑制されない．

歴史

1959 年，Prinzmetal が，古典的な労作性狭心症とは異なる狭心症として，異型狭心症を最初に報告した[1]．特徴としてあげられたのは，①心電図上 ST 上昇を伴い，②運動によって発作が起きず，③安静時または通常の活動中に発作が生じる，ことであった．剖検では，冠動脈にアテローム性動脈硬化が異型狭心症でもみられるため，異型狭心症の原因として冠攣縮が提唱された．冠動脈造影法が冠動脈の評価法として確立すると，異型狭心症が冠攣縮と関連していることが実証され，冠攣縮性狭心症の概念が確立した．

疫学

冠攣縮性狭心症の罹患率は，欧米人よりも日本人が多い．また，冠攣縮誘発試験による 2 枝以上の攣縮の頻度は，日本人は，欧米人よりも著しく多い．性差は，男性のほうが女性よりも多い．ほとんどの冠攣縮性狭心症例は 40〜80 歳であり，80 歳以降に有病率が低下する傾向がある．

臨床症状

冠攣縮性狭心症の診断のうえで最も大切なことは，問診である．

狭心痛の性状は，労作性狭心症と変わらない．労作性狭心症の発作が，活動量の多い日中に生じることが多いのに対し，冠攣縮性狭心症の発作は，夜間から早朝にかけての安静時に出現しやすい．午前中には軽度の労作によっても誘発されるが，午後になるとかなりの労作によっても誘発されない場合が多い．つまり，発作自体および発作を引き起こすのに要する運動閾値の著明な日内変動が認められる．これは，夜間から早朝にかけての冠動脈のトーヌスの亢進が，冠動脈の攣縮を惹起することによると考えられており，自律神経系の活動性の変化が冠攣縮の概日変化に関与している．

冠攣縮の持続時間が非常に長い場合，心筋梗塞に至ることがある．症状をわずかにしか自覚しないような短時間の冠攣縮では，心筋虚血を引き起こすのみであるが，時として短時間の心筋虚血が生命を脅かす不整脈を引き起こし，突然死をもたらすことがある．また，不整脈により突然死には至らないまでも失神をきたすことがあり，失神の鑑別診断において冠攣縮性狭心症を考慮すべきである．また，冠攣縮関連の虚血性心疾患は，無症候性心筋虚血，安定狭心症，不安定狭心症，急性心筋梗塞と多岐にわたる．

危険因子

喫煙

喫煙は，冠攣縮の重大な危険因子である．喫煙は，若年者の冠攣縮性狭心症との関連が強いことが示されている．また，重度喫煙者は冠攣縮患者の 45〜75 ％

を占めていると報告されている．若年者は高齢者よりも冠攣縮を発症する可能性が高い．

遺伝的因子

冠攣縮は白人に比べて日本人を含む黄色人種に多く，人種差が存在する．遺伝子研究の結果，内皮におけるNOの合成酵素である内皮型一酸化窒素合成酵素（eNOS）の遺伝子多型と冠攣縮との関連が報告されている．

誘因

冠攣縮性狭心症は，身体的および/または精神的ストレス，マグネシウム欠乏症，アルコール摂取，寒冷負荷，過換気，コカイン，交感神経刺激薬（エピネフリン，ノルエピネフリンなど）の投与によって誘発されることがある．β遮断薬（プロプラノロールなど），副交感神経刺激薬（メサコリン，ピロカルピンなど），麦角アルカロイド（エルゴノビン，エルゴタミンなど）が含まれる．また．活性化された血小板は，トロンボキサンおよびセロトニンを含む血管収縮物質を放出することによって冠攣縮性狭心症を誘発しうる．

検査

心電図

心電図は，冠攣縮の開始時または冠攣縮が軽度の場合には正常である．基本的に非発作時の心電図は正常所見を呈する場合が多いため，症状が頻繁に発生している場合は，発作時と非発作時の12誘導心電図を記録することで確定診断がつく．冠攣縮は心臓表面の比較的太い冠動脈に起きることが多いため，ST上昇を伴う．しかし，不完全に閉塞するか，びまん性に狭小化するとき，冠攣縮で完全閉塞しても側副血行路がある場合は，ST下降を伴った狭心症発作が起きる．Prinzmetalらが報告した異型狭心症は，安静時にST上昇を伴う冠攣縮性狭心症の一つと考えられる．ST部分の変動以外，T波の増高，および陰性U波が現れることがある．

冠攣縮は，夜間から朝方にかけて発作が多いため，Holter心電図が有用である場合がある．また，運動負荷試験も診断に有用であり，運動により冠攣縮が誘発され，ST上昇を認めることがある．冠攣縮は，心筋虚血に伴い，洞房ブロック，完全房室ブロック，発作性心房細動，心室頻拍，心室細動を含むさまざまな不整脈を起こすことがある．

過換気負荷試験

冠攣縮性狭心症の活動性の高い患者では，過換気誘発試験が有効なことがある．しかし，活動性の低い患者では，それほど有効ではない．早朝安静時に過換気（25回/分以上を目安として）を6分間行う．

冠攣縮の起きる機序として，過換気による呼吸性アルカローシスを補正するために，イオン交換系である

Na^+/H^+交換系が働き，細胞内（内皮および平滑筋細胞）H^+をくみ出す．それと交換にNa^+が細胞内に入ってくる．するとNa^+/Ca^{2+}交換系が働いてCa^{2+}が細胞内に流入し，そのために冠攣縮が起きると推測されている．

冠攣縮誘発試験

冠攣縮誘発試験は，アセチルコリンあるいはエルゴノビンの冠動脈内投与により，冠攣縮性狭心症を確定診断する方法である．

誘発試験を確実にするために，発作時の舌下ニトログリセリンを除き，血管拡張薬（カルシウム拮抗薬および硝酸薬）を48時間以上前から中止する．さらに，誘発された冠攣縮を解除できるように，誘発試験を開始する前にニトログリセリンを準備しておく．

冠攣縮誘発試験の陽性所見は，「心筋虚血の徴候（狭心痛および虚血性心電図変化）を伴う冠動脈の一過性の完全または亜完全閉塞（90％以上）」と定義する．ST上昇を伴う胸痛のエピソードを有する患者では，冠動脈造影で冠動脈狭窄を認めなければ，通常，冠攣縮誘発試験は必要ではない．冠攣縮性狭心症の活動性が低い場合は，誘発試験が陰性になる場合もあるが，陰性所見自体が，冠攣縮性狭心症の存在を否定することにはならない．

アセチルコリンおよびエルゴノビンによる誘発試験について以下に概説する．

アセチルコリン：1974年に泰江らは副交感神経の伝達物質のアセチルコリン誘導体であるメサコリンの皮下注射が異型狭心症の発作と冠攣縮を惹起することを報告した[2]．1986年に泰江らがアセチルコリンを冠動脈内に投与して，冠攣縮の誘発を試み，その診断精度を報告した[3]．アセチルコリンは，内皮からNOを放出させて血管を拡張する作用を有するが，同時に強力な血管平滑筋収縮作用も示す．冠攣縮性狭心症では，冠動脈内皮からのNOの産生，放出が低下し，血管トーヌスが亢進しており，アセチルコリン負荷により，内皮からのNOの放出障害による血管拡張不全および血管平滑筋収縮作用による血管平滑筋過収縮が起こる．アセチルコリンの半減期は非常に短いため，エルゴノビンによる攣縮とは異なり，自然寛解する．つまり，硝酸薬を必要としないため，多枝冠攣縮の診断に有用である．多枝冠攣縮発作は，しばしば重篤で冠攣縮性狭心症の予後規定因子の一つである．

❷❷は，アセチルコリン誘発試験にて右冠動脈の攣縮が誘発された症例，❷❸は，左冠動脈の攣縮が誘発された症例における誘発前後の冠動脈造影および12誘導心電図所見である．

エルゴノビン：Steinが1949年に冠不全の診断におけるエルゴノビンの有用性を報告した[4]．1972年にク

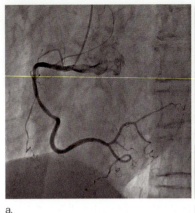
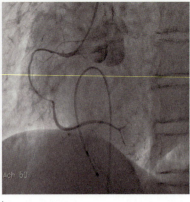
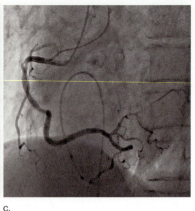
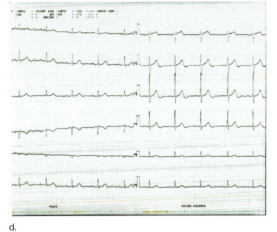
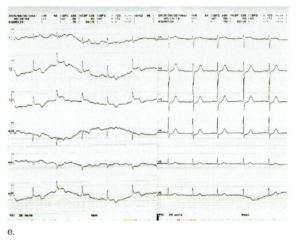

㉒ アセチルコリン誘発試験症例（81歳，男性）

起床後，洗面時に胸部絞扼感あり．硝酸薬で改善したが，冠攣縮性狭心症を疑い，アセチルコリンによる冠攣縮誘発試験を施行．
a. 右冠動脈コントロール造影．
b. アセチルコリン 50 μg 注入後．右冠動脈にびまん性の高度狭窄を認める．
c. ニトログリセリン冠注にて改善．
d. アセチルコリン注入前の 12 誘導心電図．
e. アセチルコリン 50 μg 注入後の 12 誘導心電図．II，III，aV_F 誘導で ST 上昇を認める．

リーブランドクリニックからエルゴノビン負荷試験の報告がなされ[5]，1979 年に Conti らが異型狭心症における自然発作時の冠攣縮と，経静脈的エルゴノビン負荷試験時の冠攣縮の造影所見が同じであることを報告した[6]．その後，選択的エルゴノビン負荷試験の有用性が報告された[7]．

[診断]
㉔に診断のアルゴリズムを示す．

[治療]
日常生活の管理
冠動脈攣縮の誘因の除去ないし制御：冠動脈攣縮の誘発因子にはいろいろなものがあるが，心身の過労が数週間から数か月にわたって持続した後の，特に夜間から早朝にかけて出現しやすい．薬物としては，β遮断薬（特に非選択的β受容体遮断効果を有するβ遮断薬），カテコラミン，副交感神経刺激薬，麦角薬などの冠攣縮を誘発しやすい薬剤の使用を避ける．喫煙は冠動脈攣縮の誘発因子となるため，禁煙が推奨される．時に飲酒後に冠攣縮が生じることがしばしばあるため，禁酒が必要な場合もある．

動脈硬化の危険因子の除去ないし制御：冠攣縮を起こす血管は造影上正常のようにみえることが多いが，血管内超音波では動脈硬化性病変が多く認められ，動脈硬化と攣縮は密接な関係がある．したがって，労作性狭心症と同様に高血圧，脂質異常症，喫煙，糖尿病および肥満など，動脈硬化を促進する危険因子の除去ないし制御が必要である．

薬物療法
発作時の治療：ニトログリセリンが著効するのは労作性狭心症と同じである．
狭心症の治療：
・カルシウム拮抗薬：カルシウム拮抗薬は冠攣縮の管

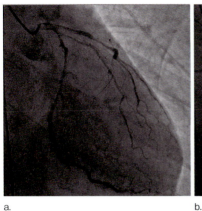
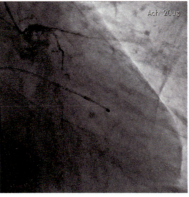
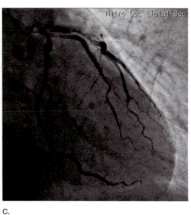

a.　　　　　　　　　b.　　　　　　　　　c.

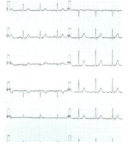

d.　　　　　e.

㉓ アセチルコリン誘発試験症例（59歳，男性）

飲酒後，翌朝数分の胸部不快感あり．冠攣縮性狭心症を疑い，アセチルコリンによる冠攣縮誘発試験を施行．
a. 左冠動脈コントロール造影．
b. アセチルコリン 20μg 注入後．左前下行枝の閉塞と左回旋枝の亜完全閉塞を認める．
c. ニトログリセリン冠注にて改善．
d. アセチルコリン注入前の 12 誘導心電図．
e. アセチルコリン 20μg 注入後の 12 誘導心電図．I, aV_L, V_1〜V_5 で ST 上昇を認める．

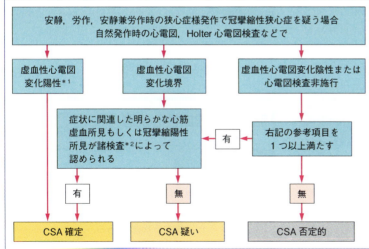

㉔ 冠攣縮性狭心症の診断アルゴリズム

*1 明らかな虚血性変化とは，12 誘導心電図にて，関連する 2 誘導以上における一過性の 0.1 mV 以上の ST 上昇または 0.1 mV 以上の ST 下降か陰性 U 波の新規出現が記録された場合とする．虚血性心電図変化が遷延する場合は急性冠症候群のガイドラインに準じ対処する．
*2 心臓カテーテル検査における冠攣縮薬物誘発試験，過換気負荷試験などを指す．なお，アセチルコリンやエルゴノビンを用いた冠攣縮薬物誘発試験における冠動脈造影上の冠攣縮陽性所見を「心筋虚血の徴候（狭心痛および虚血性心電図変化）を伴う冠動脈の一過性の完全または亜完全閉塞（>90％ 狭窄）」と定義する．

（日本循環器学会ほか：冠攣縮性狭心症の診断と治療に関するガイドライン〈2013 年改訂版〉．
http://www.j-circ.or.jp/guideline/pdf/JCS2013_ogawah_h.pdf〈2019 年 6 月閲覧〉）

理において中心的な役割を果たす．その中で，長時間作用型カルシウム拮抗薬は，冠攣縮発作が頻繁に起きる夜間に効くように投与される．初期治療として，高用量長時間作用型カルシウム拮抗薬の投与が有効とされている．2つのカルシウム拮抗薬（ジヒドロピリジン系および非ジヒドロピリジン系）の組み合わせは，より重篤な症状に使われる．

・持続性硝酸薬：硝酸薬は冠動脈内皮機能障害によるNO活性の低下を補うものである．硝酸薬は，カルシウム拮抗薬とは異なる作用機序で冠攣縮を抑制し，カルシウム拮抗薬との併用は有効であることも多い．ただし，長時間作用型の硝酸薬は耐性を有するので，第一選択薬としては使用しない．

・ニコランジル：日本で開発されたニコチン酸アミドの誘導体であり，選択的な冠動脈拡張作用と冠攣縮抑制作用を有する．カルシウム拮抗薬と異なる作用機序のため，カルシウム拮抗薬抵抗性の症例に併用される．

最近の研究では，マグネシウム，抗酸化薬，rho キナーゼ阻害薬ファスジル，フルバスタチンが冠攣縮予防に有効である可能性が示されている[8]．

予後

カルシウム拮抗薬を服用し，喫煙をしない限り，長期生存は通常良好である．冠攣縮発作の頻度は変動する傾向があり，症状が安定しても，多枝攣縮などの可能性がある症例については内服薬を中止してはならない．

冠動脈に広範かつ高度の器質的狭窄を有する症例に攣縮が出現した場合は，内科的治療によってもコントロールしえず，心筋梗塞へ移行する場合もある．また，攣縮が1枝のみに限局せず，多枝に出現する場合は，発作時に致死的な不整脈を生じ，突然死する可能性もあり，強力なカルシウム拮抗薬による治療が必要となる．2種類のカルシウム拮抗薬および長時間作用型硝酸薬による治療に反応しない薬物不応性冠攣縮性狭心症が，冠攣縮性狭心症患者の約20％に認められるといわれている．

冠攣縮性狭心症症例の有害心事象を予測するためのスコアリングシステムでは，喫煙，安静時狭心症のみ，発作時のST上昇，病院での心停止，有意狭窄，多枝攣縮およびβ遮断薬の使用が項目としてあげられている[9]．

（大谷速人，前川裕一郎）

●文献

1) Prinzmetal M, et al：Angina pectoris. I. A variant form of angina pectoris；preliminary report. *Am J Med* 1959；27：375.

2) Yasue H, et al：Role of autonomic nervous system in the pathogenesis of Prinzmetal's variant form of angina. *Circulation* 1974；50：534.

3) Yasue H, et al：Induction of coronary artery spasm by acetylcholine in patients with variant angina：possible role of the parasympathetic nervous system in the pathogenesis of coronary artery spasm. *Circulation* 1986；74：955.

4) Stein I. Observations on the action of ergonovine on the coronary circulation and its use in the diagnosis of coronary artery insufficiency. *Am Heart J* 1949；37：36.

5) Heupler FA Jr：Provocative testing for coronary arterial spasm：risk, method and rationale. *Am J Cardiol* 1980；46：335.

6) Conti CR, et al：Coronary artery spasm：an important mechanism in the pathophysiology of ischemic heart disease. *Curr Probl Cardiol* 1979；4：1.

7) Hackett D, et al：Induction of coronary artery spasm by a direct local action of ergonovine. *Circulation* 1987；75：577.

8) Yasue H, et al：Coronary artery spasm-clinical features, diagnosis, pathogenesis, and treatment. *J Cardiol* 2008；51：2.

9) Takagi Y, et al：Prognostic stratification of patients with vasospastic angina：a comprehensive clinical risk score developed by the Japanese Coronary Spasm Association. *J Am Coll Cardiol* 2013；62：1144.

10) 日本循環器学会ほか：冠攣縮性狭心症の診断と治療に関するガイドライン（2013年改訂版）．
http：//www.j-circ.or.jp/guideline/pdf/JCS2013_ogawah_h.pdf（2019年6月閲覧）．

無症候性虚血性心疾患

概念

●無症候性心筋虚血は，胸痛および胸部不快などの狭心症症状を伴わずに客観的な心筋虚血が証明された状態と定義されるが[1),2)]，無症候性虚血性心疾患とは，それらを包含する疾患である．

病因

心筋虚血下においても無症候である機序は単一ではなく，さまざまな因子がかかわっている．典型的には，虚血範囲が小さい場合や糖尿病患者の自律神経障害および加齢による痛覚閾値上昇などによって生じると考えられている．

疫学

無症候性心筋虚血は，冠動脈疾患を有する患者の約25〜50％に存在し，胸痛や胸部不快を有する狭心症

患者であっても症状を自覚しない心筋虚血が約50％程度存在すると報告されている．さらに，心筋梗塞退院前の負荷心電図およびHolter心電図では30〜40％に症状を伴わない虚血性変化が認められる．糖尿病患者の増加や高齢社会の進展などによって無症候性心筋虚血の患者は増加することが予想されている．

分類

Cohnらは冠動脈病変によって無症候性心筋虚血を㉕のように分類している[2]．

診断

冠動脈疾患の既往や冠危険因子をもたないType 1無症候性心筋虚血患者をスクリーニングするための診断方法は確立されていない．実際には，健康診断の心電図で偶発的に認めた虚血性変化や糖尿病や冠動脈疾患の既往がある高リスク患者に運動負荷心電図やHolter心電図を行った際に虚血性変化が発見されたことをきっかけとして，精査の結果，無症候性心筋虚血と診断されることが多い．Holter心電図や長時間心電図モニタリングで虚血性変化が同定されてもその診断的中率は低いため，通常は運動負荷および薬物負荷血流心筋シンチグラフィ検査が追加されるが，これらの検査で心筋虚血が同定され，冠動脈CTや冠動脈MRA，冠動脈造影検査（coronary angiography：CAG）において有意な冠動脈狭窄病変が確認された場合に無症候性心筋虚血（Type 1）と診断される[3]．

Type 2（心筋梗塞後患者）の無症候性心筋虚血は，心筋梗塞発症急性期のモニター心電図や退院前の負荷心電図で発見され，Type 3（有症候性狭心症患者）は胸部症状を訴えていないときの心電図で虚血性変化によって発見されることが多い[2,3]．いずれも心事故発生の高リスクとなるため早期にCAGで確認することが推奨される．また最近では，経皮的冠動脈インターベンション（PCI）後のフォローアップCAGの際に，狭窄近位部および遠位部の冠動脈内圧から算出される冠血流予備量比（fractional flow reserve：FFR）によって無症候性心筋虚血と診断されることも多い．

症例提示

81歳，男性．16年前より糖尿病および高血圧のため内科外来に通院中であり，4年前からはインスリン治療が導入されている．胸痛や胸部不快感などの自覚症状はまったくなかったが，スクリーニング目的で行われた12誘導心電図にて，広範な誘導でST変化を認めた（㉖a）．また，CPK値の上昇はなかったものの，トロポニンI値は上昇し，心エコー図検査でも前壁中隔および側壁の一部に壁運動低下が認められた．CAGを施行した結果，左前下行枝近位部（#6）に99％狭窄を認めた（㉖b,c）．直ちにPCIが施行された．

㉕Cohn分類

Type 1	冠動脈病変が存在していても，心筋虚血に伴う自覚症状をまったく欠如するもの（頻度4〜5％）
Type 2	心筋梗塞後に無症候性心筋虚血を示すもの（頻度10〜30％）
Type 3	有症状の狭心症患者が同時に無症候性心筋虚血を示すもの（頻度70〜90％）

治療

無症候であっても心筋虚血が証明されたのであれば，通常の冠動脈疾患と同様の治療介入をする[3,4]．

薬物療法

冠動脈疾患の既往を有する無症候性心筋虚血（Type 2および3）の症例には，抗血小板薬投与，スタチンなどによる脂質異常症の管理，糖尿病や高血圧の管理などといった冠動脈疾患の二次予防をしっかり行うことが推奨されている．また，無症候性心筋虚血にはβ遮断薬，亜硝酸薬，カルシウム拮抗薬などの狭心症治療薬がいずれも虚血抑制に有効であるとされている[3]．

血行再建術

薬物療法と同様に無症候性心筋虚血にはPCIや冠動脈バイパス術（CABG）などの血行再建術が有効であると報告されているが，全例において血行再建術が行われるべきか，薬物療法と比べて優位性があるか否かなどについては意見が分かれている[3]．

予後

無症候性心筋虚血は突然死を含む心事故発生率を2〜7倍に上昇させるため，有症候性心筋虚血と同等の危険を有する[3,4]．また，薬物療法や血行再建術などの治療を行った症例では，心事故発生率が抑制されたとも報告されており，積極的な治療介入が推奨されている[3,4]．

（早乙女雅夫，前川裕一郎）

●文献

1) Libby P, et al：Braunwald's heart disease：a textbook of Cardiovascular Medicine, 10th ed. Philadelphia：Elsevier Saunders；2015.

2) Cohn PF, et al：Silent myocardial ischemia. *Circulation* 2003；108：1263.

3) Ahmed A, et al：Silent myocardial ischemia：Current perspective and future directions. *Exp Clin Cardiol* 2007；12：189.

4) 日本循環器学会ほか：慢性冠動脈疾患診断ガイドライン（2018年改訂版）．http://www.j-circ.or.jp/guideline/pdf/JCS2018_yamagishi_tamaki.pdf（2019年6月閲覧）

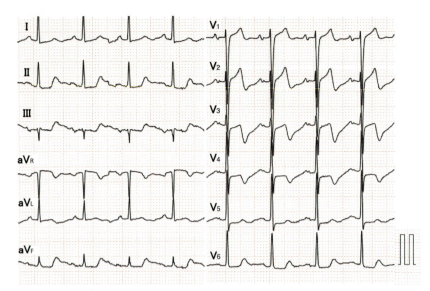
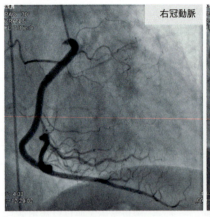
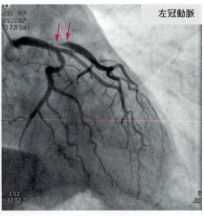

㉖ スクリーニング心電図で発見された症例（81歳，男性．Type 1 無症候性心筋虚血）

a. 外来にてスクリーニング目的で行われた 12 誘導心電図．自覚症状はまったくなかったが，広範な誘導で ST 変化を認めた．
b, c. 冠動脈造影検査における右冠動脈像（b, 右前斜位 30°）および左冠動脈像（c, 右前斜位 30°，尾側位 25°）．左前下行枝近位部（#6）に 99% 狭窄を認めたため，直ちに PCI が施行された．

急性冠症候群
acute coronary syndrome（ACS）

概念
- 急性冠症候群（ACS）とは不安定な粥腫の破綻と血栓を共通の基盤とする急性イベント（不安定狭心症，急性心筋梗塞，心臓突然死）を一連のスペクトラムとして包括的にとらえた概念である（㉗）．
- ACS は ST 上昇の有無によって ST 上昇型急性冠症候群と非 ST 上昇型急性冠症候群に分けられる．一般的に ST 上昇型は冠動脈の完全閉塞による貫壁性心筋障害を示唆し，非 ST 上昇型は不完全閉塞による心内膜下の虚血を表す．後者には非 ST 上昇型急性心筋梗塞と不安定狭心症が含まれる．
- 正確な診断に時間をかけることなく初期診断は ACS として包括的にとらえ，最終診断は経過中のトロポニン T，CK，CK-MB 上昇，心電図での異常 Q 波の有無によってなされる（㉘）．

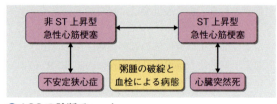

㉗ ACS の診断チャート

病因
　動脈硬化症が主因である．動脈硬化症以外の発症機序としては動脈炎（高安病，川崎病など），外因性（外傷，放射線治療，医原性など），その他の原因に伴う冠動脈狭小化（特発性冠動脈解離，急性大動脈解離，冠攣縮），冠動脈塞栓症（左房内血栓，感染性心内膜炎，粘液腫など），先天性の冠動脈奇形などがあげられる．若年で発症した場合には，川崎病，特発性冠動脈解離，

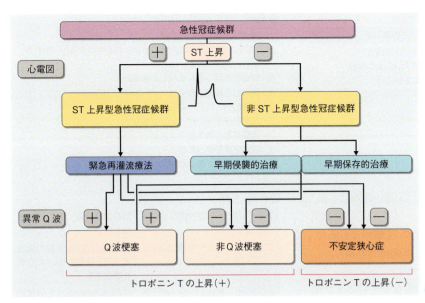

⓽ 心筋梗塞の心電図変化

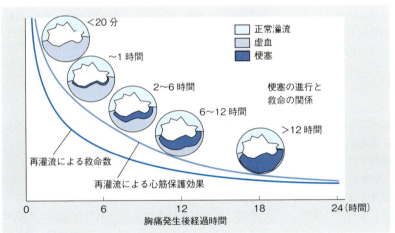

⓾ 波面現象

(Windecker S, et al：Future treatment strategies in ST-segment elevation myocardial infarction. *Lancet* 2013；382：644-57.)

家族性高コレステロールなどを念頭におく必要がある．川崎病は冠動脈の強い血管炎の結果としての冠動脈瘤に伴う狭窄病変に起因して発症する．特発性冠動脈解離（spontaneous coronary artery dissection：SCAD）は若年女性に多いといわれ，ホルモンに加えて，妊娠出産に伴う血圧変動や循環血液量の増加などが一因といわれている．家族性高コレステロール血症例は出生時から高 LDL 血症があり，若年で冠動脈疾患を発症することが多い（男性で 55 歳未満，女性で 65 歳未満を早発性冠動脈疾患と定義する）．

病態生理

血流による壁ずり応力や冠攣縮などの力学的ストレスによって不安定プラークが破綻すると，血栓形成物質が露出し，血小板および凝固系のカスケードが活性化し血栓を形成する．ST 上昇型 ACS における血栓は典型的にはフィブリンが豊富な赤色血栓であるのに対し，非 ST 上昇型 ACS における血栓は血小板が豊富な白色血栓である．このことが非 ST 上昇型 ACS では線溶療法が無効な一因とされる．

冠血流の途絶による心筋壊死は心内膜下から心外膜に向かって進展する．この現象を破面現象（wave front phenomenon）と称する（⓾）．虚血による心筋壊死は不可逆的変化である．虚血による心筋障害は収縮力の低下をきたし，左室心筋の 20～25 ％が障害されると血行動態の異常が顕著となり，40 ％以上の障害では心原性ショックを呈する．完全壊死に至るまえに再灌流を得ると虚血心筋は救済され壊死を免れる．

病理

プラークの破綻には，線維性被膜の破綻により脂質コア成分が血液に接触する「プラーク破裂」と被膜の破綻が脂質コアに達しない「プラークびらん」がある．ACS の 60～70 ％は不安定プラークの破裂によるものであり，20～25 ％は血管内膜のびらんによる血栓性閉塞，2～7 ％は calcified nodule が原因となる．

⑳ ACS に関係する因子（冠危険因子）

是正可能な要因	是正困難な要因
高血圧	加齢（女性では閉経後）
糖尿病	攻撃的，競争心の強い性格
脂質異常症	ストレスの多い生活
喫煙	家族歴
高尿酸血症	
運動不足	
肥満	

㉛ 胸痛に対する問診のポイント

1. 胸痛が持続しているか？
2. 以前に心臓の発作，PCI，CABG の既往があるか．あれば，以前の症状に似ているか？
3. 胸痛の性状：どんな感じの胸痛か？
4. 胸のどこが痛むか？
5. 胸痛の強さはどのくらいか？
6. 発症のタイミング．いつからか？
7. 基礎疾患があるか？
8. 随伴症状を伴ったか？
9. 増悪，寛解があったか？

不安定プラークの特徴としては，①薄い線維性被膜，②大きな脂質コア，③マクロファージを中心とした炎症細胞の浸潤．④陽性リモデリング，⑤微細な石灰化，⑥プラーク内の栄養血管の増殖，があげられる．

疫学

疫学研究から ACS 発症にかかわる多くの因子が明らかになってきている（⑳）．わが国における ACS の発症頻度は食生活の欧米化と生活スタイルの変化により最近まで増加傾向にあったが，年齢補正した心筋梗塞発症頻度は近年若干低下傾向に転じたと報告されている．

臨床症状

胸痛

胸痛発作の性質を迅速に正確に把握することが特に重要である（㉛）．場所は前胸部胸骨裏面が最も多いが下顎部や左肩，心窩部に放散痛が出現することもある．圧迫感，絞扼感，息苦しさなどを訴える．20 分以上持続するような胸痛，新たに出現するようになった胸痛，より軽度の労作や安静時に生じるなど，増悪する胸痛は ACS を疑う．

随伴症状

冷汗，嘔気など随伴症状を伴うような強い痛みも ACS を疑う．

身体所見

非 ST 上昇型 ACS 患者では多くの場合，有用な身体所見は認められない．ST 上昇型 ACS では下記の所見の有無が重症度評価に重要である．

バイタルサイン，身体所見

心拍数は交感神経の亢進から頻脈になることが多いが，下壁梗塞では徐脈となることも多い．血圧の左右差は解離性大動脈瘤を疑う．肺水腫では，起座呼吸，泡沫状痰がみられ，ポンプ失調では冷汗，チアノーゼを呈する．

心音

Ⅲ音は重症左室機能障害を反映する所見であり，経過中に新たに出現した収縮期雑音は僧帽弁逆流，心室中隔穿孔などを示唆する．

㉜ Killip 分類

クラスⅠ	ポンプ失調なし	肺野のラ音なく，Ⅲ音を聴取しない
クラスⅡ	軽症～中等度心不全	前肺野の 50 ％未満の範囲でラ音を聴取あるいはⅢ音を聴取する
クラスⅢ	重症心不全，肺水腫	前肺野の 50 ％以上の範囲でラ音を聴取する
クラスⅣ	心原性ショック	血圧 90 mmHg 未満，尿量減少，チアノーゼ，冷たく湿った皮膚，意識障害を伴う

呼吸音

湿性ラ音の有無，聴取範囲によってポンプ失調重症度が評価可能である（Killip 分類㉜）．肺水腫では SpO_2 は低下し，呼吸数が増加する．

検査

心電図検査

最初に行うべき検査である．ACS が疑われた症例には，速やかな評価が必要であり，病歴聴取，身体診察，心電図解釈を到着後 10 分以内に行わなければならない．

ST 上昇型 ACS：隣接する 2 誘導以上で凸状 0.1 mV 以上の ST 上昇を認め，鏡像変化として ST 低下を伴う．新たに出現した左脚ブロックもあてはまる臨床経過があれば ST 上昇と同様の意味を有する．なお，心筋梗塞超急性期には T 波急峻化を認めるのみであるため注意深い観察が必要である．経時的に ST 上昇，Q 波形成，冠性 T 波形成へと変化する（㉝）．ST 上昇を認める誘導から心筋梗塞の部位診断がなされる．純後壁梗塞では V_7～V_9 誘導（後壁誘導）ST 上昇の鏡面変化として V_1～V_3 の ST 低下を認める（㉞）．

非 ST 上昇型 ACS：連続した 2 つ以上の誘導で 0.05 mV 以上の水平または右肩下がりの ST 低下は，特にそれが変動し，胸部症状と一致すれば感度の高い虚血のサインである．前胸部誘導における対称性 0.2 mV 以上の T 波陰転も虚血の特異性が高い．なお，ST 上昇とは異なり ST 低下から部位診断を行うこと

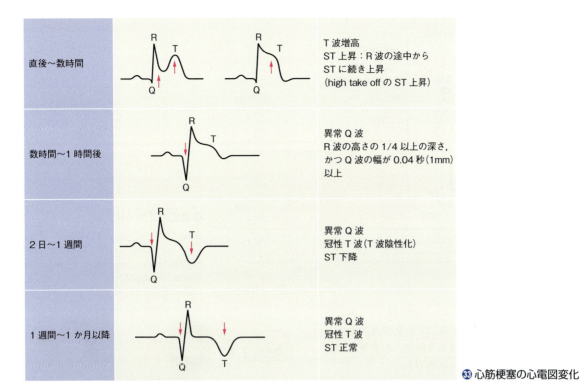

⑬ 心筋梗塞の心電図変化

⑭ ST上昇部位による梗塞部位

誘導	梗塞部位	責任冠動脈
I, aV_L ST上昇	高位側壁	対角枝または回旋枝近位
V_5～V_6 ST上昇	側壁	回旋枝
V_1～V_4 ST上昇	前壁中隔	左前下行枝
aV_L, V_1～V_6 ST上昇	広範囲前壁中隔	左前下行枝近位
II, III, aV_F ST上昇	下壁	右冠動脈または回旋枝
II, III, aV_F, V_3R, V_4R ST上昇	下壁+右室	右冠動脈近位
V_1～V_3 ST低下, R波増高 V_7～V_9 ST上昇	後壁	回旋枝

⑮ 心筋マーカーの種類と特徴

	上昇（時間）	正常化（日）	感度, 特異度
白血球数（WBC）	2～3	7	△
ミオグロビン	2～3	7～10	○
細胞質可溶性マーカー（H-FABP）	2～3	7～10	○
心筋クレアチンキナーゼ（CK-MB）	3～4	3～7	◎
クレアチンキナーゼ（CK）	3～4	3～7	○
トロポニンT・I	3～4	14～21	◎
心筋ミオシン軽鎖I	4～6	7～14	○
AST	6～12	3～7	×
LDH	12～24	8～14	×

◎：感度, 特異度ともに高い
○：感度は高いが, 特異度は劣る
△：感度, 特異度ともに劣る
×：診断に有用ではない.

はできない.

胸部X線検査

鑑別診断に有用である．肺うっ血，心拡大，胸水，縦隔陰影，気胸などのチェックを行う．

生化学マーカー

心筋細胞の壊死によって心筋細胞から酵素（CK-MB）や細胞内容物（トロポニンT・I, ミオグロビン）が逸脱する．これら心筋マーカーを測定することで心筋梗塞の診断が可能である．心筋壊死によって上昇する心筋マーカーは，それぞれ異なった時期に上昇し，異なる速度で減少する．感度，特異度が高いマーカーが診断に有益である．近年は，低値におけるばらつきが少なく，測定精度の高い高感度トロポニンが推奨されている（⑮）．CKやCK-MBの総遊出量は心筋壊死量（梗塞サイズ）と相関し，CK-MBが5％を超える場合に心筋壊死を疑う．

心エコー図検査

虚血のカスケード（⑯）で心電図異常や胸痛に先んじて壁運動異常が出現する．このため，虚血の早期診断に心エコーは有益である．局所壁運動の低下部位から梗塞部位，範囲が可視でき，責任冠動脈を推測できる．また，ST上昇を伴わない純後壁梗塞や2次性ST-

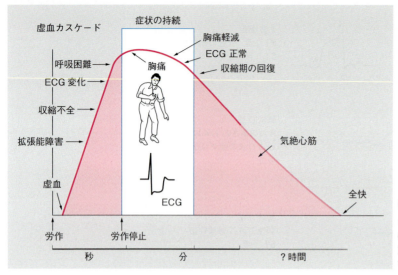

㊱ 虚血カスケード
(Opie LH, et al : Heart Physiology : From Cell to Circulation. 4th edition. Philadelphia : Lippincott Williams & Wilkins ; 2003. p.537.)

T変化を伴う左室肥大，脚ブロック合併例，ペースメーカ植込み例では壁運動異常の確認が心筋梗塞診断の一助となる．心機能評価，機械的合併症，右室梗塞の診断において心エコー図検査は必須である．

核医学検査

緊急安静時血流イメージングで虚血の証明は可能であるが，救急外来でこの検査ができる施設は限られ，急性期診断におけるわが国での役割は大きくない．壊死を生じた心筋は ^{99m}Tc ピロリン酸では集積（hot spot），血流イメージングでは負荷前後で血流再分布のない領域（cold spot）として検出される（㊲）．代謝イメージングと血流イメージング像の解離が大きい場合には心筋の機能回復が期待できる（㊳）．急性心筋梗塞後や非ST上昇ACSのリスク層別化，予後評価に利用される．

冠動脈CT

低侵襲で冠動脈病変の評価が可能である．陰性的中率が高いのが特徴であり，冠動脈CTで器質的疾患がないと診断されれば，ACSを高い確率で否定できる．心電図変化に乏しく，心筋マーカーの上昇を認めない非ST上昇型ACS例で低リスクの場合に用いられる．

冠動脈造影

ST上昇型ACSでは，primary PCIを予定した緊急冠動脈造影を行う．多くの場合，冠動脈の完全閉塞が認められ，血栓像を示唆する閉塞部に凸型の陰影欠損や（㊴），辺縁不明瞭な造影剤のしみ込み像が認められる．不安定狭心症では，辺縁が不均一な偏心性狭窄病変，プラーク破裂を示唆する中等度狭窄病変におけるもやもやした病変が多い．

診断

ST上昇型ACSのリスク評価

ST上昇型心筋梗塞の診療過程においてリスク評価

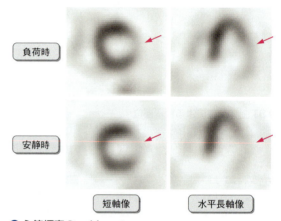

㊲ 心筋梗塞の cold spot
負荷前後で血流再分布のない領域（cold spot）が回旋枝領域に検出される．

が並行して行われるべきである．代表的なリスク評価にKillip分類（㉜），Forrester分類（㊵），TIMIリスクスコア（㊶）などがある．Killip分類はIII音，肺雑音，心原性ショックといったベットサイド所見に基づいた簡便なリスク分類であり，Forrester分類は心係数と肺動脈楔入圧に基づいてポンプ失調を分類している．TIMIリスクスコアは病歴と検査所見を組み合わせたリスク評価である．

鑑別診断

鑑別疾患としては，呼吸器疾患（肺炎，気胸，胸膜炎），消化器疾患（胆石，胃潰瘍，膵炎，逆流性食道炎，食道けいれん），胸壁関連疾患（帯状疱疹，肋骨骨折，肋骨肋軟骨解離），大動脈疾患（解離性大動脈瘤，真性大動脈瘤），心疾患（心膜炎，大動脈弁狭窄症，閉塞性肥大型心筋症，狭心症），心因性など数多くの疾患があげられる．

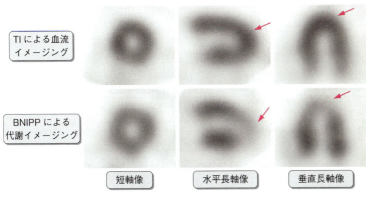

㊳ 血流イメージングと代謝イメージングのミスマッチ
心尖部に血流イメージングと代謝イメージングにミスマッチを認める.

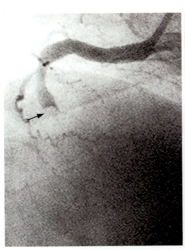

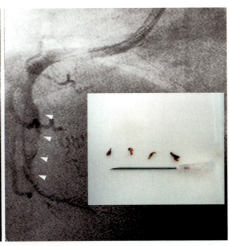

㊴ 心筋梗塞のカニ爪状血栓像
ST上昇ACSの緊急冠動脈造影所見. 右冠動脈に凸状の陰影欠損を認める (矢印).
ガイドワイヤー通過後の血栓像 (三角).

㊶ 非ST上昇ACSのTIMIリスクスコア

1. 年齢 ≧ 65歳
2. 3つ以上の冠危険因子
3. 既知の50%以上の冠動脈狭窄
4. 心電図のST偏位
5. 24時間以内に2回以上の発作
6. 7日以内のアスピリン服用
7. 心筋バイオマーカーの上昇

各項目を1点でカウント.
0〜2：低リスク
3〜4：中等度リスク
5 ≧：高リスク

㊵ Forrester分類

心係数 2.2 L/分/m²	I 血行動態正常	II 肺うっ血 利尿薬 血管拡張薬
	III 低心拍量 補液 右室梗塞に注意	IV 肺うっ血, 低心拍量 強心薬, 利尿薬, 血管拡張薬, 機械的循環補助

肺動脈楔入圧　18 mmHg

突然発症し, 胸痛を主訴とする他の重大疾患としては解離性大動脈瘤, 肺血栓塞栓症, 緊張性気胸などを念頭におく必要がある. これらの疾患の鑑別には造影CT検査が有益である.

なお, 高齢者, 糖尿病例では非典型的な症状であるため診断が遅れることが少なくなく, 心不全で発症することもあるため留意が必要である.

治療

初診時心電図におけるST上昇の有無によってトリアージされる. すなわち, ST上昇型ACSと非ST上昇型ACSに大別され, 初期治療の方針が決定される (㉘).

ST上昇型ACS

プレホスピタルケアと初期治療：集中治療室により不整脈のモニタリングが可能となったこと, 再灌流療法が確立したことによって院内予後は著しく改善した. しかし, 病院到着前の院外死亡は依然として高率であり, 病院到着前死亡例の約6割は心室細動によるものである. 到着後直ちに心電図のモニタリングを開始, 静脈路を確保しニトログリセリンを舌下する. 胸痛が高度の場合にはモルヒネを投与して除痛を図る. ST

上昇型 ACS の場合は primary PCI を前提としたアスピリンと血小板 P2Y12 阻害薬の loading 投与を行う．

再灌流療法：再灌流療法が心筋梗塞治療の根幹をなし，早期再灌流が鍵となる．再灌流によって梗塞サイズ縮小，心機能の温存を図る．再灌流療法は，血栓溶解療法と冠動脈形成術（経皮的冠動脈インターベンション〈percutaneous coronary intervention：PCI〉）に大別される（㊷）．primary PCI のメリットとしては，①高い再灌流成功率，②残存狭窄が軽度で再閉塞リスクが低い，③低率な出血性合併症，④禁忌が少ない，⑤梗塞後狭心症などの心事故が低率，⑥心原性ショックにも有効，などがあげられる（㊸）．

発症からの時間，緊急 PCI 施行の可否によって適切な再灌流療法を選択する．発症後 12 時間以内の症例は原則 primary PCI を選択するが，3 時間以内で primary PCI が不可能な症例と 3〜12 時間以内で PCI に 2 時間以上を要する症例に血栓溶解療法を選択する．12 時間以上経過した症例でも不安定な血行動態，持続する虚血進行のサイン，危険な不整脈などを認めれば primary PCI が選択される（㊹）．PCI を施行する際には橈骨動脈アプローチが優先され，薬剤溶出性ステント（drug eluting stent：DES）が汎用されている．なお，血栓溶解薬は投薬禁忌があるため施行前に病歴を確認することを忘れてはならない（㊺）．

非 ST 上昇型 ACS

治療には早期侵襲的治療戦略と早期保存的治療戦略がある．前者は入院早期に冠動脈造影を実施し，必要に応じて血行再建を行うものであり，後者は薬物療法を先行させ，その後の症状再燃や虚血検査の結果に応じて冠動脈造影，血行再建を行う治療戦略である．この選別のためには早期のリスク評価が重要である．このリスク評価には TIMI リスクスコア，GRACE リスクモデルなどがあり（㊻），リスクスコアの増加に伴い直線的に相関して予後が不良となる．したがって，リスクスコアの高い症例ほど早期侵襲的な治療が選択され，低リスク患者では保存的治療戦略が選択される（㊼）．早期侵襲的治療を優先すべき症例を㊽に示す．なお，非 ST 上昇型 ACS 患者に血栓溶解療法は無効のため禁忌である．

併用される薬物療法：血行再建後には 2 剤の抗血小板療法（アスピリン＋血小板 P2Y12 阻害薬）で 12 か月内服を基本とし，その後もアスピリンは永続的に投与する．また，心室リモデリング防止を目的としアンジオテンシン変換酵素（ACE）阻害薬またはアンジオテンシン II 受容体拮抗薬（ARB）の投与を行う．冠攣縮が関与する場合にはカルシウム拮抗薬，心機能の低下を認めれば β 遮断薬を併用する．二次予防としてリスク因子のコントロールを行う．特にスタチンを積極的に投与する．

合併症

不整脈

あらゆる種類の不整脈が梗塞後早期に認められる．

心室細動：発症後 30〜60 分の早期，さらに 4〜48 時間以内に生じうる．心原性ショックや重症心不全症状を伴わない一次性心室細動は発症後早期に生じることが多く，除細動に成功すれば長期予後には影響しない．一方，心原性ショックや重症心不全症状に伴う二次性心室細動は遅れて出現し，その予後は不良である．直ちに電気ショックによる除細動を行い心肺蘇生を行う．

心室頻拍：梗塞後 48 時間以内に認められることが多い．血行動態の破綻を生じる持続性 VT は同期下電気ショックを行う．血行動態が安定している場合には，抗不整脈薬による治療を考慮してもよい．アミオダロ

㊷ 再灌流療法の分類

血栓溶解療法	経静脈的投与（全身投与）	
	冠動脈内投与	
冠動脈形成術（施行時期による分類）	primary PCI	血栓溶解療法なく直接 PCI
	immediate PCI	血栓溶解療法に引き続き PCI
	rescue PCI	血栓溶解療法不成功例に対し PCI
冠動脈バイパス術		

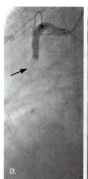
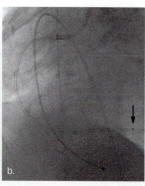
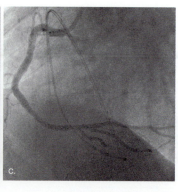

㊸ primary PCI 施行例
a：右冠動脈の完全閉塞（矢印）．
b：血栓吸引療法（矢印は吸引カテーテルの先端）．
c：再灌流後の冠動脈造影．

ンの静注を行い，治療抵抗性にはニフェカラントも考慮する．急性期を過ぎてもなお，突然死の危険がある場合には植込み型除細動器（ICD）を考慮する．

促進性心室固有調律：slow VT と呼ばれる．障害された心筋周囲の自動能亢進により洞結節の自動能のスピードを上回って生じる．ほとんどの場合，循環動態に影響なく自然に洞調律に復する．

心房細動：心筋梗塞に合併する上室性不整脈のなかで最も多くみられ，高齢者，心不全合併例では頻度が高い．血行動態悪化，難治性の虚血を伴う場合には同期下電気ショックを行う．血行動態悪化，心不全がなければ，薬物で脈拍数のコントロールを行う．

房室ブロック：右冠動脈を責任病変とする下壁梗塞でII度以上の房室ブロックは約10％に合併する．下壁梗塞に伴う完全房室ブロックは房室結節枝の虚血により，一時的に頸静脈的ペーシングを行う．再灌流によって速やかに洞調律に復することが多く，恒久的なペーシングは不要である．前下行枝を責任とする前壁中隔梗塞でII度以上の房室ブロック合併はまれである．しかし，合併した場合にはHis-Purkinje系，およびその末梢の伝導障害による房室ブロックのことが多く，心機能は悪く，その予後は不良である．治療としては恒久的ペースメーカが適応となる．

心室期外収縮：必ずしもその後に心室細動が発症するわけではなく，Ic群抗不整脈薬の投与は行わない．

心不全

心筋壊死により心筋の収縮力を失うため高率に心不

㊺ 血栓溶解療法の禁忌

1. 脳出血または出血性脳梗塞の既往（時期を問わず）
2. 半年以内の脳梗塞
3. 中枢神経系の外傷または悪性新生物
4. 最近の広範囲外傷，大手術，頭部損傷（3週間以内）
5. 1か月以内の消化管出血
6. 活動性出血
7. 大動脈解離
8. 圧迫止血困難な穿刺（肝生検や腰椎穿刺）

㊻ ST上昇心筋梗塞のTIMIリスクスコア

危険因子とTIMIリスクスコア		リスクスコア/30日死亡率	
65〜74歳	2点	0	(0.8%)
≧75細動	3点	1	(1.6%)
糖尿病，高血圧，狭心症	1点	2	(2.2%)
収縮期血圧＜100	3点	3	(4.4%)
心拍数≧100	2点	4	(7.3%)
Killip分類クラスII以上	2点	5	(12.4%)
体重＜67 kg	1点	6	(16.1%)
前胸部誘導でST上昇または左脚ブロック再灌流までの時間≧4時間	1点	7	(23.4%)
		8	(26.8%)
リスクスコア合計点	0〜14点	＞8	(35.9%)

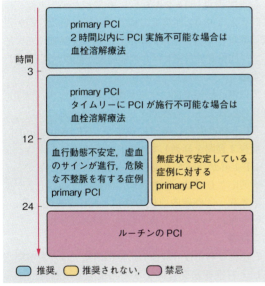

㊹ 再灌流療法の選択

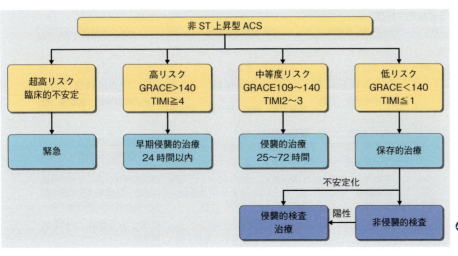

㊼ 非ST上昇型ACSの治療方針

全を発症する．左室心筋の 40 ％以上が一気に壊死に陥ると心原性ショックを呈する．また，比較的広範囲の心筋梗塞では亜急性期に左室のリモデリングにより，左室内腔の拡張，収縮-拡張不全をきたし心不全を発症する．重症例では血行動態をモニタリングしながら（⓴），強心薬，血管拡張薬，利尿薬を用い呼吸管理を行う．奏効しない場合には IABP，PCPS などの補助循環装置を考慮する．再灌流療法が確立した今日においても，心原性ショックの治療成績は依然として不良である．

機械的合併症 （☞「急性心筋梗塞後の合併症」p.209）

　機械的合併症を⓭に示す．左室の構造物が一部破壊されることによって生じ，破壊される場所によって左室自由壁破裂，僧帽弁乳頭筋断裂，心室中隔穿孔の 3 つに分けられる．いずれの合併症も早期再灌流によって合併は著しく減少したが，緊急で外科的修復を要し，その予後は依然として不良である．

左室自由壁破裂

：加齢とともに上昇し，女性に多くみられる．広範な梗塞例で発症後 1 週間以内が多い．短時間にショックに至る blow-out 型と，それよりも緩徐に出血し心タンポナーデに至る oozing 型に分類さ

⓮ 早期侵襲的治療を優先すべき症例

薬物治療に抵抗する発作を繰り返す症例（緊急冠動脈造影）
初期治療によっていったん安定化したが，症状が再燃した症例（緊急冠動脈造影）
病理，身体所見，心電図，生化学検査から高リスクと判断（準緊急冠動脈造影）
初期治療で安定化した高〜中等度リスク症例
非侵襲的検査による高度な虚血所見や左室機能低下を認める症例
6 か月以内の PCI 既往例
冠動脈バイパス術既往例
冠攣縮が疑われる症例

れる．blow-out 型は胸痛を訴える前に無脈性電気活動（pulseless electrical activity：PEA）に陥る．心エコー図検査ではエコーフリースペースとして観察される．急激に心嚢液が貯留する場合には少量でもショックに至るため，心嚢液の量で判断してはならない．

僧帽弁乳頭筋断裂

：急性の僧帽弁閉鎖不全症を生じ，心不全やショックに至る．発症率は 0.3 ％程度とされる．後乳頭筋は右冠動脈のみで灌流されているため後下壁梗塞に伴う後乳頭筋断裂が多く，二重支配を受けている前乳頭筋の断裂はまれである．心筋梗塞発症後 1 週間以内が多く，心尖部付近で軟性の収縮期雑音を聴取するが，心尖部で振戦は触知しない．心エコー図検査で，僧帽弁の逆流と断裂した乳頭筋が観察される（⓾）．

心室中隔穿孔

：広範囲前壁中隔では心尖部に，下壁梗塞では心基部よりに生じる．突然の胸痛，呼吸困難などで発症し，心不全，ショックに陥る．以前は，発症後数日で出現し 1〜2 ％程度にみられたが，再灌流療法時代となり 0.2 ％程度に減じている．新たな粗い汎収縮期雑音を胸骨左縁に聴取し，振戦を触知する．心エコー図検査で左室レベルの短絡流が観察される（㉛）．

心室瘤

　貫壁性心筋梗塞後に病巣が瘢痕菲薄化し，収縮期に奇異性収縮を生じる状態を呈する．再灌流に成功すると ST 上昇は直ちに基線に復すが（ST resolution），発症後 4 週間を経過しても ST が基線に復することなく ST 上昇が持続する場合には心室瘤形成を考える．手術適応としては，①内科的治療抵抗性の心不全や重症不整脈，②瘤壁内血栓の存在と血栓塞栓症（㉜），③冠動脈バイパス術の適応合併，があげられる．

右室梗塞

　右冠動脈右室枝分岐前の近位部閉塞では，左室梗塞に加え右室梗塞を合併する．心電図では右胸部誘導

⓭ 心筋梗塞における機械的合併症

		心室中隔穿孔	左室自由壁破裂	僧帽弁乳頭筋断裂
頻度	再灌流療法以前	1〜3 ％	1〜6 ％	2〜3 ％
	再灌流療法時代以降	0.2 ％	0.3 ％	＜1 ％
発症時期		1 から 14 日	1 から 14 日	1 から 14 日
臨床症状		胸痛，呼吸困難，低血圧	意識消失，胸痛，低血圧，突然死	突然の呼吸困難，肺水腫，低血圧
身体所見		汎収縮期雑音，thrill（＋），III 音，肺水腫，心原性ショック	頸静脈怒張，奇脈 electromechanical dissociation，心原性ショック	収縮期雑音，thrill（−）重症肺水腫，心原性ショック
心エコー		心室中隔穿孔，左右短絡，肺動脈血での酸素飽和度上昇	心嚢液貯留，心タンポナーデの所見，electromechanical dissociation	重症僧帽弁逆流，弁尖の過剰な動き，乳頭筋または腱索断裂，肺動脈楔入圧 V 波上昇
治療		IABP，人工呼吸，早急な外科治療	blow-out 型；緊急手術 oozing 型；心嚢穿刺，緊急手術	IABP，人工呼吸，早急な外科治療

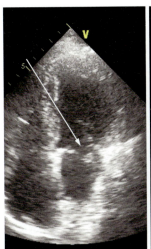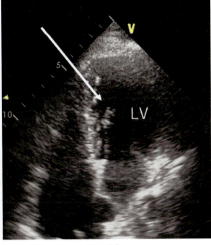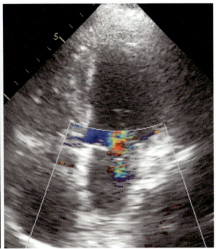

a. 後乳頭筋の断裂（収縮期）　　b. 後乳頭筋の断裂（拡張期）　　c. 僧帽弁逆流（収縮期）

㊿ 僧帽弁乳頭筋断裂
断裂した乳頭筋と僧帽弁逆流を認める．

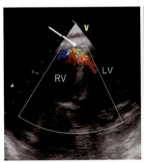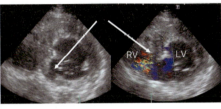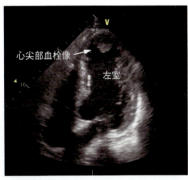

51 心室中隔穿孔
心尖部に心室中隔穿孔による左右短絡を認める．

52 心尖部左室内血栓像
心尖部心筋は菲薄化し，ボール状の血栓を認める（矢印）．

（V_3R，V_4R）でST上昇を認め，血行動態的には右室収縮力，拍出量の低下による左室充満の低下，それに伴う低心拍出状態をきたすためForrester分類のIIIを呈する．Swan-Ganzカテーテルを挿入し，血行動態をモニタリングしながら急速な大量補液を行い，房室ブロックを伴う場合には心房・心室ペーシングを行う．

心膜炎と心筋梗塞後症候群

心筋壊死に伴い，炎症が心膜まで及ぶことによって心膜炎は心筋梗塞発症後1〜3日後に出現する．合併は梗塞サイズに比例するが，再灌流療法によって頻度は減少してきている．心膜摩擦音で発見されることが多く，心タンポナーデを合併することはまれである．治療は対症的に行われ，ステロイド，NSAIDsの使用は梗塞巣の修復を遅延させるため避ける．心筋梗塞後症候群（Dressler症候群）は心筋梗塞後1〜8週間後に出現する遅発性の合併症である．原因としては心筋抗原に対する免疫機序が想定されている．免疫複合体は心膜，胸膜，肺に沈着し多漿膜炎をきたす．胸痛，発熱，倦怠感などの全身症状を訴える．多漿膜炎をX線撮影，心エコー図検査などで確認することで鑑別される．アスピリン，NSAIDsにより症状は軽快する．無効であればステロイドを用いる．

生活指導

喫煙者には禁煙を指導する．受動喫煙の観点から家人の禁煙も進める．定期的な運動習慣，体重の管理，服薬の重要性を指導し自己中断による休薬がなく遵守するように指導する．これらを包括的に行うことが重要である．包括的心臓リハビリテーションは，①運動トレーニングと運動処方，②冠危険因子の管理と二次予防，③心理社会的因子および復職就労に関するカウンセリング，の3要素から成り，QOL，予後の改善をもたらす．

陳旧性心筋梗塞
old myocardial infarction (OMI)

概念
- 急性心筋梗塞発症後ある一定期間が経過した状態を指す（おおむね1か月以降）．

病態生理
急性心筋梗塞の院内死亡率は5％内外と改善したが，遠隔期において慢性心不全の原因として約30％を虚血性心疾患が占め，心不全の基礎疾患として重要となる．心不全防止には，進行性に左室容積が拡張し駆出率が低下していく左室リモデリングの抑制が重要である．

心筋梗塞後には胸痛などの自覚症状はないが，運動負荷心電図や心臓核医学検査などで一過性の虚血を認められる無症候性心筋虚血が少なくない．無症候であっても，症候性と比較しその予後が同程度であることは留意を要する．慢性心筋虚血において左室駆出率の低下は単独因子として最も強力な突然死の予測因子である．

診断
急性心筋梗塞の診断を得ている症例の診断は容易である．急性心筋梗塞の既往が明らかでない症例では，心電図上の異常Q波，心エコー図検査での局所的な壁運動異常および壁菲薄化，冠動脈造影所見などから総合的に診断する（㊾）．

陳旧性心筋梗塞の診断を得たのちには心筋虚血の精査を行う．Cohn II型に該当する無症候性心筋虚血を高率に合併し（㊿），無症候であるために診断が遅れがちとなることは注意すべき事項である．

検査
Holter心電図：長時間の心電図記録が可能であるが，体位によるST変化など非特異的な変化がある点は留意を要する．

運動負荷心電図：感度，特異度はそれぞれ50％，80％と決して高くなく確診には至らないことが多い．

負荷心筋SPECT，PET：診断の精度は感度92％，特異度68％と高く，定量的に評価し，心筋生存性，心機能，残存虚血の評価を行う．しかし，3枝病変では診断が難しいことがある．PETはSPECTに比し，時間，空間分解能に優れ3枝でも診断が可能であるが，施行可能な施設は限定される．

冠動脈CT：空間および時間分解能に優れ，64列CTは感度88％，特異度96％と報告されている．特に陰

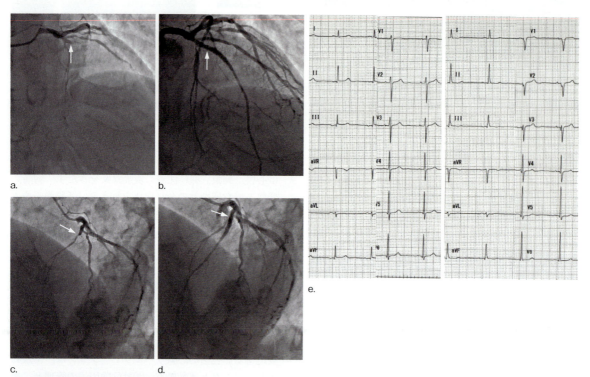

㊾ 冠動脈形成術前後の左冠動脈造影
a. 左前下行枝は近位部で完全閉塞を認める（矢印）
b. 治療後の左前下行枝（矢印）
c. LAO viewにおける左前下行枝の完全閉塞（矢印）
d. 治療後（矢印）
e. 検診時心電図（左図：1年前，右図：今期受診時）．明らかな自覚症状はなかったが，今回の心電図でV₁〜V₃に異常Q波を認めた．

34 無症候性心筋虚血の分類

Cohn I 型	完全に無症候.
Cohn II 型	心筋梗塞に伴って発現する. 残存虚血があっても無症候のもの. 心筋梗塞の2～5割と高頻度であるとされるが, わが国では急性期に冠動脈造影を実施し, PCI による治療を受けているため頻度は低いものと思われる.
Cohn III 型	無症候と症候性虚血発作の両者を合併する狭心症を指す.

性的中率が98％と高い点が特徴である.

MRI：シネ MRI で局所壁運動異常, 壁菲薄化が評価され, 遅延造影 MRI で梗塞範囲, 心筋生存性の評価が行われる.

鑑別診断

高度低左心機能例では虚血性心筋症や拡張型心筋症との鑑別が必要となる.

治療

治療は, ①再梗塞の予防, ②心不全対策, ③致死的不整脈の対策, の3本柱からなる.

再梗塞対策

冠危険因子の是正, 抗血小板薬と β 遮断薬の投与が根幹をなす. 冠危険因子である脂質異常, 高血圧, 糖尿病, 肥満, 喫煙などすべての危険因子を是正し, 動脈硬化の進展を抑制し再梗塞発症を予防する.

心不全対策

左室リモデリングの防止に ACE 阻害薬, ARB を投与し, 低左心機能例には β 遮断薬を用いる. 狭窄があっても症状を呈さない無症候性心筋虚血が多いため, 残存虚血の有無を評価し, 必要に応じて PCI, または CABG による血行再建を考慮する. 無症候であっても明らかな虚血があれば血行再建の適応になりうる.

不整脈対策

急性心筋梗塞とは異なり致死的な不整脈が出現する機会は多くない. しかし, 心不全, 新たな虚血に伴って致死的な不整脈を合併することがある. また, 陳旧性心筋梗塞を器質とした心室性不整脈を生じることもある. このため, 動悸, 失神などの症状に留意することが重要である. 必要に応じて不整脈に対し, カテーテルアブレーションや ICD 移植などの対策を講じる. 心筋梗塞慢性期の重症心室性不整脈の機序はリエントリーが中心となるため症例に応じてアブレーションが行われる. 心筋梗塞急性期には ICD 移植の総死亡への好影響がなかったことから, 1か月以上経過したのちに ICD の適応の判定を行う. ICD は急性期を脱した心機能低下例（EF < 35％）の突然死の一次予防, あるいは持続性心室頻拍, 心室細動の二次予防に有用である.

(中村正人)

急性心筋梗塞後の合併症

急性心筋梗塞後の主な合併症として, ①不整脈, ②ポンプ失調（左心不全, 心原性ショック, 右室梗塞による右心不全）, ③機械的合併症（左室自由壁破裂, 心室中隔穿孔, 僧帽弁乳頭筋断裂）, などは死亡率が高く, これらの予防, 治療は院内死亡率改善にきわめて重要である. さらに慢性期には, 心膜炎, 心機能低下例の突然死などがある. 梗塞後狭心症, 再梗塞, 心室瘤は急性期に冠動脈インターベンションが施行されるようになり減少した.

不整脈

歴史的には CCU の導入により心筋梗塞症例の不整脈死亡は減少したが, 病院到着前に14％以上の患者が院外心停止により死亡しており, いまだに急性期死亡原因として重要である.

心停止

心停止は脈を触知することができない心臓の機械的な活動停止であり, そのなかに心室細動（VF）, 無脈性心室頻拍（無脈性 VT）, 無脈性電気活動（PEA）および心静止（asystole）が含まれる. 発症早期に出現する VF/無脈性 VT は再灌流障害に伴うことが多く, 電気的除細動が有効である. VF/無脈性 VT 発生からできるだけ早く（5分以内に）電気ショックが実施された場合は除細動成功率が高く, 脳神経後遺症を残さず蘇生される可能性があり, 1分遅れるごとに10％死亡率が上昇するといわれている. 電気的除細動後にも不安定な場合には, アミオダロン, ニフェカラントを使用する.

一方, 心静止は心臓が電気的にも機械的にも活動を停止している状態, PEA は心臓の電気的活動は認められるが脈拍が触れない状態と定義され, いずれも電気的除細動は無効である. これらの心リズムを生じる原因として左室自由壁破裂, 心タンポナーデ, 低酸素血症, 低・高カリウム血症, アシドーシスなどさまざまな病態がある. 包括的な心肺蘇生が必要である.

徐脈性不整脈

徐脈性不整脈で重要なものとしては, 洞機能不全症候群（SSS）と房室ブロックがある. 心筋梗塞後に頻度が多いのは房室ブロックであり, 下壁梗塞に合併することが多い. 一過性の房室結節内ブロックであり虚血改善に伴い改善することが多い. 一時的ペースメーカを必要とするが, 恒久的ペースメーカが必要な例はわずかである. 急性期に硫酸アトロピンを静注し, ペー

循環器疾患

9

虚血性心疾患

スメーカを準備するが，β刺激薬は禁忌であり使用しない．

ポンプ失調

左室梗塞

心筋梗塞は左室心筋の壊死がその主たる病態のため左心不全を合併する．心筋壊死巣の大きさは心機能低下と予後を決定する重要な要素である．左心心筋の20％以上が梗塞に陥ると左心不全徴候が出現し，40％を超えると心原性ショックに陥るとされている．左心不全の場合，後方不全は肺うっ血であり，ラ音の出現，肺水腫による酸素化障害をきたし，前方不全は尿量減少，ショックなどを伴う．

ポンプ失調の重症度としてKillip分類（32, p.200）があり，Swan-Ganzカテーテルから得られる血行動態を指標としたものにForrester分類（55 a）がある．いずれもポンプ失調の重症度を示し，予後と関連する．また病歴と身体所見からうっ血および組織低灌流の有無を判断し，Forrester分類に類似した4つの病態に分け，治療方針決定に利用することができる（55 b）．

後方不全によるうっ血に対しては，利尿薬，血管拡張薬，モルヒネ塩酸塩を使用し，前方不全に対しては，カテコラミンの使用，大動脈内バルーンパンピング（IABP），ショック例には経皮的人工心肺などを用いる．

酸素投与のみで酸素化が不十分な際には，呼気終末陽圧呼吸（positive end-expiratory pressure：PEEP）を用いた人工呼吸もしくは気管内挿管を行わずマスクを用いた非侵襲的陽圧換気療法（noninvasive positive pressure ventilation：NPPV）が有効である．

α型ヒト心房性Na利尿ペプチド（human atrial natriuretic polypeptide：hANP）であるカルペリチドは強力な血管拡張作用と利尿作用および交感神経系，レニン-アンジオテンシン系，バソプレシンなどに対して生理的拮抗作用があり，心保護薬としての効果や腎保護作用も期待できる．

アンジオテンシン変換酵素（ACE）阻害薬やアンジオテンシンII受容体拮抗薬（ARB）には心筋梗塞後左室のリモデリングを改善し，心不全の予防と予後改善効果があるため，心筋梗塞発症後はなるべく早期に開始し，継続投与する．

β遮断薬は，急性期には不整脈予防効果，慢性期には梗塞サイズの縮小や予後の改善に効果があり，可能であれば早期に開始したい．ただし，急性期に高度の徐脈や心不全を合併している場合には安定期まで投与開始を待つ．

難治性心不全例は心エコー検査により機械的合併症を確実に否定することが重要である．

右室梗塞

心筋梗塞によるポンプ失調が通常左室不全であることから，右室梗塞による右心不全は奇異に感じる．著しい低心拍出にもかかわらず，肺水腫がなく酸素化は問題がない．これは右室の後方不全が全身うっ血であり，前方不全が肺に供給する血液量が低下するためである．右冠動脈の閉塞に合併することが多く，下壁梗塞例では常に右室梗塞の存在に注意を払うことである．低血圧，乏尿などの低心拍出量徴候が認められ，

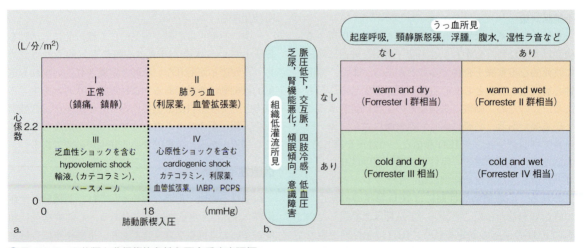

55 Forresterの分類と非侵襲的急性心不全重症度評価
a：Forrester分類とそれぞれの治療法を示す．
b：臨床所見からみた重症度評価を表す．
IABP：大動脈内バルーンポンプ，PCPS：経皮的心肺補助装置．
（浅野竜太ほか：急性心筋梗塞後の合併症．内科学書，改訂第8版，Vol.3．東京：中山書店；2013．p.199，図218．）

かつ肺うっ血所見がない場合には右室梗塞を疑う．頸静脈怒張，浮腫などを伴うこともあるが，脱水であればこれらを認めないこともある．心電図右側胸部誘導（V₄R）のST上昇，心エコーによる右室壁運動異常や右室の拡大，Swan-Ganzカテーテルで測定される右房圧上昇などにより診断される．

　右室前負荷を増やすことが治療には必要であり，輸液を急速に行う．心筋梗塞による心不全に急速輸液は注意が必要であり，Swan-Ganzカテーテルを用いた血行動態のモニタリングが推奨される．右室前負荷を上げるが，肺動脈楔入圧（PCWP）15 mmHgを超えない程度に急速輸液を行う．輸液，薬物治療で効果不十分の場合はカテコールアミン，さらにはIABP挿入が必要となる場合がある．

機械的合併症

　機械的合併症による心不全は急性心筋梗塞に特徴的なものであり，そのほとんどが早期の外科的治療を要する（56）．

左室自由壁破裂

　左室自由壁破裂は急性心筋梗塞症例の0.8〜6.2％に発生し，突然に破裂が生じて急速に心タンポナーデとなるblow-out型と，徐々に心膜腔内に出血するoozing型に分類されるが，救命はきわめて困難である．最近では心エコー検査などの発達で早期診断が可能となり，一部の救命例が報告されるようになった．意外と心筋壊死量の小さな心筋梗塞で合併することもまれではない．

心室中隔穿孔

　心室中隔穿孔（ventricular septal perforation：VSP）は0.2〜3％に合併する．外科的治療を行わない場合の予後はきわめて不良である．新たに出現した全収縮期雑音の聴取と心エコーによる短絡血流の証明から診断は容易である．当初病態が安定していても，通常左右短絡量は経時的に増加し，重篤な心不全状態になることが多い．したがって，診断が確定次第，早期の手術が推奨される．前壁中隔梗塞に伴うことがもまれではない．

僧帽弁乳頭筋断裂

　心筋梗塞急性期に僧帽弁逆流（MR）が認められる頻度は13〜18％といわれており，その原因として左室拡大，僧帽弁乳頭筋不全，乳頭筋断裂，腱索断裂によるものがある．通常は利尿薬，血管拡張薬の投与による内科的治療で改善することが多い．ところが，乳頭筋断裂は心筋梗塞の約1％に合併し，心尖部に強い

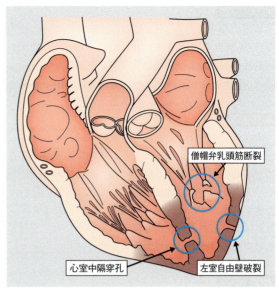

❺⓺ 急性心筋梗塞の機械的合併症

（浅野竜太ほか：急性心筋梗塞後の合併症．内科学書，改訂第8版，Vol.3．東京：中山書店；2013．p.199，図219．）

全収縮期雑音が突然聴取されることから疑われ，心エコー検査では僧帽弁逸脱所見，時に断裂した乳頭筋の一部を観察できる．IABPを含めた強力な内科的治療によっても心不全管理は困難であり，緊急僧帽弁置換術の適応となる．下壁梗塞に伴い，後乳頭筋が断裂することが多い．

（伊苅裕二，浅野竜太，住吉徹哉）

非動脈硬化性冠動脈疾患

　冠動脈疾患の少数は動脈硬化によらない冠動脈疾患であり，先天性心疾患と後天性心疾患に分けられる．冠動脈の異常はしばしば突然死の原因として発見される．非動脈硬化性冠動脈疾患の概要を❺⓻に示した．後天性心疾患は炎症や結合組織異常を基盤にするが，冠動脈硬化の進行が加わって疾患を形づくる．

先天性心疾患

冠動脈起始異常

anomalous origin of coronary artery

〔概念〕
- 左（右）冠動脈が右（左）冠動脈洞から起始する奇形である．大動脈と肺動脈間を抜けて左前方に出る型のほかに，左冠動脈が肺動脈の前方を回る型，大動脈のうしろを回り左前方にくる型がある．

疫学・分類

本症の罹患率は約 1〜5％で，若年の突然死の成因の 20％程度を占めるといわれている[1]．左冠動脈右冠動脈洞起始および右冠動脈左冠動脈洞起始（anomalous origination of a coronary artery from the opposite coronary sinus：ACAOS）がある．

病態生理

大血管間隙を抜ける型は，運動負荷時に心収縮期に圧迫された冠動脈が扁平となり，冠動脈血流量が維持できず心拍出量の低下，徐脈，心停止を招き，突然死のリスクが高い．冠血流低下，再灌流などが心室性不整脈を誘発することもある．通常，右冠動脈より左冠動脈はより広範囲の左室灌流をしているため，左冠動脈の虚血のほうが（右冠動脈より）心血管イベントにつながりやすいといわれている．

検査・診断

冠動脈造影がゴールドスタンダードであるが，近年は CT，MRI による診断も増えてきている（❸）．また一部の患者には血管内超音波，冠血流予備量比（FFR）測定などの侵襲的検査も有用との報告がある．

❺ 非動脈硬化性冠動脈疾患の分類

1. 先天異常
冠動脈起始異常
左冠動脈肺動脈起始症
左冠動脈右冠動脈洞起始症および右冠動脈左冠動脈洞起始症
冠動脈瘻
単冠動脈
冠動脈低形成または無形成
冠動脈心内短絡
2. 冠動脈の炎症性疾患
川崎病
高安動脈炎
巨細胞性動脈炎
梅毒性冠動脈起始部狭窄
その他の血管炎
3. 冠動脈塞栓症
大動脈弁または僧帽弁感染性心内膜炎
大動脈弁位または僧帽弁位人工弁感染性心内膜炎
異常自己弁または左室壁在血栓
心房細動由来の塞栓
血小板塞栓
4. その他の機械的閉塞
冠動脈解離
Marfan 症候群における冠動脈解離
冠動脈入口部への大動脈弁粘液様ポリープ逸脱
Valsalva 洞解離または破裂
経カテーテル大動脈弁植込み術，大動脈および大動脈弁位の手術に伴う冠動脈閉塞
5. 機能的閉塞
冠動脈攣縮
心筋ブリッジ

治療

症候性であれば治療適応である．β 遮断薬の内服や，経皮的冠動脈形成術が有効であったという報告があるが，外科手術が第一選択となる．冠動脈の入口部を塞いでいる膜状構造物を除去する，新しい冠動脈入口部をつくる，冠動脈バイパス術（起始異常の血管は近位部で結紮することでバイパス血管の開存を保つ）などが行われる．

単冠動脈　single coronary artery

まれな心奇形であり 1 本の冠動脈がすべての心筋に動脈血を供給する．冠動脈造影を行った患者を対象に行った解析では人口の約 0.024％に認められると考えられている．40％は他の心奇形を合併し，単冠動脈のみでは症状発現はない．冠動脈の起始部と主幹部の走行により 3 群に分類され，長期予後は良好である．

左冠動脈肺動脈起始症（Bland-White-Garland 症候群），冠動脈瘻

☞「冠動脈奇形」p.251

冠動脈の炎症性疾患

川崎病　Kawasaki disease（KD）

概念

● 川崎病は主に 5 歳以下の乳幼児に好発する原因不明の疾患であり，全身の中小動脈に血管炎を生じ合併症として冠動脈病変の有無を確認することが最も重要である．

● わが国では有病率は 10 万人あたり 243 人といわれ，米国のそれと比較すると多い．男性に多い．患者の同胞の罹患率の高さや季節性などから，遺伝的な要素や何らかの環境要因の関与も疑われている．

● 再発率は 3％程度で致死率は 0.015％である．成人期に冠動脈瘤を残さない場合でも，血管内皮機能異常が起こるといわれている[2,3]．

病態生理

発症は突然の 38℃以上の発熱が 5 日以上持続し，口唇の発赤と乾燥亀裂，眼球結膜充血，非化膿性頸部リンパ節腫脹，体幹の紅斑，手足の硬性浮腫，指趾先端の紅斑と回復期の特異的落屑を認める．川崎病冠動脈炎は川崎病発症から 6〜8 日で内膜および外膜の炎症細胞浸潤として始まり，約 10 日で汎動脈炎となる．高度の炎症は約 12〜25 日程度持続し，約 40 日で炎症は鎮静化する．破裂することはまれであるが，内部にある血栓が冠動脈狭窄，閉塞に寄与すると考えられている．1 年以内の心筋梗塞発症は約 1％で，また虚血性心疾患への進行は 3％といわれている．

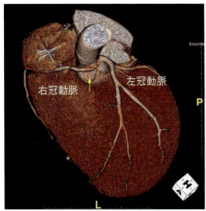
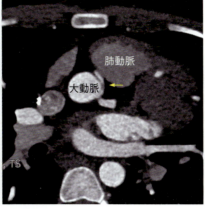

❺⓼ 典型的な右冠動脈起始異常（16歳，男性）

息切れ精査でCT検査を行ったところ，右冠動脈が左冠尖から起始していることが明らかになった．右冠動脈は大動脈および肺動脈に挟まれており，運動時に右冠動脈の一過性虚血を認めたため心臓バイパス術を検討することとなった．

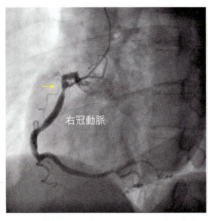
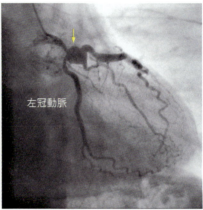

❺⓽ 典型的な川崎病冠動脈瘤の冠動脈造影像（34歳，男性）

現在症状はなし．冠動脈造影で右冠動脈近位部（左図）および左冠動脈近位部（右図）に冠動脈瘤を認める．外来で負荷心筋シンチグラフィを施行したが虚血陰性であり，現在はアスピリン内服のみで経過観察をしている．今後は狭心症症状の出現，負荷心筋シンチグラフィが陽性であれば，病変の形態を加味すると冠動脈バイパス術を検討する．

検査・診断

発病の10～20日に約40％に一過性の冠動脈瘤を認めるが，多くは自然に縮小する．心エコーまたはCTを用いて冠動脈近位部の瘤形成の有無を確認し，冠動脈病変が疑われた際は冠動脈造影を行う（❺⓽）．4 mm以下はほとんどが退縮し，逆に8 mm以上の大きな瘤は残存するか，狭窄病変へと進行する．

急性期の鑑別診断は無菌性髄膜炎，培養陰性のショック，抗菌薬抵抗性の頸部リンパ節炎，溶連菌感染，麻疹など．確定診断に至らず発熱だけが唯一のサインであることもあるので，注意が必要である．

治療

急性期治療は冠動脈瘤予防として免疫グロブリン大量療法，アスピリン内服が広く用いられる．近年ではこれにステロイドやTNF阻害薬を追加すると有効であるという報告がなされている．冠動脈瘤が後遺症として残存し局所性狭窄病変へと進行する頻度は5～12％と報告されている．冠動脈の急性閉塞をきたした場合は急性冠症候群に準じた薬物治療や経皮的冠動脈形成術を検討する．

小児期に冠動脈瘤のない例には抗血小板療法は不要であり，生活習慣の予防を行う（適度な運動，禁煙など）．小児期に冠動脈瘤がある症例は無症状でもアスピリンなどの抗血小板療法を継続し，循環器内科にコンサルトし，冠危険因子をコントロールする必要がある．

成人期に狭心症や心筋梗塞既往，心不全がある例は抗血小板薬に加え狭心症治療薬，心不全治療薬を使う．8 mm以上の冠動脈瘤に対してはワルファリンなどの抗凝固薬を追加し，瘤内の血栓形成予防が必要である．巨大冠動脈瘤，ないしは陳旧性心筋梗塞があればβ遮断薬の投与を行う．また，冠動脈瘤に対しては抗炎症作用としてのスタチンの使用を考慮する．成人期に達した川崎病既往例は動脈硬化が進行しやすいことが示唆されており，虚血例にはロータブレータやステントを用いた経皮的冠動脈形成術，また内胸動脈を用いた動脈グラフトによるバイパス術が行われる．

わが国のバイパス術における長期成績（術後20年）は開存率87％，イベント発生回避率は67％である．また，手術により冠動脈瘤を結節すれば抗凝固薬を中止できる可能性がある．

冠動脈瘤が8 mm以上，男性，免疫グロブリン大量療法に抵抗性であるものは，将来的に冠動脈虚血発作やイベントが多いと報告されている．

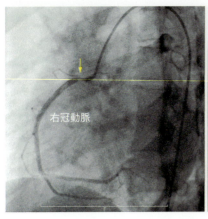 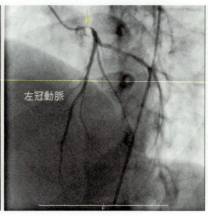

⑥ 典型的な高安動脈炎の冠動脈造影像（18歳，女性）
狭心症を発症．冠動脈造影で右冠動脈起始部（左図）および左冠動脈起始部（右図）に冠動脈狭窄を認める．症状と冠動脈造影から冠動脈バイパス術を検討したが，ステロイド投与により投与開始27日で冠動脈有意狭窄は消失した．
（写真提供：福島医科大学循環器内科 竹石恭知先生．）

高安動脈炎 Takayasu's arteritis

概念
- 高安動脈炎は大動脈およびその基幹動脈，肺動脈に生じる大血管炎である[4]．
- 発症のピークは20歳前後で1：9で女性に多い．免疫抑制薬に対する反応はよいが，再燃する．約10％に冠動脈病変の合併を伴う．
- 高安動脈炎による死因として多いのは虚血性心疾患や大動脈弁疾患による心不全である．

病態生理
原因は不明であるが，HLA-B52，HLA-B67などの遺伝的な関与により免疫異常をきたすと考えられている．病変の主座は中膜の外膜寄りにあり，中膜平滑筋細胞の壊死は弾性線維の破壊，線維化，外膜の炎症性肥厚を特徴とする．冠動脈病変は大動脈からの炎症の波及のため，冠動脈入口部に多い（⑥）．大伏在静脈グラフトなどのバイパス血管は大動脈に接している吻合部に病変をきたすことが多い．冠動脈の遠位部に狭窄を認めることもある．また冠動脈-気管支動脈瘻による冠盗流（coronary steal）症候群により狭心症発作を起こすことがある．

検査・診断
上肢の脈拍を触知せず（脈なし病ともいわれる），左右上肢の血圧の左右差が特徴的である．赤血球沈降速度やC反応蛋白が診断には最も有用なバイオマーカーである．労作時胸痛などの胸部症状があるときは大動脈の炎症による症状とともに狭心症の合併を疑う．

治療
近位部病変が多く，原因不明の炎症という点から，経皮的冠動脈形成術よりも心臓バイパス術が行われることが多い．血管内治療は高率に再狭窄をきたすことが知られている．特に，急性冠症候群であるとき以外は，活動性の炎症反応がある時期での侵襲的治療は極力避ける．本症に対する内胸動脈を用いたバイパス術は，動脈硬化性狭心症に対する静脈グラフトを用いたバイパス術よりも開存率が高いが，本症は鎖骨下動脈狭窄をきたす可能性があり，内胸動脈使用には注意が必要である．今まで報告されたものはわが国からのものが最も多く，10年のイベント（心臓死，心筋梗塞，再バイパス術，冠動脈形成術）回避率は72±9％であった．

その他

冠動脈塞栓症，機械的閉塞，冠動脈解離（spontaneous coronary artery dissection：SCAD），機能的な閉塞として冠攣縮（spasm），心筋ブリッジ（myocardial bridge）などがあげられる．

（佐地真育，高山守正）

●文献

1) Lim JC, et al：Anomalous origination of a coronary artery from the opposite sinus. *Nat Rev Cardiol* 2011; 8：706.
2) McCrindle BW, et al：Diagnosis, Treatment, and Long-Term Management of Kawasaki Disease：A Scientific Statement for Health Professionals From the American Heart Association. *Circulation* 2017；135：e927.
3) 日本循環器学会ほか：循環器病の診断と治療に関するガイドライン（2012年度合同研究報告）．川崎病心臓血管後遺症の診断と治療に関するガイドライン（2013年改訂版）．
http://www.j-circ.or.jp/guideline/pdf/JCS2013_ogawas_h.pdf
4) 日本循環器学会ほか：血管炎症候群の診療ガイドライン（2017年改訂版）．
http://www.j-circ.or.jp/guideline/pdf/JCS2017_isobe_h.pdf

10 心疾患のリハビリテーション

アメリカ公衆衛生局は心臓リハビリテーションを以下のように定義している．「心臓リハビリテーションとは，医学的な評価，運動処方，冠危険因子の是正，教育およびカウンセリングからなる長期にわたる包括的なプログラムである．このプログラムは，個々の患者の心疾患に基づく身体的・精神的影響をできるだけ軽減し，突然死や再梗塞のリスクを是正し，症状を調整し，動脈硬化の過程を抑制あるいは逆転させ，心理社会的ならびに職業的な状況を改善することを目的とする」[1]．すなわち，患者の病態を正確に評価することから始まり，可能なかぎりの質の高い生活を勝ち得るために行うべきあらゆることを指す．

ここで重要なことは心臓リハビリテーションとは決して運動療法のみを指すのではなく，教育や生活指導など多要素に及ぶ包括的な介入ということである．急性心筋梗塞をはじめとした心疾患では，身体的ディコンディショニングをきたしやすく，精神的なダメージを負うことも多い．おのおのの患者の心機能の許される範囲のなかで，適切な運動処方に基づいた運動療法を，安全を確認しながら行っていくと同時に，再発を予防するための教育と心理・社会的な介入を行う．

近年では以前は禁忌とされていた心不全患者においても適切な運動療法の安全性・有効性が確認され，わが国においても慢性心不全に対するリハビリテーションが保険適用となっている．

心臓リハビリテーションの効果

心臓リハビリテーション（以下，心リハ）は，急性心筋梗塞発症後の患者管理の手法として発展してきた学問である．その原則は，長期臥床が身体的にばかりではなく，心理・社会的にも deconditioning（脱調節状態）を引き起こすこと，そして適切なリハビリテーションが deconditioning を reconditioning（再調節）できることなど，長期臥床の弊害と運動療法の有効性を説いたものである．また，再発予防を目的としたリハビリテーションでは，運動療法だけでは不十分であり，患者教育や栄養指導など，包括的な介入の重要性が強調されている．

1980年代には左室駆出率を代表とする左心機能と運動耐容能には相関がないことが証明され，1990年代には慢性心不全に対する運動療法の有用性が多く報告されるようになった．1995年には AHCPR（アメリカ医療政策研究局 Agency for Health Care Policy and Research）のガイドラインがまとめられ，この時期までの心リハについてのエビデンスが整理され，わが国では2002年および2007年に日本循環器学会や日本心臓リハビリテーション学会など，9つの学会の合同研究班による『心疾患における運動療法に関するガイドライン』および『心血管疾患におけるリハビリテーションに関するガイドライン』が発行され，2013年2月に2012年版が発表された[2]．

本ガイドラインにおける運動療法の身体効果において，下記の項目をランクAのエビデンスと評価している．

①運動耐容能の改善，②心筋虚血閾値の上昇，③同一労作時の心不全症状の軽減，④心拍血圧応答の改善，⑤左室リモデリングの抑制，⑥換気応答の改善，⑦骨格筋の質の改善，⑧冠危険因子の改善，⑨交感神経緊張の低下．

冠動脈疾患患者における予後改善効果については以前から数多く報告されている．最もエビデンスレベルの高い報告は2004年に Taylor らから報告された48編の無作為割付試験における8,940人を対象としたメタアナリシスで，運動療法を主体とした心リハにより，冠動脈疾患患者の総死亡率が心リハに参加しない通常治療と比べ20％低下（$p=0.005$），心死亡率が26％低下（$p=0.002$）することが報告されている[3]．

また，同年 Witt らは，1,821例の心筋梗塞患者を平均6.6年追跡し，心リハへの参加の有無での予後を比較したところ，3年生存率は心リハ参加群で95％，不参加群で64％と心リハ参加群で有意に良好であり，心リハに参加することにより死亡は56％，心筋梗塞再発は28％減少させる効果があったと報告した[4]．

その後も予後改善効果についての報告は多く，2011年 Goel らは2,395人の PCI 患者を平均6.3年追跡し，心リハ参加群は不参加群と比べ，背景因子補正後の総死亡率が45～47％低かったと報告した[5]．さらに2013年 Pack らは，CABG 手術後に心リハに参加した582人と不参加の264人を9年間追跡したところ，背景因子補正後の10年後の生命予後は，心リハ参加群は不参加群に比べ総死亡率が46％低かったと報告している[6]．

心臓リハビリテーションの適応と禁忌

　心臓リハビリテーションは，運動の禁忌がないかぎりあらゆる心疾患に適応があるということができる．わが国の保険適用としては，心大血管疾患リハビリテーション料として，①急性発症した心大血管疾患または心大血管疾患の手術後の患者，すなわち急性心筋梗塞，狭心症，開心術後，大血管疾患（大動脈解離，解離性大動脈瘤，大血管術後），②慢性心不全（左室駆出率40％以下，最高酸素摂取量が基準値80％以下，脳性ナトリウム利尿ペプチド〈BNP〉80 pg/mL以上の状態のものまたは脳性ナトリウム利尿ペプチド前駆体 N 端フラグメント〈NT-proBNP〉が400 pg/mL以上），③末梢動脈閉塞性疾患であって，間欠性跛行を呈する状態の者とされている．また，心機能障害のない軽症心筋梗塞や冠動脈形成術後においても，再発予防のための運動習慣を身につけることはきわめて重要である．❶に運動負荷試験の禁忌を示した．これらの病態は運動療法の禁忌でもあり，急変がつきものの心疾患に運動療法を行う場合は，適応と禁忌を確実に押さえる必要がある．

❶ 運動負荷試験の禁忌

絶対禁忌	1. 2日以内の急性心筋梗塞
	2. 内科治療により安定していない不安定狭心症
	3. 自覚症状または血行動態異常の原因となるコントロール不良の不整脈
	4. 症候性の高度大動脈弁狭窄症
	5. コントロール不良の症候性心不全
	6. 急性の肺塞栓または肺梗塞
	7. 急性の心筋炎または心膜炎
	8. 急性大動脈解離
相対禁忌	1. 左主幹部の狭窄
	2. 中等度の狭窄性弁膜症
	3. 電解質異常
	4. 重症高血圧*
	5. 頻脈性不整脈または徐脈性不整脈
	6. 肥大型心筋症またはその他の流出路狭窄
	7. 運動負荷が十分行えないような精神的または身体的障害
	8. 高度房室ブロック

*原則として収縮期圧＞200 mmHg，または拡張期圧＞110 mmHg，あるいはその両方とすることが推奨されている．

（Fletcher GF, et al：Exercise standards for testing and training；a statement for healthcare professionals from the American Heart Association. *Circulation* 2001；104：1694.）

心臓リハビリテーションの時相

　一般に心臓リハビリテーションは時期により3つの相に分けられる．入院中に行うものは急性期リハビリテーション（第Ⅰ相〈phase I〉）と呼ばれ，ICU/CCUでの急性期の合併症を監視し，安全域を確認しながら日常生活活動を拡大していく相である．一般病棟転出後から退院までの社会生活への復帰を目的とした相は前期回復期（前期第Ⅱ相〈early phase II〉），退院から社会復帰までの時期に行うものは後期回復期（後期第Ⅱ相〈late phase II〉）と呼ばれ，積極的な運動能力の獲得に向けての準備と知識の整理，およびおのおのの患者における冠危険因子についての管理方法について学ぶ最も重要な時期といえる．社会復帰以降生涯にわたっては維持期（第Ⅲ相〈phase III〉）と呼ばれ，回復期リハビリテーションによって獲得された運動能力の維持と自己管理を実践する時期といえる．

急性期リハビリテーション

　❷に急性心筋梗塞・開心術後急性期のリハビリテーションプログラムを示した．日常生活の範囲を徐々に拡大しながら安全を確認し，自力通院可能，日常生活での自立が退院の基準となる．入院期間は2～3週間としているが，現在では❷の1週間コースのように重症度に応じて5～10日程度に短縮して用いる場合が多くなっている．

回復期リハビリテーション

　回復期リハビリテーションでは，運動療法，栄養指導，患者教育，精神・心理的介入，復職指導，禁煙指導などの包括的な介入が重要である．急性期リハビリテーションが日常生活レベル労作における安全確認という意味合いが強かったのに比し，この時期はより積極的に運動能力の獲得を目指す時期であり，科学的な根拠のある運動処方による運動療法が重要となる．運動処方は運動負荷試験によって決定されるが，その要素には，①運動の種類，②運動強度，③運動時間，④運動の回数，などが含まれている．有酸素運動における具体的な運動強度は，下記のような尺度が推奨されている．

1. 嫌気性代謝閾値レベル
2. 最高酸素摂取量の50～70％
3. 最高心拍数の40～60％
4. 心拍数予備能の40～60％
5. 自覚的運動強度（旧 Borg 指数）11～13相当

　心拍数予備能を利用する場合には，Karvonenの式（❸）を用いて，最大心拍数と安静心拍数の差に係数0.4～0.7を乗じて，安静心拍数に加える，あるいは最大心拍数の70～85％を目標心拍数とすることが多い．
　酸素摂取量や心拍数の代用として，自覚的運動強度

❷ 急性心筋梗塞・開心術後急性期のリハビリテーションプログラム

ステージ	病日			リハビリの場所	運動負荷検査など	リハビリテーション活動		看護・ケア・食事		娯楽
	3週間コース	2週間コース	1週間*コース			病棟内動作	運動療法	看護・ケア	食事	
I	1～3	1～2	1	CCU・ICU	自動座位負荷立位負荷	臥位・安静受動座位自分で食事		全身清拭	水分のみ普通食（半分）	テレビラジオ可
II	4～6	3		一般病棟		座位自由歯磨き	ベッドに座って足踏み	立位体重測定介助洗髪		新聞雑誌可
III	5～7	4	2		30～50 m 歩行負荷	セルフケア病棟内自由室内便器使用	ベッドから降りて室内歩行	検査は車椅子		
IV	6～8	5～6	3～4		100～200m 歩行負荷	トイレ歩行可		検査は介助歩行	普通食	
V	7～14	6～7	5	運動療法室	（心肺）運動負荷試験－運動強度設定	病棟内自由	監視型運動療法（ATレベルまたは最大負荷の40～60％強度）			ロビーで談話
VI	15～16	8～10	6		必要に応じ運動強度の再設定	シャワー可				
VII	17～21	11～14	7		（心肺）運動負荷試験－評価	入浴可	退院指導（運動・食事・服薬・生活・復職・異常時の対応など）			

AT：嫌気性代謝閾値.
（齋藤宗靖：厚生省循環器病研究　循環器疾患のリハビリテーションに関する研究〈齋藤宗靖班長〉．平成5年度報告書．1994，p.520．*筆者追加）

設定 HR ＝（最高 HR －安静 HR）× k ＋安静 HR
（HR：心拍数，k：定数 0.4～0.7）

❸ Karvonen の式による設定（心拍予備能による設定）

(Fletcher GF, et al：Exercise standards for testing and training；a statement for healthcare professionals from the American Heart Association. *Circulation* 2001；104：1694.)

（❹）も実用的である．これは6～20の指数からなるが，"13" が疲労物質である乳酸が蓄積する嫌気性代謝閾値の運動強度に相当するため "11～13" を用いる．

　運動の時間・頻度については，1回30～50分，週3～5回行うことが望ましいとされる．運動に際しては，安全の確認やオーバーワークとならないように配慮し，初期には時間・回数を少なくして，トレーニングの進行とともに漸増していくことが重要である．また，主運動の前後には十分な準備運動と整理運動の時間を設けることも，怪我や運動による合併症を予防するうえでも重要である．運動の種類としては，ウォーキングやサイクリングなどの大きな筋群による，持久的・有酸素的な律動運動が望ましい．

　近年，レジスタンストレーニング（筋力トレーニング）の有効性が注目されている．レジスタンストレーニングの強度は，低リスク症例の場合，最大反復力の20～40％，10～15 RM（repetition maximum：最大反復回数）の負荷量で8～15回を1セットとして1～

❹ Borg の自覚的運動強度

指数(scale)	自覚的運動強度		運動強度(%)
20			100
19	非常にきつい	very very hard	95
18			
17	かなりきつい	very hard	85
16			
15	きつい	hard	70
14			
13	ややきつい	fairy hard	55（ATに相当）
12			
11	楽である	light	40
10			
9	かなり楽である	very light	20
8			
7	非常に楽である	very very light	5
6			

AT：嫌気性代謝閾値.

(Borg GA：Perceived exertion. *Exerc Sport Sci Rev* 1974；2：131.)

3回，週に3回程度から開始することが推奨されている[7].

（長山雅俊）

●文献

1) 日本心臓リハビリテーション学会 (監)：オーバービュー：心臓リハビリテーション AHCPR ガイドライン. 東京：協和企画；1996. p.11.

2) 日本循環器学会：循環器病の診断と治療に関するガイドライン（2011年度合同研究班報告）. 心血管疾患におけるリハビリテーションに関するガイドライン（2012年改訂版）.

3) Taylor RS, et al：Exercise-based rehabilitation for patients with coronary heart disease：systematic review and meta-analysis of randomized controlled trials. *Am J Med* 2004；116：682.

4) Witt BJ, et al：Cardiac rehabilitation after myocardial infarction in the community. *J Am Coll Cardiol* 2004；44：988.

5) Goel K, et al：Impact of cardiac rehabilitation on mortality and cardiovascular events after percutaneous coronary intervention in the community. *Circulation* 2011；123；2344.

6) Pack QR, et al：Participation in cardiac rehabilitation and survival after coronary artery bypass graft surgery：a community-based study. *Circulation* 2013；128：590.

7) Pollock ML, et al：AHA Science Advisory. Resistance exercise in individuals with and without cardiovascular disease：benefits, rationale, safety, and prescription：An advisory from the Committee on Exercise, Rehabilitation, and Prevention, Council on Clinical Cardiology, American Heart Association, Position paper endorsed by the American College of Sports Medicine. *Circulation* 2000；101：828.

11 先天性心疾患

総論

頻度

先天性心疾患の頻度は，複数の大規模疫学調査に基づき，出生1,000人につき約10人（約1％）とされている．先天性心疾患の診断率向上，成人先天性心疾患の次世代の増加，低出生体重児の長期生存例増加や出産年齢の高齢化により，年々徐々に増加しており，わが国における調査では1980年代には1.06％，2015年には1.41％であった．

病型別頻度について，複数の調査結果を❶に示す．いずれの報告でも心室中隔欠損症が30％以上と最も多く，心房中隔欠損症，Fallot四徴症を含めた心中隔欠損を合計すると過半数を占める．

病因

先天性心疾患の遺伝的要因として，染色体異常（染色体数の異常，欠失，重複など）が約8％，単一遺伝子病（病因遺伝子の点変異，欠失など）が約5％，環境的要因として母体の感染，全身病，薬剤などが約2％（❷），残りの約85％は成因不明で，複数の疾患遺伝子群による遺伝的要因と環境的要因の相互作用による多因子遺伝と考えられる．

明らかな成因が不明の場合，第1子が先天性心疾患のとき，次子の再発率は経験的におおむね2～3％で

ある．同胞内に2人先天性心疾患がいる場合，次子の再発率は7～10％に，3人いる場合は50％以上に上昇する．また，母親が先天性心疾患の場合，子の再発率は経験的におおむね5～6％，父親が先天性心疾患の場合の再発率はおおむね2～3％で，母親のほうが父親より約2.5倍高い．

❶ 先天性心疾患の病型別発生頻度

Reller ら（米国）2008年	van der Linde ら（各国）2011年	JSPCCS（日本）2015年
VSD（41.8％）	VSD（26.2％）	VSD（34.2％）
ASD（13.1％）	ASD（16.4％）	ASD（17.8％）
PS（5.5％）	PDA（8.7％）	PDA（11.2％）
TOF（4.7％）	PS（5.0％）	PS（7.6％）
COA（4.4％）	TOF（3.4％）	TOF（4.2％）
AVSD（4.1％）	COA（3.4％）	DORV（2.9％）
PDA（2.9％）	TGA（3.1％）	COA（2.5％）
TGA（2.3％）	AS（2.2％）	SV（1.8％）

VSD：心室中隔欠損症　　COA：大動脈縮窄症
ASD：心房中隔欠損症　　AVSD：房室中隔欠損症
TOF：Fallot四徴症　　DORV：両大血管右室起始症
PS：肺動脈弁狭窄症　　AS：大動脈弁狭窄症
PDA：動脈管開存症　　SV：単心室
TGA：完全大血管転位症

❷ 先天性心疾患に関与する環境因子

因子	主な先天性心疾患	備考
先天性心疾患のリスクが確定している因子		
糖尿病（妊娠前発症）	内臓錯位，CTD（TGA），AVSD	妊婦の1～2％ 先天性心疾患：RR 3-6
風疹	PDA，PS，TOF	先天性風疹症候群：妊娠4週までの感染で約60％発生
フェニルケトン尿症	TOF，VSD，PDA，AS	先天性心疾患：RR 6
レチノール（ビタミンA）	CTD	βカロテンはリスクなしレチノール含有サプリメント過剰摂取でリスクあり
先天性心疾患のリスクの可能性がある因子		
リチウム	Ebstein病	双極性障害の治療薬先天性心疾患：RR 1.2
抗てんかん薬（バルプロ酸）	COA，HLHS，AS，IAA，ASD，VSD，CTD	治療上服薬継続も多い
発熱を伴う疾患	CTD，COA，AS，VSD	熱自体か，背景疾患が原因かは不明先天性心疾患：RR 1.5-3
肥満	CTDなど	BMI 29以上でリスク糖尿病混在の可能性あり先天性心疾患：RR 1.5
喫煙	ASD，PS，CTD	低出生体重児のリスク増加
アルコール	CTD，VSD，ASD	中枢神経系病変のリスク増加
貧血	TOF	VSD，ASD，PDAより有意に多い
先天性心疾患のリスクを減少させる因子		
葉酸		北米，カナダでは小麦粉などに添加先天性心疾患：RR 0.5-0.9 CTD：RR 0.5-0.7

CTD：円錐動脈幹異常　　VSD：心室中隔欠損症
AVSD：房室中隔欠損症　　AS：大動脈弁狭窄症
RR：相対危険度　　COA：大動脈縮窄症
PDA：動脈管開存症　　HLHS：左心低形成症候群
PS：肺動脈弁狭窄症　　IAA：大動脈弓離断症
TOF：Fallot四徴症　　ASD：心房中隔欠損症

❸ 新生児・乳児期発症の先天性心疾患の病態

病態	疾患	循環不全症状の機序
1. 肺循環が確立できない	三尖弁閉鎖不全 肺動脈閉鎖＋動脈管開存，右室低形成，胎児循環遺残	低酸素血症→心筋収縮性低下 右室前方拍出不全，静脈還流障害
2. 酸素化血液の体循環への移行に障害がある	完全大血管転位 総肺静脈還流異常	低酸素血症→心筋収縮性低下 右室高血圧→ポンプ機能不全
3. 体循環が確立できない	左室低形成 大動脈縮窄・離断	低心拍出量 下半身血流低下→腎不全→体液貯留 肺高血圧→右室機能不全 肺血流量増加→左室容量負荷
4. 必須の心房間交通に障害がある	左室低形成 三尖弁閉鎖 右室低形成 総肺静脈還流異常	肺静脈うっ血→肺高血圧→右室不全 静脈還流障害→体うっ血 右房左房間障害→左室流入制限
5. 肺血管抵抗下降に伴う肺血流量の増加	心室大血管での大欠損 心室中隔欠損，動脈管開存，大動脈肺動脈中隔欠損，両大血管右室起始，完全大血管転位＋心房中隔欠損，三尖弁閉鎖＋肺血流量増加など 肺静脈閉塞（僧帽弁狭窄など）	肺血流量増加→左室容量負荷 肺高血圧→右室機能低下 肺静脈うっ血の増悪
6. 発育に伴う進行ないし心拍出量増加の影響	僧帽弁閉鎖不全 僧帽弁狭窄，三心房心	逆流の進行→左室容量負荷 肺静脈うっ血→肺高血圧→右室不全
7. 漏斗部心筋肥厚増強	Fallot 四徴症 三尖弁閉鎖（Ib）など	肺血流量の進行性減少 低酸素発作
8. 心筋冠動脈疾患	冠動脈異常（Bland-White-Garland 症候群など）	心筋収縮性低下
9. 不整脈	先天性完全房室ブロック 著しい頻脈	徐脈による拍出量不足 心房への流入不全

三尖弁閉鎖不全は Ebstein 奇形を含む.
（中澤　誠：総論. 循環器疾患. 内科学書，改訂第 8 版. Vol.3. 東京：中山書店；2013. p.209，表64.）

最近の知見では，染色体異常症候群（染色体の数的異常・大きな構造異常）12 %，染色体微細欠失を含む新生（de novo）遺伝子コピー数異常（copy number variant：CNV）15 %，蛋白に影響を及ぼす新生遺伝子変異（de novo gene mutation）10 %，遺伝性・家族性の遺伝子変異（inherited gene mutation）1.3 %，残り 61.7 %は成因不明（複数の遺伝的要因および環境的要因）と説明され，遺伝的要因が徐々に解明されている.

病態と発症年齢（❸❹）

発症が早いほど重症である. 新生児，乳児早期に発症する先天性心疾患の病態は胎児循環から胎外循環への移行に際して，肺循環または体循環が成立しない異常で，放置すれば多くは新生児期に死亡する.

乳幼児期に発症する病態は，成長に伴う肺血管抵抗の変化，漏斗部心筋肥厚，心拍出量増加による変化などに起因し，そのままでは成人期には達しない.

小児期以降に発症する病態は，身体活動の増大に対する循環対応不全や慢性負荷による心筋障害が基礎となる.

❹ 学童期・思春期・成人期発症の先天性心疾患

1. 心内合併症の発現
   心室中隔欠損：大動脈弁閉鎖不全，Valsalva 洞破裂
   太い大動脈（Fallot 四徴症など）：大動脈弁閉鎖不全
   房室弁逆流：心内膜床欠損の僧帽弁，心房中隔欠損の三尖弁，修正大血管転位の三尖弁，単心室（右室型）房室弁
2. 肺血管閉塞性病変：Eisenmenger 症候群
3. 心筋障害：圧容量負荷による肥大，低酸素血症→心筋線維化，開心術後
4. 成長に伴う疾患の進行ないし顕性化
   僧帽弁閉鎖不全（僧帽弁逸脱を含む）→逆流進行
   大動脈狭窄→狭窄進行，逆流併発
   肺動脈狭窄→ jet lesion，漏斗部狭窄→狭窄進行
   修正大血管転位→房室ブロック
5. 合併症
   細菌性心内膜炎：弁逆流，脳膿瘍
   チアノーゼ性心疾患の自然歴：高血圧，腎機能低下，心筋障害，多血症，半月弁逆流，痛風
   Fallot 四徴症での心室中隔欠損狭小化
   bulboventricular foramen（球室間孔）の狭小化

（中澤　誠：総論. 循環器疾患. 内科学書，改訂第 8 版. Vol.3. 東京：中山書店；2013. p.210，表65.）

診断の要点

症状

乳児では頻脈, 多呼吸, 哺乳困難, 体重増加不良, 幼児・小児では, やせ, 運動制限, 易感染性などで, いずれも特異性は乏しい. 爪床, 皮膚が紫色となるチアノーゼは末梢性と中心性に分けられ, 心内右左短絡疾患によるものは中心性で粘膜にも現れる. 貧血があるとみえにくい（❺）.

低酸素血症が生後6か月を超えて長く続くと指趾末端が太くなり, ばち指 (clubbing または clubbed finger) が認められるようになる.

低酸素発作は主に Fallot 四徴症で乳児期にみられ, 突然の多呼吸とチアノーゼ増強で心雑音が短くなる（☞「Fallot 四徴症」p.238）. 幼児期には患児が一定距離歩いた後, 膝を胸につけてしゃがみ込む姿勢（胸膝位）をとる squatting がみられる.

身体所見

心雑音は診断には重要であり, 発見のきっかけになるが, 無雑音の心疾患も多く（❻）, 注意が必要である. 心音異常（II音亢進, クリック音, III音, 弱い心音, gallop〈奔馬〉調など）, 脈診（❼）はしばしば診断的で, かつ病態把握に重要である.

弱い心音あるいは gallop 調, 弱い脈では, 心不全・循環不全が強いと考え, 緊急の対応が必要である.

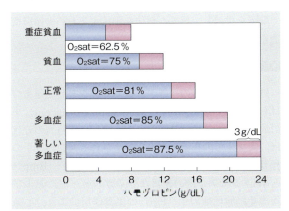

❺ 血中ヘモグロビン量とチアノーゼが発現する酸素飽和度の関係

チアノーゼは還元ヘモグロビンが末梢で 5g/dL 以上で現れる. 末梢血ではすでに 2g/dL なので, 動脈血で 3g/dL あればチアノーゼとなる. 図のように重症貧血では酸素飽和度が 62.5% と強い低酸素血症にならないとチアノーゼとして現れないが, 著しい多血症があれば低酸素血症が比較的軽度でもチアノーゼとなる.

（中澤　誠：総論. 循環器疾患. 内科学書, 改訂第8版. Vol.3. 東京：中山書店；2013. p.210, 図227.）

❻ 心雑音の聴こえない小児期心大血管疾患

1. チアノーゼ群
    完全大血管転位（心室中隔欠損を伴わない）
    総肺静脈還流異常（肺静脈閉塞がある型, 主として下心臓型）
    左心低形成
    肺動脈閉鎖（心室中隔欠損を伴う：完全大血管転位, 単心室, 三尖弁閉鎖, 両大血管右室起始などに合併するものも含む）
    肺動脈閉鎖（心室中隔欠損を伴わない：純型肺動脈閉鎖）
    総動脈幹遺残
    Ebstein 病

2. 非チアノーゼ群
    大動脈縮窄
    三心房心, 弁上僧帽弁狭窄, 肺静脈狭窄
    修正大血管転位（心内構造異常を伴わない）
    新生児・乳児期の心房中隔欠損
    冠動脈疾患（左冠動脈肺動脈起始, 川崎病後など）
    高度肺高血圧を伴う左右短絡疾患（心室中隔欠損, 心内膜床欠損, 大動脈肺動脈窓, 太い動脈管開存など）
    心筋疾患（心内膜線維弾性症, 肥大型心筋症, 拡張型心筋症, Pompe 病, 心筋炎, 心腫瘍など）
    Uhl 病
    系統（体）動静脈瘻
    特発性心房拡張

3. 不整脈
    心ブロック
    発作性頻拍：心室性, 心房性（心房細動も含む）
    期外収縮：心室性, 心房性
    QT 延長心

（中澤　誠：総論. 循環器疾患. 内科学書, 改訂第8版. Vol.3. 東京：中山書店；2013. p.210, 表66.）

❼ 末梢脈の異常と病態

1. 頻脈 （安静時＞160〜200/分）	頻拍症
2. 徐脈（＜50〜60/分）	完全心（房室, 洞房）ブロック
不整脈	期外収縮, 心房細動, 2度ブロック
3. 脈圧の異常 狭い（触れづらい）	心不全, 左心低形成, 大動脈弁狭窄, うっ血型心筋症
広い（bounding pulse）	動脈管開存, 総動脈幹遺残, 大動脈肺動脈窓, 大動脈弁閉鎖不全, 右肺動脈上行大動脈起始, 系統動静脈瘻, 冠動脈瘻, 重い貧血, 甲状腺機能亢進
4. 上下肢差（下肢が弱く, 上肢は whipping ないし bounding）	大動脈縮窄ないし離断
5. 上肢左右差（右＞左） 　　　（不定）	大動脈弁上狭窄（Williams 症候群） 鎖骨下動脈起始異常, 大動脈炎症候群, Blalock-Taussig 短絡術後

（中澤　誠：総論. 循環器疾患. 内科学書, 改訂第8版. Vol.3. 東京：中山書店；2013. p.210, 表67.）

検査所見

心電図検査

　右室圧は胎生期には高く出生後低下する．QRS波形はそれを反映して新生児期は右軸偏位・右室肥大型が正常で，思春期にかけて徐々に成人型になっていく．胸部誘導のT波も年齢にしたがって変化することを知っておく必要がある．左軸偏位，左室肥大は診断的価値が高い（☞「心内膜床欠損症」p.229「三尖弁閉鎖症」p.242）．

X線検査

　乳幼児では心胸郭比は大きい．これは乳幼児の横隔膜の位置が相対的に高いこと，臥位での撮影，吸気での固定ができないことによるので，条件を考慮して読影することが重要である．横隔膜の位置によっては成人と同じ基準でよい．心陰影肺野の所見は各論で示される．

　内臓位の診断も必要で，胃泡の位置，肝陰影，気管の分岐，肺の分葉（毛髪線〈hair line〉の有無）などをみる（❽）．

血液検査

　チアノーゼ性心疾患では低酸素血症に対する代償として赤血球増加症となるが，平均赤血球容積（MCV）が低い場合には相対的貧血と呼ばれ，鉄欠乏を補う必要がある．ヘマトクリット値が65％を超えると血液粘性が急に高くなり，血栓などの原因となる．無脾症では赤血球内に核の遺残であるHowell-Jolly小体をみる．

細菌性心内膜炎の予防

　小さな心室中隔欠損，大動脈疾患，僧帽弁閉鎖不全，短絡術後，弁置換後，Rastelli手術後などは，細菌性心内膜炎のハイリスクである．抜歯や小手術時には，処置前に抗菌薬投与による予防が必要である．

（山岸敬幸）

●文献
1) 中澤　誠（編）：新 目で見る循環器病シリーズ13，先天性心疾患．東京：メジカルビュー社；2005.
2) Marelli AJ, et al：Congenital heart disease in the general population, changing prevalence and age distribution. *Circulation* 2007；115：163.

心血管系の発生と分化の分子機序

心臓大血管の発生・分化の分子機序

　心臓大血管は循環系を担う臓器として胎生期に最初に機能し始め，胚発生の段階と要求に合わせて形態形成が進む（❾）．胎生20日頃に始まり，胎生50日頃までに完了する複雑な形態形成により，出生後の体循環と肺循環の分離が可能となり，身体各臓器に効率よく酸素を供給し，高等な個体を維持するための循環機能が獲得される．

心臓の初期発生

　外側中胚葉細胞の一部が心臓形成細胞として運命づけられ，胚の最前部に心原基（cardiac crescent）を形成する．外側中胚葉細胞から心臓形成細胞への分化は，隣接する内胚葉上皮から分泌される複数の分子の相互作用によって誘導される．骨形成因子（Bmp）とWntシグナル系の複雑な分子カスケード，および線維芽細胞増殖因子（Fgf）の協調作用により，心臓発生に重要な転写因子群（Nkx2.5, Gata4, Tbx5など）が誘導される（❾①）．これらの転写因子群は，後述する心臓大血管発生のさまざまな過程に関与する．

原始心筒の形成

　心原基に左右1対の心内膜筒（endocardial tube）が発生し，正中で融合して原始心筒（primitive heart

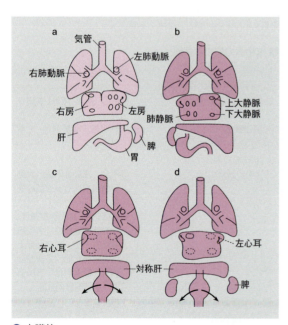

❽ 内臓位
a. 正位（situs solitus），b. 逆位（situs inversus），c, d. 不定位（situs ambiguous）．
cは無脾（asplenia）または右側相同*（right isomerism），dは多脾（polysplenia）または左側相同*（left isomerism）である．
*それぞれまったく同義ではない．

（中澤　誠：総論．循環器疾患．内科学書，改訂第8版．Vol.3. 東京：中山書店；2013. p.211, 図228.）

tube）が形成される．この過程には，転写因子Gata4，Mesp1 が必須である（**❾**②）．原始心筒は，内側の心内膜（endocardium），外側の心筋外套（myocardial mantle）と，それらを隔てる細胞外基質（心ゼリー〈cardiac jelly〉）から成る1本の管状構造で，流出路側を咽頭弓に，静脈洞側を横中隔（septum transversum：臓側中胚葉由来）に固定される．心拍動を開始し，尾側から頭側に血液を送るポンプとして機能し始める．

左右心室の形成

原始心筒が右方へlooping するとともに左右心室原基は急速に発育し，心房の形態も背側上方に明らかになる．心室の発育には，転写因子Nkx2.5 と Tbx5 が協調的に機能し，Hand1，Irx4，Bmp10 などがNkx2.5 の下流で促進的に働く一方，Tbx2 は Nkx2.5 と Tbx5 の協調機能に拮抗し，抑制的に働く（**❾**③）．心ゼリーは房室管部と流出路（円錐動脈幹隆起〈conotruncal cushion〉）に限局し，心室では心筋層が形成される．右室では肉柱層と緻密層の比が1：1で肉柱形成は粗，左室では両層の比が1：2で肉柱形成は密になっていく．心筋層の形成には，心内膜または心外膜から心筋層に伝えられるシグナル（neuregulin-erbB2/B4 など），および転写因子（N-myc，TEF-1，NF-1，WT-1，RXRα など）が機能する（**❾**④）．

房室管・房室弁の形成

房室管部では心ゼリーのなかに，心内膜から上皮-間葉形質転換（epithelial-mesenchymal transformation：EMT）により発生した間葉系細胞が心内膜床（endocardial cushion）を形成する．EMT には，心内膜-心筋層間の双方向性のシグナル伝達（TGF-β，Bmp2/4/6 など）が必須である．上・下心内膜床の癒合により房室管は分割され，心内膜床は心房中隔一次孔の閉鎖，房室弁の形成，膜様部心室中隔の形成に関与する．房室弁の弁尖は心内膜床のリモデリングにより，腱索および乳頭筋は心筋層の undermining により形成される．これらの過程には，転写因子Fog2，Pitx2，Msx1/2，NFATc，Smad6 などが関与する（**❾**④⑤）．同時に，房室管の右方移動により，心内膜床は円錐動脈幹隆起と連結し，正常な心房心室整列および心室大血管整列が誘導される．

心室・流出路中隔の形成

looping 後，左右心室の外方への発育により，受動的に筋性心室中隔が形成される．心室および心房中隔の形成には，Nkx2.5，Gata4 および Tbx5 が協調的に機能する（**❾**⑥）．流出路では，主に神経管背側から

移動してきた神経堤細胞（neural crest cell）により，左側および右側に円錐動脈幹隆起が形成される．左右円錐動脈幹隆起は「らせん状（spiral）」に発育・癒合して，下部は円錐中隔，上部は動脈幹中隔（大動脈・肺動脈中隔）を形成する．大動脈と肺動脈は，下部（円錐部）では肺動脈前-大動脈後，上部（動脈幹部）では大動脈前-肺動脈後の位置関係で分離する．同時に，流出路（円錐口）の左方移動により，円錐中隔と筋性中隔が接続し，その間隙が周囲の心内膜床組織から形成された膜様中隔により閉鎖される．これらの過程により，肺動脈は右室，大動脈は左室に整列し，右心系と左心系が解剖学的に分離する．神経堤細胞の円錐動脈幹隆起・流出路中隔形成，および後述する大血管平滑筋への分化には，Bmp，Fgf，endothelin，semaphorin-plexin 系など多くの増殖因子・シグナル伝達分子が関与すると考えられている（**❾**⑦）．

心房中隔の形成

総心房頂部が円錐動脈幹に圧迫され陥凹した内面に，一次中隔（septum primum）の形成が始まる．一次中隔は心内膜床と接着し，一次孔（ostium primum）を閉鎖する．一方，一次中隔の後上方部に二次孔（ostium secundum）が形成される．心房の屋根の部分から発生した二次中隔（septum secundum）が，心内膜床の方向に向かって卵円孔（foramen ovale）を囲み二次孔を閉鎖し，一次中隔と融合する．

体静脈と肺静脈の発生

静脈系は，初期には左右対称に発生し，肺原基内に形成される肺静脈叢は体静脈系と交通を有する．その後，血管リモデリングにより左右非対称の体静脈系が形成され，右房との結合が存続・確立する．肺静脈叢は共通肺静脈を形成して左房後壁に結合し，体静脈系との交通を失い，最終的に共通肺静脈が左房後壁に吸収されることにより，肺静脈-左房交通が完成する．

大血管の発生

胎生20～30日頃にかけて，大血管の原基として大動脈囊から次々に左右対称の6対の咽頭弓動脈が形成される．このうち，第I，II，V咽頭弓動脈は退縮する．第III，IV，VI咽頭弓動脈には，神経堤細胞が分布し，血管平滑筋に分化する．神経堤細胞により誘導される大血管リモデリングにより，第III，IV咽頭弓動脈は大動脈とその分枝を，第VI咽頭弓動脈は肺動脈と動脈管をそれぞれ形成する（**❾**⑦）．

▌心臓大血管の発生に関与する細胞群

心臓大血管は元来中胚葉由来であるが，いくつかの

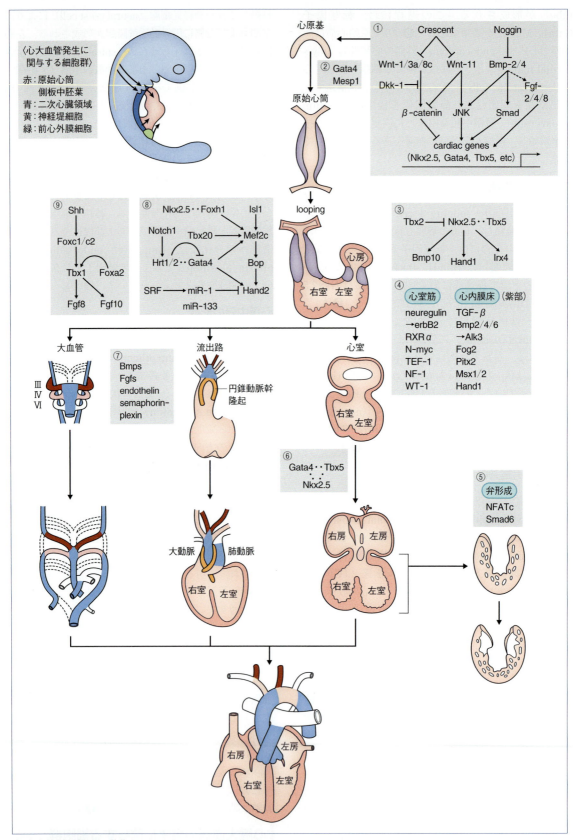

❾ 大血管系の発生と分化

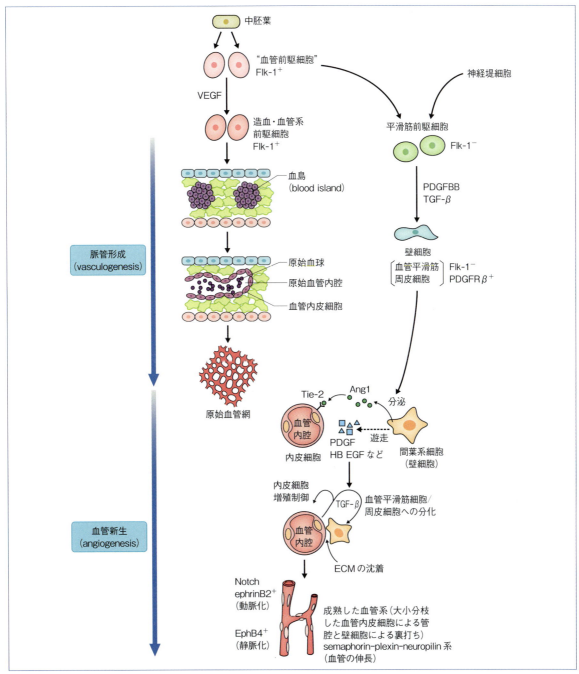

⓾ 血管系の発生と分化

前駆細胞群により形成される（❾）．原始心筒は側板中胚葉（lateral plate mesoderm）由来の心臓前駆細胞（一次心臓領域〈first heart field〉）により形成された心原基から発生する．原始心筒には，その背側にある臓側中胚葉領域（splanchnic mesoderm）に由来する心臓前駆細胞（二次心臓領域〈second heart field〉）が，前方および後方より流入し，それぞれ心臓の前方部分（流出路・右室）および後方部分（心房・静脈洞）の形成に関与する．二次心臓領域から流出路・

右室形成の分子機序においては，転写因子 Isl1 が中心的役割を担う．Isl1 と Nkx2.5 および Foxh1 の相互作用により Mef2c が制御され，その下流で Hand2 が機能する．Hand2 は右室の形成に必須であり，Gata4 やマイクロ RNA・miR-1 などの制御を受けることも示唆されている（❾⑧）．

流出路の形成では，Tbx1 が Fox 転写因子に制御され，下流の Fgf8/10 などを活性化する分子機序が必須である（❾⑨）．さらに，外胚葉由来の間葉系細胞（神

経堤細胞）が円錐動脈幹中隔の形成，胸部大血管の発生に関与する.

心外膜は，原始心筒に接続する横中隔の前心外膜組織（proepicardial organ：PEO）に由来する細胞が，静脈洞側から心臓全体を覆うことにより形成される．心外膜を形成した細胞の一部は，EMT により間葉細胞に形質転換して心筋層に侵入し，冠動脈の発生に関与する．刺激伝導系の特殊心筋細胞（His-Purkinje 細胞）は，endothelin 刺激などにより心筋細胞から分化する.

血管系の発生・分化の分子機序

毛細血管は血管内皮細胞から，それより大きい血管は内皮細胞と壁細胞（血管平滑筋細胞や周皮細胞）から構成される．血管系の細胞の起源は，中胚葉細胞から分化した造血・血管系前駆細胞（hemangioblast）と平滑筋前駆細胞である．前者は，血管内皮増殖因子（VEGF）の受容体（VEGFR2/Flk-1）を発現し，後者は発現しない（**⑩**）.

また，胸部大血管の平滑筋細胞は神経堤細胞から分化する.

脈管形成

胎生 3 週の中頃に，造血・血管系前駆細胞は卵黄膜上に集塊（血島〈blood island〉）を形成する．血島では，1 層の血管内皮細胞が造血系細胞を内腔に蓄えながら互いに融合して，原始血管網が形成される（胚外血管系：卵黄動静脈，臍動静脈）．わずかに遅れて，胚内中胚葉臓側板や中胚葉正中領域に同様に原始血管網が形成される．これら原始血管網の形成過程は「脈管形成（vasculogenesis）」と呼ばれ，VEGF-VEGFR 群により制御される.

血管新生

均一な血管叢である原始血管網の形成後，血管内皮細胞集団の萌出・嵌入により新たな血管が形成される．同時に，中胚葉平滑筋前駆細胞や神経堤細胞が増殖・遊走して血管内皮細胞に接着し，壁細胞として裏打ち構造を形成する．さらに，原始血管網の一部の血管は退縮，裏打ちされた血管は存続し（血管リモデリング），枝分かれした大小の血管からなる成熟した血管系が構築される．この血管系形成過程は「血管新生（angiogenesis）」と呼ばれ，angiopoietin-Tie 受容体系，血小板由来増殖因子（PDGF），TGF-β スーパーファミリー，semaphorin-plexin-neuropilin 系などの制御を受ける．また，動静脈系の分化には，Notch シグナル，ephrin-Eph 受容体系が，静脈系からリンパ系の形成・分化には，VEGF-C とその受容体 VEGFR3 が

機能する.

（山岸敬幸，山岸千尋）

●文献

1) Srivastava D：Making or breaking the heart：From lineage determination to morphogenesis. *Cell* 2006；126：1037.

2) Bruneau BG：The developmental genetics of congenital heart disease. *Nature* 2008；451：943.

3) 山岸敬幸ほか（編）：先天性心疾患を理解するための臨床心臓発生学．東京：メジカルビュー社；2007.

心房中隔欠損症
atrial septal defect（ASD）

概念
● 左右の心房を隔てる心房中隔に欠損を有する疾患である.

疫学・頻度
全先天性心疾患の約 20 ％を占め，女性に多い（男女比 1：2）.

病因
二次孔型は，二次中隔ないし卵円孔の形成異常により発症する（☞「心血管系の発生と分化の分子機序」p.222）．静脈洞型は，静脈洞が右房に不完全に吸収されたり，二次中隔の伸長が不完全なときに生じる．静脈洞型には，肺静脈，特に右上肺静脈の上大静脈ないし右房への異常還流（部分肺静脈還流異常）がしばしば合併する.

ほとんどの症例では単独で認められるが，染色体異常症，先天異常症候群に合併する場合も多い．*NKX2.5*, *GATA4*, *TBX5* などの遺伝子の変異が原因となる場合がある．*NKX2.5*, *TBX5* 変異例では，房室ブロックなどの不整脈を高率に合併する.

病態生理
左右心室コンプライアンスの差および左右心房間圧較差により，心室収縮期および拡張期に欠損孔を介する左右短絡が生じる．左右短絡により肺血流が増加し，右房，右室に容量負荷を生じる.

病理・分類
欠損孔の部位により以下に分類される（**⑪**）.

①二次孔型（secundum type）：欠損が心房中隔の中心付近にあり，卵円窩を（少なくとも一部）含む．最も頻度が高い.

②静脈洞型（sinus venosus type）：欠損が卵円窩を含まず，上大静脈（上位静脈洞型），下大静脈（下位静脈洞型）または冠静脈洞（冠静脈洞型）付近にある.

③一次孔型（primum type）：房室弁に接した心房

一次中隔部分の欠損．不完全型心内膜床欠損，不完全型房室中隔欠損と同義．

④単心房型（common atrium type）：欠損孔が非常に大きく，右房と左房のあいだに隔壁が存在しない場合．

臨床所見

小児期には，ほとんどの症例で無症状で，乳児健診や学校心臓検診時に心雑音や心電図異常を契機に発見されることが多い．成人期に初めて診断される先天性心疾患としても多い．欠損孔が小さい場合，生涯無症状だが，欠損孔が大きい場合，加齢とともに多くは20〜30歳代以降に心不全，不整脈や肺高血圧が出現する．非常に大きな欠損の場合，染色体異常など全身性疾患に伴う場合には，小児期に心不全や肺高血圧を合併することもある．

理学所見として，右室容量負荷による前胸部突出，傍胸骨心尖拍動を認める．聴診上，II音の固定性分裂，相対的肺動脈弁狭窄による収縮期駆出性雑音（胸骨左縁上部）が聴取され，短絡量が多いと相対的三尖弁狭窄による拡張期ランブル（胸骨左縁下部）が加わる．

検査

胸部X線検査：右房拡大による右第2弓突出，肺動脈拡張による左第2弓突出と右室拡大による左第4弓突出を認め，肺血流増加により肺血管の陰影が増強する（⑫）．

心電図：右心系容量負荷による右軸偏位，右房拡大，不完全右脚ブロックを認める．胸部誘導での孤立性陰性T波は，特徴的な所見である（⑬）．I度房室ブロックも認めやすい．加齢により心房性期外収縮，上室性頻拍，心房粗細動などの不整脈を合併しやすい．

心エコー図：四腔断面像で心房中隔の欠損が描出され，カラードプラ法で左房から右房への左右短絡血流が検出される．欠損が大きく右室容量負荷が強い場合は，右室拡大と心室中隔の奇異性運動を認める．静脈洞型などでは欠損の描出が困難な場合もあり，右心系拡大が認められたら本疾患を疑うことが重要である．

心臓カテーテル：右房内で酸素飽和度のステップアップがある．カテーテルを右房から左房に進めることができ，造影では左房から右房への短絡血流，右心系の再造影と肺血管の拡大所見が認められる．

治療

右室容量負荷のない小さな欠損の場合は閉鎖する必要はない．心エコー図で右心系拡大，心臓カテーテルで肺体血流比1.5以上は治療適応である．ただし，術前に肺高血圧が合併している場合は，肺血管抵抗係数8 Wood 単位・m^2 以上は閉鎖適応なし，4 Wood 単位・m^2 以下は治療可能で，4〜8 Wood 単位・m^2 では症例ごとに専門家が治療適応を検討することが推奨される．

治療法としては，手術とカテーテル治療がある．手術は全例に適応可能で，通常は直視下に欠損孔を直接縫合する．欠損孔が塞ぎにくい場合，非常に大きい場合（単心房など），部分肺静脈還流異常を合併している場合には，パッチを用いた閉鎖ないし中隔形成術が行われる．カテーテル治療には，Amplatzer 閉鎖栓を

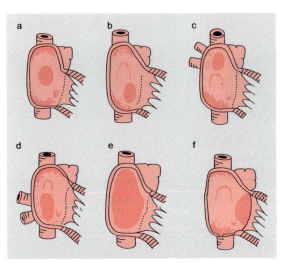

⑪ 心房中隔欠損の形態
a. 二次孔型，b. 冠静脈洞欠損型，c. 静脈洞型（上位）（図は右部分肺静脈還流異常の合併を示す），d. 静脈洞型（下位），e. 単心房型，f. 一次孔型（＝不完全型心内膜床欠損）．
（中澤　誠：心房中隔欠損症．循環器疾患．内科学書，改訂第8版．東京：中山書店；2013．p.215．図231．）

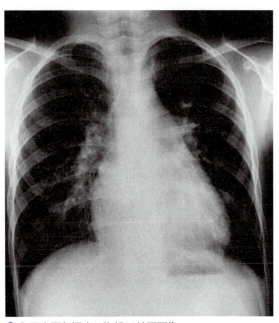

⑫ 心房中隔欠損症の胸部X線正面像
右房，右室，主肺動脈の拡張と肺血管陰影増強が特徴．
（中澤　誠：心房中隔欠損症．循環器疾患．内科学書，改訂第8版．東京：中山書店；2013．p.216．図232．）

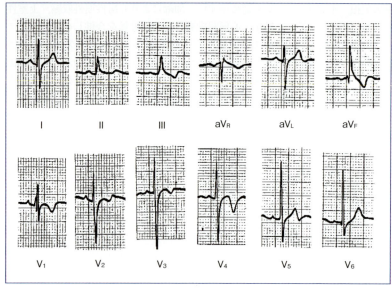

❸ 心房中隔欠損症の心電図
不完全右脚ブロック，右室肥大，時計方向回転が特徴．
(中澤　誠：心房中隔欠損症．循環器疾患．内科学書．改訂第8版．東京：中山書店；2013．p.216．図233．)

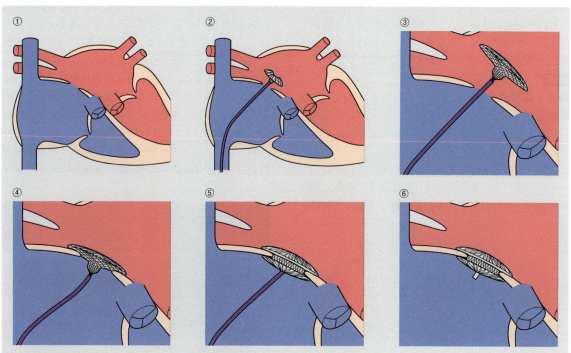

❹ Amplatzer Septal Occluder を用いた二次孔心房中隔欠損に対する手技の流れ
①大腿静脈からシースを挿入し，右心房側より欠損孔（穴）を通し左心房側に入れる．
②閉鎖栓を左心房にあるカテーテルの先端まで進めて，左心房側の傘状部を開く．
③閉鎖栓の中心部（ウエスト）を広げて欠損孔（穴）に近づける．
④閉鎖栓中心部の位置に合わせる．
⑤右心房の傘状部を開く．
⑥閉鎖栓が確実に留置されたことを確認した後，接続を解除して治療が終了となる．
(日本循環器学会ほか：2014年版 先天性心疾患，心臓大血管の構造的疾患〈Structural heart disease〉に対するカテーテル治療のガイドライン．http://www.j-circ.or.jp/guideline/pdf/JCS2014_nakanishi_h.pdf〈2019年6月閲覧〉)

用いる（❹）．閉鎖栓が欠損孔を挟み込むのに十分な心房中隔の辺縁がある場合（多くの二次孔型）に適応可能であるが，適応条件を満たさない場合には手術を選択する．近年，新たな閉鎖栓（Occlutech 閉鎖栓）がわが国でも保険適用となり，カテーテル治療の適応の幅は広がりつつある．

予後
治療適応のない小さな欠損の予後は良好である．治

療後の予後も良好で，運動を含めて生活制限はない．肺高血圧の合併により治療適応外の症例，術後肺高血圧が持続する症例は，予後不良である．特に成人期以降の治療例では，術前に心房細動を認めることがあり，術後遠隔期にも洞機能不全や心房性不整脈を認める例がある．感染性心内膜炎のリスクは低く，抗菌薬予防投与は不要である．

心内膜床欠損症 endocardial cushion defect (ECD)（房室中隔欠損症 atrio-ventricular septal defect〈AVSD〉）

概念
- 房室弁レベルで左右心房・心室を隔てる房室中隔が欠損した疾患．
- 房室中隔周囲の構造は胎生期の心内膜床に由来するため，心内膜床欠損と呼ばれる．心房中隔一次孔欠損，膜性部〜流入部心室中隔欠損，房室管の分割不全による三尖弁と僧帽弁の不分離および形態・機能異常（閉鎖不全）が認められる．

疫学・頻度
全先天性心疾患の約4〜5%を占める．

病理・分類
欠損孔の部位，房室弁の形態により以下のように分類される（⓯）．

①完全型：房室弁口が左右に分割されず，5つの弁尖（前上尖，共通前尖，右下尖，左側尖，共通後尖）から成る一つの大きな共通房室弁（common orifice atrio-ventricular valve）が認められる．完全型は，共通前尖の形態と支持腱索の付着部位によって，さらにRastelli分類A〜C型に分類される．大きな心室中隔欠損を伴う．

②不完全型：房室弁口は左右に分割されているが同一平面上に存在し，心房中隔一次孔欠損と僧帽弁前尖の裂隙（cleft）を合併する構造となる．心室中隔欠損は伴わない．一次孔型心房中隔欠損（☞前項）と同義．

③中間型：完全型と不完全型の中間的な病型．房室弁口の形態は完全型であるが，心室中隔欠損が血行動態上有意でない例を中間型と呼ぶことが多い．

病因
胎齢30日頃に房室管内面に隆起ができ（房室心内膜床），34日にはその前後が癒合して左右の房室弁口が形成されるが，心室中隔流入部が低形成となり，心内膜床が心室方向に下垂して不完全に癒合すると本疾患が発症する．房室弁の形成は不完全となり，同時に種々の程度の心房・心室間交通が残存すると考えられる．

本疾患の30〜40%はDown症候群に合併する．また，Down症候群の集団では先天性心疾患の約40%を占め（約9割は完全型），一般集団ではほとんどみられないFallot四徴症との合併が認められる．内臓錯位症候群に合併する複雑心疾患の部分症として認められる場合も多い．

病態生理
完全型では，左右心房・心室間の左右短絡および房室弁逆流により，両心房および両心室に容量負荷を生じ，肺血流が増加する．高肺血流性肺高血圧を合併し，右室には圧負荷がかかる．不完全型では心室間の短絡がなく，心房中隔欠損症の循環動態に房室弁逆流による容量負荷が加わるが，高肺血流性肺高血圧を合併することは少ない．

臨床症状
完全型では，乳児期から重篤な心不全症状を呈し，多汗，多呼吸，哺乳不良，体重増加不良などを認める．気道感染が重症化しやすく，生命予後を左右することがある．

一方，不完全型では小児期には，ほとんどの症例で無症状で，乳児健診や学校心臓検診時に心雑音や心電図異常を契機に発見されることが多い．

身体所見として，完全型では，頻脈，陥没呼吸，肝腫大（うっ血）が認められる．心室中隔欠損ないし房室弁閉鎖不全による高調性汎収縮期雑音（胸骨左縁下部），および肺血流増加と房室弁逆流による相対的房室弁狭窄のための拡張期ランブル（胸骨左縁下部〜心

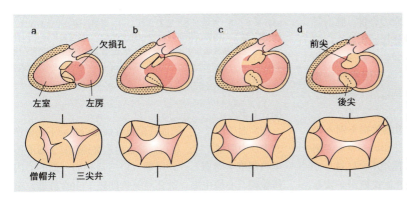

⓯ 心内膜床欠損の病型
上は心臓内部を左側からみた図，下は房室弁を上からみた図．a．不完全型（これでも房室弁の付着は心尖方向に偏位し，左室流出路のgoose-neckを形づくっている），b．完全型（Rastelli分類A型），c．完全型（Rastelli分類B型），d．完全型（Rastelli分類C型）．
（中澤 誠：心内膜欠損症〈房室中隔欠損症〉．循環器疾患．内科学書，改訂第8版．Vol.3．東京：中山書店；2013．p.217．図234．）

尖部）が聴取される可能性がある．実際には，新生児期から肺血流増加による心不全と肺高血圧が認められることが多く，Ⅱ音亢進とⅢ音を伴う奔馬調律および短い収縮期雑音と拡張期ランブルの組み合わせが特徴的である．不完全型の所見は，心房中隔欠損症と同様だが，房室弁閉鎖不全があれば汎収縮期雑音（胸骨左縁下部〜心尖部）を認める．

検査所見

胸部X線検査：完全型では，新生児・乳児期早期から肺血管陰影が増強する．全心腔と肺動脈が拡張し，心陰影は左右に大きく拡大する．不完全型では，心房中隔欠損症の所見に類似する．

心電図：左軸偏位と不完全右脚ブロックの組み合わせが特徴的で，右軸偏位を特徴とする心房中隔欠損症と鑑別できる．左軸偏位は，心室中隔流入部欠損（scooping）により房室結節とHis束が後下方に偏位するために発生し，不完全型（一次孔型心房中隔欠損）でも認められる．両心房拡大，Ⅰ度房室ブロックの合併もある．心室間短絡が多い場合，左右心室容量負荷と肺高血圧による両室肥大の所見が加わる．

心エコー図：四腔断面像で心臓中心部の房室中隔の欠損と，房室弁の形態異常（共通房室弁ないし左右房室弁の高さが同じ）が描出され（⓰），カラードプラ法で短絡血流と房室弁逆流が検出される．経胸壁および経食道アプローチで，房室弁の形態・機能を詳細に評価することが，治療方針決定に有用である．

心臓カテーテル検査：O_2ステップアップと圧測定により，肺高血圧，肺血管抵抗，左右短絡量，房室弁逆流，心室容量などを評価する．完全型で生後4〜6か月以降の症例では，肺血管閉塞性病変の進行に伴い肺血管抵抗が上昇し，手術適応に影響する．左室造影では，特徴的なgoose neck signが認められる（⓱）．

治療

全例外科手術の対象である．完全型では，心不全に対して利尿薬，強心薬，血管拡張薬などによる内科的治療を行い，乳児期，生理的肺高血圧がなくなり，肺血管閉塞性病変が進行する前（生後3〜4か月）に一期的心内修復術を実施する．低体重（2〜2.5 kg未満），重複弁口，弁尖の低形成，大動脈縮窄の合併，肺血管閉塞性病変の進行などで一期的心内修復が困難な症例では，まず肺動脈絞扼術により左右短絡を制限し，肺血管床を保護する．不可逆性の肺血管閉塞性病変（Eisenmenger症候群）をきたした例は，手術適応なしである．

心内修復術には，心房と心室の中隔欠損を別々のパッチで閉鎖するtwo-patch法と，1つのパッチで閉鎖するone-patch法がある．房室弁閉鎖不全に対してcleftを縫縮する．弁形成術ないし弁置換が必要な

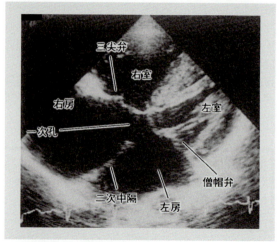

⓰ 不完全型心内膜床欠損症の心エコー図
四腔断面で一次孔の欠損が確認できる．
（中澤　誠：心内膜床欠損症〈房室中隔欠損症〉．循環器疾患．内科学書，改訂第8版．Vol.3．東京：中山書店；2013．p.218．図235．）

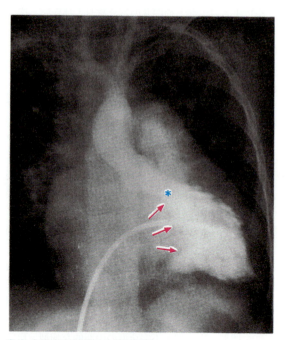

⓱ 心内膜床欠損症の左室造影像
僧帽弁付着が心尖方向に偏位し，左室流出路（＊）がgoose neck signをつくる．左房が淡く造影され（→），僧帽弁閉鎖不全を示す．
（中澤　誠：心内膜床欠損症〈房室中隔欠損症〉．循環器疾患．内科学書，改訂第8版．Vol.3．東京：中山書店；2013．p.318．図236．）

場合もある．

肺高血圧がなく，肺血管閉塞性病変のない不完全型および中間型では，左右短絡と房室弁逆流による心不全の程度を考慮し，幼児期（1〜5歳）の一期的心内修復術（心房中隔一次孔パッチ閉鎖＋cleft縫縮）を

基本とする．

予後
完全型では，無治療で成人に達することはできず，外科治療なしでは12か月齢までに65％が死亡する．内臓錯位症候群や右室性単心室で，共通房室弁逆流が重度な例は，特に予後不良である．また，Eisenmenger症候群は手術適応外となり予後不良である．手術後の予後はおおむね良好だが，術後房室弁狭窄・閉鎖不全，左室流出路狭窄などにより再手術が必要になる場合もある．また，術後肺高血圧が残存する例では予後不良である．

一方，不完全型では小児期以降に症状が現れることが多い．加齢に伴い房室弁逆流が進行し，心不全，心房性不整脈，房室ブロックが出現する．無治療では，20歳代以降の生存率が低下するため，小児期の治療が勧められる．手術が適切な時期に実施されれば，予後良好である．

心室中隔欠損症
ventricular septal defect（VSD）

概念
- 左右の心室を隔てる心室中隔に欠損のある疾患である．

疫学・頻度
単独の先天性心疾患として最も多く，全先天性心疾患の約35～40％を占める．成人では全先天性心疾患の入院例の約20％を占める．

病理・分類
心室中隔は膜性部中隔と筋性部中隔から成り，筋性部中隔はさらに流入路中隔，肉柱部中隔，および漏斗部中隔に分けられる．心室中隔欠損は位置により，以下のように分類される（⓲）．

①漏斗部欠損（Kirklin分類I型）：流出路（心基部側）に認められる欠損．西洋人に比して東洋人に多い．わが国の成人の心室中隔欠損の入院例の約半数を占める．

②膜性部欠損（Kirklin分類II型）：膜性部とその周囲の筋性中隔にまたがる欠損．心室中隔欠損全体の60～70％を占め，最多．

③流入部欠損（Kirklin分類III型）：膜性部から後方の流入部中隔の大きな欠損．心内膜床欠損症で認められるが，単独ではまれ．

④筋性部欠損（Kirklin分類IV型）：筋性中隔肉中部（心尖部側）に認められる欠損．

心室中隔欠損の形は円形が多いが，楕円形，三角形，スリット状のこともある．

病因
胎齢4週頃に，左右心室の成長に伴い筋性部肉柱性中隔が発達し，その上縁から筋性部平滑性中隔が伸展する．さらに，大動脈・肺動脈中隔から伸展した漏斗部中隔，心内膜隆起から伸展した膜様部中隔と互いに癒合し，胎齢7週頃に心室中隔が完成する（☞「心室・流出路中隔の形成」p.223）．この発生過程の障害により心室中隔欠損が発生し，主に2つの機序による．第一は単純穿孔型で，中隔の融合線上に欠損が残る．第二は筋性部中隔と漏斗部中隔の整列異常（malalignment）により欠損が残る．後者はしばしば流出路，大動脈弓異常に合併する．

ほとんどの症例では単独で認められるが，染色体異常症，先天異常症候群に合併する場合も多い．また，ほかの複雑先天性心疾患の部分症として合併することも多い．

病態生理
血液が心室中隔の欠損を介して左室から右室・肺動脈に流れる（左右短絡）ため，肺血流が増加し，左房，左室に容量負荷がかかる．肺血流量および左房・左室容量負荷は，左右短絡の量に依存する．欠損が大きいほど，左右短絡量は多くなる．

大きな心室中隔欠損（7～10 mm以上）の場合，右室，肺動脈の収縮期圧は左室，大動脈の圧と等しくなり，いわゆる高肺血流量性肺高血圧を合併する．肺高血圧の成因として，乳児期には高肺血流量自体と反応性肺血管収縮の要素が強いが，幼児期以後，肺血管閉塞病変が進行して肺血管抵抗が上昇することにより肺高血圧が持続ないし増悪する（⓳）．この状態では左右短絡量は次第に低下し（左右短絡量は肺/体血管抵抗比に依存），やがて右左短絡を生じる（Eisenmenger化☞「Eisenmenger症候群」p.234）．

一方，小さな心室中隔欠損（3～4 mm以下）の場合は左右短絡量が少なく，肺動脈，右室の圧は正常で，左房・左室容量負荷も問題にならない．中等度の欠損では，肺動脈，右室の圧は正常かやや上昇する程度で

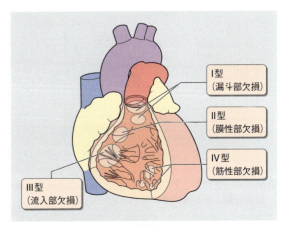

⓲ 心室中隔欠損のKirklin分類

あるが，左右短絡により肺/体血流量比が1.5〜2.0以上に増加（正常では1.0）している．この場合，体血流量は正常に保たれるので，肺血流量が正常の1.5〜2倍以上に増加し，その分，左室の拍出量が増加しており，左心系が拡大する（左房・左室容量負荷）．

[臨床症状]

小欠損の場合は自覚症状がまったくない．欠損を介する短絡血流により，胸骨下部（第4肋間，時に第3肋間）左縁を最強点とする高調性の荒々しい汎収縮期逆流性雑音を聴取する．

中等度欠損の場合，小児期には自覚症状はないが，成人期に心不全，不整脈，肺高血圧が進行する例がある．上記の欠損を介する短絡血流による心雑音に加えて，短絡量が多いために拡張期に僧帽弁を流れる血流量が増えて僧帽弁が相対的に狭窄するために生じる，低調性の拡張期ランブル雑音を心尖部に聴取する．

大欠損では，生後の生理的肺高血圧が消失してくる乳児期（2〜3か月）に，左右短絡量が増加し，頻脈，多呼吸，哺乳不良といった心不全を生じ，重症例では体重増加不良を呈する．また，高肺血流量性肺高血圧を合併し，陥没呼吸がみられる．聴診では胸骨左縁の収縮期雑音，肺動脈弁口部のII音の亢進，心尖部の拡張期ランブルが聴かれるが，肺高血圧が進行し肺血管抵抗が高くなると，雑音は小さく，かつ短くなる．

[検査所見]

小さな欠損では，心エコー図で欠損が検出される以外，検査所見は正常である．中等度以上の欠損では，左右短絡量に応じて異常所見が認められる．

胸部X線検査：肺血流量増加に応じて肺血管（左第2弓）が太くなり，左房（左第3弓）と左室（左第4弓）が拡大し，心胸郭比が大きくなる．肺血管陰影は中枢から末梢まで増強する．

心電図：通常，洞調律で，QRS電気軸も正常のことが多いが，膜性部欠損ではしばしば左軸となり，Eisenmenger症候群では右軸偏位となる．左房・左室容量負荷を反映して，左房拡大，左室肥大の所見がある．肺高血圧を合併する場合には右室肥大も生じて，両室肥大となる．

心エコー図：左右短絡の多いほど左房，左室が拡大し，左房/大動脈径比が大きくなる．断層心エコー図で心室中隔欠損の位置に一致したdefectが認められ，カラードプラ法で短絡血流が検出される（⑳）．

心臓カテーテル検査：右室で血液酸素飽和度のステップアップが認められる．左室造影で欠損から右室へ造影剤の噴流（ジェット）が検出される．心臓カテーテル検査による正確な肺体血流比の算出および肺高血圧の有無・重症度の評価は，治療適応を決めるうえで重要である．

[治療]

小さな膜性部欠損，筋性部欠損は，高率に自然閉鎖が期待できる．小さな欠損として残存した場合，感染性心内膜炎の予防に努めながら経過観察する．

中等度の欠損についても，幼児期までは自然縮小・閉鎖が期待できるので，無症状であれば経過観察する．縮小・閉鎖せず残存した場合，就学前に心臓カテーテル検査などで左心系の拡大，肺体血流比，肺高血圧を評価する．左心系の拡大があり，肺体血流比1.5〜2.0以上の場合，無症状でも成人期の心不全，不整脈，肺高血圧の進行を防ぐために，欠損閉鎖手術を行う．すでに肺高血圧を合併している場合，肺血管抵抗8〜10単位・m^{2}以下なら閉鎖手術を検討するが，肺血管抵抗10単位・m^{2}以上で右左短絡が認められる場合，Eisenmenger症候群へと進行するリスクがあるので手術適応はない．近年，肺血管拡張薬により肺血管抵抗が低下し，閉鎖手術が可能になった例が報告されている．

大きな欠損の場合，心不全に対して利尿薬，強心薬，血管拡張薬などの内科的治療を行い，乳児期（通常3〜4か月）に閉鎖手術を実施する．体重増加不良が高度な場合，新生児ないし乳児期早期に肺動脈絞扼術を行い，左右短絡量を減らして体重増加を待ち，二期的に欠損閉鎖手術を計画する場合もある．

漏斗部欠損では小さな欠損でも短絡血流が大動脈弁に近く影響するため，弁の変形ないし逆流を生じることが多い．その場合は閉鎖手術の適応である．また，欠損の型にかかわらず，小さな欠損でも感染性心内膜炎を起こした場合は，再発予防のため閉鎖手術の適応とする施設も多い．

[予後]

手術適応のない小さな心室中隔欠損は，感染性心内膜炎を起こさない限り予後良好である．中等度の欠損

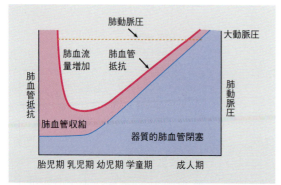

⑲ 肺高血圧を伴う心室中隔欠損における肺血管抵抗，肺血管収縮，肺血管閉塞病変の年齢的経過

（門間和夫：心室中隔欠損症．循環器疾患．内科学書，改訂第8版．Vol.3．東京：中山書店；2013．p.220．図238．）

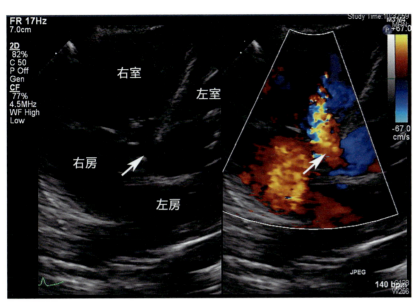

⑳ 心室中隔欠損症の心エコー図

では, 成人期に心不全, 不整脈, 肺高血圧が発症すると予後不良である. 大きな欠損では, 乳児期から心不全を生じ, 肺高血圧と肺血管閉塞病変が進行してEisenmenger症候群になる. 漏斗部欠損では, 2歳以後に大動脈弁のValsalva洞が欠損孔に落ち込み, 大動脈弁の変形および閉鎖不全が発生してくる. 成人期には, Valsalva洞が右室内に突出して動脈瘤となることもある. また, 心室中隔欠損の経過観察中に漏斗部狭窄が進行し, 右室二腔症を呈する例がある. 手術適応のある欠損の場合, 適切な時期に閉鎖手術をすれば予後良好である.

動脈管開存症
patent ductus arteriosus（PDA）

概念
- 胎児期の動脈管（大動脈と肺動脈を交通する血管）が出生後に閉鎖せず, 大動脈から肺動脈への短絡血流（左右短絡）が生じる疾患である.
- 胎生期における動脈管の存在は, ローマ時代にガレノス（Galen）により記載されている.

疫学・頻度
出生 2,500～5,000 人に 1 人（0.02～0.04 %）であり, 先天性心疾患の約 10 %を占める. 性差は 2：1 で女性に多い.

病因
胎内では, 胎児循環の低い酸素分圧と高いプロスタグランジン濃度により, 動脈管は開存している. 出生後, 肺呼吸が始まると, 成熟児の動脈管は動脈血酸素分圧の上昇と血中プロスタグランジン濃度の低下により中膜の平滑筋が収縮し, 生後 10～15 時間で機能的に閉鎖する. 収縮した動脈管は内膜と内膜下組織の変性, 線維化により生後 2～3 週間で器質的に閉鎖する. 何らかの機序によりこの過程が障害されると, 生後も動脈管が開存する.

未熟児では動脈管組織とプロスタグランジン代謝の未熟性により, 閉鎖が遅延する. 成熟児は未熟児に比べて動脈管の酸素に対する反応性が高く, 反対に未熟児ではプロスタグランジンに対する反応性が高い.

妊娠初期の風疹ウイルス感染（先天性風疹症候群）はリスク因子となる. まれではあるが, 家族内集積の例もある.

病態生理
圧の高い大動脈から低圧の肺動脈に連続性に血流（左右短絡）が生じ, 左室の容量負荷となる. 拡張期にも大動脈の血液が肺動脈に流れ, 大動脈の拡張期圧が低く, 脈圧が大きくなる.

病理・分類
単独で認められる場合のほか, 重大な先天性心疾患（肺動脈閉鎖症, 大動脈縮窄症など）に合併する場合がある. 動脈管開存の形態により分類される（Krichenko 分類 ㉑）.

臨床症状
短絡血流が少量の場合は無症状. 中等度から大量の左右短絡を有する場合, 易疲労感や息切れなどの心不全症状が認められ, 乳児では多呼吸, 頻脈, 多汗, 哺乳不良, 体重増加不良がみられる.

左室容量負荷による心尖躍動が観察され, 拡張期血圧低下・脈圧増大による反跳脈（bounding pulse）が触れる. 胸骨左縁上部に特徴的な連続性雑音(machin-

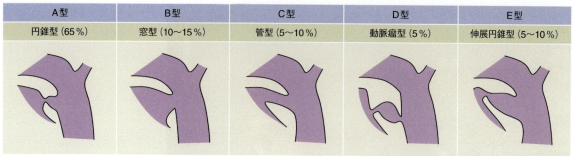

㉑ 動脈管開存症の Krichenko 分類

ery murmur）があり，短絡量が多いと心尖部に拡張期ランブルも聴取される．太い動脈管の場合には肺高血圧を伴い，II音は亢進し，心雑音は収縮期雑音となる．

【検査】

胸部X線検査：心陰影は，左第 2,3,4 弓の突出を伴って拡大する．肺血流量増加による肺血管陰影増強を認める．

心電図：左房負荷と左室肥大所見を呈する．肺高血圧合併例では，右室肥大所見も呈する．

心エコー図：左房・左室の容量負荷と肺動脈拡張所見を認める．大動脈弓と左肺動脈間に動脈管を描出する．肺動脈内に短絡血流によるジェットを描出する．下行大動脈の拡張期血流波形で，逆行性血流を認める．肺高血圧合併例では，右室の圧負荷所見を認める．

心臓カテーテル・造影所見：肺動脈内で酸素飽和度のステップアップを認める．肺動脈から動脈管を介して大動脈へカテーテルが入る．肺高血圧合併例では肺動脈圧の上昇を認める．造影検査により大動脈から肺動脈への短絡血流を認める．

【治療】

無症状でも感染性心内膜炎を合併する危険があるため，全例閉鎖適応である．開存しているあいだは抗菌薬予防措置が必要で，心不全がある場合は利尿薬を中心とした内科治療を行う．

開胸閉鎖術：側方開胸により，結紮，切離，あるいはクリップにより動脈管を閉鎖する．

カテーテル閉鎖術：最小内径 2 mm 以下の動脈管は，カテーテルとコイルで閉鎖できる．2 mm 以上の中等大の場合も，複数のコイルまたは Amplatzer 閉鎖栓（Amplatzer duct occluder：ADO）を用いて治療可能である．ADO については，Krichencho A 型が治療しやすく，B 型，D 型は閉鎖困難な場合があり，6 か月以上，体重 6 kg 以上の治療が望ましいとされる．

【予後】

治療・閉鎖術後の予後は良好である．太い動脈管開存では大量の左右短絡と肺高血圧が合併し，4～5歳以上で肺血管閉塞病変が進行して Eisenmenger 症候群になることもある．治療せずに成人に達した場合は，心不全や不整脈が増え，特に症状が進行すると予後不良となる．成人期に動脈管部に石灰化や動脈瘤を生じることがある．

Eisenmenger 症候群

【概念】

- 肺高血圧を合併する大きな心室中隔欠損，動脈管開存などの本来左右（体肺）短絡性の先天性心疾患が，経年的に器質的な肺血管閉塞性病変を生じ，肺血管抵抗の重篤な上昇と右左（肺体）短絡または両方向性短絡をきたした病態（㉒）である．
- 通常，手術適応のない高度の肺血管閉塞性病変を伴う場合を指す．
- 1897 年に Eisenmenger により，大きい心室中隔欠損と肺高血圧とチアノーゼがあり 32 歳で肺血栓症で死亡した馬車引きの症例が報告され，その後 1958 年に Wood が本症候群の概念を確立した．

【疫学・頻度】

肺高血圧を合併する大きな心室中隔欠損や動脈管開存が未手術の場合，10 歳以上で 50 % に本症候群を発症する．完全型心内膜床欠損や完全大血管転位など複雑先天性心疾患では，肺血管閉塞性病変の進行が早い．心房中隔欠損では肺高血圧の合併はまれだが，40 歳以上で約 5 % に本症候群をきたす．

【病因】

本症候群では肺小動脈の中膜の肥厚に加え，内膜の細胞性・線維性増殖により，その内腔が閉塞して肺血管抵抗が増大している．

【病態生理】

肺血管抵抗が体血管抵抗より高くなる．右左ないし両方向性短絡により，動脈血の酸素飽和度低下・チアノーゼおよび二次性赤血球増多症に伴う多臓器病変を生じる．

病理・分類

HeathとEdwardsは，肺高血圧による肺血管閉塞性病変を病理学的に6段階に分類し，この順に進行するとした（㉓）．Eisenmenger症候群の肺血管の病理組織は，Heath-Edwards分類（㉔）Ⅲ度以上の高度病変を示す．

臨床症状

労作に伴い右左短絡が増加し，チアノーゼの増強，酸素飽和度の低下に対する呼吸中枢の反射で呼吸促迫となり，息苦しさを感じる．ばち指，高尿酸血症，慢性腎障害（蛋白尿，慢性腎炎，ネフローゼ症候群），肥厚性骨関節症，血栓塞栓症，感染性心内膜炎，不整脈，過粘稠度症候群などを呈する．成人例では，時に労作時左前胸部痛，労作時頭痛，失神発作，喀血が認められる．一般に，心室中隔欠損や心房中隔欠損による本症候群では自覚症状が軽く，過半数では激しい運動・労作時の呼吸困難，動悸のみで，ほぼ普通の社会生活をしている．

聴診では肺動脈弁口部でⅡ音の単一亢進，時に収縮早期駆出音（クリック音）が聴かれる．短絡性の収縮期心雑音は減弱し，75％では弱く短い駆出性収縮期雑音が胸骨左縁に聴かれるが，25％ではまったく聴こえない．三尖弁閉鎖不全による収縮期雑音や肺動脈弁閉鎖不全による拡張期雑音（Graham-Steell雑音）が約15％に聴取される．

検査

胸部X線検査：心胸郭比が正常または軽度に拡大し，肺門部は太いが末梢で細い肺血管陰影が認められる．
心電図：右軸偏位，右室肥大を示す．右房拡大の所見も認められる．
心エコー図：大きな心室中隔欠損，動脈管開存などが認められ，カラードプラでは右左ないし両方向性短絡がある．右室圧が高く，心室中隔が左室側に圧排され，左室はD型ないし三日月型を呈する．
心臓カテーテル検査：肺動脈収縮期圧は大動脈収縮期圧に等しく，右室圧は左室圧に等しい．血液酸素飽和度の検査と心臓血管造影で，欠損孔を通しての両側性短絡がある．
血液検査：赤血球増多症があり，進行すると高尿酸血症，BNP上昇，腎機能低下などが認められる．

治療

心臓手術は禁忌．女性では妊娠・出産も禁忌である．最新の基準では，肺血管抵抗係数8 Wood単位・m^2以上は手術適応なし，4 Wood単位・m^2以下は手術可能，4〜8 Wood単位・m^2は症例ごとに専門家が適応を検討するとされている．

内科的治療は従来対症療法に限られていたが，近年，

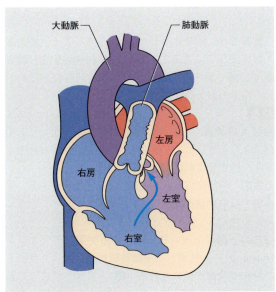

㉒ Eisenmenger症候群の病態
矢印は右左短絡血流を示す．

㉔ Eisenmenger症候群のHeath-Edwards分類

Ⅰ度	肺小動脈の中膜筋層の肥厚
Ⅱ度	肺小動脈の内膜の細胞増殖
Ⅲ度	肺小動脈の内膜の増殖した細胞の線維化と内腔狭小化
Ⅳ，Ⅴ，Ⅵ度	肺小動脈の拡張，血管腫状病変，叢状病変，壊死性動脈炎

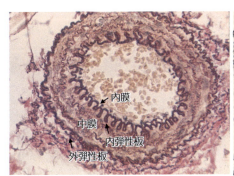
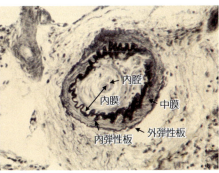

㉓ Eisenmenger症候群の肺小動脈組織像
左：Heath-EdwardsⅠ度．中膜の肥厚がある．右：Heath-EdwardsⅢ度．中膜の肥厚と内膜の線維性の増殖，内腔の閉塞がある．（ともに弾性線維染色）
（門間和夫：Eisenmenger症候群．循環器疾患．内科学書，改訂第8版，Vol.3．東京：中山書店；2013．p.223．図241．）

肺血管拡張薬（静注用エポプロステノール，エンドセリン受容体拮抗薬，ホスホジエステラーゼ〈PDE〉5阻害薬）で，NYHA 心機能分類，酸素飽和度，運動能力，血行動態の改善が報告され，治療の主体となっている．

予防として，肺血流の増加による肺高血圧を合併する先天性心疾患について，乳児期早期に手術などにより肺血流を適正化することが重要である．

予後

予後不良因子は，NYHA 心機能分類 III 度以上，上室不整脈，右房圧 7 mmHg 以上，酸素飽和度 85％以下，クレアチニン高値，尿酸高値，右心不全．複雑先天性心疾患（25.8±7.9 歳）では単純先天性心疾患（32.5±14.6 歳）より予後不良，平均死亡年齢は 37.0±13.3 歳との報告があったが，最近では内科的治療薬の進歩により，時に 50〜60 歳台まで生存可能となった．

肺動脈弁狭窄症
pulmonary stenosis（PS）

概念
● 肺動脈弁の狭窄により右室から肺動脈への駆出に支障をきたす疾患である．

疫学・頻度
単独で認められるものは，全先天性心疾患の約 10％を占める．他の心臓構造異常と合併することも多い．

病因
典型例では肺動脈弁の交連が癒合し，開放制限が生じる．弁輪径は通常正常である．一方，結節性肥厚による異形成弁のため，弁の可動性が悪く狭窄を生じる例がある．弁輪も狭いことが多く，Noonan 症候群に高頻度に合併する．

病態生理
重症度分類
右室収縮期圧が上昇し，右室圧 50 mmHg 以下は軽症，右室圧 50 mmHg 以上で体血圧までは中等症，体血圧以上は重症（新生児，乳児で，動脈管に肺循環が依存している例は超重症）と評価される．また，肺動脈・右室収縮期圧較差が生じ，30〜50 mmHg 以下は軽症，それ以上では治療適応である．

心拍出量は当初正常だが，重症例または中等症例で持続した場合，心機能の低下をきたす．重症例では右室が求心性に肥大し，漏斗部も二次性に狭窄する．

臨床症状
軽症例は無症状．中等症例では加齢とともに動悸，不整脈，心不全などの症状が出現する．重症例は乳児期に心不全で発症する．

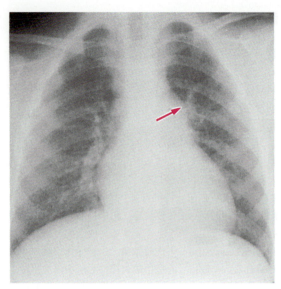

㉕ 肺動脈弁狭窄症の胸部 X 線像
主肺動脈の突出が特徴的である．
（中澤　誠：肺動脈弁狭窄症．循環器疾患．内科学書，改訂第 8 版．Vol.3. 東京：中山書店；2013．p.224．図 242．）

聴診では，狭窄弁が十分に開放しないこと，肺動脈の脈圧が小さくなることから，II_P が減弱する．肺動脈弁口部で駆出性クリック音と収縮期雑音が認められ，左上方および背部に放散する．

検査
胸部 X 線検査：心拡大は軽度で，右房が拡大し心尖部は丸みを帯びる．左第 2 弓が突出し，狭窄後拡張を表す．肺血管陰影は正常である（㉕）．

心電図：中等症以上で右軸偏位，右室肥大がある．重症例では右側胸部誘導の ST 低下（ストレインパターン）を伴う．

心エコー図：ドーム状に開放する弁尖（ドーミング〈doming〉）と拡張した主肺動脈がみられ，カラードプラ法で乱流が認められる（㉖）．ドプラ法による最大血流速度から簡易 Bernoulli 式により肺動脈・右室圧較差を推定し，重症度を評価することができる．

心臓カテーテル検査：右室圧上昇，心室圧 atrial kick と右房 a 波の増高がある．引き抜き圧曲線で肺動脈圧から高い右室圧への移行がみられる．肉柱が著明な右室が造影され，漏斗部が動的に狭窄する．狭窄した弁尖部の透亮像と主肺動脈の狭窄後拡張が認められる（㉗）．

治療
心不全症状が出現すれば，利尿薬などによる内科治療が行われるが，狭窄解除の適応でもある．狭窄解除は，経皮的カテーテル肺動脈弁拡張術か手術であるが，近年，手術はほとんど行われず，カテーテル治療が第

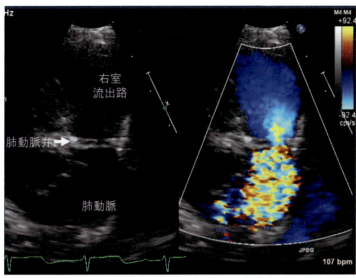

⑳ 肺動脈弁狭窄症の心エコー図

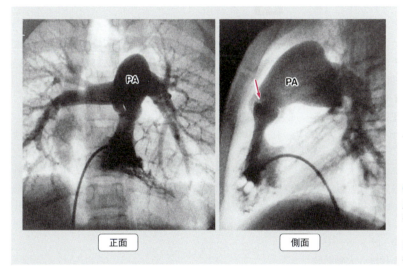

㉗ 肺動脈弁狭窄症の右室造影像
肥厚した弁のドーミング（→）と肺動脈の狭窄後拡張（PA）を示す．
（中澤　誠：肺動脈弁狭窄症．循環器疾患．内科学書，改訂第8版．Vol.3．東京：中山書店；2013．p.225．図244．）

一選択となっている．無症状でも，肺動脈・右室圧較差 30 mmHg 以上で運動制限を考慮，30～50 mmHg 以上の場合は上記治療適応となる．
　異形成弁に対してはカテーテル治療が無効な場合が多く，手術が選択される．

予後

　新生児重症例では，繰り返し治療を必要とする．中等症以上では診断時に無症状でも加齢に伴い運動能低下などの症状が出現し，重症化する傾向があり，年間自然死亡率が 20～30 歳で 3.4 %，30 歳以降では 6～7 % という報告がある．軽症例および治療後の予後は良好である．

近縁疾患

漏斗部肺動脈狭窄

　漏斗部心筋の肥厚による右室流出路の狭窄で，通常，肺動脈弁狭窄，Fallot 四徴症などに合併する．単独でみられた場合，心室中隔欠損の自然閉鎖後に残存した可能性を考える．有意な圧較差のある症例では，手術により解除する．

末梢性肺動脈狭窄

　主肺動脈部から左右への分岐部以降の末梢部にみられる狭窄．新生児に単独でみられる場合はほとんど自然軽快する．有意な狭窄は，Fallot 四徴症などの先天性心疾患，先天性風疹症候群，Williams 症候群，Alagille 症候群などに合併して認められることが多い．

Fallot 四徴症
tetralogy of Fallot(TOF, TF)

概念
- 大動脈騎乗，肺動脈（漏斗部）狭窄，心室中隔欠損，右室肥大の四徴候を認める疾患である（㉘）．フランスの Fallot が，1888 年に本症の臨床像と病理を記載した．

疫学・頻度
先天性心疾患の 5〜10 % を占め，チアノーゼ性心疾患では 60〜70 % と最多である．

病因
心室中隔の発生（☞「心室中隔欠損症」p.231）において，漏斗部中隔が前方に偏位して形成されることにより，肺動脈弁下円錐の発達不良をきたして肺動脈弁および右室漏斗部が狭窄し，主肺動脈が低形成になる．同時に漏斗部中隔と筋性部中隔にずれが生じ（整列異常〈malalignment〉），隙間として心室中隔欠損が残る．右室と左室は大きな心室中隔欠損を介して交通して内圧が等しくなり，右室は肥大する．

染色体 22q11.2 欠失症候群の合併が多い（15〜20 %）．そのほか 18 トリソミー，13 トリソミー，21 トリソミー，CHARGE 症候群，VATER 連合などさまざまな先天異常症候群に合併がみられる．

病態生理
大きな心室中隔欠損と肺動脈狭窄により肥大した右室からの血流は，一部肺動脈へ駆出され，残りは心室中隔欠損を介して大動脈へ駆出される右左短絡となる．したがって，肺血流量は減少し，酸素化されていない血液が体循環に流れ，低酸素血症・チアノーゼを生じる．右左短絡量は，肺動脈狭窄の程度，大動脈騎乗の程度，心室中隔欠損の大きさで規定され，右室流出路の抵抗と体血管抵抗の比で決まる．右室流出路の強い収縮（抵抗の増加）および体血管の拡張（抵抗の低下）は，いずれも右左短絡とチアノーゼの増加をきたす．逆に膝胸位・蹲踞（squatting）の姿勢では腹部・下肢血管の圧迫（抵抗の増加）により右左短絡が減少しチアノーゼが軽快する．

病理・分類
肺動脈狭窄の程度により以下の分類がある．
① 非チアノーゼ型：狭窄が軽い場合，心室中隔欠損で右左短絡が少ないか左右短絡となり，チアノーゼはなく，肺血流が増加して心不全になる例もある．
② 典型：本項で解説している型．
③ 極型：肺動脈閉鎖を伴う心室中隔欠損症とも呼ばれる（☞「肺動脈閉鎖症」，次項）．
④ 肺動脈弁欠損症：肺動脈弁の欠損を伴い，肺動脈狭窄兼逆流があり，肺動脈が拡張して気道を圧迫することによる呼吸器症状が問題となる．

臨床症状
チアノーゼの発症時期は，約 1/3 では生後 1 か月以内，約 1/3 では生後 1 か月ないし 1 年，残り 1/3 では生後 1 年以後である．チアノーゼが続くと，ばち指が認められる．歩行・運動を始めると，息が切れるとしゃがむ（蹲踞）姿勢をとる．約 3 割の症例で特有な「無酸素発作」を，多くは生後 2〜3 か月以降の乳児期に起こす．睡眠覚醒後，啼泣，排便，脱水，貧血などを誘引として，不機嫌，チアノーゼ増強，多呼吸，心雑音減弱，失神，代謝性アシドーシスをきたし，持続すると致命的である．

聴診では大動脈弁が胸壁に近く，肺動脈弁閉鎖音が小さいためⅡ音が単一で亢進する．胸骨左縁上部に肺動脈・右室流出路狭窄に由来する駆出性収縮期雑音を聴取する．

検査
胸部 X 線検査：心陰影は正常かやや小さく，左第 2 弓陥凹（肺動脈主幹部低形成）と心尖部挙上により「木靴型」となる（㉙）．右大動脈弓が 25 % に認められる．肺血管影は減少する．

心電図：右軸偏位，右室肥大を認める．

心エコー図：大動脈が心室中隔に騎乗する像が描出され，膜性部に大きな心室中隔欠損があり，漏斗部は狭い（㉚）．

心臓カテーテル検査：右室圧と左室圧は等しく，肺動脈圧は低く，右室肺動脈圧較差がある．大動脈血の酸素飽和度は 70〜90 % に低下し，その程度に応じて代償性に赤血球増加症が生じる．右室造影で太い大動脈

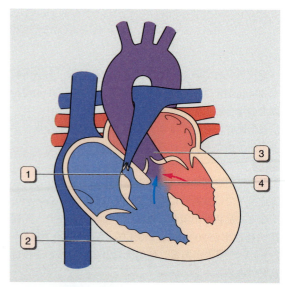

㉘ Fallot 四徴症の四徴候
1：肺動脈狭窄，2：右室肥大，3：大動脈騎乗，4：心室中隔欠損．

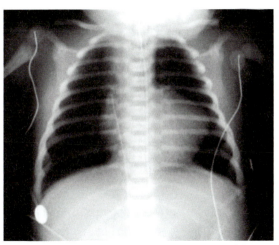

㉙「木靴型」所見

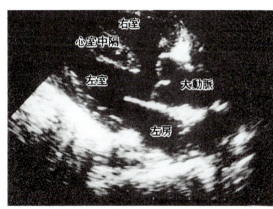

㉚ Fallot 四徴症の心エコー図
太い大動脈が心室中隔に騎乗して起始する.
(門間和夫：Fallot 四徴症. 循環器疾患. 内科学書, 改訂第 8 版. Vol.3. 東京：中山書店；2013. p.224. 図 245.)

と細い肺動脈が同時に造影される（㉛）.

治療

全例外科手術の適応である.

①姑息術：新生児期, 乳児期にチアノーゼが強い例, 無酸素発作例, 肺動脈が細い例では, 姑息術（人工心肺を使用しない心臓拍動下での体肺短絡手術）が必要となることがある.

②心内修復術：右室流出路形成（右室流出路までの outflow patch または肺動脈弁輪を越える transannular patch によるパッチ拡大）と心室中隔欠損閉鎖を同時に行い, チアノーゼを改善する. 手術時期は施設によるが（3 か月〜1 歳）, おおむね体重 6〜8 kg を目安に実施されることが多い.

内科的治療としては, 術前・術後（遠隔期・成人期を含む）管理が重要となる. 乳幼児の無酸素発作時には膝胸位をとらせ, 酸素投与, 鎮静（麻薬）, アシドーシス補正, β遮断薬, 昇圧薬などを使用する. 術後の残存病変, 心不全, 不整脈, 感染性心内膜炎に注意して管理する. 心機能低下例では, 運動制限および血管拡張薬, 利尿薬などを要する場合がある. 就学後は, 運動耐容能に応じて学校生活管理指導表を記載する. 成人期には肺動脈弁閉鎖不全, 右心不全, 不整脈に留意し, 再手術を検討する.

術後遠隔期の肺動脈弁置換術の適応は, 有症状で運動耐容能が低下した高度の肺動脈弁閉鎖不全, または自覚症状がなくても, 中〜高度の右室機能低下, 中〜高度の右室拡大, 持続性の上室・心室不整脈, 中〜高度の三尖弁閉鎖不全である.

予後

外科治療なしでは 1 年生存率 75 %, 3 年生存率 60 %, 10 年生存率 30 % であり, 死亡原因は年少児では低酸素発作, 年長児・成人では脳梗塞, 脳膿瘍, 心不全, 不整脈, 腎不全などである. 手術例の予後は

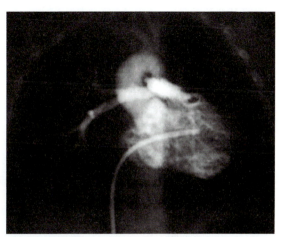

㉛ Fallot 四徴症の右室造影

良好で, 術後 30 年の生存率は 98 % である.

肺動脈閉鎖症
pulmonary atresia

概念

● 肺動脈弁, 肺動脈弁下, または肺動脈弁上で, 弁性または筋性に血流路が閉鎖した疾患である.

病理・分類

心室中隔欠損を伴う型（pulmonary atresia with ventricular septal defect：PA・VSD）と, 心室中隔欠損を伴わない型（pulmonary atresia with intact ventricular septum：PA・IVS）に病理・形態学的に分類され, いずれも心臓（右室）から肺動脈への血流は途絶する.

病態生理

PA・VSD は極型 Fallot 四徴症と同義で, 肺血流は約 2/3 は動脈管開存, 約 1/3 は主要大動脈肺動脈側

副動脈（major aortopulmonary collateral artery：MAPCA）によって大動脈から供給される（❷❸）．

PA・IVSは純型肺動脈閉鎖とも呼ばれ，肺血流は動脈管開存によって供給される．心房間交通が必須で，静脈血は右房から卵円孔または心房中隔欠損を通って左房へ流入して循環する（❹）．右室はさまざまな程度の低形成を呈する．右房からの流入血がほとんどない場合は右室は痕跡的となる．右房からの流入血が多い場合は右室の形成は比較的保たれるが，流入血はすべて右房に逆流するので，三尖弁閉鎖不全が高度になる．特に低形成の右室では，冠動脈と類洞交通を形成し，冠動脈血流が高い右室圧に依存していることがある．

疫学・頻度

PA・VSD，PA・IVSとも，それぞれわが国の先天性心疾患の約1％を占める．PA・VSDはFallot四徴症の約15％にあたり，そのほか完全大血管転位，両大血管右室起始，単心室，三尖弁閉鎖などにも合併する．また，約30％に染色体22q11.2欠失症候群が認められ，心外異常の合併も多い．一方，PA・IVSは単独のことが多く，心外異常の合併は少ない．

臨床所見

PA・VSD，PA・IVSいずれも，生後すぐにチアノーゼを認める．動脈管またはMAPCAの開存状態によりチアノーゼの程度に差がある．聴診上，II音は単一で，生後の肺血管抵抗の低下に伴い，動脈管開存ないしMAPCAによる連続性雑音を聴取する．右室の形成がよいPA・IVSでは，三尖弁逆流による収縮期雑音を認める．

検査

PA・VSD

PA・VSDの検査所見はFallot四徴症に類似する．心エコー図では，肺動脈が閉鎖しており右室流出路から肺動脈への血流を認めない．動脈管ないしMAPCAによる肺動脈への血流を認める．この側副血管の走行はしばしば複雑で，描出には胸部造影MDCTが有用である．

PA・IVS

胸部X線検査：左第2弓は陥凹し，肺動脈が細く肺

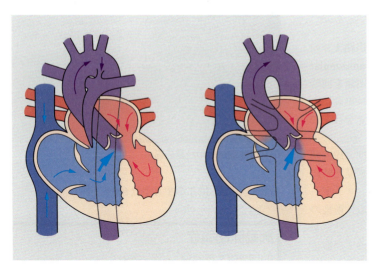

❷ 心室中隔欠損を伴う肺動脈閉鎖症
（左：動脈管開存，右：主要大動脈肺動脈側副動脈）

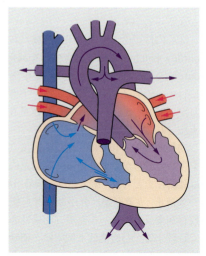

❹ 心室中隔欠損を伴わない肺動脈閉鎖症

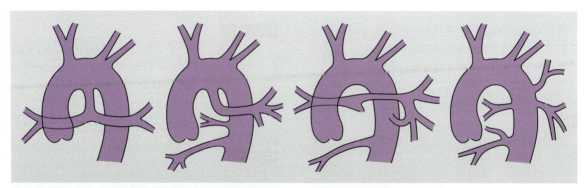

❸ 心室中隔欠損を伴う肺動脈閉鎖症にみられる動脈管開存と主要大動脈肺動脈側副動脈のパターン

血流は減少していることが多い．しかし，太い動脈管開存で肺血流が維持される場合は，肺血管陰影は増強し，心陰影も拡大する．

心電図：右軸偏位ないし正常軸．心エコー図では四腔断面で，左室は正常かやや大きく，右室は低形成で肉柱に富む．右室から肺動脈への順向性の血流はなく，動脈管を介して肺血流が描出される．心房中隔を横切る右左短絡血流を認める．

心臓カテーテル検査・右室造影：右室の形態と容積，類洞交通（右室依存性冠循環の診断），三尖弁閉鎖不全の程度がわかる．

治療

全例外科手術が必要である．生後すぐに動脈管開存を維持するためにプロスタグランジン E_1（PGE_1）を使用し，乳児期に姑息術として体肺短絡術を行うのが基本である．肺血流が MAPCA に依存する場合は，PGE_1 は必要ない．体肺短絡術と同時に，多数の MAPCA を中心肺動脈に吻合する uniforcalization 手術を行う．

PA・VSD では，肺動脈の成長を待って，幼児期に心室中隔欠損閉鎖＋右室流出路形成術（Rastelli 型手術：人工導管を用いる）を実施する．

PA・IVS では，心房間交通が不良な場合には，新生児期に心房中隔裂開術（BAS）が必要となる．右室が比較的大きく，類洞交通がない場合，新生児・乳児期に右室流出路拡大術を行い，幼児期以降に心室中隔欠損を閉鎖する 2 心室修復を目指す．近年，弁性閉鎖に対してカテーテルによる右室流出路拡大術が行われることもある．右室に低形成ないし類洞交通があり，右室を肺動脈へのポンプとして使用できない場合は，乳児期に Glenn 型手術（上大静脈を肺動脈に吻合）を行い，幼児期に Fontan 型手術（下大静脈も肺動脈に吻合）を目指す．

予後

自然歴では，2 歳までの死亡率が高い．術後の予後は比較的良好だが，Rastelli 型および Fontan 型手術後遠隔期には，不整脈，心不全，血栓症，感染性心内膜炎などのリスクがあり，再手術が必要になることもある．特に中心肺動脈のない MAPCA，高度肺動脈低形成，冠動脈閉鎖を伴う類洞交通合併例は予後不良である．

Ebstein 病
Ebstein anomaly

概念

- 三尖弁と右室流入部の発生異常で，①三尖弁中隔尖または後尖，あるいは中隔尖と後尖が変形して右室側にずれ込み（plastering），②その部分の右室心筋が菲薄化（Uhl 化）する疾患である（㉟）．

疫学・頻度

先天性心疾患のうち 0.3〜0.6％を占める．妊娠中の母親の向精神薬（リチウム）との関連が報告されている．

病因

三尖弁は右室心筋内層から undermining（穿掘）されて，薄い弁尖（leaflet）として形成される．この過程が障害され，三尖弁（中隔尖ないし後尖）が弁輪側から心室壁に漆喰で塗りつけられたように貼り付いた病態を plastering という（㊱）．機能的に有効な弁尖は右室内から起始し，無効な弁が貼りついた部分（有効な弁尖よりも心房側）の右室自由壁は薄くなり（Uhl 化），心房化右室と呼ばれる．三尖弁異形成（tricuspid valve dysplasia），三尖弁欠損症（unguarded tricuspid valve），Uhl 病（右室自由壁心筋の欠如と線維化をきたす疾患）は近縁疾患と考えられる．

病態生理

plastering と Uhl 化の程度により，カーテン様に大きな三尖弁前尖，三尖弁機能不全および右室不全が認められる．主な病態は，三尖弁閉鎖不全による右心系の容量負荷と Uhl 化した右室機能不全による肺循環系への駆出血流の不足，および心房レベルでの右左短絡による低酸素血症である．

臨床症状

plastering と Uhl 化の程度により，無症状から重症まで幅広い臨床スペクトラムを有する．重度の三尖弁閉鎖不全や肺動脈閉鎖を伴う例では胎児期から右房が巨大化し，胎児水腫，胎児・新生児死亡の原因となる．

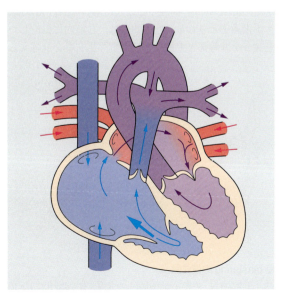

㉟ Ebstein 病の病態

巨大な心房により胸腔内が占有されると肺低形成を合併し，重症度・致死率が高くなる．

　胎児期に診断される例は，超音波検査で右心系拡大により見つかることが多く，新生児期ではチアノーゼが多い．乳児期以降に症状が出現する場合は，三尖弁閉鎖不全による心不全が多い．また無症状の心雑音から診断に至ることも少なくない．学童期では，学校検診などで心雑音，心電図異常の精査で診断に至る．成人期以降では，不整脈が主要な症状となり，心房レベルの右左短絡によるチアノーゼや奇異性塞栓を契機に診断される．

検査

胸部X線検査：心胸郭比拡大，右房拡大がみられ，肺血管陰影は正常ないしは減少する．

心電図：右房負荷，PQ延長，低電位の右脚ブロックがみられる．10〜20％にWPW症候群を伴う．学校検診で完全右脚ブロックないしWPW症候群をみたら，本症を鑑別する必要がある．

心エコー図：四腔断面において心尖側に偏位して中隔に付着する三尖弁中隔尖が認められる．三尖弁輪からplasteringした三尖弁の付着部まで，右房化右室がみられる．ドプラエコーでは三尖弁閉鎖不全による逆流が検出される．

心臓カテーテル検査・心内圧曲線：右室波形を示す機能的右室から右房への引き抜き圧曲線で，心電図では心室波形を示すが，心内圧曲線では右房圧波形を示す右房化右室が認められる．

治療

　心不全症状には内科的に対症療法（利尿薬，血管拡張薬）を行うが，手術適応である．WPW症候群にも薬物治療やカテーテル治療が行われるが，手術も検討する．低酸素血症，高度の心拡大（心胸郭比65％以上）も手術適応とされる．歴史的には，右室内に偏位した三尖弁を弁輪部まで吊り上げ，右房化右室を縫縮するHardy手術がある．近年，残存する三尖弁組織をすべて用いて円錐状の弁を作製して，縫縮して作製した新たな弁輪に再縫合するCone手術により，成績が向上している．新生児重症例では，三尖弁口を閉鎖して（Uhl化した右室を切除して）単心室循環にするStarnes手術により救命される例もある．乳児期以降の高度右室機能低下例では，Glenn手術による右心バイパスも有効な補助手術となる．

予後

　胎児・新生児重症例の予後は悪く，診断時期が遅いほど，予後は改善する．思春期から成人期に診断される症例の予後は悪くなく，不整脈の管理が重要となる．無症状の症例では10年生存率は85％と報告され，生涯気づかれない場合もある．

（山岸敬幸）

三尖弁閉鎖症 tricuspid atresia（TA）

概念

●三尖弁閉鎖症とは，三尖弁口が筋性または膜性に閉鎖し右房と右室の交通がない心疾患である．わが国の先天性心疾患のなかで0.4％を占め，その大部分（70％）は筋性閉鎖である．

分類 ㊲

　心室-大血管関係および肺動脈狭窄（PS）の有無により分類される（Keith-Edwards分類）．心室-大血管関係が正常であればⅠ型，完全大血管転位を合併していればⅡ型と分類される．Ⅰ型とⅡ型は合併する肺動脈閉鎖あるいはPSの程度により，それぞれa〜cに細分類される．通常，PSの程度は心室中隔欠損（VSD）の大きさとある程度相関し，VSDがないⅠ型では肺動脈閉鎖となる．

　Lループ（左室が右側に存在）の修正大血管転位症における右側房室弁閉鎖はⅢ型に分類されるが，頻

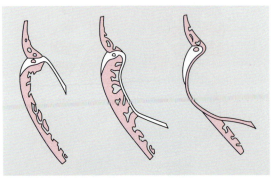

㊱ plasteringの模式図
（左：正常な弁尖，中央：plasteringした弁尖，右：Uhl化によって形成された右房化右室）

㊲ 三尖弁閉鎖症の分類（Keith-Edwards分類）

Ⅰ型：正常大血管関係
a．VSDなし，肺動脈閉鎖
b．小さなVSD，肺動脈狭窄あり
c．大きなVSD，肺動脈狭窄なし
Ⅱ型：完全大血管転位関係
a．VSDあり，肺動脈閉鎖
b．VSDあり，肺動脈狭窄あり
c．VSDあり，肺動脈狭窄なし
Ⅲ型：修正大血管転位（L-loop型，右側房室弁閉鎖）

VSD：心室中隔欠損

（Keith JD, et al：Heart Disease in Infancy and Childhood, 3rd ed. New York：Macmilan Pub；1978. p.518.）

度はまれである．Lループの修正大血管転位症における右側心室は左室であり，それに付随する房室弁の閉鎖を三尖弁閉鎖の分類に含めるかは異論も存在する．

病態生理

全身から右房へ還流した静脈血は，心房間交通を介して左房へ流入する．左房で肺静脈血（動脈血）と混ざった後に左室へ流入し，左室から大血管へ駆出される（㊳）．左室から出る大血管は，I型では大動脈，II型では肺動脈である．I型の場合，VSDが存在する症例では，左室からVSD，右室を介して肺動脈へ血液が流れる．この時，PSが強ければ肺への血流が制限される．一方，肺動脈閉鎖あるいはPSが高度な症例では肺血流は動脈管に依存する．I型・II型いずれにおいても肺動脈狭窄がない場合，肺血流は増加して心不全を呈する．IIc型では漏斗部中隔が前方に偏位して大動脈弁下が狭小化し，大動脈縮窄・離断を合併することがある．

臨床症状

PSが強い，もしくは肺動脈閉鎖の症例では，出生後の動脈管閉鎖に伴い高度のチアノーゼを呈する．一方で，PSがないか，もしくは軽い症例では，出生後に肺血管抵抗が低下すると肺血流が増加して多呼吸，頻脈，哺乳・体重増加不良などの心不全症状を呈する．

PSのない症例では心雑音を聴取しないものもあるが，通常はPSによる収縮期駆出性雑音か，動脈管開存による連続性雑音を聴取する．また，II型ではII音の亢進を聴取する．

検査

心エコー図：右房と右室のあいだに交通がないことで診断される（㊴）．さらにVSDの有無やPSの程度についてもエコーでの診断が可能である．

心電図：左軸偏位，左室肥大を示す．心房間交通が狭い症例では右房負荷を，肺血流増加例では両房負荷を示す．

胸部X線検査：肺血流量が多い例は肺血管陰影増強を認め，心房間交通が狭い症例は右房シルエットの拡大をみる．

治療

出生後早期には肺血流量の調整が主たる治療になる．すなわち肺血流量が動脈管に依存する症例では，出生後にプロスタグランジンE_1製剤を使用して動脈管を維持し，時期を待ってBT短絡手術を行う必要がある．一方で，生理的な肺血管抵抗の低下に伴って肺血流増加から心不全を呈する症例では，肺動脈絞扼術により肺血流量を制限する必要がある．また，全身から右房へ戻ってきた血流はすべて心房間交通を通って左房へ流れる必要があるため，カテーテルによる心房中隔裂開術などを行って十分な心房間交通を維持することも必要である．

最終的な治療目標は，単心室症例における機能的根治術であるFontan型手術への到達である．Fontan型手術は，上下大静脈の血液を直接肺動脈へ導くことでチアノーゼの改善および体心室の容量負荷軽減を図る手術である．

㊳ **三尖弁閉鎖症（Ia）の血行動態**

Ao：大動脈，LA：左房，LV：左室，PA：肺動脈，PDA：動脈管，PFO：卵円孔，RA：右房，RV：右室
矢印：青＝静脈血，赤＝動脈血，紫＝混合血

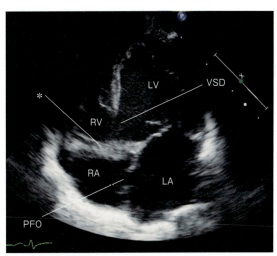

㊴ **三尖弁閉鎖症（Ic）の心エコー図**

心臓超音波検査での四腔断面像．三尖弁は筋性に閉鎖しており，右房と右室のあいだに交通がないことがわかる．VSDがあいており，小さな右室が確認できる．
LA：左房，LV：左室，PFO：卵円孔，RA：右房，RV：右室，＊：閉鎖した三尖弁（筋性閉鎖）．

大血管転位症
transposition of great arteries（TGA）

概念
- 大血管転位症は，大動脈が右室から起始し，肺動脈が左室から起始する疾患の総称である．
- このうち，心房と心室の関係が正常で大血管のみ入れ替わっているものが完全大血管転位症である．
- 心室と大血管の関係に加えて，心房と心室の関係も入れ替わっている場合は，血液の流れは修正（動脈血の流れ：左房→右室→大動脈，静脈血の流れ：右房→左室→肺動脈）されるため修正大血管転位症とよばれる．

完全大血管転位症 complete TGA

疫学
完全大血管転位症はわが国の新生児先天性心疾患の中で2.2％を占める．

分類 ④
心室中隔欠損（VSD）と肺動脈狭窄（PS）の有無により分類される．VSDとPSのいずれもないものがⅠ型，VSDのみ有しているものがⅡ型，VSDとPSの両方を有するものがⅢ型と分類される．

病態生理
右室から大動脈，左室から肺動脈が起始するため，大動脈へは主に静脈血が流れ，肺動脈へは主に動脈血が流れる．動脈血を体循環にとり入れるためには心内における左右短絡が必須であり，Ⅰ型では心房間での左右短絡がなければ生存不可能である．大きなVSDを有するⅡ型では，肺血管抵抗の低下とともに肺血流量は増加する．酸素化の維持には心室間の両方向性短絡のみでは不十分で，心房間交通が必要なことも多い．

臨床症状
大動脈へ流れる血液は主に静脈血であるため，出生直後からチアノーゼを呈する．特にⅠ型では強いチアノーゼが持続する．Ⅱ型や太い動脈管（PDA）を有するⅠ型では，肺血流量増加のため心拡大，多呼吸，頻脈といった心不全症状を認める．時に肺高血圧が遷延して高度のチアノーゼが持続する症例が存在する．

PSを有する症例では収縮期の駆出性雑音を聴取する．肺高血圧存在下では，PDAやVSDがあっても必ずしもこれらによる心雑音は聴取しない．大動脈が肺動脈の前方に位置し，胸壁に近い場所に存在するためⅡ音は単一で大きい．

検査
心エコー図：左右心室と両大血管の関係を確認することで診断が可能である（㊶）．VSDやPSの有無についても心臓超音波検査であわせて診断する．Ⅱ型では大動脈縮窄・離断を合併することがあるため大動脈弓の観察も重要である．

胸部X線検査：肺血管陰影の増強を認める．大動脈と肺動脈は前後に並ぶ形となることが多く，これにより胸部X線正面像では上部縦隔が細くみえる．これに心拡大が加わり心臓陰影は卵型を呈する．

心電図：右軸偏位と右室肥大所見を認める．VSDやPDAによる肺血流量増加が顕著な例では左室肥大も加わり両室肥大となる．右室が低形成の症例では左軸偏位を呈する．

大動脈造影：外科的治療を行うにあたっては冠動脈の

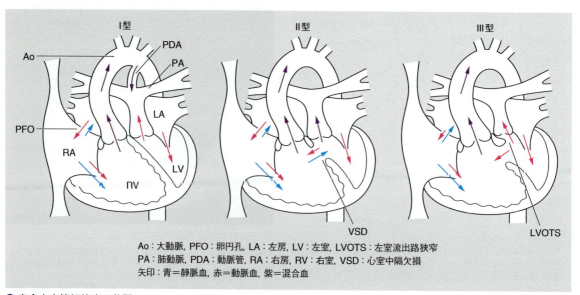

Ao：大動脈, PFO：卵円孔, LA：左房, LV：左室, LVOTS：左室流出路狭窄
PA：肺動脈, PDA：動脈管, RA：右房, RV：右室, VSD：心室中隔欠損
矢印：青＝静脈血, 赤＝動脈血, 紫＝混合血

㊵ 完全大血管転位症の分類

起始・走行の把握が重要であり，造影CTや心臓カテーテル検査による大動脈造影で確認を行う．

治療

出生後は酸素化を維持することが重要となる．心房間交通が狭小で高度のチアノーゼを呈する症例ではカテーテルによる心房中隔裂開術を行う．心房間で左右短絡を維持するために，動脈管を開存させて肺血流を多めに維持しておくことが必要な場合もある．

現在，IおよびII型の根治手術は，大血管レベルでの血流転換術（Jatene手術❷）が行われることが多い．これは大動脈と肺動脈をそれぞれ弁上で切離して入れ替えるとともに，冠動脈も新たな大動脈側へ付け替える手術である．これにより左室から大動脈，右室から肺動脈へ血液が流れる正常の血行動態となる．生後，時間がたつと生理的な肺血管抵抗低下により左室圧が低下するため，通常は新生児期に手術が行われる．以前は心房間での血流転換術（Mustard手術またはSenning手術）が行われていたが，現在ではPSや僧帽弁奇形を有する症例に対してのみ行われる．

III型ではJatene手術が適応とならず，VSDを介して左室から大動脈へ心内ルートを作製し，右室から肺動脈へは弁付きの人工血管を使用する手術（Rastelli手術）が行われる．

修正大血管転位症 corrected TGA

他の心内合併病変がなければ静脈血が肺動脈へ，動脈血が大動脈へ流れるためチアノーゼは認めない．ただ，全身へ血液を駆出する心室が解剖学的右室であるため，加齢とともに右室機能不全や三尖弁閉鎖不全が進行し，心不全を呈する．VSDや左室流出路狭窄の合併も多く，その程度はその後の治療方針へ大きく影響する．房室ブロックも加齢とともに増加する．

外科的治療については，選択肢が多岐にわたるため「先天性修正大血管転位症」（p.257）を参照されたい．

総動脈幹症 truncus arteriosus

概念
- 総動脈幹症あるいは総動脈幹遺残症は，本来胎生期に大動脈と肺動脈に分かれるべき総動脈幹が分かれずに残ってしまった疾患である．心臓からは1本の太い大血管（総動脈幹）が起始し，そこから大動脈，肺動脈，冠動脈がすべて分岐する．
- 頻度はわが国における先天性心疾患のうち0.4％であり，比較的まれな疾患である．

分類

大動脈と肺動脈の分岐形態により，Collet & Edwards分類（❸）ではI〜IV型に，Van Praagh分類ではA1〜4に分類される．頻度としてはCollet & Edwards分類のI〜IIIあるいはVan Praagh分類のA1，A2が多い．

病態生理

通常，左右心室の中央から総動脈幹が起始し，総動脈幹の下には心室中隔欠損が存在する．体血流と肺血流が同一の大血管から供給される形態のため，肺動脈狭窄の合併がない場合には肺血管抵抗の低下に伴って生後早期から著明な肺血流増加を呈する．右室からの静脈血と左室からの動脈血が混ざって総動脈幹へ流れ

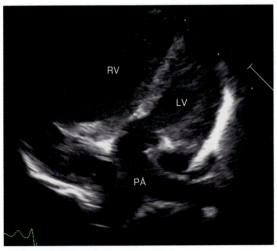

❹ 完全大血管転位症の心エコー図
心尖部四腔像を頭側に傾けた画像．左室から起始した大血管が左右に分かれており，肺動脈であることがわかる．
RV：右室，LV：左室，PA：肺動脈．

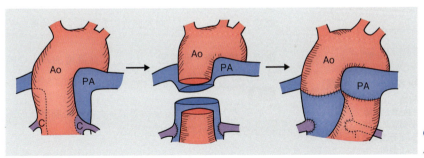

❷ Jatene手術
Ao：大動脈，PA：肺動脈．

るためチアノーゼを呈するが，肺血流が多いためその程度は軽い．総動脈幹弁の形態は単一弁から6尖弁のものまで報告されており，形成不全による狭窄あるいは閉鎖不全の合併が約半数でみられる．

臨床症状

肺血流増加に伴う呼吸障害，頻脈，尿量低下といった心不全症状を呈する．静脈血も体へ流れるためチアノーゼを認めるが，肺血流が多い症例ではその程度は軽く，肉眼的にはチアノーゼが目立たないことも珍しくない．

大血管が1本のため聴診上，II音は単一で亢進する．また，総動脈幹弁で狭窄がある場合は収縮期雑音を，心室への逆流が多ければ拡張期雑音を聴取する．

検査

心エコー図：左右心室の中央から1本の太い総動脈幹が起始し，さらにそこから肺動脈が分岐することを確認できれば本疾患と診断できる．総動脈幹弁の形態や逆流の程度なども心臓超音波検査で確認する必要がある．

胸部X線検査：生後早期から肺血管陰影の増強を認める．

心電図：右軸偏位，両房負荷，右室肥大または両室肥大を呈する．

造影CT：肺動脈分岐形態を含めた総動脈幹の形態や大動脈弓を観察できる．

治療

出生後早期から著明な肺血流増加による心不全症状が出現するため，通常は新生児期に手術が行われる．左室から総動脈幹へ血流が流れる形で心室間交通をパッチ閉鎖し，肺動脈は総動脈幹から切離して右室から肺動脈へ弁付きの人工血管を吻合する（Rastelli手術）．この手術により正常と同様の血行動態が得られる．新生児期には肺動脈絞扼術を行って肺への血流を制限しておき，発育を待ってRastelli手術を行うこともある．総動脈幹弁の高度な形成不全を伴う症例では予後が悪い．

大動脈肺動脈窓
aortopulmonary window（AP window）

概念

●上行大動脈と肺動脈のあいだに索状あるいは窓状の交通を有する疾患である．肺動脈弁と大動脈弁は完全に分離している点が総動脈幹症とは異なる．

分類

解剖学的な交通の位置により，近位型（I型），遠位型（II型），全欠損型（III型）に分類される．

病態生理

大動脈と肺動脈のあいだに大きな交通がある疾患であり，その血行動態は動脈管開存症や総動脈幹症に似る．生後，肺血管抵抗が低下すると肺血流量は著明に増加し，早期から高度の心不全と肺高血圧をきたす．本症では心室中隔欠損，大動脈弁下狭窄や大動脈縮窄を合併することがあり，本症の約半数は合併奇形を伴うとの報告もある．

臨床症状

肺血流増加に伴う呼吸障害や体重増加不良などの心不全症状が乳児期早期から出現する．他の心奇形を合併した場合には，症状がより重篤になることもある．

聴診上，肺高血圧を伴うとII音が亢進する．交通が大きくなく肺高血圧を伴わない症例では連続性雑音を聴取するが，交通が大きく肺高血圧を呈している症例では収縮期・拡張期ともに短い雑音を聴取するのみである．

拡張期にも大動脈から肺動脈へ血液が流れるため大動脈の拡張期血圧が下がり，末梢動脈でbounding pulseを触知する．

検査

心エコー図：上行大動脈と主肺動脈のあいだに交通を認める（44）．ただし両大血管の弁は完全に分離している．

胸部X線検査・心電図：ともに肺血流増加および肺高血圧に伴う非特異的変化を示す．

治療

心不全症状を認める症例では，大動脈と肺動脈のあいだの交通を外科的に閉鎖する．

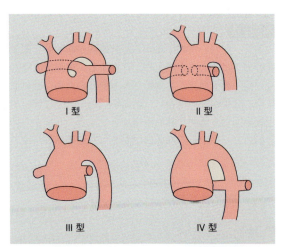

⑨ 総動脈幹遺残の病型分類（Collet & Edwards分類）
I型：総動脈幹の左側から主肺動脈が起始．
II型：総動脈幹の後壁から直接左右の肺動脈が起始．
III型：総動脈幹の側壁から直接左右の肺動脈が起始．
IV型：総動脈幹から肺動脈は起始せず，下行大動脈から主要大動脈肺動脈側副血行（MAPCA）として起始．

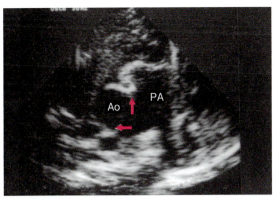

㊹ 大動脈肺動脈窓の断層心エコー図
肺動脈分枝レベルの大血管短軸断面．本来，大動脈と肺動脈のあいだに存在する血管壁が欠損している所見が認められる（矢印）．
Ao：大動脈，PA：肺動脈．
(里見元義：心房中隔欠損症．循環器疾患．内科学書，改訂第8版．Vol.3．東京：中山書店；2013．p.231．図255．)

大動脈縮窄症 coarctation of the aorta（CoA）

概念
- 大動脈弓遠位に限局的な狭窄を有する疾患である．
- 心室中隔欠損（VSD）や完全大血管転位（TGA）などに合併した複合型と，主要な合併心奇形を有さない単純型（simple CoA）がある．
- 大動脈弓の一部が欠損しているものは大動脈弓離断と呼ばれ，ほぼ全例に心内奇形を合併する．

大動脈縮窄複合 CoA complex

病態生理
VSDに合併したCoA complexでは，漏斗部中隔が後方へ偏位し大動脈弁下が狭小化していることが多い．大動脈弓は動脈管の大動脈側付着部付近で狭小化しており，出生後に動脈管の自然閉鎖によって同部の狭窄が顕在化する．また，大動脈縮窄および左室流出路の狭小化のためVSDでの左右短絡は生後早期から著明に増加する．

臨床症状
VSDに合併したCoA complexでは，動脈管が開存しているあいだは肺動脈から動脈管経由で下肢へ静脈血が流れる．上肢へは左室から動脈血が駆出されるため，下肢のみのチアノーゼを生じる（differential cyanosis ㊺a）．TGAに合併したCoA complexで動脈管が開存している場合は，左室から肺動脈に駆出された動脈血が動脈管経由で下肢へ流れる．上肢へは右室から駆出された静脈血が流れるためreversed differential cyanosisとなる（㊺b）．

動脈管が閉鎖すると下行大動脈への血流が低下し下肢の脈は触知不良となる．また，上下肢血圧差は開大し，differential cyanosisは消失する．狭窄が高度の場合，動脈管閉鎖に伴い循環不全（尿量低下や代謝性アシドーシスなど）が急速に進行する（ductal shock）．

検査
心臓超音波検査で大動脈弓を描出することで診断が可能である．また，VSDなどの合併心奇形も心臓超音波検査で診断する．大動脈弓の詳細な形態診断には造影CTが有用である（㊻）．

治療
大動脈の狭窄が高度な症例では，プロスタグランジンE₁投与で動脈管開存を維持することで下肢の血流を保つ．循環が安定した段階で大動脈弓を外科的に修復する．VSDは大動脈弓修復に合わせて一期的に閉鎖する方法と，初回手術では肺動脈絞扼術のみ行って二期的に閉鎖する方法がある．

大動脈弓離断症 aortic arch interruption

分類
離断の部位によって3型に分類される（㊼）．

病態生理・症状
22q11.2欠失症候群では，離断部位が左鎖骨下動脈と左総頸動脈のあいだに存在するB型の合併が多い．離断部位から遠位への血流は動脈管に依存しており，動脈管の閉鎖によりductal shockを生じる．その他，CoA complexでもみられる心不全症状が早期からより顕著に表れる．

治療
CoA complexと同様，まず動脈管を維持して循環の安定化を図る．その後，外科的治療を行うが，上行大動脈が低形成な症例ではNorwood型手術が選択されることがある．

単純型大動脈縮窄症 simple CoA

病態生理・症状
単純型の大動脈縮窄の場合，縮窄部位は動脈管近傍または動脈管の遠位部のことが多い．新生児期，乳児期には無症状で，幼児期，学童期以降に診断されることがほとんどだが，まれに後負荷ミスマッチのため新生児期，乳児期に心不全を生じる．

聴診上，背部で収縮期あるいは連続性雑音を聴取する．また，狭窄の近位側では高血圧を呈し，左室圧上昇から左室肥大を生じる．年長以降の胸部X線像では大動脈弓遠位端の大動脈陰影に限局的な凹みをみる（3の字サイン）．また，下肢への側副血行路が発達している症例では，胸部X線像で第3～7肋骨下縁が不整になるrib notchingを認める．

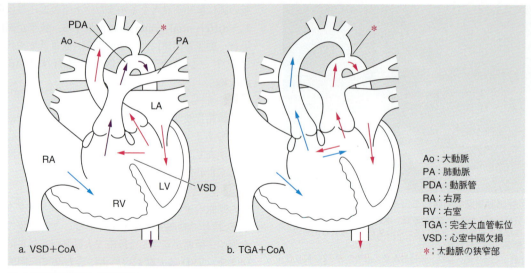

❹⑤ 大動脈縮窄症の血行動態

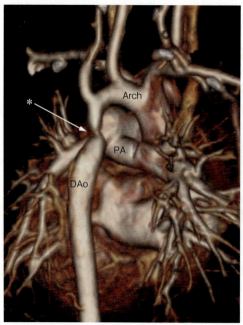

❹⑥ 大動脈縮窄症の造影 CT
造影 CT を 3D 構築した画像で，大動脈弓を背側から観察している．動脈管はすでに閉鎖しており，大動脈弓遠位に高度の狭窄を認める．
Arch：大動脈弓，DAo：下行大動脈，PA：肺動脈，＊：大動脈の狭窄部．

治療
　一般には外科的な大動脈修復が行われる．外科治療後の再狭窄例ではカテーテル治療（バルーン拡張，ステント留置）が試みられる．

❹⑦ 大動脈弓離断の分類（Celoria-Patton 分類）

	離断部位	備考
A 型	左鎖骨下動脈の遠位部	わが国では最も頻度が高い
B 型	左総頸動脈と左鎖骨下動脈のあいだ	22q11.2 欠失症候群に合併することがある
C 型	腕頭動脈と左総頸動脈のあいだ	非常にまれ

(Celoria GC, et al：Congenital absence of the aortic arch. *Am Heart J* 1959；58：407.)

総・部分肺静脈還流異常症 total/partial anomalous pulmonary venous return（TAPVR/PAPVR）

概念
● 肺静脈還流異常症とは左房に還流すべき肺静脈の一部あるいはすべてが左房と交通を失った心奇形である．4 本の肺静脈すべてが左房との交通を失ったものが総肺静脈還流異常症であり，4 本のうち一部が左房との交通を失ったものが部分肺静脈還流異常症である．

総肺静脈還流異常症

分類
　総肺静脈還流異常症は肺静脈の還流部位により 4 つの型に分類される（❹⑧）．

病態生理
　総肺静脈還流異常症では 4 本の肺静脈すべてが右心系に還流するため，右心系の容量負荷を生じる．右房では動脈血と静脈血が完全に混和され，その一部が卵円孔あるいは心房中隔欠損を介して左心系から全身へ流れる（❹⑨）．このため程度の差はあれ，全例でチ

❹⑧ 総肺静脈還流異常症の分類（Daring 分類）

		共通肺静脈の還流部位
I 型：上心臓型	a 型	無名静脈（左上大静脈）
	b 型	上大静脈（右上大静脈）
II 型：心臓型	a 型	冠静脈洞
	b 型	右房（直接）
III 型：下心臓型		下大静脈系*
IV 型：混合型		上記2つ以上の組合せ

*下大静脈系：門脈, 静脈管, 肝静脈, 下大静脈のいずれか.
(Craig JM, et al：Total anomalous pulmonary venous drainage into the right side of the heart：Report of 17 autopsied cases not associated with other major cardiovascular anomalies. *Lab Invest* 1957；6：44.)

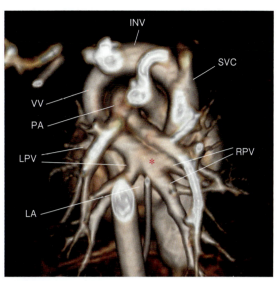

❺⓪ 総肺静脈還流異常症（Ia 型）の造影 CT
3D 構築した CT 画像を背側からみている．左右の肺静脈が左房の背側で合流し，垂直静脈を通って無名静脈に還流していることがわかる．
INV：無名静脈，LA：左房，LPV：左肺静脈，PA：肺動脈，RPV：右肺静脈，SVC：上大静脈，VV：垂直静脈，＊：共通肺静脈腔．

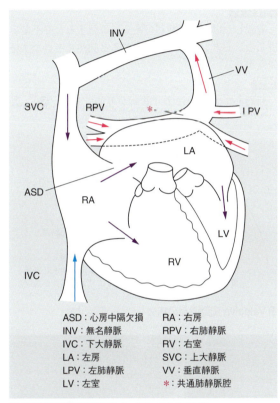

❹⑨ 総肺静脈還流異常症（Ia 型）の血行動態

アノーゼを認める．

[臨床症状]

肺静脈狭窄の強い症例では生後早期から高度の肺うっ血とチアノーゼを呈する．一方で，肺静脈狭窄がなく心房間交通も大きい症例では，初期にはチアノーゼや心不全症状が目立たないこともある．
聴診上はII音の亢進以外には軽度の収縮期雑音を認めるのみである．

[検査]

心臓超音波検査で，右心系の圧および容量負荷と肺静脈の左房以外への還流を確認することで診断される．造影 CT を行うことで肺静脈の詳細な走行が確認

できる（❺⓪）．
肺静脈狭窄の強い症例では生後早期から胸部X線検査で著明な肺うっ血を認める．また，無治療で生後数か月経過した上心臓型（Ia）の総肺静脈還流異常症では，右上大静脈，無名静脈と垂直静脈が拡張することで雪ダルマ状の陰影となる．

[治療]

診断がついた症例では早期に手術による還流異常の修復を行う．術後に10％前後の症例で肺静脈狭窄の進行を認める．術後の肺静脈狭窄は治療介入を行っても再狭窄をきたすことが多い．

部分肺静脈還流異常症

肺静脈の1～3本が左房に還流せず右心系に還流するが，その還流パターンは多彩である．右肺静脈の上大静脈への還流は，心房中隔欠損の上位静脈洞欠損型に合併することが多い．右肺静脈が下大静脈へ還流するもので，右肺低形成，肺分画症，下行大動脈から右肺への異常交通などを認めるものはシミター症候群と呼ばれる．これは胸部X線検査で右肺静脈の陰影が三日月剣（scimitar）に似ていることによる．
右心系の容量負荷の程度は，異常還流する肺静脈の本数や心房中隔欠損の合併の有無に左右される．基本的な血行動態や症状は心房中隔欠損と同様である．短絡量が多く有症状の症例では，手術による還流異常の修復を行う．

〔石井　卓，土井庄三郎〕

◉文献
1) 高尾篤良ほか（編）：臨床心臓発達病学．改訂3版．東京：中外医学社；2001.
2) 中澤 誠（編）：先天性心疾患．東京：メジカルビュー社；2014
3) Allen HD, et al：Moss & Adams' Heart Disease in Infants, Children, and Adolescents, Including the Fetus and Young Adult, 9th ed. Philadelphia：LWW；2016.
4) Kouchoukos NT, et al：Kirklin/Barratt-Boyes Cardiac Surgery, 4th ed. Philadelphia：Saunders；2013.

Valsalva 洞動脈瘤
aneurysm of sinus of Valsalva

概念

- Valsalva 洞とは大動脈基部で大動脈弁直上の3つの膨隆部を指す．これらのValsalva 洞のうち2つに，右冠動脈，左冠動脈の入口部が存在する．右冠動脈の入口部を有するのが右冠動脈洞，左冠動脈の入口部を有するのが左冠動脈洞，冠動脈の入口部がないものが無冠動脈洞である（(51)）．
- これらのValsalva 洞が瘤状に拡張，突出したものがValsalva 洞動脈瘤であり，一般的には非常にまれな先天性心疾患である．3つのValsalva 洞のうち，右冠動脈洞に発生するものが多い．
- Marfan 症候群，Ehlers-Danlos 症候群など中膜変性に伴って生じる場合もある．
- 後天性のValsalva 洞動脈瘤は，梅毒，結核の後遺症としてみられることがある．

頻度・疫学

頻度は全先天性心疾患の0.6％程度と推定される．男女比は2～4：1と男性に多く，東洋人に多いとされる．

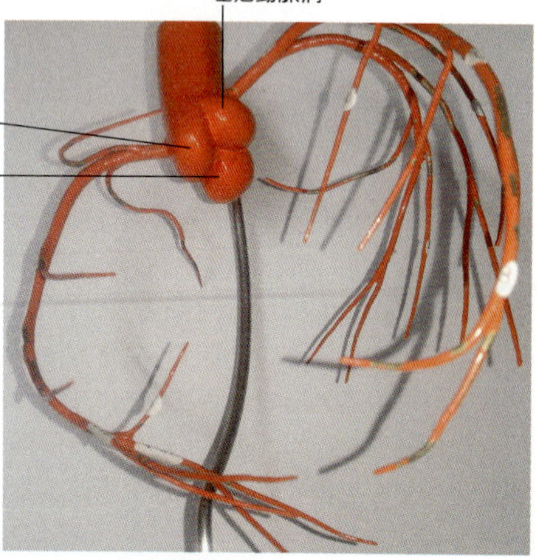

(51) Valsalva 洞の3つの膨隆部

病態生理

Valsalva 洞動脈瘤は脆弱であり，破裂の危険がある．破裂が生じると，心腔内への短絡や，心タンポナーデを生じる．心腔内への短絡では右室，右房へのものが多く，それぞれ大動脈-右室短絡，大動脈-右房短絡となり，肺血流量増加から心不全を生じる．

Valsalva 洞動脈瘤では高頻度（60～70％）に心室中隔欠損を合併する．心室中隔欠損が大動脈弁直下の漏斗部に存在すると，左室から右室への流速の速い短絡血流のVenturi 効果による陰圧のため，Valsalva 洞が右室流出路に引き込まれて，大動脈弁の逸脱による大動脈弁閉鎖不全をきたしやすい（(52)）．

臨床症状

破裂しなければ無症状である．破裂すると心不全を生じる．心タンポナーデを生じると突然死をきたす可能性がある．

検査

断層心エコー図により診断が可能である（(53)）．動

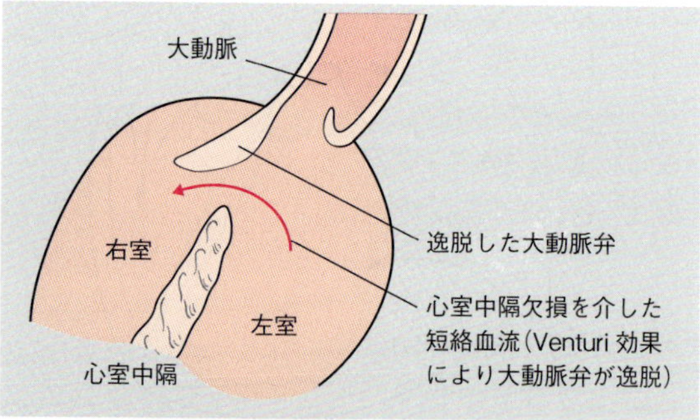

(52) Valsalva 洞動脈瘤の病態

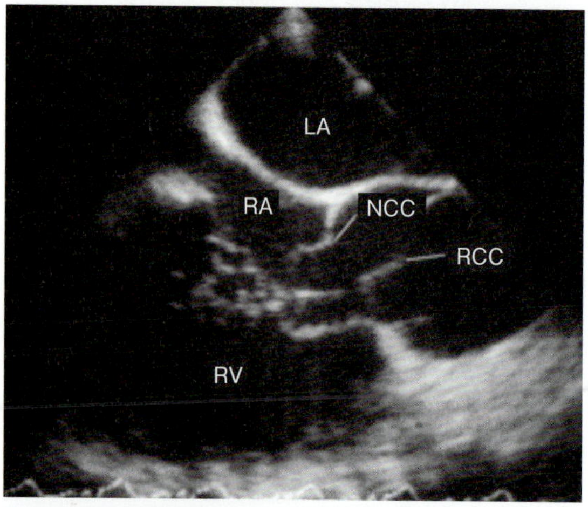

(53) Valsalva 洞動脈瘤の経食道心エコー図
大動脈弁無冠尖が右房，右室にまたがって突出して瘤を形成している．
NCC：無冠尖，RCC：右冠尖，RA：右房，LA：左房，RV：右室．
（里見元義：Valsalva 洞動脈瘤．循環器疾患．内科学書，改訂第8版．Vol.3．東京：中山書店；2013．p.235．図261.）

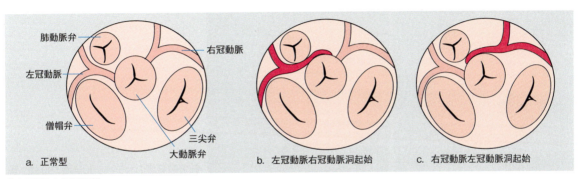

⑤ 冠動脈の位置異常
左冠動脈の右冠動脈洞起始，右冠動脈の左冠動脈洞起始のいずれにおいても，異常冠動脈の近位部は大動脈と肺動脈のあいだを走行する．運動時などで血流が増大した際に，大動脈と肺動脈が拡張し，同部位で冠動脈を圧迫し虚血をきたす可能性がある．加えて，これらの冠動脈は通常とは異なり，大動脈から鋭角に分岐する．そのため，大動脈の血流が増大して拡張した際に，入口部がさらに圧迫されてスリット状となり，血流が低下する可能性も示唆されている．

脈瘤が破裂した場合は，カラードプラ法により短絡血流を描出することが可能である．

【治療】
破裂を予防するためには血圧のコントロールとともに外科的に瘤を切除し，心室中隔欠損を合併していればその閉鎖を行う．

冠動脈奇形
coronary artery anomaly

先天性冠動脈奇形は比較的まれな疾患であり，かつては剖検で発見されることが多かったが，昨今では冠動脈造影，冠動脈 CT 施行例の 0.6～2.3％程度にみられる．冠動脈奇形は大きく，冠動脈起始異常と冠動脈瘻に分類され，前者が 90％程度を占める．

冠動脈起始異常
anomalous origin of coronary artery

【概念】
- 冠動脈起始異常は，①冠動脈は大動脈基部より起始するが位置が異常である場合，②冠動脈が肺動脈から起始する場合，の大きく2つに分類される．
- 後者の冠動脈の肺動脈起始では，左右いずれか，もしくは両方の冠動脈が肺動脈から起始する．特に，左冠動脈の肺動脈起始症は Bland-White-Garland 症候群として知られている．

【病態生理】
冠動脈の位置異常
冠動脈の位置の異常には，さまざまなバリエーションがある．冠動脈の高位起始は心臓カテーテル検査においてはしばしば認める所見であるが，カテーテルの挿入が困難なこと以外には問題となることは少ない．臨床上しばしば問題となるのは，左冠動脈の右冠動脈

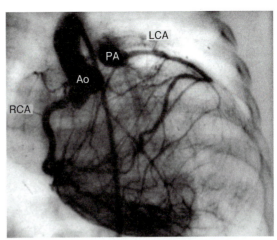

⑤ Bland-White-Garland 症候群の冠動脈造影所見
選択的右冠動脈造影の遅い時相で側副血行から左冠動脈（LCA）が逆行性に造影され，その後主肺動脈に流れ込む像が観察されることから診断される．
Ao：大動脈，PA：肺動脈，RCA：右冠動脈，LCA：左冠動脈．
（里見元義：Valsalva 洞動脈瘤．循環器疾患．内科学書，改訂第 8 版．Vol.3. 東京：中山書店；2013. p.236. 図 263.）

洞起始，右冠動脈の左冠動脈洞起始で，異常冠動脈が大動脈と肺動脈のあいだを走行するものである（⑤）．これらでは，運動時など心拍出量が増大した際に大動脈と肺動脈により冠動脈が圧排されることと，冠動脈が鋭角に大動脈から分岐するため入口部がスリット状であり血流低下をきたしやすく，突然死の要因としても知られている．

Bland-White-Garland 症候群（⑤）
胎児期には問題がないが，生後肺動脈圧の低下に伴い，左冠動脈領域には右冠動脈からの側副血行を介して逆行性に血流が流れるようになり，心筋虚血をきたしやすい．自然歴では 80～85％は生後 1 年以内に死亡する．

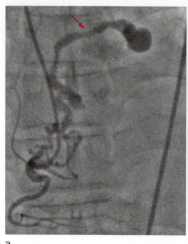
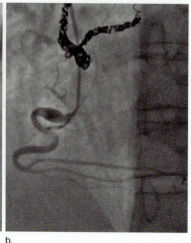

❺⓺ 冠動脈瘻のカテーテル治療（50歳，男性）

a. 右冠動脈肺動脈瘻，b. 経カテーテルコイル閉塞後
運動時の息切れ，胸部圧迫感のため受診．右冠動脈近位部から肺動脈への異常血管を認める（矢印）．経カテーテル的にコイル塞栓を行った．

検査
冠動脈CTにより非侵襲的に診断することが可能である．より詳細な評価のため，選択的冠動脈造影が行われる．

治療
心筋虚血をきたす解剖学的位置異常では，冠動脈バイパス術や冠動脈移植術などの血行再建術が必要である．

冠動脈瘻 coronary arterial fistula

概念
● 冠動脈と心・血管腔との瘻を指す．

頻度
瘻の開口部位は，肺動脈が最も多く（50%），次いで左右いずれかの心室への開口（30%程度），右房への開口が10%程度にみられる．左房への開口が最も少ない．

病態生理
冠動脈から右心系に瘻が開口すると，左右短絡が生じ，両心への容量負荷となる．左心系に瘻が開口した場合は，左心系への容量負荷となる．多くの冠動脈瘻では短絡血流は軽微だが，短絡血流が多いと心不全を生じる．冠動脈の盗血現象（coronary steal）により心筋虚血をきたし，狭心症を生じることもある．

検査・診断
短絡量が多ければ，右心系に開口する場合は連続性雑音を，左室への開口では拡張期雑音が聴取される．短絡量が多いと，末梢の脈は速脈（bounding pulse）となることがある．

冠動脈CT，あるいは選択的冠動脈造影で詳細な診断が可能である．特に冠動脈CTは非侵襲的に診断が可能であり有用である．

心臓カテーテル検査では，心腔内の酸素飽和度を測定することにより，開口部位の確認，短絡量の推定が可能である．

治療
短絡量が多く症状を呈する場合は，手術あるいはコイルやプラグを用いたカテーテル治療が行われる（❺⓺）．

（河村朗夫）

三心房心
cor triatriatum

概念
● 三心房心は，通常は左房性三心房心（cor triatriatum sinister）を指し，左房が異常隔壁によって肺静脈の還流する副腔と，左心耳と僧帽弁口を含む真の左房（真腔）とに分けられた疾患である．

● 副腔と真腔とは狭い開口部を通じて連絡しているが，総肺静脈還流異常症とは同様の発生学的スペクトラムに属すると考えられ，副腔が左房と交通をもたず，体静脈，右房と交通するのが総肺静脈還流異常症と考えられる．

頻度
先天性心疾患のおおむね0.1～0.2%くらいの頻度といわれる比較的まれな疾患である．

分類
副腔の交通様式によりさまざまな病型に分類される．Lucas-Schmidtの分類が多く用いられているが，総肺静脈還流異常症との一部オーバーラップがある．頻度はLucas-Schmidt分類のIA型（classic type）が最も多く，ついでIB₁型が多い[1]．長津の分類は総（部分）肺静脈還流異常症との区別がより明確になされている[2]．

病態生理
副腔と左房（真腔）とのあいだの狭窄による肺うっ

血が基本病態であるが，副腔と右房の交通の有無と程度，心房中隔欠損の有無と程度によってうっ血の緩和がもたらされ病態に幅を認める．

臨床症状

臨床症状は主として肺静脈うっ血による呼吸症状と，右心負荷による症状であるが，発症のしかたや時期は，主に副腔からの流出口の大きさで決まる．流出口が大きいものでは年長になるまで症状に気づかれないこともある．乳児期の発症では多呼吸，呼吸困難，哺乳力低下，易感染性，幼児期以降では労作時の息切れ，易疲労性などが主となる．

検査・診断

胸部X線検査：胸部X線上，典型的には肺うっ血像を呈する．心電図は右房右室負荷所見が主である．

心エコー図：心エコーは，本症の診断に欠かせない検査で，断層エコーで異常隔壁の存在が示され，ドプラ，カラードプラ法により副室からの流出口の位置や狭窄の程度の診断がより正確になる．僧帽弁上狭窄輪との鑑別は左心耳が僧帽弁側の腔に属していれば三心房心，肺静脈が還流する腔に属していれば僧帽弁上狭窄輪と考える．まれに通常の心エコー図検査で確定できないときは，経食道心エコー，三次元造影CTが診断上有用である．

治療

外科的に隔壁除去を行う．一般的に術後の予後は良好なことが多い．

（金子雅紀，先崎秀明）

●**文献**

1) 高尾篤良ほか（編）：臨床発達心臓病学．東京：中外医学社；2001．p.388.
2) 長津正芳：三心房心の臨床病型と外科治療．日本胸部外科学会雑誌 1992；40：473.

単心室
single ventricle

概念

● 単心室とは本来2つある心室の片方がないか，もしくは非常に小さく，1つの心室が三尖弁と僧帽弁の両方から，または共通房室弁から血流を受けている先天性心疾患と定義される．
● 多数の分子により複雑に制御されている心室大血管形成過程において，一側の心室の低形成により大血管–心室の整列が障害されることが成因と考えられ，通常単独の異常ではなく，種々の心血管異常を合併する疾患群である．

頻度

先天性心疾患の約1〜2％程度に認められるといわれている．

分類・特徴

主たる心室の形によって，左室型単心室（SLV）と右室型単心室（SRV）に分類される．SLVでは，痕跡的右室を前方に認め，心室大血管関係のほとんどは大血管転位である．痕跡的右室との交通に狭窄を認めたり，大動脈の狭窄病変を合併することも多い．SRVは痕跡的な左室は後方に位置するが，存在しない場合も多い．両大血管右室起始の形をとり，多くは肺動脈狭窄，閉鎖を合併する．内臓錯位，共通房室弁の合併も多い．近年では内科管理と外科治療の発展により，チアノーゼのない状態での成長発育，生命予後改善が期待できるようになった．

病態生理

体循環と肺循環の両方の灌流血を1つの心室で受けるため，チアノーゼが必発である．チアノーゼの程度は，肺血流量，心拍出量（混合静脈血の酸素飽和度），動脈血と静脈血の心臓内の混合（mixing）状況によって影響される．心房間交通が小さい場合，房室弁と大血管の位置関係によって，血流の層流化により動静脈血のmixing不良となる．たとえば，大動脈が右前方の痕跡的右室から起始するタイプのSLVでは，右房から流入した静脈血は大動脈に，左房から流入した動脈血は肺動脈に流れる量が多く，肺血流のわりにチアノーゼは強くなる．

臨床症状

上記病態を反映した臨床症状を呈し，主に肺血流の寡多により3群に分けられる．肺血流量増加群では，チアノーゼは軽いが，新生児期，乳児期早期より肺血流が増加して心室への容量負荷を伴う心不全をきたす．SLVに多くみられ，心室中隔欠損の狭窄による大動脈狭窄や大動脈低形成のためNorwood型の手術が必要となることもある．

肺動脈狭窄が強いと肺血流が制御され強いチアノーゼをきたす．SRVの多くがこの肺血流量減少群に属し，おおむね生後1か月を目途とした体肺短絡術施行まで，生後より動脈管による肺血流確保のためにプロスタグランジンE$_1$の点滴が必要となるとこが多い．中等度以下の肺動脈弁狭窄例では肺血流がほどよく保たれ，チアノーゼ，心不全ともに軽い症例があるが，肺動脈の狭窄は進行することが多く，チアノーゼ発作予防のためのβ遮断薬の投与が必要なこともある．

検査

種々の検査のなかで，心エコーは診断確定と病態把握において重要な役割を演じる．心臓カテーテル・心血管造影では，以下に述べるGlenn手術やFontan手

術の適応を考えるうえで，肺動脈の形態，機能（圧），心室機能の評価に重要である．さらにMRIを用いての心室容積や詳細な血流評価が可能で，カテーテルによる圧データと組み合わせることにより，単心室病態生理の詳細を把握することが可能となっている．

治療

最終的に目指すのは，チアノーゼをなくすためのFontan手術である．Fontan手術は，静脈血流を肺動脈に直接つなぐことにより，チアノーゼをなくし心室容量負荷を軽減する機能的な修復術である．Fontan手術は病態に応じた段階的手術を経て，おおむね2歳前後を目途に行われるのが一般的である．肺血流増加群では肺血流制御のための肺動脈絞扼術を経て，肺血流減少群では体肺血流短絡術を経て，両方向性Glenn手術（上大静脈の血流のみを肺動脈につなぐ）が1歳前後を目途に施行される．その後Fontan手術に向かうが，Fontan手術では肺循環を担う心室がないため，肺血管の大きさ，肺血管抵抗，心室機能が整っていることがよいFontan循環を成立させるために必要となる．

経過・予後

Fontan手術は，自然歴の非常に悪い単心室患者の予後や生活の質を著しく改善したといえ，現在ではFontan手術後20年の生存率はおおよそ80％以上と考えてよい．しかしながら，Fontan循環自体が，高い中心静脈圧と低心拍出という心不全の循環であるため，経年的に臓器うっ血による諸症状（肝硬変，肝癌，蛋白漏出性胃腸症）や血管内皮障害，心機能低下，耐糖能異常，脂質代謝異常，等々の全身にわたる合併症が増えてくることがわかっており，今後その管理の向上が大きな課題となっている[1]．

（橋本芽久美，先崎秀明）

● 文献

1) 栗嶋クララほか：Fontan手術後．消化管，蛋白漏出性胃腸症．赤木禎治ほか（編）．成人先天性心疾患パーフェクトガイド．東京：文光堂；2015.

左心低形成症候群
hypoplastic left heart syndrome

概念

● 左房から大動脈に至る左心系の低形成を特徴とし，狭義には，左室低形成と僧帽弁および大動脈弁の狭窄もしくは閉鎖，上行大動脈から大動脈弓の低形成を呈する．

● 動脈管と心房間交通（卵円孔または心房中隔欠損）が生存には必須であり，無治療では生後1か月以内に死亡する致死的な疾患である[1]．

● 近年では，Fontan型手術を目標とした段階的手術と術前術後管理の向上により救命可能な疾患となってきた．

頻度

全先天性心疾患の1〜3％くらいを占める比較的まれな疾患である．

病態生理（血行動態）

肺静脈から左房へ還流した動脈血の左室への流入が制限され，心房間交通を通して右房に流入する．右房で体循環からの静脈血と混ざった動静脈血が，右室から肺動脈へ駆出される．肺動脈から左右の肺と動脈管を通して全身（体循環）へ血液が流れる．上行大動脈への血流は典型的には大動脈弓から逆行し，冠循環をまかなう．右室が肺循環・体循環の両方を担う並列単心室循環であり，体循環と肺循環への血液の分配は，動脈管を含めた血管抵抗の比で決まる．

臨床症状

動脈管から全身へ流れる血液は混合動静脈血のため，生後よりチアノーゼを呈する．生後まもなくは生理的に肺血管抵抗が高いため体血流は維持されるが，肺血管抵抗の低下に伴い肺血流が増加し体血流が減少することにより，多呼吸，頻脈，末梢冷感，尿量低下などの心不全症状がみられるようになる．さらに動脈管が閉鎖すると循環不全・ショック状態（ductal shock）を呈する．

検査・診断

診断には心エコーが重要である．非常に小さい左室（重症例では左室はスリット状または確認不能）を認める．左室は右室の後方に存在するが，低形成で心尖部に到達しない．大動脈弁および僧帽弁は閉鎖または狭窄している．

治療

診断がつき次第，動脈管と心房間交通の開存維持に努める．前者ではプロスタグランジン製剤の持続投与，後者では要すればバルーン心房中隔裂開術を行う．最終的にはFontan型手術を目標とし，段階的手術を行う．生後進行する心不全に対しては，窒素を用いた低酸素療法による肺血管抵抗の調節は一定の効果をもつ．第一期手術としてNorwood手術を行う場合と，両側肺動脈絞扼術を行う場合がある．後者では動脈管開存のためにプロスタグランジン製剤の長期持続投与または動脈管に対するステント留置術が必須となる．第二期手術として両方向性Glenn術（＋Norwood手術），第三期手術としてFontan型手術を行う．生涯を通じて，体循環を右室が担う単心室循環であり，右室機能と三尖弁機能が重要となる．段階的手術のあいだにカテーテル治療を必要とする頻度が，他疾患に比

べて高い[2].

予後

近年手術成績は向上しているが，依然，予後不良の疾患である．

（田村佑平，菅本健司，先崎秀明）

● 文献

1) Norwood WI Jr：Hypoplastic left heart syndrome. *Ann Thorac Surg* 1991；52：688.

2) Kreutzer J, et al：Late catheter interventions in hypoplastic left heart syndrome. *Cardiol Young* 2011；21 Suppl 2：65.

不整脈原性右室異形成
arrhythmogenic right ventricular dysplasia（ARVD）

概念

● 不整脈原性右室異形成とは，右室の自由壁心外膜側から心内膜側にかけて進行性の脂肪化，線維化が生じ，次第に右室全体や左室，心室中隔も侵され，頻発する持続性の心室頻拍をきたす疾患である．

病因・頻度

本症には遺伝的要因があるが，家族歴を有する患者は30～50％程度である．現在のところ，8種類の原因遺伝子異常が同定されており，細胞接着に関連するデスモゾームの構成分子とリアノジン受容体の遺伝子異常が報告されている．

病態生理

脂肪変性が進行する過程で，伝導遅延部を含んだリエントリー回路が形成され，心室性不整脈が起こりやすくなると考えられている．

臨床症状

頻発する持続性心室頻拍に由来する動悸，失神をきたし，時に突然死を起こすこともある．右心機能低下が進むと右心不全症状も認める．

検査

心エコー，右室造影，MRIで，拡大し局所の右室壁運動が消失した所見を認める．心電図では，右側前胸部誘導での陰性T波の出現は，病初期から現れる右室の再分極異常所見で，診断的価値も高い．脱分極・伝導異常としてはイプシロン（ε）波が特徴的である．
心室頻拍時は左脚ブロック型の心電図である．

治療

運動制限，薬物治療，カテーテル焼灼術，植込み型除細動器装着，手術療法などがあり，症例に応じて適切な方法を選択する．

（髙梨　学，先崎秀明）

● 文献

1) 髙尾篤良ほか（編）：臨床発達心臓病学．東京：中外医学社；2005. p.423.

ミトコンドリア心筋症
mitochondrial cardiomyopathy

概念

● ミトコンドリアの構造，機能にかかわる遺伝子の異常によって生じる酸化的リン酸化障害を特徴とする心筋症である．
● ミトコンドリアDNAと細胞質にある核DNAの遺伝子変異が報告されている．

病態生理

ミトコンドリアは，細胞における主要なエネルギーであるATP（アデノシン三リン酸）産生器官である．ミトコンドリアの構造や機能異常により，心筋における酸化的リン酸化障害のため，不整脈や心筋症などの多彩な症状を呈する．

臨床症状

症状の表現型は多彩で，発症時期もさまざまである．小児ミトコンドリア病の20～40％にミトコンドリア心筋症を合併する．心筋症合併例の予後は不良である．特に新生児期，乳児期発症では，致死的経過をたどることが多い．幼児期以降では，低身長，筋力低下，難聴，低血糖を認める児の心合併症精査中に診断されることがある．また学校心臓病検診で指摘されることがある．
心電図でWPW症候群，ST-T異常などの非特異的変化を認め，心臓超音波検査で，左室肥大が診断の契機となることがある．多くは無症候性で経過するが，重症心不全，完全房室ブロック，致死性不整脈などをきたす可能性があり，経過観察を要する．
代表的なミトコンドリア病（MELAS，KSSなど）にそれぞれ特異的な心合併症が存在し，MELASには，肥大型心筋症，WPW症候群，KSSでは高度房室ブロックによる失神，突然死が報告されている．

検査

ミトコンドリア心筋症を疑うことが大事である．①新生児・乳児期に発症する心筋症，②学童期以降に診断された原因不明の心筋症，③確定診断されたミトコンドリア病，などに対して精査を行っていく．
心電図検査：心電図異常や不整脈が診断の契機となる．生命予後にかかわる不整脈をきたす場合もあり，定期的に行う．刺激伝導系の異常，左室肥大，ST-T異常，異常Q波などを認める．
心臓超音波検査：心構造，機能変化を経時的に評価する必要がある．欧州心臓病学会の分類として，肥大型

心筋症，拡張型心筋症，拘束型心筋症，左室心筋緻密化障害などがあげられている．

心臓 MRI 検査：心筋症の病型分類，心機能評価，造影剤を用いることで心筋組織の性状評価を行うことができる．

心臓核医学検査：ミトコンドリア心筋症特有の代謝障害を利用することで，他の心筋症との鑑別，病勢の判断を行うことができる．

心筋生検：経カテーテル的に心内膜心筋生検を行う．心筋生検が困難な場合は，骨格筋，皮膚生検を考慮する．

遺伝子検査：ミトコンドリア DNA，核 DNA の検査を行う．ミトコンドリア DNA は，罹患臓器の組織から検索を行うことが望ましい．変異が検出されない場合には，血液検体を用いて，核 DNA の変異を検索する．

診断

臨床症状，組織生化学検査，病理学検査，遺伝子検査を総合的に判断して診断する．組織生化学的検査では，心筋の呼吸鎖酵素活性の低下を証明する．病理学的検査では，電子顕微鏡でミトコンドリア内針状封入体，巨大ミトコンドリア，クリステの渦巻き状変化などが特徴的である．遺伝子検査は，ミトコンドリア DNA の全長と既知の核 DNA を同時に検査する遺伝子診断パネルや，全エクソーム解析により遺伝子診断が行われている．

鑑別としては，先天異常，ライソゾーム病，糖原病，アミロイドーシスなどがあげられる．たとえば，Noonan 症候群や LEOPARD 症候群は新生児期に肥大型心筋症を呈することが多く，乳幼児期ではムコ多糖症がある．乳幼児期から小児期では，糖原病 II 型（Pompe 病），成人期では，スフィンゴ糖脂質が蓄積する Fabry 病などがあげられる．また，全年齢を通してサルコメア蛋白の異常による心筋症が鑑別にあがる．

治療

根本的治療はなく，慢性心不全管理に準じた内科的治療を行う．不整脈に対してはペースメーカ，植込み型除細動器導入の可能性について考慮する．外科的治療としては，心臓移植があるが，他の臓器障害を合併していることが多く，適応を十分に検討することが重要となる．

（白井宏直，先崎秀明）

●文献

1）日本ミトコンドリア学会（編）：ミトコンドリア病診療マニュアル 2017．東京：診断と治療社；2016.

先天性僧帽弁疾患
congenital mitral valve disease

先天性僧帽弁疾患は形態から，①弁尖の異常，②交連部の異常，③腱索の異常，④乳頭筋の異常，⑤僧帽弁上狭窄，⑥ ①〜⑤のうちの 2 つ以上の複合，に分類される．

先天性僧帽弁狭窄症 congenital mitral stenosis

概念

- 解剖学的左室に流入する房室弁（僧帽弁）を介する左室流入路に，圧格差が生じるような閉塞があるものを指す．
- 先天性僧帽弁狭窄症に，パラシュート僧帽弁，僧帽弁上狭窄，限局性大動脈弁下狭窄，大動脈縮窄のうち 2 つ以上を合併したものは，shone complex と呼ぶ．臨床例の 0.2〜0.4 %，剖検例の 0.6〜1.2 %程度と少ない．

臨床症状

肺静脈うっ血に関連した呼吸器症状（多呼吸，陥没呼吸，哺乳困難など）が主である．重症例では低心拍拍出量に伴う末梢循環不全の徴候を認める．

検査

特徴的な聴診所見は，心尖部での拡張期ランブルであり診断的価値は大きい．

心臓超音波検査は特に重要で，弁尖の動き，弁輪の大きさ，腱索の長さや付着の状態，乳頭筋の数や位置など，狭窄に関する形態情報を提供してくれる．左室流入血流速度や圧半減時間のほか，ドプラ法による有効弁口面積の算出も，狭窄程度の把握と外科治療介入のタイミングを考えるうえで重要である．

治療

内科的治療としてはうっ血の解除のための利尿薬投与と日常生活の指導であるが，内科的治療が限界の場合には，外科的に弁形成術または弁置換術を行う．

先天性僧帽弁閉鎖不全症
congenital mitral regurgitation

概念

- 僧帽弁の弁尖や弁下組織の形態異常のために，左室収縮期に左室より心房に逆流を生じる．
- 左室容量負荷，左室拡大に伴い二次的に発症する閉鎖不全も多い．

臨床症状

軽症のものは無症状であるが，程度が進むと肺うっ血による呼吸症状と低心拍出による組織還流障害を呈する．

検査

心尖部の高調性の汎収縮期雑音は診断価値が大きい．中等症以上になると逆流した血液が拡張期に僧帽弁を再通過するので，相対的な僧帽弁狭窄音として心尖部拡張期ランブルを聴取する．

心臓超音波検査では，左房左室の拡大，カラードプラ法で収縮期の僧帽弁逆流を認める．僧帽弁逆流の流速から推定される左室左房圧較差と血圧との差は，左房圧推定に有用である．また，僧帽弁流入速度の増大は逆流の半定量化に有用である．

治療

内科的には利尿薬による容量負荷のコントロールとアンジオテンシン変換酵素阻害薬などの血管拡張薬による後負荷軽減が有効である．外科的には弁形成術，弁置換術が行われる．

（髙梨　学，先崎秀明）

●文献

1) 髙尾篤良ほか（編）：臨床発達心臓病学．東京：中外医学社；2001．p.445.

2) 中澤　誠（編）：先天性心疾患．東京：メジカルビュー社；2014．p.168, 353.

先天性修正大血管転位症
congenitally corrected TGA

概念

● 心房-心室，心室-大血管の関係が錯位，転位となり，血行動態的には「修正」されている．

疫学

修正大血管転位は先天性心疾患の約0.4％との報告があり，比較的まれな疾患である[1,2]．

病態生理

上下大静脈は右房に還流した後，僧帽弁を介して解剖学的左室（機能的右室）に流入する．解剖学的左室からは肺動脈が起始しており，体静脈血は肺へと流れる．肺静脈は左房に還流した後，三尖弁を介して解剖学的右室（機能的左室）に流入する．解剖学的右室からは大動脈が起始し，肺静脈血は全身へと流れる．このように大血管転位があるにもかかわらず，房室不一致を伴うことで，血行動態的に修正されている．心室中隔欠損や肺動脈狭窄，三尖弁閉鎖不全，Ebstein 奇形などを合併することもあり，血行動態は修飾される．そのほかに内臓逆位や房室ブロックを伴うことも少なくない．

臨床症状

合併する心疾患によって心不全やチアノーゼを呈する場合などさまざまである．大きな合併心疾患がない場合には，年長児あるいは成人期まで無症状で経過する場合もまれではない．しかしながら，本来は低圧系の肺血管床に血流を送る右室は，長年高圧系の体循環と対峙することにより，右心機能の低下，三尖弁閉鎖不全の進行が起こり，心不全を呈することが多い．また房室ブロックによる徐脈のほかに，上室性頻拍を合併することも少なくない．

検査・診断

合併心疾患により左右されるが，胸部単純X線検査では正中位から右胸心となりうる．内臓逆位を伴うこともある．心電図は左軸偏位，さまざまな程度の房室ブロック，I 誘導および左側胸部誘導で初期Q波を欠く，などの特徴がある．心臓超音波検査では，心室内乳頭筋や房室弁構造などの解剖学的特徴から解剖学的左室および右室を特定し，心房-心室関係および心室-大血管関係がともに不一致であることを確認する．このほかに心室中隔欠損の有無，肺動脈弁狭窄や閉鎖，三尖弁閉鎖不全の有無など，合併する心疾患を診断する．

治療

合併奇形のないものはそのまま自然経過をみることも多い．外科治療は大きく分けて，①合併心疾患（心室中隔欠損や肺動脈弁狭窄および閉鎖，三尖弁閉鎖不全など）に対してのみ行われる場合（機能的修復術：右室が体心室のまま），②心房-心室および心室-大血管関係の両方を修復する場合（解剖学的修復術：左室を体心室にする），がある．後者は，進行する大動脈下右室の機能低下と三尖弁逆流を防ぐことを視野に入れた選択であるが，手術侵襲は大きいので適応の吟味が必要である．大きな心室中隔欠損を伴う症例や三尖弁逆流が目立つ症例は適応となりうる．また解剖学的理由などで，③Fontan 手術，が行われることもある．

（原口啓之介，菅本健司，先崎秀明）

●文献

1) Allen HD, et al：Moss & Adams' Heart Disease in Infants, Children, and Adolescents, Including the Fetus and Young Adult, 9th ed. Philadelphia：LWW；2016. p.1187.

2) Emmanouilides GC, et al：Moss & Adams' Heart Disease in Infants, Children, and Adolescent, 5th ed. Baltimore, MD LWW；1995. p.1225.

12 後天性弁膜症

総論

概念

● 弁膜症（valvular disease）とは，心臓弁膜（大動脈弁，僧帽弁，肺動脈弁，三尖弁）の構造的あるいは機能的異常により弁の開放や閉鎖が障害され，心臓のポンプ機能が損なわれる症候群である．

病因

弁の変性，加齢に伴う変化

加齢に基づく弁の変性，硬化，石灰化により弁狭窄や閉鎖不全を生じる．また，粘液腫様変性により閉鎖不全を生じる．

リウマチ性

急性リウマチ熱は A 群レンサ球菌感染の 1〜3 週間後に心炎とともに弁膜にも炎症を生じ，弁閉鎖不全をきたす．日本におけるリウマチ熱の発症率は近年激減しているが，熱帯や亜熱帯の途上国では今なお多くの患者が存在する．2015 年改訂の Jones の診断基準は，ハイリスク地域や心エコー図検査による心病変の同定が加わった（❶）[1]．リウマチ熱が慢性化するとリウマチ性弁膜症といい，弁の肥厚，石灰化とともに弁下組織にも変性をきたし，僧帽弁，次いで大動脈弁に多く，弁狭窄，閉鎖不全を生じる．

弁輪拡大や心拡大に伴うもの

Marfan 症候群や大動脈炎症候群などによる大動脈弁輪から大動脈基部の拡張に伴い，大動脈弁閉鎖不全を生じる．また，左房拡大による僧帽弁輪拡大は僧帽弁閉鎖不全を生じる．拡張型心筋症や虚血性心筋症などによる心室の拡大は，腱索によるテザリング（tethering）により僧帽弁閉鎖不全や三尖弁閉鎖不全を生じる．右心系容量負荷や長期の肺高血圧による右心系の拡大は，弁輪拡大による三尖弁閉鎖不全を生じる．

全身疾患に伴うもの

まれであるが，膠原病や血管炎，カルチノイド症候群などにより閉鎖不全を生じる．カルチノイド症候群は，セロトニン B 受容体を介した線維芽細胞の活性化により，弁の肥厚，短縮をきたす．セロトニンは肺で不活化されるため，シャント疾患がない限り，左心系の弁膜症は起こらない．

薬剤性

パーキンソン病治療薬（ペルゴリド，カベルゴリン）では，ドパミンアゴニストのセロトニン受容体への作用により閉鎖不全を生じる．

感染性

感染性心内膜炎は，歯科的処置などを契機とした菌血症により，基礎疾患を有する症例に発生しやすいが，必ずしも基礎疾患がなくとも発症しうる．弁の破壊，疣腫，弁輪部膿瘍などをきたし，閉鎖不全や心不全，疣腫による塞栓症を引き起こす．

外傷性

外傷性の腱索断裂により，房室弁の閉鎖不全を生じることがある．

❶ Jones の診断基準（2015 年改訂）

診断		
A 群レンサ球菌の先行感染が証明され， 　初発例：主症状≧2 項目，または主症状 1 項目＋副症状≧2 項目 　再発例：主症状≧2 項目，または主症状 1 項目＋副症状≧2 項目，または副症状≧3 項目		
	低リスク地域*	**中・高リスク地域**
主症状	心炎（顕性，不顕性**） 関節炎（多関節炎のみ） 舞踏病 輪状紅斑 皮下結節	心炎（顕性，不顕性**） 関節炎（単・多関節炎，多発関節痛） 舞踏病 輪状紅斑 皮下結節
副症状	多発関節痛 発熱≧38.5 ℃ 赤沈≧60 mm/時または CRP≧3 mg/dL PR 時間の延長（年齢補正後，心炎が主症状でない場合）	多発関節痛 発熱≧38 ℃ 赤沈≧30 mm/時または CRP≧3 mg/dL PR 時間の延長（年齢補正後，心炎が主症状でない場合）

*年間発生率がリウマチ熱で 2.0/学童 10 万人以下，またはリウマチ性心疾患で 2.0/人口 1,000 人以下の地域.
**心エコー図検査により評価.

(Gewitz MH, et al：Revision of the Jones Criteria for the diagnosis of acute rheumatic fever in the era of Doppler echocardiography：a scientific statement from the American Heart Association. *Circulation* 2015；131：1806 をもとに作成)

その他

大動脈二尖弁は先天的異常であるが，弁狭窄や弁閉鎖不全は成人期に顕性化する．

病態生理

弁閉鎖不全の場合には容量負荷，弁狭窄の場合には圧負荷や流入障害をきたす．弁膜症が緩徐に進行する場合は，これらの負荷に対し心腔の拡大，あるいは肥大により負荷を代償し，心拍出量を維持する．しかし，急性の場合には代償機転が働かず，血行動態の破綻をきたしやすい．

臨床症状

弁膜症の患者は心雑音や労作時息切れなどの症状で受診することが多いが，胸部の画像検査により偶発的に発見されることもある．弁膜症の治療方針決定には，臨床症状の有無が重要な要素となる．弁膜症が緩徐に進行するため，無意識に日常生活を制限するなど患者本人にも症状が見逃されていることも多く，詳細な病歴聴取が重要である．

弁膜症の進行度は4ステージ（A〜D）に分類し評価する．ステージングは，①症状の有無，②弁膜症の重症度，③弁膜症による容量負荷や圧負荷所見，④肺・全身の血行動態への影響，⑤心リズムの変化，に基づいて分類する．

検査

心電図により心負荷，不整脈の有無を確認する．

胸部X線写真では心拡大や肺うっ血，胸水の有無を評価する．

経胸壁心エコーの2D法とドプラ法は弁膜症診断において重要な検査である．弁の形態や弁膜症の重症度評価だけでなく，弁膜症による心腔や大血管への影響，関連する他の弁膜症についても評価する．経食道心エコーは，経胸壁心エコーによる診断が困難な例や，感染性心内膜炎，手術前など詳細な弁形態の評価が必要な場合，また僧帽弁狭窄や心房細動例で問題となる左房内血栓の検出に有用である．

その他CT，心臓MRI，運動あるいは薬剤負荷検査や侵襲的カテーテル検査による血行動態評価などは弁膜症患者の治療方針を決めるために施行される．

治療

弁膜症の治療は，カテーテル，外科的治療の進歩によりめざましく発展している．特に大動脈弁狭窄症に対する経カテーテル的大動脈弁置換術は，高リスクのため手術不能とされていた高齢者や肺疾患などの合併例において行われる．

侵襲的治療においては，各々の患者における手術リスクを評価するべきであり，合併症やフレイル（虚弱）の存在や重症度評価も重要である．

僧帽弁狭窄症 mitral stenosis（MS）

概念

● 僧帽弁狭窄症（MS）は，僧帽弁口の狭小化により拡張期に左房から左室への流入が障害され，心臓のポンプ機能に障害をきたす疾患である．

病因・疫学

リウマチ熱

最も多い病因はリウマチ熱である．リウマチ熱の罹患に伴い，僧帽弁複合体（弁尖，弁輪，弁下組織）に炎症性変化をきたし，その後長期間にわたる障害と修復の過程で，肥厚，癒着，短縮，石灰化により弁狭窄が進行する．リウマチ性弁膜症は2：3で女性に多く，MS以外には僧帽弁閉鎖不全や大動脈弁疾患が多くみられるが，連合弁膜症となる例も多い．衛生状態の改善により先進国におけるリウマチ性MSは激減しているが，熱帯や亜熱帯の発展途上国では比較的多くの患者が存在する．

僧帽弁輪石灰化（mitral annulus calcification：MAC）

高齢者や腎不全，糖尿病患者などでみられる僧帽弁輪の石灰化が弁尖へ進行し，圧較差を生じる例がみられる．MAC単独によるMSはまれであるとされていたが，高齢化に伴い相対的に増加傾向にある．

そのほかの比較的まれな病因

先天性（三心房心，パラシュート僧帽弁），全身性エリテマトーデス，関節リウマチ，左房粘液腫，大きな疣腫による感染性心内膜炎などがある．

病態生理

健常成人の僧帽弁口面積は4〜6 cm²であるが，2 cm²以下になると左房から左室への血流障害をきたす．僧帽弁口の狭小化により，左室充満障害による心拍出量低下と，左房内での血流うっ滞，左房圧・肺静脈圧上昇から肺うっ血，肺高血圧が生じる．重度の肺高血圧は右室拡大，二次性の三尖弁逆流，さらには右心不全をきたす．左房内での血液うっ滞により左房内，特に左心耳に血栓を生じやすく，心房細動を合併するとより高率となる．

臨床症状

呼吸困難：呼吸困難や息切れ，運動能の低下は最も多い臨床症状である．

喀血，ピンク状泡沫痰：喀血はまれであるが，突然の左房圧上昇を契機に肺静脈-気管支静脈接合部の破綻により起こる．夜間発作性呼吸困難や肺水腫ではピンク状泡沫痰を認める．

右心不全症状：重度の肺高血圧，三尖弁逆流などにより右心不全症状（静脈圧亢進，肝腫大，浮腫，腹水，

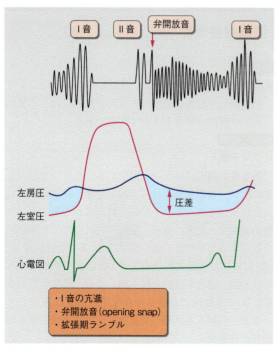

❷ 僧帽弁狭窄症の心音・心雑音

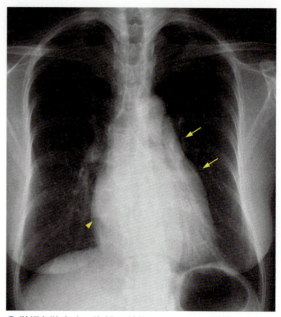

❸ 僧帽弁狭窄症の胸部 X 線像
三角：右第 2 弓の二重輪郭（double density），矢印：左第 2，3 弓の拡大．

胸水など）を認める．
その他：胸痛はまれであるが，右室肥大の進行した症例や，動脈硬化性の冠動脈疾患合併時，冠動脈の塞栓症により認めることがある．そのほかに，巨大化した左房による左反回神経圧排により嗄声を認めることがある．

身体所見

視診・触診

重度の MS 患者においては僧帽弁顔貌（頬部，口唇の紅潮）を認める．高度の肺高血圧，右心不全を伴うと頸静脈怒張，肝腫大，浮腫，腹水などを認める．左側臥位で心尖拍動の I 音，拡張期 thrill を触れる．右室拡大を呈すると傍胸骨拍動（parasternal impulse）を認める．

聴診（❷）

① I 音は亢進し，少し遅れる（Q-I 音の延長）．
② II 音肺動脈成分の亢進を認める．
③ 僧帽弁開放音（opening snap）：II 音の直後，心尖部に聴かれる．II 音と OS との間隔は MS の進行に伴い短くなる．
④ 拡張期ランブル：僧帽弁開放音に続いて聴かれる．左側臥位，心尖部でよく聴かれる．
⑤ 前収縮期雑音：洞調律患者においては心房収縮期に拡張期雑音の増強がみられる．

心拍出量が著明に低下した MS では拡張期ランブルなどの典型的聴診所見は聴かれなくなる（silent MS）．

検査

胸部 X 線写真（❸）

左房拡大により，右第 2 弓の二重輪郭（double density），気管分岐角の開大，左第 2，3 弓の拡大を認める．左房拡大は側面像で確認しやすい．また，肺動脈拡大，上肺野の血管陰影増強を認める．左房圧，肺静脈圧上昇による Kerley B 線は中～下肺野にみられる．

心電図検査（❹）

洞調律の MS においては P 波の左房負荷所見（V_1 の二相性 P 波，深い陰性成分．II 誘導での幅広い P 波）を認める．重度の肺高血圧を合併すれば右軸偏位や右室肥大所見を認める．左房負荷により高頻度に心房細動，心房粗動を合併する．

心エコー図検査

経胸壁心エコー図検査（❺）：ドプラ法を含む経胸壁心エコー図検査は MS の診断，重症度評価，治療方針決定において最も重要な検査である．
① 僧帽弁の形態評価：僧帽弁尖の肥厚，エコー輝度上昇，石灰化，開放制限を認める．リウマチ性 MS で，弁尖が癒合し弁腹の可動性が保たれている場合には僧帽弁前尖の拡張期ドーミングを認める（❺a）．僧帽弁短軸像では交連部の癒合により弁口が fish-mouth 様に描出される（❺b）．短軸像をトレースすることにより弁口面積を測定する（プラニメトリ法）．僧帽弁 M モードエコーでは，僧帽弁前尖の拡張期後退速

度（EF slope, diastolic descent rate：DDR）の低下を認める（❺c）．

②僧帽弁通過血流速の増大：左房圧上昇により，拡張早期の僧帽弁通過血流速が増大する（❺d）．最高血流速度が$1/\sqrt{2}$になるまでの時間（pressure half time：PHT）を用いることにより，220/PHT（ms）で弁口面積を算出できる．弁通過血流速から求められる平均圧較差は重度MSでは5〜10 mmHg以上となるが，心拍数や弁通過血流量に大きく影響される．

③左房拡大：左房，左心耳は拡大するが，左室径は正常である．

④肺高血圧所見：三尖弁逆流血流速波形などより肺高血圧の有無を評価する．

経食道心エコー図検査：経胸壁心エコー画像が治療方針決定に不十分である場合，また，経カテーテル的交連切開術（percutaneous transluminal mitral commissurotomy：PTMC）前の左房内血栓の評価に有用である．

運動負荷心エコー図検査：労作時息切れなどの症状と，心エコー所見の重症度が一致しない症例では，運動負荷心エコーにより肺高血圧の悪化などを評価する．

心臓カテーテル検査

臨床的所見と心エコーなどの非侵襲的検査所見に乖離がある場合に行われる．左房-左室拡張期圧較差は，Swan-Ganzカテーテルで得られる肺動脈楔入圧と左室内圧の同時測定により計測する．これにより得られた圧較差をもとに，Gorlinの式を用いて僧帽弁口面積が算出される．冠動脈造影検査は，虚血性心疾患合併が強く疑われる症例で施行される．

CT，MRI

MDCTやMRIによって僧帽弁口面積を計測するこ

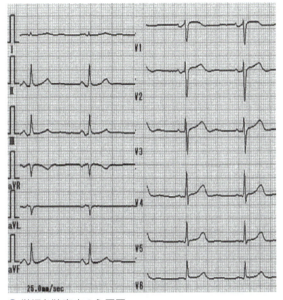

❹ 僧帽弁狭窄症の心電図
V_1の二相性P波，後半の深い陰性成分，Ⅱ誘導での幅広いP波を認める．

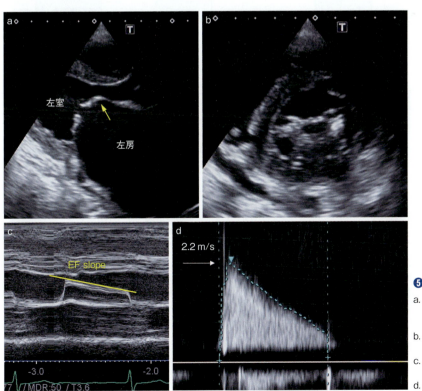

❺ 僧帽弁狭窄症の心エコー図
a. 胸骨左縁長軸像．左房の拡大と僧帽弁の肥厚，僧帽弁前尖のドーミングを認める．
b. 胸骨左縁短軸僧帽弁レベル．fish mouth様の僧帽弁口を認める．
c. 僧帽弁Mモード像．EF slopeのDDR低下を認める．
d. 僧帽弁通過血流速波形

❻ 僧帽弁狭窄症の Stage 分類

Stage	定義	弁の形態	弁の血行動態	二次性変化	症状
Stage A	MS のリスク期	拡張期の軽度のドーミング	正常の TMF 流速	なし	なし
Stage B	MS の進行期	交連部癒合 ドーミング MVA＞1.5 cm^2 （プラニメトリ法）	TMF 流速増加 MVA＞1.5 cm^2 PHT＜150 ミリ秒	正常～中等度の左房拡大 安静時の肺動脈圧は正常	なし
Stage C	無症候性 重度 MS 期	交連部癒合 ドーミング MVA≦1.5 cm^2 （プラニメトリ法） MVA≦1.0 cm^2 は超重症	MVA≦1.5 cm^2 MVA≦1.0 cm^2 は超重度 PHT≧150 ミリ秒 PHT≧220 ミリ秒は超重度	高度の左房拡大 PASP＞30 mmHg	なし
Stage D	症候性 重度 MS 期	交連部癒合 ドーミング MVA≦1.5 cm^2 （プラニメトリ法）	同上	同上	運動耐用能低下 労作時呼吸困難

MS：僧帽弁狭窄，MVA：僧帽弁口面積，TMF：僧帽弁通過血流，PHT：圧半減時間，PASP：肺動脈収縮期圧．
(Nishimura RA, et al：2014 AHA/ACC guideline for the management of patients with valvular heart disease：a report of the American College of Cardiology/American Heart Association Task Force on Practice Guidelines. *J Am Coll Cardiol* 2014；63：e57.)

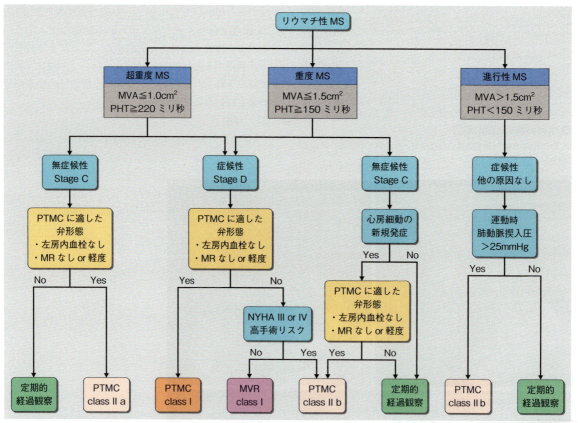

❼ リウマチ性僧帽弁狭窄症の治療指針

MS：僧帽弁狭窄，MR：僧帽弁逆流，MVA：僧帽弁口面積，PHT：圧半減時間，PTMC：経皮的僧帽弁交連切開術，MVR：僧帽弁置換術．
(Nishimura RA, et al：2014 AHA/ACC guideline for the management of patients with valvular heart disease：a report of the American College of Cardiology/American Heart Association Task Force on Practice Guidelines. *J Am Coll Cardiol* 2014；63：e57.)

とが可能である．冠動脈 CT も術前の冠動脈疾患のスクリーニングに有用である．

診断

診断基準

弁膜症の病期診断に Stage 分類（❻）[2] が使用され

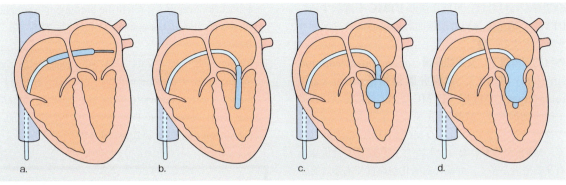

❽ PTMC
a. バルーンをしぼませた状態で,静脈から右房,心房中隔を介して左房へ到達する.
b. バルーンを僧帽弁口へ挿入.
c. 左室側バルーンより拡張.
d. バルーン全体を拡張し,狭窄を解除する.

❾ PTMCの適応の決定—Wilkinsスコア

点数	弁葉の可動性	弁下部の肥厚	弁葉の肥厚	弁葉の石灰化
1	弁葉先端のみの可動制限	わずかな肥厚	正常に近い(4〜5 mm)	1か所のエコー輝度増強
2	弁葉先端の可動性は不良,弁中央部から弁基部の可動性は保たれている	腱索の1/3までの肥厚	弁葉先端のみ肥厚(5〜8 mm) 弁腹は正常	弁葉先端縁に限局した散在するエコー輝度増強
3	弁基部のみの可動性が保たれ,弁葉全体が拡張期に前に動く	腱索の2/3の肥厚	弁葉全体の肥厚(5〜8 mm)	エコー輝度増強が弁中央部に及ぶ
4	拡張期に弁葉の可動性がほとんどない	すべての腱索と乳頭筋に及ぶ広範な肥厚,短縮	弁葉全体の強い肥厚(>8〜10 mm)	エコー輝度上昇が弁葉全体にみられる.

各項目の点数を合計し,8点以下であればPTMCのよい適応である.
(Wilkins GT, et al:Percutaneous balloon dilatation of the mitral valve:an analysis of echocardiographic variables related to outcome and the mechanism of dilatation. *Br Heart J* 1988;60:299.)

る.弁の形態,弁の血行動態,MSによる左房や肺循環への影響,症状などにより,リスク期,進行期,無症候性重度MS期,症候性重度MS期の4段階に分類される.

鑑別診断
拡張期雑音を聴取する鑑別疾患として,僧帽弁閉鎖不全(僧帽弁通過血流量増大による相対的僧帽弁狭窄),大動脈弁閉鎖不全症(Austin Flint雑音),左房粘液腫による僧帽弁口狭小化がある.また,心房中隔欠損症も右室肥大所見と肺血管陰性の増強があり,鑑別を要する疾患である.いずれも心エコー図検査により鑑別が可能である.

合併症
心房細動:左房負荷により高頻度に心房細動の合併を認める.
血栓塞栓症:心房細動だけでなく,左房自体の内膜障害によっても生じ,拡大した左心耳に血栓が形成されることが多い.脳塞栓症などを引き起こす.
感染性心内膜炎:僧帽弁閉鎖不全や大動脈弁疾患などと比較し,MSによる感染性心内膜炎の合併はまれである.

治療
有意なリウマチ性MSで自覚症状がある場合には,侵襲的治療の適応である(❼).内科的薬物治療は症状の軽減と,左房内血栓予防を目的として行われるが,侵襲的治療の介入時期を逸することのないよう注意が必要である.

内科的薬物治療
うっ血症状,右心不全症状の軽減:塩分制限と少量の利尿薬を用いる.
心房細動の心拍数コントロール:β遮断薬,非ジヒドロピリジン系カルシウム拮抗薬(ベラパミルやジルチアゼム),ジギタリスなどが用いられる.
抗凝固療法:心房細動や血栓塞栓症の既往のある患者にはワルファリンによる血栓予防を行う.

侵襲的治療
経カテーテル的交連切開術(percutaneous transluminal mitral commissurotomy:PTMC)(❽):経カテーテル的にバルーンを用いて狭窄を解除する手法である.左房内血栓や中等度以上の僧帽弁閉鎖不全など

の禁忌がなければ，可能な限り PTMC を選択する．PTMC の適応を決める形態的評価は心エコー図検査を基本とする（⑨）．

外科的（直視下）交連切開術（open mitral commissurotomy：OMC），**僧帽弁置換術**（mitral valve replacement：MVR）：PTMC が適応外の患者は開胸手術を選択する．MAC を主原因とする MS は交連部の癒合を認めないため，PTMC や OMC の適応はなく，MVR が基本となる．しかし，高齢者や合併症を有する患者が多く，弁輪の石灰化が高度であることが手術手技を困難にすることから，MAC による MS は症状が強く薬剤コントロールが困難な場合にのみ手術を検討する．

経過・予後

リウマチ性の場合には，幼少期の罹患から 7～8 年後に弁の機能障害を認め，徐々に進行し約 20 年後，40～50 歳代で症状を認めることが多い．僧帽弁切開術が行われる前の研究報告では症状を認めてからの生存期間は 2～5 年と報告されている．しかし，PTMC などの治療により長期生存が可能となり，対象年齢は高齢化している．

（合田亜希子，増山 理）

● 文献
1) Gewitz MH, et al：Revision of the Jones Criteria for the diagnosis of acute rheumatic fever in the era of Doppler echocardiography：a scientific statement from the American Heart Association. *Circulation* 2015；131：1806.
2) Nishimura RA, et al：2014 AHA/ACC guideline for the management of patients with valvular heart disease：a report of the American College of Cardiology/American Heart Association Task Force on Practice Guidelines. *J Am Coll Cardiol* 2014；63：e57.

僧帽弁閉鎖不全症 mitral regurgitation

概念
● 僧帽弁尖，僧帽弁輪，腱索，乳頭筋よりなる僧帽弁装置（⑩）の構成要素が単独または複合的に障害されて発症する．収縮期に左室から左房へ血液が逆流する病態をいう．

病因

僧帽弁閉鎖不全症の病因は，器質的原因（乳頭筋断裂，腱索の変性による伸展・断裂に起因する僧帽弁逸脱，感染性心内膜炎による弁穿孔・弁破壊や腱索断裂，リウマチ性など）によるものと機能的原因（左室拡大による乳頭筋の後側方偏位および僧帽弁輪拡大）によるものに分けられる．僧帽弁逸脱症は次項で述べる．僧帽弁逸脱症の古典的定義（弁尖が僧帽弁輪よりも左房側に翻転する）を満たさないが，僧帽弁尖の接合に

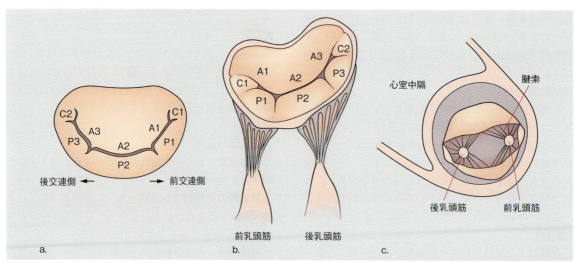

⑩ 僧帽弁
a. 僧帽弁の構造．僧帽弁尖は前尖（A1，A2，A3），後尖（P1，P2，P3）に加えて比較的小さい前交連尖（C1），後交連尖（C2）の細部構造（scallop と呼ぶ）から構成されている．この図は 2 次元断層心エコー図検査における僧帽弁尖の描出法に従って左室側からみた模式図である．
b. 僧帽弁装置．僧帽弁は弁尖，弁輪，腱索，乳頭筋からなる機能複合体すなわち僧帽弁装置であって，いずれの機能が障害されても僧帽弁閉鎖不全症が生じる．この図は 3 次元断層心エコー図における僧帽弁尖の描出法に従って左房側からみた模式図である．
c. 乳頭筋・弁尖・腱索の結合．前乳頭筋は前交連側の前尖・後尖と腱索でつながっており，後乳頭筋は後交連側の前尖・後尖と腱索でつながっている．左室側からみた模式図である．

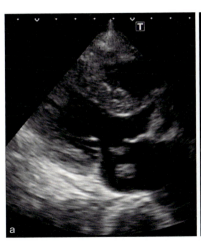
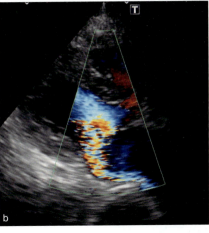

❶ 急性高度僧帽弁閉鎖不全症の心エコー図
a. 急性下壁梗塞に合併した後乳頭筋断裂．左房内に見える比較的大きな塊状構造が，断裂した乳頭筋の先端部分である．腱索で僧帽弁尖とつながっており，心周期に応じて左房・左室間を行き来する．
b. 乳頭筋断裂に伴う高度僧帽弁閉鎖不全症．逆流ジェットは左室内に大きな吸い込み血流を伴いながら左房後壁に沿って吹いている．

ずれが生じ，少量から中等量の逆流を呈する例も多い．

病態生理

主病態は弁逆流による左房・左室の拡大（容量負荷），左房圧の上昇である．

急性僧帽弁閉鎖不全症：急性心筋梗塞に起因した乳頭筋断裂による急性高度僧帽弁閉鎖不全症（❶）では，急激な左房容量負荷に対して左房拡大による肺静脈圧・肺毛細管圧の上昇を防ぐ代償機序が働かず，急性非代償性心不全の最重症型である肺水腫が生じる．

慢性僧帽弁閉鎖不全症：中等症までの慢性僧帽弁閉鎖不全症では，左房が拡大することによってその容量負荷を代償するため容易に肺うっ血には至らず，長期に渡り無症状で経過する例が多い．しかし，慢性高度僧帽弁閉鎖不全症では時間経過とともに左室容量負荷によって左室駆出率が低下し，肺循環・体循環系に高度のうっ血が生じるようになる．加えて低心拍出量による低血圧，頻脈，尿量減少などが生じる．

臨床症状・身体所見

慢性中等症までは，無症状が多いが後に労作時の息切れなどの左心不全症状を呈する例もある（基本的に進行性の病態である）．一過性の血圧上昇や発作性心房細動による頻脈などを原因として心不全が非代償化し，起座呼吸や夜間発作性呼吸困難などの急性左心不全の症状を訴えることがある．高度僧帽弁閉鎖不全症では，一過性血圧上昇・発作性心房細動で容易に心不全が非代償化する．

聴診ではⅠ音減弱，心尖部に最強点のある汎収縮期雑音・Ⅲ音を聴取する．高度僧帽弁閉鎖不全症に起因するⅡ型肺高血圧症を合併した場合には，頸静脈怒張，肝腫大，下腿浮腫などの右心不全所見を伴うことがある．左室収縮機能の低下した慢性高度僧帽弁閉鎖不全症では，肺うっ血症状に加え低心拍出量による強い全身倦怠感が生じる．

❷ 僧帽弁逆流の重症度評価

	中等度（進行性）	高度
左室造影	Sellers 分類 1～2 度	Sellers 分類 3～4 度
カラードプラ 逆流面積	左房面積の 20～40 %	左房面積の >40 %
vena contracta	0.3～0.69 cm	≧0.7 cm
逆流量	<60 mL	≧60 mL
逆流率	<50 %	≧50 %
逆流弁口面積	<0.4 cm²	≧0.4 cm²

vena contracta：逆流ジェットが逆流口から出た直後の最も狭い部分の幅．
器質的あるいは機能的僧帽弁閉鎖不全症にかかわらず，表に示された数値が適応される．
(Nishimura RA, et al：2014 AHA/ACC Guideline for the Management of Patients With Valvular Heart Disease：a report of the American College of Cardiology/American Heart Association Task Force on Practice Guidelines. *Circulation* 2014；129：e521./Nishimura RA, et al：2017 AHA/ACC Focused Update of the 2014 AHA/ACC Guideline for the Management of Patients With Valvular Heart Disease：A Report of the American College of Cardiology/American Heart Association Task Force on Clinical Practice Guidelines. *Circulation* 2017；135：e1159.)

検査所見

心電図

左室高電位や左房負荷を認める．心房細動を認めることも多い．

胸部X線写真

左室・左房の拡大に伴う心陰影の拡大（左第3，4弓突出）を認め，心不全が非代償化すると肺うっ血・水腫像を認める．

心エコー図

断層法とカラードプラ法を併用することにより病因の診断のみならず，逆流の発生部位・重症度を評価できる（❷）．また，僧帽弁閉鎖不全症を原因とする左室機能障害を評価しうる．僧帽弁閉鎖不全症への外科的介入時期は，逆流の重症度と左室収縮機能によって

判断されるが，その時期の決定に心エコー図検査は必須である．

リウマチ熱罹患後の僧帽弁閉鎖不全症：わが国においてリウマチ性僧帽弁閉鎖不全症をみる機会はまれになったが，リウマチ熱罹患後の僧帽弁閉鎖不全症ではほぼ全例において僧帽弁狭窄症を合併している．心エコー図所見として僧帽弁前交連・後交連の癒合を伴う弁口の狭小化および腱索の短縮・癒合（弁下組織の変化）が認められる．

機能性僧帽弁閉鎖不全症：拡張型心筋症や心筋梗塞によって左室が収縮力を失った場合には，左室は拡大して一回心拍出量を維持するような代償化が生じる（左室リモデリング）．左室が拡大すると，僧帽弁装置の一部である乳頭筋が後側方に偏位して，収縮期に腱索・弁尖を心尖部方向へ牽引（テザリング）するため僧帽弁の閉鎖は不完全になり，左室拡大による僧帽弁輪拡大も相俟って僧帽弁閉鎖不全症が生じる．これを機能性僧帽弁閉鎖不全症と呼ぶ（⓭⓮）．心筋梗塞による左室リモデリングに由来するときは，虚血性僧帽弁閉鎖不全症と呼ぶことがある．

感染性心内膜炎：僧帽弁閉鎖不全症の存在そのものが感染性心内膜炎の原因となる．僧帽弁閉鎖不全症に感染性心内膜炎が合併すると，逆流ジェットが当たる弁尖左房側や左房壁に形成された疣腫を視認でき，弁破壊や腱索断裂によって僧帽弁逆流が重症化する．逆流ジェットが弁口以外に認められるときは感染性心内膜炎による弁穿孔を疑う．臨床的に感染性心内膜炎を疑うも経胸壁心エコー図検査によって有意な所見がとらえられないときには，必ず経食道心エコー法によって疣腫や弁穿孔の有無を確認しなければならない．

治療方針

僧帽弁閉鎖不全症は外科的に介入しない限り根治は

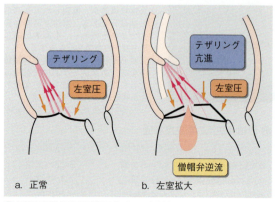

⓭ 機能性僧帽弁閉鎖不全症の発生機序
a. 正常の僧帽弁装置．テザリングによって収縮期に適切な前後尖の接合が保たれ逆流を防いでいる．
b. 拡大した左室では乳頭筋が後側方（図では外方）に偏位することによってテザリング力が増し，その結果収縮期において前尖と後尖の接合が悪くなり，接合面から僧帽弁逆流が生じるようになる．

(Liel-Cohen N, et al：Design of a new surgical approach for ventricular remodeling to relieve ischemic mitral regurgitation：insights from 3-dimensional echocardiography. *Circulation* 2000；101：2756.)

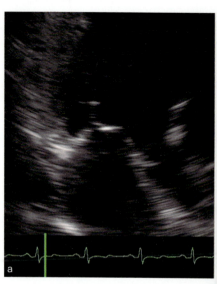
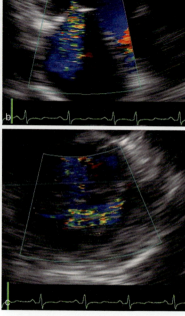

⓮ 機能性僧帽弁閉鎖不全症の心エコー図
a. 長軸断層像．下壁梗塞を原因とする僧帽弁のテザリング．収縮期に僧帽弁尖が腱索に牽引されている．
b. カラードプラ長軸断層像．僧帽弁逆流ジェットが偏位せず，まっすぐに左房中央へ向かって吹いている．
c. 僧帽弁レベル短軸カラードプラ断層像．次項で示す僧帽弁逸脱症とは異なり，逆流は前尖と後尖の接合面全体から生じている．

得られないが，薬物療法によって症状の改善が得られる．

症状を改善するための治療

原因を問わず高度僧帽弁閉鎖不全症で心不全症状を有する例では投薬を行う．利尿薬による肺うっ血の解除が基本となるが，レニン-アンジオテンシン-アルドステロン系阻害薬を用いて減後負荷と左室リモデリングの予防を行う．心房細動を合併する例では β 遮断薬やジギタリスを用いた心拍数調節と脳梗塞予防目的で抗凝固療法を行う．

外科的治療

急性心筋梗塞に伴う乳頭筋断裂：生じた急性高度僧帽弁逆流を制御するために緊急僧帽弁置換術が必須である．

感染性心内膜炎による高度僧帽弁閉鎖不全症：感染性心内膜炎を原因とする高度僧帽弁閉鎖不全症によって生じた非代償性心不全が薬物療法で制御できない場合，また抗菌薬投与によっても感染が制御できない場合にも積極的に外科的介入が行われる．この場合に弁形成術を選択するか弁置換術を選択するかは病態による．

慢性高度僧帽弁閉鎖不全症：症状があり，かつ心エコー図検査による左室駆出率が 30 % 以上であれば，外科的介入の適応がある．症状がはっきりしない場合には左室駆出率が 60 % 以下，左室収縮末期径が 40 mm 以上を弁形成術適応の目安とする．逆流量が多いほど症状が出現しやすく左室拡大も進みやすいが，心エコー図検査による逆流量の定量的な評価には専門的な知識と技術が必要である．弁形成術の場合，術後心房細動がなければ術後の 3 か月を除いて抗凝固薬は不要である．形成が不可能な場合には，年齢などを考慮し機械弁か生体弁で置換する．生体弁を用いた場合，心房細動がなければ術後の約 3 か月を除き抗凝固薬の投与が不要となる．

機能性僧帽弁閉鎖不全症：機能性僧帽弁閉鎖不全症には必ず左室機能障害が併存している．心筋梗塞に対してバイパス手術，大動脈弁狭窄症に対して外科的弁置換術を行う症例に中等度以上の僧帽弁閉鎖不全症が合併していれば，原疾患手術と同時に僧帽弁輪にリングを挿入する弁輪形成術を行う．拡張型心筋症や虚血性心筋症にニューヨーク心機能分類（NYHA）III 度以上の症状を伴う慢性高度僧帽弁閉鎖不全症では，単独で弁形成術あるいは弁下組織を温存した僧帽弁置換術が施行されることがある．

リウマチ性の僧帽弁閉鎖不全症：弁置換術を行う．

僧帽弁逸脱症 mitral prolapse

概念

●腱索の延長・断裂により，収縮期に僧帽弁尖の左房側への翻転が生じて起こる．翻転によって僧帽弁逆流が生じる場合と生じない場合がある．

病因

僧帽弁尖および腱索の粘液腫様変性により生じる．

病態生理

僧帽弁尖の構造は，前尖（A1，A2，A3），後尖（P1，P2，P3）に加えて比較的小さい前交連尖（C1），後交連尖（C2）の細部構造（scallop）から構成されている（⑩）．後尖においては，それぞれの scallop のあいだに亀裂があり，P1，P2，P3 の区別を視認できるが，前尖にはそのような亀裂がないため前尖を 3 分割し，P1，P2，P3 にそれぞれ相対する部位を A1，A2，A3 としている．前尖は後尖よりも大きい．これら scallop の一枚あるいは複数枚が収縮期に接合面からずれ左房側へ翻転して僧帽弁逸脱症が生じる．scallop が翻転するが僧帽弁逆流が生じない場合もある．

臨床症状・身体所見

無症状のことが多いが，高度の僧帽弁逆流を合併する場合には心不全症状が生じる（☞前項「僧帽弁閉鎖不全症」）．

聴診では scallop が翻転する収縮中期にクリック音を聴取することがある．僧帽弁逆流があれば（通常は伴うことが多い）クリック音後に逆流性雑音を聴取する．

検査所見

心電図，胸部写真

僧帽弁逆流を合併していれば，逆流量に応じて前項で述べたような変化が生じる．

2 次元断層心エコー図検査

収縮期に scallop の左房側への逸脱所見を認める．僧帽弁逸脱症の診断基準は必ずしも定まっていないが，弁尖が僧帽弁輪よりも左房側に翻転するようであれば僧帽弁逸脱症の診断に間違いはない．どの scallop が逸脱しているかの正確な診断には熟練を要するが，経食道 3 次元断層心エコー図検査を用いると逸脱部位を明確に視認できる（⑮）．模式図（⑯），実例（⑰）に示すようにカラードプラ断層像における逆流ジェットの方向を参考にすると逸脱 scallop を同定しやすい．

治療方針

僧帽弁逆流の重症度に応じて前項と同様の治療適応となる．原則として弁置換術ではなく弁形成術を行う．逸脱 scallop の切除や人工腱索を用いた僧帽弁装置の再建に加え，僧帽弁輪にリングを装着して弁尖の接合

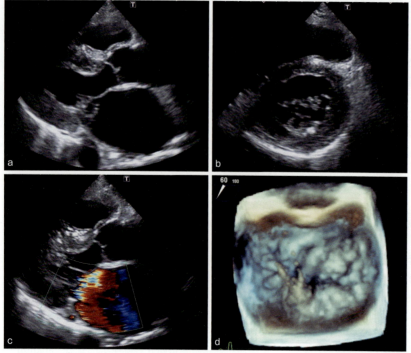

⑮ 僧帽弁逸脱症の心エコー図
a. 長軸断層像．収縮期に僧帽弁輪を越える後尖の逸脱が認められる．
b. 短軸断層像．逸脱している scallop が P2 であることがわかる．
c. カラードプラ長軸断層像．P2 からの逆流ジェットが左房前壁に向かう．
d. 3 次元経食道断層心エコー図．断裂した腱索と P2 逸脱が視認できる．3 次元心エコー図検査では，外科医が開心術時に左房側から僧帽弁をみるときの参考になるように，左房側から僧帽弁をみた画像を表示する．

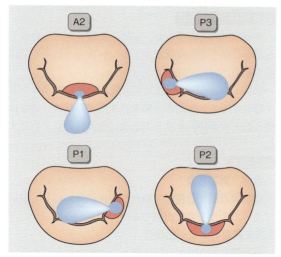

⑯ 逸脱した scallop と逆流ジェットの方向を表す模式図
カラードプラ断層図検査において，逆流ジェットの方向から逸脱した scallop を推定できる．2 次元カラードプラ断層図では，左室側から僧帽弁をみた図を表示する．

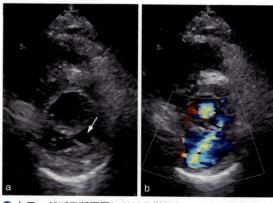

⑰ カラードプラ断層図における僧帽弁レベルの短軸像
a. A1 の逸脱（矢印）．
b. A1 逸脱によって生じた逆流ジェット．左房後壁方向かつ内側に向かう．

を確保する．術後 3 か月間を除いて抗凝固療法は不要であるが，心房細動を合併する例では継続した抗凝固療法が必要となる．

（大手信之）

●文献

1) 日本循環器学会ほか：循環器病の診断と治療に関するガイドライン（2011 年合同研究班報告）．弁膜疾患の非薬物治療に関するガイドライン（2012 年改訂版）．http://www.jcirc.or.jp/guideline/pdf/JCS2012_ookita_h.pdf

2) Nishimura RA, et al：2014 AHA/ACC Guideline for the Management of Patients With Valvular Heart Disease：a report of the American College of Cardiology/American Heart Association Task Force on Practice Guidelines. Circulation 2014；129：e521.

3) Nishimura RA, et al：2017 AHA/ACC Focused Update of the 2014 AHA/ACC Guideline for the Management of Patients With Valvular Heart Disease：A Report of the American College of Cardiology/American Heart

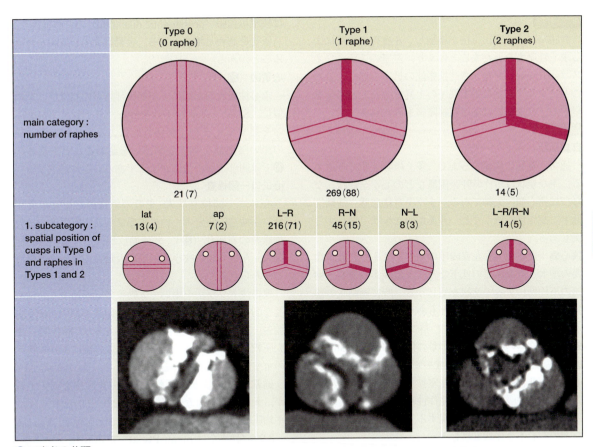

⓲ 二尖弁の分類
raphe の数により，Type 0，1，2 と分類される．最も頻度が高いのは，左冠尖と右冠尖が癒合している Type1 L-R である．
(Sievers HH, et al：A classification system for the bicuspid aortic valve from 304 surgical specimens. *J Thorac Cardiovasc Surg* 2007；133：1226.)

Association Task Force on Clinical Practice Guidelines. *Circulation* 2017；135：e1159.
4) Liel-Cohen N, et al：Design of a new surgical approach for ventricular remodeling to relieve ischemic mitral regurgitation：insights from 3-dimensional echocardiography. *Circulation* 2000；101：2756.

大動脈弁狭窄症
aortic stenosis（AS）

概念
大動脈弁口の狭小化により左室から大動脈への駆出抵抗が増大し，進行すると心不全をきたしうる病態である．

疫学・病因・病理
病因としては，①動脈硬化性，②先天性，③リウマチ性がある．近年，先進諸国ではリウマチ性が減少傾向である一方，人口の高齢化に伴い動脈硬化性は急激に増加している．

リウマチ性は弁交連部の癒合が特徴であり，弁尖の短縮，硬化，肥厚，石灰化，ドーミングをきたす．弁口は狭小化して三菱形または円形に開口し，時に弁逆流を合併する．また，僧帽弁を含む他の弁の病変を伴うこともある．

動脈硬化性は弁の石灰化による可動制限が特徴的で，交連部の癒合は少ない．70歳以上の高齢者でみられる大動脈弁狭窄の原因の多くを占める．

先天性は二尖弁が多く（全人口の1~2％），胎児期に癒着した交連部の遺残である縫線（raphe）がみられる．rapheの数によりType 0，1，2 と分類される（⓲）．弁を通過する血流が乱流となるため動脈硬化性に比べ早期に弁の硬化・線維化による弁狭窄をきたし，上行大動脈の拡大の合併や感染性心内膜炎に罹患する頻度が高い．

ASは進行性の疾患で，中等度狭窄例では左室-大動脈圧較差は年間約7 mmHg増加し，弁口面積は0.1 cm²ずつ減少すると報告されている．

病態生理

弁狭窄により駆出抵抗が増加し，左室の圧負荷による求心性肥大をきたすことにより，左室のスティフネス（stiffness）を増大させ拡張能の低下を伴う．このことにより，左室拡張末期圧の上昇をきたし心不全を呈する．終末期には左室収縮障害もみられる．

臨床症状

自覚症状

通常，重症に到達するまで，多くは無症状で経過する．主な症状は労作時呼吸困難などの心不全症状，ならびに狭心痛，失神である．また全身倦怠感，活動性低下，認知機能低下など，非典型的な症状で発症する例もある．

狭心痛：左室肥大と左室内圧の上昇による心筋酸素需要の増大，冠灌流圧の低下などによる酸素の需要と供給の不均衡によって症状を呈しうる．時に冠動脈の器質的狭窄を合併していることもあり，注意が必要である．

失神：労作時の相対的心拍出量の低下に伴う脳血流の低下により生じ，労作時のめまいや意識消失を生じる．

心不全：非代償期に入ると左室拡張末期圧の上昇を伴い，労作時呼吸困難，夜間発作性呼吸困難，起座呼吸といった左心不全症状が出現する．その後，下腿浮腫などの右心不全症状も呈しうる．

身体所見

脈拍：脈の立ち上がりが緩徐で，ピークが通常より遅れる（遅脈）．頸動脈波は立ち上がりが遅く，ピーク付近に細かい振動（shudder）を形成する．

聴診所見：胸骨右縁第2肋間，または左第3肋間に最強点を有する漸増漸減性の収縮期駆出性雑音を聴取する．雑音は右肩から心尖部までの広い範囲に存在し，頸部に放散することもある．胸壁上では振戦（thrill）を触れることもある．動脈硬化性のAS では収縮期雑音は心基部に最強点を有するが，高調成分は心尖部に放散する（Gallavardin 現象）．

I 音は正常，IV 音を聴取する．重症の AS では硬化弁による可動性の低下により大動脈成分が減弱するため，II 音が減弱または肺動脈成分と単一となる場合や，重症例では左室駆出時間の延長のため，II 音の大動脈成分が肺動脈成分より遅れ，奇異性分裂（paradoxical splitting）となることがある．心不全をきたすと III 音を聴取する．頸動脈波には shudder がみられる．

検査

胸部 X 線写真 ⑲

左室は圧負荷による求心性肥大を呈するため，大動脈弁閉鎖不全や心不全がなければ，心胸郭比（cardio-thoracic ratio：CTR）は正常の場合が多い．左室の求心性肥大のため，左第4弓は突出する．上行大動脈は狭窄後拡張（poststenotic dilatation）のため拡大し，石灰化を認める場合がある．大動脈弁の石灰化を認めることがある．

心電図 ⑳

求心性肥大のために，左側胸部誘導の高電位，左軸偏位，ST 低下と陰性 T 波を伴ったストレインパターンを呈する．また，左房負荷による左房性 P 波（V_1 の深い陰性部を有する P 波）を認めることもある．⑳では胸部誘導の波高が 1/2 であることに注意する．

心エコー図検査

心エコー図検査は AS 患者の経過観察や重症度評価，手術適応決定のために重要である．断層像では大動脈弁の石灰化（㉑），弁の開放制限，左室の求心性肥大，左室内腔の狭小化，上行大動脈の狭窄後拡張などがみられる．

連続波ドプラ法を用いて大動脈弁を通過する血流速度を測定し，Bernoulli の簡易式（$\Delta P = 4V^2$；ΔP：圧較差，V：最大血流速度）から，左室−大動脈間の最大圧較差を推定することができ，この値により弁狭窄の重症度を評価する（㉒）．

通常，左室−大動脈圧較差により重症度を判定するが，大動脈弁口血流速度（V_{max}）2.0〜2.9 m/秒または平均圧較差（mean PG）＜ 20 mmHg を軽症，V_{max} 3.0〜3.9 m/秒または mean PG 20〜39 mmHg を中等症，V_{max} 4.0〜5.9 m/秒または mean PG 40〜59 mmHg を重症，V_{max} 6.0 m/秒以上または mean PG 60 mmHg 以上を超重症としている．近年，low flow low gradient AS という概念が提唱され，圧較差が低いにもかかわらず重症である症例が存在し，必要に応じて負荷エコーなどを追加し正確に診断する必要がある．

心臓カテーテル検査

カテーテルを大動脈内から逆行性に大動脈弁を通過し左室内に挿入し，大動脈へ引き抜く，もしくは同時圧を計測することで，左室−大動脈間の圧較差を求めることができる（㉓）．Swan-Ganz カテーテルを用いて測定した心拍出量と圧較差から弁口面積を算出する．

冠動脈造影は，特に狭心痛のある症例においては冠動脈疾患の合併の有無を診断するうえで必須である．

鑑別診断

収縮期雑音を有する疾患との鑑別が必要である．

僧帽弁閉鎖不全症：雑音は心尖部の僧帽弁領域で聴取し，汎収縮期に聴取し吹鳴性（blowing）であり，III 音を聴取する．

心室中隔欠損症：胸骨左縁第3〜4肋間で収縮期雑音を聴取する．

肺動脈弁狭窄症：雑音の最強点は肺動脈弁領域（胸骨左縁第2肋間）で，II 音は幅広く分裂する．胸部 X 線写真上，左第2弓の突出を認める．

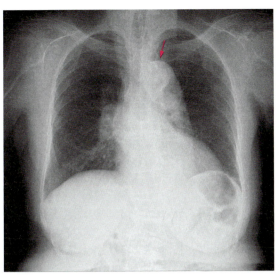

⑲ 大動脈弁狭窄症の胸部X線
上行大動脈の石灰化（矢印）を認める．

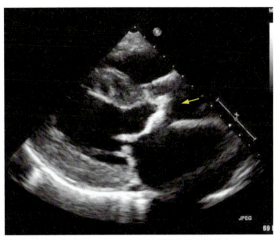

㉑ 大動脈弁狭窄症の心エコー図（傍胸骨長軸像）
二尖弁の症例．大動脈弁の高度石灰化（矢印），左室肥大と上行大動脈の拡大が認められる．

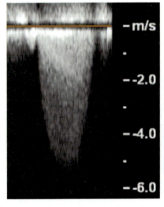

㉒ 大動脈弁狭窄症の心エコー図
連続波ドプラ法で測定した左室流出路での最大血流速度は5.3 m/秒であり，左室−大動脈間の平均圧較差は64 mmHgでvery severe ASと診断される．

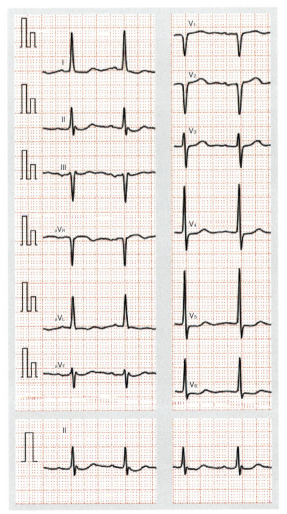

⑳ 大動脈弁狭窄症の心電図
左側胸部誘導の高電位，左軸偏位，ストレインパターンを呈する．胸部誘導の波高が1/2であることに注意．

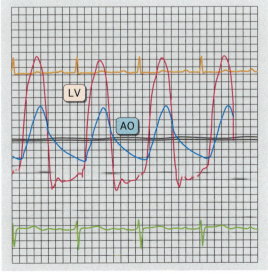

㉓ 大動脈弁狭窄症における左室−大動脈同時圧記録
左室（LV）−大動脈（AO）間には平均圧較差が49 mmHg存在し，重症大動脈弁狭窄症と診断される．

閉塞性肥大型心筋症：収縮期雑音は胸骨左縁第3～4肋間に最強点があり，心尖部へ放散するが，頸動脈へは伝達されない．頸動脈波は二峰性を示す．いずれも心エコードプラ法が確定診断，鑑別に有用である．

経過・予後

高度狭窄があっても長期間無症状で経過する．いったん症状が出現すると急速に進行し，治療を施さない場合には，狭心痛出現後では5年，失神発作で3年，心不全を起こすと2年の予後といわれる．死因は左心不全，不整脈による突然死が多い．

治療

基本的に保存的治療は予後の改善効果がなく，外科的大動脈弁置換術（surgical aortic valve replacement：SAVR），もしくは低侵襲治療である経カテーテル大動脈弁留置術（transcatheter aortic valve implantation：TAVI）が根治療法である．手術適応を決定し，適応のあるものは早期に手術を行う．

手術適応

自覚症状のある重症ASは治療適応となる．ASは長期間をかけて進行するため高齢者などでは自覚症状がはっきり聴取できない場合がある．そのため注意が必要である．また，mean PG 60 mmHg 以上の超重症例では自覚症状がはっきりしなくとも治療適応を検討する必要がある．終末期では左室収縮能の低下により左室-大動脈圧較差が低下する例があり注意が必要である．

SAVRは確立された標準治療であるが，外科手術が高リスクもしくは手術不能患者（おおむねSTS〈The Society of Thoracic Surgeons〉スコア8以上）に対する新しい低侵襲治療としてTAVIが2002年に誕生した．適応としては高齢（おおむね80歳以上），開胸手術が困難となるなんらかの併存症（肺疾患，肝機能障害，脳血管障害，血液疾患，開胸手術の既往，porcelain aorta，フレイルなど）であった．

近年の無作為化比較試験ではTAVIがSAVRに比べ同等，もしくはそれ以上の生存率を示しており，この結果に基づき2017年にはAHA/ACC，ESC/EACTSガイドライン上，STSスコアが4～8の中等度リスク患者にも適応が広がっている．低リスク患者（STSスコア4以下）に対するRCTもすでに終了し，primary end pointにおけるTAVIのSAVRに対する非劣性もしくは優位性が示された．

わが国でも2013年より保険適用となり，初期成績は平均STSスコア7以上のリスクの高い患者群に対し，30日死亡率2％以下と良好な成績を達成している．

手術適応のない例における内科治療

感染性心内膜炎のリスクがあり，抜歯や外科的処置の場合は術前の抗菌薬の予防投与が必要である．心不全を発症した場合には，心不全治療に準じて塩分制限，利尿薬を使用するが，予後の改善は期待できない．

（林田健太郎）

大動脈弁閉鎖不全症 aortic regurgitation（AR）

概念

● 大動脈弁閉鎖不全症（AR）は大動脈弁の拡張期接合不全により逆流を生じ，拡張期に左室容量負荷を生じる．
● 大動脈弁自体の異常に起因する場合と，大動脈基部の異常による場合がある．また，病態の発症と進行状況によって，慢性ARと急性ARに区別される．

病因 24

大動脈弁自体の病変によるAR

リウマチ熱，老人性退行変性による石灰化，感染性心内膜炎，外傷，心室中隔欠損，粘液腫様変性，全身性エリテマトーデス，関節リウマチ，強直性脊椎炎，高安病（大動脈炎症候群）などがある．先天性の異常では大動脈二尖弁によるものが多い．

大動脈基部の異常によるAR

加齢による大動脈拡大，結合織異常（Marfan症候群など），大動脈解離，骨形成不全症，梅毒性大動脈炎，強直性脊椎炎，Behçet病，乾癬性関節炎，潰瘍性大腸炎関連の関節炎，再発性多発軟骨炎，Reiter症候群，巨細胞性動脈炎などがある．

上記のうち，特に急激な症状経過をとる急性ARの原因として，大動脈解離や感染性心内膜炎，外傷による大動脈弁の障害がある．

病態生理

慢性AR

容量負荷に伴う左室拡大が緩徐であるため，左室拡張末期圧容積曲線が右方にシフトし左室容積が増大しても拡張期左室圧が上昇せず（25 a），長期間無症状で経過する．しかし，病期が進行するとこのような代償機転が働かなくなり，肺うっ血を主とする心不全症状を呈する．

急性AR

急激な容量負荷に対して代償性に左室拡張末期圧容積曲線が右方シフトできないため，拡張期の左室圧が上昇し（25 b），左房圧上昇，僧帽弁早期閉鎖やそれに続く拡張期僧帽弁逆流などを生じ，肺水腫に至る．さらに，有効前方拍出量の低下とともに心原性ショックを生じる．

臨床症状

自覚症状

慢性ARは無症状の時期が長い．症状が出現し始め

ると労作時息切れや全身倦怠感，発作性夜間呼吸困難，起座呼吸といった心不全症状や胸痛，失神などを呈する．外傷や大動脈解離，感染性心内膜炎による急性ARでは，急激な呼吸困難の出現や血圧低下を認める．ARに特異的な症状はない．

身体所見
著しい脈圧の増加により，❷❻のような特徴的な徴候を呈するとされるが，認めない症例も少なくない．

聴診所見
第3肋間胸骨左縁を最強点とする漸減性の拡張期灌水様雑音を認め，呼気で増強し座位前屈位で聴取しやすい．重症例では，Ⅲ音，拡張中期に相対的僧帽弁狭窄による低音性拡張期雑音を心尖部で聴取する（Austin Flint雑音）．

検査
胸部X線写真
ARに特異的な所見はない．進行すると心胸郭比の拡大，肺うっ血などを認める．上行大動脈の著明な拡大があればMarfan症候群や大動脈弁輪拡張症を考慮する必要がある．しかし，胸部X線のみでは診断に限界がある（❷❼）．

心電図検査
左室容量負荷による心肥大の結果として，左側胸部誘導のR波増高や尖鋭化した陽性T波，ストレイン

❷❹ 大動脈弁閉鎖不全症の原因

大動脈弁自体の病変
先天性二尖弁・四尖弁
リウマチ性
感染性心内膜炎
加齢変性による石灰化
粘液腫様変化
心室中隔欠損症
バルサルバ洞瘤破裂
外傷性
開窓部（fenestration）の破綻
高安病（大動脈炎症候群）
強直性脊椎炎
全身性エリテマトーデス
慢性関節リウマチ

大動脈基部の異常
加齢による大動脈拡大
結合織異常（Marfan症候群，Ehlers-Danlos症候群，Loeys-Dietz症候群）
大動脈解離，限局解離
巨細胞性動脈炎
梅毒性大動脈炎
ベーチェット病
潰瘍性大腸炎関連の関節炎
Reiter症候群
強直性脊椎炎
乾癬性関節炎
再発性多発軟骨炎
骨形成不全症
高血圧症
ある種の食欲抑制薬

（日本循環器学会ほか：弁膜疾患の非薬物治療に関するガイドライン〈2012年改訂版〉．http://www.j-circ.or.jp/guideline/pdf/JCS2012_ookita_h.pdf）

❷❻ 大動脈弁閉鎖不全症の身体所見
①速脈および大脈（Corrigan脈）
②心拍動と一致した頭部の上下運動（de Musset徴候）
③大腿動脈上でピストル発射音（pistol shot sounds）を聴取（Traube徴候）
④爪床の毛細血管の拍動（Quincke徴候）
⑤膝窩動脈圧が上腕動脈圧より60 mmHg以上高い（Hill徴候）
⑥口蓋垂の収縮期拍動（Müller徴候）
⑦大腿動脈の往復雑音（Duroziez徴候）

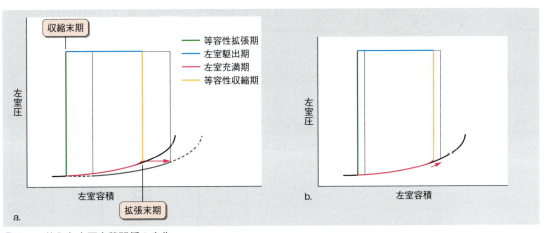

❷❺ ARに伴う左室圧容積関係の変化
a. 慢性AR．慢性的な容量負荷に伴い拡張末期左室圧容積曲線（黒実線）は右方シフトし，左室拡張末期容積の拡大にもかかわらず左室拡張末期圧は上昇しない．
b. 急性AR．急性の容量負荷に伴い左室拡張末期圧容積曲線のシフトが起きず，容量負荷に伴う左室拡張末期容積の少しの増加でも左室拡張末期圧が上昇してしまう．

型 ST-T 変化などを認める場合があるが，AR に特異的な所見はない（㉘）．

心エコー図検査

心エコー図検査は AR の診断および重症度評価において最も有用な検査である．AR の診断は，カラードプラ法を用いて大動脈から左室への拡張期逆流シグナルを検出する（㉙）．AR の重症度評価は逆流量，逆流率，逆流弁口面積などの定量評価，逆流最小幅（vena contracta width），左室流出路に占める逆流ジェットの幅や面積比による半定量的方法などが用いられる（㉚）．また，腹部大動脈における全拡張期逆流波は高度 AR を示唆する（㉛）．その他，AR の重症度評価には左室拡張末期径/容積，収縮末期径/容積，左室駆出率なども必要である．代償期には左室拡張末期径は拡大し，左室壁運動は正常もしくは過収縮を呈するが，慢性的な容量負荷により代償機序が破綻するとびまん性壁運動低下をきたす．リウマチ性の閉鎖不全症では大動脈弁エコー輝度の増加と弁尖の肥厚を認め，大動脈弁輪拡張症では大動脈弁輪部と上行大動脈の著しい拡大が特徴である．感染性心内膜炎では，炎症による弁破壊や疣腫の付着がみられる．加齢に伴う弁変性によるものでは弁の肥厚や石灰化を認め，高位心室中隔欠損症では欠損孔に大動脈弁右冠尖の嵌頓がみられる．

心臓カテーテル検査

かつては大動脈弁上で造影し重症度を判定していたが，昨今は心エコー図検査で重症度を含めた診断を行うことがほとんどである．

診断

第 3 肋間胸骨左縁を最強点とする拡張期雑音により本症を疑い，心エコー図検査でカラードプラ法により拡張期大動脈弁逆流シグナルを検出することで確定診断に至る．

治療

急性 AR では，その原因疾患からみても内科的に心

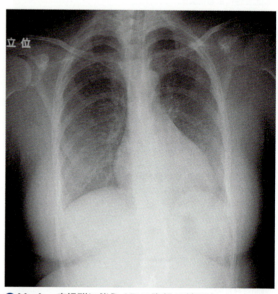

㉗ **Marfan 症候群に伴う AR の胸部 X 線写真**
20 歳台，女性．上行大動脈拡大に伴う AR を合併した Marfan 症候群．AR に特異的な所見はなく，胸部 X 線写真のみでは診断に限界がある．

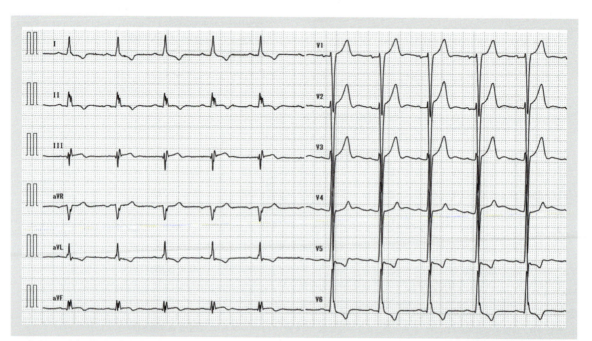

㉘ **高度 AR の心電図（㉗と同症例）**
左側胸部誘導で R 波増高とストレイン型 ST-T 低下を認める．

不全コントロールが困難な状況下で生じており，外科的治療の適応について早急に検討する必要がある．慢性ARでは重症度，症状の有無，左室径/容積と左室駆出率が治療法選択のための重要な情報となる．2014年のAHA/ACCガイドラインでは，高度大動脈弁閉鎖不全（㉚）のうち（I）有症状，（II）無症状であるが以下を満たすもの：①左室駆出率50％以下（Class I），②他の心臓手術予定（Class II），③左室駆出率50％以上，左室収縮期末期径50 mm以上（Class IIa），④左室駆出率50％以上，左室拡張期末期径65 mm以上（Class IIb），を外科的手術の適応としている．

予後

慢性ARは多くは長期間無症状で経過するが，高度ARでは診断後10年以内の死亡率は50％である．症状が出現すると進行は早く，外科的治療を行わなければ狭心症状出現後4年，心不全出現後2年以内に死亡するといわれる．一方，急性ARでは薬物療法を行っても早期に心不全あるいは心原性ショックをきたし予後不良であるため，原因治療のためにも時期を逸することなく早期の外科治療が推奨される．

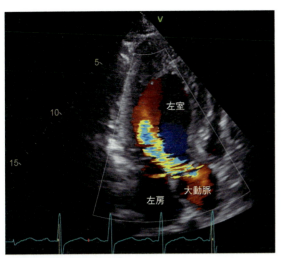

㉙ 高度ARの心エコー図
40歳台，男性．右冠尖変性に伴う高度AR．カラードプラ法で拡張期に大動脈から左室へ偏心性逆流ジェットを認める．

㉚ ARの重症度評価

		軽度	中等度	高度
半定量評価	ジェット幅/左室流出路径（％）	<25	25～64	≧65
	vena contracta width（cm）	<0.3	0.3～0.6	>0.6
定量評価	逆流量（mL/beat）	<30	30～59	≧60
	逆流率（％）	<30	30～49	≧50
	有効逆流弁口面積（cm²）	0.10	0.10～0.29	≧0.3
腹部大動脈の全拡張期逆流波		—	—	あり

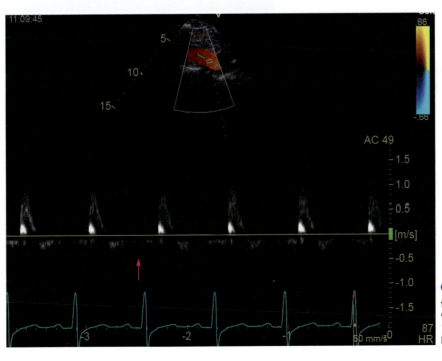

㉛ 腹部大動脈逆流波形
健常者では拡張期に少量の順行性血流がみられるが，高度ARでは全拡張期に逆行性血流（矢印）がみられる．

三尖弁閉鎖不全症 tricuspid regurgitation (TR)

概念
- TRの原因には，三尖弁自体の病変によるもの（器質的TR）と，右室の圧負荷や容量負荷による二次的な三尖弁接合不全に起因するもの（機能的TR）とがある（㉜）．機能的TRでは原疾患の鑑別が重要である．
- 三尖弁は僧帽弁に比べ弁接合部の幅が狭く，また右室圧が低く強固な閉鎖を必要としないため，軽度のTRは健常者にも高率に認められる．

病因
TRの発生起序として最も一般的なものは，肺高血圧に続発する右室拡張，心房細動に伴う弁輪拡大など二次性のもの（機能的TR）である（㉝）．一次性（器質的）TRの頻度は少なく，リウマチ熱，感染性心内膜炎，カルチノイド，外傷，Marfan症候群，三尖弁逸脱，Ebstein異常などにより生じる．

病態生理
収縮期に右室から右房へ血液が逆流し，右室および右房は容量負荷のために拡大する．

臨床症状
自覚症状
TRの自覚症状は右心不全症状が中心である．
身体所見
頸動脈怒張や肝腫大，浮腫などを認める．聴診上，第4肋間胸骨左縁を最強点とする全収縮期逆流性雑音を聴取し，吸気時に増強，呼気時に減弱する（Rivero-Carvallo徴候）．重症例ではTR雑音を欠く場合があり注意が必要である．

検査
胸部X線写真
右房，右室の拡大を反映して右第2弓が突出する．
心電図検査
左心系の障害による二次性肺高血圧，左心不全を伴わない肺動脈性肺高血圧など二次性TRの病態は多様であり，特徴的な所見はない．
心エコー図検査
器質的TRの場合，弁尖の収縮期逸脱や疣贅，断裂した腱索などが認められる．機能的TRでは，中等度以上の逆流の場合，三尖弁輪の拡大や三尖弁尖の収縮期離開を認める．TRの診断は，カラードプラ法で収縮期に右室から右房へ逆流するジェットによりなさ

㉜ 三尖弁閉鎖不全症（TR）の原因

三尖弁自体の異常（器質的TR）
先天性心疾患：心内膜床欠損症，Ebstein異常，心室中隔欠損症，肺動脈閉鎖
Marfan症候群
カルチノイド
リウマチ熱
感染性心内膜炎
右心房粘液腫
三尖弁逸脱
外傷

二次性三尖弁閉鎖不全症（機能的TR）
左心系弁膜症：僧帽弁疾患，大動脈弁疾患
左室心筋疾患（心筋梗塞を含む）
右室梗塞
心房中隔欠損症
肺性心，肺高血圧

(Libby P, et al：Braunwald's Heart Disease, 8th edition. Philadelphia：Saunders；2008. p.1646.)

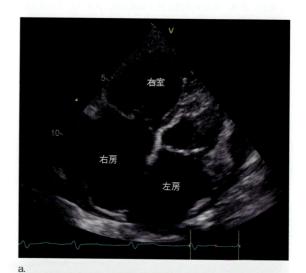

a.

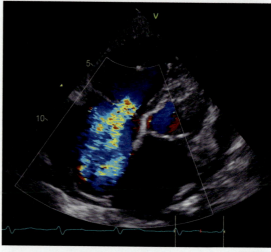

b.

㉝ 機能的三尖弁閉鎖不全症の心エコー図
90歳台，女性．心房中隔欠損症および慢性心房細動に伴う慢性心不全．右房・右室拡大に伴う三尖弁輪拡大と，弁尖のtetheringにより接合不全をきたし(a)，三尖弁逆流を生じる(b)．

れ，重症度評価としてカラードプラ法によるカラー逆流信号の広がり，右室側の吸い込み血流，肝静脈での収縮期逆流波などの総合的評価が一般的に用いられている．

心臓カテーテル検査

高度 TR がある場合に肺動脈圧の正確な測定が必要とされる際や，心疾患に対する手術が予定されている場合の冠動脈評価目的のカテーテルの際などに右心カテーテルが行われる．右房圧波形において v 波は増大し，x 谷消失と y 波下降がみられる．

治療

適切な治療戦略は臨床状態と三尖弁異常の原因により決定され，内科療法か外科療法，またはその両方を必要とする場合がある（**34**）．機能性 TR では，左心不全あるいは肺動脈性肺高血圧などの原因疾患の治療が第一である．冠動脈疾患，大動脈弁あるいは僧帽弁疾患に対して開心術を行う場合は，TR の残存が予後不良に結びつくため，適応があれば合わせて外科的治療を行う．外科的治療には弁輪縫縮術（弁輪形成術）が行われることが多い．感染性心内膜炎など器質的 TR では，弁形成術（valvuloplasty）や弁置換術も行われる．器質的 TR では三尖弁手術によって右室の後負荷が増えるため，術前に右室機能不全がある症例では術後の高度の低心拍出量症候群に注意する．

（神谷裕子，山本一博）

❸❹ 三尖弁閉鎖不全症に対する手術の推奨

クラス I	1. 高度 TR で，僧帽弁との同時初回手術としての三尖弁輪形成術
	2. 高度の一次性 TR で症状を伴う場合（強い右室不全 がないとき）
クラス IIa	1. 高度 TR で，弁輪形成が不可能であり，三尖弁置換術が必要な場合
	2. 感染性心内膜炎による TR で，大きな疣贅，治療困難な感染・右心不全を伴う場合
	3. 中等度 TR で，弁輪拡大，肺高血圧，右心不全を伴う場合
	4. 中等度 TR で，僧帽弁との同時再手術としての三尖弁輪形成術
	5. 左心系の弁手術後の高度 TR で症状がある場合．ただし左心不全や右室不全がないとき
クラス IIb	1. 中等度 TR で，弁輪形成が不可能であり三尖弁置換術が必要な場合
	2. 軽度 TR で，弁輪拡大，肺高血圧を伴う場合
クラス III	1. 僧帽弁が正常で，肺高血圧も中等度（収縮期圧 60 mmHg）以下の無症状の TR

（日本循環器学会ほか：弁膜疾患の非薬物治療に関するガイドライン〈2012 年改訂版〉．http://www.j-circ.or.jp/guideline/pdf/JCS2012_ookita_h.pdf）

◉文献

1) 日本循環器学会ほか：循環器病の診断と治療に関するガイドライン（2011 年度合同研究班報告）．弁膜疾患の非薬物治療に関するガイドライン（2012 年改訂版）．http://www.j-circ.or.jp/guideline/pdf/JCS2012_ookita_h.pdf

2) Nishimura RA, et al：2014 AHA/ACC guideline for the management of patients with valvular heart disease：executive summary：a report of the American College of Cardiology/American Heart Association Task Force on Practice Guidelines. J Am Coll Cardiol 2014；63：2438.

3) Libby P, et al：Braunwald's Heart Disease, 8th edition. Philadelphia：Saunders；2008. p.1646.

連合弁膜症 combined valvular disease

概念

● 2 つ以上の弁が同時に障害されているときに連合弁膜症という．

病態生理

リウマチ性心疾患が多い時代には，僧帽弁狭窄（MS）と大動脈弁逆流（AR）の合併が多かった．2 つの弁は，いずれもリウマチ性の器質性変化を有していた．僧帽弁狭窄と三尖弁逆流（TR）の合併も，長期間にわたる MS のために生じた肺血管病変を伴う肺高血圧によるものが多く，MS の解除だけでは肺高血圧が残存する場合もあるので，慎重な対応が必要とされた．しかし，リウマチ性弁膜症が激減した現在では，器質的な弁異常に機能的な弁逆流が加わって生じる連合弁膜症も多くみられるようになっている．連合弁膜症は，あらゆる弁の異常の組み合わせが可能であり，さらにその重症度も個々で異なる．連合弁膜症は，一例一例を細かに評価して，最良の判断をすることが重要である．連合弁膜症の病態生理は複雑であるが，大動脈弁，僧帽弁のどちらの弁の病態が優位であるかをまず見きわめることが最初のステップである[1]．

リウマチ性 MS と AR あるいは大動脈弁狭窄（AS）の合併

上述したように，リウマチ性 MS に合併する大動脈弁病変は，ほとんどがリウマチ性弁膜症である．症状は，頻脈に伴う肺うっ血症状という MS による症状が前面にでる．MS により左室駆出血流量が減少するので，大動脈弁口面積が重度であっても，左室-大動脈圧較差は小さくなるので，AS の身体所見がはっきりしない場合もあり，AS の重症度評価をする際には注意を要する．

AS と MS の合併

　加齢に伴う変性 AS や腎不全に伴うカルシウム代謝異常による AS は，僧帽弁弁輪の石灰化の進行による MS を合併することがある．僧帽弁弁輪石灰化が弁腹にまで及んだ MS は，弁尖の病変が比較的軽いので，トレース法で僧帽弁弁口面積を求める場合に不正確になりやすい．左房−左室圧較差，肺高血圧の程度を評価して，MS を過小評価しないように注意すべきである．

大動脈弁膜症と僧帽弁逆流（MR）の合併

　大動脈弁膜症と MR の合併は，僧帽弁の器質的 MR の合併だけでなく，機能性 MR の合併の可能性が高いので，病態評価は慎重に行わなくてはならない．AR と MR は両病変とも左室容量負荷を生じ，左室拡大をきたす．左室拡大は，機能性 MR を引き起こし，MR を修飾する．一方，AS の存在により左室収縮期圧が上昇し，MR を増悪させる．大動脈弁膜症と MR の合併では，僧帽弁の器質病変（逸脱，腱索断裂など）の有無，テザリングの有無を注意深く観察する必要がある．機能性 MR であれば，AR の修復により MR は改善する．

左心系弁膜症と TR の合併

　TR は二次性の逆流がほとんどである．しかしリウマチ性 MS の場合，肺高血圧が長期間持続している場合が多く，MS の解除によってもすみやかに肺高血圧が消失しない場合もある．また，MS 解除後に難治性の TR が出てくることもあるので，慎重な対応が必要である．MS の修復後に TR が改善するか否かを確実に予測するのは困難である．左心系の手術の際に，TR が中等度以上であれば，三尖弁輪形成術の実施を検討する[2]．

（赤石　誠）

●文献

1) 日本循環器学会ほか：循環器病の診断と治療に関するガイドライン（2011年度合同研究班報告）．弁膜疾患の非薬物治療に関するガイドライン（2012年改訂版）．http://www.j-circ.or.jp/guideline/pdf/JCS2012_ookita_h.pdf

2) Chikwe J, et al：Impact of Concomitant Tricuspid Annuloplasty on Tricuspid Regurgitation, Right Ventricular Function, and Pulmonary Artery Hypertension After Repair of Mitral Valve Prolapse. *J Am Coll Cardio* 2015；65：1931.

リウマチ熱 rheumatic fever

概念

● リウマチ熱は A 群溶連菌（A 群 *Streptococcus*, group A streptococci）による咽頭・扁桃腺炎の2〜3週後に生じる，心炎，関節炎，舞踏病，皮下結節，輪状紅斑を主症状とする非化膿性疾患である．

● 心臓の膠原線維が特に障害されやすく，弁膜炎を伴った例では，心臓の弁を線維化させてリウマチ性弁膜症，特に僧帽弁狭窄症をきたす．

疫学

　先進国では，一般の衛生状態の改善と，A 群溶連菌感染に対する積極的な抗菌薬使用により，リウマチ熱およびリウマチ性心疾患の発症頻度は激減した．学齢期に多く，4歳未満，18歳以上の発症はまれであるとされている．日本における1981年の学童のリウマチ性心疾患の罹患率は 0.14/1,000 と報告されている．その後は明確な数字は報告されていないが，さらに減少したと思われる．日本小児循環器学会による稀少疾患サーベイランス調査では，リウマチ熱の報告は年間4〜10例である[1]．それに伴い，リウマチ性心疾患は減少しつつあり，30歳代で発症する僧帽弁狭窄症は存在しないと考えてさしつかえない．しかし，最近，中国をはじめとした発展途上国より日本に移住する人が増加しており，その移民のなかに比較的若年のリウマチ性弁膜症が存在することは明記すべきである．

病因

　A 群溶連菌は，血清型から約100種類に分類されており，M 蛋白以外にも多数の菌体抗原，菌体外抗原を保有し，急性リウマチ熱の病因として複数の菌体成分とヒト組織との交差免疫性が考えられている．A 群溶連菌の多糖類と弁膜，心筋，血管の成分に交差免疫現象があることが認められている．しかし，急性リウマチ熱は心臓以外にも病変を有し，交差免疫性のみが原因というわけではなさそうである．ほとんどの A 群溶連菌感染者は急性リウマチ熱に罹患しないことから，疾患感受性の存在も考えられる．また，栄養失調，低収入，人口密集地などの環境要因も発生と関連するといわれている．

病理

　心臓，関節，皮膚などにおける滲出性，増殖性炎症で，結合組織のフィブリノイド変性と細胞性反応が主体となる．発症後1か月くらいで生じる，Aschoff 小体といわれる心筋間質に血管を囲む組織球様細胞を主体とする紡錘形肉芽腫病変が特徴的病理所見とされている．急性リウマチ熱に罹患しても必ずしも慢性のリウマチ性弁膜症に全例が移行するわけではない．

臨床症状

急性リウマチ熱は，心炎，多発性関節炎，舞踏病，皮下結節，輪状紅斑が主症状である．しかし，そのなかでも最も重要なのは心炎である．

心炎

発症から3週程度で生じる．急性リウマチ熱の50〜70％にみられるといわれている．病変は弁膜を中心とした心内膜であるが，腱索から乳頭筋，心筋に炎症が波及する可能性もある．臨床的には無症状で心エコー図で逆流が確認されるだけのものから，重症な心不全をきたすものまでさまざまである．心エコー図が普及した時期には，急性リウマチ熱はまれな疾患になってしまっていたので，急性リウマチ熱の心エコー図所見に関する系統的な報告はない．心炎を生じたものには高率に僧帽弁逆流がみられるといわれ，1/4の症例に僧帽弁の弁尖あるいは弁自体に結節が観察されるといわれている．そして，その結節は経過とともに消失する．弁の運動制限は必須とはいえない[2]．

リウマチ性心炎の臨床的診断は，古典的には新たな心雑音の出現，心拡大，うっ血性心不全，心電図異常（PQ延長）であるが，いずれも特異的な所見とはいいがたい．Carey Coombs雑音が有名であるが，これは急性期に心尖部で聴取される拡張中期ランブルで，僧帽弁逆流に伴う相対的な狭窄雑音と考えられている．

多発性関節炎

急性リウマチ熱の7割にみられる．移動性の関節炎で，膝・踵・肘・手関節など複数以上の比較的大きい関節に出現する．腫脹・圧痛・疼痛・運動制限などの症状が出現するが，X線上では異常はみられない．ほぼ2〜3週間で自然に治癒し，変形を残さない．

舞踏病

急性リウマチ熱の5〜10％に出現する．基底核および尾状核の障害により，四肢，体幹の速い無目的な不随意運動が出現する．筋力低下，情緒不安定を伴うこともある．溶連菌感染後2〜4か月に出現することが多い．

輪状紅斑

ピンク色の皮疹で中心部は白色で，辺縁は丘状または匐行疹となっている．大きさは種々で体幹，四肢の近位に出現し，顔面や四肢の遠位部には出ない．急性リウマチ熱の活動性とは相関しない．

皮下結節

5〜20mm程度の無痛性皮下結節が，肘・膝・手関節などの伸展側や後頭部・胸椎の棘突起に沿って出現する．結節の上の皮膚は可動性で炎症所見は認めない．

その他の症状

発熱，リンパ節腫脹，鼻出血，腹痛などを伴うことがある．発熱は38〜40℃を示すことが多い．

検査

溶連菌の検出：咽頭培養による溶連菌感染の証明，抗溶連菌抗体価（抗ストレプトリジンO：ASO）の上昇（成人250倍，5歳以上の小児で333倍以上は陽性と判定する）が一般的である．咽頭感染は急性リウマチ熱に先行するので，急性リウマチ熱発症時には咽頭培養は陰性であることもまれではないので注意が必要である．そのほか，抗ストレプトキナーゼ（ASK），抗ヒアルロニダーゼ（AHD），抗DNAase B（ADN-B），抗A群レンサ球菌多糖体（ASP）などの菌体外抗原や菌体抗原に対する抗体の上昇をみる方法がある．

急性炎症を示すC反応性蛋白（CRP）上昇や白血球の増加もみられるが，急性リウマチ熱に特異的なものではない．

診断

診断に特異的な検査項目はない．診断基準として最も汎用されているのはJonesの基準[3]（㉟）である．この基準はあくまでも急性リウマチ熱の基準で，舞踏病などではA群溶連菌感染の証拠がない場合が多く診断の参考にならない．

鑑別診断

若年性特発性関節炎

発熱，関節炎，心炎を伴う急性疾患であるが，関節炎が急性リウマチ熱とは異なり，固定性で小さい関節（指，趾）にも炎症がみられるところが異なる．

レンサ球菌後反応性関節炎

A群溶連菌感染後に発症するが，関節炎は固定性で数週間持続するところが異なる．また，心炎の合併もない．

関節リウマチ

急性リウマチ熱と関節リウマチの大きな相違は，急性リウマチ熱が心炎をきたし心臓弁膜に後遺症を残す

㉟ 急性リウマチ熱の診断基準

主症状	副症状
心炎	臨床症状
多発性関節炎	発熱
舞踏病	関節痛
輪状紅斑	検査所見
皮下結節	急性期反応：CRP上昇，白血球増加，赤沈亢進
	心電図PR時間延長

先行する溶連菌感染の証明
咽頭培養陽性またはレンサ球菌迅速反応陽性，レンサ球菌血清反応高値または上昇

診断
先行するレンサ球菌感染の証拠が証明された症例で，主症状2項目または主症状1項目と副症状2項目以上が急性リウマチ熱の可能性が高い

(Fujikawa S：Guidelines for the diagnosis of rheumatic fever：Jones Criteria, 1992 updated. *Ryumachi* 1993；33：451.)

のに対し，関節リウマチは心膜炎を伴うが心臓の後遺症は残さないという点と，逆に急性リウマチ熱の関節炎は関節の変形を残さずに治癒するが，関節リウマチは関節の変形をきたすという2点である．

治療

急性リウマチ熱の治療の目的は炎症抑制とA群溶連菌感染の治療とその再発予防である．多発性関節炎は自然経過で改善するので，対症的に非ステロイド性抗炎症薬（NSAID）を用いる．関節炎に対してステロイドは使用しない．

一方心炎に対してはステロイドが必要で，発症3週間以内の例ではプレドニゾロン40 mg/日，発症4〜6週間以上経た例，大動脈弁逆流を伴う例では60 mg/日から開始し，8〜10週間で中止する[4]．

A群溶連菌感染に対して，抗菌薬としてペニシリンを2週間投与する．その後，再発防止のために18歳から20歳まで継続投与する．心疾患例では一生投与することが望ましいとされている．現在では成人のリウマチ性心疾患に対してA群溶連菌感染予防のためにペニシリンの継続投与は行われていない．

予後

関節炎は通常2〜4週で軽快する．そして後遺症を残さない．心炎も発症4週間以内に適切な治療が開始されれば，リウマチ性弁膜症になりにくいといわれている．90%が12週以内に軽快するといわれている．しかし，リウマチ性弁膜症は長い経過で出現するので，定期的に心エコー図をとり経過をみたほうがよいであろう．

（赤石　誠）

◉文献

1）塩野淳子：小児循環器医にとってのリウマチ熱．*Pediatric Cardiology and Cardiac Surgery* 2016；32：429.
2）Ramachandran S, et al：Echocardiographic evaluation of patients with acute rheumatic fever and rheumatic carditis. *Circulation* 1996；94：73.
3）Dajani AS, et al：Guidelines for the diagnosis of rheumatic fever：Jones criteria, updated 1992. *Circulation* 1993；87：302.
4）藤川　敏：リウマチ熱．日本臨床 2005；63（Suppl 5）：352.

感染性心内膜炎 infective endocarditis

概念

● 感染性心内膜炎は弁膜や心内膜，大血管内膜に細菌集簇を含む疣腫（vegetation）を形成し，菌血症，血管塞栓，心障害など多彩な臨床症状を呈する全身性敗血症性疾患である．

病因

弁膜疾患や先天性心疾患に伴う異常血流の影響や，人工弁置換術などの異物の影響で生じた心内膜の損傷を契機に非細菌性血栓性心内膜炎（nonbacterial thrombogenic endocarditis：NBTE）が生じることが発症の基盤にある．すなわちNBTEを有する例に一過性の菌血症が生じると，NBTEの部位に菌が付着，増殖し，疣腫が形成されると考えられている．したがって，疣腫は房室弁の心房側，半月弁の心室側など逆流血流が当たるところや，短絡血流や狭窄血流などの異常ジェット血流が心内膜面に当たるところに認められることが多い．

疫学

感染性心内膜炎の頻度は100万人の人口あたり年間10〜50例の発症と考えられている[1,2]．しかし，高齢者では，その頻度は10倍に達すると考えられている．これは，healthcare-associated（staphylococcal）endocarditis（HCAE）に由来すると思われる．といっても，この疾患がまれであることに間違いはない．そのため，なかなか診断にたどりつかず，不適切な治療が行われ，重篤な合併症を起こしてから初めて診断される場合が多い．

病理

心臓の心内膜に付着する疣腫内に病原微生物が存在し，全身に敗血症を起こすことが病因である．病原微生物による弁膜や弁輪の破壊や，疣腫が塞栓源となって全身の塞栓症を起こしたり，末梢動脈に病因微生物が付着し感染性動脈瘤を作ったりするので，さまざまな病理像を呈する．

臨床症状

感染性心内膜炎の症状は多彩で，菌血症による発熱，塞栓症による機能障害，弁膜の破壊による心不全，長期感染による全身消耗状態などがある．菌血症が起こってから，症状の発現までの期間は短く，80%以上の例で2週間以内である．感染性心内膜炎の臨床症状は，病原微生物により亜急性あるいは急性の経過をとる．亜急性感染性心内膜炎では，発熱・全身倦怠感・食欲不振・体重減少・関節痛などの非特異的な症状を呈する．症状は徐々にみられ，その発現日は通常特定しにくい．抜歯，扁桃摘除などが先行している場合がある．一方，ブドウ球菌などのような急性感染性心内膜炎では，高熱を呈し，弁の破壊も急速で心不全症状が突然発症する．❸❻に感染性心内膜炎の症状を列記した．どれも特徴的な症状はない．

感染性心内膜炎の患者が医療機関を訪れるときの症状で最も多いのが発熱である．訪れる医療機関は，循

㊱ 感染性心内膜炎の臨床症状

症状	
発熱	80〜85 %
悪寒	42〜75 %
発汗	25 %
食思不振	25〜55 %
全身倦怠	25〜40 %
呼吸困難	20〜40 %
咳嗽	25 %
脳卒中	13〜20 %
頭痛	15〜40 %
嘔気・嘔吐	15〜20 %
筋肉痛・関節痛	15〜30 %
胸痛	15〜30 %
腹痛	8〜35 %
背部痛	7〜10 %
昏迷	10〜20 %
所見	
発熱	80〜90 %
心雑音	80〜85 %
心雑音の出現あるいは変化	10〜40 %
神経学的異常所見	30〜40 %
塞栓	20〜40 %
脾腫	15〜50 %
ばち指	10〜20 %
末梢所見	
Osler 結節	7〜10 %
splinter 出血	5〜15 %
点状出血	5〜15 %
Janeway 発疹	6〜10 %
網膜所見	
Roth 斑	4〜10 %

(Karchmer AW：Infective endocarditis. In：Braunwald E, et al
〈eds〉, Heart Disease：A textbook of cardiovascular medicine,
6th edition. WS Saunders Co；2001, p.1723.)

環器内科ではなく市中の総合内科である場合が多い. そこで，患者には，感冒という初期診断が行われる. 感冒と診断されたのに咽頭痛がないときには，上気道感染ではない可能性がある.

感染性心内膜炎の発熱は悪寒戦慄を伴った高熱であるとは限らない. 発熱にまったく気がつかない患者もいるくらいである. また，菌種によっては，非常に緩徐な臨床経過を示し，全身倦怠感や食思不振，体重減少などのような症状しか示さない場合もある. 白血球増加も軽度で，CRP の値も 2〜3 前後という症例もある.

早期発見が大切であると理解しているのに，診断が遅れるのは，疑うタイミングがないからである. 特徴的な症状がなさすぎるのであるから，発熱患者には躊躇することなく血液培養を実施する心構えが重要である.

検査

感染性心内膜炎の診断に至るまでの検査は，血液培養と心エコー図に尽きるといっても過言ではない. 末梢血における白血球増加や炎症反応（CRP の増加）

がみられ，その原因が特定できないときには，感染性心内膜炎の可能性を考えて，血液培養と心エコー図を実施する.

血液培養

持続性の菌血症が感染性心内膜炎では診断の決め手になるので，感染性心内膜炎を疑う場合は，少なくとも 3 セットの培養を提出する. 培養に供する血液採取のインターバルは特に定まってはいない[3]. 感染性心内膜炎の診断のための血液培養には，発熱があるか否かは無関係である. 検体は，動脈血である必要はない. 培養には最低 10 mL の血液が必要である（好気性菌用培地と嫌気性菌用培地の各 2 セット）. 抗菌薬投与下では，抗菌薬結合レジン入り培地にも培養する. 血液培養前の抗菌薬投与は血液培養陰性の主要な原因であるので，抗菌薬を 48 時間以上中止して血液培養をすべきである. ただし，重症の心不全や繰り返す塞栓症があり，病態が不安定な場合には，抗菌薬は中止せずに，血液培養を行う.

心内膜炎に典型的な病原微生物（*Streptococcus viridans*, *Streptococcus bovis*, HACEK 群）が 2 回あるいは持続性に血液培養で認められる場合は，強く感染性心内膜炎を疑う. これらの微生物が感染性心内膜炎以外では検出されることはほとんどない. よって，これらの微生物が血液から検出されたら感染性心内膜炎と診断してもよい. しかし，*Staphylococcus aureus*（黄色ブドウ球菌）や *Enterococcus faecalis* が血液培養から検出されても，感染性心内膜炎以外の菌血症による場合がまれではないが，感染性心内膜炎が臨床的に否定できないときには，繰り返し培養を行い，持続的な菌血症を検出する努力をすべきである（後述 ㊲ 参照）.

心エコー図検査

感染性心内膜炎の診断には，心エコー図は必須である. 心エコー図で典型的な疣腫を検出できれば，診断は確定する. また，疣腫がなくても弁周囲膿瘍などの特徴的な所見があれば，感染性心内膜炎の診断が可能である. また，今までに弁逆流がなかったのに，新たに明確で異常な弁逆流が出現した場合も感染性心内膜炎を疑うべきである. 経胸壁心エコー図は，疣腫を診断するうえで，特異度がきわめて高い検査法である（98 %）が，検出感度は十分高いとはいえない（60 %前後）. 人工弁感染においては，人工弁によるアーチファクトのため，疣腫の検出は，自己弁の感染に比べて低くなる. 人工弁置換術後感染性心内膜炎が臨床的に疑われる場合や，弁周囲膿瘍・弁穿孔などの合併症の診断は，経胸壁心エコー図のみでは不十分であり経食道心エコー図が必要となる.

感染性心内膜炎診断における経食道心エコー図の感度・特異度はきわめて高く，おのおの 76〜100 %お

㊲ 感染性心内膜炎の診断（修正 Duke 診断基準）

【確診】

病理学的基準	(1) 培養，または疣腫，塞栓を起こした疣腫，心内膿瘍の組織検査により病原微生物が検出されること，または (2) 疣腫や心内膿瘍において組織学的に活動性心内膜炎が証明されること
臨床的基準	(1) 大基準2つ，または (2) 大基準1つおよび小基準3つ，または (3) 小基準5つ

【可能性】

(1) 大基準1つおよび小基準1つ，または
(2) 小基準3つ

【否定的】

(1) 感染性心内膜炎症状を説明する別の確実な診断，または
(2) 感染性心内膜炎症状が4日以内の抗菌薬により消退，または
(3) 4日以内の抗菌薬投与後の手術時または剖検時に感染性心内膜炎の病理学所見を認めない，または
(4) 上記「可能性」基準にあてはまらない

基準の定義

（大基準）

● 感染性心内膜炎を裏付ける血液培養陽性
・2回の血液培養で感染性心内膜炎に典型的な以下の病原微生物のいずれかが認められた場合
・*Streptococcus viridans*, *Streptococcus bovis*（*Streptococcus gallolyticus*），HACEK群，*Staphylococcus aureus*，または他に感染巣がない状況での市中感染型 *Enterococcus*
・血液培養が感染性心内膜炎に矛盾しない病原微生物で持続的に陽性
・12時間以上間隔をあけて採取した血液検体の培養が2回以上陽性，または
・3回の血液培養のすべて，あるいは4回以上施行した血液培養の大半が陽性（最初と最後の採血間隔が1時間以上あいていること）
・1回の血液培養でも *Coxiella burnetti* が検出された場合，あるいは抗 phase I IgG 抗体価 800 倍以上
● 心内膜障害所見
・感染性心内膜炎の心エコー図所見（人工弁置換後，感染性心内膜炎可能性例，弁輪部膿瘍合併例では TEE が推奨される．その他の例ではまず経胸壁心エコー図検査〈TTE〉を行う）
・弁あるいはその支持組織の上，または逆流ジェット通路，または人工物の上にみられる解剖学的に説明のできない振動性の心臓内腫瘤，または
・膿瘍，または，
・人工弁の新たな部分的裂開
・新規の弁逆流（既存の雑音の悪化または変化のみでは十分でない）

（小基準）

● 素因：素因となる心疾患または静注薬物常用
● 発熱：38.0℃以上
● 血管現象：主要血管塞栓，敗血症性梗塞，感染性動脈瘤，頭蓋内出血，眼球結膜出血，Janeway 発疹
● 免疫学的現象：糸球体腎炎，Osler 結節，Roth 斑，リウマチ因子
● 微生物学的所見：血液培養陽性であるが上記の大基準を満たさない場合*[1]，または感染性心内膜炎 として矛盾のない活動性炎症の血清学的証拠
*[1]：コアグラーゼ陰性ブドウ球菌や感染性心内膜炎の原因菌とならない病原微生物が1回のみ検出された場合は除く．

（Li JS, et al：Proposed modifications to the Duke criteria for the diagnosis of infective endocarditis. *Clin Infect Dis* 2000；30：633.）

よび94～100％である．また，人工弁置換例（特に僧帽弁位）では，人工弁の影響が少なく疣腫や弁逆流の検出がしやすくなる．人工弁感染例での疣腫検出の感度・特異度は，おのおの86～94％，88～100％である．また，感染性心内膜炎の重要な合併症である弁周囲膿瘍の診断も，経食道心エコー図のほうが経胸壁心エコー図よりも優れている．経胸壁心エコー図の弁周囲膿瘍の検出感度は28％であるが，経食道心エコー図では87％であるといわれている．

経食道心エコー図であっても，疣腫が小さい場合，塞栓を起こし疣腫が消失してしまっている場合，小さい膿瘍を検出するための理想的な画像が得られない場合など，診断ができない場合がある．また，疣腫自体を，感染性心内膜炎による腱索断裂などと明確に鑑別することは，経食道心エコー図を用いても必ずしも容易とはいえない．よって，経食道心エコー図所見が陰性であっても依然として臨床的に感染性心内膜炎の疑いが強い場合は，必ずしも感染性心内膜炎の除外を完全にはできない．このようなときは，1週間から10日後に経食道心エコー図を再実施すべきである．とはいっても，経食道心エコー図と経胸壁心エコー図を組み合わせて両検査がともに陰性の場合は，陰性診断予測率は95％であるということも参考にすべきである[3]．

診断

診断は，1994年に発表された Duke 診断基準が基本である[3]．この診断基準は2000年に一部改訂された（修正 Duke 診断基準㊲）．日本のガイドライン[4]もそれに準拠している．感染性心内膜炎の診断のフローチャートを㊳に示した．なお，欧州心臓病学会（ESC）のガイドラインで提唱されている画像診断基準を㊴に示す．

鑑別診断

① 特発性僧帽弁腱索断裂による急性僧帽弁閉鎖不全：突然，発症する急性僧帽弁閉鎖不全で最も多い原因である．時には軽度の発熱や，炎症反応の上昇を認めることもある．
② 急性大動脈解離による急性大動脈弁閉鎖不全：背部痛あるいは激烈な胸痛を有する急性大動脈閉鎖不全で，大動脈弁に疣腫がなく，上行大動脈拡大がみられる場合には大動脈解離を疑う．
③ 菌血症を呈する感染症：血液培養から病原微生物が検出されても，心エコー図で所見を有しない場合には，尿路感染症，胆嚢炎，骨髄炎などを考慮し，身体所見を念入りにとる必要がある．

臨床経過・合併症・予後

感染症状のみで，早期に診断され的確な治療が行われれば，4～6週間の抗菌薬の静脈投与により治癒す

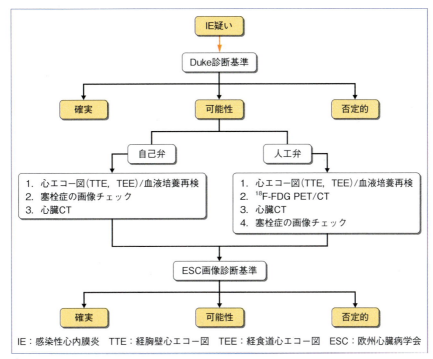

㊳ 新しい画像診断を組み入れた診断基準
（日本循環器学会ほか：感染性心内膜炎の予防と治療に関するガイドライン〈2017年改訂版〉．http://www.j-circ.or.jp/guideline/pdf/JCS2017_nakatani_h.pdf）

る．疣腫は器質化し，弁の破壊も軽度で手術を必要としない場合もある．しかし，弁破壊による弁逆流や心不全や感染性動脈瘤などの合併症をきたした場合や，適切な抗菌薬の投与にもかかわらず感染が鎮静化しない場合には手術が行われる．そして合併症を有すれば，予後は不良となる．

心不全

うっ血性心不全は感染性心内膜炎の最大の予後規定因子である．心不全は，炎症による弁破壊により弁閉鎖不全が増悪して出現することが大部分である．感染による弁尖の穿孔，感染によって生じる僧帽弁腱索の断裂などで，心不全は急性に発症する．感染性心内膜炎に伴う弁破壊は適切な抗菌薬が投与されていても進行しうる．

大動脈弁に感染性心内膜炎が生じた場合，一番高頻度で心不全が生じる（29％）．次いで，僧帽弁（20％），三尖弁（8％）と続く．菌の種類によっても心不全の合併率は異なる．*Staphylococcus aureus*，*Enterococcus*（腸球菌），*Streptococcus pneumoniae*（肺炎球菌），グラム陰性菌を原因菌とする場合には心不全をきたしやすい．心不全を合併した場合は外科手術が原則である．特にNYHA分類のⅢ〜Ⅳ度の心不全を合併した場合には，すみやかな手術が必要である．活動性感染性心内膜炎患者に弁置換術を施行した場合に，置換弁に感染が再発する率はわずか2〜3％と推定されているの

㊴ ESC ガイドラインにおける画像診断基準

IE の画像診断
a. IE の心エコー図所見
　・疣腫
　・膿瘍，仮性動脈瘤，心内瘻孔
　・弁穿孔または弁瘤
　・人工弁の新たな部分的裂開
b. 置換人工弁周囲における ^{18}F-FDG PET/CT（術後3か月以上経過している場合）や白血球シンチ SPECT/CT の取り込み
c. CT による弁周囲膿瘍の検出

ESC ガイドラインでは，Duke の診断基準に加えて上記の画像診断基準もIE 診断の大基準の1つにあげられている

ESC：欧州心臓病学会，IE：感染性心内膜炎，^{18}F-FDG：^{18}F-フルオロデオキシグルコース．
(Habib G, et al. 2015 ESC Guidelines for the management of infective endocarditis：The Task Force for the Management of Infective Endocarditis of the European Society of Cardiology (ESC). Endorsed by：European Association for Cardio-Thoracic Surgery (EACTS), the European Association of Nuclear Medicine (EANM). *Eur Heart J* 2015；36：3075-128.)

で，心不全を合併した場合には，感染の活動により外科手術を延期すべきではない．

弁周囲感染

感染が弁輪部を超えて周辺組織に広がると，膿瘍が形成される．弁周囲感染巣が弁輪の広範囲に及ぶと，大動脈と僧帽弁の結合性や心室と大動脈の結合性が破綻し，血行動態が突然に悪化する．

弁周囲感染は，感染性心内膜炎の 10～14 ％に生じる．また，人工弁の感染性心内膜炎では 45～60 ％と高率に生じる．弁周囲感染は，自己弁の場合，大動脈弁の感染性心内膜炎に多い．人工弁の場合は，僧帽弁の感染性心内膜炎に多い．自己弁または生体弁の感染性心内膜炎の場合には，初期感染巣は弁尖部のことが多いのに対して，機械弁の感染の場合には初期感染巣が弁輪部であるため，弁周囲感染はさらに高率（56～100 ％）に発症する．弁周囲に感染が進展したことが判明した場合は，基本的に外科手術の適応となる．

塞栓症

感染性心内膜炎に全身性塞栓症を発症する頻度は 20～40 ％である．塞栓を起こす臓器として最も多いのは中枢神経系である．その他，脾，腎，肝，冠動脈，腸間膜動脈，腸骨動脈などに発症する．感染性心内膜炎に合併する塞栓症のエピソードの 76 ％は抗菌薬治療開始前に発症している．

抗菌薬治療開始後でも，12.9 ％の頻度で塞栓症が発生し，その 65 ％は 2 週間以内に発症する．抗菌薬の治療が行われているにもかかわらず疣腫が大きくなるということは，感染が持続しておりコントロール不良であることを意味する．

脳合併症

感染性心内膜炎における脳合併症の頻度は，20～40 ％程度である．脳合併症の種類としては，脳梗塞，脳出血，脳膿瘍，髄膜炎，脳動脈瘤，てんかん発作などがあげられる．脳梗塞を合併した症例の死亡率は高く，特に人工弁性感染性心内膜炎で高い．神経学的合併症があると，ない場合よりも予後が不良である．脳梗塞ではその範囲によりさまざまな臨床症状が発現する．発熱と神経学的症状により，髄膜炎が疑われ神経内科に入院していることもある．脳出血には出血性脳梗塞と，感染性動脈瘤の破裂によって起こるくも膜下出血がある．

感染性動脈瘤

感染性心内膜炎による感染性動脈瘤が最もよく起こる部位は脳動脈瘤である．臨床症状は頭痛，知覚障害，脳神経症状などである．頻度は 1.2～5.6 ％といわれており，破裂すると重篤となり死亡率も高い．感染性動脈瘤の破裂は感染性心内膜炎が治癒してから数か月から数年経てから発症することもある．

その他

その他の合併症として，脾梗塞，肺梗塞（右心系の感染性心内膜炎），腎障害などがある．

難治性感染

治療経過中，適切な抗菌薬投与にもかかわらず発熱が持続したり，再度発熱したりすることがある．その原因として，他臓器への感染性塞栓や薬剤性（薬剤に

❹ 感染性心内膜炎の内科的治療で考慮すべきこと

感染症
 起炎菌
 有効薬剤
疣腫
心不全の有無
塞栓症の検索
感染性動脈瘤の存在
外科治療の必要性

よる発熱〈drug fever〉は治療開始 3～4 週間頃に多い）も考慮しなければならないが，特に注意すべきは病巣の弁輪部への進展・拡大である．特に人工弁置換術後感染性心内膜炎や，原因菌が Staphylococcus aureus の場合，適切な抗菌薬投与にもかかわらず 48 時間以降も敗血症状態が改善しなければ，遅滞なく外科的治療を考慮する．

治療

内科的治療

抗菌薬の治療：感染性心内膜炎の治療において重要な点は，感染の進行による弁の破壊を防ぎ，それによる心不全の進行や発生を抑えること，疣腫による塞栓症，感染性動脈瘤の破裂を未然に防ぐことである．感染性心内膜炎と診断したら，内科医は❹のようなポイントをチェックすべきである[5]．

内科的治療の基本は，適切な抗菌薬の治療である．適切な治療というのは，抗菌薬の選択と投与法の両者が適切であるという意味である．菌が同定できたら，抗菌薬の感受性を検査し，最小発育阻止濃度（minimum inhibitory concentration：MIC）を測定し，その血中阻止濃度の 6～10 倍の血中濃度を維持するように抗菌薬の投与計画を立てる．一方，抗菌薬は高用量，長期間投与となるために，薬剤の血中濃度のモニタリング（therapeutic drug monitoring：TDM）を行うべきである．抗菌薬は腎機能低下をもたらすので，定期的にクレアチニンの採血や，検尿を行い，注意を払う必要がある．しかし，疣腫内の菌を死滅させるには，高濃度の抗菌薬の血中濃度を維持し，かつ投与も長期間にわたって行わなくてはならないことは一番重要な点で，副作用を恐れて抗菌薬の投与を加減していては効果的な治療はできない．

わが国では，自己弁の感染性心内膜炎の起炎菌として，緑色レンサ球菌が最も多く，次いでブドウ球菌，3 番目に腸球菌である．

わが国では，緑色レンサ球菌のペニシリン G 感受性は保たれている．しかし，MIC は低くても，MBC（minimum bactericidal concentration）が高いペニシリン G 低感受性緑色レンサ球菌が知られているので，緑色レンサ球菌に対しては，ペニシリン G とゲンタ

マイシンの併用療法が基本となる．ペニシリンGの1日投与量を2,400万単位として，6回に分割（4回ではない）投与あるいは持続投与する．これに，ゲンタマイシン60 mgあるいは1 mg/kgの1日2〜3回投与，あるいはゲンタマイシン40 mgの1日4回投与を併用する．ゲンタマイシンは，それ自体には緑色レンサ球菌に対する感受性はないが，殺菌的相乗作用を有しているので，ペニシリンとの併用が推奨されている．通常は，ペニシリンGの投与期間は4週間，ゲンタマイシンの投与期間は2週間が原則である[3]．

ブドウ球菌による感染性心内膜炎は高熱や炎症所見が強く，より急性な経過をとる．よって，適切な抗菌薬の選択は重要である．ブドウ球菌の大部分がβラクタマーゼを産生するのでペニシリンGやアンピシリンは無効である．第一選択は第一世代のセフェム系薬となる．これに，ゲンタマイシンを併用することが多い．ブドウ球菌の感染性心内膜炎における薬剤の選択に際しては，ガイドライン[4]を参考にして，感受性を検討し慎重に行うべきである．

近年，HCAE（Health Care Associated Endocarditis）の増加に伴い，感染性心内膜炎の原因菌はブドウ球菌が多くなってきている．ブドウ球菌の大部分がβ-ラクタマーゼを産生するのでペニシリンGやアンピシリンは多くの場合無効である．そこで，第一選択は第一世代のセフェム系薬（例，セファゾリン）となる．またメチシリン耐性黄色ブドウ球菌（MRSA）の場合には，第一選択薬としてあげられているのは，バンコマイシン（VCM）とダプトマイシン（DAP）の2剤しかない[6]．

VCMは国内外で最も使用経験豊富な薬剤であり，これまでMRSAによる感染性心内膜炎の第一選択薬として用いられてきた[7]．VCMの投与期間は4〜6週間である．目標とする血中トラフ値は，重症感染症として15〜20 μg/mLである．ただし，MICが1 μg/mLを超える場合，臨床効果は不十分となる可能性が高いので注意を要する．

DAPは環状リポペプチド系抗菌薬で，MRSAによる敗血症や感染性心内膜炎に適応をもつ．血中濃度のモニタリングも必要ない．投与期間は4〜8週間で，投与量は1日1回6 mg/kgより，8〜10 mg/kgの高用量投与が望ましい．その他，代替薬としてテイコプラニンやアルベカシン，リネゾリド（LZD）がある．LZDは国内では感染性心内膜炎に適応を有しておらず，MRSAに対して静菌的とされており第一選択薬としては推奨されていない．

腸球菌のペニシリンGに対する感受性は一般的に良好ではないので，治療は併用療法を原則とし，アンピシリンとゲンタマイシンを投与する．

効果の判定：抗菌薬の投与を開始して48時間から72時間後に効果判定を行う．まず，効果があれば，解熱が観察されるはずである．さらに炎症反応や白血球増加の改善がみられるはずである．全身倦怠感，食欲不振などの自覚症状も改善傾向が現れる．血液培養の陰性化も重要な判定基準である．抗菌薬を開始してから1週間後には，解熱していても血液培養を実施する．抗菌薬の投与は，効果があって，すべての所見が陰性化した後も，決められた期間だけ持続しなくてはならない．また，抗菌薬投与中は，定期的に血液培養を行う．

感受性のある抗菌薬を投与しても7日以上発熱が持続する場合や解熱後再び発熱した場合には，感染性塞栓や弁輪周囲への炎症の波及が考えられる．薬剤による発熱は，薬剤投与開始後3週間以上経過して起きることが通常である[8]．

抗凝固療法

感染性心内膜炎の重大な合併症は塞栓症であるが，抗凝固療法は実施すべきではない．人工弁置換患者では，抗凝固療法を中止する必要はないが，慎重に実施すべきである．感染性心内膜炎に伴う脳塞栓症は出血を合併することが多いからである．

外科治療の適応

内科的治療で，感染症あるいは心不全が改善しない場合は外科治療が行われる．巨大な疣腫，感染性塞栓症に対する外科治療も考慮すべきである．❹に日本のガイドライン[4]に書かれた手術適応を示した．

（赤石　誠）

●文献

1) van der Meer JT, et al：Epidemiology of bacterial endocarditis in The Netherlands. II. Antecedent procedures and use of prophylaxis. *Arch Intern Med* 1992；152：1869.

2) Lacassin F, et al：Procedures associated with infective endocarditis in adults. A case control study. *Eur Heart J* 1995；16：1968.

3) Durack DT, et al：New criteria for diagnosis of infective endocarditis：utilization of specific echocardiographic findings. Duke Endocarditis Service. *Am J Med* 1994；95：200.

4) 日本循環器学会ほか：感染性心内膜炎の予防と治療に関するガイドライン（2017年改訂版）．
http://www.j-circ.or.jp/guideline/pdf/JCS2017_nakatani_h.pdf

5) 赤石　誠：感染性心内膜炎の診断と内科的治療．弁膜症 New Trend．*Heart View* 2004；8（増刊号）：174.

6) MRSA感染症の治療ガイドライン作成委員会編：MRSA

❹❶ IE に対する早期手術についての推奨とエビデンスレベル

状況	適応，推奨など*[1]	緊急度	推奨クラス	エビデンスレベル
心不全	急性高度弁機能不全または瘻孔形成による難治性肺水腫・心原性ショック	緊急	I	B
	高度弁機能不全，急速に進行する人工弁周囲逆流による心不全	準緊急	I	B
難治性感染症	弁輪部膿瘍，仮性動脈瘤形成，瘻孔形成，増大する疣腫や房室伝導障害の出現	準緊急	I	B
	適切な抗菌薬開始後も持続する感染（投与開始2～3日後の血液培養が陽性，3～5日間以上下熱傾向を認めない）*[2] があり，ほかに感染巣がない	準緊急	IIa	B
	真菌や高度耐性菌による感染	準緊急/待機的	I	C
	抗菌薬抵抗性のブドウ球菌，非HACEKグラム陰性菌による人工弁IE	準緊急/待機的	IIa	C
	人工弁IEの再燃	準緊急/待機的	IIa	C
塞栓症予防	適切な抗菌薬壊死後も1回以上の塞栓症が生じ，残存（>10 mm）または増大する疣腫	準緊急	I	B
	10 mmを超える可動性の疣腫および高度弁機能不全がある自己弁IE*[3]	準緊急	IIa	B
	30 mmを超える非常に大きい孤発性の疣腫	準緊急	IIa	B
	10 mmを超える可動性の疣腫*[4]	準緊急	IIb	C
脳血管障害合併時の手術時期*[5]	脳梗塞合併時にも，適応があればIE手術を延期すべきではない 注）昏睡やヘルニア，脳出血合併例，大きな中枢性病変を除く	−	IIa	B
	新規の頭蓋内出血を認めた場合，4週間は開心術を待機することを提案する 注）微小出血を除く	−	IIa	B

*[1] とくに断りのない場合には自己弁IE，人工弁IEの両方についての記載である
*[2] 感染症状の評価は下熱の程度や白血球数，CRPの炎症マーカーだけにとらわれず，血液培養の陰性化を基本として総合的に判断する.
*[3] とくに手術リスクが低い場合には早い手術が望ましい（「CQ2：大きな疣腫のある場合には早期手術を行うべきか？」参照）
*[4] とくに人工弁の場合，自己弁で僧帽弁前尖が関与する場合，ほかに相対的な手術適応がある場合
*[5] 「CQ3：中枢神経合併症が生じたときにIE手術は早期に行うべきか？」参照
IE：感染性心内膜炎

（日本循環器学会ほか：感染性心内膜炎の予防と治療に関するガイドライン（2017年改訂版）.
http://www.j-circ.or.jp/guideline/pdf/JCS2017_nakatani_h.pdf）.

❹❷ 推奨クラス分類

クラスI	手技，治療が有効，有用であるというエビデンスがあるか．あるいは見解が広く一致していない．
クラスII	手技，治療が有効，有用であるというエビデンスがあるか．あるいは見解が一致していない．
クラスIIa	エビデンス，見解から有用，有効である可能性が高い．
クラスIIb	エビデンス，見解から有用性，有効性がそれほど確立されていない．
クラスIII	手技，治療が有効，有用でなく，ときに有害であるとのエビデンスがあるか，あるいはそのような否定的見解が広く一致している．

（日本循環器学会ほか：感染性心内膜炎の予防と治療に関するガイドライン（2017年改訂版）.
http://www.j-circ.or.jp/guideline/pdf/JCS2017_nakatani_h.pdf）.

❹❸ エビデンスレベル

レベルA	複数のランダム化介入臨床研究または，メタ解析で実証されたもの
レベルB	単一のランダム化介入臨床研究または，大規模なランダム化介入でない臨床研究で実証されたもの
レベルC	専門家および／または，小規模臨床研究（後ろ向き研究および登録を含む）で意見が一致したもの

（日本循環器学会ほか：感染性心内膜炎の予防と治療に関するガイドライン（2017年改訂版）.
http://www.j-circ.or.jp/guideline/pdf/JCS2017_nakatani_h.pdf）.

感染症の治療ガイドライン─改訂版─2014. 日本化学療法学会ほか；2014.

7) 光武耕太郎：メチシリン耐性黄色ブドウ球菌による感染性心内膜炎の抗菌薬療法. 心臓 2015；47：312.

8) Olaison L, et al：Fever, C-reactive protein, and other acute-phase reactants during treatment of infective endocarditis. *Arch Intern Med* 1997；157：885.

後天性弁膜症の治療

後天性弁膜症の治療は，いつ外科治療に踏み切るか，手術適応と手術時期を見きわめることが重要である．また，超高齢社会を背景に手術ハイリスク症例に対する経カテーテル治療の開発が進んでおり，治療方針の決定には従来のリスク評価に加え，frailty（活動度，体重減少，歩行速度，筋力，認知症など）の評価や多職種ハートチームによる十分な検討が不可欠である．

内科治療

心不全発症後は，自覚症状の改善，心不全重症度の低減を目的として利尿薬や血管拡張薬などによる薬物治療や塩分・水分制限を行う．心房細動を合併している場合，抗凝固薬による塞栓症予防も必要である．原則的には，心不全を発症した弁膜症では外科治療ないし経カテーテル治療を行うべきであり，内科治療により心不全が安定化したらこれら侵襲的治療介入方針について検討する．もしも侵襲的治療介入リスクが高いなどの理由により内科治療で経過をみる場合は，慢性心不全の治療方針に従って投薬を行う．

経カテーテル治療

経皮的僧帽弁交連裂開術 percutaneous transvenous mitral commissurotomy（PTMC）

僧帽弁狭窄症に対する治療法である．バルーンカテーテルを大腿静脈から経心房中隔的に左房へ挿入し，僧帽弁口でバルーンを拡張させる（㊹）．バルーンによる弁口開大の機序は，リウマチ性変化により癒合した交連部の裂開と弁口全体のストレッチと考えられ，適応決定には弁形態の詳細な評価が重要である．中等度以上の僧帽弁狭窄で，心エコー図法を用いた Wilkins スコア8点以下がよい適応となる（㊺）．心房内血栓，3度以上の僧帽弁逆流，高度または両交連部の石灰沈着を認める例などではPTMCは不適応とされる．

経皮的僧帽弁接合不全修復システム

僧帽弁閉鎖不全症に対する治療法である．クリップの付いたカテーテルを大腿静脈から経心房中隔的に僧帽弁に挿入し，クリップで前尖と後尖を縫縮して僧帽弁逆流を軽減させる（㊻）．もともとはAlfieriらによって考案された外科手技である edge to edge（double

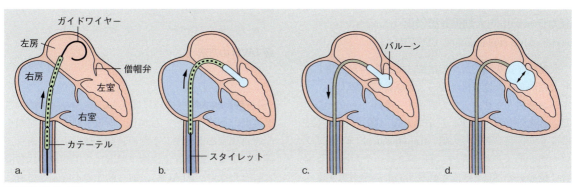

㊹ PTMCの方法
経心房中隔的にガイドワイヤーを左房に挿入（a），ガイドワイヤー下にイノウエバルーンを左室に挿入する（b）．バルーンの左室側を拡張し，バルーンを引き戻し，バルーン中央部を僧帽弁尖に固定する（c）．左房側のバルーンを拡張し，僧帽弁口を拡大する（d）．
（井上寛治ほか：僧帽弁交連切開術〈PTMC〉の開発．心臓 2007；39：61.）

㊺ Wilkinsのエコースコア

重症度	弁の可動性	弁化組織変化	弁の肥厚	石灰化
1	わずかな制限	わずかな肥厚	ほぼ正常（4〜5 mm）	わずかに輝度亢進
2	弁尖の可動性不良，弁中部，基部は正常	腱索の近位2/3まで肥厚	弁中央は正常，弁辺縁は肥厚（5〜8 mm）	弁辺縁の輝度亢進
3	弁基部のみ可動性あり	腱索の遠位1/3以上まで肥厚	弁膜全体に肥厚（5〜8 mm）	弁中央部まで輝度亢進
4	ほどんど可動性なし	全腱索に肥厚，短縮，乳頭筋まで及ぶ	弁全体に強い肥厚，短縮，乳頭筋まで及ぶ	弁膜の大部分で輝度亢進

上記4項目について1〜4点に分類し合計点を算出する．合計8点以下であればPTMCの良い適応である．
（日本循環器学会ほか：弁膜疾患の非薬物治療に関するガイドライン〈2012年改訂版〉．Vahanian AS. Valvuloplasty. Topol EJ. ed. Textbook of Cardiovascular Medicine. Philadelphia：Lippincott-Raven Pblishers；1998．p.2155-75.）

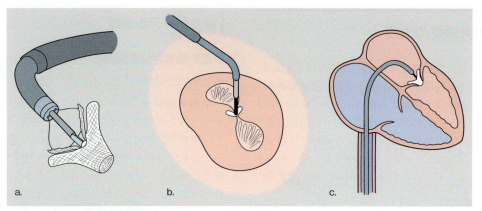

㊻ 経皮的僧帽弁接合不全修復システム
経心房中隔的に僧帽弁口へ MitraClip®（Abott Vascular 社，a）を挿入し僧帽弁をクリッピングしているところを，左房側（b）および側面（c）から示す．

orifice）technique をカテーテルで模倣した手技である．手術リスクの高い器質的あるいは機能的高度僧帽弁閉鎖不全症が適応となる．わが国でも MitraClip® システム（Abbott Vascular 社）を用いた 30 例の臨床試験で海外の初期成績と比較しても高い手技成功率と安全性が示され，2018 年 4 月の保険償還により臨床導入された．ただし，従来の治療方針に比しその優位性を示すエビデンスは確立しておらず，現在複数の介入研究が進行中である．

経カテーテル的大動脈弁置換術 transcatheter aortic valve replacement（TAVR）

大動脈弁狭窄症に対する治療法である．人工弁を装着したバルーンカテーテルを大動脈弁口へ挿入し，バルーンを開大させ人工弁で置換する手技である．この際，本来の弁は弁輪部に圧着される（㊼）．留置経路は最も低侵襲である経大腿（transfemoral：TF）アプローチが第一選択であり，TF アプローチが困難な場合は経心尖アプローチなど代替アクセスを選択する．適応は，症候性の重症大動脈弁狭窄症で外科的大動脈弁置換術はハイリスクと判断される患者である．TAVR は，欧米ではすでに一般的治療法として認められ，ACC/AHA ガイドライン（2017 年）では TAVR をより強く推奨したものへ改訂された．わが国でも 2013 年 10 月より TAVR の保険償還が開始され，術後短期生存率は良好な成績が得られている．今後，長期耐久性や安全性が確立されればわが国でも適応拡大が期待できる．

経皮的バルーン大動脈弁切開術 percutaneous transluminal aortic commissurotomy（PTAC）

大動脈弁狭窄症に対する治療法である．バルーンカテーテルを経心房中隔的（順行性）あるいは経動脈的

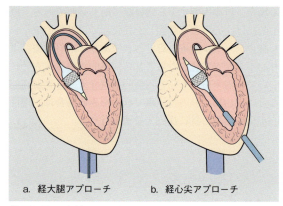

a. 経大腿アプローチ　　b. 経心尖アプローチ

㊼ TAVR の方法

（逆行性）に大動脈弁口に挿入し，バルーンを拡張させて弁口を開大する．しかし，術後早期から弁閉鎖不全や再狭窄などを生じるため長期予後は不良であり，開胸による大動脈弁置換術（AVR）や TAVR の代替法とはならない．PTAC は，血行動態の不安定な患者における AVR ないし TAVR までの橋渡し目的，あるいは緊急で侵襲度の高い非心臓手術を行わなければならない有症候性の高度大動脈弁狭窄患者において一時的に血行動態を改善させる目的など，限定的な場面においてのみ行うことを考慮してもよいが，ガイドラインにおいてこの治療法はエビデンス・見解から有用性・有効性がそれほど確立されていない治療選択肢という位置づけにある．

外科治療

弁形成術

自己弁を温存して弁や周囲組織を修復し，弁機能を回復させる術式である．修復の際，人工弁輪を使用し

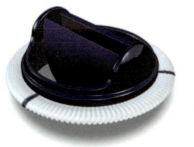 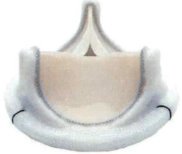 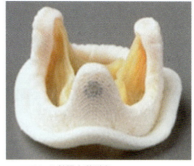

a. 機械弁　　　　　　　　　　b. ステント付牛心膜弁　　　　　　　c. ステント付豚大動脈弁

❹⓼ 人工弁

（日本心臓血管外科学会ホームページ）

弁輪縫縮を行うこともある．人工弁による弁置換術と比較して，術後長期間の抗凝固療法や人工弁関連合併症（血栓塞栓症，弁機能不全，人工弁感染症など）のリスクを回避できる．

弁置換術

　機能不全をきたした自己弁を切除し，人工弁を縫着する術式である．手術適応症例ごとに，使用する人工弁の選択を十分に検討することが重要である．

人工弁の種類

　人工弁は，生体弁と機械弁に大別される（❹⓼）．機械弁にはボール・ディスク弁，傾斜ディスク弁，二葉弁がある．二葉弁は，2枚の半月状の弁葉が蝶番機序で開閉し，より生理的な中心流が得られるため，血行動態に優れた弁として現在の機械弁の主流となっている．逆に，近年ではボール・ディスク弁が使用される症例をみることはほとんどない．

　生体弁には自己弁，同種弁，異種生体弁がある．自己弁の使用は，大動脈弁疾患に対するRoss手術（自己肺動脈弁組織による大動脈弁基部置換術）が代表的である．自己弁は血行動態的に優れ，宿主免疫反応による弁の変性がなく，抗凝固療法が不要とされている．しかし，Ross手術は大動脈弁および肺動脈弁両方に対する手術であり冠動脈移植を要するなど手術侵襲が大きく，肺動脈弁位に用いる人工弁の遠隔期合併症などの問題点がある．

　同種弁は，死亡したヒトから摘出された心臓弁である．大動脈弁置換術や肺動脈弁置換術に使用され，いずれも血行動態に優れ，抗凝固療法が必要なく，感染に対する抵抗性が強いと報告されているが，煩雑な手術手技や再手術時の強固な癒着と石灰化という問題を有する．わが国では2016年4月から凍結保存同種組織加算として保険収載され，今後活動期感染性心内膜炎や妊娠適齢期女性の弁置換手術，複雑な再建を要する先天性心疾患の手術の際に同種心臓弁が使用される

手術件数が増加していくと考えられ，組織提供の体制整備が望まれる．

　異種生体弁には，ステント付豚大動脈弁，ステント付牛心膜弁，ステントレス生体弁がある．現在わが国で販売されているステント付豚大動脈弁は，血行動態や耐用性，挿入しやすさに改良が加えられた第三世代モザイク生体弁，さらに狭小弁輪にも対応可能であるモザイク・ウルトラ弁，遠隔期耐用性を高めるためステント縫着部を牛心膜で補強したエピック生体弁がある．ステント付牛心膜弁は，ステント付豚大動脈弁に比し大きな有効弁口面積をもつ．改良が加えられ，現在市販されている抗石灰処理を施した第三世代弁は，良好な遠隔および早期成績が報告されている．ステントレス生体弁は，豚大動脈基部を加工したフリースタイル弁とプリマプラス弁がわが国で市販されている．ステントと呼ばれる固い支柱部分がないため弁の柔軟性が保たれ，より生理的とされ，良好な中期遠隔期成績が報告されている．しかし，縫着手技の煩雑さや再手術時の手技が困難である点が問題とされ，ステント付生体弁の改良により有効弁口面積などにおいてもその有用性は明確でなく，一般的には基部置換症例など適応は限定的である．

人工弁の選択（❹⓽）

　生体弁の利点は，血栓塞栓症の合併率が低く長期の抗凝固療法が不要である点である．しかし，機械弁に比し耐久性に劣るため再手術の必要性が高い．したがって，大動脈弁位の人工弁置換術であれば65歳以上の患者，大動脈弁位よりも構造的劣化が進みやすい僧帽弁位の人工弁置換術では70歳以上の患者が生体弁の適応と考えられている．その他，年齢に関係なく，易出血性の合併症により抗凝固療法が不可能な患者，妊娠を希望する女性なども生体弁の適応となる．

人工弁に伴う合併症

　人工弁に伴う合併症として，①構造的弁劣化（人工弁そのものに起因する人工弁不全），②非構造的弁劣

化（パンヌス形成による弁葉可動不全など，人工弁そのものには由来しない狭窄や閉鎖不全の原因となる異常や溶血性貧血），③血栓弁（血栓形成による人工弁不全），④塞栓症，⑤出血性合併症，⑥人工弁心内膜炎（植え込まれた弁への感染症），がある．これらの合併症を見逃さないためにも，術後血液検査，心エコー検査を含めた定期的なフォローアップが必要である．

㊾ 人工弁の選択

	機械弁	生体弁
長所	・耐久性に優れている	・血栓塞栓症，出血合併症が少ない ・長期のワルファリンが不要 ・より生理的な血行動態
短所	・血栓症予防にワルファリンが必要 ・出血合併症が多い	・耐久性に劣る
対象	・若年者 ・生体弁機能不全後の再手術	・高齢者（大動脈弁置換術 65 歳以上，僧帽弁置換術 70 歳以上） ・挙児希望の女性 ・易出血性疾患の合併 ・ワルファリン服用困難 ・十分な抗凝固療法下で血栓塞栓症を繰り返す場合の再手術

術式の選択

僧帽弁閉鎖不全症（MR）

MRの治療方針決定において重要なことは，一次性（器質性）か二次性（機能性）かを判別すること，およびその機能的特徴を把握することである．後者においてはCarpentierの機能不全分類がよく用いられ，Type I（弁輪拡大や弁穿孔，弁尖運動は正常），Type II（弁尖逸脱），Type IIIa（弁尖の開放および閉鎖制限），Type IIIb（弁尖の閉鎖制限）に分類される（(50)）．

外科的治療介入の適応となれば，一次性MRを対象とした場合，弁形成術は弁置換術に比し術後左室機能が保持され，手術死亡率や遠隔期生存率も良好であることから，弁形成術が可能な場合はこれが第一選択となる（(51)）．一次性MRで最も多いのは，腱索および弁尖の病変によるType IIであり，慢性期には左房拡大に伴うType Iの弁輪拡大の要素が加わる．Type Iの原因は，ほかに慢性心房細動による弁輪拡大や感染性心内膜炎などによる弁尖穿孔などがあげられ，TypeIおよびTypeIIは僧帽弁形成術のよい適応となる．

一方，リウマチ性疾患による弁硬化や弁輪石灰化が強いType IIIaでは，形成術は困難であり弁置換術が選択される．Type IIIbは虚血性心疾患や拡張型心筋

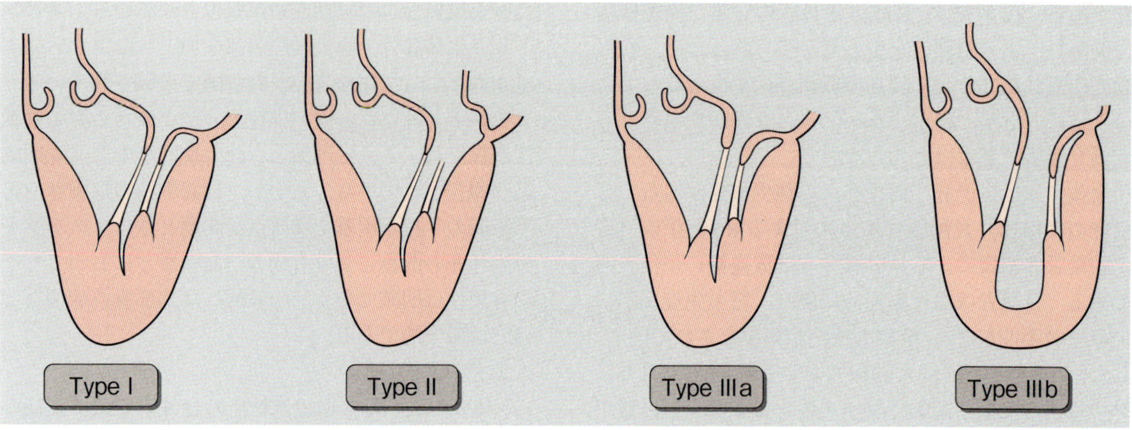

(50) 僧帽弁閉鎖不全のCarpentier分類

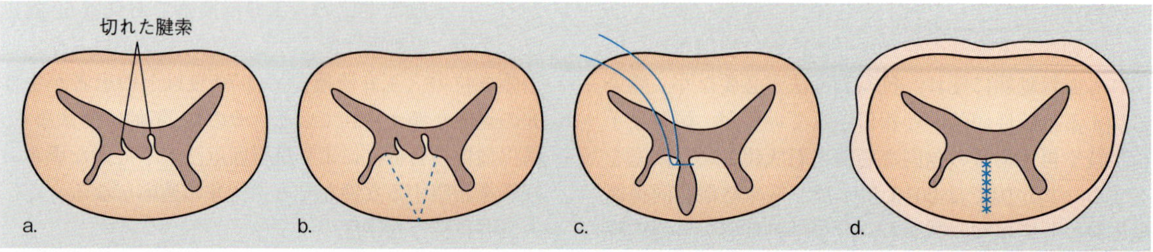

(51) 僧帽弁形成術の方法

僧帽弁後尖中央部（P2）の逸脱例（a）．逸脱した弁尖を切除し（b），切除縁を連続往復縫合する（c）．人工リングの 縫着を行う（d）．

❺❷ 僧帽弁閉鎖不全症に対する僧帽弁形成術の推奨

クラス I	1	僧帽弁逸脱症（後尖）
	2	感染性心内膜炎の非活動期
クラス IIa	1	僧帽弁逸脱症（前尖）
	2	感染性心内膜炎の活動期で感染巣が限局しているもの
	3	虚血性 MR・機能性 MR でテザリングが強くないもの
クラス IIb	1	感染性心内膜炎の活動期で感染巣が広範囲に及ぶもの
	2	リウマチ性 MR
	3	虚血性 MR でテザリングが強いもの
	4	機能性 MR でテザリングが強いもの

（日本循環器学会ほか：循環器病の診断と治療に関するガイドライン〈2011 年度合同研究班報告〉：弁膜疾患の非薬物治療に関するガイドライン〈2012 年改訂版〉．http://www.j-circ.or.jp/guideline/pdf/JCS2012_ookita_h.pdf〈2019 年 6 月閲覧〉）

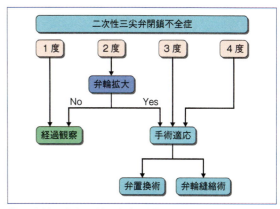

❺❸ 二次性三尖弁閉鎖不全症に対する外科治療指針

註 1：右室機能不全がある場合，特に左心機能が術後改善の見込みがない場合はより慎重な適応が望ましい．
註 2：三尖弁輪の直径の正常値は 32.9±3.5 mm，弁輪拡大は胸壁心エコー上，40 mm 以上もしくは 21 mm/m² 以上

（日本循環器学会ほか：弁膜疾患の非薬物治療に関するガイドライン〈2012 年改訂版〉．http://www.j-circ.or.jp/guideline/pdf/JCS2012_ookita_h.pdf〈2019 年 6 月閲覧〉）

症にみられる僧帽弁テザリングによる二次性 MR であり，原疾患に対する治療や内科的心不全標準治療が原則とされる．さらに外科的治療あるいは経カテーテル治療を加えるべきか否か，エビデンスは確立していない．外科的治療介入の場合でも，必ずしも形成術が好ましいとするデータもない．

感染性心内膜炎においては，内科治療中および治療後の高度 MR に対しては可能な限り僧帽弁形成術が推奨されるが，感染活動期に感染巣の残存が危惧される場合は弁を完全に切除して僧帽弁置換術を施行する（❺❷）．

大動脈弁閉鎖不全症（AR）

AR では，弁尖の肥厚や硬化など弁の構造変化を伴う場合は弁置換術が選択されることが多い．MR 同様に弁尖運動の所見に基づいた AR の機能的分類も提唱されており，Type I（弁尖運動正常，弁輪拡大や弁穿孔），Type II（弁尖逸脱），Type III（線維化や石灰化による弁尖可動域制限）に大別される．

Type I の原因として大動脈基部拡大症における弁輪部拡大に伴う弁尖接合部短縮や，感染性心内膜炎に伴う弁尖穿孔などがあげられ，加齢性変化やリウマチ性変化などによる弁尖変性や石灰化のない Type I と II が弁形成術のよい適応とされる．先天性二尖弁に対する弁形成術や大動脈弁輪拡張症に対する自己弁温存大動脈基部置換術の成績は良好とする報告もあり，AR においても弁形成術が普及されつつある．

三尖弁閉鎖不全症（TR）

TR に対する外科治療として，三尖弁置換術と三尖弁輪形成術（tricuspid annuloplasty：TAP）があり，ほとんどの症例の TR は機能性（二次性）であることから TAP が施行されることが多い．TAP は，縫合により拡大した弁輪を縫縮・形成する suture annuloplasty と，人工弁輪を弁輪に縫縮する ring annuloplasty の 2 種類に分類される．

suture annuloplasty には後尖を縫い潰して二尖弁化する Kay 法と，後尖から前尖の弁輪を一本の糸で縫縮する De Vega 法とあり，ともに術式は簡便であるが，肺高血圧が残存する症例や遠隔期に左心系の病変が悪化した症例では TR の再発がみられる．一方，ring annuloplasty は弁輪拡大を永続的に縫縮できるため遠隔期の TR 再発は少ないが，複合手術などで侵襲度や感染合併率が高くなる．

TR の手術適応は，①TR の程度，②弁輪拡大，右心不全，肺高血圧の合併，を考慮して決定され，TR が軽度～中等度であっても弁輪拡大などがみられれば積極的な TAP の適応とされている（❺❸）．

〔神谷裕子，山本一博〕

●文献

1) 日本循環器学会ほか：循環器病の診断と治療に関するガイドライン（2011 年度合同研究班報告）．弁膜疾患の非薬物治療に関するガイドライン（2012 年改訂版）．http://www.j-circ.or.jp/guideline/pdf/JCS2012_ookita_h.pdf〈2019 年 6 月閲覧〉

2) Nishimura RA, et al：2014 AHA/ACC Guideline for the Management of Patients With Valvular Heart Disease：a report of the American College of Cardiology/American Heart Association Task Force on Practice Guidelines. *Circulation* 2014；129：e521.

13 心筋疾患

心筋症
cardiomyopathy

拡張型心筋症 dilated cardiomyopathy（DCM）

概念
- 拡張型心筋症（DCM）は原因不明の心筋疾患で，①心筋収縮不全と②左室内腔の拡張を特徴とし，多くの場合進行性である．そのため慢性心不全症状を主徴として急性増悪を繰り返す予後不良の疾患である．
- 本症の一部は遺伝子異常，ウイルス感染，免疫異常などによると考えられているが，多くは依然として原因不明である．

病因

遺伝要因

家族性DCMの家系における発症頻度は25％と報告され，肥大型心筋症（HCM）より頻度は低い．DCMの大部分は家族歴がなく孤発性が多い．現在まで，原因遺伝子異常は心筋アクチン，デスミン，ラミニン，タイチンなどサルコメア構成蛋白や細胞骨格蛋白の異常が報告されており，HCMと共通の遺伝子異常もある．しかし，心機能低下にはCa感受性低下など共通する機序があると考えられている．

ウイルス感染

ウイルス性心筋炎感染後にDCM様病態をきたす症例があること，DCMにおいて心筋炎ウイルス抗体価や血清抗体陽性率が高いことからウイルス感染もDCMの病因と推定されてきた．近年，心筋からエンテロウイルス，C型肝炎ウイルス，サイトメガロウイルス，アデノウイルスなどのゲノムが検出されるようになったが，病因としてのウイルス感染の臨床的意義は確立していない．

免疫異常

DCMで，しばしば免疫異常がみられることが報告されているが，前述の遺伝子異常やウイルス感染と連関して本症の発症・進展に関与すると考えられている．また，本症の病因または増悪因子としてミオシン重鎖，βアドレナリン受容体，ムスカリン受容体，ラミニンなどに対する自己抗体のほかに，抗Caチャネル抗体の関与も報告されている．TNF-αやインターロイキン1β（IL-1β）などの炎症性サイトカインも心筋収縮力を低下させ心不全の増悪因子となることが知られている．

病態・病理

DCMの発症は通常緩徐で発症年齢は幼児から高齢者まで広く分布する．男性に多い．通常，呼吸困難や疲労感など左心不全症状の出現で診断されることが多いが，検診で無症状のときに診断されることも少なくない．病状の進行は緩徐ではあるが，収縮機能の低下に伴う左室リモデリング（左室内腔の拡大と壁厚の非薄化）は徐々に進行し，心不全症状が出現すると予後は不良である．死因は心ポンプ不全か突然死が多い．

病理組織学的には，小範囲の心筋細胞壊死を伴う心筋細胞の肥大・変性，間質の線維化が特徴である．左室壁厚は通常正常範囲であり，弁や冠動脈には異常を認めない．心室内腔は拡大し，高度になると，壁厚は菲薄化し，僧帽弁閉鎖不全を伴うことが多い．

症候

DCMの自覚症状は，心不全，不整脈，血栓塞栓症に基づくもので，本症に特異的なものではない．本症の初期には無症状のことが多い．左心不全症状が主徴候であり，労作時呼吸困難や易疲労，四肢冷感などがみられる．動悸や心悸亢進，胸部不快感は頻脈や不整脈に伴う症状である．また，心腔内血栓が生じやすく脳梗塞や肺梗塞の原因となることもある．肝腫大，浮腫，腹水は右心不全症状であり，病状が進行した状態であり予後不良の徴候である．

身体所見

収縮期圧は正常か低い傾向にあり，一般に脈圧は小さい．心不全になれば脈拍数は増加する．左心不全が重症になると交互脈が出現する．頸静脈怒張がしばしばみられ，頸静脈波ではα波が著明となる．三尖弁閉鎖不全が加わると著明なv波がみられる．心尖拍動は左方移動し，III音，IV音が聴取され奔馬調律が聴かれる．僧帽弁閉鎖不全による収縮期雑音が認められることも多い．

検査

胸部X線検査

DCMでは左室または両心室および心房の拡大を反映して心陰影の拡大が認められ，多くの症例で心胸郭比（CTR）は55％を超える（**❶**）．心不全を呈する場合は，肺血管陰影の増強，間質性・肺胞浮腫などの肺うっ血所見や胸水貯留がみられる．

心電図検査

心筋病変を反映してほとんどの症例で非特異的ST-T変化や左室側高電位がみられるが，DCMに特異的なものはなく，心筋の線維化によると考えられる異常

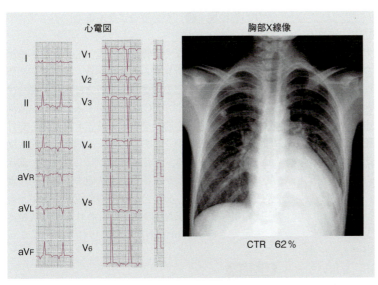

❶ 拡張型心筋症の心電図と胸部X線像（13歳，男性）

心電図（左）では，左胸部誘導の高電位と非特異的ST-T変化がみられる．胸部X線像（右）では，心陰影の拡大と肺うっ血所見が認められる．

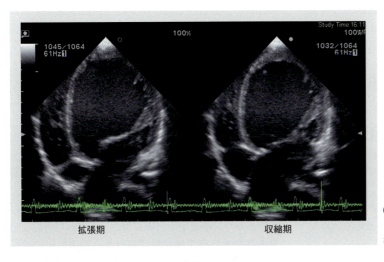

❷ 拡張型心筋症の心エコー図（13歳，男性）

著明な左室拡大と収縮機能の低下を認める．

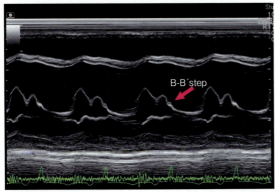

❸ 拡張型心筋症の心エコー図（僧帽弁Mモード）（13歳，男性）

僧帽弁運動でB-B'step formationを認め，左室拡張末期圧の上昇を示唆する．

Q波もみられることが多い（❶）．また，心筋病変の程度に応じて，あらゆる種類の不整脈が出現する．心室頻拍や心室粗細動などの重症不整脈や高度の徐脈性不整脈は突然死の要因となるため見逃してはならない．

心エコー図検査

心エコー図検査はDCMの診断に最も威力を発揮する検査法である．左室全体の収縮低下と左室内腔の拡大が特徴であり，左房径の拡大，僧帽弁の振幅の減少がみられる（❷）．また，拡張機能障害を反映して僧帽弁前尖の閉鎖が遅延し拡張末期にB-B' stepを形成する（❸）．左室壁厚は通常正常範囲内であるが，壁厚増大が著明で，収縮が低下していれば拡張相肥大型心筋症（D-HCM）を疑う．また，左室や左房に血栓を認めることがある．カラードプラ法における左室拡張期流入速波形から拡張能の低下を診断することができる．

血液生化学検査

血漿脳性ナトリウム利尿ペプチド（BNP）値または血清 NT-proBNP 値は，心不全のマーカーとして有用性が高く，重症度判定や臨床経過や治療の評価に用いられる．BNP は主に心室筋で産生され，心室壁応力を反映するため心室への容量負荷状態が推定できる．虚血イベントがなくても DCM で血中トロポニン T 値の上昇がみられることがあり，細胞死の徴候と考えられている．また，肝うっ血と低心拍出状態が認められるとき血清ビリルビン値が上昇するため心不全重症化の臨床指標となる．

核医学検査

心電図同期心筋 SPECT（gated SPECT）を用いて，心収縮，拡張機能や心筋壁厚の変化を観察できる．また，定量的心電図同期心筋 SPECT（QGS）を用いて心室容積や駆出率の算出も可能である（④）．^{201}Tl や ^{99m}Tc 製剤で心筋シンチグラフィを実施すると，DCM では，しばしば欠損像が観察される．心臓における交感神経機能を画像化できる ^{123}I-MIBG を用いると，心不全で早期像から後期像への MIBG の洗い出し（washout）の亢進と後期像の心臓 MIBG 集積低下がみられ，予後評価や β 遮断薬の効果判定に役立つ．

CT，MRI 検査

心形態や心機能評価には CT よりも MRI が優れている．特にシネ MRI による左室形態の描出は優れており，最も信頼できる左室容積や左室駆出率が算出できる．右室や心房の評価にも有用である．ガドリニウムを用いた遅延造影法の陽性適中率は 30〜80％ と幅があり，心筋障害があっても明瞭な遅延造影を認めない症例も多い．

心臓 CT 検査は，検出器の多列化などの技術革新により MRI に近い再現性を得つつある．CT は冠動脈病変の描出とペースメーカや植込み型除細動器（implantable cardioverter defibrillator：ICD）装着時に MRI 検査が施行できない場合にその有用性が発揮される．

心臓カテーテル検査

左室収縮能の低下を反映して左室圧 dP/dt_{max} および $-dP/dt_{max}$ が低下し，左室拡張末期圧，肺動脈楔入圧は上昇する．軽度の肺高血圧もよくみられる．病期が進行すると右室の負荷も増大し右室拡張末期圧，中心静脈圧も上昇する．心拍出量は病期の末期まで保たれることが多いが，低下する場合は重症と考えられる．

心血管造影法

左室拡大と左室の全体的収縮低下が特徴で駆出率は低下し，収縮末期容積は増大する．しばしば僧帽弁閉鎖不全を伴う．左室の形態診断は心エコー図でも可能であるが，本症の類似疾患の鑑別のため心血管造影お

よび心筋生検（⑤）が必要なこともある．

診断

明らかな原因がなく，慢性心不全，心拡大，不整脈など心筋症を示す所見がみられた場合，詳細な病歴聴取と心エコー図などの画像検査を行えば本症の疑診は比較的容易であるが，DCM と確診するには，虚血性心筋疾患や代謝性心筋疾患などの特定心筋疾患を除外しなければならない．このために，心内膜下心筋生検が必要なこともある．本症の確診が得られれば，重症度の判定を行うことが，治療法の決定や予後評価に重要である．最近は，心不全や左室機能障害の検出と重症度の指標として BNP の測定が行われるが血清検体で測定できる NT-proBNP も用いられるようになっている．

鑑別診断

DCM と鑑別すべき疾患に特定心筋疾患がある．このなかで，虚血性心筋症について MRI 遅延造影法はその鑑別に有用であるが，最終的には冠動脈造影が必要なことが多い．最近は，冠動脈病変の存在を除外するために冠動脈 CT が用いられることが多くなってきた．また，心筋炎やサルコイドーシスなどの炎症性心筋疾患や Fabry 病などの代謝性心筋疾患との鑑別には，MRI，PET などの画像診断，α-ガラクトシダーゼ活性などの血液検査，遺伝子診断，心内膜下心筋生検などを組み合わせる必要がある．

D-HCM も本症との鑑別が困難なことがある．長期にわたって病状の経過が追跡されている場合は，HCM が確診された時期の存在があることで鑑別は容易であるが，病歴が不明確な場合，左室の局所的壁肥厚の存在や心筋生検組織における心筋錯綜配列の存在，広い範囲の線維化などを鑑別することになる．

治療

本症に対する根治的治療法は確立されていないが，現在行われている治療は，①心不全に対する治療，②突然死の原因となる不整脈に対する治療，③補助循環，心臓移植，再生医療など病的心への代替治療，に分けられる．

心不全に対する治療

心不全に対する薬物治療：心不全に対する基礎治療薬として，利尿薬とジギタリスがある．うっ血・浮腫に対してループ利尿薬がよく用いられる．利尿薬抵抗性の場合はトルバプタンを用いる．

ジギタリスは，予後を改善するエビデンスはないが QOL の改善はみられる．頻拍性心房細動を伴う場合は特に有効である．その他の強心薬は心不全増悪時の循環補助に用いるが，長期・過量投与は予後を悪化させる．心不全では交感神経系，レニン-アンジオテンシン系（RAS）など神経体液性因子の亢進が心筋障害

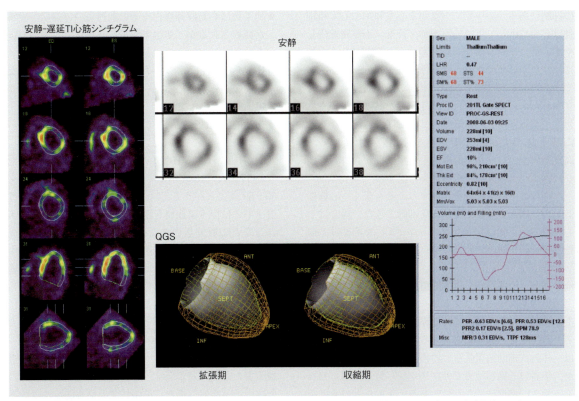

❹ 拡張型心筋症の安静―遅延 Tl 心筋シンチグラム（左）と定量的心電図同期心筋 SPECT（QGS）（中央下図）
広範囲の Tl 集積低下を示す．QGS でも，心拡大，収縮機能低下（左室駆出率 10％）を示す．

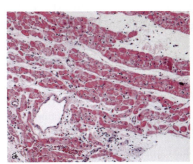
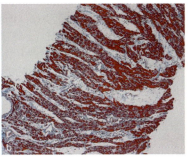

❺ 拡張型心筋症の心筋組織
（13歳，男性）
左室補助循環装置の装着時に心尖部から採取．核は肥大し，大小不同を示す．Masson トリクローム染色（b）で間質の線維化が著明．

を促進するため RAS を抑制するアンジオテンシン変換酵素（ACE）阻害薬またはアンジオテンシン受容体拮抗薬（ARB）の投与が心機能と予後改善に有効である．

β遮断薬は従来，心不全には禁忌であったが，少量からの漸増投与が標準治療法となっている．RAS 抑制薬としてのアルドステロン拮抗薬も重症心不全の予後を改善するエビデンスが得られている．ACE 阻害薬/ARB および β遮断薬は心不全のあらゆる病期において有効であり，心不全発症の抑制や突然死の予防のためにもその投与が奨められる．

硝酸薬や Ca 拮抗薬などの末梢血管拡張薬は一部の薬剤を除いて予後改善効果は認められないため，虚血性心疾患の合併などを除いて第一選択薬とはならない．
心不全に対する非薬物治療：左室の不均等収縮（asynchrony）を是正する両室ペーシングによる再同期療法（cardiac resynchronization therapy：CRT）の有用性が示されている．僧帽弁逆流の強い場合は，僧帽弁形成置換術が奏効することもある．心不全患者は，過度の労作や運動が病態を悪化させるため，従来比較的安静が奨められたが，最近は，適切なレベルの運動療法や温熱療法（和温療法）が推奨されている．また，免疫吸着療法や自己抗体除去療法など新しい試みもなされている．

不整脈に対する治療

不整脈の治療の目的は，突然死の抑制と心機能悪化

の抑制にある．突然死につながる心室頻拍や心室粗細動は必要に応じて電気的除細動を行う．不整脈を生じやすい低カリウム血症，低酸素血症，ジギタリス中毒には注意が必要である．致死性不整脈の抑制には，アミオダロンも有効であるが，本剤の予後改善効果は確立されたものではない．心機能障害が高度で失神や致死性不整脈がみられる場合には，ICD の適応となる．CRT と併用する CRT-D も数多く用いられている．高度の房室ブロックや洞機能不全症候群が合併していれば人工ペースメーカの適応を考慮する．

　本症には，心房細動を合併することも多く，心機能低下の一因ともなる．容易に除細動できない場合は，心拍数の適正化（レートコントロール）を心がけ，血栓塞栓症の予防のためワルファリンによる抗凝固療法を行う．

補助循環，心臓移植，再生医療

　内科的薬物治療でコントロールできない慢性重症心不全に陥った場合は，補助循環装置（人工心臓）の装着を考慮し専門施設に搬送する．左室補助循環装置には，体外式補助循環装置と埋め込み型人工心臓があるが，後者は心臓移植までのブリッジ（暫定適用）でなく，恒久的治療法になりつつある．年齢などの適応条件が満たされれば，指定施設において心臓移植を受けることも可能であるが，日本はドナーが相対的に少なく待機期間がきわめて長い．

　一方，胚性幹細胞，iPS 細胞，組織幹細胞，末梢血幹細胞などを用いた心筋再生医療は現在研究段階にあり，その成果が期待されている．

予後

　本症は多くの場合，進行性で予後は不良であるが，近年の治療法の進歩により予後は改善しており，比較的最近の調査では 5 年生存率は 75～80 ％と報告されている．一方，日本で心臓移植を受けたレシピエントの 5 年生存率は約 90 ％で世界の平均より良好な成績である．

肥大型心筋症
hypertrophic cardiomyopathy（HCM）

概念

- 肥大型心筋症（HCM）は，心肥大をきたす明らかな要因がなく左室または右室の心筋肥大を呈する疾患で，通常，不均一な心肥大を呈する．心腔の肥大はなく内腔はむしろ狭小化する．
- 左室の収縮は正常か過大であり，心肥大に基づく左室拡張能低下が主な病態であるが，拡張相へ移行し，左室駆出率が低下する症例もある．
- 虚血や炎症，代謝異常など心肥大の原因がある場合は除外される．

- 約半数に心筋収縮蛋白やその関連蛋白の遺伝子異常が認められるが，すべてが遺伝子異常では説明できない．
- HCM の予後はそのタイプにより異なる．死因のなかで突然死の占める割合は高く，本症の特徴の一つである．
- 根治的治療法はない．

疫学

　わが国における HCM の有病率は人口 10 万人あたり約 17.3 人（1998 年）で年齢別分布では，男女とも 60～69 歳にピークを認める．約半数に常染色体優性遺伝形式に伴う家族歴を認め，心筋ミオシンやトロポニンなどの収縮蛋白または細胞骨格蛋白や Z 帯構成蛋白などの異常がその原因とされている．しかし，中高年層に発症する HCM は，必ずしも単一遺伝子の異常では説明できない．

　HCM の予後については，5 年生存率は約 90 ％，10 年生存率は約 80 ％と報告されているが，心尖部肥大型心筋症の予後は良好である．HCM の死因の 30～40 ％は，突然死であり，突然死の家族歴，失神や意識障害の既往，若年発症，心室頻脈の既往は突然死の危険因子となる．また，拡張相肥大型心筋症は予後不良であり，心臓移植の対象になることも多い．

分類

　左室流出路に狭窄が存在する場合，閉塞性肥大型心筋症（hypertrophic obstructive cardiomyopathy：HOCM）と呼び，左室流出路狭窄を伴わない場合，非閉塞性肥大型心筋症（hypertrophic nonobstructive cardiomyopathy：HNCM）と呼ぶ．また，心筋肥大の部位により心室中心での内腔狭窄がある場合，心室中部閉塞性心筋症（midventricular obstruction），肥大が心尖部に限局するものを心尖部肥大型心筋症（apical hypertrophic cardiomyopathy：ACM）という．さらに，HCM の経過中に肥大した心室壁厚が減少し，菲薄化し，心室内腔が肥大し収縮不全をきたし DCM 様病態を呈した場合，拡張相肥大型心筋症（dilated phase of hypertrophic cardiomyopathy：D-HCM）と呼ばれる．

病因

　HCM の約半数に心筋構成蛋白の遺伝子異常が認められる．1989 年，HCM の家系解析から心筋 β ミオシン重鎖遺伝子に点突然変異が発見されたが，その後 HCM の原因遺伝子として α トロポミオシン，心筋トロポニン T，心筋ミオシン軽鎖などサルコメアの構成蛋白の異常が報告され，HCM はサルコメア病と考えられた．しかし，その後，収縮蛋白以外に収縮力や張力維持に関与するタイチンやテレトニンなどの Z 帯構成要素の異常，さらにミオシン調節軽鎖をリン酸化

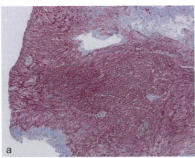
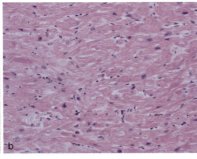

❻ 肥大型心筋症の心筋組織（17歳，男性）
a．Masson トリクローム染色
b．HE 染色
左室補助循環装置（LVAD）の装着時に採取．心筋肥大とともに patchy な線維化を認める．強拡大では錯綜配列を示す．

する酵素であるミオシンキナーゼ（MLCK）異常も報告され，HCM は必ずしもサルコメア病ではなく，多種多様な原因遺伝子が存在することが明らかになってきた．

わが国の HCM の原因遺伝子の主要なものは，心筋 β ミオシン重鎖（*MYH7*），心筋ミオシン結合蛋白 C（*MYBPC3*），心筋トロポニン T（*TNNT2*）の 3 種であり，前 2 者は HCM の遺伝子異常の 25〜40 %，後者は 3〜5 % を占めている．このような遺伝子異常の検出できない HCM が半数に存在するが，他の遺伝子異常によるものかどうかはいまだ不明である．また，DCM の一部にも HCM と共通した遺伝子異常が報告されており，同じ遺伝子異常でも表現型が異なる（病態の不均一性）理由についても解明されていない．

病理
肉眼所見
心室壁の不均等（非対称性）肥厚が特徴であり，心内腔の拡大を伴わない．心室中隔の非対称性肥厚は，非対称性心室中隔肥厚（asymmetric septal hypertrophy：ASH）と呼ばれ心エコー図診断の特徴の一つであるが，肥厚部位は必ずしも中隔のみではなく，下壁や心尖部の不均等な肥厚が特徴のこともある．非対称性肥厚をきたす機序は明らかではないが，遺伝子変異が認められる症例に多いという報告がある．

組織所見
HCM の病理組織学的特徴は，①心筋細胞肥大（myocyte hypertrophy），②心筋錯綜配列（dysarray）と③間質の叢状線維化（plexiform fibrosis）である（❻）．高血圧や弁疾患で圧負荷による代償性肥大の場合は，心筋細胞は肥大するが心筋錯綜配列はない．HCM では，心筋細胞の配列の乱れがあり，典型例では心筋細胞の樹枝状分岐や渦巻状の走行がみられる．核のクロマチンが増加し異常な形の核（bizarre myocyte nuclei）もみられる．間質の線維化は心筋線維束周囲の線維化が強く心室自由壁よりも中隔に優位に出現する．また，心内血管にも小動脈の壁肥厚や血管密度の減少がみられ，心筋虚血の原因となると考えられている．

病態生理
左室拡張機能障害
HCM では収縮能は正常にもかかわらず，左室拡張機能障害のため左室の弛緩・拡張が障害され，左室拡張期の急速流入速度の低下や拡張末期圧の上昇をきたし，労作時の息切れや呼吸困難の原因となる．HCM では，筋小胞体の Ca^{2+} の取り込み機構が障害されているため弛緩が遅延するとともに，心室壁肥厚と線維化のため受動的なスティフネスが上昇し，拡張後期の伸展性が低下する．このため心房負荷も上昇し，心房収縮も亢進して IV 音が聴取されやすくなるとともに，心房細動をきたしやすい．

左室流出路圧較差
左室流出路狭窄は，HCM の約 25 % にみられ，①肥厚した心室中隔の流出路への張り出し，および②僧帽弁の収縮期前方運動（systolic anterior motion：SAM）によって形成される．左室流出路の狭窄は，左室流出路圧較差を生じるが，収縮性の増強，前負荷の減少，後負荷の減少により圧較差は増強されるため，運動や強心薬の投与，Valsalva 手技，硝酸薬（ニトログリセリン）の投与により増強し，β 遮断薬の投与や蹲踞姿勢により減弱する．したがって，流出路圧較差は，安静時からみられる場合（通常，圧較差 $\geq$ 20 mmHg を有意とする）と誘発によって認められる場合がある．

心筋虚血
HCM では通常太い冠血管に異常はみられないが，冠小動脈に壁厚の増大や血管密度の減少が認められることがあり，心筋肥大や流出路狭窄などによる心筋酸素需要の増加と相まって心筋虚血を呈することがある．これが，胸痛，運動時の心電図 ST 低下，心筋シンチグラフィでの一過性灌流欠損の原因となっていると考えられている．

突然死
HCM の 10 年生存率は約 80 % であるが，死因の大部分は突然死である．これは，心筋錯綜配列や不均等肥大による局所的不均等収縮や高度の線維化によるリエントリー機序の誘発，心筋虚血による **triggered**

activityなど致死性不整脈の基質が整っており，突然死が多い理由となっている．

症候

自覚症状

HCM患者のほとんどが無症状か，わずかな症状を呈するのみで，HCMと診断された時点で90%が無症状（NYHA I度）であり，8年間の経過観察で約70%は無症状かごく軽度の症状を呈するのみであるが，25%は重症化または死亡している．

症状としては労作時呼吸困難が最も多く，起座呼吸や発作性夜間呼吸困難などの心不全症状のほかに，胸痛，失神，動悸，めまい・ふらつきもしばしばみられる症状である．これらの症状には，左室流出路の狭窄や不整脈・伝導障害によるものが含まれる．労作時胸痛はHCM患者の25～35%に認められるが，冠動脈造影にて異常を認めず胸痛も非典型的で流出路狭窄のある症例にみられることが多い．失神もHCMの15～25%に認め，流出路狭窄のある患者に多い．

所見

左室肥大が強い症例では心濁音界（cardiac dullness）の左方拡大と心尖拍動の左方移動がみられる．聴診にてI音は正常であるが，高度の左室流出路狭窄を伴う症例では，心尖部から第4肋間胸骨左縁にかけて収縮中期に最大となるダイアモンド型の駆出性雑音を聴取し，II音は奇異性分裂を示すことがある．この駆出性雑音は，Valsalva手技，期外収縮後，ニトログリセリンの投与など流出路圧較差が増強する条件下で増強し，立位から蹲踞の姿勢になったり，下肢挙上などの圧較差が減少する条件で雑音は減少する．また，拡張機能障害を反映して心房収縮が亢進し，IV音が聴取されることが多い．頸動脈波は急峻な立ち上がりを示すが，収縮中期は流出路狭窄のため下降し，二峰性脈波となる．大動脈狭窄症では収縮早期の立ち上がりが減弱しピークが遅れる（遅脈）ため鑑別が可能である．

検査

心電図検査

心電図は，ST-T変化を伴うQRS波の高電位，異常Q波，脚ブロック，伝導障害など左室肥大および心筋障害を示唆する所見がみられる（❼）．左房または両房拡大を反映したP波の異常もしばしば認められる．自覚症状が乏しい割には心電図変化は著しいことが多い．ACMでは，左側胸部誘導で巨大陰性T波（giant negative T wave）がみられるのが特徴である．HCMの20～50%にみられる異常Q波は下壁誘導と左側胸部誘導を中心に認められ心室中隔肥厚によるものと考えられている．心筋障害が進行すると脚ブロック，心室内伝導障害が出現する．

Holter心電図では，心房負荷による上室期外収縮や心房細動がよくみられる．また，Holter心電図では，20～30%に心室頻拍がみられ突然死の原因となる．

胸部X線検査

左室肥大により左第4弓の拡大がみられることが多いが，初期では正常陰影のため胸部X線像からHCMを疑うのが困難なことも多い（❼）．左房拡大がみられることもある．D-HCMでは，心拡大，肺うっ血像を示す．

心エコー図，ドプラ検査

HCMの形態的特徴は，非対称性肥大であり，心エコー図が最も有用な診断手段となる．心室中隔厚／左

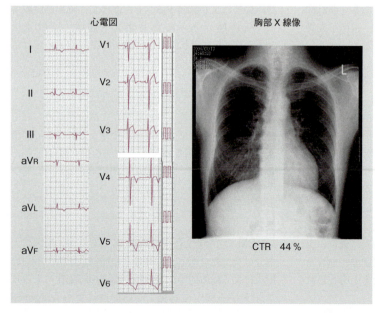

❼ 肥大型心筋症の心電図と胸部X線像（61歳，男性）

心電図（左）では，胸部誘導の巨大陰性T波，左胸部誘導のR波の増高を呈し，左室肥大所見がみられる．胸部X線像（右）では，心胸郭比の拡大は認めない．

室後壁厚比が1.3を超える場合，ASHと呼ぶ（❽）．この所見があるとHCMの可能性が高いが，肥大の部位は心室中隔のみならず左室前壁・側壁・右室に局在することも注意を要する．左室流出路狭窄を有する場合，肥厚した心室中隔の流出路への張り出しと僧帽弁の収縮期前方運動（SAM）が観察される（❾）．高速の血流駆出によるVenturi効果や乳頭筋の前方偏位などの要因により，収縮中期に僧帽弁帆がせり出し心室中隔に接触することにより左室流出路が狭窄し，圧較差を生じると考えられている．カラードプラ法を用いると乱流発生の部位から狭窄部位が同定できる．また，連続波ドプラを用いて圧較差を推定することが可能で

ある．このほかにも大動脈弁の収縮中期半閉鎖や僧帽弁の石灰化も診断の助けとなる．

左室拡張機能障害は，左室流入血流速波形で評価される．急速流入速度の低下，急速流入波の加速・減速時間の延長がみられる．その結果，僧帽弁は長く開放位にとどまり拡張期後退速度（DDR）が低下する．心房収縮は代償的に亢進し，A波が増高する．しかし，左室拡張期の伸展障害がさらに高度になると左房圧が上昇するため拡張早期の心房心室間の圧較差の増大，心室拡張末期圧の増加によって，僧帽弁血流速波形のE波は高くA波が低い正常型を呈する偽正常化（pseudonormalization）が生じる．高度の拡張不全で

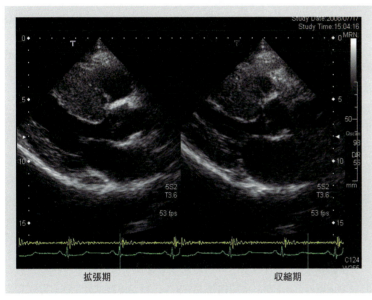

❽ 肥大型心筋症の心エコー図
（長軸断面像）

中隔の非対称性肥厚（ASH）を呈する．中隔壁厚は20 mmで，著しい肥厚を認める．

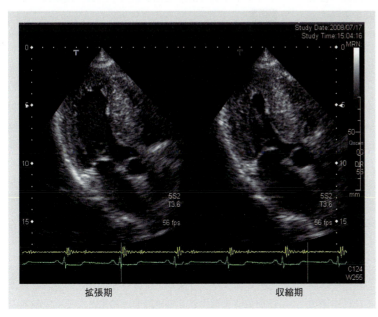

❾ 肥大型心筋症の心エコー図
（心尖部長軸断面像）

心室中隔の肥厚が著明で，収縮期に左室内腔の狭小化が著しい．

左室拡張末期圧が上昇している状態では，僧帽弁前尖の閉鎖が遅延し拡張末期にノッチを形成する．これをB-B′ step formation といい，高度拡張不全の一つの指標となる．

心臓核医学検査

^{201}Tl や ^{99m}Tc 心筋シンチグラフィでは，非対称性肥大を呈する中隔を中心に肥厚部が描出されるが線維化が強いと血流低下領域となる．また，血流予備能の低下を反映して運動負荷や薬剤負荷で一過性の血流低下を示す場合もある．^{123}I 標識 BMIPP で脂肪酸代謝をみると肥厚部の集積は低下しており代謝異常の存在が示される．ポジトロン放出断層撮影法（positron emission tomography：PET）でもブドウ糖代謝や脂肪酸代謝の異常が描出される．

CT，MRI

心臓形態と機能評価にはシネ MRI が最も有用であり，肥厚の部位と程度の評価に適している．ACM は心エコーによる同定が困難なことも多いが，心臓MRI では容易に診断できる．左室流出路狭窄の診断もきわめて容易で流出部の乱流も MRI は信号低下（signal void）として描出される．左室中部の閉塞や狭窄の診断も容易である．HCM では，ガドリニウム造影剤による遅延造影が高率に認められ，線維化領域とよく一致する．

心臓 CT によっても肥厚部の正確な診断が可能であるが，遅延造影における造影コントラストは MRI より劣る．

心臓カテーテル検査

心臓カテーテルで心内圧を測定すると，流出路狭窄による圧較差は，左室引き抜き圧曲線において正確に記録される．圧較差は前負荷・後負荷・心収縮の程度により変化するので，薬剤負荷によりこれを確かめることができる．また，拡張障害は左室圧-dP/dt_{max} や弛緩速度を示す時定数（time constant：τ）で表される．左室拡張末期圧の上昇は左室伸展障害を反映する．

心血管造影法

心室中隔肥厚は左室第一斜位像における拡張期内下壁の膨隆として観察され，心尖部の肥厚はスペード形の左室変形として描出される．HCM では左室内腔は狭小化しており，肥大が強い場合収縮期には内腔像が消失することもしばしばみられる．閉塞性肥大例では，僧帽弁閉鎖不全の合併が多い．最近では，心エコーやMRI で臨床的に必要な画像診断が可能であるので，流出路狭窄による圧較差の正確な診断や心筋生検が必要な場合を除き診断造影を行うことは少ない．

診断

厚生労働省特発性心筋症調査研究班『心筋症—診断の手引きとその解説』（2005 年改訂）および日本循環器学会ほか『心筋症診療ガイドライン（2018 年改訂版）』を参考にして行う．

診断のポイントは，心エコー図などの画像診断で左室の非対称性心筋肥厚を検出することである．次に，流出路狭窄の有無について検索するとともに，大動脈弁狭窄症などの二次性心肥大との鑑別を行う．また，HCM は，約半数に遺伝子異常（常染色体優性遺伝）を認めるため家族歴の聴取が重要である．

鑑別診断

大動脈弁狭窄症

心エコー検査で大動脈弁狭窄症の所見を確認する．大動脈弁狭窄症では対称性肥大をきたす．僧帽弁の収縮期前方運動（SAM）は認めない．

高血圧心臓病

心肥大症例に高血圧が合併している場合，高血圧心臓病との鑑別が問題となる．高血圧による代償性肥大では重度の高血圧が長期間持続していても非対称性肥大は生じないし心筋に錯綜配列が生じることはない．家族歴や遺伝子検査も決め手の一つとなる．

二次性心筋疾患（特定心筋症）

心肥大を主症状とする心 Fabry 病（亜型 Fabry 病）は，心形態からは鑑別が困難であり，α-ガラクトシダーゼ活性の測定により鑑別する．心アミロイドーシスも心肥大をきたし予後不良の鑑別すべき特定心筋症の一つである．著明な軸変位を伴った低電位の心電図が特徴的で，心エコーでは granular sparkling と呼ばれる輝度の増加がある．心筋生検や腹壁脂肪の生検などでアミロイドの沈着が認められれば確診できる．ミトコンドリア心筋症も鑑別すべき特定心筋症であるが，全周性肥大が多く，確定診断は筋生検におけるミトコンドリアの形態変化か遺伝子変異の検索による．

治療

原因遺伝子異常が解明されても根治的治療法はなく，無症状の HCM は薬物治療の適応はない．治療介入が必要な病態は，①高度の左室流出路狭窄，②拡張機能障害による心不全，③心房細動・心室頻拍などの不整脈の合併である．左室流出路狭窄による圧較差が30 mmHg を超えると死亡率が上昇するため，薬物治療でも 50 mmHg 以上の圧較差が存在する場合，心室中隔切除術または中隔枝閉塞術（percutaneous transluminal septal myocardial ablation：PTSMA）の適応となる．しかし，高齢者や上記術式が適当でない場合，DDD ペースメーカによる心房心室順次ペーシングが勧められる．左室流出路の圧較差を軽減するための薬物療法としては，β 遮断薬，Ca 拮抗薬，ジソピラミド，シベンゾリンなどの陰性変力作用を有する薬剤を用いる．逆にジギタリスやカテコラミンなどの強心薬および前負荷を減少させる硝酸薬は禁忌となる．圧較差の

軽減には β 遮断薬が最も有効性が高く，ほかの薬剤は補助的に併用するのがよい．

拡張機能障害に基づく心不全には，β 遮断薬およびベラパミルが用いられ，β 遮断薬は閉塞性，非閉塞性の両者に有効であるとされているが，エビデンスはない．ベラパミルは β 遮断薬で改善がみられない症例にも有効なことがあるが，エビデンスはない．

心房細動を合併すると左房圧の上昇，心拍出量の低下をきたし心不全が増悪することが少なくないため，アミオダロン，ジソピラミド，シベンゾリンなどを用いて洞調律維持を試みる．しかし，心房細動を合併した場合，レートコントロールを行い塞栓症予防のためにワルファリンによる抗凝固療法を行う．HCM に心室頻拍を合併すると突然死のリスクが上昇するため，持続性心室頻拍を有する患者は ICD の適応となる．

予後

HCM の 5 年および 10 年生存率はおのおの約 90 %，80 %で約 20 %が診断後 10 年以内に死亡する．本症の予後は突然死の危険因子の有無に影響されるため，無症状であっても予後良好とはいえない．一方で，D-HCM の予後は不良で，心臓移植の適応となることも少なくない．

拘束型心筋症
restrictive cardiomyopathy（RCM）

概念

● 1995 年の WHO/ISFC の定義によると拘束型心筋症（RCM）は，心室の拘束性の拡張障害と拡張期容量の減少を認めるが，心室の壁厚と収縮能は正常に近いことが特徴である．
● RCM は，原因が不明な特発性 RCM のほか，心アミロイドーシス，ヘモクロマトーシス，心 Fabry 病，心内膜心筋疾患などを含む場合があるため注意を要する（⑩）．

疫学・病因

特発性 RCM は欧米のみならず，わが国においてもまれな疾患で，全心筋症の 1 %程度しか存在しない．男女差はなく，若年者にも多い．約 30 %に家族内発症がみられ肥大型心筋症の 17.6 %に RCM が認められている．RCM は，通常，徐々に進行して数年以上の経過をたどり年余にわたり重症心不全が続く例が多い一方で，発症後数年たってから医療機関を訪ねる場合も少なくない．これは，RCM の発症が緩徐で早期予後は比較的良好であることによるが，10 年生存率は低く，長期予後は不良で，多くの場合，心臓移植の対象となる．特に小児の場合は成人に比し予後不良である．

病因は不明なことが多いが，家族性に発症する場合，遺伝子異常がプラコグロビン，リアノジン，プラコフィリン 2 などで報告されている．常染色体優性遺伝で不完全浸透を示す．肥大型心筋症と混在する家系では，RCM にも心筋線維の錯綜配列を認め，肥大型心筋症にみられる心筋 β ミオシン重鎖，デスミンやトロポニン I の遺伝子変異や欠失が認められている．また，一部の症例で炎症反応がみられ，心筋炎の関与も示唆されているが，一方で間質結合組織の RCM の病因に関与するとの意見もある．

病理・病態

RCM の病理学的特徴は，心室の著明な肥大や拡大がなく，心房の拡大を認めることである．RCM に特異的な病理組織所見はないが，心内膜肥厚，間質結合組織の増殖，心筋細胞肥大や錯綜配列などが認められ，病態生理学的に硬い（stiff）心室が本症の本質的特徴である．すなわち，左室のコンプライアンスの低下による左室拡張末期圧の上昇とそれに伴う心房圧の上昇が病態生理の特徴であり，心房は拡大する．

軽症のうちは，左室弛緩能の低下と左室拡張末期圧の上昇のみであるが，重症例になると左室拡張末期圧が著明に上昇するため左心不全症状と心房細動などの上室期外収縮がみられる．一般に，左室のコンプライアンス低下は右室より大きく，したがって左室拡張末期圧は右室拡張末期圧より高いことが多い．三尖弁閉鎖不全を合併すると両者は等しくなる．

自覚症状・身体所見

病初期は無症状であるが，左室拡張障害の進展に伴って左室拡張末期圧が上昇すると，労作時の呼吸困難が出現し，運動耐容能が低下する．さらに肺動脈圧が上昇し，右心不全が加わると，右房圧上昇による頸静脈怒張，肝腫大，腹部膨満感や浮腫が出現する．左

⑩ 成因による拘束型心筋症の分類

心筋	心内膜心筋
非浸潤性	心内膜心筋線維症
特発性拘束型心筋症	好酸球増多症候群
家族性心筋症	カルチノイド心疾患
肥大型心筋症	転移性腫瘍
強皮症	放射線療法によるもの
弾性線維性偽黄色腫	アントラサイクリン心筋症
糖尿病性心筋症	その他の原因による線維性心内膜炎
浸潤性	
アミロイドーシス	
サルコイドーシス	
Gaucher 病	
Hurler 病	
脂肪浸潤	
蓄積病	
ヘモクロマトーシス	
Fabry 病	
グリコーゲン蓄積病	

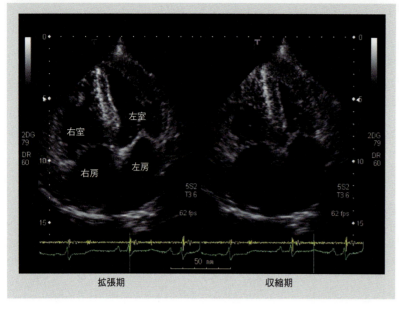

⓫ 拘束型心筋症の心エコー図（75歳，女性）

心尖部四腔像を示す．左室に著明な肥大や拡大を認めないが，両心房の拡大を認める．心膜の肥厚は認めていない．

心不全の初期から動悸が出現しやすく，時に胸痛もみられることがある．

心臓の聴診所見では，左室のコンプライアンス低下に伴う第IV音が聴取されるが，重症では第III音性奔馬調律も認められる．心房圧上昇による心房細動の合併も多いので心調律にも注意する必要がある．左房の拡大は，心房細動例では特に左房内血栓を生じやすく，RCMでは全身性塞栓症も多い．重症例では，低心拍出量症候群に陥りやすいことにも留意すべきである．

<u>検査・診断</u>

心電図検査

RCMに特異的な心電図の変化はないが，左房圧上昇に伴うII誘導におけるP波の増幅，上室期外収縮や心房細動に注意する．軽度の左室肥大，非特異的ST-T異常はしばしば認める．

胸部X線検査

胸部X線像では，軽度のうちは特に異常所見はみられないが，肺うっ血を伴うようになると，肺野のうっ血像，胸水貯留のほか，左房拡大・右室拡大・右房拡大などの所見が出現する．多くの場合，右室拡大を反映して心胸郭比は50％を超える．

心エコー図検査

心エコー図検査は，本症の診断に最も有用で簡便な検査法である（⓫）．左室の内腔・壁厚および壁運動にほとんど異常がなく，ほぼ正常であるが，パルスドプラ法による左室拡張期流入速波形から拘束型左室拡張障害が容易に診断できる．すなわち，拡張早期波（E波）の増高，E波と心房収縮期波（A波）のピーク流速比（E/A）の増大（いわゆる偽正常化），E波の減速時間（DcT）の短縮（DcT＜150ミリ秒），等容弛緩時間（IRT）の短縮（IRT＜70ミリ秒）などが認められる．また，左室流入速波形に呼吸性変動のないことが収縮性心膜炎との鑑別に役立つ．重症例では三尖弁閉鎖不全の合併や心嚢液貯留がみられることが多い．また，心房・心室内に壁在血栓がみられることがある．

心臓カテーテル検査

心臓カテーテル検査では，左室圧a波の増高（洞調律の場合）と左室拡張圧の上昇が特徴であるが，左室弛緩特性を表す左室 $-dP/dt_{max}$ は低下し，左室圧下降定数（τ）は延長する．左室造影像では，硬い左室による左房への血流逆流および心室内壁圧血栓がみられることがある．本症の診断には冠動脈造影で有意狭窄がないことが必要である．

心プールシンチグラフィ

心プールシンチグラフィでは，最大充満速度の低下やtime to peak fillingの延長が拡張機能障害を示唆する．心筋シンチグラフィは，心アミロイドーシスや心サルコイドーシスとの鑑別に有用であり，しばしば灌流欠損を認める．

心筋生検

心筋生検では，心筋細胞肥大，心筋線維の錯綜配列や間質線維化を認めることがあるが，いずれも特異的でなく他の二次性心筋疾患を除外することが重要である．

<u>鑑別診断</u>

二次性心筋疾患としての心アミロイドーシスや心サルコイドーシスが鑑別疾患としてあげられる．心アミロイドーシスでは，多くの場合，著明な心肥大があり

⓬ 特発性拘束型心筋症と収縮性心膜炎との鑑別

	特発性拘束型心筋症	収縮性心膜炎
病歴	拘束型心筋症や肥大型心筋症の家族歴（続発性に拘束型心筋症をきたす疾患の除外）	心膜炎，放射線照射，心臓手術，心臓外傷，尿毒症
身体所見	第III音（進行期），第IV音（早期），逆流性雑音	心膜ノック音，Kussmaul 徴候，奇脈，心尖拍動触知せず
心電図	心房細動，上室期外収縮，軽度左室肥大 非特異的 ST-T 変化	低電位差
胸部 X 線	正常（早期）または心拡大（進行期）	心膜石灰化
心エコー	（左室壁厚正常，左室収縮能正常）	心膜肥厚，"septal bounce"
ドプラ血流速		
僧帽弁	呼吸性変動（－），E/A＞2，DcT 短縮（＜150 ミリ秒） IRT 短縮（＜60 ミリ秒）	吸気時に減少，呼気時に増加 吸気時に DcT 短縮と IRT 延長
三尖弁	吸気時にさらなる DcT 短縮と E/A 増加	吸気時に増加，呼気時に減少
肺静脈	S/D 低下（小さい S，大きい D），大きい AR，D 波の呼吸性変動（－）	S/D＝1
肝静脈	S/D 低下（D＞S）	D＜S，小さい AR
僧帽弁輪部の組織ドプラ所見	遅い早期流入速度（＜8 cm/秒）	速い早期流入速度（＞8 cm/秒）
心臓カテーテル	通常 LVEDP＞RVEDP（5 mmHg 以上）	LVEDP＝RVEDP・RVEDP＞1/3RVSP
血行動態	RVSP＞50 mmHg	dip and plateau（square root sign）
CT/MRI	異常なし	心膜肥厚，心膜石灰化
心内膜心筋生検	心筋間質線維化，心筋細胞錯綜配列，心筋細胞肥大，心内膜肥厚	異常なし

IRT：等容弛緩時間，DcT：E 波減速時間，AR：心房逆流波，LVEDP：左室拡張末期圧，RVEDP：右室拡張末期圧，RVSP：右室収縮期圧，septal bounce：拡張早期における心室中隔の急峻な後方運動.

心エコー図検査で心筋の輝度亢進（granular spar-kling）がみられる．^{99m}Tc ピロリン酸シンチグラフィが高頻度に陽性でアミロイドの局在が診断できることが多い．腹壁脂肪の吸引生検または心筋生検でアミロイドーシスが高頻度で診断できる（組織標本のコンゴーレッド染色で偏光顕微鏡下で apple-green に染色される）．心サルコイドーシスは，縦隔リンパ節や肺門リンパ節病変の存在が診断の手がかりになることが多い．^{201}Tl や ^{123}I-BMIPP 心筋シンチグラムで，肉芽腫と一致した病変検出が可能な症例が多く，鑑別診断に有用である．心筋生検でサルコイドーシスに特有の巨細胞類上皮細胞性肉芽腫を検出すれば組織学的確定診断が可能であるが，生検陽性率は必ずしも高くないことに注意が必要である．

収縮性心膜炎は，血行動態的にきわめて類似の疾患であるが，治療や予後が異なるため鑑別診断が重要である（⓬）．どちらも左室圧波形 dip and plateau 型または square root sign 型をとることが多いが，収縮性心膜炎では心筋自体は機能的に異常がない一方，RCM では心筋自体の拡張機能が障害されているため，組織ドプラ法を用いれば拡張早期の僧帽弁輪速度（E'）が著明に低下している．E' が 8 cm/秒未満であれば，RCM と診断してもよい．また，収縮性心膜炎

では，心筋自体の拡張期壁張力は低いため血中 BNP値は比較的低値であることも鑑別診断に有用である．

治療

RCM は，拡張機能障害が主な病態であるが原因が不明であること，まれな疾患であることから確立された治療法はない．

拡張不全に対して，間質の線維化を抑制する目的でACE 阻害薬や ARB がよく用いられているが有効性を示すエビデンスはない．心筋細胞内 Ca 動態を改善させる目的で Ca 拮抗薬が投与されることもあるが，降圧効果のみで，細胞内 Ca 動態の改善に有効かどうか不明である．心拍数を減少させ拡張充満時間を延長させる β 遮断薬の投与もその有用性については明らかでない．

心不全が発症した後の治療については，一般の心不全治療に準じるが，RCM では利尿薬投与が治療の主流をなす．ジギタリスは，収縮能が保たれているため強心薬としての効果は必要ないと考えられるが，心房細動合併症例のレートコントロールには有用である可能性が高い．RCM における神経体液性因子の抑制（β遮断薬や RAS 抑制薬など）の効果についてもまったく検証されていない．RCM は，梗塞症の頻度が高いため心房細動が合併していなくても抗凝固薬（ワル

ファリン）の投与が望ましい．重症例では，三尖弁閉鎖不全を合併し，低心拍出症候群に陥りやすく最終的に心臓移植の適応になることが少なくない．重度の肺高血圧を合併するものも多く，早期の移植適応判断が必要である．

(堀　正二，坂田泰史)

◉文献

1) 厚生労働省難治性疾患克服研究事業　特発性心筋症調査研究班：北畠　顕，友池仁暢（編）：心筋症－診断の手引きとその解説．2005.
2) Kawai C (ed)：Cardiomyopathy Update. Tokyo：Elsevier Japan；2007.
3) 松森　昭（編）：新目で見る循環器病シリーズ 15　心筋症．東京：メジカルビュー社；2007.
4) 日本循環器学会ほか：心筋症診療ガイドライン（2018 年改訂版）．
5) 北畠　顕，友池仁暢（編）：心筋症　診断の手引きとその解説．厚生労働省難治性疾患克服研究事業，特発性心筋症調査研究班．2005.
6) Kawai C (ed)：Cardiomyopathy Update. Tokyo：Elsevier Japan；2007, p.112.
7) Kushwaha SS, et al：Restrictive cardiomyopathy. *N Engl J Med* 1997；336：267.
8) 寺崎文生ほか：拘束型心筋症．松森　昭（編）．心筋．東京：メディカルレビュー社；2007, p.170.

心筋炎
myocarditis

概念

● 心筋炎は，心筋に炎症をきたす疾患と定義される．頻度は高くないが，さまざまな症状を呈し，時に生命にかかわる疾患であり，小児から成人まで罹患しうる．
● 特に発展途上国ではウイルス感染が原因として多いが，細菌感染，薬物反応，自己免疫などさまざまな物質が原因となりうる．
● 急性傷害として，心筋細胞の破壊が起き，それが，生体内の免疫反応を惹起し，重大な炎症反応を起こすという悪循環を呈すると考えられる．多くの症例では，免疫反応は最終的には収束し，心筋組織は回復するが，中には持続する心筋組織炎症が心筋細胞破壊を起こし続け，不可逆な症候性心不全をもたらし，死に至る症例も存在する．
● 診断は，一般的には臨床所見，非侵襲的画像診断にて行うが，確定診断には心筋生検を必要とする．一般的な心不全対症療法によく反応する症例が多い

が，補助循環，さらには心臓移植を必要とするような重症化する症例も少なからず存在する．持続性，慢性心筋炎は進行性であるが，免疫抑制療法が有効な症例もある．
● 心筋炎の分類には，❸のごとく病因に基づく分類，組織型に基づく分類，そして臨床病型に基づく分類が存在する．どの心筋炎に相当するかにより，治療方針が大きく変わるため，心筋炎のこの 3 パターンの分類は重要である．

病因

感染性

　心筋炎の多くは，ウイルス感染によるものと考えられている．従来コクサッキー B 型ウイルスなどのエンテロウイルス，アデノウイルスがヒトの心筋に親和性が高いとされていたが，ヒト免疫不全ウイルス（HIV），C 型肝炎ウイルスなど多種にわたるウイルスが心筋炎を惹起すると考えられ，またそのウイルスが臨床病型にも関与している可能性がある．

　細菌，寄生虫などを原因とする感染性心筋炎の頻度はウイルス性に比し非常に低い．その中でもクロストリジウム，ジフテリア毒素産生型の細菌感染では重症の心筋傷害が生じるため注意が必要である．

非感染性

　非感染性の原因を明らかにするには，詳細な問診，全身の診察，可能性を考えた画像・血液検査が必要である．心筋炎を起こしうる化学物質には，アルコール，一酸化炭素とともに，アントラサイクリン系の抗癌薬，シクロホスファミドなどの免疫抑制薬があげられる．さらに強心薬として日常的に使用するカテコラミンも

❸ 心筋炎の分類

病因分類	組織分類	臨床病型
ウイルス	リンパ球性	急性
細菌	巨細胞性	劇症型
真菌	好酸球性	慢性（遷延性）
リケッチア	肉芽腫性	慢性（不顕性）
スピロヘータ		
原虫，寄生虫		
その他の感染症		
薬物，化学物質		
アレルギー，自己免疫		
膠原病，川崎病		
サルコイドーシス		
放射線，熱射病		
原因不明，特発性		

（日本循環器学会ほか：急性および慢性心筋炎の診断・治療に関するガイドライン〈2009 年改訂版〉．http://www.j-circ.or.jp/guideline/pdf/JCS2009_izumi_h.pdf〈2019 年 6 月閲覧〉）

原因となりうることは明記すべきである．過敏性反応は，どのような薬剤でも起こしうるため，好酸球増多，皮膚症状とともに，心機能低下が遷延したときは，一度疑ってみることが重要である．

病理

心筋炎の病理組織型は，リンパ球性，巨細胞性，好酸球性，肉芽腫性に分類される．この分類は予後，治療方針に大きく影響するためきわめて重要である．基本的にはすべて心筋生検で診断する．

リンパ球性心筋炎

組織型の多くはリンパ球性である．急性期には，ウイルスによる直接傷害，ウイルス排除を目的とした活発な免疫応答リンパ球による心筋傷害，その傷害に対する炎症反応が惹起されると考えられている．組織的には，心筋細胞の融解・変性・壊死，間質浮腫，単核球の浸潤が認められる（⓮）．

巨細胞性心筋炎

巨細胞性はまれであるが，きわめて予後不良のサインである．広範な心筋傷害と多核巨細胞を含む混合性の炎症細胞浸潤を特徴とする．炎症細胞にはリンパ球，マクロファージ，形質細胞に加え，多核巨細胞を多数認め，好酸球も含まれる（⓯）．

好酸球性心筋炎

好酸球性は，心筋組織への好酸球の浸潤，脱顆粒による心筋傷害のサインを特徴とする（⓰）．多くの症例で好酸球以外にリンパ球浸潤，間質の浮腫，線維化を認める．これらは，特発性のほか，悪性腫瘍，寄生虫感染，アレルギー反応などにより惹起されると考えられる．

肉芽腫性心筋炎

肉芽腫性は心サルコイドーシスと考えられる．病理的な特徴は，①多核巨細胞を伴う境界明瞭な非乾酪性上皮細胞肉芽腫の形成，②好酸球はないか少数，③壊死はないかわずか，④線維化が著明，と考えられている．

疫学

心筋炎の確定診断が，侵襲度の高い心筋生検であるため，コミュニティーベースの疫学データを得ることは難しい．わが国において 1958 年から 1978 年における 37 万 7,000 人あまりの剖検例中，434 例（0.11 ％）の症候性心筋炎が存在したと報告されている．また海外の報告では，非心臓死剖検例において無症候性心筋炎は 0.6 ％，突然死をきたした 453 例の剖検例において 39 例（8.6 ％）との報告がある．

好発年齢は，報告によりばらつきがあるが，典型的には 20～50 歳とされる．したがって，若年で下記のような臨床症状，身体所見を呈する場合は，心筋炎の可能性を年頭におくことがきわめて重要である．

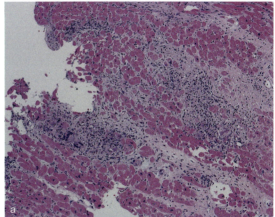
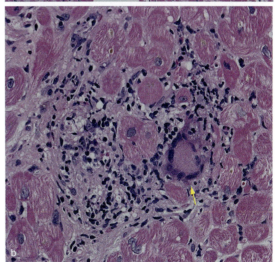

⓯ 巨細胞性心筋炎の病理像

右室心筋生検像．広範囲な混合性炎症細胞浸潤に心筋の脱落・壊死を伴っている（a）．心筋細胞壊死を認める領域に多核巨細胞（矢印）を認める（b）．

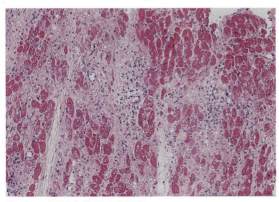

⓮ リンパ球性心筋炎の病理像

左室補助循環装着時の左室針生検．多数の大小単核細胞が浸潤し，広範囲の心筋細胞の変性・脱落を認める．

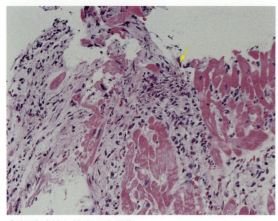

⑯ 好酸球性心筋炎の病理像
右室心筋生検．心内膜および心内膜下に著しい好酸球浸潤と脱顆粒（矢印）を認める．心筋細胞の配列の乱れ・融解・消失や、間質の線維化を認める

臨床症状

　急性心筋炎は多彩な症状を呈する．頻度の高いものとして倦怠感，呼吸困難があげられるがこれらは心筋炎に特有の症状ではなくむしろ心不全症状である．発熱を伴う感冒様症状，胸痛，嘔吐・下痢など腹部症状が心筋炎に特徴的とされているが，日本循環器学会『急性および慢性心筋炎の診断・治療に関するガイドライン』では，それぞれ63％，44％，23％しか認められていないと報告されている．また海外の報告では，上気道感染既往歴をもっているものは心筋生検で確定した心筋炎の36％にすぎないとされており，いわゆる「感冒様症状」を認めていなくても心筋炎は疑わなければならない．

　そのほかに，同じく頻度は少ないながらめまい，失神をきたすものもある．

身体所見

　身体所見として，低血圧，III音を含むギャロップ音，脈不整，徐脈，四肢冷感がみられることが多い．

検査

　心筋炎の診断に用いられる検査を⑰に示す．

血液所見

　白血球分画，CRPなどの炎症マーカー，AST，LDHなどの臓器障害マーカー，CK/CK-MB，トロポニンT/Iなどの心筋傷害マーカーが用いられる．このうち心筋傷害マーカーについては，臨床的に心筋炎を疑う患者80例において心筋生検で心筋炎を診断しえた症例で，その診断にはCK-MBよりトロポニンTのほうが特異度が高かったと報告されている．したがって，診断には精度の高いトロポニンを用いるべきである．

⑰ 心筋炎の診断に用いられる検査

血液検査
胸部X線検査
12誘導心電図
心臓超音波検査
MRI
心筋生検

心電図検査

　心電図のST上昇・低下，T波陰転下などのST-T異常はほぼ全例にみられる．ほかに，異常Q波，心室内伝導障害，脚ブロックを認める．房室ブロックは心筋炎の特異的所見といわれているが，前述の班会議研究では25％とされており頻度としては多くない．心室性頻拍，心室細動など致死的不整脈をきたすこともある．劇症化すると徐々に徐脈となり，ついには無収縮となる．その後は回復するにつれ，再び洞調律が認められるようになる．

心臓超音波検査

　急性心筋炎において，炎症部位のびまん性，局所性壁運動低下と浮腫による壁肥厚を特徴とする．典型例では全周性求心性壁肥厚とびまん性壁運動低下，心囊液貯留を呈する．しかし，初期には壁運動低下をきたさない症例もあり，経時的な検査が必須である．

　慢性心筋炎では，拡張型心筋症様の心エコー図所見を呈することが多い．右室機能も同時に障害されることがある．

MRI

　撮影可能な状況であれば，心臓MRIは最も優れた診断精度を発揮する．T2強調画像での炎症性浮腫像，ガドリニウム造影での早期・遅延造影信号強度の増強が特徴的である．早期造影は心筋のうっ血や末梢血管からの漏出，遅延造影は壊死や線維化を示しているとされる．急性心筋梗塞では病変が心内膜から広がるのに対し，急性心筋炎では外膜からの広がりやびまん性の広がりを示すことが多いとされる．

心筋生検

　心筋炎の確定診断法である．治療法決定のために組織型を診断することはきわめて重要であり，心筋炎を強く疑った場合はリスクを慎重に評価しながら機を逸せず行うべきである．心筋生検は病変が局在している場所から行うべきであるが，合併症や侵襲度を考慮して右室生検が行われることが多い．ただし，左室生検のほうが診断率が高いという報告もある．

その他の検査

　急性心筋炎において，急性期と寛解期に採取したペア血清におけるウイルス抗体価の4倍以上の変動は

病因検索に時に有用とされる．ウイルス感染の証明には PCR（polymerase chain reaction）法を用いた心筋からのウイルスゲノム検出法が用いられる．特発性拡張型心筋症患者 245 例の心筋生検サンプルから PCR 法にてウイルスゲノムの有無を解析すると，パルボウイルス（PVB19：51.9 %）や，ヒトヘルペスウイルス（HHV6：21.6 %）などのウイルス感染が心筋から高頻度で認められたと報告されている．

診断

心筋炎は，単独の臨床所見，画像所見だけでは確実には診断できない．診断には病歴，臨床所見，非侵襲的検査，侵襲的検査などの情報を総合的に用いる必要がある．非侵襲的な検査所見から得られる情報が正確性に欠ける面もある一方で，心筋生検は有用な診断手段ではあるものの，侵襲性を考慮すると全症例に真っ先に選択されるべき診断法とはいえない．したがって，心筋生検を行うまでに，非侵襲的な検査を用いていかにその予測性を高めるかが重要である．⓲⓳ に日本循環器学会『急性および慢性心筋炎の診断・治療に関するガイドライン』に記載されている急性心筋炎・慢性心筋炎の診断手引きを掲載する[1]．

急性心筋炎の鑑別診断として，急性心筋梗塞があげられる．急性心筋炎では冠動脈支配と一致しない広範囲の心電図 ST 上昇が特徴的であり，かつ，いわゆる鏡面変化をきたさないことを見逃さないようにする．

慢性心筋炎は，心筋生検や病理解剖の組織所見と臨床経過を検討した結果確立された疾患概念である．海外では 2013 年欧州心臓病学会にて臨床的には拡張型心筋症の診断に含まれるものとして，炎症性心筋症（inflammatory cardiomyopathy）と定義されているが，その概念はまだ国際的に統一されたとはいえない．

治療

一般的に急性心筋炎は炎症期が 1～2 週間持続した後に回復期に入り自然治癒することが多い．炎症期には心筋壊死，心筋細胞機能障害による心機能低下，不整脈をきたすが，この程度が重篤な場合，劇症型と表現される．治療戦略は次の 4 点である．

自然軽快までの血行動態維持

急性心筋炎の多くは緩徐な経過をたどるが，症例により急速な心機能低下をきたすものもある．具体的には歩いて来院した症例が数時間後に心停止するという症例も存在することより，全身倦怠感や呼吸困難の症状に加え，血圧低下，房室ブロックや心室頻拍をきたしはじめた場合，強心薬や大動脈バルーンパンピング（IABP）を行い血行動態を維持するのみならず，まだ意識が明らかである時期に経皮的心肺補助装置（PCPS）や経皮的補助人工心臓の装着が可能な施設に転送することを考慮すべきである．

⓲ 急性心筋炎の診断手引き

1. 心症状[*1] に先行して，かぜ様症状[*2] や消化器症状[*3]，また皮疹，関節痛，筋肉痛などを発現する．無症状で経過し，突然死にて発見されることもある
2. 身体所見では，頻脈，徐脈，不整脈，心音微弱，奔馬調律（III 音や IV 音），心膜摩擦音，収縮期雑音などがみられる
3. 通常，心電図は経過中に何らかの異常所見を示す．所見としては，I～III 度の房室ブロック，心室内伝導障害（QRS 幅の拡大），R 波減高，異常 Q 波，ST-T 波の変化，低電位差，期外収縮の多発，上室頻拍，心房細動，洞停止，心室頻拍，心室細動，心静止など多彩である
4. 心エコー図では，局所的あるいはびまん性に壁肥厚や壁運動低下がみられ，心腔狭小化や心膜液貯留を認める
5. 血清中に心筋構成蛋白（心筋トロポニン T や CK-MB）を検出できる．CRP の上昇，白血球の増多も認める．特に，全血を用いたトロポニン T の早期検出は有用である
6. 上記の第 2～5 の 4 項目所見は数時間単位で変動する．被疑者では経時的な観察が必要である．また，徐脈の出現，QRS 幅の拡大，期外収縮の多発，壁肥厚や壁運動低下の増強，トロポニン T の高値，トロポニン T 値が持続亢進する患者は心肺危機の恐れがある
7. 最終的に，急性心筋梗塞との鑑別診断が不可欠である
8. 心内膜心筋生検による組織像の検出は診断を確定する．ただし，組織像が検出されなくても本症を除外できない
9. 急性期と寛解期に採取したペア血清におけるウイルス抗体価の 4 倍以上の変動は病因検索にときに有用である．ウイルス感染との証明には polymerase chain reaction（PCR）法を用いた心筋からのウイルスゲノム検出が用いられる．加えて，咽頭スワブ，尿，糞便，血液，とりわけ心膜液や心筋組織からのウイルス分離またはウイルス抗原同定は直接的根拠となる

*1　心症状：胸痛，失神，呼吸困難，動悸，ショック，けいれん，チアノーゼ
*2　かぜ様症状：発熱，頭痛，咳嗽，咽頭痛など
*3　消火器症状：悪心，嘔吐，腹痛，下痢など

（日本循環器学会ほか：急性および慢性心筋炎の診断・治療に関するガイドライン〈2009 年改訂版〉．http://www.j-circ.or.jp/guideline/pdf/JCS2009_izumi_h.pdf〈2019 年 6 月閲覧〉）

炎症性物質による心機能低下からの解放

炎症に伴う炎症性サイトカインや一酸化窒素は高濃度になると心筋細胞機能を抑制し，細胞障害をきたすと考えられており，これらの物質を抑えることができれば心筋の回復が期待できる．好酸球性心筋炎，巨細胞性心筋炎はステロイド短期大量（パルス）療法を中心とした免疫抑制療法の有効性が示されており積極的に行うべきである．ステロイドパルス療法の後療法や軽症から中等症の症例ではプレドニゾロン投与を行い，循環状態や炎症所見などを評価しながら漸減する．

一方，最も頻度の高いリンパ球性では，ステロイド，免疫抑制薬，大量免疫グロブリン療法などの免疫抑制療法の有効性は確立されていない．これは，多くの急性心筋炎が良好な自然経過をたどること，劇症型に移行した場合にほかの非薬物治療による合併症（補助循環の穿刺部出血など）にも影響を受けることなどより，

⑲ 慢性心筋炎の診断手引き

定義

慢性心筋炎とは，数か月間以上持続する心筋炎をいう．しばしば心不全や不整脈を来たし，拡張型心筋症類似の病態を呈する．不顕性に発病し慢性の経過をとるものと，ごく一部に急性心筋炎が持続遷延するもの[*1]がある

診断の参考事項

1) 数か月以上持続する心不全や不整脈による症状や徴候がある

2) 心筋生検：心筋組織には，大小の単核細胞の集簇あるいは浸潤があり[*2]，近接する心筋細胞の融解消失や壊死を伴う．また，心筋細胞には大小不同，肥大，配列の乱れがみられる．間質には心筋細胞と置き換った線維組織や脂肪組織が認められる．これら心筋細胞変性，細胞浸潤と線維化・脂肪化の併存は持続する心筋炎の目安となる．また，心筋におけるウイルス遺伝子の検出は診断を支持する

3) 切除心筋や剖検：心筋生検で診断されず，切除心筋や剖検心ではじめて持続する心筋炎が証明されることがある

4) 心筋シンチグラム：ガリウムシンチグラム，ピロリン菌シンチグラムでの陽性所見は，心筋炎の活動性の指標として有用である

[*1] 炎症の持続遷延とは急性心筋炎発症から数か月後にも心筋炎の持続を認める場合をいう．

[*2] 細胞浸潤とは1視野（400倍）で単核細胞が5個以上，集簇とは1視野（400倍）20個以上を認める場合をいう．なお，浸潤細胞の同定には免疫組織化学的方法を行うことが望ましい．

（日本循環器学会ほか：急性および慢性心筋炎の診断・治療に関するガイドライン〈2009年改訂版〉http://www.j-circ.or.jp/guideline/pdf/JCS2009_izumi_h.pdf〈2019年6月閲覧〉）

有効性の正確な評価が困難であることも影響している．マウスウイルス性心筋炎モデルでは副腎皮質ステロイド，シクロスポリンの両者とも投与にて病態をむしろ悪化させるという結果も得られており，投与の必要性について慎重に判断するべきである．

原因の除去

原因が非感染性である場合，その原因物質を同定することができれば，速やかに除去することにより早期の回復が期待できる．特に薬物については詳細な問診を行い，発症直前から服用しはじめた薬剤について疑うことが重要である．

感染性の場合も，本来その生物を速やかに除去することにより効果が期待されるはずであるが，主体とされるウイルス感染に対する抗ウイルス薬，ワクチンはいまだ開発されていない．細菌性・寄生虫感染による好酸球性心筋炎の場合は抗菌薬などの使用が望まれる．

急性期後の心不全治療

急性期から回復した後，左室収縮機能低下が残存している症例に対して，心筋保護薬と考えられるアンジオテンシン変換酵素阻害薬（ARB）やβ遮断薬は，ほかの原因をもつ左室収縮機能低下を伴う心不全症例と同様に有用であると考えられている．一方，内科治療抵抗例には，補助人工心臓を装着し心臓移植が必要となる症例も存在する．

予後

病理学的分類による予後

リンパ球性であることそのものは予後を特に規定しない．また病理組織の細胞浸潤が著明であっても予後には関係ないとされている．

巨細胞性は一般的に心不全治療に反応せず急速に劇症化することが多い．63例の巨細胞性心筋炎の解析からは，死亡ないしは心臓移植が必要となる確率は89%，生存日数の中央値はわずか5.5か月とされる[1]．

好酸球性はステロイド治療が有効であり，早期に発見できれば回復が十分に期待できる．

臨床病型分類による予後

急性心筋炎の中で劇症型は予後良好のサインとされる．147人の心筋生検で確定した心筋炎症例のうち，劇症型に移行した15例について11年後の予後をみると，移植を必要としない生存例は劇症型のほうが比率として多く（93% vs 45%：劇症型以外の急性心筋炎），劇症型であることが独立した予後規定因子であったとされた．この報告より「劇症型は予後がいい」とされるが，正確にいうと「劇症型で改善した人は，その後回復することが多い」ということであり，決して劇症型の予後がよいというわけではない．

急性心筋炎のうちおおよそ15%が再発することが知られている．また，心筋炎が再発しなくても遠隔期に拡張機能が低下して心不全を呈する症例が一定数みられる．したがって発症後経過がよくても，長期間の観察が望ましい．

（坂田泰史）

● 文献

1) 日本循環器学会ほか：循環器病の診断と治療に関するガイドライン（2008年合同研究班報告）．急性および慢性心筋炎の診断・治療に関するガイドライン（2009年改訂版）．http://www.j-circ.or.jp/guideline/pdf/JCS2009_izumi_h.pdf（2019年6月閲覧）

2) 和泉 徹（編）：劇症型心筋炎の臨床．東京：医学書院；2002．

14 二次性心筋疾患・諸種疾患に伴う心疾患

先天性結合組織疾患に伴う心血管病変

Marfan症候群

概念

- 先天的な結合組織の脆弱性を特徴とする常染色体優性疾患で, 若年性大動脈瘤・解離症の原因となる.
- 特徴的な体型（高身長で手足が長い）や側彎症, 漏斗胸, 気胸, 水晶体偏位・亜脱臼など, 多系統に障害を引き起こす.

病因

弾性線維の主要な成分であるフィブリリン1をコードする *FBN1* 遺伝子に病的変異がある.

病理

血管壁では弾性線維の断裂が目立ち, 高度の囊胞性中膜壊死（cystic medial necrosis）を認め, 形質転換増殖因子 $-\beta$（transforming growth factor$-\beta$：TGF$-\beta$）シグナルが活性化している.

疫学

発症率は約5,000人に1人で, 人種差や性差はない.

臨床症状・経過

同一家系内でも症状の発症時期や重症度が異なる場合も多い. 初診時の主な症状・徴候は, 幼少期に腹壁ヘルニア, 水晶体偏位が, 学童期に特徴的な体型, 後側彎, 漏斗胸, 扁平足, 僧帽弁逸脱症に伴う心雑音が, 中学～高校期に気胸などが順に増え, その精査過程で本疾患を疑われて大動脈基部拡大（動脈瘤）を指摘される場合が多い. 未通院の場合には, 20～30歳代で大動脈解離に至る症例が多い[1].

検査・診断

診断は, 家族歴と大動脈基部拡大, 水晶体偏位, *FBN1* 遺伝子異常を重視した改訂Ghent基準に従う（❶）[2,3]. 本症に特徴的な症状・徴候（手指徴候, 親指徴候, 胸郭変形, 後足部変形, 後側彎症, 気胸, 硬膜拡張, 寛骨臼突出など）については, 点数を付してその合計点（全身スコア）で7点以上の場合に判定根拠として重視される.

身体検査のほか, 心エコー図検査, 骨X線検査, 胸腹部CT・MRI検査, 眼科受診, *FBN1* 遺伝子検査などを行う.

治療

β遮断薬やアンジオテンシンII受容体拮抗薬（ロサルタン）を投与する. 大動脈基部径（Valsalva洞径）45mmで外科的手術（自己弁温存大動脈基部置換術など）を行う.

合併症・予後

腹部大動脈瘤の手術やB型大動脈解離が先行する症例は約10～15％程度である. 外科的治療法の発達などにより生命予後は改善したが, 一生涯にわたって進行する多系統の障害（多発する動脈瘤・解離, 周産期大動脈解離, 骨障害の進行など）に対する包括的管理・予防が必要である.

Loeys-Dietz症候群

従来から, Marfan症候群と診断される患者のなかに, 血管系の障害は強いが水晶体偏位のない家系があり, Marfan症候群2型（MFS2）と呼ばれてきた.

❶ 改訂Ghent基準

以下のいずれかを満たす場合, Marfan症候群と診断する
家族歴がない場合
（1）大動脈瘤（Z≧2）＋水晶体偏位
（2）大動脈瘤（Z≧2）＋ *FBN1* 遺伝子変異
（3）大動脈瘤（Z≧2）＋全身スコア≧7点
（4）水晶体偏位＋大動脈瘤をきたす既知の *FBN1* 変異
家族歴がある場合
（5）水晶体偏位＋家族歴
（6）全身スコア≧7点＋家族歴
（7）大動脈瘤（20歳以上：Z≧2, 20歳未満：Z≧3）＋家族歴
全身スコア（以下の項目につき加点）
手首徴候陽性かつ親指徴候陽性：3点 　　一方のみの場合1点
鳩胸：2点 　　漏斗胸あるいは胸郭非対称：1点
後足部変形：2点 　　扁平足のみは1点
気胸：2点
硬膜拡張：2点
寛骨臼突出症：2点
上節下節比の低下かつ指極長/身長比の増大 　　（重度の側彎がない）：1点
側彎あるいは胸腰椎後彎：1点
肘関節伸展障害：1点
顔貌特徴：1点 　　（長頭, 頬骨低形成, 眼球陥凹, 下顎後退, 眼瞼裂斜下のうち3つ以上陽性の場合）
皮膚線条：1点
－3D以上の近視：1点
僧帽弁逸脱症：1点

Z：大動脈径の標準化係数

これらの家系の一部に，1,2型TGF-β受容体（*TGFBR1*，*TGFBR2*遺伝子）の異常があり，Loeys-Dietz症候群（LDS）と呼称されるようになった．

Marfan症候群の1/10程度の頻度であるが，本症に特徴的な二分口蓋垂，眼間開離，中小大動脈瘤・解離（頭頸部動脈など）などがあれば本症を疑う[2,3]．高身長を呈さず，改訂Ghent基準の全身スコアが低い患者も多い．早期に瘤形成や解離をきたしやすいため，大動脈基部径が40 mm以上で大動脈基部置換術の適応となる．先天性心疾患，頸椎不安定症，頭蓋骨早期癒合症などを合併することがある．

TGF-βシグナル伝達因子をコードする*SMAD3*，*TGFB2*，*TGFB3*，*SMAD2*なども原因遺伝子として報告されている．

血管型Ehlers-Danlos症候群

Ehlers-Danlos症候群（EDS）は，皮膚や関節の過伸展性と皮膚・血管などの組織脆弱性を特徴とする遺伝性結合組織性疾患であり，複数の病型に分類される．血管型EDS（vascular EDS：vEDS）は，III型プロコラーゲン（*COL3A1*遺伝子）の異常が原因とされ，多発する大動脈や腸管動脈の瘤形成・解離，子宮・腸管の破裂，血気胸などの重篤な合併症を引き起こす．血管拡張性β_1受容体遮断薬セリプロロール（β_2刺激作用あり）が有効とする報告がある．

（武田憲文）

● 文献

1) 武田憲文：Marfan症候群と類縁疾患の診断と管理−オーバービュー．医学のあゆみ 2018；264：211.
2) 武田憲文ほか：遺伝性大動脈瘤・解離の precision medicine．循環器内科 2017；82：37.
3) 山口智美ほか：Marfan症候群と類縁疾患の Precision Medicine．医学のあゆみ 2018；264：227.

膠原病

概念

● 膠原病は免疫異常を基礎に皮膚，関節，内臓諸臓器など多臓器に障害をきたす全身性疾患で，多彩な疾患を包括する．心臓も高頻度に障害される．
● 最も頻度が高い心疾患は心膜炎で，関節リウマチ（rheumatoid arthritis：RA）や全身性エリテマトーデス（systemic lupus erythematosus：SLE）などの活動期に出現する．一方，虚血性心疾患は血栓性素因や治療に用いたステロイドによる動脈硬化を背景に生じるものがほとんどである．このように，膠

原病患者にみられる心疾患は原疾患によるものだけでなく，治療や合併症に伴う場合もあり成因は多彩である．そのため，病態の鑑別を行ったうえで適切な治療を行う必要がある．

病態・治療

❷に膠原病および類縁疾患に伴う心疾患をまとめた．

心膜炎

SLEやRA，混合性結合組織病（mixed connective tissue disease：MCTD）では活動期に漿膜炎を伴うことが多く，胸膜炎，心膜炎が併存する場合も多い．タンポナーデを呈することはまれで，ステロイドなど免疫抑制療法によく反応する．一方，全身性硬化症（systemic sclerosis：SSc）では心膜の線維化が主体となるためステロイド投与に対する反応性は不良なだけでなく，腎クリーゼのリスクを上げることからステロイドは原則使用しない．

心筋障害

膠原病では2つの異なる機序による心筋障害がみられる．多発性筋炎・皮膚筋炎（polymyositis/dermatomyositis：PM/DM）では，骨格筋のみならず心筋にもリンパ球を介した筋障害がみられ，亜急性の経過で収縮機能が障害される．かつてChurg-Strauss症候群と呼ばれていた好酸球性多発血管炎性肉芽腫症（eosinophilic granulomatosis with polyangiitis：EGPA）では，好酸球性心筋炎を伴う．早期はステロイドなど免疫抑制療法に対する反応は良好だが，治療が遅れると不可逆的になる．

一方，SScでは心筋の細動脈レベルでの繰り返す血管攣縮による心筋の微小壊死，線維組織への置換が罹病期間とともに蓄積して拡張機能を障害する．病初期からのカルシウム拮抗薬投与が進行を遅らせることが示されている．

弁膜症

SLEに伴うLibman-Sacks心内膜炎により大動脈弁や僧帽弁疾患をきたすが，最近は併発する抗リン脂質抗体症候群（antiphospholipid syndrome：APS）により誘発された病変と考えられている．大動脈弁閉鎖不全の原因となる他の膠原病として高安動脈炎，強直性脊椎炎，再発性多発軟骨炎などがある．Behçet病の特殊病型である血管型では心内血栓を呈することがある．抗凝固療法は無効で，免疫抑制療法に反応する．

虚血性心疾患

RAやSLEの死因として重要だが，疾患に伴う慢性炎症と治療に用いるステロイド両者の関与が考えられている．抗リン脂質抗体の存在は虚血性心疾患のリスクとなる．結節性多発動脈炎やEGPAでは冠動脈に壊死性血管炎をきたし，急性冠症候群を発症することがある．

❷各種膠原病および類縁疾患にみられる心疾患

膠原病	心疾患					
	心膜炎	心筋障害	弁膜症	虚血性心疾患	不整脈	肺高血圧症
関節リウマチ	◯			◯		
全身性エリテマトーデス	◯			◯		◯（PAH）
全身性硬化症（強皮症）	◯	◯（拡張能）			◯	◯（PAH）
混合性結合組織病	◯					◯（PAH）
多発性筋炎・皮膚筋炎		◯（収縮能）				
高安動脈炎			◯（大動脈弁）			◯（肺動脈炎）
結節性多発動脈炎				◯		
好酸球性多発血管炎性肉芽腫症		◯（収縮能）		◯		
Behçet病			◯（心内血栓）			
強直性脊椎炎			◯（大動脈弁）			
再発性多発軟骨炎	◯		◯（大動脈弁）			
抗リン脂質抗体症候群			◯（大動脈・僧帽弁）	◯		◯（CTEPH）

PAH：肺動脈性高血圧症，CTEPH：慢性血栓塞栓性肺高血圧症.

不整脈

SSc による心筋微小線維化が伝導路を障害すると伝導障害，期外収縮，頻脈性不整脈の原因となる.

肺高血圧症

SLE，SSc，MCTD の 3〜10 ％で肺動脈性高血圧症（pulmonary arterial hypertension：PAH）をきたす. 特に SSc では PAH だけでなく，左心拡張障害や高度の間質性肺炎に伴う肺高血圧症が混在することが多い. また, APS は慢性血栓塞栓性肺高血圧症（chronic thromboembolic pulmonary hypertension：CTEPH）のリスクとなる.

（桑名正隆）

内分泌・代謝疾患

概念

● 表現形態は主に肥大型心筋症（HCM）類似あるいは拡張型心筋症（DCM）類似となるものが多く，このような心形態をみたときに，内分泌・代謝疾患も鑑別診断として想定することが重要であり，正確な診断が適切な治療につながる. 二次性心筋症を起こしうる主な内分泌・代謝疾患を❸に示す.

成長ホルモン growth hormone（GH）

病態生理

成長ホルモン（GH）は直接的に，あるいは GH の作用により主に肝臓で産生されるインスリン様成長因子 1（insulin like growth factor-1：IGF-1）を介し間接的に心臓に作用し，心筋肥大および心筋収縮亢進に関与する.

先端巨大症

GH および IGF-1 の慢性刺激により両心室の求心性肥大が生じる. 病初期には心肥大とともに収縮能や心拍出力が増加する（HCM 類似）. 進行期には収縮機能障害および心不全をもきたす（DCM 類似）. 左室肥大は病期の長い 50 歳以上の患者で若年患者より頻度が高い.

原疾患に対する治療が前提であるが，心病変に対し心筋リモデリング抑制のため，早期からのレニン-アンジオテンシン-アルドステロン系（RAAS）阻害薬の使用が望ましい. 下垂体腫瘍摘出術や GH 分泌を抑制するソマトスタチンアナログ療法などの原疾患治療により半数以上の症例で左室肥大などの心病変は改善する.

GH 分泌不全症（GH 低下症・欠乏症）

GH 分泌不全症では左室壁菲薄化・左室重量減少および収縮能・心拍出量低下をきたす（DCM 類似）. その程度は小児期発症患者でより重症である. GH 補充により心筋壁厚の改善，収縮・拡張能の改善が認められる.

甲状腺ホルモン thyroid hormone（TH）

病態生理

遊離 T3（トリヨードサイロニン）が心筋細胞内に流入し，T3 受容体に結合して蛋白質の発現調節が行われる（核内作用，❹）. その結果，収縮力亢進・収縮-拡張速度の亢進が認められる. このほか，心筋細胞膜表面の Na・K・Ca チャネルに作用し，細胞内イオン濃度調節にかかわる（核外作用）. 血管平滑筋には直接作用して血管を拡張させ, 血管抵抗が減少する. これにより RAAS が亢進し腎臓からの Na 再吸収促進

❸ 主な内分泌・代謝疾患による二次性心筋症と特徴

	表現形態	心エコー	心電図	病理	その他
先端巨大症	HCM 類似（初期） DCM 類似（進行期）	心室肥大（＞50 %） 左室拡張能障害 EF↑（初期） EF↓（進行期）	左軸偏位 左室肥大 期外収縮 洞不全症候群 脚ブロック	心筋細胞肥大 間質線維化 リンパ球浸潤	
GH 低下症・欠乏症	DCM 類似	心室壁菲薄化 EF↓（20 %） 運動負荷時 EF 反応性低下(80 %)	QT 延長 T 波異常	心重量減少 心筋細胞好塩基性変性	
甲状腺機能亢進症	HCM 類似（初期） DCM 類似（進行期）	左室腔拡大，心室肥大 EF↑（初期） EF↓（進行期） 心嚢液貯留 僧帽弁逸脱	洞性頻脈(40 %) 心房細動（10〜20 %） 高電位差 心房粗動（2 %）	心筋細胞肥大 心筋細胞変性・壊死 間質浮腫 間質線維化	末梢血管抵抗減少 脈圧増大 動悸，狭心症，浮腫， 呼吸困難・心不全
甲状腺機能低下症	HCM 類似	心嚢液貯留（30 %） 心室肥大 部分的壁運動低下	洞性徐脈 低電位差 QT 延長 T 波平低化	心筋細胞肥大・膨化 横紋消失 間質浮腫 間質線維化 PAS 陽性物質の沈着	末梢血管抵抗増加 脈圧減少 徐脈 浮腫
副甲状腺機能亢進症	HCM 類似	EF↑ 弁・心筋石灰化 心室肥大（80 %）・拡張能障害	PQ 短縮 QT 短縮 刺激伝導系障害	心筋内石灰化 間質線維化	
副甲状腺機能低下症	DCM 類似	EF↓	QT 延長		
Cushing 症候群	HCM 類似	心室肥大（75 %） EF↓（40 %） 左室拡張能障害	PQ 短縮 QT 短縮 左室肥大	心筋細胞肥大 心筋細胞変性 間質線維化	
原発性アルドステロン症	HCM 類似（初期） DCM 類似（進行期）	求心性左室肥大 左室拡張能障害	左室肥大	間質線維化 QT 延長・U 波出現	
褐色細胞腫	HCM 類似（初期） DCM 類似（進行期）	（初期）EF↑ 求心性心室肥大（20 %） （進行期）EF↓ 左室拡大	洞性頻脈 左室肥大	細胞浸潤を伴う心筋壊死 過収縮帯壊死 間質線維化	カテコラミン反応性低下 冠動脈収縮
カルチノイド症候群		三尖弁狭窄・閉鎖不全 肺動脈狭窄 右室拡大		右心系弁膜・心内膜石灰化	
Fabry 病	HCM 類似（初期） DCM 類似（進行期）	心室肥大 心基部後壁の菲薄化	左室肥大 PQ 短縮 刺激伝導系障害	心筋細胞肥大 空胞変性 （電顕）年輪状封入体 間質線維化	
Pompe 病	HCM 類似	心室肥大	左室肥大 PQ 短縮	心筋細胞肥大 空胞変性 （電顕）リソソーム内にグリコーゲン蓄積	
アミロイドーシス	HCM 類似（初期） DCM 類似（進行期）	左室拡張能障害 両心室肥大 心房中隔肥厚，弁肥厚 両心房拡大 心筋内顆粒状光輝 心嚢液貯留	低電位差(70 %) 刺激伝導系障害 期外収縮，心室性頻脈 心房細動	心筋間質へのアミロイド沈着 心筋細胞壊死	MRI で心内膜側全周性またはびまん性の遅延造影所見
ヘモクロマトーシス	DCM 類似（進行期）	左室拡張能障害		心筋細胞内に鉄沈着 心筋細胞の膨化 間質線維化	単純 CT や MRI も鉄沈着検出に有用

（　）内の % は頻度．HCM：肥大型心筋症，DCM：拡張型心筋症，EF：駆出分画率．

❹ 甲状腺ホルモンにより転写調節を受ける心筋構成蛋白質

転写亢進	転写抑制
αミオシン重鎖	βミオシン重鎖
筋小胞体 Ca^{2+}-ATPase(SERCA)	ホスホランバン（SERCA 抑制蛋白）
β_1アドレナリン受容体	アデニル酸シクラーゼ
グアニン核調節蛋白	核内 T3 受容体
Na^+/K^+-ATPase	Na^+/Ca^{2+}交換体
電位依存性 K チャネル	
(Kv1.5, Kv4.2, Kv4.3)	
ANP, BNP	

により循環血液量が増加する．また，全身の組織酸素消費量は増加する．

甲状腺機能亢進症

心血管系には，安静時頻脈，心筋収縮力増加，全身血管抵抗低下，心拍出力増加，脈圧の増大，心房細動発症率増加などの影響を及ぼす．血清 T3・T4（サイロキシン）は正常で甲状腺刺激ホルモン（TSH）が低値を示す潜在性甲状腺機能亢進症でも心房細動の発症率が増加する．

治療は抗甲状腺薬を中心とした内科的治療を行う．交感神経症状が認められる症例では β 遮断薬を併用し，症状改善・甲状腺ホルモンの正常化とともに漸減する．心房細動に対しては，原疾患の治療により約 60 ％が洞調律に回復する．洞調律に復帰しない場合，甲状腺機能正常化後，電気的・薬物的除細動を試みる．本症による心房細動では，甲状腺機能が正常化していれば除細動後の洞調律維持率は著しく良好である．

甲状腺機能低下症

心血管系には徐脈，心筋収縮力低下，全身血管抵抗増加，心拍出量低下，脈圧の減少，循環血液量減少といった影響を及ぼす．軽度の高血圧を示すこともある．循環器領域では抗不整脈薬クラス III のアミオダロン投与が甲状腺機能低下の原因となり注意を要する．

治療は TSH 正常化を目標として甲状腺ホルモンを補充する．投与初期は基礎代謝亢進による心負荷により，心不全が増悪する可能性があるため少量より開始し漸増する．

副甲状腺ホルモン parathyroid hormone（PTH）

病態生理

PTH は血中 Ca 濃度の低下に伴い副甲状腺から分泌される．心筋細胞表面の受容体に結合し，細胞内 cyclic AMP（cAMP）濃度を増加させるとともに，L 型 Ca チャネルに作用し細胞内 Ca 濃度を増加させ，心筋収縮力を増強させる（直接作用）．また，骨からの Ca 放出（骨吸収）および遠位尿細管からの Ca 再吸収促進，活性化ビタミン D による消化管からの Ca 吸収促進により，血清 Ca 濃度を上昇させ心筋収縮力

を増加させる（間接作用）．一方，血管平滑筋に対しては cAMP 濃度増加により弛緩作用を示す．また血清 Ca 濃度上昇は石灰化を促進する．

副甲状腺機能亢進症

心血管病変として高血圧，冠動脈・弁膜石灰化，心筋内 Ca 沈着，心筋収縮力増強，左室肥大，不整脈誘発などの影響を及ぼす．石灰化が刺激伝導系に生じると伝導障害を呈する場合もある．

原発性副甲状腺機能亢進症に対しては副甲状腺腫除去術が第一選択の治療である．二次性副甲状腺機能亢進症に対しては，P 吸収抑制薬および活性型ビタミン D_3 の内服で副甲状腺ホルモン（PTH）分泌を抑制させる．PTH および Ca 濃度が正常化すると左室肥大は改善が認められる場合がある．

副甲状腺機能低下症

低カルシウム血症により心電図では QT 時間延長を示す．進行期には慢性的な低カルシウム血症により心筋収縮力の低下を招き，心不全に至る．カルシウム製剤および活性型ビタミン D_3 の投与により血清 Ca 濃度が補正されると心機能は改善する．

コルチゾール

病態生理

コルチゾールは細胞質内の受容体に結合すると，受容体が核内に移行して転写因子として働く．全身には糖・脂質代謝異常および高血圧をもたらし，動脈硬化を促進する．

Cushing 症候群

下垂体からの ACTH 過剰分泌（Cushing 病）または副腎からのコルチゾール過剰分泌（Cushing 症候群）による．コルチゾールは心筋の K・Na チャネル発現を亢進させ，また，局所 RAAS 作用を相乗的に強め，左室肥大を引き起こす．治療としては原疾患の除去手術が行われるが，手術不能例ではステロイドホルモン合成阻害薬を用いる．治療後は左室肥大が解消する症例もある．随伴する高血圧の治療は，局所の RAAS を抑制し心筋リモデリングを予防する目的で ACE 阻害薬または ARB を第一選択薬とする．

副腎不全

結核による副腎の破壊や長期間ステロイド内服後の中断によって発症する．低ナトリウム血症，高カリウム血症を合併し，細胞外液量が低下するために循環血液量が低下して低拍出症候群を招く．電解質異常が進行した場合は心室性不整脈などを引き起こす．

アルドステロン

病態生理

アルドステロンは RAAS により産生が制御され電

解質輸送に関与する．標的細胞の細胞質に存在する受容体に結合すると受容体が核内に移行し，Na^+/K^+-ATPase などのアルドステロン反応性遺伝子発現を促進する．心臓局所でも RAAS が働き心筋肥大などが引き起こされる．

原発性アルドステロン症

原発性アルドステロン症による心血管病変は，高血圧，求心性心肥大，心筋線維化を特徴とする．左室肥大および心筋線維化の原因として，高血圧，容量負荷などの間接作用に加え，心臓局所でのアルドステロンの直接作用が考えられている．また，低カリウム血症，低マグネシウム血症，心筋線維化に伴い不整脈の発症頻度が高くなる．進行期には心筋収縮力低下，拡張能障害，循環血液量増加から心不全に至る例がある．

治療は腺腫例では腫瘍の摘出を，摘出困難例や過形成例ではミネラルコルチコイド受容体拮抗薬を第一選択とした薬物療法を行う．

カテコラミン

病態生理

カテコラミンは副腎髄質から分泌されるとホルモンとして働き，細胞表面の受容体を介してさまざまな作用を発揮する．血管系には α 受容体を介した血管収縮を，心筋細胞には β 受容体を介した Ca 負荷，収縮力増加をもたらすが，過剰量になると細胞内 Ca 過負荷や活性酸素種の動員を招き，炎症細胞浸潤を伴う心筋変性・壊死，線維化を引き起こす．急激な内因性カテコラミン刺激はたこつぼ症候群様の病態をとることもある．

褐色細胞腫

副腎髄質，傍神経節細胞に発生するカテコラミン産生腫瘍．カテコラミン過剰により，発作性高血圧，動悸，不整脈を生じる．進行期には慢性的なカテコラミン刺激により β 受容体のダウンレギュレーションが生じ，カテコラミン反応性の鈍化が認められ，EF（駆出分画率）が低下し心不全に至る．一方，α 受容体刺激により冠動脈収縮が生じ心筋病変の進行を助長する．

治療は，原発巣の摘除を行うが，摘除不能例では内科的治療を中心に行う．内服治療として降圧目的で α，β 遮断薬を用いる．この際，β 遮断薬単独投与は血圧上昇が助長されるため行うべきではない．α 遮断薬を主体とし，頻脈があれば β 遮断薬を併用する．心筋保護目的で ACE 阻害薬または ARB の併用も望ましい．心不全症状を呈している場合，カテコラミンの使用は，後負荷の増大および心筋障害を加速させるため避けるべきである．

カルチノイド症候群

セロトニン，ヒスタミンやその他の心血管作動ホルモンを産生する神経内分泌腫瘍によって生じる症候群である．腸管原発で肝転移後に心病変を生じることが多い．カルチノイド症候群の約 2/3 の症例で心病変が認められる．産生されたセロトニンは心内膜のセロトニン受容体を介し心内膜線維症を惹起し，特に右心系の弁膜や心内膜に線維化を起こす．僧帽弁・大動脈弁病変は 15 ％以下と少ない．確定診断としてセロトニンの尿中代謝産物 5-HIAA を測定する．

治療は原発巣の外科的切除が行われるが，切除不能例や原発巣不明の場合，セロトニン分泌抑制を目的としてソマトスタチンアナログを用いた薬物療法や弁膜症に対する外科的治療が行われる．

リソソーム蓄積症

酵素機能不全などで細胞内消化小器官であるリソソームに基質が蓄積する疾患群である．心病変を呈する代表的疾患は Fabry 病と Pompe 病である．

Fabry 病

X 連鎖遺伝を呈する先天性脂質代謝異常症で，α ガラクトシダーゼ A（α-galactosidase A：αGLA）酵素活性低下または欠損により全身諸臓器にスフィンゴ糖脂質であるグロボトリアオシルセラミド（Gb3）が蓄積して臓器障害を呈する疾患である．心病変としては，心筋細胞に Gb3 が蓄積すると進行性の左室肥大を呈する．進行期には左室収縮能障害など拡張相肥大型心筋症様の病態を呈する例もある．全身症状を呈する古典型では冠動脈に Gb3 が蓄積し狭心症を呈する場合がある．

治療は不足する正常酵素を点滴により投与する酵素補充療法（enzyme replacement therapy：ERT）および酵素活性を補助する分子シャペロン治療が可能であり，臨床症状の改善が期待できる．

Pompe 病

常染色体劣性遺伝を呈する先天性グリコーゲン代謝異常症で，酸性グルコシダーゼ（acid α-glucosidase：GAA）の先天的機能不全に起因する．これにより GAA の基質であるグリコーゲンが骨格筋，肝，心筋などのリソソームに蓄積し，筋力低下，肝腫大，心筋症などを発症する．心筋症は心筋肥大による HCM 様の形態を示し，進行すると心筋壊死を生じる．発症時期により乳児型と遅発型に分類される．心肥大や心筋障害を呈するのは 2 歳以前に発症するケースであり，成人期以降に発症する場合は骨格筋障害が中心である．本疾患も ERT が可能であり，より早期の治療が心肥大改善，予後改善につながる．

糖尿病

糖尿病が影響を及ぼす心疾患として，冠動脈疾患を合併した虚血性心疾患，および血管造影で冠動脈に有意狭窄は認めないにもかかわらず心機能障害をきたす糖尿病性心筋症があげられる．

糖尿病性心筋症では左室拡張機能障害が特徴的で，組織学的に心筋内微小血管内皮細胞の増殖，微小血管周囲の炎症と線維化（微小循環障害），心筋細胞の肥大が認められることが多く，また心筋細胞の代謝機能障害・Ca調節異常も病態に寄与する．線維化などの器質的変化をきたす以前に糖尿病を良好に管理することにより，心機能は改善が見込める．

アミロイドーシス

アミロイドーシスはアミロイドと呼ばれる細線維状蛋白質が全身諸臓器の細胞間に沈着して臓器障害を呈する疾患である．心アミロイドーシスは主として免疫グロブリン軽鎖を構成成分とするALアミロイド，甲状腺ホルモン結合蛋白であるトランスサイレチン（TTR）を構成成分とするATTRアミロイドの沈着による．ATTRアミロイドーシスは*TTR*遺伝子変異が原因で生じる遺伝性（家族性）と，正常TTR蛋白が主に加齢とともに蓄積する野生型（老人型）に分類される．

炎症性蛋白の血清アミロイドAを前駆蛋白とするAAアミロイドーシスは心病変を呈することは少ない．心血管系主要病態は，アミロイド沈着による心室壁肥厚に伴った拡張機能障害と進行期の左室収縮不全，および進行性かつ難治性の心不全である．低心拍出量と自律神経障害により血圧は低下傾向を示し，起立性低血圧が起こるため，利尿薬や血管拡張薬の使用には注意を要する．

ALアミロイドーシスの予後は，心病変を合併している場合1年，心不全合併で半年以内と非常に悪い．ATTRアミロイドーシスのほうが一般的に進行は遅く，アミロイド形成抑制薬が保険適用されている．

ヘモクロマトーシス

遺伝性ヘモクロマトーシスのような鉄吸収亢進状態や，大量輸血・鉄剤投与による鉄過剰状態は活性酸素種を増加させ，心筋細胞への鉄沈着により心筋壊死，線維化をきたす．初期は拡張機能障害を，進行するとDCM様の病態をとる．

治療は瀉血や鉄キレート薬の投与で血中鉄濃度を低下させる．

脚気心

ビタミンB_1（チアミン）の欠乏により発症する多発神経炎，全身浮腫および心不全を3主徴とする代謝疾患である．ビタミンB_1はTCA回路の補酵素であり，欠乏すると嫌気性代謝が亢進して乳酸およびピルビン酸が蓄積する．そのため代謝性アシドーシスとなり，血管抵抗が低下し，高拍出性心不全を呈する．

ビタミンB_1投与により劇的に改善するので，疑わしい場合は診断的治療を急ぐ．急速に代謝性アシドーシスが進行すると，頻脈・血圧低下から心原性ショックで死亡する劇症型をとる場合があり，衝心脚気と呼ばれ脚気心全体の約5％に認められる．

腎疾患

慢性腎臓病 chronic kidney disease（CKD）

概念
- 慢性腎臓病（CKD）はその悪化に従って心血管疾患（CVD）の発症リスクが高くなることが大規模疫学調査によって示されている．また，CKDと慢性心不全は同一症例に同時に合併する頻度が多く，これらが互いに増悪因子として悪循環を形成していることも認識され，これらは心腎連関と呼ばれる．

病因
CKD患者では，腎機能障害の進展に伴って腎実質性高血圧，脂質代謝異常などの動脈硬化促進因子を高率に合併してくる．さらに，腎疾患を発症させる基礎疾患として高血圧，糖尿病，肥満，喫煙，メタボリックシンドロームなどが関与し，CKD患者はCVDを引き起こす危険因子が集簇している状態といえる．

病態生理
高血圧や糖尿病はそれら自身が直接心機能，腎機能の低下に影響を及ぼすのみでなく，他の古典的冠危険因子と同様に血管内皮機能を低下させることが知られている．血管内皮機能の低下は動脈硬化を引き起こす一方，腎糸球体ではアルブミン尿を招く．アルブミン排泄量は血管内皮機能と負の相関を示し，その増加とともに心血管イベントが増加，心血管系疾患予後増悪の独立した予知因子となる．

また，心不全および腎不全の病態においては，しばしば貧血が合併し相互に病態を悪化させる．これは時に心腎貧血連関と呼ばれる概念である．このメカニズムは以下のように考えられる．貧血を生じると組織は低酸素状態に陥る．それを解消するため末梢血管抵抗の減少，末梢血管の拡張が生じ，全身の血圧は低下す

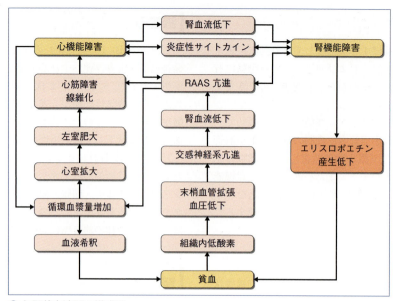

❺ 心腎貧血連関の模式図

る．今度は血圧を保つために交感神経系が賦活化され，脈拍および心拍出量は増加し，末梢血管は収縮する．腎でも血管収縮が生じ，腎血流量が低下し腎組織虚血が生じる．腎血流量の低下はレニン-アンジオテンシン-アルドステロン系（RAAS）および抗利尿ホルモンを賦活化し，さらなる腎血管収縮をもたらし，糸球体からの排泄低下および尿細管からの再吸収亢進により，Naおよび水が貯留される．このようにして生じた腎不全は，エリスロポエチン産生低下を介してさらなる貧血を生じる．

また，血管内に水分が貯留すると左室拡大や心筋への圧負荷がもたらされる．これにより左室肥大が生じ，さらにRAASの亢進も相まって心筋細胞壊死・線維化から心機能低下をきたし，心不全の増悪に至る（❺）．

診断

血液一般・生化学・尿検査を行い，尿蛋白や腎機能障害の程度を検討する．腎機能は通常，血清クレアチニン値で評価されるが，高齢者，特に筋肉量の少ない女性では，血清クレアチニン値の割に腎機能が低下している症例が少なくない．そのため糸球体濾過量（GFR）推算式や24時間蓄尿によるクレアチニンクリアランスなどを用いて，腎機能を評価すべきである．

治療

塩分制限，利尿薬・RAAS阻害薬・アルブミン投与および透析療法が治療の基本である．

フロセミドの経口または間欠的静脈内投与は腎不全を合併した心不全の治療に推奨される．間欠的静脈内投与で効果がない場合，フロセミドの持続点滴投与が有効な場合がある．しかし短時間作用型ループ利尿薬は交感神経系やRAASの賦活化を引き起こすため，体液状態が適正化されればフロセミドより長時間作用型のトラセミドやアゾセミドに変更する．また効果が不十分な場合，サイアザイドなどの併用も推奨される．大量の利尿薬投与は腎機能を悪化させる可能性があるため，使用する際には注意が必要である．

ヒト心房性ナトリウム利尿ペプチドの薬理作用をもったカルペリチドを使用することもある．カルペリチドは輸入細動脈の拡張と輸出細動脈の収縮によりGFRを増加させ，レニンの分泌抑制，Na・水再吸収を抑制し利尿効果を表す．また腎髄質への血流を増加させる作用があり，腎虚血に陥りにくい．ただし血圧低下や血清クレアチニン値の上昇に留意して，極少量から使用（0.0125〜0.025 μg/kg/分またはそれ以下）し，漸増する．

RAAS阻害薬は，腎機能低下例でも長期的には腎保護的に作用すると考えられており，少量より慎重に投与すべきである．血清K値，クレアチニン値の急激な上昇を認める症例もあり，徐々に増量する必要がある．

長期の塩分制限および利尿薬投与は，低ナトリウム血症を招くことがある．低ナトリウム血症は心不全の独立した危険因子であり，低ナトリウム血症をきたしにくいバソプレシンV_2受容体拮抗薬トルバプタンが使用されることもある．利尿薬の多くは，Naと水双方の排出を促すが，トルバプタンは水分のみを体外へ排出するためNaなどの電解質に影響を与えない．ただし血清Na濃度が上昇することがあり，初回投与では入院下で血清Na濃度を測定し，投与を開始するこ

❻ 心不全に対する急性血液浄化法の主な目的

①肺水腫の治療
②アシドーシスの改善
③電解質異常の補正
④体液性の介在物質（humoral mediator）
　およびサイトカインの除去

❼ 高カリウム血症に伴う心電図変化

血清 K 値（mEq/L）	心電図変化
＞6.5	T 波の増高と先鋭化（テント状 T 波）
7～8	PQ 間隔延長，P 波消失，QRS 幅拡大
＞8	心停止，心室細動

❽ 高カリウム緊急症の対応

治療法	処方例
① Ca の静注（不整脈予防）	グルコン酸カルシウム 10 mL を 5 分で静注（ジギタリス服用患者では禁忌）
②アルカリ化薬の静注（K 細胞内移行を促進）	7 ％炭酸水素ナトリウム 20 mL を 5 分で静注
③グルコース・インスリン療法（K 細胞内移行を促進）	10 ％ブドウ糖 500 mL＋インスリン 10 単位を 60 分以上かけて点滴静注
④ループ利尿薬の静注（K を体外へ除去）	フロセミド 20 mg を静注
⑤血液透析（K を体外へ除去）	

心電図をモニターしながら上記の治療法を行う．

ととされている．

低蛋白血症およびそれに伴う循環血液量減少のため，利尿薬が無効であればアルブミン製剤の併用を試みる．これにより組織間質の水分が血管内に引き戻され利尿薬がより有効となる場合がある．

これらの薬物療法によっても利尿が得られない場合，静脈うっ血から腎機能を再増悪させ悪循環に陥るため，急性血液浄化が必要となる場合がある．心不全に対する急性血液浄化法の主な目的は❻のとおりである．心不全では血行動態への影響が少ない持続的血液濾過透析（continuous hemodiafiltration：CHDF）を行うことが多い．心不全では IL-6 や TNF-α などのサイトカインが増加しており，これらが心不全の予後を悪化させる一因である．CHDF はこれらサイトカインなどを除去する機能を兼ね備えている．

腎不全の進行に伴い維持透析を必要とする場合，外科的に動静脈瘻絡を造設する必要がある．低心機能患者では，動静脈短絡が心臓への容量負荷となり血行動態を悪化させる場合があるので注意が必要であり，長期留置型血管内カテーテルや動脈表在化なども考慮する．

▌電解質異常

病態生理

前述のとおり心不全治療のために低ナトリウム血症となることがある一方，抗利尿ホルモン V_2 受容体拮抗薬であるトルバプタンの投与は自由水の排泄を増加させ，高ナトリウム血症に注意が必要である．またループやサイアザイド系利尿薬の長期投与は低カリウム血症を招くが，腎機能障害では，腎からの排泄低下や代謝性アシドーシスによる細胞内から細胞外への K のシフトのため高カリウム血症をきたしやすい．RAAS 阻害薬の投与や K 摂取過剰も高カリウム血症に関与する．また透析患者では排泄低下および二次性副甲状腺機能亢進症により高リン血症をきたすことがある．

血清 Ca×P（カルシウム・リン積）の上昇により血管の石灰化が起こり，心血管系疾患の死亡が増加するため注意を要する．

合併症・治療

CKD 患者では K 濃度の変化により致死性の不整脈や心停止が生じる可能性があり，注意を要する．低カリウム血症では期外収縮，心室頻拍や心室細動が起こりやすくなるため，特に虚血性心疾患など基礎疾患がある場合には注意する必要がある．高カリウム血症では K 濃度に応じ❼のような心電図変化が認められる．

CKD における高カリウム血症の治療は，致死性不整脈などの緊急時には❽のとおり行う．また，食事による K 制限も重要である．

（尾上健児，斎藤能彦）

◉文献

1) 日本循環器学会ほか：心筋症診療ガイドライン（2018 年改訂版）.

2) Bozkurt B, et al. Current Diagnostic and Treatment Strategies for Specific Dilated Cardiomyopathies：A Scientific Statement From the American Heart Association. *Circulation* 2016；134：e579.

3) 日本腎臓学会（編）：エビデンスに基づく CKD 診療ガイド 2018. 東京：東京医学社；2018.

神経・筋疾患

▌進行性筋ジストロフィー

筋ジストロフィーは，骨格筋の壊死と再生を特徴とする病態である．

Duchenne 型

X 染色体短腕上 Xp21.1 のジストロフィン遺伝子の変異（エクソン単位の欠失 60 ％，重複 10 ％，微小変

異 30％）により，筋線維膜直下に局在するジストロフィン蛋白質が欠失する．進行性に全身の筋力が低下し，12 歳前後で歩行能を喪失し，18 歳までにはほぼ全例で呼吸不全，心障害を認める．運動障害があるため，心不全症状は顕在化しにくい．そのため，10 歳を超えたら心臓の定期的検査が推奨されている．本疾患で心障害の合併は避けられず，最大の死因は心不全とされる．主に拡張型心筋症様の左室機能低下を認めるが，不整脈，刺激伝導障害も出現する．

ステロイド治療が進行予防に有効との報告はあるが，根本的な治療法は現在のところない．心臓の治療は心不全治療に準じた ACE 阻害薬や β 遮断薬などの薬剤が中心である．進行例では拘束性の呼吸不全を呈し，近年，人工呼吸器による機械換気を中心とした呼吸管理が生命予後を劇的に改善することが明らかになった．生存年数は従来，未治療で 10 歳代後半であったが呼吸管理により 30 歳近くまで伸長している．

Becker 型

Becker 型は，Duchenne 型と同様にジストロフィン遺伝子の変異が原因で筋萎縮および心筋障害を発症するが，Duchenne 型と比べて進行が遅く，一般的に症状も軽い．発症時期は 10 〜 70 歳代と幅広い．

筋強直性ジストロフィー

成人で最も頻度の高い筋ジストロフィーで，筋強直・筋萎縮とともに白内障，糖尿病などさまざまな症状を呈する全身疾患である．本疾患は二系統（DM1，DM2）あり，主要で重篤とされる DM1 は，リン酸化酵素（DMPK）遺伝子の CTG 繰り返し配列の異常伸長が原因で起きる常染色体優性遺伝の疾患である．

刺激伝導系の変性や心筋の線維化が生じ，房室ブロックまたは致死性心室性不整脈を起こすため，死因として突然死が多いのが特徴である．

Friedreich 失調症

小脳や脊髄が主に障害され，脊髄性運動失調を主たる症状とする常染色体劣性遺伝の疾患である．本疾患では，ミトコンドリアの鉄硫黄クラスターの生合成にかかわるミトコンドリア蛋白フラタキシンの遺伝子変異（9q13）を認め，この蛋白の欠損により心臓におけるミトコンドリアの酸化的リン酸化の障害および鉄の過負荷が生じる．

肥大型心筋症様の心病変を有し，進行性の左室収縮能低下例では予後が悪いことが報告されている．また，原因遺伝子アレル上の GAA 反復が広範囲である場合，早期に発症し，神経症状および心障害がより重症化することも知られている．

ミトコンドリア脳筋症

CPEO（chronic progressive external ophthalmoplegia）/Kearns-Sayre 症候群（KSS）

20 歳前の発症で，進行性外眼筋麻痺，網膜色素変性に加え，①心臓伝導障害，②小脳失調，③髄液蛋白の上昇，のいずれかを認めるミトコンドリア病である．ミトコンドリア遺伝子 mtDNA の単一欠失で起こり，母系遺伝を示す．

眼瞼下垂を初発症状とすることが多く，その後，眼球運動障害（両側）をきたす．それ以外に，筋力低下も多く認め，一般的に緩徐に進行し筋萎縮を伴う．約半数に心疾患を合併し，なかでも刺激伝導障害が多い．高度房室ブロックにより失神・突然死をきたすこともある．

MELAS（mitochondrial myopathy, encephalopathy, lactic acidosis and stroke-like episode）

①40 歳前に発症する脳卒中様発作，②けいれんや認知障害を伴う脳症，③高乳酸血症や赤色ぼろ線維を伴うミトコンドリア筋症，を三徴とするミトコンドリア病で，繰り返す頭痛・嘔吐などの特徴的な症状を示す．mtDNA の tRNA^{Leu} 領域に 3243A＞G の変異を認め，ミトコンドリア病のなかで最も頻度が高い．

心疾患を合併し，肥大型心筋症様変化や WPW 症候群を認め，進行例では肥大型心筋症の拡張相に移行し重症心不全を呈する．

MERRF（myoclonic epilepsy with ragged red fibers）

進行性ミオクローヌスてんかんの臨床像を示すミトコンドリア病で，初発症状としてミオクローヌスを発症し，てんかん，筋萎縮・筋力低下，知能低下が進行性に加わり，小脳失調，感音難聴も出現する．本疾患の多く（80％）に，mtDNA の tRNA^{lys} 領域における 8344A＞G 変異が認められる．血液・髄液中のピルビン酸・乳酸濃度の上昇，小脳・脳幹・大脳皮質の萎縮，骨格筋組織の異常（赤色ぼろ線維やシトクロム C 酸化酵素活性が低下した筋線維の出現）を示す．

心病変は，拡張型心筋症様の機能障害や WPW 症候群がみられ，発症年齢が低いほど予後不良とされる．

薬物性・医原性疾患

抗癌薬

アントラサイクリン系薬剤（ドキソルビシン，ダウノルビシン，エピルビシン），タキサン系薬剤（パクリタキセル），アルキル化薬（シクロホスファミド），

❾ 代表的な抗癌薬と心血管毒性

	薬剤の種類	報告されている心血管毒性
アントラサイクリン系	ドキソルビシン，エピルビシン，イダルビシン，ミトキサントロン	心筋症，不整脈，急性心膜・心筋炎
微小管阻害薬（タキサン系）	パクリタキセル	不整脈，血栓症
アルキル化薬	シクロホスファミド，イホスファミド	心不全，心筋炎，心膜炎
代謝拮抗薬	フルオロウラシル，カペシタビン	心筋虚血，不整脈
モノクローナルチロシンキナーゼ阻害薬（分子標的薬）	ベバシズマブ	高血圧，血栓症
	トラスツズマブ，ペルツズマブ	左室収縮機能低下，心不全
小分子チロシンキナーゼ阻害薬（分子標的薬）	スニチニブ，ソラフェニブ	心筋症，高血圧，血栓症
	ニロチニブ，ポナチニブ	脳・心・末梢血管イベント
	ダサチニブ	肺高血圧，血管イベント
プロテアソーム阻害薬	ボルテゾミブ，カルフィルゾミブ	心筋症，高血圧，不整脈，血栓症
免疫調節薬	サリドマイド，レナリドミド，ポマリドミド	不整脈，血栓症
免疫チェックポイント阻害薬	ニボルマブ，ペンブロリズマブ	心筋炎

フルオロウラシルなどが古典的な心毒性を有する薬剤として知られている（❾）.

　アントラサイクリン系薬剤の急性毒性はまれであり（1％未満），不整脈（上室または心室期外収縮）や心電図変化（ST-T 変化，QRS 電位の減少，QT 時間の延長）が一過性にみられる．また，急性心筋炎や急性心膜炎が起こる場合もある．一方で，慢性毒性として心不全や左室収縮障害を引き起こすことがあり，特にドキソルビシンは累積投与量が 400 mg/m² を超えると約5％の患者で心不全を発症するという報告があるが，これ以下の投与量でも心不全を発症する場合もあるので注意深い観察が必要である．投与から1年以内に心不全を発症することが多いが，5～10年以上経過しても生じる危険性がある．

　近年の化学療法は種々の分子標的薬が併用されるが，多くの分子標的薬で心血管毒性が報告されている．乳癌や胃癌に対して使用されるトラスツズマブ（ヒト癌遺伝子 HER2/neu にコードされる HER2 蛋白に特異的に作用）は，副作用として心不全や左室収縮障害を引き起こす．アントラサイクリン系薬剤と異なり，トラスツズマブによる心毒性は一般には可逆性とされる．

向精神薬

　三環系抗うつ薬は ST-T 変化や PQ 時間，QT 時間の延長などの心電図変化や，心機能の障害を引き起こす．また，フェノチアジン系薬剤も同様の心電図変化を起こす．

セロトニン受容体関連薬

　ドパミンアゴニストであるブロモクリプチンやカベルゴリンは，セロトニン 2b 受容体への作用を介して線維芽細胞を活性化し，弁膜異常を引き起こす（カルチノイド症候群も同様）．また，片頭痛治療薬として使用されるエルゴタミン（麦角アルカロイドの一種）やトリプタン製剤は，セロトニン受容体を介した血管収縮作用により，冠攣縮性狭心症や心筋梗塞を引き起こす場合がある．

抗HIV薬

　後天性免疫不全症候群（AIDS）の発症を予防するため，複数の抗 HIV 薬を組み合わせて治療が行われる（highly active anti-retroviral therapy：HAART）．いくつかの抗 HIV 薬は，脂質異常症やインスリン抵抗性を引き起こし，長期的には冠動脈硬化症のリスクを上昇させる．

放射線照射

　照射技術の改善によって障害は減っているが，照射範囲や照射量が増すと，心膜炎，冠動脈硬化症，心筋障害，刺激伝導障害，弁膜異常などを起こすことがある．これらの障害は，他のリスク因子（若年者，化学療法など）が併存する場合に発症頻度は増加する．

（白石泰之，佐野元昭）

その他の二次性心筋障害

　二次性心筋障害（secondary cardiomyopathy）とは，原因または全身疾患との関連が明らかな心筋障害の総称で，WHO/ISFC 分類の「特定心筋疾患」に相当する．本項ではアルコール性心（筋）障害，貧血，サルコイドーシス，産褥性心筋症，スポーツ心臓を略述する．

アルコール性心（筋）障害

飲酒による心障害は古く，ミュンヘン市民のビール心（Münchner Bierherz）が知られる．アルコールによる心筋細胞障害で，収縮力の低下を内腔拡張で代償し拡張型心筋症の形態をとる．逆に，拡張型心筋症の1/3程度に過去の大量飲酒歴を聴取しうる．日本酒換算で4～5合/日（アルコール125 mL）以上×10年間が目安とされる．断酒・飲酒で，心陰影が縮小・拡大するアコーディオン徴候を特徴とするが，慢性症例ではこの徴候は消失している．基本的治療は禁酒で入退院を繰り返すうちに飲酒癖がなくなり，拡張型心筋症として加療される．

貧血

貧血の進行に伴いさまざまな症状が出現する．ヘモグロビン濃度が9～11 g/dLでは皮膚蒼白，頻脈にとどまるが，7～8 g/dLになると労作時息切れが生じる．ヘモグロビン濃度7 g/dL以下（～2 g/dLまで）に低下すれば心拍出量は増加する（高心拍出量状態）．ヘモグロビン濃度低下による粘性低下で後負荷が軽減され，1回拍出量が増大することによる．

サルコイドーシス

病態生理

なんらかの原因物質に対するIV型アレルギー反応が起こり，肺・肺門リンパ節および多臓器に非乾酪性類上皮細胞肉芽腫を生じる原因不明の全身疾患である．類上皮細胞性肉芽腫とはモノサイト・マクロファージ由来の細胞で，絨毛突起や細胞間結合を有し，上皮細胞に類似する類上皮細胞よりなる肉芽腫をいう．巨細胞（星状小体，Schaumann小体）を伴うことがある．

疫学

有病率は人口10万に対し7.5～9.3人と多く，心臓病変の正確な頻度は不明である．女性では60歳前後と20～30歳代に，男性は20～30歳代にピークがあり，50歳代以降の心臓死が多い．

臨床症状・診断

高度房室ブロックと心室中隔基部の壁運動低下，菲薄化，不均一な壁運動低下を示す拡張心で本症を疑う．壁運動低下は心室壁が壁厚にして1/3ないし1/2障害されなければ検出されないので，磁気共鳴映像法などの検査も重要である．

心内膜心筋生検，手術などによって，心筋内に乾酪壊死を伴わない類上皮細胞肉芽腫が認められる場合に本症と組織診断する．心筋生検陰性または未施行例で，心臓以外の臓器で類上皮細胞肉芽腫が陽性であり，かつ心臓病変を強く示唆する臨床所見を満たす場合などに臨床診断しうる．組織診断正中率は2割と低く，伝導障害例では15例中1例，まれな心室びまん性障害例でも1/3強にとどまる．

治療

薬物治療の主体は，炎症の抑制を目的に，臨床所見の改善を期待して行われる免疫抑制療法である．副腎皮質ステロイドは本症における第一選択薬として広く使用されている．示すべき治療の適応，種類，期間，量，中止の時期などについては十分なエビデンスがないのが現状である．

産褥性心筋症（周産期心筋症）

妊娠後期から分娩後数か月までに出現する心機能障害で，拡張型心筋症類似の左室の拡大およびびまん性壁運動低下をみる．血栓・塞栓症として発症することも多い．基本型の主病変は心筋変性であるが，心筋炎などの症例が混在しており，その鑑別が重要である（免疫抑制薬を使用する意味がある）．

一般的には拡張型心筋症ならびに心腔内血栓症に準じて治療する．

スポーツ心臓

スポーツ心臓は1899年Henschenが打診法にて一流クロスカントリー選手の心濁音界が大きいことを報告したことに始まる．本症は長時間持続したトレーニングに起因する生理的（適応性）心臓肥大（拡張）で，優秀な機能をもつ心臓をいう．洞性徐脈，心臓異常，収縮期雑音，さまざまな心電図異常，胸部X線写真上の心拡大などは，運動への良好な適応と考えられ，治療の対象とはされていなかった．長期間にわたる非常に高度な持久力トレーニングでは心容積の増大と心重量の増加が生じる．筋力トレーニング，特に等尺性トレーニングでは運動中の過度の血圧上昇により，左室壁が肥厚する．

わが国では小児から青年期の突然死の多くが心臓関連であり，心筋症によると推定されている．したがって，スポーツ選手ではスポーツ心臓と心筋症との鑑別が重要である．本症は生理的な肥大であり，徐脈を除く所見はトレーニング中止後1年で消失する．中高年にみられる心肥大や心電図異常所見が学生時代のスポーツに起因するとの常識は誤りである．特にスポーツ歴が短い，トレーニングの強度が強くない，成人になってから運動を始めた人に心拡大，肥大，心電図異常が認められたときには，心筋症，心筋疾患である可能性が高い．ドーピング禁止薬による心肥大，激しい運動による潜在性の肥大型心筋症遺伝子活性化も考えられる．

たこつぼ心筋症 takotsubo cardiomyopathy

概念
- たこつぼ心筋症は，急性発症の原因不明の左室心尖部バルーン状拡張を呈する症例（⑩）をいう．
- 高齢女性に多い（性比1：7）．情動ストレスが引き金であることが多いが，ストレスなしに発症する例もある．
- 心尖部のバルーン状無収縮と心基部の過収縮を呈する典型例は6割で，残りは心室中部，心基部などに収縮異常をみる亜型となる．この変化は，大部分の症例で，数週から1月くらいでほぼ正常化する．3割強に右室収縮異常を認める．

病因
主冠動脈の多枝攣縮による心筋気絶，心筋内微小血管の攣縮（による心筋気絶），心筋炎，カテコラミン心筋障害，流出路動的狭窄による心尖部膨隆，神経性心筋障害，心尖部心筋のβアドレナリン受容体密度（の高値）などが想定されているが，定説はない．

病態生理
流出路狭窄，急性のうっ血性心不全，心筋心外膜面からの毛細血管性出血，心破裂，タンポナーデなどに陥る症例がある．

病理
急性期死亡例で個々の心筋細胞の強い障害（単一心筋細胞障害）とその集合像を，慢性期症例では病変の治癒過程が観察される．

疫学
頻度は，急性冠症候群例の数%にあたり，女性患者に限定すれば，頻度はその数倍（5.9～7.5%）となる．

臨床症状
急性冠症候群を疑わせる胸痛で発症する症例のほか，急性の呼吸困難（肺水腫，急性心不全）で発症する例や無症状発症例も少なくない．

検査
心電図所見は，経時的に，ST上昇（冠攣縮によるST上昇より長い持続時間）の後にT波逆転（巨大陰性T波）・QT延長に移行し，その後回復する．少数例でQ波，胸部誘導のinitial R波の減高がみられる（⑪）．
壁運動低下程度に合致しない，心筋逸脱酵素の相対的にわずかな上昇（低値）をみる．
核磁気共鳴画像法では，急性期に障害部に浮腫がみられ，慢性期にはほとんど消失する（⑫）．加えて，少数例で後期ガドリニウム増強像を示し，心筋いっ血，毛細血管滲出，水腫，線維症からなる「炎症像」が認められる．

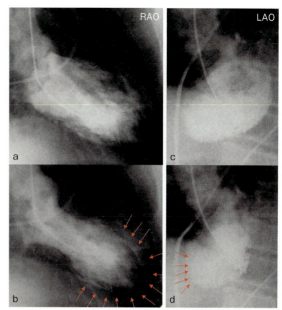

⑩ たこつぼ心筋症の左室造影像（急性期）
77歳，男性．20病日で死去．
a．RAO 拡張期．
b．RAO 収縮期．心尖部の広範な無収縮域を示す．
c．LAO 拡張期．
d．LAO 収縮期．心尖部中隔の収縮低下を示す．

心室収縮異常，心電図・酵素・心筋MRI所見などは速やかに正常化する．しかし，心電図変化は年余にわたり，回復が遅延する例がある．

合併症・予後
急性期：心原性ショック，左室流出路狭窄，僧帽弁逆流などを生じる．重症例は呼吸不全を呈し，心破裂などで死亡する．神経性食思不振症を除き，高齢で，1～33病日（平均10日，1週間以内は半数）で死亡，死因は肺炎，敗血症，多臓器不全などの基礎疾患によるものと，心破裂，心タンポナーデ，致死性心室不整脈によるものがみられた．
慢性期：全国アンケート調査で死亡は4.45%，重度後遺症（心室瘤，完全房室ブロック，心不全再発など）は1.3%にみられた．予後不良症例は5%ほどである．

治療
数週以内にほぼ正常化するので，特別な治療方針はない．急性期では致命的な合併症に対処する．

（河合祥雄）

● 文献
1) Linman JW：Physiologic and pathophysiologic effects of anemia. *N Engl J Med* 1968；279：812.
2) 日本循環器学会ほか：循環器病ガイドラインシリーズ2016年度版：2016年版心臓サルコイドーシスの診療ガイドライン．

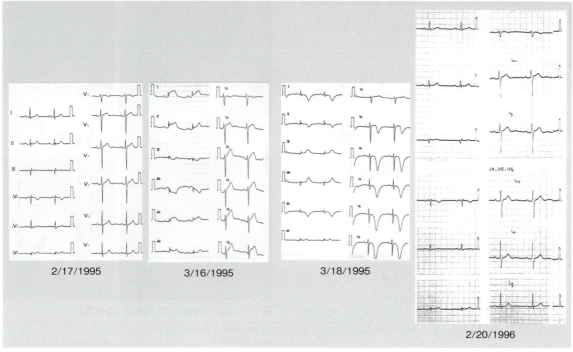

⓫ たこつぼ心筋症の心電図経過

60歳，女性．たこつぼ心筋症発症以前の2月17日の心電図．発症当日3月16日から翌年2月20日までの心電図経過．たこつぼ心筋症では急性期（発症当日）の3月16日ではII誘導，aV_F誘導で下に凹のST上昇，I誘導aV_L誘導では上に凸のST上昇をみる．aV_R誘導では強いST低下をみる．
その後ST部上昇の軽快につれて，T波の陰転化，巨大陰性T波，QT延長，相対的な徐脈などをみる．一般に心電図変化は可逆性である．ST上昇は梗塞時と同様の障害電流，ならびに心外膜側心筋炎による障害電流の可能性がある．

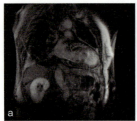 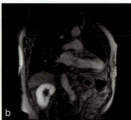 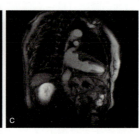

⓬ 連続ガドリニウム強調MRI像
a. 急性期，第3病日．左室心尖部はバルーニング様形態を呈し，心尖部心筋の菲薄化が観察される．
b. 慢性期，第45病日．心尖部拡張は回復し，心尖部心筋にガドリニウム染色性がみられる．
c. 回復期，第157病日．左室形態は正常化し，左室心筋性状も正常化（ガドリニウム非染色）している．

3) 日本循環器学会，日本AED財団．提言「スポーツ現場における 心臓突然死をゼロに」
www.j-circ.or.jp/topics/files/aed_tegen.pdf
4) 河合祥雄：たこつぼ型心筋障害，またはたこつぼ（Ampulla or Amphora）心筋症 – 本邦学会報告例の検討．呼吸と循環 2000；48：1237．
5) 河合祥雄：たこつぼ心筋障害（たこつぼ心筋症），心筋症診断の手引きとその解説，北畠 顕ほか（編），札幌：かりん舎；2005, p109．
6) Eitel I, et al：Clinical characteristics and cardiovascular magnetic resonance findings in stress (takotsubo) cardiomyopathy. *JAMA* 2011；306：277．

15 循環器疾患と遺伝子異常

家族性肥大型心筋症
familial hypertrophic cardiomyopathy

概念
- 肥大型心筋症（hypertrophic cardiomyopathy：HCM）は，心筋肥大を特徴とする遺伝性心筋症で，500人に1人程度存在する．
- HCMの家族スクリーニングを行うと約半数に家族内発症を認める．このような家族性HCMの遺伝形式は常染色体顕性遺伝である．
- 日常臨床では，高血圧や大動脈弁狭窄症などに加え，Anderson-Fabry病や心アミロイドーシスなどの二次性心肥大をきたす疾患を除外することで診断される．

病因・病態
遺伝子変異の種類と認められる頻度

HCMの原因遺伝子変異は，HCMの大家系におけるβミオシン重鎖（*MYH7*）の報告以来，非常に多くの報告があるが，心筋の収縮単位であるサルコメアの構成蛋白をコードしている8つの遺伝子変異が大部分である．その中でも，*MYH7*とミオシン結合蛋白C（*MYBPC3*）で全体の約70％を占める（❶）[1]．

臨床的にHCMと診断された患者において，家族性HCMの50～60％前後，孤発例HCMの15～30％前後に変異が同定される．従来は，既知の変異を中心にシークエンスを行うSanger法で遺伝子変異は検索されてきた．次世代シークエンサーの導入により，変異の検出は容易になった．しかし，各個人のゲノムには稀少変異があり，その遺伝子変異が「原因変異」かどうかを決定するまでの絞り込みが必要である．

遺伝子変異が引き起こす病態形成の機序[2]

サルコメアを中心とする病因変異がどのような機序でHCMを引き起こすかについてはいまだ不明な点が多い．ミオシン頭部領域は心筋張力発生部位であるが，

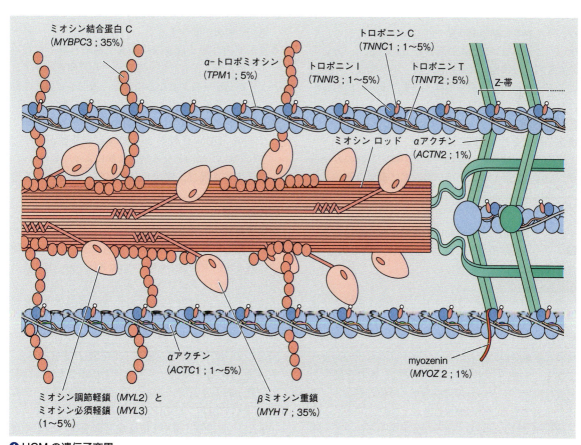

❶ HCMの遺伝子変異

(Maron BJ, et al：Hypertrophic cardiomyopathy. *Lancet* 2013；381：242.)

❷ 肥大型心筋症が疑われる患者における遺伝子診断の推奨とエビデンスレベル

	推奨クラス	エビデンスレベル	Minds推奨グレード	Mindsエビデンス分類
肥大型心筋症としては非典型的な臨床像や特徴を示す二次性心筋疾患を疑う場合の遺伝学的検査による確定診断	I	B	A	IVa
家族内調査が可能な肥大型心筋症患者における遺伝子診断	IIa	B	B	IVa
家族内調査が困難な肥大型心筋症患者における遺伝子診断	IIb	B	C2	IVa
突然死リスク評価としての遺伝子診断	IIb	B	C2	III

(日本循環器学会ほか：心筋症診療ガイドライン〈2018年改訂版〉. http://www.j-circ.or.jp/guideline/pdf/JCS2018_tsutsui_kitaoka.pdf〈2019年6月閲覧〉)

同部に遺伝子変異があった場合，収縮は亢進し，弛緩は障害される．サルコメア遺伝子変異では，筋収縮のカルシウム感受性の亢進が報告され，低濃度のカルシウムでも容易に筋収縮状態や筋弛緩の遅延を起こしやすい．これらは，HCMの病態と一致する．一方で，錯綜配列，線維化，非対称性肥大，不整脈などの発生に至るメカニズムに関しては，いまだ十分には明らかにされていないのが現状である．

検査・診断

遺伝子検査をどう臨床に活かすか

　原因遺伝子変異の同定は，本人の確定診断のみならず，血縁者の診断やスクリーニングに重要な意義をもつ．病因変異が同定されている家系では，遺伝子検査を行うことにより，いまだ発症していない親族における将来のHCM発症の可能性の有無が明らかになる．❷に『心筋症診療ガイドライン（2018年改訂版)』における遺伝子検査の推奨を示す[3].

治療方針・予後

　遺伝子変異の種類によってHCMの臨床病型や予後が規定されるかどうかが注目されてきた．これまで，*MYH7*における一部の変異に突然死が多い，*MYBPC3*変異は高齢発症の患者が多く，臨床経過も比較的良好である，心筋トロポニンT（*TNNT2*）変異は肥大の程度は軽度にもかかわらず拡張相への移行が多く，予後が不良である，などが報告されてきた．しかし，同一遺伝子ではあっても，違った臨床像や予後を呈することもあり，遺伝子診断からの病型や予後予測には限界があり，遺伝子変異の情報より個別の患者の治療方

針を決定するには至っていない．ただ，サルコメア遺伝子変異を認めるHCM患者が，認めない患者に比べ，予後が悪いことが報告されている．

（北岡裕章）

◉文献

1) Maron BJ, et al：Hypertrophic cardiomyopathy. *Lancet* 2013；381：242.
2) Burke MA, et al：Clinical and Mechanistic Insights Into the Genetics of Cardiomyopathy. *J Am Coll Cardiol* 2016；68：2871.
3) 日本循環器学会ほか：心筋症診療ガイドライン（2018年改訂版）. http://www.j-circ.or.jp/guideline/pdf/JCS2018_tsutsui_kitaoka.pdf（2019年6月閲覧）

特発性拡張型心筋症
idiopathic dilated cardiomyopathy

概念

● 拡張型心筋症（dilated cardiomyopathy：DCM）の臨床病態については別項に譲る（☞p.292）が，DCMのうち明らかな誘因なく発症するものを特発性（もしくは一次性）DCMと呼び，その発症には遺伝的要因が関与する．

● 遺伝要因の多くは遺伝子変異であると考えられるが，健常者も保有している変異（疾患関連バリアント）が発症リスクとなる場合と，遺伝子変異そのものが疾患発症の原因となる（病因変異）場合がある．

● この後者の場合は遺伝子診断や発症前診断の対象となるが，DCM患者の20～35％は家族歴があるとされており，原因となる病因変異によって異なるが，常染色体性優性，常染色体性劣性，あるいはX連鎖性の遺伝形式をとる．

病因・病態

遺伝子異常

　肥大型心筋症（HCM）の原因遺伝子については前項に譲るが，家族性DCMの原因遺伝子も，HCMと同様に実に多種多様である．最初に家族性DCMの原因遺伝子として報告されたのは，DCM兄弟例（X連鎖性DCM）に見いだされたジストロフィン遺伝子（*DMD*）変異であり，次に常染色体性優性DCMの原因として心筋αアクチン遺伝子（*ACTC1*）変異である．その後，HCMと同様に，家族性DCMでもサルコメア変異が報告されているし，タイチン（*TTN*），テレトニン（*TCAP*），CARP（*ANKRD1*），ネブレット（*NEBL*）などのZ帯やI帯構成要素をコードする遺伝子の変異も家族性DCMの原因となる．

　DCM患者およびHCM患者を対象とした大規模な

TTN 変異検索の結果が報告されているが，欧米人集団において，家族性 DCM 患者の約 25 %，孤発性 DCM 患者の約 18 % に変異が見いだされ，そのほとんどが終止変異，フレームシフト変異，スプライシング変異などのタイチン分子が断裂する変異（トランケーション変異）であり，これに対して HCM 患者の一部ではミスセンス変異である．また，DCM に見出される *TTN* トランケーション変異は A 帯領域に集中しており，Z 帯領域や M 帯領域の変異は乏しい．さらに，欧米人周産期心筋症患者では約 10 % に *TTN* のトランケーション変異が見いだされるが，いずれも A 帯領域の変異である．

一方で，全世界の人種・民族集団からなる 1,092 人の全ゲノム配列を解析する共同研究プロジェクト（1,000 ゲノムプロジェクト）のデータでは，一般集団中にも *TTN* のトランケーション変異が多数見いだされている．このことは，塩基配列解析だけでは *TTN* 変異の病因としての意義を解明できず，家系解析や変異がもたらす機能変化を証明することが必要であることを示す．

遺伝子変異による機能異常

上述のとおり，HCM でも DCM でも種々のサルコメア要素の変異が見いだされる．病因変異による機能変化が大きければ早期から DCM 様病態（拡張相 HCM）を呈する．すなわち，変異による機能異常の量的な違いが DCM と HCM の病態の違いをもたらす可能性もあるが，実際には，DCM 変異と HCM 変異の機能変化には質的な違いが存在する．

例をあげれば，トロポニン T 遺伝子（*TNNT2*）変異は DCM にも HCM にも見いだされるが，DCM 変異（delK210）と HCM 変異（delE160）がもたらす機能異常をみると，前者は心筋収縮のカルシウム感受性を低下するのに対し，後者はこれを亢進する．

一方，*TTN* のテレトニン結合ドメインに見いだされる DCM 変異（Val54Met）はテレトニンへの結合性を低下させ，*TCAP* に見出された DCM 変異（Arg-87Gln，Glu132Gln）はいずれもタイチンとの結合性を低下させるが，HCM 変異（Thr137Ile，Arg-153His）はいずれもタイチンとの結合性を増強させる．これらのことは，DCM 変異は loose sarcomere 症（loose sarcomeropathy），HCM 変異は stiff sarcomere 症（stiff sarcomeropathy）をそれぞれもたらすことを示唆する．また，スプライシングに関連する因子である *RBM20* 遺伝子に変異があると，*TTN* をはじめとする心筋サルコメア関連遺伝子のスプライシングパターンが変化し，結果としてサルコメアの弾性異常や細胞内カルシウム分布異常などが生じる．サルコメア硬度（stiffness）は心筋収縮のカルシウム感受性

と密接に関連しており，硬度が高いほどカルシウム感受性が亢進することから，サルコメア構成要素変異も Z 帯構成要素変異も機能的な帰結は似かよっていると考えられる．

その他の DCM に見いだされる I 帯要素変異についてみると，タイチン N2-B 領域には FHL2 や α クリスタリンが結合しているが，これらに見いだされた DCM 変異は，いずれもタイチンとの結合性を減弱する．また，上記の N2-B 領域の *TTN* 変異は，FHL2 や α クリスタリンとの結合性を低下させる．これとは別に，DCM に見いだされた Z 帯構成要素 ZASP 遺伝子（*LDB3*）変異はグルコース代謝にかかわるホスホグルコムターゼ 1（PGM1）との結合を減弱する．PGM1 は通常細胞質内に分布しているが，低血清や低グルコースなどの代謝ストレスにさらすと Z 帯にも分布し，ここで ZASP と結合することから，ZASP の DCM 変異は代謝ストレスに対する反応が減弱した状況ともいえる．前述した *RBM20* 変異があると *LDB3* のスプライシングパターンが変化し，ZASP の PGM1 結合サイトが失われることから，*RBM20* 変異による DCM 発症には ZASP-PGM1 結合減弱もかかわる可能性がある．一方，DCM に関連する *BAG3* 変異は低血清，低グルコースにさらされた心筋細胞のアポトーシスを亢進させる．これらのことは，DCM の病因変異の一部は，エネルギー代謝反応異常をもたらすといえる．

（木村彰方）

● 文献

1) Kimura A：Molecular genetics and pathogenesis of cardiomyopathy. *J Hum Genet* 2016；61：41.
2) Weintraub RG, et al：Dilated cardiomyopathy. *Lancet* 2017；390. 400.
3) Kayvanpour E, et al：Genotype-phenotype associations in dilated cardiomyopathy：meta-analysis on more than 8000 individuals. *Clin Res Cardiol* 2017；106：127.

ミトコンドリア DNA 異常と心筋症

ミトコンドリア DNA の特徴

ミトコンドリアは，ほぼすべての真核生物に存在する細胞内小器官で，好気呼吸によって細胞が消費するエネルギーである ATP を産生する．ミトコンドリアには，核 DNA とは独立して，ミトコンドリア内に独自のミトコンドリア DNA を有している．核 DNA とは異なり，受精の際にミトコンドリア自体が母性遺伝

するため、ミトコンドリアDNAも母性遺伝する。す なわちミトコンドリアDNAの遺伝子変異による疾患 は、父親から由来することはなく母性遺伝する。

ミトコンドリアは、ほかの細胞内小器官と同様にさ まざまな蛋白質などにより構成されており、構造と機 能が維持されている。それらの一部はミトコンドリア DNAにコードされているが、そのほか多くは核DNA にコードされている。ミトコンドリアの機能異常は、 ミトコンドリアDNAや核DNAの変異によって生じ うる。また1つの細胞にミトコンドリアは多数含まれ ており、1つのミトコンドリアには複数のミトコンド リアDNAが存在している。細胞内に多コピー存在す るミトコンドリアDNAにおいて、その変異は一様で はなくヘテロプラスミーを呈している。すなわち細胞 内の全ミトコンドリアDNAは同一の配列ではなく、 変異を有するミトコンドリアDNAと正常なDNAが 混在している状態であることが多い。さらに細胞単位 だけではなく臓器ごとにもヘテロプラスミーの程度は 異なり、これらは核DNAにはみられない特徴で、疾 患発症や重症度を規定する要素の一つである。

■ミトコンドリア病

ミトコンドリア病はミトコンドリア機能が障害さ れ、臨床症状が出現する病態を総称しており、ミトコ ンドリアDNAと核DNAの変異によることがある。 ミトコンドリア内に存在する蛋白をコードするミトコ ンドリアDNAや核DNAの変異、あるいはミトコン ドリアDNAにコードされる転移RNAやリボソーム RNAの変異によることが多い。

エネルギーを大量に消費する心筋細胞は、ATPを 産生するミトコンドリアを豊富に含んでおり、ミトコ ンドリアの異常は心臓疾患に結びつきやすい。また、 刺激伝導系はATPを多量に消費するため、ミトコン ドリア障害により刺激伝導障害もきたしやすい。しか し、全身のほとんどすべての細胞・組織がミトコンド リアの産生するエネルギーに依存しているため、ミト コンドリア機能異常が引き起こす臨床徴候は多様かつ 全身性となることが多い。

多くのミトコンドリアDNA変異は、Kearns-Sayre 症候群（外眼筋麻痺、網膜色素変性、心刺激伝導障害）、 MELAS（mitochondrial myopathy, encephalopathy, lactic acidosis, stroke-like episodes）、MERRF（myoc- lonus epilepsy associated with ragged-red fibers）と いったミトコンドリア病として発見される。

ミトコンドリア心筋症 mitochondrial cardiomyopathy

概念
● ミトコンドリア心筋症は、ミトコンドリアの構造や

機能にかかわる遺伝子の異常によって生じる酸化的 リン酸化障害を特徴とする心筋症である。

臨床症状
ミトコンドリア心筋症は無症状で経過するものから 重篤な心不全に至るものまで重症度はさまざまであ り、致死性不整脈や突然死に至ることもある。多くの 場合は神経筋疾患や代謝性疾患などのミトコンドリア 病特有の随伴症状を伴うが、心筋症孤発例や心筋症が ミトコンドリア病診断のきっかけになる場合もある。

病態
ミトコンドリア心筋症の代表的な表現型は、肥大型 心筋症や拡張型心筋症であり、肥大型心筋症はミトコ ンドリア心筋症の約半数を占める。また、肥大型心筋 症は収縮機能不全から代償不全となり拡張相へと移行 することが多く、注意を要する。拡張型心筋症は、肥 大型心筋症に次いで多い。また、頻脈性不整脈は単独 で認められることもあるが、心筋症に合併して発症す ることも多い。洞機能不全症候群や完全房室ブロック などの徐脈性不整脈もたびたび認められる。

診断
ミトコンドリア心筋症の診断には、心筋細胞におけ る酸化的リン酸化障害の存在を示し、またミトコンド リアDNAもしくは核DNAにおける遺伝子異常を同 定することである。

治療
現在はミトコンドリア心筋症に特異的な治療法はな く、一般的な心不全に対する対処療法や、頻脈性・徐 脈性不整脈の治療を行うことしかできず、特異的な治 療方法の開発が待たれる。

その他の二次性心筋症の原因遺伝子

心Fabry病 cardiac Fabry disease

概念
● Fabry病は、細胞内のリソソーム（ライソゾーム） の中の酵素が消失もしくは機能低下することによる 全身性代謝異常症の一つである。

病因・病態
リソソームの酵素であるα-ガラクトシダーゼが消 失すると、その基質であるグロボトリアオシルセラミ ドなどの糖脂質が蓄積し、全身にさまざまな機能障害 を呈する。全身性Fabry病は、X染色体に存在する α-ガラクトシダーゼ遺伝子（GLA；Xq22）の変異に よる酵素活性の完全欠損によって起こる（約12万人 に1人）。

X連鎖劣性遺伝形式をとるため男性のみに発症する

と考えられていたが，X染色体の不活性化の偏りなどにより，ヘミ接合体の女性にも発症すると考えられているが，男性よりは軽症であることが多い．

臨床症状

四肢痛，低汗症，皮膚の被角血管腫，腎不全，心肥大など典型的な症状を呈する古典型Fabry病，発症年齢が遅く症状が一部に限局する亜型として心臓の症状に限局する心型亜型，腎臓の症状にほぼ限局する腎型亜型などがある．

心Fabry病も同様にα-ガラクトシダーゼ遺伝子変異によるが，全身性と異なりα-ガラクトシダーゼ酵素活性は低下しているが，残存していると考えられている．心臓のみが障害される機序は判明していない．

心症状においては，左室肥大もしくは肥大型心筋症様の所見を呈し，病気の進行とともに一部もしくは全体の左室壁運動低下が出現し，さらに拡張型心筋症様となり，心不全や不整脈を引き起こす．

疫学

発症年齢は古典型Fabry病より遅く，40歳以降の男性に多く認められる．また，わが国での検討では，心肥大男性症例の3％程度に認められることも報告されており，原因不明の心肥大に対しては本症を疑うことも検討する必要がある．

診断

臨床症状から本症が疑われた場合には，酵素診断，生化学的診断，病理診断，遺伝子診断が行われる．男性患者の場合，X染色体上のα-ガラクトシダーゼ完全欠失であり，診断は容易である．白血球，血漿，培養皮膚線維芽細胞中のα-ガラクトシダーゼ活性を測定し，正常の10％以下の活性低下を証明する．尿中のグロボトリアオシルセラミドを定性・定量測定することによっても診断可能である．またα-ガラクトシダーゼ遺伝子を直接解析することも可能である．

女性のヘミ接合では診断が難しいことが多いが，基本的に臨床症状と上記の検査を組み合わせて診断する．

治療

近年は，欠損している酵素を点滴で補充し，体に蓄積している不要な糖脂質を分解する酵素補充療法が行われている．これにより，症状の改善や病気の進行を抑えることができ，心肥大の改善をみることが報告されている．

筋ジストロフィー muscular dystrophy

概念

- 筋ジストロフィーとは骨格筋の壊死・再生を主病変とする遺伝性筋疾患の総称である．
- 骨格筋障害に伴う運動機能障害を主症状とするが，心筋障害，消化管症状，骨代謝異常，内分泌代謝異常，中枢神経障害等を合併することも多い．

病因・病態

骨格筋に発現する遺伝子の変異・発現調節異常により，骨格筋細胞の機能が破綻して変性・壊死に至る．特に骨格筋と心筋は，横紋筋として共通の調節機構が存在しており，さまざまな筋ジストロフィーにおいて重症の心症状を呈することも多く，また直接の死因となることも多い．

Duchenne型筋ジストロフィー

筋ジストロフィーの代表的疾患として，頻度が高く，症状も重篤なDuchenne型筋ジストロフィーがある．男児3,000人に1人の割合で，X染色体に存在するジストロフィン遺伝子（*DMD*：Xq21）変異により発症する．筋線維膜直下に存在するジストロフィン蛋白質が欠損することで生じる．ジストロフィン関連糖蛋白はジストロフィンとアクチンとの結合を介して，サルコメアの安定性を保ち，力を細胞外マトリックスに伝える．

高クレアチンキナーゼ血症や筋力低下などの臨床症状から本症が疑われた場合には，遺伝子診断や筋生検を行い診断に至る．Duchenne型筋ジストロフィーでは心筋症の合併が多く，心不全は最大の死因となっており，またジストロフィン遺伝子変異の女性キャリアでは骨格筋病変はほとんどなく，もっぱら心不全を主徴とするケースも認められる．

筋強直性ジストロフィー

筋強直性ジストロフィーは，成人で最も頻度の高い筋ジストロフィーである．症状は，筋強直および筋萎縮を特徴とするが，心病変（心伝導障害，心筋障害）を含む多臓器を侵す全身疾患である．筋強直性ジストロフィータイプ1（DM1）は人口10万人あたり5〜7人程度とされ，わが国ではほとんどがDM1である．

原因遺伝子は，19番染色体に存在するミオトニンプロテインキナーゼ遺伝子の3′非翻訳領域に存在するCTG反復配列の異常な伸長が原因であるとされている．多彩な症状を呈することが近年明らかとなってきている常染色体優性遺伝性疾患である．

Emery-Dreifuss型筋ジストロフィー

Emery-Dreifuss型筋ジストロフィーは，筋症状の進行は比較的緩徐で，歩行不能になることは少ないが，突然死が多い筋ジストロフィーである．原因遺伝子（*STA*遺伝子）はX染色体（Xq28）にあり，X連鎖劣性遺伝である．遺伝子産物はエメリンと名づけられている．エメリンは核膜に存在することが知られているが，発症機序についてはよくわかっていない．まれに1番染色体長腕（1q21）にあり，ラミン（lamin A/C）という核膜の蛋白の遺伝子（*LMNA*）に変異を有する，常染色体優性遺伝の家系もある．

本症は,心伝導障害を伴う心筋症を特徴としており,心伝導障害は不整脈をきたし突然死の原因となるので,ペースメーカの装着が必要となることがある.

(湯浅慎介)

家族性QT延長症候群
familial long QT syndrome

概念
● 家族性QT延長症候群(LQTS)は,QT時間の延長とtorsade de pointes(TdP)と呼ばれる,QRS波の極性が刻々と変化する特徴的な波形を呈する多形性心室頻拍(VT)を認める疾患である[1,2].
● TdPは通常自然停止するが,時に心室細動(VF)に移行し突然死の原因となる[1,2].
● QT延長は,修正QT時間($QTc=QT/\sqrt{RR}$)が440ミリ秒以上と定義される.

疫学
頻度はおよそ2,000人に1人(0.05%)と推定されている.初回心イベント(失神や突然死)の発症は学童期から思春期に多く,平均発症年齢は男児8歳,女児14歳である.初回心イベント発生率は,日本人では15歳までは性差はないが,15歳を過ぎると女児に多くなる.性差はやや女性に多い.

病因・病態生理
家族性LQTSでは,イオンチャネル(K, Na, Caチャネル)に関連する遺伝子上に75%の患者で変異が同定される[1].常染色体優性遺伝形式をとるRomano-Ward症候群では10個の染色体上に15個の遺伝子型が報告され,著明なQT延長に先天性聾を伴うJervell-Lange Nielsen症候群では*KCNQ1*または*KCNE1*の常染色体劣性遺伝形式をとる.

家族性LQTSでは,遺伝子変異が同定される患者の90%以上はLQT1,LQT2,LQT3の3型のいずれかであり,それぞれの頻度はLQT1が35%,LQT2が30%,LQT3が10%である[1,3].いずれの遺伝子型でも,心室筋活動電位プラトー相の外向き電流(遅延整流K^+電流〈I_K〉の遅い成分〈I_{Ks}〉,速い成分〈I_{Kr}〉,内向き整流K^+電流〈I_{K1}〉)が減少するか,または内向き電流(late Na^+電流〈I_{Na}〉,L型Ca^{2+}電流〈I_{Ca-L}〉)が増加することにより,活動電位持続時間が延長し,心電図上QT延長を呈する.LQT1~LQT3の遺伝子診断は,診断結果が日常診療,治療に還元されていることから,2008年に保険診療として承認されている.

臨床症状
典型的な臨床症状は,失神,痙攣発作,突然死であり,家族性LQTS患者の5%未満で初発症状として突然死あるいは心停止を認める.一方で,遺伝子変異を有していても約半数の患者が無症状であり,10~40%が明らかなQT延長を認めない[1,3].

LQT1の心イベントの多くは運動中,特に水泳中に多く,乳幼児・小児の水泳中の突然死の原因として重要である[1].LQT2の心イベントは情動ストレス(恐怖や驚愕),音刺激(目覚まし時計など)による覚醒時など,急激に交感神経が緊張する状態で起こる[1].LQT3では睡眠中や安静時に心事故が多い[1].

診断
家族性LQTSの臨床診断はSchwartzらによって報告されたリスクスコアを用いて行い,心電図所見(QT時間,TdP,T波オルタナンス,ノッチ型T波,年齢不相応な徐脈),臨床症状(失神,先天性聾),家族歴を点数化し,合計3.5点以上の場合に臨床診断可能である(❸).2013年の三大陸不整脈学会の遺伝性不整脈expert consensus statementでは,このほか,家族性LQTS関連遺伝子に明らかな病的変異(pathogenic mutation)を認める場合,常にQTc≧500ミリ秒の場合も臨床診断可能としている[3].

検査
12誘導心電図検査で,LQT1では幅広い(broad-based)T波,LQT2では平低ノッチ型(low-amplitude, notched)T波,LQT3では長い等電位のST部分とT波のピークが後ろにある遅発性(late-appearing)T波を認める.非浸透患者の検出やLQT1~LQT3の遺伝子型の推定には,運動負荷試験やアドレナリン負荷試験が有用である.

❸ 先天性QT延長症候群のリスクスコアと臨床診断基準

		点数
心電図所見	A. QT時間の延長[*1](QTc)	
	≧480ミリ秒	3
	460~479ミリ秒	2
	450~459ミリ秒(男性)	1
	B. 運動負荷後4分のQTc ≧480ミリ秒	1
	C. torsade de pointes(TdP)[*2]	2
	D. 視覚可能なT波オルタナンス	1
	E. ノッチ型T波(3誘導以上)	1
	F. 年齢不相応な徐脈[*3]	0.5
臨床症状	A. 失神[*2]	
	ストレスに伴う	2
	ストレスに伴わない	1
	B. 先天性聾	0.5
家族歴[*4]	A. 確実な先天性LQTS[*5]の家族歴	1
	B. 30歳未満での突然死の家族歴	0.5

点数の合計により,≧3.5は診断確実,1.5~3は疑診,≦1は可能性が低い,に分類される.
[*1] 治療前あるいはQT延長を引き起こす因子がない状態で記録し,Bazettの補正式を用いてQTcを算出する.
[*2] TdPと失神の両方ある場合は2点.
[*3] 各年齢の安静時心拍数の2パーセンタイル値を下回る場合.
[*4] 両方ある場合は1点.
[*5] 先天性LQTSリスクスコア≧3.5.

治療

LQT1では運動制限が必須であり、「競技レベル」の運動、特に競泳、潜水は禁止とする[1]。薬物治療はβ遮断薬が有効で、74％の心イベントリスク低下効果が報告されている。β_1非選択性のβ遮断薬（プロプラノロールやナドロール）の有効性が高いとされている。LQT2でも運動制限とともに第一選択薬はβ遮断薬であり、63％の心イベントリスク低下効果が報告されているが[1]、他の抗不整脈薬（メキシレチン、ベラパミル）の併用が必要な場合が多い。カリウム製剤とカリウム保持性利尿薬の併用による血清K値の上昇も有効である。LQT3ではメキシレチンが有効であるが、LQT3の女性ではβ遮断薬が有効である。

非薬物治療として、VFまたは心停止の既往を有する患者は、植込み型除細動器（ICD）のクラスI（絶対）適応である。VFや心停止がなくても、①TdPまたは失神、②突然死の家族歴、③β遮断薬に対する治療抵抗性、のうち2項目以上を認める場合はクラスIIa、1項目を認める場合はクラスIIbのICD適応となる[3]。ただし、LQT3では①と②のいずれかを認めればクラスIIaのICD適応となる[3]。

(清水　渉)

●文献

1) 清水　渉：遺伝性不整脈。循環器系の疾患。矢崎義雄（総編）。内科学、第11版。東京：朝倉書店；2017。p.423。

2) Priori SG, et al：HRS/EHRA/APHRS expert consensus statement on the diagnosis and management of patients with inherited primary arrhythmia syndromes：document endorsed by HRS, EHRA, and APHRS in May 2013 and by ACCF, AHA, PACES, and AEPC in June 2013. *Heart Rhythm* 2013；10：1932。

3) 日本循環器学会ほか：循環器病ガイドラインシリーズ。遺伝性不整脈の診療に関するガイドライン（2017年改訂版）。

Marfan症候群とフィブリリン1遺伝子異常

概念

● Marfan症候群は、先天的な結合組織の脆弱性を特徴とする常染色体優性疾患で、若年性大動脈瘤・解離症の原因となる。

● 特徴的な体型（高身長で手足が長い）や側彎症、漏斗胸、気胸、水晶体偏位・亜脱臼など、多系統に障害を引き起こす。

● 未通院の場合は、20〜30歳代で大動脈解離に至る症例が多い。

疫学

発症率は約5,000人に1人で、人種差や性差はない。発症者の約3/4には家族歴があり、約1/4が孤発例（突然変異）である。

病因

診断基準を満たす約9割の患者で、15番染色体上のフィブリリン1（*FBN1*）遺伝子に病的変異がある。

病態生理

発症機序

フィブリリン1は弾性線維の主要な成分であり、その遺伝子変異は結合組織の脆弱性を引き起こす。また、フィブリリン1は形質転換増殖因子-β（TGF-β）の活性化を抑制的に制御しているため、その破綻に伴うTGF-βシグナルの活性化（Smad経路）も大動脈瘤の発症・進展に深く関与する。動脈壁ではアンジオテンシンII受容体シグナルや細胞外シグナル調節キナーゼ（extracellular signal regulated kinase：ERK）経路の活性化も報告されている。

遺伝子型と表現型との相関

*FBN1*遺伝子変異は、その多くが各家系に固有の変化であり、66エクソンとその近傍域に多発域はない。同一変異や家系内でも症状の発症時期や重症度が異なる場合も多いが、新生児期から重度の僧帽弁や三尖弁不全症、肺気腫性変化を認める新生児型（neonatal Marfan）では、エクソン25-33に変異が多い。また、ナンセンス変異やフレームシフト変異などで早期に終止コドンが出現する遺伝子型（ハプロ不全型：発現低下）では、ミスセンス変異型（機能低下）と比較して、大動脈瘤・解離の進展度が早いことが報告されている[1]。

検査・診断

遺伝子検査と鑑別診断

改訂Ghent基準（2010年）に従って診断および鑑別診断を行うが[2]、幼少期や外見上の表現型が乏しい場合、診断に至らないままその後の通院が途絶えて大動脈解離を発症する症例があるため、定期的な再評価が重要である。

遺伝子解析は、Loeys-Dietz症候群（*TGFBR1, TGFBR2, SMAD3, TGFB2, TGFB3, SMAD2*遺伝子異常）や血管型Ehlers-Danlos症候群（*COL3A1*遺伝子異常）、非症候群性の家族性胸部大動脈瘤・解離症（*ACTA2, MYH11, MYLK*遺伝子異常など）などとの鑑別にも有用である[1,3]。

骨障害は類似するが大動脈瘤・解離の発症は少ない、*FBN2*遺伝子異常に伴う先天性拘縮性くも状指趾症（congenital contractural arachnodactyly；Beals症候群）、知的障害をきたしやすいShprintzen-Goldberg症候群（*SKI*遺伝子異常）、多発性内分泌腫瘍症2型

（*RET* 遺伝子異常）などとの鑑別も重要である.

治療

アンジオテンシン II 受容体拮抗薬（ロサルタン）は，活性化した Smad 経路や ERK 経路を抑制することが報告されており，β 遮断薬と同程度の効果が示されている.

その他の血管疾患と遺伝子異常

家族性胸部大動脈瘤・解離症 familial thoracic aortic aneurysm and dissection（FTAAD）

大動脈瘤・解離以外の所見には乏しい，非症候群性の胸部大動脈瘤・解離症患者の約 20 ％に家族歴があり，家族性胸部大動脈瘤・解離症と称される. 平滑筋収縮蛋白であるミオシン（*MYH11* 遺伝子）やアクチン（*ACTA2* 遺伝子），収縮調整蛋白であるミオシン軽鎖キナーゼ（*MYLK* 遺伝子）など，血管平滑筋細胞に発現の多い遺伝子上の変異で発症する場合が多い. *MYH11* 遺伝子変異では動脈管開存症，*ACTA2* 遺伝子変異では脳動脈瘤などの合併も多い. ただし，原因遺伝子が同定できるのは約 10〜20 ％程度の患者のみであり，外見だけでは診断や遺伝性の把握は困難で，自然経過も十分に知られていないため，濃厚な家族歴がある場合には，遺伝カウンセリングを含めて慎重かつ継続的な対応が必要である[1,3].

Shprintzen-Goldberg 症候群

TGF-β シグナルの抑制因子 SKI（*SKI* 遺伝子）の異常に伴う，Marfan 症候群や Loeys-Dietz 症候群に類似した症状と知的障害を特徴とする. 大動脈瘤の発症頻度や重症度は高くない.

常染色体優性遺伝性皮膚弛緩症 autosomal dominant cutis laxa（ADCL）

エラスチン（*ELN* 遺伝子）異常. 皮膚が伸びやすく，たるんで垂れ下がる結合組織疾患. 大動脈瘤を合併することがある.

常染色体劣性遺伝性皮膚弛緩症 autosomal recessive cutis laxa（ARCL）

フィブリン 4（*EFEMP2/FBLN4* 遺伝子）異常. 動脈蛇行，大動脈瘤・解離，肺気腫などの重篤な症状を引き起こす.

動脈蛇行症候群 arterial tortuosity syndrome（ATS）

グルコーストランスポーター GLUT10（*SLC2A10* 遺伝子）の異常に伴い，大動脈および中サイズの動脈の重度の蛇行，狭窄，動脈瘤が引き起こされる常染色体劣性遺伝性疾患.

Alagille 症候群

NOTCH シグナル伝達系の因子をコードする遺伝子（*JAG1，NOTCH2* 遺伝子）異常. 肝障害，末梢性肺動脈狭窄，椎体や眼科的異常を引き起こす. 常染色体優性遺伝性疾患.

大動脈二尖弁に合併した胸部大動脈瘤 bicuspid aortic valve/aortic aneurysm

NOTCH1 遺伝子異常. 大動脈二尖弁と上行大動脈瘤を合併した患者の約 10 ％程度に検出される. 常染色体優性遺伝性疾患.

CD73 欠損症

AMP をアデノシンに変換するヌクレオチダーゼ CD73（*NT5E* 遺伝子）の異常に伴い，広範囲な動脈と関節の石灰化を引き起こす常染色体劣性遺伝性疾患.

Turner 症候群

X 染色体モノソミー（45，X）を代表とする性染色体異常症. 大動脈二尖弁，大動脈狭窄，大動脈基部拡大などを合併する.

Noonan 症候群

RAS/MAPK シグナル伝達系の因子をコードする遺伝子（*PTPN11，SOS1，RAF1，RIT1，KRAS，NRAS，BRAF，SHOC2，CBL* など）の異常. 常染色体優性遺伝性疾患. まれに大動脈瘤を合併する.

Williams 症候群

エラスチン（*ELN*）遺伝子を含む 7q11.23 領域の半接合体部分欠損は，大動脈弁上狭窄などを呈する Williams 症候群（妖精様顔貌，末梢肺動脈狭窄，精神発達遅滞，乳児高カルシウム血症など）を引き起こす.

（武田憲文，小室一成）

●文献

1) 武田憲文ほか：遺伝性大動脈瘤・解離の precision medicine. 循環器内科 2017；82：37.
2) Loeys BL, et al：The revised Ghent nosology for the Marfan syndrome. *J Med Genet* 2010；47：476.
3) 山口智美ほか：Marfan 症候群と類縁疾患の Precision Medicine. 医学のあゆみ 2018；264：227.

16 肺性心

概念

- 肺性心（cor pulmonale）とは，「肺，肺血管または肺内ガス交換を障害し，その結果，肺高血圧をきたすような疾患に伴う右室拡大または不全がみられる状態」である．
- 左心が一次的に障害される疾患や先天性心疾患に伴うものは除外される．
- 急性肺性心と慢性肺性心に分類され，急性肺性心の代表は急性肺塞栓症であり，単に肺性心と呼ぶ場合は慢性肺性心を指す．
- 慢性肺性心の原因として，慢性閉塞性肺疾患（chronic obstructive pulmonary disease：COPD）など換気障害型の肺高血圧症と，肺動脈性肺高血圧症や慢性肺血栓塞栓症など，肺血管を一次的に障害する肺血管障害型とに分けられる．

病因

肺高血圧症の原因は，❶に示す Nice 分類が用いられており，1 群に分類される先天性心疾患や 2 群の左心疾患を除く疾患が肺性心の原因となりうる．

疫学

慢性の肺疾患 7,947 例中右室肥大が 8.9 ％あったとされている．わが国では，以前は肺結核後遺症に伴うものが多かったが，最近では COPD や肺線維症に伴うものが増えている．米国では，COPD による肺性心の有病率が 2〜6 / 1,000 人，発症率が 1〜3 / 10,000 人と推計されている．

病態生理

急性肺血栓塞栓症などに伴う急性肺性心では，急激な右室負荷に右室が拡張し対応するが，対応できない場合，右心不全をきたす．同時に左心拍出量も低下し，ショックに至る．

慢性肺性心をきたす COPD など，換気障害型の肺高血圧症では，換気障害に伴う低酸素性肺血管攣縮（hypoxic pulmonary vasoconstriction：HPV）が重要で，高炭酸ガス血症やアシドーシスもこの HPV を増強する．急性増悪は，肺高血圧を増悪させ右室の拡張および右心不全をきたすが，酸素投与など適切な加療によって軽快することが多い．さらに，肺高血圧症の要因として，気腫による肺血管床の解剖学的減少，多血症による粘稠度の上昇，肺の過膨張，低酸素や過膨張に伴う肺血管のリモデリング（構造の改変）がその機序に関与する．またリモデリングは，喫煙による炎症，血管内皮機能障害によっても引き起こされる．持続的な肺高血圧症は，二次的肺血管病変をもたらし，

これが肺血管抵抗を増加させて，右室の後負荷を上昇させ，右室肥大をきたす．また，右室負荷から右房が伸展され，交感神経やレニン-アンジオテンシン系の活動が増し，塩分・水分貯留をきたす（❷）．

❶ 肺高血圧症の臨床分類（Nice updated 版）

1. 肺動脈性肺高血圧症（PAH）

1.1 特発性（idiopathic PAH: IPAH）
1.2 遺伝性（heritable PAH: HPAH） 1.2.1 BMPR2 1.2.2 他の遺伝子異常
1.3 薬剤，毒物によるもの
1.4 特定の疾患に伴うもの（associated with PAH：APAH）
　1.4.1 膠原病　1.4.2 HIV 感染　1.4.3 門脈圧亢進症　1.4.4 先天性短絡性心疾患　1.4.5 住血吸虫症

1´. 肺静脈閉塞症（PVOD）および / または肺毛細血管腫症（PCH）

1´.1 特発性（idiopathic）
1´.2 遺伝性　1´.2.1 EIF2AK4　1´.2.2 他の遺伝子異常
1´.3 薬剤，毒物，放射線によるもの
1´.4 特定の疾患に伴うもの　1´.4.1 膠原病　1´.4.2 HIV 感染

1´´ 新生児遷延性肺高血圧症（PPHN）

2. 左心疾患に伴う肺高血圧症（pulmonary venous hypertension）

2.1 収縮不全
2.2 拡張不全
2.3 弁膜症
2.4 先天性 / 後天性左室流出，流入路障害と先天性心筋症
2.5 先天性 / 後天性肺静脈閉塞

3. 呼吸器疾患または低酸素血症に伴って起こる肺高血圧症

3.1 慢性閉塞性肺疾患
3.2 間質性肺疾患
3.3 拘束性および閉塞性換気障害を伴う他の肺疾患
3.4 睡眠呼吸障害
3.5 肺胞低換気障害
3.6 高所における慢性曝露
3.7 発育障害による肺疾患

4. 慢性血栓塞栓性肺高血圧症（CTEPH）と他の肺血管閉塞

4.1 慢性血栓塞栓性肺高血圧症
4.2 他の肺血管閉塞
　4.2.1 血管肉腫　4.2.2 他の血管内腫瘍　4.2.3 動脈炎　4.2.4 先天性肺動脈狭窄症　4.2.5 寄生虫（包虫症）

5. 原因が明らかでないかつ / または多要因による肺高血圧

5.1 血液疾患（慢性溶血性貧血，骨髄増殖性疾患，脾摘）
5.2 全身性疾患（サルコイドーシス，肺ヒスチオサイトーシス，リンパ脈管筋腫症）
5.3 代謝疾患（糖原病，ゴーシェ病，甲状腺疾患）
5.4 他（肺腫瘍血栓性微小血管障害〈PTTM〉，線維性縦隔炎，慢性腎不全〈透析のあり / なし〉，区域性肺高血圧）

（Authors/Task Force Members：2015 ESC/ERS Guidelines for the diagnosis and treatment of pulmonary hypertension. *Eur Heart J* 2016；37：67.）

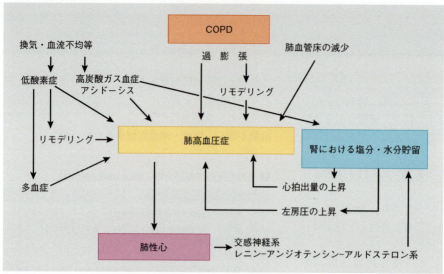

❷ COPDによる肺性心の病態生理

(Naeije R：Pulmonary hypertension and right heart failure. *Proc Am Thorac Soc* 2005；2；20.)

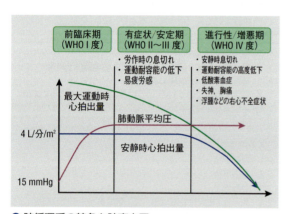

❸ 肺循環系の特色と肺高血圧

(Rich S：Primary pulmonary hypertension. *Prog Cardiovasc Dis* 1988；31：205.)

肺血管障害型疾患では，肺血管の攣縮，肺血管の内膜・中膜の肥厚など肺血管のリモデリング，さらに血栓などの解剖学的閉塞によって肺高血圧症をきたす．最近，*BMPR2* などの遺伝子異常によって，細胞増殖の抑制が働かなくなり，肺高血圧性血管病変をきたす機序の関与が報告されている（☞ Vol.2「肺高血圧症」p.500）．

臨床症状

肺循環系の特徴として，肺動脈圧が上昇してもその初期は無症状であり，次第に運動時の心拍出量が低下し，労作時の息切れが出現する．聴診所見では，II_P 音の亢進，三尖弁逆流性雑音，肺動脈弁逆流性雑音（Graham Steell 雑音）を認める．

さらに進行し，安静時の心拍出量が低下すると，安静時の息切れや，浮腫，肝腫大，頸静脈怒張などの右心不全症状，失神，チアノーゼなどをきたすようになる（❸）．

機能分類として，以下に示すWHO肺高血圧症機能分類が用いられ，予後と相関する．

I度：身体活動に制限がない．
II度：身体活動に軽度の制限がある．
III度：身体活動に著しい制限がある．
IV度：どんな身体活動もすべて苦痛となる．

検査

血液検査

慢性的な低酸素を伴う場合は多血症．右心不全からうっ血肝をきたすと，肝機能の異常がみられる．右心負荷によってヒト脳性ナトリウム利尿ペプチド（BNP）が上昇する．

胸部X線検査

左第2弓の突出，右肺動脈下行枝の拡大（18 mm以上）など．

心電図検査

肺性P（第2誘導），右軸偏位，V_1 のR波の増高（$V_1R/S > 1$），V_5 の深いS波（$V_5R/S < 1$）などの右室肥大，不完全右脚ブロックなどを認める．心電図異常の特異度は高いが，感度は低い．

心エコー図検査

非観血的に肺高血圧症の有無を診断するのに有用である．右室，右房の拡張と肺高血圧が高度の場合には心室中隔の左室側への偏位が認められる．また，肺高血圧症例では肺動脈弁のEa-dipの消失や収縮早期半閉鎖がみられる．ドプラ法を用いて肺動脈圧の推定が可能で，三尖弁逆流から簡易 Bernoulli 式を用いて，推定肺動脈収縮期圧 = $4 \times$（最大三尖弁逆流速度）^{2} + 右房圧（通常 5 mmHg）で算出される．また，肺高

血圧症では，肺動脈収縮期流速加速時間/右室駆出時間（AcT/ET）の短縮がみられ，0.3 未満となり，右室収縮能を表す三尖弁輪面収縮期振幅（tricuspid annular plane systolic excursion：TAPSE）の低下がみられる．

胸部 CT 検査

右房，右室，肺動脈の拡張を認める．肺高血圧症の原因検索に使用され，肺病変の評価および造影剤を使用することで肺動脈内血栓や肺動脈病変の評価が可能であるが，末梢肺動脈の病変の描出には限界がある．

胸部 MRI 検査

右房，右室，肺動脈の拡張といった形態変化の評価に有用である．さらに，右室壁肥厚の評価にも使用可能である．

動脈血ガス検査

COPD では PaO_2 と肺循環障害の程度がよく相関する．PaO_2 が室内気吸入下で 60 Torr 以下であれば肺高血圧を合併していることが多い．運動時あるいは夜間のみに低酸素血症と肺動脈圧の上昇がみられることがあり，その場合，動脈血酸素飽和度（SpO_2）の経皮的モニタリングが有用である．

肺機能検査

基礎疾患の鑑別に使用される．

6 分間歩行試験

重症度の評価や運動時低酸素血症の有無を知ることができる．

右心カテーテル検査

肺高血圧症の確定診断のために不可欠である．肺動脈楔入圧，心拍出量の測定や，薬物による肺血管拡張試験時にも使用される．安静時平均肺動脈圧が 25 mmHg 以上の場合，肺高血圧症と診断する．また，肺動脈楔入圧（左房圧）が 15 mmHg 以下のものを前毛細血管性肺高血圧症（Nice 分類 1，III，IV 群に相当），15 mmHg を超えるものを後毛細血管性肺高血圧症と呼ぶ（Nice 分類 II 群に相当）．

診断

慢性肺疾患で，PaO_2 60 Torr 以下の場合や膠原病などリスクをもった患者では，心エコー図検査を行い，右心カテーテル検査で肺高血圧症の確定診断を行う．右室形態の評価には MRI や CT が有用である．なお，急性増悪期には，肺高血圧症や右心不全が顕在化し，治療で改善がみられる．

経過・予後

肺高血圧症の程度が予後と相関するが，肺動脈性肺高血圧症では，PGI_2 など新規肺動脈性肺高血圧症治療薬に対する反応性が予後因子として重要となった．

治療

原疾患の治療が重要である．さらに酸素化の改善，肺血管拡張療法による肺血管抵抗の低下と右室機能を改善することが治療の主眼である．

肺血管拡張療法としては，COPD など換気障害型の肺高血圧症に唯一有効な治療法は在宅酸素療法である．肺動脈性肺高血圧症では，肺血管拡張反応性と NYHA に相当する WHO 肺高血圧症機能分類に基づく重症度によって肺血管拡張薬を使用する．肺血管拡張薬としては，プロスタサイクリン製剤，エンドセリン受容体拮抗薬，ホスホジエステラーゼ -5（PDE-5）阻害薬または可溶性グアニル酸シクラーゼ刺激薬を投与するが，WHO 機能分類 II〜III 度の例では初期経口併用療法が主体で，WHO IV 度例では，プロスタサイクリン持続静注療法を含む初期併用療法が第一選択となる（☞ Vol.2「肺高血圧症」p.500）．右心不全対策として，利尿薬（フロセミド，スピロノラクトン），強心薬が用いられる．過剰の塩分，水分摂取，過労を避けること，インフルエンザワクチン接種などで，呼吸器感染を予防することが重要である．

（田邉信宏）

◉文献

1) Authors/Task Force Members：2015 ESC/ERS Guidelines for the diagnosis and treatment of pulmonary hypertension. *Eur Heart J* 2016；37：67.

2) Naeije R：Pulmonary hypertension and right heart failure. *Proc Am Thorac Soc* 2005；2：20.

3) 日本循環器学会ほか：肺高血圧症治療ガイドライン（2017 年改訂版）.

17 心膜疾患と心タンポナーデ

正常の心膜

心膜（pericardium）は，心臓を覆う比較的血管に乏しい線維性の袋である．心臓だけでなく周囲の上行大動脈，肺動脈，上下大静脈，肺静脈の近位部も覆う．心筋表面を直接覆う漿膜の臓側心膜（visceral pericardium）と臓側心膜が反転しその外側から心臓全体を包む壁側心膜（parietal pericardium）との2層からなる（❶）．前者は心外膜（epicardium），後者は単に心膜とも呼ばれる．臓側心膜は，1層の中皮細胞（mesothelial cells）からなり心表面に直接付着している．一方，壁側心膜は通常2mm未満の線維性の構造で，主に膠原線維（コラーゲン）からなり，弾性線維（エラスチン）は少なく伸展性に乏しい．そのため，急激な心拡大を抑制すると同時に，心腔間相互作用（mechanical interactions of the cardiac chambers）の原因となる．長期的な負荷がかかると心膜は徐々に拡大し，心膜の圧-容積関係は右方移動する（❷）．これが心タンポナーデは心膜液の貯留速度により生じる理由である．心膜の主な機能は，急激な心拡大を抑制し，心臓の位置を胸腔内で支え，心臓の外部摩擦を緩和し，隣接する組織からの感染を防御することである．

また，臓側・壁側心膜の間隙は心膜腔（pericardial cavity）と称され15～50 mLの心膜液を有する．心膜液は臓側心膜で産生され，胸管や右リンパ管に排出される血漿の限外濾過液である．2層の心膜の潤滑液として働く．

心膜は神経支配に富むため，心膜の炎症は激しい痛みを伴い，迷走神経反射の引き金となる．また，心膜はプロスタグランジンを産生し，心臓反射（cardiac reflex）や冠動脈トーヌス（coronary tone）を調節する．

急性心膜炎　acute pericarditis

概念
- 急性心膜炎は，さまざまな原因により心膜の急性炎症（発症から6週間以内）によって引き起こされる症候群である．
- 上気道炎症状などの前駆症状に引き続く胸痛，心膜摩擦音（pericardial friction rub），ST上昇，心膜液貯留を特徴とする．
- 急速に心膜液が貯留した場合には，心タンポナーデを合併する．
- 心膜のみでなく，心筋表面に炎症が波及し，心膜心筋炎の臨床像をとることが多い．

病因
約90％の孤発例の原因は特発性かウイルス性であるが，急性心膜炎の病因は多岐にわたる（❸）．急性心筋梗塞に伴う心膜炎としては比較的早期（48～72

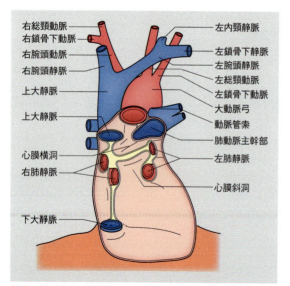

❶ 心膜の解剖（心臓摘出後の心膜と大血管の関係）

(Martin M, et al：Pericardial disease. In：Mann DL, et al〈eds〉．Braunwald's Heart Disease：A Textbook of Cardiovascular Medicine, 10th edition. Philadelphia：Elsevier Saunders；2015, p.1637.)

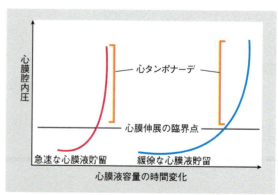

❷ 心膜腔の圧-容積関係

急速な心膜液貯留（赤線）では，少量でも臨界点に達し心タンポナーデを発症するが，緩徐な貯留（青線）では心膜が徐々に拡大する時間があるため，心膜液がかなり貯留して初めて臨界点に達する．

(Spodick DH：Acute cardiac tamponade. *New Engl J Med* 2003；349：684.)

時間以内）に梗塞部位に一致して生じる心膜炎と，心筋梗塞発症2〜11週後に生じるDressler症候群がある．自己免疫疾患では，全身性エリテマトーデス（SLE）や関節リウマチでしばしば心膜炎を伴い，代表的な心合併症となっている．慢性腎不全の末期に約半数で心膜炎を合併すると報告されており，人工透析を開始すると減少または消失する症例が多い．悪性疾患では転移性のもの（肺癌，乳癌，リンパ腫，白血病）が多く，原発性はまれである．

病理

心膜の多核白血球浸潤，血管増殖，線維素沈着など急性炎症の組織像を呈する．炎症は表在心筋にも及び，

❸ 急性心膜炎の病因による分類

I. 特発性心膜炎
II. 感染性心膜炎
1. ウイルス性（コクサッキーA・B，エコー，ムンプス，アデノ，肝炎，HIV）
2. 化膿性（肺炎球菌，溶血性レンサ球菌，ブドウ球菌，ナイセリア，レジオネラ）
3. 結核性
4. 真菌性（ヒストプラズマ，コクシジオイデス，カンジダ，ブラストミセス）
5. その他（梅毒，原虫，寄生虫）
III. 非感染性心膜炎
1. 急性心筋梗塞
2. 尿毒症
3. 腫瘍
1）原発性（良性あるいは悪性，中皮腫）
2）心膜への転移（肺癌，乳癌，リンパ腫，白血病）
4. 粘液水腫
5. コレステロール
6. 乳糜心膜
7. 外傷
1）穿通性
2）非穿通性
8. 大動脈解離（心膜腔への漏れ）
9. 放射線照射
10. 家族性地中海熱
11. 家族性心膜炎（Mulibrey nanism*）
12. Whipple病
13. サルコイドーシス
IV. 過敏性あるいは自己免疫におそらく関係した心膜炎
1. リウマチ熱
2. 膠原病の血管障害（SLE，関節リウマチ，強直性脊椎炎，強皮症，急性リウマチ熱，Wegener肉芽腫症）
3. 薬物（プロカインアミド，ヒドララジン，フェニトイン，イソニアジド，ミノキシジル，抗凝固薬，メチルセルジド〈セロトニン拮抗薬〉）
4. 心臓損傷後
1）心筋梗塞後（Dressler症候群）
2）心膜切開術後
3）外傷後

*常染色体劣性遺伝を示し，成長障害（nanism），筋緊張低下，肝腫大，眼異常，脳室拡大，精神発達遅滞，慢性収縮性心膜炎を伴う（Mulibreyは，muscle, liver, brain, eyeからの造語）．

さらに壁側心膜と臓側心膜あるいは近傍の胸骨や胸膜との癒着をみる．

臨床症状

自覚症状

原因によってさまざまであるが，典型的なものは胸痛，呼吸困難，発熱である．

前駆症状：特発性やウイルス性心膜炎では，心膜炎発症の1〜2週間前に上気道症状，消化器症状，全身倦怠感などの前駆症状を認める．ただし，先行する前駆症状を認めなくても本症を除外してはならない．

胸痛：急性の感染性心膜炎ではよくみられ，また過敏性や自己免疫に関連すると考えられる多くの心膜炎でもたいていみられる．結核や放射線照射後，悪性新生物あるいは尿毒症による心膜炎ではしばしば欠如する．胸骨裏面から左前胸部にみられる鋭い痛みで，時に肩・頸部・背部に放散する．僧帽筋隆線（trapezius rigde）の痛みは放散痛の一つで，横隔膜神経が関係する．また深吸気時には，炎症を起こしている心膜に痛覚神経が走る胸膜が接するため，胸痛は増強する．同様に嚥下時や臥位では，心臓後面の心膜に周囲組織が接触し，痛みが増強する．反対に座位や前屈位では，胸膜と周囲組織との接触が緩和して，痛みも軽減する．

呼吸困難：胸痛のために浅い頻呼吸を行う．発熱や心膜液貯留による気管支・肺実質の圧迫によって呼吸困難が増強する．

発熱，その他：咳嗽，嚥下障害，嗄声のほか，発熱，倦怠感，食欲不振，体重減少などを認める．

身体所見

心膜摩擦音が最も重要な所見である．その音源は，表面粗糙となった壁側および心臓側の両心膜が互いにこすれ合って生じる音とされ，耳に近く，引っ掻くような音で，典型的な場合には前収縮期，収縮期，拡張早期の3時相で聴取される．蒸気機関車が走っているように聴こえることから機関車様雑音（locomotive murmur）とも称される．収縮期あるいは拡張期にのみ聴かれる場合もある．胸骨左縁下部によく聴かれ，前屈位にて聴取されやすい．心膜摩擦音は経時的に性状が変わり，心膜液の増加や心膜炎の改善とともに消退に向かう．

検査

心電図

心外膜に面した多くの誘導（aV_R以外）で下に凸のST上昇が特徴的で，冠動脈支配領域とは一致せず，対側変化がみられないことが特徴である（❹）．多くの場合QRS波に明らかな変化はないが，大量の心膜液が存在する場合にはQRS波高の減少や電気的交互脈がみられることがある．経過とともに変化することが知られており，数日後にはST上昇は正常化し陰性

T波のみがみられるようになる．経過中，鏡像変化，新たなQ波の出現，R波の減高はみられず，急性心筋梗塞との鑑別に役立つ．PR部分の低下もよくみられる所見で，心房筋の障害の反映である．

心エコー図

心エコー図は心膜液貯留の有無および心内・心外合併症の評価のために不可欠である（evidence level C, class I[1]）．感度や特異度に優れ，簡便かつ非侵襲的であり，病室でも行える．心膜液貯留により心膜腔内にecho-free spaceを認める（❺）．心膜液が少量あるいは生理的貯留量（50 mL以下）の場合，左室後壁のecho-free spaceが収縮期のみに出現し，拡張期には認めない．100～200 mL貯留すると心周期を通じてecho-free spaceが出現する．echo-free spaceの幅が5 mm以下なら貯留量は50～100 mL，幅20 mm以上で500 mL以上となる．心膜液が大量になると，壁側心膜の動きが低下し，心膜腔内で心臓が振り子様運動を呈する（pendular motion）．これが電気的交互脈の原因とされる．

血液検査

白血球増加，CRP上昇，赤沈の亢進などの炎症所見を認める．心筋逸脱酵素の上昇は心筋炎の合併を示唆し，必ずしも心筋梗塞を意味しない．CPKの上昇のない軽度心筋トロポニンの上昇はよくみられるが，1～2週で正常化し，予後との関連はない．ウイルス性心膜炎の診断は，ウイルス抗体検査のペア血清により行う．甲状腺機能低下症では，甲状腺刺激ホルモン・T_3・T_4，腎不全では尿素窒素・クレアチニン，自己免疫疾患ではリウマチ因子・抗核抗体などが参考となる．

胸部X線検査

心膜液が250 mL以上貯留すると心陰影は左右に拡大し，その辺縁の凹凸が減じて平滑化するが，心膜液の貯留が軽度の場合には異常を認めないことが多い．

肺野には基本的には異常所見を認めず，肺うっ血所見を認めた場合には心筋炎の合併による左心不全を疑う．また，胸水は心不全症例とは異なり左側に認めることが多い．

心プールスキャン

心エコー図のない時代には心膜液の評価に使用されていた．心腔を囲むように肺野とのあいだにcold areaとして描出されるが，少量のときには診断が難しい．

CT, MRI

心膜液の評価および心膜の肥厚の有無を評価する．

pericardioscopy/pericardial biopsy

他の方法で原因不明の場合に考慮する．

心囊穿刺

原因診断への寄与率があまり高くないことから，細菌性心膜炎を強く疑う場合以外には単なる原因検索目的には行われない．心タンポナーデではclass Iの適応となる．

診断

先行する上気道炎症状に続き，吸気により増強される胸痛が出現した場合，特発性またはウイルス性急性心膜炎を疑う．心膜摩擦音を聴取するか，心電図上冠

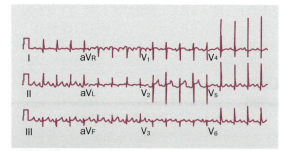

❹ 急性心膜炎のECG
心外膜に面した多くの誘導（aVr以外）で下に凸のST上昇が特徴的で，冠動脈支配領域とは一致せず，対側変化がみられない．また，PR部分の低下を認める．
(Lange RA: Clinical practice. Acute pericarditis. N Engl J Med 2004; 351: 2195．)

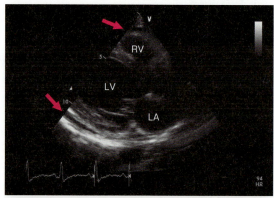

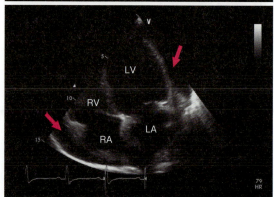

❺ 急性心膜炎の心エコー図
上：傍胸骨左室長軸像，下：心尖四腔像．
LA：左房，LV：左室，RA：右房，RV：右室，→：心膜液．

動脈支配で説明できない広範囲に ST 上昇を認めれば診断が可能である. しかし, どちらも認めない場合には, 心エコー図により診断する. 急性心筋梗塞でも胸痛と ST 上昇が認められるため, 冠動脈支配領域に一致した左室壁運動異常がなければ心膜炎を強く疑い, 心膜液の有無にかかわらず左室壁運動異常を認めれば心筋梗塞を疑う. その他の胸痛を主訴とする疾患群との鑑別も重要で, そのためにも心エコー図は必須である.

経過・予後

経過や予後は急性心膜炎の原因によってさまざまである. 特発性, ウイルス性の心膜炎は一般的に予後良好で 2～6 週間で自然治癒する. 20～30 ％に再発, 遷延化や収縮性心膜炎への移行がみられ, 定期的な心エコー図による経過観察が必要である.

治療

治療の基本は原因疾患の治療と, 胸痛, 発熱などに対する対症療法である.

胸痛・発熱が消失するまでは入院加療とし, 安静を保つ. 胸痛には非ステロイド性抗炎症薬 (NSAID) を使用する (evidence level A, class I). 冠血流を低下させる効果があることから, 高齢者ではインドメタシンは避ける. 副作用が少なく, 冠血流を増やし, 容量調節の幅が広いことからイブプロフェンが好ましい. 心膜液が消失するまで数日から数週間使用するのが望ましい. 消化管保護も同時に行う. コルヒチンの併用または単独での使用も初発例や再発予防に有効である (evidence level A, class I). NSAID より副作用が少ないことから忍容性が高い. ステロイドの使用は膠原病性, 自己免疫性, 尿毒症性心膜炎に限られる.

心タンポナーデ cardiac tamponade

概念

- ●心タンポナーデは, 心膜液の増加によって心膜腔内圧が上昇し, 心臓の拡張が制限され心拍出量が低下し, 循環不全を起こした状態である.
- ●主な原因は, 悪性腫瘍, 特発性, 尿毒症である.
- ●心タンポナーデを発症するかどうかは, 心膜液の貯留量よりも, 貯留速度により規定される.
- ●気づかれないまま適切に治療されないと致死的となるため, 迅速な心膜穿刺が必要である.

病因

心膜腔に液体が貯留する疾患すべてが原因となりうるが, 主な原因は悪性腫瘍, 特発性, 尿毒症である. 心臓手術や外傷 (検査中の心穿孔を含む) による心膜腔内への出血, あるいは結核, 心膜血腫も原因となる.

心臓手術後に心膜腔内に凝血塊が貯留する場合には液体による心タンポナーデと分けて, コアグラタンポナーデと呼ばれる.

病態生理

心膜は, 主に膠原線維からなり, 弾性線維は少なく伸展性に乏しい. そのため心膜液増加速度が速い場合には, 少量の心膜液でも心膜腔内圧は臨界点に達し, 心タンポナーデを発症する. しかし, 心膜液増加速度が遅い場合には, 心膜は伸展し増大した容積に順応する時間があり 2,000 mL 以上の心膜液貯留で初めて症状が出現する場合もある (❷).

臨床症状

心タンポナーデの古典的な徴候としては, 低血圧, 頸静脈怒張, 心音の微弱化が Beck の三徴として知られている. 心タンポナーデの主要な所見は, 心内圧上昇, 心室充満の制限, 心拍出量低下である. 右心への還流異常と低心拍出により, 頻脈, 頻呼吸, 血圧低下, 四肢冷感, 乏尿などのショック症状, 奇脈 (paradoxical pulse, pulsus paradoxus), 肝腫大などを認める.

奇脈 (❻❼)

心タンポナーデの糸口となる所見で, 収縮期圧が吸気時に正常範囲 (10 mmHg) を超えて低下する現象である. 心尖拍動がずっと見えているにもかかわらず, 吸気で脈が消失することから奇脈と名づけられた.

通常, 吸気時に横隔膜は下がり胸腔内は陰圧となる. 正常例では, 呼吸で心膜腔圧と胸腔内圧は一緒に変化するが, 心タンポナーデでは吸気時に胸腔内圧の低下より心膜腔圧の低下が少ない. そのため, 右心系の充満が増える. 通常ではこの充満の増加を心膜が緩衝するが, 心タンポナーデでは心膜腔圧が上昇しているためできない. そのため拡張した右室は左室を圧排し, 左室容積を減少させる. 左室容積の減少は前負荷の減少を意味し, そのため 1 回拍出量が低下し, 血圧が低下する.

検査

聴診

心膜液貯留により心音は微弱となる.

心電図

高率に洞性徐脈となる. 心膜液貯留により低電位をみることが多い. また心囊液中で心臓が揺れるため R 波の高さが心拍ごとに変化する電気的交互脈がみられる場合がある.

心エコー図

心タンポナーデの評価には非常に有用な検査である. 心膜液の貯留は心エコー図にて容易に描出される. 心膜液の貯留量が増加するにつれ, 内圧の低い心腔から虚脱 (collapse) 所見がみられるようになる. 心タンポナーデの初期には右房の虚脱が, 次いで右室の虚

循環器疾患

17 心膜疾患と心タンポナーデ

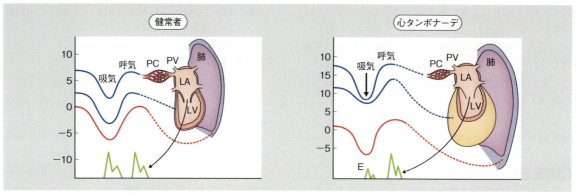

❻ 胸腔内圧と心内圧の呼吸性変化
健常者（左図）では，肺動脈楔入圧と心膜腔圧は呼吸で同様に変化する．そのため，左室充満圧較差（肺動脈楔入圧と左室拡張期圧の差）は一定である．しかし，心タンポナーデ（右図）では，上昇した心膜腔圧のため呼吸性の変化が乏しくなり，吸気時に左室充満圧較差が減少し，僧帽弁通過血流量（図下方）も吸気時に低下する．
PC：肺毛細血管，PV：肺静脈，LA：左房，LV：左室．
（Oh JK：Pericardial disease. In：Oh JK, et al〈eds〉. The Echo Manual, 3rd edtion. Philadelphia：Lippincott Williams & Wilkins；2006, p.294.）

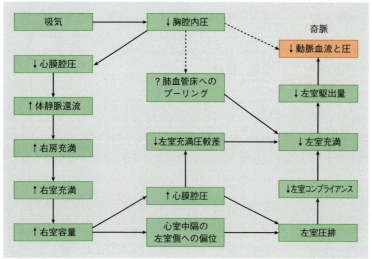

❼ 奇脈の発生機序
吸気によりこのような変化が起こり，奇脈を生じる．
左室充満圧較差＝肺動脈楔入圧と左室拡張期圧の差．
（Spodick DH：Pericardial disease. In：Braunwald E, et al〈eds〉. Heart disease, 6th edition. Philadelphia：WB Saunders；2001, p.1844.）

脱が認められるようになる（❽）．右室の拡張期虚脱は心タンポナーデの血行動態と同時に起こるため，この時点で心嚢穿刺を考慮する．また，静脈圧上昇を反映し，下大静脈は拡大し呼吸性変動は消失する．奇脈を反映し心室中隔は呼吸性の変動（septal bounce；吸気時に左室側へ，呼気時に右室側へ偏位）を示し，三尖弁通過血流・僧帽弁通過血流の拡張早期波（E波）も呼吸性に変動する（吸気時に前者は増大し，後者は減少する．呼気時にはこの逆となる）．コアグラタンポナーデの場合には，術後であることから経胸壁心エコー図では検出しにくく，経食道心エコー図が有用である．右房右室前面の心腔内に凝血塊を認め，心周期を通して絶えず右房・右室腔を圧排している所見が認められる．

胸部 X 線検査
　心膜液貯留のため，心陰影は拡大するが，右心から肺への血流が減少するため，肺うっ血はきたさない．

診断
　主に心エコー図検査により上記所見が認められた場合に診断する．

治療
　心タンポナーデの基本的な治療は心膜液の穿刺・排除による圧迫の解除である．通常は経皮的心膜穿刺（evidence level C, class I）が行われるが，手術後のコアグラタンポナーデの場合には吸引はできないため，外科的に心膜切開が行われる．血行動態のモニターを行いながら，心エコーガイド下に穿刺を行う．急性大動脈解離による心タンポナーデのときには禁忌である．

慢性心膜炎　chronic pericarditis

　発症6か月以上経過してなお心膜液の貯留や心膜の癒着，器質的変化が存在，あるいは進行している状

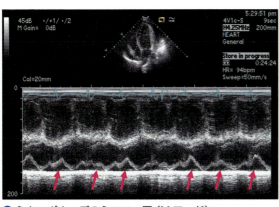
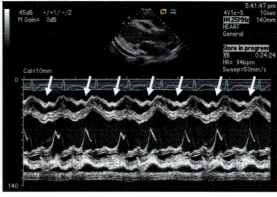

❽ 心タンポナーデの心エコー図（Mモード）
左図：右房が（心室）収縮期に虚脱している（→），右図：右室が（心室）拡張期に虚脱している（⇨）．

態である．心膜液貯留の有無と程度，心膜の器質的変化や癒着の程度によって，①慢性心囊液貯留，②癒着性心膜炎，③収縮性心膜炎（Pick病），④滲出性収縮性心膜炎の4つに分類される．

慢性心囊液貯留 chronic pericardial effusion

長期間にわたって心膜液が貯留する状態で，血行動態上は特に問題なく，胸部X線写真や心エコー図にて初めて気づかれることが多い．無症状な症例では，経過をみるにとどめる．

癒着性心膜炎 adhesive pericarditis

臓側心膜と壁側心膜が癒着した状態で，心膜炎の治癒した状態である．血行動態上，特に問題はみられない．

収縮性心膜炎 constrictive pericarditis

概念
- 硬い心膜により拡張障害をきたす疾患である．
- 右室拡張不全による右心不全症状が前景に立つ．進行した症例では，左心不全症状も出現する．
- 拘束型心筋症（心アミロイドーシスなど）との鑑別は重要である．

病因
原因不明の特発性が多く，その大部分は無症状で経過したウイルス性急性心膜炎に引き続き生じたものと推定される．原因の明らかな例では，結核，縦隔放射線照射後，開心術後が比較的頻度が高い．その他に，慢性腎不全に対する血液透析，膠原病，悪性腫瘍，外傷などが原因となりうる．

病理
急性の線維素性あるいは漿液性線維素性心膜炎の治癒過程あるいは慢性心膜液貯留の治癒過程で，心膜腔が肉芽組織形成によって閉塞されて生じる．肉芽は徐々に収縮し，固い瘢痕となり，心臓を包んで心室充満を障害する．

臨床症状

通常，静脈圧上昇による肝腫大，腹水貯留，腹部膨満感，食欲不振，あるいは下腿浮腫など，右心不全の臨床症状が前景に立つ．これは，肥厚した心膜が心臓を覆うため，呼吸に伴う胸腔内圧の変化が，心房と心室に伝播されないことによる．吸気時に胸腔内圧が陰圧になると，通常は左房内圧も左室内圧も低下するが，心膜肥厚があると肺静脈と肺毛細血管床には陰圧が伝播され，通常と同様に拡張するが，左房内圧は変化しないため，左房そして左室に流入する血液量は減少する．そして，心室中隔が左室側にシフトするため，右室に流入する血液量は増加するが，肥厚した心膜があるため右室の拡張は十分にできず，全身の静脈圧が上昇する．そのため，右心不全の徴候と所見が主体となる．進行した症例では，肺うっ血による呼吸困難や低心拍出による易疲労感など左心不全症状も生じる．

身体所見としては，心尖拍動が収縮期に陥凹するHope徴候を認める．これは，心尖部を覆う心膜が，胸膜に癒着していることを示す徴候である．心尖拍動を触知しがたい場合もある．横隔膜付着部付近の肋間腔が収縮期に陥凹するBroadbent徴候もみられる．これも，心膜と周囲組織との癒着の存在を示す徴候である．心音は小さいが，心尖部からその内側にかけて比較的高調な拡張早期過剰心音（Ⅱ音との間隔が0.08～0.13秒，房室弁開放音より遅く，Ⅲ音より早い時相）を聴取する．拘縮心膜により拡張早期の心室血流充満が急速に停止されるために生じ，心膜ノック音と呼ばれる．特異度は高いが，感度はそれほど高い所見ではない．

また，うっ血を反映し，表在静脈の怒張，肝腫大，腹水，胸水，浮腫などをみる．頸静脈怒張のほか，吸気時に頸静脈の怒張が増強するKussmaul徴候，肝-

頸静脈反射（hepato-jugular reflex），さらに怒張する頸静脈が拡張早期に虚脱するFriedreich徴候もみられる．浮腫が軽度でありながら腹水の貯留が早期からみられ（早期腹水〈ascites precox〉），しかもその程度が著明なことも本症の特徴である．高度の肝腫大がみられ，心膜炎性仮性肝硬変（pericarditic pseudoliver cirrhosis）とも称される．高度の収縮性心膜炎では，消化管のうっ血による小腸からのリンパ流の障害のため蛋白漏出性胃腸症（protein loosing enteropathy）をきたし，低蛋白血症，低アルブミン血症をきたす．

検査

血液・一般検査
蛋白漏出性胃腸症を合併すると著明な蛋白尿や低アルブミン血症を認めることがある．

心電図
本症に特異的な心電図所見はないが，低電位，右軸偏位，T波の平低化，左房負荷所見，心房細動などがみられる．

心エコー図
Bモード法では，狭小化した心室（small ventricle）と拡大した心房（large atria）を認め，心膜肥厚・エコー輝度上昇・石灰化を認める（❾）．心室への流入障害が主病態であるため，左室あるいは右室の収縮機能が正常である一方で，右房圧の上昇に伴う下大静脈の拡張および呼吸性変動の低下を認める．Mモード法では，心室中隔の拡張早期の左室側への突出とそれに続く平坦運動がみられる．拘縮した心膜によるventricular interdependence（心室間相互依存）を反映し，心室中隔は呼吸性に変動する（septal bounce）．またドプラ法では，三尖弁通過血流・僧帽弁通過血流のE波も呼吸性に変動する（吸気時に前者は増大し，後者は減少する．呼気時にはこの逆となる）（❿⓫）．

胸部X線検査
心膜石灰化は重要な所見であるが，約20～30％の症例に認めるのみである．石灰化は心臓の前面や横隔膜面に多くみられ，正面像よりも側面像により診断しやすい．

CT，MRI
胸部CTやMRIは，心膜の肥厚や石灰化の検出に有用である．心膜全体に肥厚を認めることもあれば，局所にしか認めないこともある．また，たとえ心膜肥厚や石灰化を認めなくても，本症を完全には除外できない．

心臓カテーテル検査
本症では硬い心膜に覆われて心腔内容積が制限されているため，4つの心腔とも拡張期圧が上昇し（拡張末期圧は収縮期圧の1/3以上となり），かつほぼ等しくなる（equilibrium of diastolic pressure）．拡張早期に心室充満が始まると急速に心腔内圧は上昇し，すぐに心室充満は終了するため，圧波形ではdip and plateauという特徴的なパターンを示す．また，頸静脈波形および右房圧曲線は，急峻なx・y谷の下降がみられW型またはM型と称される．本症で最も重要なのは，v波の増高と急峻なy谷の下降である．

診断

頸静脈怒張，腹水，肝腫大，浮腫などの右心不全症状がみられ，心膜ノック音を聴取した場合，本症が疑われる．胸部X線やCT，MRIにおいて心膜肥厚・石灰化像などの異常を解剖学的に評価し，心エコー図や心臓カテーテル検査にて血行動態的所見を評価し診断する．約20％の症例は心膜厚が正常であるので，特徴的な血行動態をとらえることが診断の鍵となる．心膜の拘縮による拡張障害である本症と心筋そのものの拡張障害である拘束型心筋症（心アミロイドーシスなど）との鑑別は重要で，心エコー図による拡張早期僧

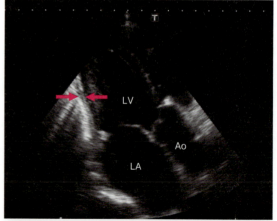
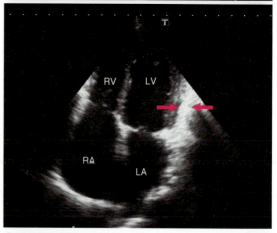

❾ 収縮性心膜炎の心エコー図
上：心尖長軸像，下：心尖四腔像．肥厚し輝度上昇した心膜を認める．一部は，石灰化を反映し音響陰影を引いている．心房は心室に比し拡大している．
LV：左室，LA：左房，Ao：大動脈，RV：右室，RA：右房．

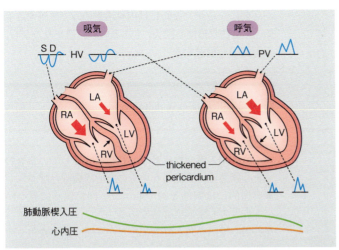

⑩ 収縮性心膜炎の血行動態を示すシェーマ
肥厚した心膜により両室の拡大は制限され，呼吸性に心室中隔の偏位や僧帽弁通過血流・三尖弁通過血流に変化が起こる．HV：肝静脈，PV：肺静脈，RA：右房，LA：左房，RV：右室，LV：左室，S：収縮期波，D：拡張期波．
(Oh JK：Pericardial disease. In：Oh JK, et al〈eds〉．The Echo Manual, 3rd edition. Philadelphia：Lippincott Williams & Wilkins；2006, p.294 を参考に作成)

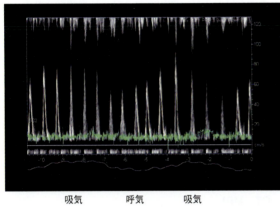

三尖弁通過血流

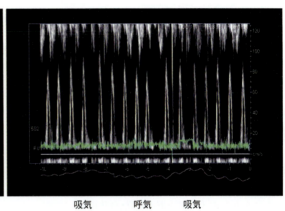

僧帽弁通過血流

⑪ 奇脈を示す例の三尖弁通過血流（左）と僧帽弁通過血流（右）
三尖弁通過血流は吸気時に増加し，呼気時に減少する．僧帽弁通過血流は吸気時に減少し，呼気時に増加する．

帽弁輪速度測定が有用である．

慢性収縮性心膜炎では，心疾患にみられる通常の身体所見（雑音や心拡大）が目立たなかったり欠けたりするため，難治性の腹水を伴う肝腫大や肝機能障害の存在は肝硬変と誤診される可能性がある．これらの患者では，頸静脈を丹念に調べることでこの種の誤解を防ぐことができる．

治療

本症に対する唯一の根本的治療は心膜剝離術で，胸骨正中切開法と前側壁アプローチ法の2種類がある．利尿薬など保存的治療でコントロール可能な症例もあるが，ほとんどは進行性の経過をとる．手術死亡率は，6〜12％と報告されている．術後の悪化因子は広範な心筋線維化や萎縮とされ，これらを除けば手術死亡率は5％という報告がある．また，術後血行動態が正常までに戻るのは全例ではなく60％と報告されている．NYHAクラスⅣ度の症例の手術死亡率は30〜40％と高率である．以上のことから，できるだけ早期かつ症状が軽度であるうちに診断し，手術を行うべきである．

滲出性収縮性心膜炎
effusive-constrictive pericarditis

概念
- 心膜液貯留と臓側心膜の拘縮の両者により心臓の拡張障害をきたした状態（心膜液貯留＋収縮性心膜炎）である（⑫）．
- 心膜ドレナージを行っても静脈圧上昇は持続し，収縮性心膜炎様の所見が顕在化する．
- 治療は，心膜剝離術である．
- 本症のなかには心膜穿刺後に消炎薬などの投与のみで治癒する例も報告され，一過性収縮性心膜炎（transient constrictive pericarditis）と呼ばれている．

病因
原因は，収縮性心膜炎と同様で，特発性，ウイルス性，悪性腫瘍，縦隔への放射線照射後，結核など多様

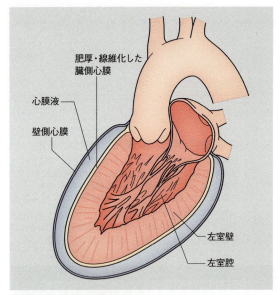

⑫ 滲出性収縮性心膜炎のシェーマ

(Hancock EW：A clearer view of effusive-constrictive pericarditis. N Engl J Med 2004；350：435.)

である．

疫学
心膜炎の約1％とされる．

臨床症状
収縮性心膜炎と同様の症状を認める．心膜液貯留のために心タンポナーデと類似した身体所見（奇脈，小脈，頸静脈の怒張）を認める．心膜液を除去すると，奇脈は消失し心拍出量も増加するが，静脈圧の上昇は持続し，収縮性心膜炎様の所見が顕在化する．

検査
心電図
非特異的なSTまたはT波の異常，QRS波の低電位を認める．

心エコー図
心膜液貯留を認めるが，心膜腔が心腔を陥凹させるような虚脱所見は認めないほかは，心タンポナーデと同様の所見を認める．

心臓カテーテル検査
本症では心膜穿刺前は右房圧と心膜腔圧が等しく心タンポナーデと同様の血行動態をとるが，穿刺後は心膜腔圧のみが低下し，右房圧の上昇は遷延し収縮性心膜炎様の血行動態を示す．

診断
心膜液を除去し心膜腔圧が下がっても，静脈圧が低下しないことが本症の特徴であるため，心膜穿刺後に収縮性心膜炎所見が残存した場合に診断する．

予後・治療
多くの症例では右心不全症状が改善せず心膜剝離術が必要になるが，なかには内科治療のみで改善するもの（一過性収縮性心膜炎）もあるので経過をみながら，手術適応を検討する．

心膜嚢胞 pericardial cyst

概念
- 心膜由来の嚢胞性疾患で心膜腔に交通しているものを心膜憩室，交通のないものを心膜嚢胞と呼ぶ．
- 典型的には胸部X線や心エコー図で偶然に見つかる良性の心膜形態異常である．
- 右側心横隔膜角が好発部位だが左側心横隔膜角や肺門部・上縦隔でもみられる．
- 多くは心エコー図で診断され，経過観察される．

病因・疫学
先天的な原因で，10万人に1例の割合でみられ，男女比は3対2と男性に多い．

臨床症状
大部分が無症状である．

検査
心エコー図
心膜嚢胞では，嚢胞内が透明な液体で満たされておりecho-free spaceとして観察される．カラードプラを当てても，血流は認められない．

CT，MRI
CT，MRIでは心膜に接する嚢胞状構造物が認められる．MRIでは，さらに嚢胞内の液体について評価が可能である（T1強調画像で低信号を示し，ガドリニウムで造影されず，T2強調画像で高信号を示す）．

診断
悪性腫瘍，心腔の拡大，食道ヘルニアとの鑑別が最も重要である．嚢胞性構造物と診断できた時点で解剖学的位置関係から診断する．この鑑別には心エコー図やMRIが有用である．

治療
鑑別の意味を含めて外科的に切除されることもあるが，多くの例では経過を観察する．

心膜欠損症 pericardial defect

概念
- 心膜が先天的に欠損しているまれな先天性心疾患である．
- 左側欠損，右側欠損，横隔膜欠損があり，それぞれに部分欠損と全欠損がある．
- 無症状のことが多いが，非特異的胸痛を訴えること

があり，症状が強い場合には手術を検討する．
- 径2〜5 cmの部分欠損では左房・左室が嵌頓することがある．

病因
病因は，胎生期のCuvier管の早期退縮による心胸膜の血流不全とされている．左Cuvier管は退縮し左上肋間静脈の一部を形成するが，右Cuvier管は上大静脈（SVC）として残存するため右側心胸膜の閉鎖が確実に行われる．そのため，右側欠損はごくまれで，心膜欠損では左側欠損が多い．横隔膜側の心膜欠損は機序が異なり，横隔膜裂孔に伴うことが多く，胎生期の不十分な横隔膜の筋層発達に伴うと考えられているが，外傷性や，炎症性などの後天的な要因で起こることもある．

疫学
剖検例の14,000人に1〜2例の頻度．男女比は3：1で男性に多い．左側欠損が多い（左側70％，横隔膜側26％，右側4％）．30％の症例に他の先天性心疾患を合併する．

臨床症状
心奇形がなければ大部分の症例は，無症状に経過する．なかには胸痛を訴える者もいる．胸痛の原因としては，①左心耳の逸脱・嵌頓，②心臓の可動性の増加・心膜のクッション効果の消失による大血管のねじれ，③冠動脈の圧排，が考えられている．

検査
頻度を考え，左側完全欠損例での主な検査所見を記載する．

心電図
右軸偏位，不完全右脚ブロック，時計方向回転，右側胸部誘導P波の増高，胸部誘導の途中から急にR波の増高（心膜欠損部位を示唆）．

心エコー図
左側完全欠損例では，心エコー上心尖部の左方への偏位，心室中隔奇異性運動，右室拡大など心膜欠損症を疑わせる所見を認めるなら，体位を変換して心エコー断面図の変化が生じないかを確認する．

胸部X線検査
心陰影の左方偏位と左第1弓と2弓の境界が明瞭になることが知られている．これは，主肺動脈と大動脈間の心膜も欠損し，そこに肺の一部（tongue）が入り込むためである．体位による心陰影の偏位は，診断に有用である．

CT，MRI
連続性の失われた心膜から，欠損部位を同定できる

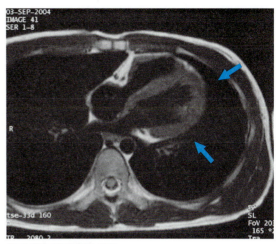

⓮ 心膜欠損の胸部MRI
矢印のあいだの心膜が欠損している．

（⓮）．

診断
胸部X線または心エコー図により疑われ，CT，MRI所見を加味して診断される．

経過・予後
比較的良好とされているが，左側部分欠損例で欠損孔が2〜5 cmの症例では，左房・左心耳・左室のいずれかが嵌頓することがあり，緊急手術の適応となることがある．

治療
有症状例には，左心耳切除術，心膜切除術，欠損孔拡大術，心膜形成術が考慮される．

（根岸一明，倉林正彦）

● 文献
1) Adler Y, et al：2015 ESC Guidelines for the diagnosis and management of pericardial diseases：The task force for the diagnosis and management of pericardial diseases of the European Society of Cardiology. *Eur Heart J* 2015；36：2921.
（本項記載のevidence level, classは本ガイドラインによる）
2) Oh JK：Pericardial disease. In：Oh JK, et al (eds). The Echo Manual, 3rd edition. Philadelphia：Lippincott Williams & Wilkins；2006, p.289.
3) Martin M, et al：Pericardial disease. In：Libby P, et al (eds). Braunwald's Heart Disease：A Textbook of Cardiovascular Medicine, 8th edition. Philadelphia：Elsevier Saunders；2008, p.1829.

18 心臓腫瘍

概念

- 心臓腫瘍（cardiac tumors）は，原発性（良性，悪性）および転移性に分類される.
- 成人の原発性心臓腫瘍の中では粘液腫（myxoma）が最も頻度が高く，塞栓症状，心腔内狭窄症状などが問題となる.
- 成人の原発性悪性腫瘍はきわめてまれな疾患であるが，成人では肉腫が最も多い.
- 転移性心臓腫瘍は原発性より高頻度にみられる. 原発巣は悪性黒色腫，肺癌，乳癌，白血病，悪性リンパ腫が多い.

疫学

　原発性心臓腫瘍はまれな疾患であり，1930～1990年の大規模剖検例の約0.02％の頻度であると報告された. 原発性心臓腫瘍の3/4が良性，1/4が悪性である（❶）. 一方，転移性腫瘍の頻度は原発性の20～40倍の頻度で出現し，悪性腫瘍の剖検例において7.1％，全剖検例の2.3％と報告されている.

検査・診断

　早期の診断には経胸壁心エコー図検査が最も簡便で非侵襲的に行うことができる. 経食道心エコー図検査は，腫瘍の部位，性状，サイズをさらに正確に把握することができ，鑑別診断および治療方針決定にきわめて重要である. また，腫瘍の性状，浸潤の程度，心臓外への遠隔転移，手術適応の有無などの診断のためにCT，MRI，ガリウムシンチグラフィ，FDG-PET，PET-CTなどを併用しての画像診断の有用性が報告されている.

　最終的な確定診断には病理組織診断が必要である. 他臓器への浸潤や体表リンパ節の病変があれば，そこからの生検で診断できることもある. 心臓腫瘍単独の場合は，心外膜に浸潤していれば心嚢液の細胞診で診断がつく場合もあるが，心嚢液の貯留を伴わない場合は，組織を直接採取する必要がある. 開胸手術による方法が確実であるが侵襲度が高いため，より低侵襲な胸腔鏡下，縦隔鏡下，またはエコーガイド下で経静脈的生検を行い，診断する場合もある.

原発性心臓腫瘍

良性腫瘍

　主な良性腫瘍の鑑別を❷に示す.

粘液腫 myxoma（❸❹）

　心臓粘液腫は，成人の原発性心臓腫瘍のなかでは最も頻度の高い良性腫瘍である. 前述の大規模剖検例の報告では良性腫瘍の約50％が心臓粘液腫であった.

　心臓粘液腫はあらゆる年齢層にみられる. 好発年齢は，海外の報告では30～60歳代であるが，わが国では60～70歳代に多く平均年齢は64.7歳と海外と比較し高齢である. 男女比は2：3と女性に多い傾向がある.

　心臓粘液腫は80％以上が左房内に発生し，10％程度が右房内で，心室内の発生は1～2％程度である. 直径は平均4～8cmで，卵円窩付近の心房中隔から発生し，結合組織と血管からなる茎をもつ有茎性である.

　病理学的には，粘液腫はゼラチン様構造で，グリコサミノグリカンに富んだ基質のなかに粘液腫細胞が存在する.

　また，大部分が孤発性であるが，5～10％程度は家族性である. Carney複合は常染色体優性遺伝を示す家族性の症候群で，粘液腫，皮膚の色素斑，内分泌機能亢進，神経鞘腫などを合併した疾患であり，原因の1つとしてprotein kinase A regulatory subunit 1-α（PRKAR1A）遺伝子変異が同定されている.

　粘液腫は無症状で経過し，偶然発見される場合が多いが，塞栓症や閉塞による症状，全身性症状をきたし発見される場合もある. 粘液腫は心臓腫瘍のなかでも腫瘍塞栓を起こしやすい. 左心系の粘液腫では脳，腎，冠動脈，網膜中心動脈，四肢などの動脈系に塞栓症が生じやすく，右心系の粘液腫では肺塞栓を生じることがある. 心臓粘液腫が増大してくると，心腔内に狭窄症状を起こす場合がある. 拡張期に僧帽弁や三尖弁に嵌頓し狭窄をきたしたり，弁障害による逆流をきたしたりする. 心室粘液腫では大動脈弁下部や肺動脈弁下部の狭窄を起こすこともあり，突然死の原因となることもある.

　聴診所見では，弁障害に伴う拡張期ランブルや収縮期雑音や，腫瘍嵌頓音（tumor plop）と呼ばれる僧帽弁開放音（opening snap）に類似した音が拡張早期あるいは中期に聴取されることもある. 体位により重力のため位置が変わり，症状や聴診所見が変化することが特徴である.

　また，心臓粘液腫は炎症サイトカインのなかでインターロイキン-6（IL-6）の分泌が多く，しばしば血中

❶ 原発性心臓腫瘍の頻度

腫瘍		AFIP （〜1975 年）	AFIP （1976〜1993 年）	Amano （2009 年，日本）
良性腫瘍	粘液腫	130 (24.4 %)	114 (29.5 %)	332 (71.3 %)
	乳頭状線維弾性腫	42 (7.9 %)	31 (8.0 %)	46 (9.9 %)
	横紋筋腫	36 (6.8 %)	20 (5.2 %)	5 (1.0 %)
	線維腫	17 (3.2 %)	20 (5.2 %)	0
	血管腫	15 (2.8 %)	17 (4.4 %)	0
	脂肪腫様過形成	0	12 (3.1 %)	1 (0.2 %)
	房室結節嚢胞性腫瘍	12 (2.3 %)	10 (2.6 %)	0
	顆粒細胞腫	3 (0.56 %)	4 (1.0 %)	1 (0.2 %)
	脂肪腫	45 (8.4 %)	2 (0.5 %)	1 (0.2 %)
	傍神経節腫	0	2 (0.5 %)	1 (0.2 %)
	過誤腫	0	2 (0.5 %)	1 (0.2 %)
	類組織球性心筋症	0	2 (0.5 %)	0
	炎症性偽腫瘍	0	2 (0.5 %)	0
	線維性組織球腫	0	1 (0.25 %)	0
	類上皮様血管腫	0	1 (0.25 %)	0
	心膜嚢腫	82 (15.4 %)	0	0
	気管支嚢腫	7 (1.3 %)	1 (0.25 %)	0
	奇形腫	14 (2.6 %)	1 (0.25 %)	0
	神経鞘腫	0	0	1 (0.2 %)
	血管周囲上皮類細胞腫瘍	0	0	1 (0.2 %)
	その他	5 (0.94 %)	0	0
	（合計）	408 (76.5 %)	242 (62.7 %)	390 (83.9 %)
悪性腫瘍	血管肉腫	39 (7.3 %)	33 (8.5 %)	14 (3.0 %)
	分類不能肉腫	0	33 (8.5 %)	0
	悪性線維性組織球腫	0	16 (4.1 %)	5 (1.0 %)
	骨肉腫	5 (0.94 %)	13 (3.4 %)	2 (0.4 %)
	平滑筋肉腫	1 (0.19 %)	12 (3.1 %)	4 (0.8 %)
	線維肉腫	14 (2.6 %)	9 (2.3 %)	0
	粘液肉腫	0	8 (2.1 %)	0
	横紋筋肉腫	26 (4.9 %)	6 (1.6 %)	4 (0.8 %)
	滑膜肉腫	1 (0.19 %)	4 (1.0 %)	1 (0.2 %)
	脂肪肉腫	1 (0.19 %)	2 (0.5 %)	0
	悪性神経鞘腫	4 (0.75 %)	1 (0.25 %)	0
	悪性中皮腫	19 (3.6 %)	0	2 (0.4 %)
	悪性リンパ腫	7 (1.3 %)	7 (1.8 %)	43 (9.2 %)
	その他	8 (3.6 %)	0	0
	（合計）	125 (23.5 %)	144 (37.3 %)	75 (16.1 %)
総計		533	386	465

AFIP：Armed Forces Institute of Pathology.
（Burke A, et al：Tumors of the Heart and Great Vessels. Atlas of Tumor Pathology 3rd Series, Fascicle 16. Washington, DC：Armed Forces Institute of Pathology；1996. Amano J, et al：Clinical classification of cardiovascular tumors and tumor-like lesions, and its incidences. *Gen Thorac Cardiovasc Surg* 2013；61：435.）

濃度も異常高値を呈する．炎症性サイトカインの分泌により，発熱や体重減少，倦怠感，貧血または多血症，関節痛，ばち指，Raynaud 現象，赤沈亢進，白血球増加，高ガンマグロブリン血症などが認められる．粘液腫はしばしば膠原病や血管炎，心内膜炎など炎症性疾患や心臓以外の腫瘍などと鑑別が必要になる．

心臓粘液腫は塞栓症や狭窄症状など血行動態に重大な影響を及ぼす可能性があるので，患者の症状の有無

❷ 良性原発性心臓腫瘍の鑑別

	疫学	好発部位	形態的特徴	心エコー図検査	CT	MRI
粘液腫	30〜60歳 女性＞男性 5〜10％家族性	心房中隔（卵円窩） 有茎孤発性 左房＞右房	ゼラチン質 有茎孤発性 石灰化や出血，壊死を伴うことがある	可動性 有茎性	不均一な低吸収	不均一，T2強調画像で高信号 不均一な造影効果
乳頭状線維弾性腫	中高年	弁膜（特に大動脈弁）	小さい（1 cm以下） 細い茎を有する	可動性 有茎性（細く短い茎） 球形あるいは楕円形 辺縁の斑点状の毛羽立ち	描出困難	描出困難
線維腫	乳幼児，小児，若年成人	心室（心筋内）	大きい 石灰化	心筋内腫瘍 石灰化	低吸収 石灰化	T1強調画像で等信号 T2強調画像で低信号 造影効果は乏しい
傍神経節腫	若年成人	左房 冠動脈 大動脈基部	広基性 出血や壊死を伴う	等エコー 比較的非可動性	低吸収	T1強調画像で等輝度，不均一 T2強調画像できわめて高信号 造影効果あり
脂肪腫	全年齢 男性＝女性	心嚢内，心腔内	巨大，広基性	心嚢内：等エコー 心腔内：高エコー	均一な脂肪濃度	均一な脂肪濃度 T1強調画像で高信号 造影効果なし
リンパ管腫	幼小児	心嚢内	大きく嚢胞状	低エコー，不均一 隔壁構造あり	低吸収，不均一 隔壁構造あり	不均一，隔壁構造あり T2強調画像で高信号 不均一に造影効果あり

（Araoz PA, et al：CT and MR imaging of benign primary cardiac neoplasms with echocardiographic correlation. *Radiographics* 2000；20：1303.）

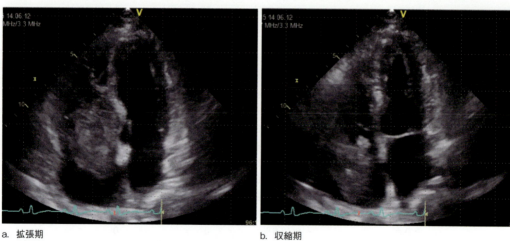

a. 拡張期 　　　　　　　　　　　　　　b. 収縮期

❸ 右房粘液腫（経胸壁心エコー図）
心房中隔に付着する有茎性の腫瘤で，拡張期に三尖弁口に陥入し，三尖弁狭窄症に類似した血行動態を呈する．

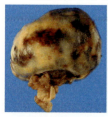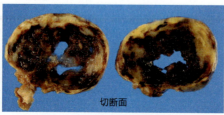

切断面

❹ 摘出した粘液腫
腫瘤内部には出血やゼラチン様部分などが混在し，表面には石灰化，骨化を伴っている．

にかかわらず，できるだけ早期に茎も含めた完全な外科的摘出術を行う必要がある．粘液腫の再発は，孤発性は1～2％，家族性は12～22％程度と高く，術後の心エコー図検査による経過観察が重要である．

乳頭状線維弾性腫 papillary fibroelastoma

乳頭状線維弾性腫は心臓原発良性腫瘍のうち約10％を占め，粘液腫の次に多くみられる．心内膜のいかなる部分からも発生しうるが，8割以上は弁膜から発生し，弁膜の腫瘍としては最も多い（大動脈弁36％，僧帽弁29％，三尖弁11％，肺動脈弁7％，非弁膜16％）．成人，特に60～70歳代で診断される率が高い．多くは単発性で，腫瘍径は20mm以下のものが大部分である．

血栓，疣贅，粘液腫や脂肪腫など他の心臓腫瘍との鑑別がしばしば必要となるが，典型例では心エコー図検査で，有茎性で球形または楕円形で，辺縁の斑点状の毛羽立ちが特徴的である．

無症候で経過し，心エコー図検査時，開心術時，剖検時に偶然発見されることが多いが，脳梗塞，肺塞栓症，心筋梗塞などの塞栓症や突然死を契機に発見されることもまれではない．

腫瘍自体が塞栓となる場合もあるが，多くは乳頭状組織表面に形成されたフィブリン血栓が塞栓源となるため，腫瘍径が小さくても発見され次第，外科的切除を考慮すべきである．サイズが大きく可動性に富んだ腫瘍が弁および弁口付近に発生した場合は，弁口を塞いで血行動態的に弁狭窄状態をきたすこともある．

その他の良性腫瘍

脂肪腫（lipoma）は比較的よくみられるが，多くは剖検時などに偶然発見されることが多い．血行動態への悪影響や不整脈などがなければ外科的摘出の適応とはならない．

横紋筋腫（rhabdomyoma），線維腫（fibroma）は乳児や小児の心臓腫瘍としては頻度が高い．多くは心室に発生し，無症状であるが，高度の心室流入路・流出路障害，弁狭窄，難治性不整脈，うっ血性心不全を合併すると突然死をきたす可能性があり，外科的切除を要することがある．心臓横紋筋腫の多くは多発性で，約50％は結節性硬化症に合併し過誤腫と考えられている．3歳くらいまでに自然退縮することが多い．線維腫の多くは心室壁や心室中隔に発生し，拡大することが多く心腔内閉塞や血流障害などによる突然死を引き起こすことがあるため，手術を考慮すべきである．

血管腫（hemangioma）や中皮腫（mesothelioma）は一般的に小さな腫瘍で，大部分は心筋層内にあり，房室結節付近に好発するため，房室伝導障害や突然死の原因となりうる．

心臓に生じるその他の良性腫瘍には，奇形腫，傍神経節腫，リンパ管腫などがある．

悪性腫瘍

肉腫 sarcoma

心臓腫瘍のうち，約25％が悪性，そのうち最も多いのが肉腫であり，悪性腫瘍のうち50～75％を占める．組織学的には血管肉腫，横紋筋肉腫，平滑筋肉腫が多い．

血管肉腫

成人では血管肉腫が最も多く約30％を占める．好発年齢は30～50歳であるが，どの年代でも発生し，やや男性に多い．90％が右房から発生し，三尖弁や肺動脈弁への浸潤，心腔や大静脈の閉塞，また心膜腔への浸潤による心嚢液貯留を認めることもある．66～89％の症例に遠隔転移を認め，転移先としては肺，肝臓，脳，骨，脾臓，副腎，皮膚などが報告されている．

治療としては外科的治療，放射線治療，化学療法，IL-12による免疫療法などを複合的に行う必要がある．しかし，血管肉腫の予後は悪く，診断確定後の生存期間は約9～10か月である．

横紋筋肉腫

2番目に多いのが横紋筋肉腫で特に小児で多くみられる．孤発年齢は10歳代でやや男性に多い．血管肉腫と違い好発部位がなく，約60％が多発性であり，しばしば弁に浸潤し弁口閉塞症状を呈する．心臓横紋筋肉腫は非常に進行が速く，肺やリンパ節などに転移しやすい．

放射線療法や化学療法への反応は悪く，外科的に完全切除できない場合，予後は不良で，診断後の平均生存期間は1年未満である．

その他の非血管性肉腫

平滑筋肉腫，未分化肉腫，骨肉腫，線維肉腫，脂肪肉腫，滑膜肉腫，粘液肉腫などがある．いずれの腫瘍も進行が速く，放射線療法や化学療法が効きにくい．孤立性の症例にはしばしば腫瘍全摘術が行われるが，局所再発，遠隔転移が高率に発生する．組織型に関係なく，心臓肉腫の生存期間は1年未満と非常に予後不良な疾患である．

悪性リンパ腫 malignant lymphoma

悪性リンパ腫による心臓腫瘍には，腫瘍の主体が心嚢内にあり他の臓器には認められない心臓原発性悪性腫瘍と，心臓外の悪性リンパ腫が心臓へ転移・浸潤した転移性悪性リンパ腫がある．

心臓原発腫瘍の中で悪性リンパ腫はまれで，欧米では原発性心臓腫瘍の1〜2％と報告されている．しかし2009年のわが国の臨床疫学調査では8.9〜9.1％で，心臓原発性悪性腫瘍のなかで最も高頻度で認められた．

心臓原発性悪性リンパ腫は，小児にはまれでほぼ成人に認められる．好発部位は，右房，右室，左房，左室の順に多く，右心系に好発するのが特徴である．初期には臨床症状に乏しく，腫瘍の増大によって出現する心不全や不整脈（伝導障害による徐脈性不整脈・房室ブロック，心室性不整脈，心房細動・心房粗動など），心嚢液貯留に伴う心タンポナーデなど重篤な状態になってから診断されることも多い．冠動脈浸潤や圧排による虚血性心疾患，肺動脈への進展や腫瘍塞栓による肺塞栓症を合併することもある．

心臓悪性リンパ腫の組織型は，びまん性大細胞型Bリンパ腫（diffuse large B cell lymphoma：DLBCL）が最も多く90％以上を占める．DLBCLは化学療法や放射線療法が非常に効果的な疾患であるが，前述のように初期には臨床症状に乏しく発育が急速であるため，診断の遅れからしばしば致命的な結果を招くことが報告されている．

転移性心臓腫瘍

ほとんどすべての悪性腫瘍が心臓に転移しうるが，転移性心臓腫瘍の原発巣として頻度が高いのは，悪性黒色腫，肺癌，白血病，悪性リンパ腫などがあげられる．臨床の現場で転移性心臓腫瘍の原発巣として多くみられるのは，症例数が多い乳癌と肺癌である．

心臓への転移経路は，心臓に隣接した臓器から悪性腫瘍が直接浸潤したもの（肺癌，乳癌，食道癌，縦隔腫瘍）と遠隔臓器の悪性腫瘍から転移したものに分けられる．さらに，遠隔転移はリンパ行性（悪性黒色腫，悪性リンパ腫，白血病，胃腸癌）と血行性（肝細胞癌，腎細胞癌，副腎腫瘍，子宮癌）に分けられる．心臓の転移部位は，心外膜と心囊が最も多く半分以上を占め，次に心筋が多く，心内膜や弁膜は非常にまれである．

転移性心臓腫瘍の進行は遅く，臨床症状に乏しい例が多い．臨床症状は腫瘍の存在部位と密接に関係する．心膜に発生すると心膜炎の症状として胸痛や心膜摩擦音の原因となり，心嚢液貯留による心タンポナーデが起こることもある．心筋への転移は無症状のことが多いが，重要な症状の一つは心房細動，心房粗動，心室性不整脈，伝導障害，房室ブロックなどの不整脈である．心腔内への転移では内腔狭小化による閉塞症状や弁機能不全，上・下大静脈症候群がみられることがある．臨床症状はいずれも非特異的なものばかりであり，悪性腫瘍患者において不整脈などの心症状や心不全が急に出現した際には，心臓転移の可能性を疑う必要がある．

転移性心臓腫瘍のある患者の大部分では病巣は広範囲に広がっているので，治療は原発巣に対して行うのが一般的である．心嚢液貯留は症状を伴う場合は心膜穿刺により排液を行うが，すぐに再発するため硬化薬（テトラサイクリンなど）の注入や，心膜開窓術を考慮することもある．

（安田理紗子，足立　健）

●文献

1) Burke A, et al：Tumors of the Heart and Great Vessels. Atlas of Tumor Pathology 3rd Series, Fascicle 16. Washington, DC：Armed Forces Institute of Pathology；1996.

2) Amano J, et al：Clinical classification of cardiovascular tumors and tumor-like lesions, and its incidences. *Gen Thorac Cardiovasc Surg* 2013；61：435.

3) Araoz PA, et al：CT and MR imaging of benign primary cardiac neoplasms with echocardiographic correlation. *Radiographics* 2000；20：1303.

19 心臓外傷

概念

● 鋭利な刃物や銃弾などによる穿通性外傷と，交通事故や高所転落などの鈍的外力による非穿通性外傷が原因で心臓が損傷された状態を心臓外傷（cardiac trauma）と称する．

病因

心臓外傷は，穿通性，非穿通性（鈍的），医原性，代謝性，その他に大別される（❶）．

穿通性外傷は，銃やナイフ・包丁が原因であり，その病態は，受傷原因，部位，程度などに大きく左右される．大量出血や心膜血腫のため，多くが受傷直後や受傷早期に死に至る．非穿通性外傷の最も多い原因は，自動車のハンドルによる胸部打撲である．なお，胸骨，肋骨骨折によって穿通性外傷を生じることもある．医原性として，中心静脈ライン確保，心臓カテーテル検査，心嚢穿刺などで起きる．

❶ 心臓外傷の病因

I. 穿通性
A. 刺創：ナイフ，刀，アイスピック，柵，針金，スポーツ
B. 銃創：ピストル，ライフル銃，釘打機，芝刈り機
C. 散弾射創

II. 非穿通性（鈍的）
A. 自動車事故：シートベルト，エアバッグ，ダッシュボード，ハンドル
B. 乗り物：歩行者の事故
C. 高所転落
D. 挫滅傷：労働災害
E. 突風，爆発：即席爆発装置，手榴弾，破片
F. 暴行
G. 胸骨・肋骨骨折
H. レクリエーション：スポーツイベント，ロデオ，野球

III. 医原性
A. カテーテル誘発性
B. 心膜穿通誘発性
C. 経皮的インターベンション

IV. 代謝性
A. 損傷による外傷性反応
B. 気絶心筋
C. 全身性炎症反応症候群

V. その他
A. 熱傷
B. 電気
C. 人為的：針，異物
D. 塞栓症

(Wall MJ Jr., et al：Traumatic Heart Disease. In：Braunwald's Heart Disease：A Textbook of Cardiovascular Medicine, 9th edition. Philadelphia：Saunders；2012. p.1672.)

病態生理

穿通性外傷は，血胸および心タンポナーデが主体であるが，その病態は心膜損傷の程度により異なる．心膜損傷が小さく凝血塊により閉鎖していれば心タンポナーデ型を呈する．心膜損傷が大きく心膜内に流出した血液が胸腔内まで流入すると血胸型を呈し，多くが直後または受傷早期に死亡する．

非穿通性外傷のなかでは，心筋挫傷が最も多い．外力の程度や質によって心破裂を起こすことがあり，即死または受傷後早期に死に至ることが多い．心筋挫傷以外にも，弁膜・乳頭筋・腱索損傷，心室中隔損傷や心外膜損傷が起こることもある．弁膜，乳頭筋，腱索の断裂による急性閉鎖不全や心室中隔損傷では，急速に進行するうっ血性心不全をきたす．

疫学

心臓外傷のうち穿通性外傷は，わが国では銃犯罪が少ないためきわめて少なく，大半が非穿通性外傷である．特に交通事故により自動車のハンドルで胸部を打撲した例が多い．また，医学の進歩の半面，医原性心臓外傷も増加傾向である．

臨床症状・検査・診断

穿通性外傷

心臓外傷危険域に刺創ができてショック状態であれば，まずは心臓損傷を疑う．血胸あるいは心タンポナーデを呈していれば心臓外傷の診断は容易である．心タンポナーデの特徴的症候としてBeckの三徴（心音減弱，低血圧，経静脈怒張），奇脈などがあり，心エコー図検査で心嚢液貯留を確認することにより診断できる．

非穿通性外傷

体表面の外傷が明らかでなくても心臓に重大な損傷が生じることがあり，初期に見逃されることがあるため注意を要する．受傷機転，部位，前胸部痛などの症状を確認し，心エコー図検査，血液検査（CK-MB，トロポニン）などを行い診断する．以下に損傷部位別の症状，診断について示す．

①心筋挫傷：症状で最も多いのは前胸部痛である．脚ブロック，心筋梗塞や心膜炎に類似したST変化，不整脈（房室ブロック，心房細動，心室期外収縮，心室頻拍，心室細動）がみられることがあり，心電図検査は必須である．また，血液検査では，CK-MBが上昇していれば心筋損傷を疑うが，広範な外傷がある場合にはCK値が上昇しCK-MBも相対的に上昇するため偽陽性を呈する．それに比べ，トロポニンのほうが感度は低いが特異度が高い．また，心臓核医学検査で

循環器疾患

19

心臓外傷

は，心筋損傷の部位に一致して，心筋シンチグラフィによる灌流低下や局所壁運動低下を認めることがある．②弁膜・腱索・乳頭筋，心室中隔損傷：心エコー図検査が最も診断に有用である．弁やその支持組織の破壊は弁の急性閉鎖不全をきたし，受傷後に心雑音を認め急速に心不全が進行する．診断には経胸壁あるいは経食道心エコー図検査が有用である．また，受傷数日以内に重症心不全の発症を認め，胸骨左縁に全収縮期雑音を認める場合には，心室中隔穿孔を疑い，心エコー図検査を行う．

治療

穿通性外傷の大部分，心破裂，ショックの所見を認める際には，直ちに開胸して治療を行わなくてはならない．心タンポナーデは心嚢穿刺によって血行動態の改善を試みることはできるが，たいていの場合は手術室に運ぶまでの時間稼ぎとしての意味合いしかない．弁破壊による心不全は時間の経過とともに増悪する場合が多く，手術適応になることが多い．

合併症のない心筋損傷の治療は，心筋梗塞の保存的治療に準じて行うが，抗凝固療法，血栓溶解療法は禁忌であり，不整脈や心破裂に注意を要する．

（安田理紗子，足立　健）

◉文献

1) Wall MJ Jr., et al：Traumatic Heart Disease. In：Braunwald's Heart Disease：A Textbook of Cardiovascular Medicine, 9th edition. Philadelphia：Saunders；2012. p.1672.

2) Awtry EH, et al：Tumors and trauma of the Heart. In：Harrison's Principles of the Internal Medicine, 18th edition. New York：McGraw-Hill；2012. p.1981.

3) 山口大介ほか：外傷性心疾患. 循環器病学―基礎と臨床. 東京：西村書店；2010. p.1314.

20 脈管疾患

動脈疾患

末梢動脈閉塞性疾患

四肢末梢動脈に生じた循環障害が末梢動脈閉塞症（peripheral arterial disease：PAD）であり，急性閉塞性疾患と慢性閉塞性疾患に大別される．

急性閉塞性疾患は塞栓症と血栓症があり，突然の血流途絶による患肢の壊死のみならず，血行再建が得られても横紋筋融解による代謝産物の全身流出で，代謝性筋腎症候群（myoncphropathic metabolic syndrome：MNMS）という致死的状況に陥ることがあり，迅速な診断と適切な治療が行われなければ患肢と生命の予後は不良となる．

一方，閉塞性動脈硬化症（ASO）をはじめとする慢性閉塞性疾患は側副血行の発達で血行が維持され，虚血は緩徐に進行し患肢の切断や死亡に至る症例は1〜3％と比較的まれである．むしろ注目すべきは，50％近くが虚血性心疾患で，20％近くが脳血管疾患で死亡する点で，合併する動脈硬化性病変の評価と管理が重要なことを示唆する．

急性動脈閉塞症 acute arterial occlusion

概念
● 心原性と非心原性の塞栓子によって末梢動脈内腔が閉塞する動脈塞栓症（arterial embolism）が約70〜80％，既存の動脈病変に血流低下や凝固亢進などの病態が加わり閉塞する急性動脈血栓症（acute arterial thrombosis）が20〜30％にみられる．

病因
動脈塞栓症は，僧帽弁狭窄症，心筋梗塞（心室瘤），心房細動（約75％と心原性の原因で最多），人工弁からの血栓や感染性心内膜炎由来の菌塊，左房粘液腫などいわゆる心原性塞栓が85％を占める．ほかに大動脈壁からの血栓，粥腫の遊離，まれに脂肪，空気，腫瘍などによる閉塞もある．

動脈血栓症は既存の動脈内膜病変に血流低下や炎症増悪が生じたときや，動脈解離や外傷などの機械的刺激にて動脈壁が障害されたときに局所に血栓が発生し閉塞する．プロテインC・S欠損症，抗リン脂質抗体症候群，アンチトロビン（AT）III欠損症などの血液凝固異常，ほかに担癌状態，ヘパリン起因性血小板減少症などが原因となることもある．

臨床症状
主要徴候は，① pain（疼痛），② pallor/paleness（皮膚蒼白），③ pulselessness（脈拍消失），④ paresthesia（知覚異常），⑤ paralysis/paresis（運動麻痺），の5Pで表されることが多い．

80％が突然の疼痛で発症し，閉塞部より末梢に脈拍消失，チアノーゼ，蒼白，皮膚温低下などを認める．一般的に塞栓症は急激な症状出現であるが，血栓症は漸増的に症状の増悪を認め，発症前から跛行や虚血症状を自覚していることも多い．十分な側副血行路のある場合は症状や所見は軽度であるが，閉塞が24〜48時間続くとやがて患肢に壊死が出現する．

診断
確定診断は血管造影によるが，動脈の触診も重要である．腋窩，上腕，橈骨，大腿，膝窩，後脛骨，足背など触知可能な動脈の拍動の消失・左右差を確認するとともに，皮膚の色調変化，表面温度，潰瘍，壊死の有無を観察する．脳虚血発作には頸動脈の雑音や拍動低下を診る．

検査
早急に血管造影，造影CT，MRA，超音波検査などを行い，血管内治療，外科的治療を行うための情報を得る．造影所見は，塞栓症が平滑な動脈壁と突然の途絶像であり，血栓症は動脈壁不整や虫食い像を認める．塞栓症が疑われるときは，心内塞栓源の有無を心エコー（経食道を含む）で確認する．

治療
急性血行遮断による組織の不可逆性変化は，皮膚で24時間，筋肉，神経は6〜8時間とされ，発症6時間以内の血流再開が目標となる．凝血の進展阻止のため速やかに抗凝固療法（ヘパリン）を開始する．塞栓症は原則的に緊急の塞栓除去術（❶）が行われるが，血栓症は原因疾患や遠位部閉塞で外科的な血栓除去が有効でない場合もあり，多孔式カテーテルを血栓内に留置してウロキナーゼやt-PAなどの投与による血栓溶解療法，あるいは血栓吸引療法などを試みる．状況によりバルーン血管形成術やステント留置，バイパス術などの血行再建術を行う．血行再建が得られてもMNMSの発症は常に念頭におき注意する．

予後
塞栓症の場合は，塞栓源となる心血管系の検索と再発予防のためにワルファリンによる抗凝固療法を検討する．

循環器疾患

20
脈管疾患

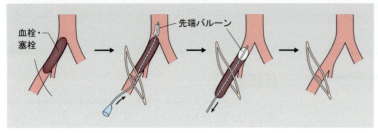

❶ Fogartyバルーンカテーテルによる血栓・塞栓除去術

動脈拍動を触知しない部位より中枢側の動脈を露出し，カテーテルを挿入する．閉塞部位を通過させた後に先端バルーンを膨らませ，塞栓子を引き抜き摘出する．

付 **急性動脈閉塞症における代謝障害（代謝性筋腎症候群：MNMS）**

血行再開後に，筋肉融解による代謝産物（ミオグロビン，K，乳酸，ピルビン酸など）が全身を還流することで急激に発症する代謝性合併症で，赤色尿（ミオグロビン尿）を伴う乏尿性腎不全，心不全，代謝性アシドーシス，肺水腫，肺塞栓などをきたす．血行再建後症候群（revascularization syndrome）とも呼ばれ，その重症度は筋虚血の範囲と程度，時間に依存するが，時に急死の転帰をとり，広範囲の病変が疑われる際はしばし血行再建か患側肢切断かの判断に難渋する．大腿を含む虚血で発生し，上肢や下腿のみでの発症は少ない．発症すると対症療法や透析療法などが試みられるが有効な方法はなく，早期の血行再建が重要である．

付 **コレステロール塞栓症（blue toe 症候群）**

blue toe 症候群とは大血管由来の塞栓子（微小血栓，血小板塊，コレステロール結晶など）が，下流の臓器（腎，消化管，脳など），下腿，足部の小動脈に起こす塞栓症をいう（❷）．大動脈内壁の高度アテローム（shaggy aorta syndrome）が破綻して生じたコレステロール結晶が塞栓子となるものを，特にコレステロール塞栓症と呼び大部分を占める．心大血管手術やカテーテル操作後に発症する医原性のものが80％近くを占める．足趾容積脈波の平坦化，白血球増加，特に好酸球増加を60％に認める．皮膚生検では25％に血管内コレステロール結晶を認める．

慢性動脈閉塞症 chronic arterial occlusion

概念
- 四肢主幹動脈が粥状硬化により分節的に内腔狭窄や閉塞をきたすASOと，四肢末梢の中小動静脈が血管炎により血栓性閉塞をきたす閉塞性血栓性血管炎（TAO）が代表的である（❸）．
- 1970年代まではTAOが多かったが，生活様式の変化と高齢化で現在はASOが圧倒的に多く，慢性閉塞性動脈疾患の95％を占める．
- 特徴的な症状は間欠性跛行で，運動時にのみ下肢痛や脱力感，だるさが生じ，安静により改善・消失する．

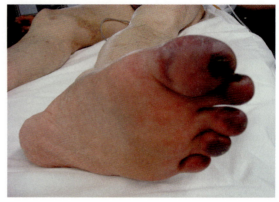

❷ blue toe 症候群
左全趾にチアノーゼ，第1〜2趾先には限局性の壊死を認める．

- Fontaine，Rutherfordの分類（❹）で重症度の評価がなされ，治療方針の指標とされる．
- 検査として上腕・足関節血圧比（ankle-brachial blood pressure index：ABI，❺）が簡便かつ有用で，補助診断として画像診断，重症例や侵襲的治療の際は動脈造影が必要となる．

閉塞性動脈硬化症（arteriosclerosis obliterans：ASO）

病因
粥状硬化症の三大危険因子（脂質異常症，高血圧，喫煙）に加え，糖尿病が重要な危険因子となる．

疫学
わが国でのASOの有病率は1〜3％，65歳以上の高齢者で3〜6％，糖尿病患者で5〜10％，冠動脈疾患・脳血管疾患患者で10〜20％，血液透析患者で10〜20％と推定される．

病態生理
下肢に圧倒的に多く，腎動脈下腹部大動脈から腸骨動脈，大腿動脈，膝窩動脈など主幹動脈が好発部位である．高齢者や糖尿病患者の増加で下腿動脈にも病変を示す例も増加している．

臨床症状
初発症状として冷感，しびれ，蒼白などを認めるが，最も特徴的な症状に間欠性跛行がある．
間欠性跛行は閉塞部位の遠位部に現れ，大動脈から腸骨動脈の病変では臀部，腰部，大腿部の不快感が起

❸ 閉塞性動脈硬化症（ASO）と閉塞性血栓性血管炎（TAO）の鑑別

	ASO	TAO
好発年齢と性差	50歳以降の高齢男性	20~40歳の比較的若年男性
性差	90％男性	95％男性
人種特異性	差なし	東洋人に多く白人にはまれ
原因と組織所見	粥状硬化症による内腔狭窄	全層性の血管炎とそれに伴う血栓症
危険因子 喫煙	危険因子	強い関連, 増悪因子, 90％喫煙者
高血圧・脂質異常症・糖尿病	あり	なし
症状 間欠性跛行 潰瘍好発部位 遊走性静脈炎 Raynaud症状	あり 70％ 外果部 なし あり 4％	あり 30％ 指趾 あり 20~40％ あり 24％
好発部位	腸骨~膝窩動脈までの大中動脈	膝窩動脈以下の中小動脈
血管造影所見 特徴的所見	虫食い像 壁不整 石灰化	先細り像 途絶型閉塞
側副血行路	不良	良好（コークスクリュー状, tree root型）

❹ Fontaine, Rutherford の慢性下肢動脈閉塞症の病期分類

Fontaineの分類		Rutherfordの分類		
度	臨床所見	度	群	臨床所見
I	無症候（時に冷感, しびれ感）	0	0	無症候
IIa	軽度の跛行	I	1	軽度の跛行
IIb	中等度から重度の跛行	I	2	中等度の跛行
		I	3	重度の跛行
III	安静時疼痛	II	4	安静時疼痛
IV	潰瘍や壊疽	III	5	小さな組織欠損
		III	6	大きな組織欠損

こり（Leriche症候群），大腿動脈から膝窩動脈の病変では腓腹筋，膝窩動脈より末梢では足部に症状が出現する．しびれや焼けるような異常感覚を伴う阻血性神経炎も合併する．側副血行が未発達であれば，虚血の進行に伴い安静時にも症状が出現し，完全な阻血状態に至ると潰瘍や壊死を生じる．

[診断]

動脈の触診は重要で，腋窩，上腕，橈骨，大腿，膝窩，後脛骨，足背など触知可能な動脈の拍動の減弱・消失・左右差を確認するとともに，筋萎縮や皮膚色調，冷感，爪の変形を観察する．また，両下肢を挙上し屈伸運動を行うと，患側肢足底の蒼白化を認める．

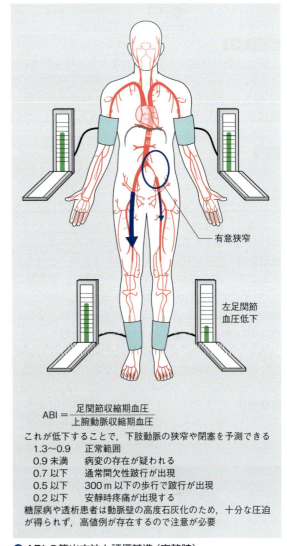

$$ABI = \frac{足関節収縮期血圧}{上腕動脈収縮期血圧}$$

これが低下することで，下肢動脈の狭窄や閉塞を予測できる
1.3~0.9　　正常範囲
0.9未満　　病変の存在が疑われる
0.7以下　　通常間欠性跛行が出現
0.5以下　　300m以下の歩行で跛行が出現
0.2以下　　安静時疼痛が出現する
糖尿病や透析患者は動脈壁の高度石灰化のため，十分な圧迫が得られず，高値例が存在するので注意が必要

❺ ABIの算出方法と評価基準（安静時）

[検査]

機能的検査：ABIの有用性は前述のとおりで，スクリーニングとして汎用される．運動負荷試験（トレッドミル）を加えることで，ABIが15~20％もしくは下肢血圧が20 mmHg以上の低下を認めれば，血管狭窄の存在がより強く疑われる．また，同負荷法は，治療効果の客観的評価にも用いられるほか，神経性間欠性跛行（脊柱管狭窄）の鑑別にも有用で，同疾患はABIの高値，歩き始めからの疼痛，立位休息では回復しないなどの特徴をもつ．

画像診断：血管造影は侵襲的であるが病変の部位や形態，側副血行を正確に評価できるため確定診断や血行再建の適応を決めるため必須である．触診より鋭敏に血流や狭窄を評価できる超音波検査やMRA，造影CTなどの低侵襲な検査も最近増加している．サーモ

グラフィは左右の相対評価で判定するのが原則で，血行再建術後や薬効の評価にも使用される．

経過・予後

間欠性跛行を有する患者の5年生存率は70〜85%とされ，さらに安静時疼痛，潰瘍，壊死を伴う患者は同40%まで低下する．側副血行により虚血は緩徐に進行し，患肢のために切断や死亡に至る例は1〜3%と比較的まれである．

治療

治療はその症状と障害を軽減し患者のQOLを改善するとともに，基盤となる動脈硬化が全身性の病変であり，冠動脈疾患や脳卒中と成因を共有していることを認識し，致死性心血管イベントを予防するという2つの目的を追求することになる．

生活管理：動脈硬化危険因子の厳格な管理，禁煙を基本とする．糖尿病はHbA1cを7%未満に，脂質異常症はLDLコレステロール値を100 mg/dL未満に，高血圧症は140/90 mmHg未満（糖尿病や腎疾患合併症例は130/80 mmHg未満）を目標に治療を行う．

適度な運動は側副血行路の発達を促進し，歩行距離の改善や跛行痛緩和に寄与する．また，保温，清潔，外傷や感染の予防にも努める．

薬物療法：アスピリン，チクロピジン，サルポグレラート，エイコサペンタエン酸などの血小板凝集抑制薬，さらに血管拡張作用を併せもつプロスタグランジン製剤，シロスタゾールなどが用いられる．症状の改善はもちろん，血行再建術後の開存維持の効果も期待されている．β遮断薬は血管を収縮させるので使用しない．

血行再建術：血管内治療は低侵襲で，バルーン拡張術，ステント留置術，血栓内膜除去術が行われる．腸骨動脈，大腿動脈における血管内治療後の3年開存率は70〜90%とされ，バイパス術に代わる血行再建となりつつある（❻）．最近は再狭窄予防効果のある薬剤をコーティングした薬剤溶出性ステントやバルーン，生体吸収ステント，自己拡張型ステントが開発されるなど技術革新が進み，浅大腿動脈や膝窩動脈以下の治療も試みられている．高齢者や心血管疾患合併者など高リスク症例にも対応できるなどで血管内治療の適応拡大が進んでいる．

手術療法として大動脈-大腿動脈，大腿動脈-膝窩動脈，膝窩動脈-大腿動脈などのバイパス術がある．虚血重症度，グラフト材料（自家静脈，人工血管）によって5年後グラフト開存率は異なるがそれぞれ78〜95%，50〜80%，44〜79%である．

肢切断術：糖尿病や透析患者で広範感染を伴う重症下肢は，感染増悪，創治癒遅延，吻合部障害の危険性があり，血行再建に固執せず肢切断術を検討する．

血管新生療法：血行再建術が困難で薬物治療に抵抗性

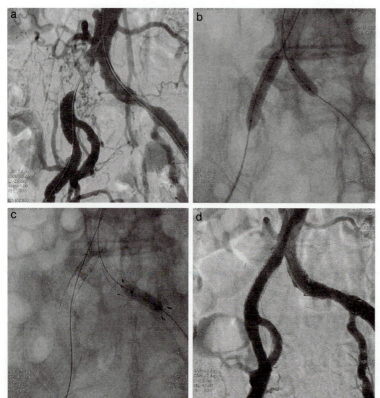

❻ 閉塞性動脈硬化症の造影所見と血管内治療

閉塞または狭窄している部位にガイドワイヤーを通し（a），ステント留置とバルーン拡張術施行（b, c），良好な拡張が得られた（d）．腸骨動脈は良い適応とされている．
（写真提供：東京慈恵会医科大学　金岡祐司先生．）

のPADには再生療法が期待されている．遺伝子治療法として，血管内皮増殖因子（VEGF），肝細胞増殖因子（HGF），線維芽細胞増殖因子（FGF）などの遺伝子を筋肉内に投与，そこで産生される増殖因子により将来血管細胞に分化する血管内皮前駆細胞（endothelial progenitor cell：EPC）の血管新生を促進する方法が試みられている．また，細胞移植療法とし，EPCが存在する自家骨髄単核球や末梢血から分離したEPCの虚血肢筋肉内投与（移植）が行われ，良好な成績が報告されている．

運動療法：専門リハビリ施設における監視下運動療法は跛行改善に有効とされる．運動処方に基づき，トレッドミルによる歩行訓練，全身エアロビクス運動を組み合わせて行う．歩行効率，内皮機能および骨格筋での代謝順応性の改善が効果の理由とされる．

付　腹部大動脈分岐部閉塞症（Leriche 症候群）：腎動脈分岐部以下から腹部大動脈分岐部にかけての慢性閉塞で，両側下肢において間欠性跛行（臀筋から下腿にかけての高度疲労感）や筋萎縮，大腿動脈の拍動消失，陰萎などが出現する．腹部大動脈末端部の粥状硬化症が徐々に進行し，大動脈内腔を狭窄・血栓性閉塞させながら上行する傾向がある（❼）．

閉塞性血栓性血管炎（thromboangiitis obliterans：TAO，Buerger 病）

病因

病因は今なお不明で，タバコに対するアレルギー，慢性の反復外傷，血液凝固系の異常，血管の攣縮，ホルモン異常，感染症の関与などが推定されるが確定的なものはない．自己免疫応答異常や歯周病菌（*Treponema denticola*）の関与も指摘されている．

病態生理

病変は血管全層にわたり，初期に多核白血球が中小の動静脈の壁に浸潤し，血管内腔に血栓が発生する．進行につれ単核細胞，線維芽細胞，巨細胞が好中球と置換され，末期に至ると血管周囲線維化と再開通像を認める．静脈がしばしば障害され遊走性血栓性静脈炎を併発する．

疫学

わが国における初発患者数は減少傾向で，難病指定患者のうち臨床診断基準をすべて満たすのは4,000例程度と推定され，30～40歳代の若年発症が約70％を占め，男性が圧倒的に多く，喫煙との密接な関係が指摘される．アジアなどの亜熱帯・温帯地方で頻度が高い．

臨床症状

初発症状として冷感，しびれ，間欠性跛行が多く，初期から指趾潰瘍・壊死を形成するなど虚血は末梢に強く，進行とともに複数肢に及ぶ．跛行は下腿から足部の動脈病変が主体であるため，腓腹筋から足底部に限局して認め，下腿での動脈拍動も減弱ないし消失する．

遊走性静脈炎は，四肢表在性静脈に局所的炎症を起こし，発赤，圧痛，硬結，褐色線状の色素沈着を残しながら他部位に繰り返し出現する．

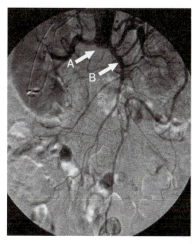
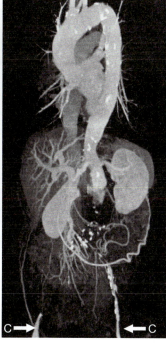

❼ Leriche 症候群
症例1（図左）：DSA画像．両側腎動脈分岐直下（A）から高位腹部大動脈閉塞症をきたしている．この部に閉塞が及ぶと上腸間膜動脈（B）や腰動脈が主要な側副血行路となる．
症例2（図右）：造影MDCT動脈相（3D構築像）による観察．大動脈分岐部を中心とする粥状硬化で閉塞をきたしている．側副血行を介して大腿動脈（C）が造影されている．
（写真提供：東京慈恵会医科大学　金岡祐司先生．）

検査・診断

血管造影やMRA，造影CTなどが重要な所見となる（❸❽）．

塩野谷の臨床診断基準があり（①50歳未満の若年発症，②喫煙者，③下腿動脈閉塞，④上肢動脈閉塞，または遊走性静脈炎の存在または既往，⑤喫煙以外の閉塞性動脈硬化症のリスクファクターがない），これら5項目を満たし他の疾患が否定されれば診断が確定する．しかし④はないこともあり，すべてを満たすものは30％程度である．

経過・予後

生命予後はASOと比較して良好である．病変部位の特異性から指趾の切断を余儀なくされる症例が以前は約20％あったが，近年の患者減少傾向に伴い症状も軽症化している．

治療

生活管理：禁煙を原則として局所の保温に努め，非潰瘍例には運動療法で側副血行の発達を促す．

薬物療法：血管拡張薬（プロスタグランジン製剤），血小板凝集抑制薬，抗凝固薬を使用する．

外科的治療：血行再建術は，安静時疼痛と難治性潰瘍・壊死を伴う場合に適応となる．下腿足部動脈など末梢病変のためバイパス術は困難であるが，近年手術成績が向上し，自家静脈グラフトにて指趾切断を免れる例もある．バイパス5年開存率は，禁煙例75％に対して喫煙再開例35％と著明な低下をきたすため，禁煙は厳守とする．

交感神経節切除術は，交感神経節切除にて上下肢動脈の攣縮を抑制する．難治性潰瘍や，バイパス術不能な症例に適応は制限される．最近は侵襲を軽減するために，上肢は胸腔鏡下の胸部交感神経節切除術が増加，下肢では腰部交感神経節（L2～L4）の切除術が減少し，交感神経節ブロックが選択されることが多い．

血管新生療法：ASOの治療を参照（p.354）．

膝窩動脈捕捉症候群（popliteal artery entrapment syndrome）

腓腹筋の付着異常や異常筋，線維束により膝窩動静脈が圧迫され，その繰り返しによって膝窩動脈に内皮傷害が生じ，狭窄や閉塞を起こす．若年男性やスポーツ選手の間欠性跛行で本疾患を疑う．男女比は4：1．足関節部の脈拍欠如を60％，低下を10％に認め，15％前後では正常に触知するが，足関節の他動的背屈や能動的底屈によって消失する．38％が両側性である．

膝窩動脈外膜嚢腫（cystic adventitial degeneration of the popliteal artery）

外膜嚢腫は動脈外膜の粘液変性によってコロイド様物質が貯留し，動脈内腔の狭窄・閉塞をきたす疾患である．膝窩動脈に好発し，症状の消長を認めることがある．30～50歳代の男性に多く，ほとんどが下肢動脈で80％近くが膝窩動脈に発生する．間欠性跛行を主訴とし，まれな疾患ではあるが，ASOやTAOと鑑別すべき疾患として注意が必要である．

胸郭出口症候群（thoracic outlet syndrome）

第1肋骨，鎖骨，斜角筋群で形成される胸郭出口において腕神経叢と鎖骨下動静脈が圧迫障害され発症する．20～30歳代のやせた女性に多く，前腕～手指の疼痛，しびれ，倦怠感が主症状で，血管内圧の低下や腕神経叢の交感神経線維の刺激からRaynaud現象を訴える例もある．

機能的血行障害

Raynaud病（Raynaud症候群）

病態

発作性の四肢先端の虚血を特徴とする．寒冷刺激や精神的ストレスにより指趾の小動脈が攣縮し，加温により攣縮が解除されるまでに，皮膚の3相性色調変化（蒼白→チアノーゼ→発赤）と冷感，疼痛，温感が出現する．これをRaynaud現象と呼び，持続時間は30分程度，1万人に4人の割合で発症し，女性に多い．

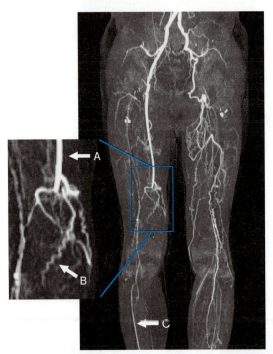

❽ 閉塞性血栓性血管炎のMDCT画像

38歳，男性，右母趾壊死あり．

壁不整のない右浅大腿動脈遠位部（A）に途絶型閉塞とtree rootを認める．深大腿動脈は描出されず，コークスクリュー様側副路（B）を介し，膝窩動脈が描出される．下腿3分枝のうち前頸骨動脈（C）が比較的描出されている．左外腸骨動脈から浅大腿動脈近位側は閉塞，内腸骨動脈および深大腿動脈を介すコークスクリュー様側副路から下腿3分枝が描出される．

Raynaud病（特発性）：Raynaud現象のみが唯一の症状で，同現象の約50％は本疾患で認める．原因は不明で，両側対称性で手指に多く出現し，動脈拍動は正常，時に指尖潰瘍に至ることもあるが，壊疽に至るのは1％以下で一般的に予後は良好である．20～40歳の若い女性で，男性の約5倍の出現をみる．

Raynaud症候群（二次性）：膠原病（強皮症，SLE，皮膚筋炎など），動脈閉塞性疾患，振動工具による白ろう病，神経・血液疾患，薬物中毒（β遮断薬，麦角誘導体，抗癌薬など）の基礎疾患が原因でRaynaud現象が出現する．血流障害が持続すると潰瘍，壊疽が生じることがある．

診断
職歴，内服薬，発作の持続，色調変化，疼痛の強度，動脈拍動，喫煙の有無などを問診する．Raynaud現象が両側性であれば血管攣縮性，一側性であれば閉塞性が推定される．膠原病の初発症状の場合も多く2年以上の経過観察が必要なこともある．強皮症では約80％に認める．

検査
サーモグラフィを用いた寒冷誘発試験，発作時の血圧上昇の有無，動脈造影にて末梢動脈の攣縮や細小化を確認する．

治療
生活管理：誘因となる寒冷を避け，四肢の保温，感情の安定化に努める．ニコチンは血管を収縮させるため禁煙とする．

薬物療法：発作が頻回，持続する例で導入する．Ca拮抗薬とプロスタグランジン製剤は有用性が認められている．交感神経遮断薬，α_1遮断薬，抗血小板薬や抗凝固薬も試みられるが，いずれも単独での効果は十分とはいえない．β遮断薬は血管収縮性亢進のため避ける．

外科的治療：交感神経節切除術があるが，カテコールアミンに対する受容体感受性亢進のため，術後6か月以降に効果が減弱する．

先端チアノーゼ（acrocyanosis）
四肢末端部の細小動脈の攣縮と二次的な毛細血管や小静脈の拡張の結果，発作性でなく持続性の深紫色な末梢型チアノーゼを呈し，蒼白とはならないなどRaynaud現象とは異なる．30歳以下の女性に多く，通常無症状，潰瘍や壊死は起こさない．薬物治療は無効，寒冷曝露で増強するので避ける．

肢端紅痛症（erythromelalgia）
突発的に起こる四肢の灼熱性疼痛と発赤が特徴で，温暖曝露や四肢下垂位で増悪する．中年男性に多く，末梢拍動は存在し阻血所見はなく，動脈閉塞性疾患とは鑑別される．原因不明の原発性のものと，真性赤血球増加症や本態性血小板増加症，薬物の副作用（ニフェジピン，ブロモクリプチンなど）による二次性のものがある．

網状皮斑（livedo reticularis）
寒冷曝露によって増強する四肢の赤色または青色の斑点をいう．特発性のものは無症状で，男女差はなく20歳代の若年者に多い．アテローム塞栓症後に起こるものは潰瘍形成に至るものもある．

動静脈瘻　arteriovenous fistula

概念・病因
● 毛細血管を経ることなく動脈と静脈が直接に異常短絡する．
● 先天性は胎生期血管が動脈と静脈に分化できなかった結果起こる．好発部位は四肢，脊髄，脳，肺などである．
● 後天性は刺創や銃創，骨折などの外傷，カテーテル穿刺や外科手術などの医原性，動脈瘤の静脈内破裂などを起因とする．

病態・臨床症状
臨床像は瘻の部位と大きさで決まるが，しばしば拍動性腫瘤を触知し，振戦と連続性血管雑音を認める．短絡量が少ない例は無症状もしくは局所症状のみだが，増加する例は静脈瘤の形成，瘻より末梢の虚血，心還流量の増加による心負荷をきたす．一般的に先天性は全身の循環器系への影響は少なく，局所的な母斑，血管腫，静脈瘤，患側肢の延長（罹患部が発育良好なため）を認める．後天性は時間経過で短絡量は増大し，心不全に至る可能性が高い．

診断・検査
表在性の場合は連続性血管雑音の聴取，拍動や振戦の触知，静脈拡張や皮膚色調の変化，疼痛などの身体所見を認める．患部を中枢側で圧迫すると，心拍数が減少し連続性雑音が消失ないし減弱する徴候をBranham signという．その他，静脈血酸素飽和度の上昇，サーモグラフィで皮膚温上昇，超音波検査や血管造影，MRA，CTなどの画像診断にて動脈血の流入を確認するとともに，胸部X線写真で心負荷の有無を確認する（**⑨**）．

予後・治療
小短絡は経過観察とし，拡大進展傾向があれば外科治療の適応となる．限局的動静脈瘻は切除可能だが，一般に先天性の根治手術は困難で，四肢の症例では対症療法，弾性ストッキングなどの保存的療法が主体となる．経皮的カテーテル動脈塞栓術は，先天性の場合，動静脈瘻が多数存在するため，一時的寛解しか得られない場合が多い．後天性は瘻の切除や分離，血管の結紮などの外科的治療が原則で，当初の瘻が著明でなく

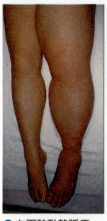 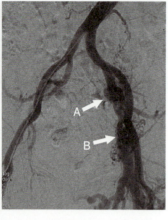

❾ 左下肢動静脈瘻
先天性動静脈瘻が深部静脈血栓症を契機に増悪したと思われる症例．著明な左下腿浮腫と血管造影にて左内腸骨動静脈間（A），左外腸骨動静脈間（B）に数個の瘻（短絡）を認めた．
（写真提供：東京慈恵会医科大学 金岡祐司先生．）

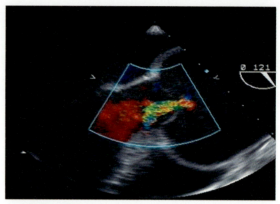

❿ 大動脈弁輪拡張症の経食道ドプラ心エコー図
Valsalva洞の拡張，大動脈弁接合の頭側変位，中心性大動脈弁逆流を認める．

ても短絡量は次第に増大するので早期手術が望まれる．
（小川崇之，吉村道博）

●文献
1) 日本循環器学会ほか：循環器病ガイドラインシリーズ2015年度版．末梢閉塞性動脈疾患の治療ガイドライン（2015年改訂版）．
2) 重松 宏ほか：下肢閉塞性動脈硬化症の診断・治療指針II．日本脈管学会（編）．東京：メディカルトリビューン；2007．
3) 末梢動脈疾患（PAD）：診断と治療の進歩．日本内科学会雑誌 2008；97：267．
4) 横井宏佳：末梢動脈の血管内治療．*Pharma Medica* 2006；24：31．
5) Hirsch AT, et al：ACC/AHA 2005 guidelines for the management of patients with peripheral arterial disease (lower extremity, renal, mesenteric, and abdominal aortic). *J Am Coll Cardiol* 2006；47：1239．
6) Cardiovascular Diseases：Diagnosis, management. AHA Conference Proceedings. *Circulation* 2004；109：2595．

大動脈弁輪拡張症 annuloaortic ectasia（AAE）

概念
● 大動脈弁輪を含む大動脈基部（Valsalva洞）が拡大する疾患で，多くは大動脈弁閉鎖不全（AR）を認める．ARは弁輪拡張による二次的なもので，通常弁自体の病変は軽度である．

病因・病態生理
Marfan症候群に多く，組織学的には囊胞性中膜変性（cystic medial degeneration）の所見を呈する．大動脈解離を発生しやすい．

臨床症状
通常は無症状であるが，ARが進行すると易疲労感，息切れ，胸痛などが出現する．

検査・診断
心エコー図，特に経食道心エコー図（trans-esophageal echo cardiography：TEE）が有用である（❿）．

治療
大動脈拡大やARが高度であれば手術を行う．
術式は人工弁と人工血管を用いるBentall型手術が一般的であるが，最近は大動脈弁を温存して人工血管置換と冠動脈口再建を行う自己弁温存手術（reimplantation法，remodeling法）も行われる．

予後
心不全や大動脈解離・破裂によって突然死する場合があり予後不良であるが，早期手術により予後は改善する．

大動脈瘤 aortic aneurysm

概念
● 病的変化により脆弱となった大動脈壁が拡張した状態である．
● 瘤壁の構成により真性，仮性，解離性に分類される（⓫）．真性動脈瘤は瘤壁がある程度の構造破壊を伴っているものの内膜・中膜・外膜の3層構造が保たれている．仮性動脈瘤は血管壁が貫壁性に破綻して出血によって血管外にできた瘤状構造物であり，瘤壁となっている線維性被膜には動脈壁本来の構造が存在しない．解離性動脈瘤（大動脈解離）は中膜内に進入した血液により中膜層が内外2層に離開した状態である．
● 大動脈瘤の形状によって紡錘状瘤（fusiform aneurysm）と囊状瘤（saccular aneurysm）に分類される（⓬）．紡錘状瘤は全周性に比較的均一な拡大を呈するものをいう．囊状瘤は大動脈壁の一部が突出したものをいう．

病因

動脈硬化性が多く，ほかに感染，炎症（Behçet 病，高安動脈炎など），先天性結合組織異常（Marfan 症候群など），外傷などが原因となる場合もある．

疫学

わが国における年間手術数（ステントグラフトを含む）は，大動脈解離が約 1 万例，胸部・胸腹部大動脈瘤が約 1 万例，腹部大動脈瘤が約 2 万例である．

臨床症状

通常は無症状である．

胸背部痛，嗄声，血痰，嚥下障害，心不全徴候などの症状が大動脈瘤と関連して出現している場合は，破裂が切迫している可能性がある．

破裂時には血胸，腹腔内・後腹膜腔出血，心タンポナーデ，喀血，吐血，下血などを生じ，出血量が多ければ瞬時にショックに陥り高率に死に至る．

検査・診断

CT，MRA，エコーなどによって診断する．検診や他疾患に対する精査の過程で偶然に発見されることが多い．

治療

内科治療（薬物療法や生活指導）は大動脈瘤の拡大速度や動脈硬化の進行を抑制する手段として一定の効果を期待できるが，破裂の予防には手術が不可欠である．

手術適応は，瘤径，形状（嚢状瘤は大きさによらず破裂の危険性あり），拡大速度（0.5 cm/半年以上），Marfan 症候群の有無，年齢，全身状態などから総合的に判断する．

治療は手術（人工血管置換術）が基本であるが，一定の解剖学的条件（瘤前後の健常部の長さ，留置範囲の主要分枝動脈の有無，アクセスルートの状態など）を満たす症例ではステントグラフト内挿術も可能である．ステントグラフト内挿術は従来手術よりも低侵襲であるが，エンドリークの発生や追加処置の頻度が高いなどの問題点もあり，年齢，全身状態，大動脈の解剖学的特徴などをもとにした適切な治療選択が重要である．

腹部大動脈瘤 abdominal aortic aneurysm

概念

● 腹部大動脈瘤は大動脈瘤のなかで最も発生頻度が高い．

病因・病態生理

原因は動脈硬化が大部分で，ほかに炎症，外傷，特発性中膜壊死などがある．

大部分は腎動脈分岐部より遠位（腎下部）に位置するが，中枢側が腎動脈上あるいは近傍に達する場合や末梢病変が腸骨動脈領域に及ぶ場合も少なからずある．

治療

治療目的は破裂，動脈瘤由来の末梢塞栓，凝固障害の予防である．

瘤径 4.5〜5.5 cm の場合は症例ごとに手術を検討し，5.5 cm 以上は原則として手術を施行する．

約 2〜3 割の症例で冠動脈狭窄を合併するため，冠動脈病変の評価および治療は重要である．

ハイリスク症例で一定の解剖学的条件に合致すればステントグラフト内挿術を行う．

予後

瘤径 4 cm 未満の年間破裂率は 0.3 ％にすぎないが，瘤径が大きくなるにつれて拡張率および破裂率（4〜5 cm で 1.5 ％，5〜6 cm で 6.5 ％）が上昇し，6.0 cm 以上では破裂率は著しく高くなる．

近年の手術およびステントグラフトの治療成績はいずれも良好（手術死亡率 1 ％以下）であり，破裂する前に早期治療を行うことが予後改善につながる．

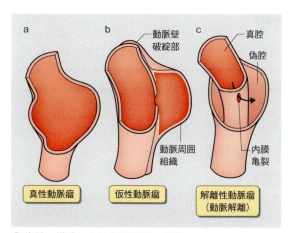

⑪ 瘤壁の構成による大動脈瘤の分類

（多田祐輔ほか：脈管疾患．内科学書，第 6 版，東京：中山書店；2002, p.1417.）

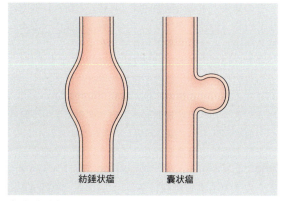

⑫ 大動脈瘤の形状による分類

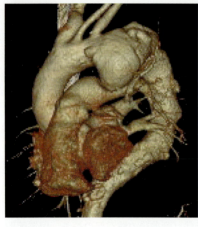
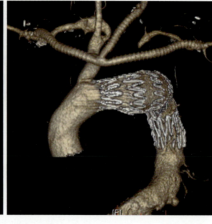

⓭ 弓部大動脈瘤に対するハイブリッド手術（外科手術とステントグラフト治療の融合）の1例
左図：術前，右図：術後．ステントグラフトによって左総頸動脈および左鎖骨下動脈が閉塞されるが，あらかじめ作製した右鎖骨下動脈からのバイパスグラフトによってこれらの血流が維持されている．

胸部大動脈瘤 thoracic aortic aneurysm

概念
- 大動脈瘤の存在部位によって上行大動脈瘤，弓部大動脈瘤，下行大動脈瘤に分類される．
- 下行大動脈から腹部大動脈（あるいは腸骨動脈）まで広範囲に及ぶ場合は胸腹部大動脈瘤と呼ばれる．
- 破裂に関与する因子として，年齢，痛み，慢性閉塞性肺疾患，大動脈径などがある．

臨床症状
通常は無症状であるが，弓部大動脈瘤では左反回神経麻痺による嗄声を認める場合がある．喀血や吐血，疼痛などの症状の出現は破裂あるいは破裂が切迫した状態を示していることが多く，出血量が多ければ直ちにショックに陥る．

治療
体外循環下に人工血管置換術を行う（腹部大動脈瘤では体外循環を用いない）．上行および弓部大動脈瘤の手術は胸骨正中切開で心停止下に行い，胸部下行・胸腹部大動脈瘤の手術は左開胸で心拍動下に行うことが多い．

弓部大動脈瘤の手術では脳保護のために低体温循環停止法や選択的脳灌流法などを用いる．胸腹部大動脈瘤の手術は開胸，開腹（または後腹膜腔切開）および横隔膜切開を行う侵襲性のきわめて高い手術である．また，腹部主要分枝（腹腔動脈，上腸間膜動脈，左右腎動脈）に加え，術後対麻痺を予防するために脊髄の栄養動脈（Adamkiewicz動脈）につながる肋間動脈の再建を行う．術前CTやMRIによるAdamkiewicz動脈の同定，脳脊髄液ドレナージ法，術中MEP（運動誘発電位）モニターなど，さまざまな脊髄保護のための工夫が行われる．

ステントグラフト内挿術は分枝再建を要さない下行大動脈瘤が最も良い適応であるが，最近はステントグラフトで閉塞させる分枝にあらかじめバイパスをかけて行うハイブリッド手術（⓭），分枝つきステントグラフト（⓮），開窓型ステントグラフト（分枝動脈に対応する位置に穴を開けたステントグラフト，⓯）などにより，弓部大動脈瘤や胸腹部大動脈瘤に対する血管内治療の取り組みも行われている．

予後
胸部大動脈瘤は瘤径6 cm以上になると破裂または解離を起こす年間リスクが20 %以上といわれている．一方，胸部・胸腹部大動脈瘤手術全体の早期死亡率は予定手術であれば5 %程度，破裂例では20 %以上である．したがって大動脈瘤は破裂する前に治療することが何よりも重要である．

大動脈解離 aortic dissection

概念
- 大動脈壁が中膜のレベルで2層に剝離し，動脈走行に沿ってある長さをもち二腔になった状態である．

病因・病態生理
典型例では，まず大動脈の内膜に亀裂（エントリー）が生じ，中膜に進入した血液がきわめて短時間に大動脈壁内を進行して解離を進展させる．

その結果，本来の動脈内腔（真腔）と新たに壁内に生じた腔（偽腔）がフラップ（内膜と中膜の一部から成る隔壁）によって隔てられて存在する．

通常は偽腔内の血流は第2の交通孔（リエントリー）から真腔に戻るが，偽腔が盲端の場合には偽腔圧が著しく高くなって真腔を圧排・閉塞（真腔閉塞）する．ほかにも分枝への解離進展や入口部閉塞によって臓器への血流が低下して臓器障害を引き起こすことがある．

上行大動脈に解離が存在する場合には，発症直後に破裂，心タンポナーデ，冠動脈閉塞（血行力学的理由から左よりも右冠動脈に多い），脳虚血，急性ARによる急性心不全など致命的合併症が高率に起こる．下

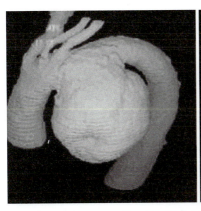
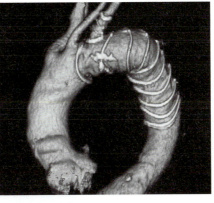

⑭ 遠位弓部大動脈瘤に対する分枝つきステントグラフト内挿術前後の3D-CT画像
左図：術前，右図：術後．

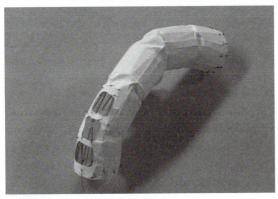

⑮ 開窓型ステントグラフト
分枝動脈に一致した位置に穴の開いているステントグラフト．これにより，弓部大動脈にステントグラフトを留置しても分枝動脈の血流が維持される．

行大動脈に解離が存在する場合は，腸管虚血，下肢急性虚血，急性腎不全，対麻痺などを引き起こす可能性がある．発症後2週間以内を急性期と呼び，特に状態が変化する発症48時間以内を超急性期と呼ぶ場合もある．

大動脈解離の病型分類にはDeBakey分類とStanford分類が用いられる（⑯）．

DeBakey分類はエントリーの部位と解離の範囲から，I型：上行大動脈にエントリーを有し弓部大動脈より末梢に解離が及ぶもの，II型：解離が上行大動脈に限局するもの，IIIa型：下行大動脈にエントリーがあり腹部大動脈に解離が及ばないもの，IIIb型：下行大動脈にエントリーがあり腹部大動脈に解離が及ぶものに分類する．

Stanford分類は上行大動脈に解離があるA型と上行大動脈に解離のないB型に分類する．

疫学

急性大動脈解離の年間発症人数は，10万人あたり5～10人前後と報告されている．

臨床症状

発症時の症状は前胸部あるいは胸背部の激痛が多く，意識消失を伴う場合もある．

救急外来における血圧は高値の場合が多いが，破裂・心タンポナーデ・心筋梗塞を合併した場合にはショックになる．

検査・診断

心電図異常のない胸痛，四肢血圧差，胸部X線像上縦隔陰影の拡大などは解離を強く疑わせる所見である．

確定診断は心エコー図や造影CTによる大動脈内のフラップの描出による（⑰⑱）．

治療

急性期の治療は，Stanford A型解離（以下A型解離）では緊急手術，B型解離では内科治療が原則である．

急性A型解離に対する手術は，エントリーの切除と中枢側への解離進展予防が目的であり，上行大動脈置換術を基本として，病態に応じて基部置換や弓部置換を追加する．

急性B型解離では，厳重な降圧管理（目標血圧：100〜120 mmHg）と鎮静を行う．破裂例や重要臓器の虚血例では緊急手術が必要であるが成績は不良であり，ステントグラフトによるエントリー閉鎖などカテーテル治療が推奨されている．

慢性期の治療目的は再解離と破裂の予防であり，外来における血圧管理が中心となる．半年〜1年ごとにCTやMRIを行い，大動脈径が55 mm以上（Marfan症候群では50 mm以上）に拡大した場合には手術を検討する．解離発症後6か月以内にステントグラフトによるエントリー閉鎖を行うと，偽腔が縮小し慢性期のイベントが減少するとの知見から，従来よりも早い段階で予防的ステントグラフト治療が行われる場合もある．

予後

A型解離の自然予後はきわめて不良であり，国際多施設共同登録試験（IRAD）によれば内科治療におけ

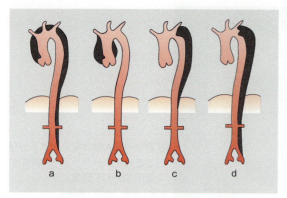

⑯ 大動脈解離の DeBakey 分類
a. I型，b. II型，c. IIIa型，d. IIIb型．
a, b は Stanford A 型，c, d は Stanford B 型．

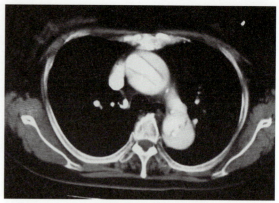

⑱ Stanford A 型大動脈解離の造影 CT 画像
上行大動脈および下行大動脈にフラップを認める．

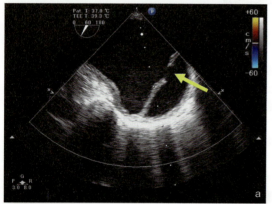

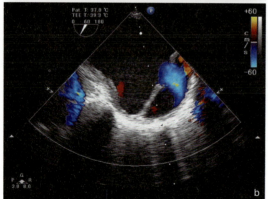

⑰ 大動脈解離の心エコー図
a. 大動脈内にフラップを認める．フラップの切れた部分（矢印）がエントリー．
b. ドプラエコーではエントリーから偽腔に入る血流を認める．

る死亡率は発症 24 時間で 20 %，48 時間で 30 %，1 か月で 50 %，一方，外科治療の死亡率は 24 時間で 10 %，1 か月で 20 % と報告されている．

B 型解離に対する内科治療の予後は比較的良好である．合併症のない B 型解離の場合，30 日死亡率は 10 % で，内科治療も外科治療も同等であると報告されている．

発症早期に偽腔が血栓閉塞し偽腔内の血流がない偽腔閉塞型解離は，A 型解離であっても内科治療の予後が比較的良好である．

高安動脈炎 Takayasu's arteritis

概念
- 大動脈および主要分枝，肺動脈，冠動脈などに閉塞性あるいは拡張性病変をきたす原因不明の非特異的大型血管炎であり，大動脈炎症候群ともいう．

病因・病態生理
病因は不明であるが，何らかの感染を契機とした自己免疫的な機序によるものと考えられている．

組織学的所見は，炎症による血管組織の破壊とそれに続く増殖性変化である．

典型例では内膜の肥厚により弓部分枝（鎖骨下動脈など）の狭窄・閉塞が起こり上肢の脈拍が減弱するため，「脈なし病」とも呼ばれる（⑲）．冠動脈狭窄や異型大動脈縮窄症をきたすこともある．また，中膜・外膜の破壊により約 1/3 の症例で上行大動脈瘤や AR を合併する．

疫学
日本人をはじめ東洋の若年女性に好発する．
日本の患者数は約 5,000 人で男女比は 1：9 である．

臨床症状
初期には発熱，全身倦怠感，食欲不振，体重減少などの感冒様症状が多く，ほかにめまいや視力障害，上肢冷感などの自覚症状や，脈拍減弱，血管雑音聴取，血圧の左右差などの他覚所見を認める．

治療
活動期にはステロイドによる炎症の抑制を行う．また，抗血小板薬，抗凝固薬，降圧薬などを適宜投与する．免疫抑制薬を用いる場合もある．

腎動脈狭窄，大動脈瘤などの血管病変や AR に対し

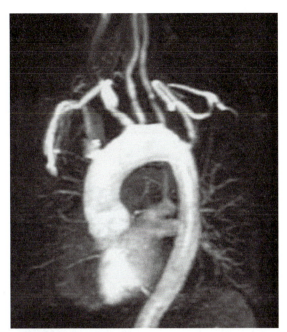

⑲ 高安動脈炎のMRI画像
右総頸動脈，右椎骨動脈は閉塞し，左鎖骨下動脈の狭窄を認める．

て外科手術を行う場合もある．手術は緊急例を除いて，炎症が十分に消失してから行うべきである．

予後

早期診断・治療によりQOLを含め予後は改善している．

腎動脈狭窄や大動脈縮窄症による高血圧，ARによる心不全，虚血性心疾患，心筋梗塞，大動脈解離，動脈瘤破裂などが予後に関与する重要な病変であり，早期からの適切な内科治療と重症例に対する適切な外科治療によって長期予後の改善が期待できる．

（志水秀行）

●文献
1) 日本循環器学会ほか：循環器病の診断と治療に関するガイドライン（2010年度合同研究班報告）．大動脈瘤・大動脈解離診療ガイドライン（2011年改訂版）．

静脈疾患

静脈は表在静脈と筋膜下にある深部静脈それらを交通する穿通枝からなり中小静脈には逆流防止の静脈弁がある．下肢は大伏在静脈，小伏在静脈の表在系と同名の動脈に伴走する深部静脈からなり下大静脈に流入する（⑳）．静脈疾患は重力による高い静脈圧のため負荷が多い下肢に多く発症する．上肢は橈骨皮静脈，尺側皮静脈などの浅在静脈系とやはり同名の動脈に伴走する橈骨，尺骨，上腕，腋窩，鎖骨下，腕頭静脈を経て上大静脈に入る．

静脈瘤 varicose veins

概念
- 静脈が異常に拡張し，屈曲，蛇行した状態である．基本的に逆流を伴い下肢に発症する．
- 原因不明の一次性（静脈壁・静脈弁異常などが言われているが機序は不明），二次性（深部静脈血栓症後遺症がほとんど），先天性があるが，一次性が大多数を占める．
- 一次性は，長期の慢性進行性疾患で，高齢，女性（男性の約2〜3倍），妊娠・分娩歴，長時間の立位，肥満などが危険因子となり，大伏在静脈，小伏在静脈などに逆流を伴う．

症候
初期は立位での皮静脈の拡張・蛇行の静脈瘤のみで美容上の問題のみであるが，進行すると下肢の疲労感，重圧感，鈍痛，こむら返り，熱感，浮腫が出現し，さらには湿疹などのうっ血性皮膚炎，色素沈着，脂肪皮膚硬化，難治性潰瘍をみるようになる．また静脈瘤内に血栓ができ表在性血栓性静脈炎が起きると，疼痛・発赤を伴う腫瘤が急に出現する．大伏在静脈領域では下腿内側，小伏在静脈領域では下腿後面に静脈瘤が多くみられる．

二次性静脈瘤では深部静脈血栓症の既往があることが多く，静脈瘤の程度に比して浮腫・皮膚病変が重症である．

先天性であるKlippel-Trenaunay症候群では生来の大腿・下腿外側中心の静脈瘤，下肢浮腫・肥大，母斑を伴う．

診断・検査
立位で，静脈瘤と進行例の多くの場合は拡張した大伏在静脈，小伏在静脈を観察・触知できる．静脈瘤の圧迫・解除を繰り返しながら触知を行うと波動が伝わり触知しやすい．Brodie-Trendelenburg試験（㉑）は表在静脈系の大・小伏在静脈の弁不全を調べる．臥位で静脈瘤を空虚にした後に，大伏在静脈を手や駆血帯で圧迫してから立位とする．直後の静脈瘤充満は小伏在静脈や穿通枝の弁不全，圧迫除去後の充満は大伏在静脈の弁不全を意味する．

確定診断は形態および機能的評価も可能な超音波検査法で行う．まずBモードの超音波断層法で原因となる伏在静脈の拡張と静脈瘤との連続を確認し，パルスドプラ法，カラードプラ法で逆流があることを確認する．二次性静脈瘤の場合は表在静脈は拡張が主で表在静脈の逆流がない場合もある．深部静脈には弁破壊による逆流や陳旧性血栓による閉塞・壁不正がみられ

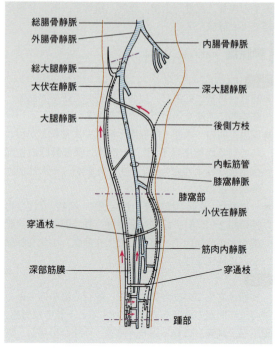

⑳ 下肢の静脈系
(Dodd H, et al：Diagnosis of Varicose Veins. Edinburgh：Churchill Livingstone；1976.)

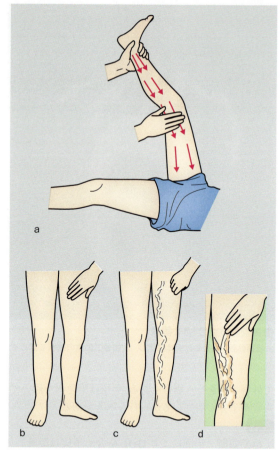

㉑ Brodie-Trendelenburg 試験
a. 被検下肢を挙上して皮静脈を空虚にする．
b. 大伏在静脈を圧迫して起立させる：静脈瘤は出現しない（小伏在静脈，穿通枝弁正常）．
c. 圧迫を除去すると静脈瘤出現：大伏在静脈に弁機能不全あり．
d. 圧迫中に静脈瘤が現われる：小伏在静脈や穿通枝に弁機能不全がある．
（石川浩一ほか：末梢血行障害．大阪：永井書店；1975. p.17 を参考に作成．）

る．診断がつかないときは下肢静脈造影，3DCT 検査を考慮する．

【治療】
　無症候の患者は経過観察でよく，疼痛など有症状の場合は下肢挙上，長時間の立位を避ける生活指導，弾性ストッキングや弾性包帯の圧迫療法を行う．一次性下肢静脈瘤で下腿潰瘍・うっ血性皮膚炎を合併する例，保存的治療でも症状・生活制限があるときは，逆流を遮断するため血管内焼灼術を主に行う．伏在静脈以外の静脈瘤には硬化療法が適応となる．

【予後】
　多くは慢性で進行性であるので症状の強い症例を保存療法のみで経過観察するとQOLが損なわれる．ただし妊娠を契機として発症した静脈瘤は出産後に改善する．手術後の再発はあるが再治療は少ない．

深部静脈血栓症 deep vein thrombosis（DVT）

【概念】
● 深部静脈での血栓形成による静脈閉塞，血栓に伴う炎症により発症する疾患で，多くは下肢静脈に起こるが，上肢静脈（Paget-Schroetter 症候群），頸静脈，大静脈にも起こりうる．
● 深部静脈血栓が塞栓化し突然死の原因となる肺塞栓症を発症しうる．

● 表在静脈血栓症は疼痛以外は良性の経過をたどるため区別する．

【病因】
　病因は，①静脈血流のうっ滞（下肢の麻痺・ギブス固定，大手術，ベッド上安静，肥満），②静脈内皮損傷（カテーテル留置，手術操作），③血液凝固能の亢進（担癌状態，先天性血液凝固異常，経口避妊薬などホルモン療法），が Virchow の3徴として知られている．なお左腸骨静脈は右腸骨動脈と腰椎に圧迫されているため左下肢の発症が約2倍多い（iliac compression syndrome）．

【症候】
　典型例は片側性の突然の下肢腫脹，緊満を伴う疼痛，やや暗赤色の発赤で発症する．
　発赤・疼痛は立位で悪化する．また側副血行である

表在静脈も徐々に拡張する．しかし血栓閉塞の程度と範囲により無症候の場合もありその後徐々に腫脹を起こす場合もある．血栓形成に伴い深部静脈に炎症が起こるので，急性期には大腿，膝窩静脈，腓腹部の圧痛がある．急激な静脈閉塞，炎症所見で組織圧上昇・血管攣縮などにより動脈血流障害が起こる有痛性青股腫，静脈壊疽が起きる可能性があるもののまれな病態である．急性期には静脈血栓が塞栓化して無症候性を含めると約半数に肺塞栓症を合併するが，有症状の肺塞栓症の合併は多くなく，肺塞栓症による死亡も1％以下である．深部静脈血栓症は完全に再開通しても静脈弁破壊による静脈逆流が起き，慢性期には下肢腫脹，下肢痛，うっ血性皮膚炎，下腿内側を中心とした色素沈着・皮膚硬化，難治性潰瘍，二次性静脈瘤を伴う静脈血栓症後遺症を2割ぐらいに発症する．

診断・検査

下肢腫脹，疼痛の原因は数多くあり，個々の臨床所見だけからは深部静脈血栓症の診断は困難である．臨床症状，所見，リスクの組み合わせであるWellsスコアなどでの「深部静脈血栓症の臨床的確率」の評価と線溶系検査であるDダイマー検査を用いて除外診断を行う（㉒）．臨床的確率が低くDダイマー検査が陰性であれば深部静脈血栓症の確率は少なく画像診断は必要ないが，Dダイマー検査が陽性あるいは臨床的確率が高い場合は下肢静脈超音波検査を施行する．下肢静脈超音波検査は超音波プローブで下肢静脈を圧迫するcompression ultrasonography法にカラードプラ法を併用して行う．血栓がなければ圧の低い下肢静脈は圧排されるが，血栓があると圧排されない（㉓）．超音波検査が困難な場合や，呼吸苦，胸痛，頻脈など肺塞栓症を疑う症状がある場合は，CT肺動脈造影に引き続いて腹部から下肢のCT静脈造影を行う（㉔）．静脈造影は侵襲的なので特殊な場合以外は行われない．

治療

治療目的は下肢症状の改善，肺塞栓症発症予防，静脈血栓症後遺症の予防で抗凝固療法と圧迫療法が中心である．まず経口第Xa因子阻害薬あるいは効果発現の早い注射薬（ヘパリン，直接型Xa阻害薬）を投与する．効果発現の遅いワルファリンを使用する場合は，注射薬と同時に開始してPTINRが治療域に達したら注射薬を中止する．経口第Xa因子阻害薬が導入され，速効性でワルファリンと同様の効果と低い出血合併症率から治療の主流となっている．抗凝固療法の期間はリスクにより異なり，通常は3か月は継続する．抗凝固療法は下肢症状を悪化させ肺塞栓となりやすい新鮮血栓の形成を防ぐ．下肢浮腫，疼痛の強い患者は弾性ストッキングを着用させる．外科的な血栓摘除術やカテーテルを使用した線溶療法・血栓吸引は有痛性青股

㉒ Wellsスコア（DVT用）

	点数
活動性の癌（6か月以内治療や緩和的治療を含む）	1
完全麻痺，不全麻痺あるいは最近のギプス装着による固定	1
臥床安静3日以上または12週以内の全身あるいは部分麻酔を伴う手術	1
下肢深部静脈分布に沿った圧痛	1
下肢全体の腫脹	1
腓腹部（脛骨粗面の10 cm下方）の左右差>3 cm	1
症状のある下肢の圧痕性浮腫	1
表在静脈の側副血行路の発達（静脈瘤ではない）	1
DVTの既往	1
DVTと同じくらい可能性のある他の診断がある	−2
低確率	0
中確率	1〜2
高確率	≧3

DVT：深部静脈血栓症．
(Wells PS, et al：Does this patient have deep vein thrombosis? *JAMA* 2006；295：199.)

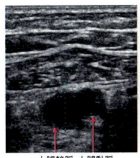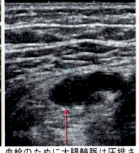

大腿静脈　大腿動脈　　血栓のために大腿静脈は圧排されない

㉓ 深部静脈血栓症の超音波像
左図：非圧迫像，右図：プローブによる圧迫像．

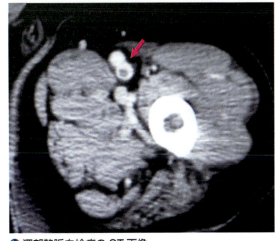

㉔ 深部静脈血栓症のCT画像

腫など重症例のみに適応がある．また下大静脈フィルターは抗凝固療法禁忌例や重症肺塞栓症合併例の一部のみに適応がある．

手術後の深部静脈血栓症・肺塞栓発症の予防法は患者リスクによって早期離床，弾性ストッキング，間欠的空気圧迫法，抗凝固療法を使い分ける．

予後

深部静脈血栓症再発は約20％と比較的高いが，抗凝固療法継続による出血との兼ね合いで抗凝固薬の投与期間を決定する．適切に抗凝固療法が行われた症例の下肢の予後は比較的良好で，腫脹など軽度の深部静脈血栓症後遺症は20〜70％の患者に報告されているものの，重症例は多くはない．

上大静脈症候群 superior vena cava syndrome

悪性腫瘍，まれに大動脈瘤，慢性線維性縦隔炎，収縮性心内膜炎などが病因となり，上大静脈が閉塞し，静脈還流が障害される．頭頸部および上肢の高度浮腫，暗赤色の発赤，胸壁上部の皮静脈拡張をみる．時に頭痛，眩暈，呼吸困難も合併する．診断はCTが有用で同時に閉塞原因の悪性腫瘍の診断も行うことができる．治療は側副血行が発達して症状が寛解することもあるが，改善がない場合は侵襲的治療を考慮する．良性腫瘍による圧迫ならば外科的に腫瘍切除し，悪性の場合でも原疾患の改善が可能ならば人工血管によるバイパスを行うことができる．悪性腫瘍で治癒不能の場合は姑息的治療として上大静脈にステント留置を行う．

（孟　真）

●文献

1) 日本静脈学会（監）．日本静脈学会ガイドライン委員会（編）：下肢静脈瘤に対する血管内焼灼術のガイドライン2019．東京：日本医事新報社；2019．
2) 日本循環器学会ほか：肺血栓塞栓症および深部静脈血栓症の診断，治療，予防に関するガイドライン（2017年改訂版）．

リンパ系疾患

生体の内部環境の恒常性維持に重要な役割を担っているのがリンパ系である．リンパ液，リンパ管，リンパ節で構成され，それぞれ免疫学，微小循環学（脈管学），腫瘍学として研究されてきた．最近は互いがオーバーラップした「リンパ学」としてとらえられるようになってきたが，本項では脈管学の視点からリンパ疾患について述べる．

リンパ管炎

リンパ管およびその周囲の炎症であり，多くは溶連菌感染が原因となる．突然の高熱と悪寒戦慄によって発症することが多く，四肢の感染部から熱感と疼痛を伴う赤色の線条が出現し，所属リンパ節の腫脹・疼痛に至る．白血球やCRPの著明な上昇を認めるが，確定診断を得られる項目はなく，臨床症状によって診断する．血液培養検査で菌が検出されることは多くはない．治療は安静・患肢挙上と抗菌薬投与が有効で，予後は良好である．

リンパ節炎

感染や炎症によりリンパ節の腫脹，疼痛が生じる．急性腸間膜リンパ節炎（acute mesenteric lymphadenitis）は通常は小児の疾患で，上気道感染に伴う再発性の右下腹部痛を認め，虫垂炎との鑑別を要する良性疾患である．亜急性壊死性リンパ節炎（subacute necrotizing lymphadenitis）は予後良好な特異的な組織像を呈するリンパ節疾患で，若い女性に多い．感冒用症状と頸部リンパ節腫脹，白血球減少と少数の異型リンパ球出現を認める．確定診断はリンパ節生検による．慢性リンパ節炎には結核性や梅毒性がある．正常なリンパ節は，通常は体表から触知できる大きさや硬さではない．所属領域の明らかな感染や炎症を伴わないリンパ節腫大を認めたときには，血液疾患を含めた悪性疾患の鑑別が必要である．

リンパ浮腫

概念

リンパ管の輸送障害により，患部に浮腫を生じる疾患がリンパ浮腫である．原因が特定できないものを原発性リンパ浮腫，原因のわかっているものを続発性リンパ浮腫と分類する．原発性リンパ浮腫はリンパ管の無形成や低形成，過形成に起因するといわれ，その一部では遺伝子異常が判明している．続発性リンパ浮腫は世界的にはフィラリア感染後に発症するものが多いが，わが国では，癌の治療後（乳癌，婦人科癌，前立腺癌に多い）に発症する症例が大多数を占める（㉕）．広範囲にリンパ節郭清を行っていた時代には手術によるリンパ管やリンパ節の切除が原因とされていたが，縮小手術が行われるようになっても併施される放射線治療や抗癌薬治療（特にタキサン系）に起因する浮腫を発症する．そのほか，外傷や感染，炎症，加齢なども続発性リンパ浮腫の誘因となる．

臨床症状

一般的には四肢の周径増大を認めるが，胸部や背部，下腹部や臀部にも浮腫が及ぶことがあり，顔面に起こ

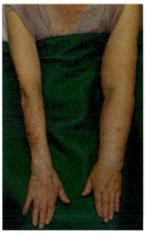
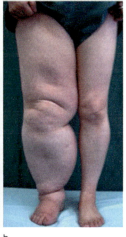

㉕ 癌術後にみられたリンパ浮腫
a. 左乳癌術後の左上肢リンパ浮腫
b. 子宮癌術後の右下肢リンパ浮腫

㉖ リンパ浮腫のステージ分類

0期	リンパ輸送が障害されているが，浮腫が明らかでない潜在期
I期	比較的蛋白成分が多い組織間液が貯留しているが，まだ初期であり，四肢の挙上によって改善する．pitting edema.
II期早期	四肢の挙上だけではほとんど組織の腫脹が改善しなくなる．pitting edema.
II期後期	組織の線維化がみられる．non-pitting edema.
III期	リンパうっ滞性象皮病や表皮肥厚，脂肪沈着などの皮膚変化を認める

(International Society of Lymphology)

ることもある．疼痛を伴うことはほとんどなく，やや白みがかった浮腫である．皮膚が徐々に肥厚し，硬くなって，象皮化やリンパ小疱，リンパ漏を認めることがある．重症度は国際リンパ学会の提唱する臨床病期によって判断されることが多い（㉖）．容易に蜂窩織炎を合併し，高熱によって入院加療を要したり，治癒後に著明な浮腫の増悪を認めることが多いので，注意を要する．また，頻度は低いが長期間のリンパ浮腫罹患に悪性腫瘍の合併（リンパ管肉腫，上肢ではStewart-Treves症候群）をみることも報告されている．

【検査】

超音波検査を行うことが多いが，皮下水分貯留の評価にとどまる．静脈疾患などの鑑別には有用である．確定診断としてはリンパシンチグラフィによるリンパうっ滞の証明が国際標準であり（㉗），2018年秋より事実上の保険適用となったが，わが国では検査室の遮蔽や装置配備の問題などにより広く普及されるには至っていない．また，2007年にわが国で開発された蛍光リンパ管造影法は表在リンパ管の可視化に優れ，外科治療へ応用されているが，現時点では保険収載されていない．

【治療】

用手的リンパドレナージと弾性着衣による圧迫療法，圧迫下の運動療法を組み合わせた複合的理学療法が国際リンパ学会で推奨された標準治療である．そのほか，患肢挙上やスキンケアなどの保存療法が重要である．歴史的にはリンパ誘導法（Thompson法）や浮腫組織切除術（Charles法）が行われ，有効性に乏しかったが，近年では顕微鏡下リンパ管静脈吻合術やリンパ節移植術，脂肪吸引術などが行われるようになり，奏効例もみられ，今後の発展が期待される．

（松原　忍）

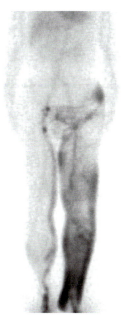

㉗ 下肢リンパシンチグラフィ

● 文献

1) 加藤征治ほか：新しいリンパ学　微小循環・免疫・腫瘍とリンパ系．京都：金芳堂；2015.
2) Gloviczki P (ed)：Handbook of Venous and Lymphatic Disorders. 4th edition. Florida：CRC Press；2017.
3) リンパ浮腫療法士認定機構（編）：リンパ浮腫診断治療指針2013．東京：メディカルトリビューン；2013.
4) The Diagnosis and Treatment of Peripheral Lymphedema：2016 Consensus Document of The International Society of Lymphology. *Lymphology* 2016；49：170.

21 循環器疾患における抗血小板・抗凝固療法

抗血小板・抗凝固薬の使い方

抗血小板・抗凝固薬は血栓症予防に使用される薬剤であり，血栓溶解薬（t-PA など）などの血栓症治療薬とは目的が異なる．

抗血小板薬は，主として動脈に生じる血栓予防を目的として，①狭心症，心筋梗塞などの虚血性心疾患，②虚血性脳血管障害，③冠動脈バイパス術あるいは経皮経管冠動脈形成術後，④閉塞性動脈硬化症，などに用いられる．近年，食生活の欧米化や喫煙，運動量の減少などに伴い，脳卒中のなかで脳梗塞の割合が増加し，また末梢動脈疾患においても，閉塞性動脈硬化症の比率が著しく増加していることは周知の事実である．また，心筋梗塞や狭心症も同様に増加の一途をたどっており，これらの動脈硬化性疾患の予防・治療はわが国においてもきわめて重要な課題となっている．抗血小板薬は，動脈硬化性疾患に伴う血栓性閉塞を予防するうえで，不可欠の薬剤であり，多くの薬剤が保険適用となっている．

一方，抗凝固薬は，①深部静脈血栓症やそれに続く肺血栓塞栓症，心房細動や心筋梗塞に伴う心腔内血栓のように流れの停滞した部分に形成される血栓の予防と治療，②人工弁置換術後，心臓カテーテル，体外循環装置使用時の血液凝固防止，③播種性血管内凝固（DIC）の治療，などに用いられる．なかでも，心房細動では超高齢社会を迎えている日本においてその使用頻度が年々増加しており，2011 年以降新規経口抗凝固薬の出現により新しい時代を迎えた．

抗血小板薬

現在，日本で使用される抗血小板薬として，アスピリン，チクロピジン，クロピドグレル，シロスタゾール，ジピリダモール，トラピジル，ベラプロストなど多くの薬剤がある．

アスピリン

アスピリンは，抗血小板薬のなかで最もよく使われている薬剤であり，血小板内のシクロオキシゲナーゼ 1（COX-1）の酵素活性をアセチル化することにより不可逆的に阻害する．この阻害は，アラキドン酸からトロンボキサン A_2（TXA_2）の産生を抑制し，血小板凝集能を低下させる．COX-1 の活性が不可逆的に阻害されるため，その効果は血小板の平均寿命の 8〜10

日持続する．比較的多い副作用として消化器症状，びらん性胃炎，消化性潰瘍などの出現に注意する．通常，成人には 75〜325 mg を 1 日 1 回経口投与する．朝食後に服用させることが多いが，必ずしも朝でなくてもよい．300 mg 以上の量では，消化器症状の出現が増加することから少量療法が一般的である．血管内皮では，COX-2 を介して血小板凝集能を抑制する PGI_2 が産生されるが，アスピリンの大量投与はその産生も抑制する（アスピリンジレンマ）とされ，超低用量（75 mg/日以下）が推奨されたことがあった．しかしながら，COX-2 は単球やマクロファージにも存在し，COX-2 を介して産生されたプロスタグランジン H_2 を血小板が取り込んで TXA_2 を産生する経路も考えられることから，COX-2 をも抑制しうる大量のアスピリンを推奨する考え方も出てきた．今のところ，服用のコンプライアンスや合併症を考慮すると，81〜200 mg が妥当と考えられる．

チクロピジン，クロピドグレル

チクロピジンは，ADP 受容体を阻害し，Gi 蛋白を含む抑制的シグナルを阻害することにより，アデニル酸シクラーゼを活性化し，cAMP を増加させることにより，血小板機能を抑制する．本薬剤も阻害作用は不可逆的であり，効果の消失には 8〜14 日を要する．通常，成人には 1 日 200 mg を朝夕分 2 で投与する．特異的な副作用としては，頻度は少ないものの投与初期に起こる顆粒球減少，血栓性血小板減少性紫斑病（TTP），肝障害などがある．これらは，そのほとんどが投与開始後数か月以内に生じるため，投与開始 2 か月間は 2 週に 1 度の血液検査が義務づけられている．TTP については，五大徴候（血小板減少，溶血性貧血，発熱，精神神経症状，腎機能障害）が観察された場合には投与を中止し，血漿交換などの緊急対応が必要である．副作用がより少ないクロピドグレルが虚血性脳血管障害に対して，また急性冠症候群で冠動脈形成術を施行する症例に保険適用となっている．

シロスタゾール

シロスタゾールは，血小板および血管平滑筋のホスホジエステラーゼの特異的阻害薬で，細胞内の cAMP 分解抑制により cAMP を増加させ，血小板凝集抑制および血管平滑筋拡張作用をもつ．通常，成人には 1 日 200 mg を朝夕分 2 で投与する．副作用では，血管拡張作用に伴う頭痛，顔面のほてり，動悸，頻脈など

があり，特に虚血性心疾患，心不全を有する患者では慎重な投与が必要である．本剤はアスピリンやチクロピジンと異なり，連続投与服薬中止後には48時間でその効果は消失する．

抗凝固薬

経口の抗凝固薬としては，これまで半世紀にわたり，ビタミンK代謝阻害薬ワルファリンが唯一の薬剤であった．非弁膜症性心房細動に対しては2011年以降新規経口抗凝固薬時代を迎えている．2011年抗トロンビン薬であるダビガトランエテキシラートメタンスルホン酸塩（以下ダビガトラン），2012年第Xa因子阻害薬リバーロキサバン，2013年アピキサバンが発売された．注射薬としてはヘパリン，低分子ヘパリン，アルガトロバン，フォンダパリヌクスなどがある．

ワルファリン

ビタミンK依存性凝固因子はビタミンKによるカルボキシル化によりその生物活性を得るが，ワルファリンはビタミンKの変換周期を阻害することによりこのカルボキシル化を阻害する．ワルファリンは直接凝固因子を抑制して効果を発揮する薬剤ではないため，効果発現が遅く，凝固時間の延長はワルファリン投与36〜48時間後に出現し，効果が安定化するには4日以上を要する．投与量の調節にはプロトロンビン時間比の国際標準化単位（prothrombin time-international normalized ratio：PT-INR）が用いられており，日本では欧米人に比し，より出血しやすいというエビデンスもあり，特に70歳以上の高齢者においてはPT-INR 1.6〜2.6でのコントロールが有効性と安全性の面より推奨されている（日本循環器学会ガイドライン）．ただし，弁膜症を伴う心房細動や人工弁置換後の場合はより強いコントロールが推奨される（2.0〜3.0もしくは2.5〜3.5）．血栓塞栓症後のようにできるだけ速やかにワルファリンコントロールを行いたい場合には，ヘパリンで抗凝固療法を行いながら，維持量に近い2〜3 mg/日で開始し，維持量を決定する．心房細動ハイリスク患者に対する脳梗塞一次予防のような場合には，外来で1 mg/日から開始し，1〜2週ごとに1 mg/日ずつ増量．2か月以内の維持量到達を目標とする．投与量の多少にかかわらず，投与は1日1回でかまわない．

急速飽和法は，① overdose になり一過性出血のリスクが増加し，②プロテインC，プロテインSなどが先行して減少するため，一過性に凝固能が亢進する可能性があり，漸増法が一般的に行われる．早期に抗凝固療法を導入したい場合はヘパリンを先行して使用し，ワルファリンに切り替えるのがよい．筆者は心房細動の一次予防の場合には，外来にて1 mgから開始し，1〜2週に1 mgずつ増量していく．

また，高齢者の患者ほど出血を危惧し，ワルファリンコントロールが軽くなりがちであるが，PT-INRが1.6未満になると脳梗塞の発症率が増加することも日本人における成績で示されており，至適な範囲でのコントロールが重要である．抜歯などの小手術に際しては，ワルファリンを中止することにより脳梗塞の発症が1%生じることが報告されており，転帰もきわめて不良であることから，通常のワルファリンコントロール（PT-INR 2.6以下）であれば，中止することなく継続することが推奨されている．

至適投与量は個人差が大きく，また多くの薬剤がその効果に影響を与えることが知られており，他科や他院での処方，市販薬にも注意する．食事では，ビタミンKを多く含む食品，特に納豆，クロレラ，青汁などは摂取しないよう，その他の緑黄色野菜はバランスよく摂取するよう指導する．

主な副作用は，出血性合併症である．出血性合併症は特に導入時に多いことが知られているので，最初の教育が肝心である．発生頻度は少ないが，皮膚などの組織における壊死または壊疽も重大なリスクである．また，ワルファリンは胎盤通過するため胎児への影響があり，催奇形性についても注意すべきである．その他，まれに生じる副作用としては，脱毛，じんま疹，皮膚炎，発熱，嘔気，下痢，肝障害，過敏反応などがある．

本剤使用中の出血に対しては20 mgのビタミンKを注射するが，凝固因子の減少は直ちには回復しないため，抗凝固作用低下には6時間以上を要する．

新規経口抗凝固薬

ダビガトラン

経口直接抗トロンビン薬ダビガトランは，トロンビンの活性部位に結合しフィブリノーゲンからフィブリンが合成されるのを直接阻害する．食物の影響が少なく，原則として効果確認のための定期的採血は不要である．この薬剤の代謝には肝のチトクロームP450は関与せず，80%は腎から排泄される．したがって，他剤との相互作用は少ない．第III相国際共同試験（Re-Ly：Randomized Evaluation of Long Term Anticoagulant Therapy）は非弁膜症性心房細動患者を対象とし，約18,000例の症例がダビガトラン110 mg 1日2回群，150 mg 1日2回群，ワルファリン群に割り付けられ，平均2年間観察された[1]．

試験は主要評価項目（脳卒中，全身性塞栓症）に関して非劣性を証明する計画であったが，低用量でワルファリンと同等，高用量で34%有意に低いという結

果が得られた．一方，大出血の頻度はワルファリン群に比し低用量で有意に少なく，頭蓋内出血は両用量でいずれも 60 ％以上少なかった．主たる副作用として上部消化器症状の増加があげられる．

リバーロキサバン

リバーロキサバンは世界で最初に臨床使用が可能となった経口第 Xa 因子阻害薬である．

本薬においては国際共同第 III 相試験である ROCKET AF 試験[2] とは独立して，日本人を対象に J-ROCKET AF 試験[3] が行われた．両試験は基本的に同様の試験デザインで実施されたが，リバーロキサバンの通常投与量は海外では 20 mg，国内では 15 mg と異なっている．これは，欧米人と日本人との体格差を考慮して曝露量の調節を企図したものであり[4]，両試験ではクレアチニンクリアランス（C_{cr}）が低い患者層ではそれぞれ 15 mg，10 mg に減量している．

結果は，ROKCET AF 試験では有効性の非劣性が検証された．安全性はワルファリンと同程度であった．J-ROCKET AF 試験では安全性主要評価項目（重大な出血事象または重大ではないが臨床的に問題となる出血事象）の発現率は，リバーロキサバン群 18.0 ％/年，ワルファリン群 16.4 ％/年で非劣性が検証された．また，頭蓋内出血はワルファリン群の約 1/2 と少なく，ROCKET AF 試験と同様であった．

ワルファリンと比較してのリバーロキサバン固有のメリットは，1 日 1 回 1 錠でよいこと，服薬継続下では脳卒中・全身性塞栓症をワルファリンより有意に減少させることなどがあげられよう．一方，デメリットとして，現時点では CHADS$_2$ スコア 1 点以下での EBM が確立していないこと，75 歳以上，50 kg 以下の低体重でワルファリンよりも大出血・臨床的に有意な出血が多い可能性があることなどがある．

アピキサバン

アピキサバンは経口第 Xa 因子阻害薬で，速やかな吸収が得られ，半減期は 12 時間で，腎排泄率は 25 ％と低い．ワルファリンが使用できないあるいは使用できないと医師が判断した脳梗塞リスクのある心房細動患者において，アピキサバンはアスピリンに比べて大出血を増加させることなく，脳卒中，全身性塞栓症を 55 ％減少させることが示された（AVERROES 試験）[7]．

ARISTOTLE 試験では脳梗塞のリスクを少なくとも 1 つ以上有する心房細動患者においてワルファリンとアピキサバンの有効性と安全性を比較検討した．試験は無作為割り付け二重盲検で 5 mg 1 日 2 回のアピキサバン群と PT-INR 目標 2.0～3.0 のワルファリン群の比較を行った[8]．

年齢 80 歳以上，60 kg 以下，血清クレアチニン値 1.5 mg/dL 以上のうち 2 つ以上該当する場合はアピキサバンを半量に減量したが，該当する患者は 5 ％未満であった．有効性の主要評価項目ではアピキサバンのワルファリンに対する非劣性，優位性が示された（アピキサバン群 1.27 ％/年，ワルファリン群 1.60 ％/年）．脳出血はワルファリンに比べてアピキサバンで 49 ％，虚血性その他の脳卒中は 8 ％少なかった．全死亡はアピキサバン群で有意に少なかった．大出血，大出血＋臨床的に有意な出血もアピキサバン群で有意に少なかった．頭蓋内出血はアピキサバン群で 58 ％少なく，消化管出血に有意差はなかった．

ワルファリンと比較してのアピキサバン固有のメリットは，脳卒中・全身性塞栓症をワルファリンより有意に減少させること，大出血は少ないことなどがあげられよう．一方，デメリットとして，1 日 2 回投与であること，現時点では臨床経験が少なく，特に日本人における有用性と安全性がまだ確立されていないことなどがある．

エドキサバン

エドキサバンはリバーロキサバン，アピキサバンと同様に活性化血液凝固第 X 因子を選択的，可逆的，直接的に阻害する．最高血中濃度到達時間は 1～1.5 時間，半減期は 6～11 時間と短いため，内服当日から効果発現し，24 時間後には効果はほぼ消失する．

適応は，①下肢整形外科手術施行患者における静脈血栓塞栓症の発症抑制，②非弁膜症性心房細動，③静脈血栓塞栓症（深部静脈血栓症，肺塞栓症），である．

非弁膜症性心房細動患者を対象とした ENGAGE AF-TIMI48 試験ではエドキサバン 60 mg と 30 mg，ワルファリンの 3 群比較を行って，コントロール良好なワルファリン群と比べて，脳卒中，全身性塞栓症で非劣性を示した．安全性では，頭蓋内出血，大出血はワルファリンと比較して有意に少なく，高齢者，腎機能低下例，低体重，アスピリン併用など出血リスクの高い群のサブ解析でもワルファリンに比し一貫した安全性が示されている．また消化管出血はワルファリンより多いが，アジア人のサブ解析では多くないことからアジア人により適した薬剤といえる．

静脈血栓塞栓症（深部静脈血栓症，肺塞栓症）を対象とした Hokusai-VTE 試験では，エドキサバン 60 mg，ワルファリンの 2 群比較を行って，症候性静脈血栓塞栓症の再発抑制は，ワルファリンと比較して非劣性であった．

用法用量は，リバーロキサバン同様 1 日 1 回の内服なので患者の服薬遵守を得やすいところが利点である．通常量 60 mg だが，以下の条件に該当するときは 30 mg に減量する．①体重 60 kg 以下，②クレアチニンクリアランス（CCr）50 mL/分未満（15 mL/分未満は禁忌），③P糖蛋白阻害薬の併用．エドキサ

バンは肝臓での代謝は 10 ％未満で限定的で，腎排泄率は約 50 ％である．P 糖蛋白阻害薬のうち，エリスロマイシン，ベラパミル，キニジンと併用した際には半量へ減量し，アミオダロンとの併用では減量を考慮する．

ヘパリン，注射用第 Xa 因子阻害薬

ヘパリンはアンチトロンビン III と結合することにより，その抗凝固作用を発揮するため，ヘパリン単独による抗凝固作用はない．また，t-PA と異なり血栓溶解薬ではなく，血栓の形成あるいは増大を抑制する．静脈内投与により急速に効果を発揮するため，動脈内カテーテル検査時などには，急速静注を行うが，持続的に安定した抗凝固が必要な場合は持続静注を行う．抗凝固作用の判定は活性化部分トロンボプラスチン時間（APTT）で行い，コントロールの 2 倍を目標とするが，至適投与量は患者によりかなり異なる．最も重要な副作用は出血で約 5 ％にみられる．出血合併症を生じた場合には硫酸プロタミンにより中和することが可能である．まれに抗血小板抗体の出現によりヘパリン起因性血小板減少症を生じる場合がある．

低分子ヘパリン（ダルテパリン，エノキサパリンなど）は，ヘパリンに比し至適投与量が比較的一定しており，出血のリスクも少ないとされている．

フォンダパリヌクスは第 Xa 因子阻害作用をもつ注射薬で，最近，整形外科領域，腹部外科手術後の深部静脈血栓症予防薬として承認されている．

適応となる疾患

冠動脈疾患

急性心筋梗塞や冠動脈形成術施行時については，アスピリンとともにヘパリン持続静注が一般的に行われる．また，ステント留置時にはアスピリンとチクロピジンを併用し，従来のステントであれば 2 剤併用を 1 ～2 か月，その後アスピリン単独とするが，薬剤溶出性ステントの場合，長期にわたり冠動脈内に金属が露出した状態が続く場合があり，2 剤併用は少なくとも 1 年間行ったほうがよい．

心弁膜疾患

リウマチ性の僧帽弁膜症では，心房細動を伴うことが多く，この場合脳梗塞のリスクはきわめて高い．したがって，脳梗塞の既往の有無にかかわらずワルファリンを投与する．また，洞調律であっても塞栓症の既往がある場合にはワルファリンを投与する．僧帽弁逸脱症については，通常抗血栓療法は行わないが，心不全や塞栓症の既往があればワルファリンを投与する．感染性心内膜炎に伴う弁膜損傷については，もし人工弁に置換した場合には抗凝固療法を行う．

心房細動

僧帽弁膜症や人工弁置換術を施行している場合にはワルファリンが適応となる．非弁膜症性の心房細動では，最近 CHADS$_2$ スコアによる脳梗塞リスク評価がよく使用される．C（congestive heart failure；心不全），H（hypertension；高血圧），A（age；75 歳以上），D（diabetes mellitus；糖尿病），S（stroke, TIA or systemic embolism；脳梗塞，一過性脳虚血発作，全身性塞栓症の既往）で，S のみ 2 点，その他は 1 点で個々の患者につきスコア化し，点数が高いほど脳梗塞リスクが高いことが報告されている[9]．臨床試験の結果から CHADS$_2$ スコア 2 点以上は，ダビガトラン，リバーロキサバン，アピキサバン，ワルファリンが推奨，1 点では，ダビガトラン，アピキサバンが推奨，リバーロキサバン，ワルファリンが考慮可となっている．一方 CHA2DS2-VASc スコアにより，その他の因子として，65～74 歳，血管性疾患（心筋梗塞の既往，大動脈プラーク，閉塞性動脈硬化症），さらにスコアには含まれないが心筋症を合併している場合も各種抗凝固薬は考慮可とされる．

脳梗塞症

病型に応じた再発予防が必要である．アテローム血栓性，ラクナ梗塞では抗血小板薬が適応となる．アスピリン 75～150 mg/日が基本であるが，チクロピジン 200 mg/日あるいはシロスタゾール 200 mg/日の併用も再発症例では考慮する．一方，心原性脳塞栓症の再発予防はワルファリンが第一選択薬となる．ワルファリンが使用できない症例では次善の策としてアスピリンなどの抗血小板薬投与を考慮する．

動脈血栓・塞栓症

急性動脈血栓症・塞栓症については，可能であればカテーテル，あるいは外科的な血栓除去術を試みる．実施できない場合や内科的治療を選択する場合には，血栓溶解薬投与後，ヘパリンによる血栓増大の抑制，再閉塞の防止を行う．その後，ヘパリン持続静注を継続しながら，経口薬のワルファリンへ切り替えを行う．

静脈血栓症

術後の深部静脈血栓症予防に，理学的療法として間欠的下肢空気圧迫法が行われてきたが，最近第 Xa 因子阻害薬のフォンダパリヌクスや低分子ヘパリンのエ

ノキサパリン，経口第Xa因子阻害薬のエドキサバン
が承認され，術後に使用されている．近位静脈の血栓
症や肺塞栓症に対しては，静注の抗凝固療法に続いて
経口抗凝固療法を行い，3か月は継続する．

（安部晴彦，是恒之宏）

◉文献

1) Connolly SJ, et al : Dabigatran versus warfarin in patients with atrial fibrillation. *N Engl J Med* 2009 ; 361 : 1139.

2) Halperin JL, et al : Rivaroxaban versus warfarin in non-valvular atrial fibrillation. *N Engl J Med* 2011 ; 365 : 883.

3) Hori M, et al : Rivaroxaban vs. warfarin in Japanese patients with atrial fibrillation—the J-ROCKET AF study—. *Circ J* 2012 ; 76 : 2104.

4) Tanigawa T, et al : Drug metabolism and pharmacokinetics. July 17.2012 online

5) Fox KA, et al : Prevention of stroke and systemic embolism with rivaroxaban compared with warfarin in patients with non-valvular atrial fibrillation and moderate renal impairment. *Eur Heart J* 2011 ; 32 : 2387.

6) Hori M, et al : Safety/efficacy of rivaroxaban for prevention of stroke in Japanese atrial fibrillation patiants-sub-analysis of renal impairment in J-ROCKET AF. *Circ J* 2012 ; 76 (Supple I) : I

7) Connolly SJ, et al : Apixaban in patients with atrial fibrillation. *N Engl J Med* 2011 ; 364 : 806.

8) Granger CB, et al : Apixaban versus warfarin in patients with atrial fibrillation. *N Engl J Med* 2011 ; 365 : 981.

9) Gage BF, et al : Validation of clinical classification schemes for predicting stroke : Results from the National Registry of Atrial Fibrillation. *JAMA* 2001 ; 285 : 2864.

22 血圧異常

血圧調節の機序

血圧の神経性・内分泌性・局所性調節

血圧は全末梢血管抵抗と心拍出量の積として表される．血管抵抗や心拍出量は神経・内分泌および局所因子により，時々刻々と調節されている（❶）．また，これらの因子は，長期的には心血管系の構造的変化（心肥大や動脈硬化）に影響を及ぼし，長期的な血圧の異常に関与する．

神経系による調節は交感神経系および副交感神経系により行われ，急性の血圧調節に重要である（次項参照）．内分泌性因子としては，レニン-アンジオテンシン-アルドステロン系（RAAS），Na利尿ホルモン，一酸化窒素に代表される全身性および局所性の液性因子がある．特に内皮細胞は多くの生理活性物質を産生し，血管平滑筋細胞のトーヌスや増殖を調節しており，高血圧や動脈硬化の病態生理に重要な役割を果たしている．局所因子としては，圧力による血管の伸展，血流によるずり応力および組織の代謝があげられる．圧力が高くなり血管が伸展されると，平滑筋細胞は自発的に収縮して（筋原反応），臓器血流を一定に保つように反応する（自動調節）．ずり応力は内皮細胞での血管作動物質の産生を変化させ，血管抵抗を調節する．さらに，虚血などの代謝性の変化はアデノシンなどの産生を調節して局所の血管抵抗を調節する．

血圧の日内変動と短期的・長期的調節

血圧の日内変動

健常者では，血圧は起床前から上昇し午前中にピークに達し，夜間睡眠中に最低値となる．夜間の降圧が不十分なものをnon-dipper，過剰降圧するものをextreme-dipper，逆に血圧が上昇するものをriserと呼ぶ．日内変動の異常は，腎障害，Cushing症候群などでみられ，臓器障害のリスクが高い．

血圧の短期的・長期的変動

血圧の調節因子の作用の速さ，持続時間および強さの関係を❷に示す．血圧の短期的調節は神経系調節により行われ，圧受容体反射，化学受容体反射と中枢神経系の虚血がある．これらの機序は秒単位で発現するが，持続時間は短く，慢性で持続的な高血圧の原因にはならない．圧受容体には高圧系（頸動脈洞，大動脈弓）と低圧系（心房，肺静脈，上下大静脈）があり，交感神経系，副交感神経系を介して血圧調節が行われる．中枢神経系の虚血は延髄の循環中枢を強力に刺激する．また，化学反応は動脈血の酸素分圧の低下や二酸化炭素の増加により化学受容体（大動脈，頸動脈小体）が刺激されることによる．

中期的な血圧調節機構は全身性および局所性の体液性因子である．特に，RAASは体液量のバランスと血

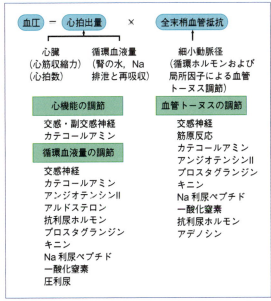

❶ 血圧調節因子

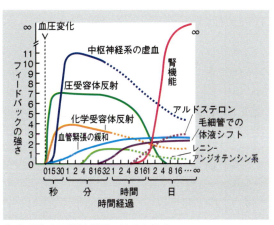

❷ 生理的血圧調節機構の速さと強さ

(Guyton AC：Blood pressure control-special role of the kidneys and body fluids. *Science* 1991；252：1813.)

圧調節を結ぶ機序として重要である．レニンの分泌調節は傍糸球体装置（juxtaglomerular apparatus：JGA）で行われ，輸入細動脈中膜にある顆粒細胞（傍糸球体細胞）からのレニン分泌は，①圧受容体（輸入細動脈），②交感神経系，③緻密斑，④アンジオテンシンⅡなどの体液性因子，によって調節される．

腎による血圧調節機序の発現には日単位の期間を要するが，きわめて強力であり，かつ，無限大の影響力をもつため，持続する高血圧の発症には腎の関与が必須である．特に，腎灌流圧が上昇すると Na 利尿が起こる（圧利尿）機序は，体液量と血圧を直接関連づけるものであり，高血圧では常に圧利尿の異常がみられる．通常，血圧が上昇しても糸球体濾過値（GFR）は一定に保たれるので，血圧の上昇は尿細管における Na の再吸収を抑制して利尿を起こしている．圧利尿の機序には腎髄質の循環が重要であるとされている．

腎交感神経系の役割

腎は中枢から遠心性の交感神経支配を受けるのみでなく，腎からも求心性に中枢にシグナルを送っている．正常では抑制性の求心性シグナルを送っているが，腎傷害や腎虚血（低酸素）などにおいては刺激性の求心性シグナルを送る．一部の高血圧患者では，腎から恒常的に刺激性の求心シグナルが送られて，高血圧や血圧の食塩感受性に関与すると考えられている．最近，腎動脈の交感神経をカテーテルで腎動脈内からアブレーションすることにより，難治性高血圧患者の血圧コントロールが良好になったことが報告されている．

（伊藤貞嘉）

●文献

1) Guyton AC：Blood pressure control-special role of the kidneys and body fluids. *Science* 1991；252：1813.
2) Cowley AW Jr, et al：The role of the kidney in hypertension. *JAMA* 1996；275：1581.
3) Abe K, et al：The kidney and hypertension. *Hypertens Res* 1997；20：75.

高血圧
hypertension

高血圧の定義

高血圧をいかに定義するかはこれまでにも議論があり，実際高血圧の診断閾値は時代によって変遷し，国，機関によって異なることがある．わが国の久山町研究では，血圧 120/80 mmHg 未満で心血管病の累積死亡率が最も低くなり 140/90 mmHg 以上では，心血管病（脳卒中，心筋梗塞，慢性腎臓病など）の発症リスクおよび死亡リスクが高くなることが示されている[1]．また，端野・壮瞥町研究ならびに NIPPON DATA80 においても同様に，血圧 140/90 mmHg 以上で心血管病の発症リスクが高まる[2]．このことから，日本における高血圧治療ガイドラインである JSH2019 では，140/90 mmHg 以上を高血圧と定義している．一方，合計 100 万人を対象とする，海外の 61 の非介入観察研究をとりまとめたメタアナリシスでは，血圧値が 115/75 mmHg 以上になると，収縮期ないしは拡張期血圧と心血管病発症リスクに正相関が認められることが示されている（❸）[3]．観察研究における，この発症リスクの増大を根拠として，高血圧と定義される血圧閾値を下げようとの議論もあったが，最近では高血圧の閾値は介入研究で降圧治療の効果が示されたレベルの血圧値であるべきと考えられている．HOT，MRC，FEVER など，高血圧患者に降圧治療を行う介

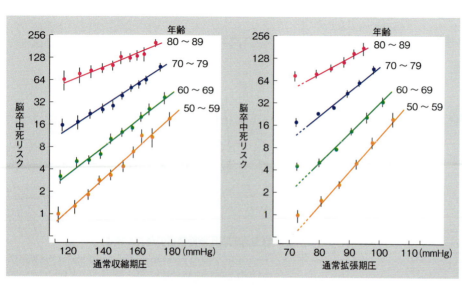

❸ 年齢別にみた収縮期・拡張期血圧と脳卒中死亡の関係

各年代で 115/75 mmHg 以上で血圧と脳卒中死亡率は直線的な関係を示す．同じ血圧レベルでは年齢が高いほどリスクも高い．

(Lewington S, et al；Prospective Study Collaboration：Age-specific relevance of usual blood pressure to vascular mortality：A meta-analysis of individual data for one million adults in 61 prospective studies. *Lancet* 2002；360：1903.)

入研究において，達成血圧が140/90 mmHg未満となることで，心血管病リスクが軽減することが示されている[4-6]．しかしながら，達成血圧が140/90 mmHgよりもさらに低いレベルであることによる，心血管病リスク軽減を支持する介入研究は乏しかった[7]．これらの根拠より，わが国を含めた世界の高血圧ガイドラインの多くで共通して，140/90 mmHg以上を診察室血圧での高血圧と定義している．また，135/85 mmHg以上を家庭血圧での高血圧基準としている．

一方，最近発表されたSPRINT研究[8]では，降圧目標120 mmHg未満の強化治療群において，140 mmHg未満の標準治療群よりも心血管病が25 %，全死亡が27 %少ないという結果が得られた（❹）．この結果を受けて，ACC，AHAなど15の学会が共同で作成し，2017年に発表した米国の新しい高血圧治療ガイドラインである2017 High Blood Pressure Clinical Practice Guidelineでは，診察室血圧ないし家庭血圧130/80 mmHg以上を高血圧と定義した[9]．140/90 mmHg以上を高血圧とすると，米国成人人口の31.9 %が高血圧であるが，130/80 mmHg以上を高血圧とすると，45.6 %が高血圧となる．特に40歳以下の若年層での高血圧増加が顕著となるが，血圧の上昇とともに若年から心血管系の障害が始まるとの認識を広めることが重要であると，米国のガイドラインでは考えられた．なお，2018年に発表されたヨーロッパの新しい高血圧治療ガイドラインであるESH/ESCガイドラインでは，従来通り140/90 mmHg以上を高血圧と定義し，米国ガイドラインを全面的に追従する形にはならなかった．2019年に発表された日本の新しい高血圧治療ガイドラインであるJSH2019ガイドラインにおいても，高血圧の定義は140/90 mmHg以上が踏襲された．

JSH2019『高血圧治療ガイドライン』[10]における血圧値の分類を❺に示す．JSH2019では140/90 mmHg未満の血圧値のなかで，正常，正常高値，高値の3つの亜分類を設けている．120/80 mmHg未満の正常血圧と比較して，正常高値，高値血圧の順に心血管病の発症リスクが高まることが，海外ならびにわが国の研究で示されている[11,12]．高血圧は，血圧値により，I度，II度，III度と重症度が分類される．どのような年齢層においても，I度，II度，III度の順に，心血管病の発症リスクが高くなる．同じ血圧値であっても年齢が高いほど，また，女性より男性のほうが，心血管病の発症リスクが高くなる．JSH2019ガイドラインでは，高血圧の分類とは別に，診察室血圧に基づいた心血管病リスクの層別化を示している．高血圧患者を❻のように，血圧レベルと，糖尿病などの心血管病リスク因子の有無により，低，中等，高リスクの3群に層別化している．

本態性高血圧の成因

血圧は，測定する部位における血流量と，末梢血管抵抗の積として規定される．血流量は循環血漿量と心拍出量が，血管抵抗は血管構造そのものと血管収縮・拡張の緊張度が主要な規定因子である．これらの調節には，神経性因子，内分泌因子などの多彩な機構が相互作用をもって関与しており，それぞれが遺伝的・環境的影響も受けている．したがって，高血圧は種々の

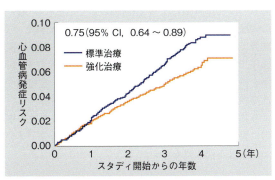

❹ SPRINT研究における心血管病発症リスク

(The SPRINT Research Group：A Randomized Trial of Intensive versus Standard Blood-Pressure Control. *N Engl J Med* 2015；373：2013.)

❺ 成人における血圧値の分類（mmHg）

分類	診察室血圧		家庭血圧	
	収縮期血圧	拡張期血圧	収縮期血圧	拡張期血圧
正常血圧	<120 かつ	<80	<115 かつ	<75
正常高値血圧	120-129 かつ	<80	115-124 かつ	<75
高値血圧	130-139 かつ/または	80-89	125-134 かつ/または	75-84
I度高血圧	140-159 かつ/または	90-99	135-144 かつ/または	85-89
II度高血圧	160-179 かつ/または	100-109	145-159 かつ/または	90-99
III度高血圧	≥180 かつ/または	≥110	≥160 かつ/または	≥100
（孤立性）収縮期高血圧	≥140 かつ	<90	≥135 かつ	<85

（日本高血圧学会高血圧治療ガイドライン作成委員会〈編〉：高血圧治療ガイドライン2019．日本高血圧学会；2019．）

❻ 診察室血圧に基づいた脳心血管病リスク層別化

血圧分類 リスク層	高値血圧 130-139/80-89 mmHg	I 度高血圧 140-159/90-99 mmHg	II 度高血圧 160-179/100-109 mmHg	III 度高血圧 ≧180/≧110 mmHg
リスク第一層 予後影響因子がない	低リスク	低リスク	中等リスク	高リスク
リスク第二層 年齢（65歳以上），男性，脂質異常症，喫煙のいずれかがある	中等リスク	中等リスク	高リスク	高リスク
リスク第三層 脳心血管病既往, 非弁膜症性心房細動, 糖尿病, 蛋白尿のある CKD のいずれか，または，リスク第二層の危険因子が 3 つ以上ある	高リスク	高リスク	高リスク	高リスク

JALS スコアと久山スコアより得られる絶対リスクを参考に，予後影響因子の組合せによる脳心血管病リスク層別化を行った．
層別化で用いられている予後影響因子は，血圧，年齢（65歳以上），男性，脂質異常症，喫煙，脳心血管病（脳出血，脳梗塞，心筋梗塞）の既往，非弁膜症性心房細動，糖尿病，蛋白尿のある CKD である．
（日本高血圧学会高血圧治療ガイドライン作成委員会〈編〉：高血圧治療ガイドライン 2019. 日本高血圧学会；2019.）

血圧調節機構の変化が重なり合って生じる多因子疾患である．ここでは，①神経性因子，②内分泌性因子，③腎性因子，④血管性因子，⑤代謝性因子，⑥遺伝因子，⑦環境因子，⑧加齢，が血圧上昇に与える影響を詳述する．

神経性因子

脳からの交感神経刺激が，心拍出量と血管緊張度の双方を亢進させ，血圧を上昇させる．頸動脈洞や大動脈弓など全身に張り巡らされた圧受容体（血圧低下を感知），化学受容体（酸素分圧低下や二酸化炭素分圧増加を感知）からの情報が脳の自律神経中枢に送られ，交感神経を活性化させる．中枢局所での酸化ストレスやレニン-アンジオテンシン系（RAS）の亢進が交感神経の活性化に関与し，これらの慢性的な亢進が高血圧の原因となる．難治性高血圧患者において，両側腎動脈の腎自律神経をラジオ波焼灼する経カテーテル的腎除神経術（RDN），両側頸動脈洞の圧受容器に作用する埋め込み型電気刺激装置など，神経性昇圧を緩和する新しいデバイスによる降圧治療が試みられている．

内分泌性因子

レニン，アンジオテンシン II，アルドステロンを代表とする昇圧系ホルモンの持続的な活性化が，循環血漿量の増加と血管緊張度の亢進，さらには二次的に生じる動脈硬化性の血管リモデリングを介して，高血圧発症の主要な要因となりうる．高血圧に占める原発性アルドステロン症の頻度は 5 ％程度と考えられており，アルドステロンの過剰は高血圧発症の主要な要因といえる．一方，アンジオテンシン II 受容体阻害薬やアルドステロン拮抗薬は，長期に降圧効果をもたらす強力な降圧薬として，臨床応用されている．

腎性因子

血圧の規定因子である循環血漿量は，腎臓における Na 再吸収/排泄のバランスで制御される．血圧が上昇すると，ネフロンへの血流と尿中 Na 排泄量が急上昇し，Na 利尿により循環血漿量は一定に保たれる．したがって，尿中 Na 排泄は平均血圧で規定されており，両者の関係は腎臓の圧-利尿曲線として示される（❼）．この圧-利尿曲線はネフロン数や輸入細動脈抵抗，尿細管での Na 輸送体の発現量で規定される．本態性高血圧では，圧-利尿曲線が右方移動し，同等の Na 排泄を得るのに，より高い血圧が必要となる．食塩感受性高血圧では，食塩負荷に対する Na 排泄を得るのに，より高い血圧が必要となる．これら圧-利尿曲線の変容に腎固有の因子が関与するが，その詳細な分子メカニズムは不明な点も多い．

血管性因子

血管緊張度が循環血漿量の増加に伴い低下することで，血圧の平衡が保たれる．血管緊張度の秒-分単位の調節は神経性因子，分-時間単位の調節は内分泌因子が担うが，これら調節因子の変容が，上述の通り高血圧発症に関与する．圧負荷が慢性的に亢進すると，細動脈では器質的変化（血管リモデリング）が生じ，血管壁が肥厚し内腔が狭小化して中枢側の血管抵抗が上昇し，慢性的な血圧上昇の原因となる．中膜平滑筋の増殖・肥大と中膜間質の線維性成分の増加により血管リモデリングが進行し，高血圧増悪と血管リモデリング進行の悪循環をきたしうる．細動脈・大動脈の器質的変化が，加齢に伴う血圧上昇の大きな要因と考えられている．

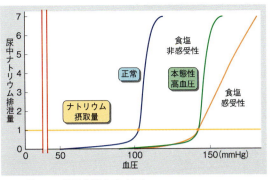

❼ 腎臓の圧-利尿曲線と高血圧

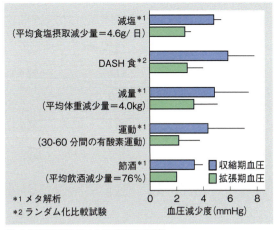

❽ 生活習慣修正による降圧の程度

(日本高血圧学会高血圧治療ガイドライン作成委員会〈編〉：高血圧治療ガイドライン 2019．日本高血圧学会；2019．)

代謝性因子（インスリン抵抗性，肥満）

2型糖尿病と高血圧が高率に合併し，肥満がインスリン抵抗性と高血圧の強力な増悪因子となることはよく知られている．過去30年の日本でBMI25以上の肥満患者は倍増し，20〜69歳男性における肥満者の割合は31％に達している．高血圧に対する肥満の寄与率は26〜27％と推算されている．肥満を背景に高血圧を発症する機序として，肥満に伴う全身の交感神経活性化の関与が考えられている．肥満に伴い脂肪細胞から分泌されるホルモンであるレプチンが，中枢神経系に作用して交感神経を活性化し，血圧を上昇させる．インスリン抵抗性を背景に高血圧を発症する機序として，血管内皮のAkt-eNOS（内皮一酸化窒素合成酵素）の関与が注目されている．インスリンの代表的な細胞内シグナル分子であるAkt（蛋白リン酸化酵素B〈PKB〉）が，NO合成酵素であるeNOSを直接リン酸化して活性化することが知られている．インスリン抵抗性を有するとeNOS活性が抑制され，内皮NO合成能が低下することで，血圧が上昇すると考えられている．実際，インスリン抵抗性を有する患者は，血管内皮障害（圧負荷に対する血管拡張不全）を合併して末梢血管抵抗が増大する．

遺伝因子

高血圧の成因の30〜50％は遺伝因子で説明できると報告されており，ゲノムワイド関連遺伝子解析（GWAS）においても高血圧の原因遺伝子が30程度同定されている．それら遺伝子の機能解明は十分に進んでいないが，既知の血圧調整ホルモン（RAS構成因子など），血管平滑筋細胞増殖因子，腎臓Na輸送体なども原因遺伝子に含まれている．これら遺伝子の一つ一つが血圧に及ぼす影響は小さいが，原因遺伝子が重複すると高血圧発症に大きく寄与する．

環境因子

高血圧に関連する環境因子として，塩分摂取過多，カリウム摂取不足，大量飲酒，運動不足，寒冷刺激，睡眠不足，ストレス過多があげられる．特に1日あたりの食塩摂取量と血圧値がきわめてよく相関することが知られており，降圧における減塩の有効性が確立されている．1950年代の東北地方では，食塩摂取量が1日25gに達していたが，2016年の国民健康・栄養調査では9.9gであり，食塩摂取量の低下が，過去数十年の国民の降圧に大きく寄与したと考えられる．減塩のみならず，野菜・果物によるカリウムの積極摂取，運動療法，節酒が降圧に有効であることが，無作為化試験で示されている（❽）．

加齢

若齢者と高齢者では血圧を上昇させる主要な機序が異なり，高血圧の典型像が変容する．若齢者にみられる高血圧では循環血液量と心拍出量の増大がみられるものの（hyperdynamic），末梢血管抵抗は必ずしも高くない（normal vascular resistance）．この状態では，拡張期高血圧が典型的である．高血圧が持続すると，細動脈レベルでの血管リモデリングが進行することから，加齢に伴い末梢血管抵抗が増大して収縮期血圧が上昇する．さらには，大動脈での動脈硬化性変化が進行して収縮期血圧はさらに上昇し，一方，上昇していた拡張期血圧は低下傾向となることから高齢者では脈圧が開大し，収縮期優位の高血圧となる．

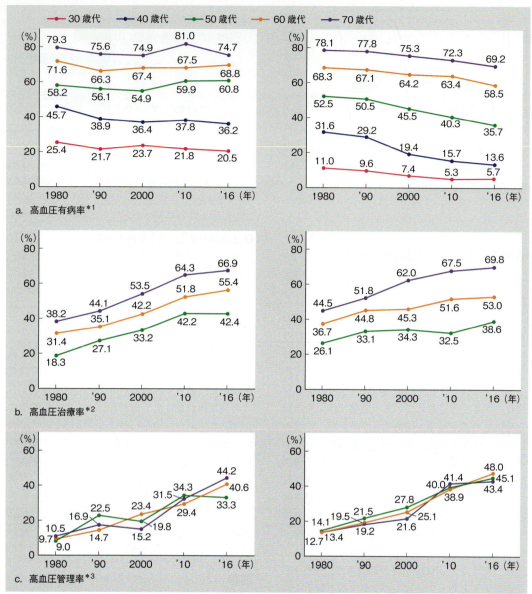

❾ 性・年齢階級別の高血圧有病率，治療率，管理率の年次推移（1980-2016年）（左図：男性，右図：女性）
（第3次循環器疾患基礎調査〈NIPPON DATA80〉，第4次循環器疾患基礎調査〈NIPPON DATA90〉，第5次循環器疾患基礎調査，平成22年国民健康・栄養調査，平成28年国民健康・栄養調査〈すべて1回目の血圧測定値を使用〉）
*1 血圧値 140 mmHg/90 mmHg 以上または降圧薬服用者の割合
*2 高血圧者のなかで降圧薬を服用している者の割合
*3 降圧薬を服用している者のなかで収縮期血圧 140 mmHg 未満かつ拡張期血圧 90 mmHg 未満の者の割合
（日本高血圧学会高血圧治療ガイドライン作成委員会〈編〉：高血圧治療ガイドライン 2019．日本高血圧学会；2019．）

高血圧の頻度・疫学

日本国民の血圧

2016年の国民健康・栄養調査によると，40〜74歳の日本人男性の60％，女性の41％が，血圧 140/90 mmHg 以上の高血圧基準を満たし，高血圧有病者数は 4,300 万人と試算されている（❾）．社会の高齢化に伴い，わが国の高血圧有病者数は今後さらに増加する．一方，過去50年間で国民の収縮期血圧は 10〜20 mmHg 程度低下し，わが国の脳卒中死亡率の減少に寄与している（❿）．また，わが国の高血圧認識率（有病者のうち自分が高血圧と認識する者の割合）は67％である．高血圧の治療率（有病者のうちの降圧薬服用者の割合）は，この30年間で上昇を続け，70歳男女では60％に達した．しかしながら高血圧の管理率（降圧薬服用

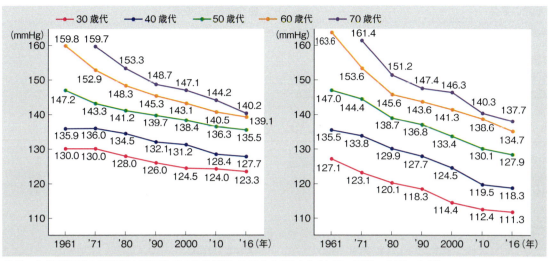

⓾ 性・年齢階級別の収縮期血圧平均値の年次推移（1961-2016年）（左図：男性，右図：女性）
（第1次成人病基礎調査，第2次成人病基礎調査，第3次循環器疾患基礎調査〈NIPPON DATA80〉，第4次循環器疾患基礎調査〈NIPPON DATA90〉，第5次循環器疾患基礎調査，平成22年国民健康・栄養調査，平成28年国民健康・栄養調査〈すべて1回目の血圧測定値を使用〉）
（日本高血圧学会高血圧治療ガイドライン作成委員会〈編〉：高血圧治療ガイドライン2019．日本高血圧学会；2019．）

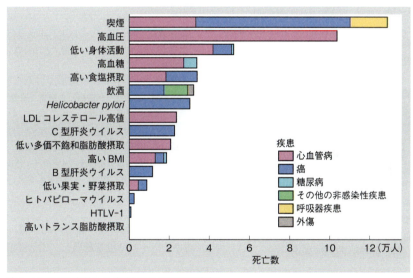

⓫ わが国の死亡数への各種リスク因子の寄与

(Ikeda N, et al：What has made the population of Japan healthy? *Lancet* 2011；378：1094.)

者で140/90 mmHg未満）は，依然40〜45％にとどまる．したがって，高血圧患者全体の降圧目標達成率（治療率×管理率）は30％以下と推算されており，患者と医療従事者のさらなる高血圧リテラシー向上が必要と考えられる．

高血圧患者の予後

　収縮期血圧が，将来の心血管病発症ならびに総死亡率と強い相関があることが知られている．収縮期血圧と心血管病発症の相関は，高血圧と定義される140 mmHgを超えると急に高まるわけではなく，収縮期血圧115 mmHgから対数直線的に，心血管病リスクの増加を認める．収縮期血圧との関連は，冠動脈疾患発症，脳卒中発症，慢性腎臓病（CKD）発症，心血管死のいずれにおいても同様に認められており，高血圧を撲滅することで心血管病を半減できると推算されている．収縮期血圧との関連は，特に脳卒中・脳出血発症，脳出血死亡で強い傾向にある．過去の疫学データに基づき，わが国の死亡原因を個々のリスク因子に還元すると，喫煙，高血圧，低い身体活動，高血糖の順に，死亡への寄与度が高くなる（⓫）．

⑫ 病歴の要点

1．高血圧歴と治療歴	
過去の血圧レベル，高血圧の罹病期間と治療経過 降圧薬の有効性と副作用	
2．高血圧素因と妊娠歴	
家族歴	両親の高血圧，糖尿病，脳心血管病（発症と発症年齢）
生下時体重・幼少時期の体重増加	
妊娠歴	妊娠高血圧，糖尿病，蛋白尿の指摘
3．生活習慣	
運動習慣	
睡眠習慣	睡眠時間，睡眠の質
飲食習慣	食事内容・嗜好，飲酒，清涼飲料水
喫煙	
性格・精神心理状態	抑うつ傾向，ストレス度（職場・家庭）
4．二次性高血圧を示唆する情報	
肥満	体重増加の経過
睡眠時無呼吸症候群	夜間尿，夜間呼吸困難，頭痛，昼間の眠気，抑うつ状態，集中力の低下，いびきと無呼吸（家族からの情報）
腎臓病	夜間尿，血尿，家族歴（多発性囊胞腎）
薬剤	非ステロイド性抗炎症薬，漢方薬，経口避妊薬など
褐色細胞腫	発作性の血圧上昇，動悸，発汗，頭痛
原発性アルドステロン症/腎血管性高血圧	脱力，周期性四肢麻痺，多尿
5．臓器障害	
脳血管障害	一過性脳虚血発作，筋力低下，めまい，頭痛，視力障害
心臓疾患	呼吸困難（労作性・夜間発作），体重増加，下肢浮腫，動悸，胸痛
腎臓	多尿，夜間尿，血尿，蛋白尿
末梢動脈疾患	間欠性跛行，下肢冷感

（日本高血圧学会高血圧治療ガイドライン作成委員会〈編〉：高血圧治療ガイドライン 2019．日本高血圧学会；2019．）

⑬ 身体所見の要点

1．血圧・脈拍	
安静座位（初診時は血圧左右差と，血圧と脈拍の起立性変動）	
2．全身と肥満度	
身長・体重	
BMI〔body mass index：体重（kg）/身長（m）²〕	肥満 BMI≧25 kg/m²
腹囲（臍周囲，立位測定）	腹部肥満　男性>85 cm　女性>90 cm
皮膚所見	腹壁皮膚線条，多毛（Cushing 症候群）
3．顔面・頸部	
貧血，黄疸 眼底所見 甲状腺腫 頸動脈血管雑音 頸静脈怒張 顔貌（内分泌性疾患）	
4．胸部	
心臓	心尖拍動とスリルの触知（最強点と触知範囲），心雑音，III 音，IV 音，脈不整の聴診
肺野	ラ音
5．腹部	
血管雑音とその放散方向，肝腫大と叩打痛，腎臓腫大（多発性囊胞腎）	
6．四肢	
動脈拍動（各表在末梢動脈）の触知（消失，減弱，左右差），冷感，虚血性潰瘍，浮腫	
7．神経	
四肢の運動障害，感覚障害，腱反射亢進	

（日本高血圧学会高血圧治療ガイドライン作成委員会〈編〉：高血圧治療ガイドライン 2019．日本高血圧学会；2019．）

高血圧の診察・診断

病歴聴取

　高血圧患者の診察にあたっては，①家庭血圧を含めた血圧の評価，②二次性高血圧の可能性の評価，③高血圧以外の心血管病リスク因子の評価，④高血圧の臓器評価と合併する疾患の評価に留意する（⑫）．高血圧の病歴に関しては，高血圧の発症時期とこれまでの経過，治療歴を聴取する．家族歴として，親族の高血圧ならびに心血管病の発症，特に若年での発症の有無につき聴取する．生活習慣に関しては，食習慣（摂取カロリー，塩分への嗜好，飲酒・清涼飲料水の量，食事時間），運動習慣，睡眠時間・質，喫煙歴に加え，生活のストレス度を聴取し，生活習慣の全体像を把握して高血圧発症との関連を評価する．自覚症状，身体所見にて，二次性高血圧を疑う所見を有する患者では，積極的に二次性高血圧のスクリーニング検査を行う．最近の薬剤使用状況を聴取し，甘草含有漢方薬，非ステロイド性抗炎症薬，経口避妊薬など，血圧上昇をきたす薬剤の有無を確認する．

身体所見

　身体所見に関しては，二次性高血圧，心血管病のリスク因子，高血圧の臓器障害に関連した所見に留意する（⑬）．身長・体重から BMI（body mass index）を算出して肥満を評価することに加え，最近では，握力や大腿周囲径によるサルコペニア（筋肉量の減少）の評価も心血管病発症リスクの評価に有用と考えられている．二次性高血圧を疑う所見として，甲状腺腫（甲

状腺疾患),皮膚所見 (Cushing 症候群,先端巨大症),発汗の有無などが重要である．高血圧の臓器合併症に関連した身体所見として，頭頸部では頸部血管雑音や眼底所見，胸部では心雑音の有無，III・IV 音の聴取と不整脈の有無，腹部では腹部血管雑音の有無と拍動性腫瘤の触知，四肢では浮腫，冷感の有無，末梢動脈の触知（足背動脈，後脛骨動脈など）が重要と考える．自律神経障害による起立性低血圧は高齢者や糖尿病で増加し，ふらつき，転倒にて健康寿命の短縮につながるのみならず，臓器障害の進行と生命予後の悪化にも関連する．起立性低血圧を簡便に評価するのに，5 分安静後の座位血圧と起立 1〜3 分後の血圧を比較し，収縮期血圧が 20 mmHg 以上低下ないしは収縮期血圧の絶対値が 90 mmHg 未満となったときに起立性低血圧と診断する起立試験が有用である．胸部 X 線写真と，心電図による心臓の評価も，高血圧患者の臓器障害評価のひとつとして必須である．

検査所見

高血圧の臨床検査において，心血管リスク因子の総合評価，二次性高血圧に関連した検査，ならびに臓器合併症の評価が重要となる (⓮)．高血圧の初診時に耐糖能（空腹時血糖，HbA1c），脂質異常症（トリグリセリド〈TG〉，HDL コレステロール，LDL コレステロール）の評価を行う．腎機能（クレアチニン〈Cr〉，尿酸〈UA〉，電解質〈Na, K, Cl〉，eGFR），心機能（BNP），肝機能（AST，ALT，γ-GTP），血算を生化学的に評価する．冠動脈疾患や脳梗塞に関連したバイオマーカーである血中高感度 C 反応性蛋白（hsCRP），二次性高血圧スクリーニングとしての甲状腺機能（fT3，fT4，TSH），副腎機能（ACTH，コルチゾール，レニン，アルドステロン）も，高血圧初診時の検査として有用と考える．

高血圧の臓器障害の成因と診断・評価

高血圧は silent killer と呼ばれるとおり，無症候のまま全身臓器の障害をきたしうる．高血圧発症から臓器障害の進展，心血管病の発症・脳血管死まで至る病態のプロセスには連続性があり，その全体像を Dzau は cardiovascular continuum として概念化した (⓯)．高血圧性臓器障害の標的として，①脳，②心臓，③腎臓，④血管，があげられる (⓰)．これら臓器の障害の程度は，心血管病発症ならびに心血管死の予知因子にもなる．高血圧の臓器障害は慢性的に進行し，病態の完成までに数十年かかるのが一般的であるが，高度の血圧上昇では，数日ないし数時間の経過で臓器障害が急速に進行することがあり，高血圧緊急症と呼ばれる．高血圧診療においては，血圧値に加え，その他の

⓮ 臨床検査の進め方

1. 一般検体検査　初診時，経過観察中に年に数回は実施		
初診時	一般的な検査：血液，尿，など	
経過観察中	リスクに応じ検査項目を選ぶ	
	生化学検査	クレアチニン (Cr)，尿酸，電解質，脂質代謝，糖代謝，肝機能などを測定する
	尿検査	尿蛋白，尿沈渣
血清 Cr から eGFR を算出するが，サルコペニアなど筋肉量の減少がある場合には，シスタチン C による eGFR も利用する		

2. 二次性高血圧を疑う症例でのスクリーニング検査	
病歴，身体所見，一般検査値，臓器障害の特徴などより下記の検査項目から選択して実施	
採血	レニン活性/活性型レニン濃度，アルドステロン，コルチゾール，ACTH，メタネフリン 2 分画，カテコールアミン 3 分画，IGF-1，TSH
採尿	メタネフリン 2 分画，カテコールアミン 3 分画，アルドステロン
腹部エコー	
夜間経皮酸素分圧モニタリング	

3. 専門医が行う特殊検査
疑われる疾患を標的にして下記の項目から選択して実施 腎動脈超音波，レノグラム，各種ホルモン負荷試験，副腎 CT（造影を含む），副腎静脈サンプリング，睡眠ポリグラフィ

（日本高血圧学会高血圧治療ガイドライン作成委員会〈編〉：高血圧治療ガイドライン 2019．日本高血圧学会；2019.）

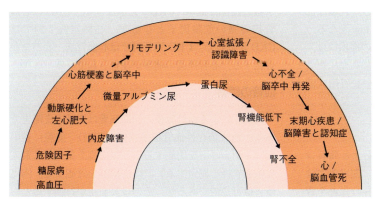

⓯ cardiovascular continuum
予防とは全体および将来を予見して，進行を防ぐこと．
(Dzau V, et al：Resolved and unresolved issues in the prevention and treatment of coronary artery disease：A workshop consensus statement. *Am Heart J* 1991；121：1244.)

⓰ 高血圧の臓器障害/脳心血管病

脳	脳出血，脳梗塞 一過性脳虚血発作
心臓	左室肥大（心電図，心エコー） 狭心症，心筋梗塞，冠動脈再建術後 心不全 非弁膜症性心房細動
腎臓	蛋白尿 eGFR 低値（＜60 mL/分/1.73 m²） 慢性腎臓病（CKD）
血管	大血管疾患 末梢動脈疾患（足関節上腕血圧比低値：ABI≦0.9） 動脈硬化性プラーク 脈波伝播速度上昇（baPWV≧18 m/秒，cfPWV＞10 m/秒） 心臓足首血管指数（CAVI）上昇（≧9）
眼底	高血圧性網膜症

（日本高血圧学会高血圧治療ガイドライン作成委員会〈編〉：高血圧治療ガイドライン 2019. 日本高血圧学会；2019.）

心血管病のリスク因子，高血圧臓器障害の程度や合併症の有無を考慮して（⓱），降圧目標などの治療方針を決定する.

脳の障害

高血圧の合併症として，細動脈の動脈硬化性病変を基盤とした無症候性の脳血管障害（無症候性脳梗塞，大脳深部白質病変，微小脳出血）をきたす．これらは，脳卒中発症と認知症の強いリスク因子であり，高齢者では抑うつや転倒にも関連する．MRI で検出された無症候性脳梗塞は脳卒中の，微小脳出血は顕性脳出血のリスク因子となる．脳梗塞は，脳内小動脈病変が原因のラクナ梗塞，頭部の比較的大きな動脈の粥状硬化が原因のアテローム性脳梗塞，心房細動や左室瘤に起因する心原性血栓が原因の脳塞栓に大別される．このなかで高血圧と最も強く関連するのはラクナ梗塞であり，脳穿通枝領域に生じることが多いので穿通枝梗塞とも呼ばれる.

無症候性の脳血管障害の評価には MRI を用いる．陳旧性脳梗塞は FLAIR 像で高信号を呈し，大脳深部の白質病変は T2 high，微小脳出血は T2 low となる．頭蓋内動脈の狭窄病変ならびに脳動脈瘤の検出には，MR アンジオグラフィが有用である．高齢高血圧患者の認知機能の評価には，MMSE スコアや長谷川式認知機能スコアなどの方法を用いる.

心臓の障害

高血圧に伴い，左室では心筋細胞の肥大と間質コラーゲンの増加により左室肥大が生じる．左室肥大は圧負荷だけでなく，交感神経活性や RAS の亢進を背景として生じる．左室肥大は，その他のリスク因子と独立した心血管病の危険因子であり，心房細動，心不全，心血管死につながる．高血圧に伴い左室拡張能が障害され，さらに進行すると収縮能が保たれながらも左室拡張末期圧が上昇し，心不全発症の原因となる．すなわち，高血圧を基礎疾患とする左室肥大の初期相では，収縮力が保持された心不全である HFpEF をきたし，その状態で長期間経過すると収縮力が徐々に低下して，HFrEF（収縮力が低下した心不全）に移行する.

左室肥大の評価には 12 誘導心電図，心エコー図検査，心臓 MRI 検査が用いられる．12 誘導心電図で RV_6 もしくは $SV_1 + RV_5 \geqq 35$ mV（Sokolow-Lyon 電位基準）が，左室肥大の診断基準である．肥満，甲状腺機能低下症などの患者では心電図全体が低電位となり，偽陰性となりうることに留意する．心エコー図検査では，左室肥大をより正確に評価でき，心機能そのものの評価も可能である．左室拡張末期径，中隔厚，後壁厚から左室心筋重量や相対的壁厚を算出し，左室肥大を求心性リモデリング，求心性肥大，遠心性心肥大に分類する．このうち心血管病発症リスクが最も高いのは，相対的壁厚の増加を特徴とする求心性心肥大である.

腎臓の障害

高血圧が続くと，輸入細動脈の変性と硬化，糸球体硬化，尿細管萎縮，間質線維化が生じ，糸球体濾過量が低下して腎不全が進行する．尿中の微量アルブミンが，高血圧に伴う腎障害の初期マーカーとなり，病勢の進行とともに糸球体硬化と間質線維化が進行し，糸球体濾過量（eGFR）が低下する．この高血圧の腎合併症を腎硬化症と呼ぶ.

アルブミン尿の評価には 24 時間蓄尿が正確であるが，外来での 24 時間蓄尿は困難であるため，尿中クレアチニンを同時に測定し，尿中アルブミン/クレアチニン比を評価する．腎機能は血清クレアチニン値ならびに，糸球体濾過量にて評価し，eGFR＜60 が持続すると慢性腎臓病（CKD）と診断する．CKD は心血管病の強い危険因子となるが，心機能低下例では CKD が進行し，CKD 進行例では心血管病，心不全が好発する，心腎連関の病態が注目されている.

血管の障害

高血圧による血管障害の初期病変は血管内皮障害である．血流依存性血管拡張反応（FMD；前腕に巻いたマンシェットを開放することで血流を発生させ最大拡張血管径を測定する）で内皮機能を評価する．内皮障害は可逆的であるが，その後高血圧が持続すると，

⓱ 臓器障害評価指標

検査	予後予測能*1	簡便性	費用	再現性	カットオフ値	治療による指標改善と予後
1. 脳・眼底						
MR 検査	可	—	高額	良	無症候性脳梗塞，大脳白質病変，無症候性脳出血	未確定
認知機能テスト	可	可	安価	良	mini-mental state examination（MMSE）≦26 点 改訂長谷川式簡易認知機能検査スコア≦25 点	未確定
抑うつ状態評価試験	可	可	安価	良	Geriatric Depression Scale（GDS）≧10 点 Beck Depression Inventory（BDI）>10 点	未確定
眼底撮影（軽症）	可	可 （判読に経験が必要）	安価	可	動脈狭小化，血柱反射，静脈との交差現象	未確定
眼底撮影（重症）	良	可 （判読に経験が必要）	安価	良	網膜出血，微小動脈瘤，綿花様白斑，乳頭浮腫	未確定
2. 心臓						
心電図	良	良	安価	良	Sokolow-Lyon：SV1+RV5>35 mm または RV5 or V6≧26 mm，Cornell voltage：SV3+RaVL>28 mm（男）20 mm（女）ストレインパターン	改善は予後改善
心臓超音波検査	良	可	中等	良	カットオフ値は設定されていない	改善は予後改善
3. 腎臓						
推算糸球体濾過量	良	良	安価	良	eGFR<60 mL/分/1.73 m²	改善は予後改善
蛋白尿（定性）	良	良	安価	良	+以上	改善は予後改善
蛋白尿（微量アルブミン尿は糖尿病性腎症でのみ保険適用）	良	良	安価	可	0.15 g/gCr 以上	改善は予後改善
4. 血管						
頸動脈超音波検査	良	可	中等	良	IMT≧1.1 mm	改善乏しい
足関節上腕血圧比	良	オシロメトリック法良ドプラ可	中等	良	ABI≧0.90	改善乏しい
頸動脈-大腿動脈間脈波伝播速度（cfPWV）	良	可	中等	良	>10 m/秒	未確定
上腕-足首間脈波伝播速度（baPWV）	良	良	中等	良	≧18 m/秒	未確定
心臓足首血管指数（CAVI）	良	良	中等	良	≧9.0	未確定
中心血圧	良	オシロメトリック法良トノメトリ法可	中等	良	標準値はあるが，カットオフ値未設定	未確定
内皮機能検査(flow-mediated vasodilatation：FMD)	良	可	中等	良	—	未確定
内皮機能検査(reactive hyperemia peripheral arterial tonometry：RH-PAT)	良	可	中等	良	—	未確定

*1 メタ解析で有用性が確認されている検査を良とした

（日本高血圧学会高血圧治療ガイドライン作成委員会〈編〉：高血圧治療ガイドライン 2019．日本高血圧学会；2019．）

不可逆な器質的変化が生じる．太い動脈（大動脈，総腸骨動脈，総頸動脈など）では，圧負荷の結果，中膜弾性線維が劣化・変性し，カルシウムが沈着して動脈の石灰化が進行する．石灰化が進行した動脈では脈圧を緩和する柔軟性が失われ，脈圧が開大した収縮期高血圧の原因となる．冠動脈や脳内動脈では，内膜にコレステロールなどからなる粥状物質が沈着し，プラークの破綻による心筋梗塞，脳梗塞の原因となる．直径

1mm以下の小動脈,細動脈では,高血圧の結果,内膜下に硝子様物質(無構造の線維性蛋白)が沈着し,血管変性の原因となる.心血管病のリスク因子である糖尿病,脂質異常症,喫煙,加齢を合併すると,これら高血圧に伴う動脈硬化性変化の進行が加速する.

総頸動脈や大腿動脈の動脈硬化性変化の検出に,血管超音波検査が有用である.内膜中膜複合体厚(IMT),プラークの大きさ,血管狭窄率などの定量にて動脈硬化を評価する.頸動脈IMTは,全身の動脈硬化の程度のよい指標となり,長期予後のマーカーにもなる.血圧脈波検査装置による脈波伝導速度(PWV)や足関節上腕血圧比(ABI)も,動脈硬化のよい指標となる.また,採血での高感度CRP(hsCRP)が,動脈硬化性変化の進展を予知する指標となる.

高血圧緊急症

高血圧緊急症は,高度の血圧上昇(180/120mmHg以上)によって,脳,心,腎,網膜などの高血圧標的臓器に急性の障害が生じて進行する病態である.高血圧緊急症の背景には,褐色細胞腫クリーゼ,急性冠症候群,急性心不全,大動脈解離,脳血管障害,急性腎障害などが考えられる.迅速に病態を把握し,ただちに降圧治療を始めなければ,臓器障害が不可逆となりうる.

高血圧緊急症の治療は,集中治療室に類する環境で観血的に血圧を持続モニターしながら,原則として経静脈的に降圧を図る.急速で過剰な降圧は,臓器還流圧の低下により,脳梗塞,心筋梗塞,急性腎障害の進行などの虚血性障害を引き起こしうる.初期降圧目標は160/100mmHg程度として,過剰降圧を回避するよう配慮する.

二次性高血圧

ある特定の原因による高血圧で,その原因を除去することにより高血圧の寛解が期待できる高血圧を二次性高血圧,原因を特定できない高血圧を本態性高血圧と呼ぶ.二次性高血圧は重症化しやすく,また通常の降圧治療で目標血圧を達成することが難しいが,原因を同定し原因に応じた治療を施すことで,効果的な降圧を得られる.このことから,その臨床的特徴を有する患者において二次性高血圧を疑い,的確に診断することが臨床医に求められている.

二次性高血圧の頻度は高血圧全体の20%程度と推算され,なかでも原発性アルドステロン症(primary aldosteronism:PA)が高血圧の5%以上と,従来の想定よりも高頻度である.腎実質性高血圧,PA以外の内分泌性高血圧,睡眠時無呼吸症候群が比較的高頻度(高血圧の5~10%)に認められる.PAを示唆す

る所見として,若年で急速に発症したII度以上の高血圧,若年での心血管病発症例,低カリウム血症,副腎偶発腫瘍の合併があげられる.二次性高血圧の一般的特徴として,重症かつ治療抵抗性,若年発症,急速な発症があげられる.JSH2019に記載された二次性高血圧の原因疾患と,それぞれの臨床的特徴ならびに診断法を(⑱)に示す.二次性高血圧が疑われる患者では,詳細な病歴聴取と診察,適切な検査が,診断と治療に重要である.

代表的な二次性高血圧であり,二次性高血圧に占める割合の高い,副腎ホルモン過剰に伴う高血圧,腎疾患に伴う高血圧ならびに,睡眠時無呼吸症候群の病態,診断,治療を記す.

原発性アルドステロン症(PA)

PAでは,生体に必要とされる以上のアルドステロンが,正常な制御から逸脱して自律的に副腎から分泌されることで,高血圧をきたす.アルドステロン産生腺腫(aldosterone producing adenoma:APA)と,明らかな原因を特定できない特発性アルドステロン症(idiopathic hyperaldosteronism:IHA)がある.アルドステロンの副次的作用により,同じレベルの本態性高血圧よりもPAでは心血管病が高率に発症する.心筋梗塞,脳梗塞,慢性腎臓病の発症リスクが数倍となり,特に心房細動のリスクが高まる.PAの特徴は,低レニン,高アルドステロン血症を呈することである.低カリウムを呈する高血圧ではPAを積極的に疑い,アルドステロン/レニン比(aldosterone/renin ratio:ARR,アルドステロンをレニンで除した数値)を計算する.ARRが一定以上となる高血圧症例を,原発性アルドステロン症スクリーニング検査陽性とする.続いて,thin sliceでの副腎CT撮影,24時間蓄尿でのアルドステロン排泄量の評価,内分泌学的な負荷試験を施行し,患者の意向も踏まえて,副腎静脈サンプリング(adrenal venous sampling:AVS)の適応を総合的に判断する.AVSにてアルドステロンの過剰分泌が片側性であるAPAでは,腫瘍の外科的摘除によりアルドステロン症と高血圧の根治が期待できる.IHAや両側APAなどの両側病変では,アルドステロン拮抗薬を用いた薬物療法が原則となる.また一般に高血圧症の食事療法として,食塩6g/日程度の減塩食が基本となる.

Cushing症候群

Cushing症候群では,グルココルチコイドの過剰により高血圧ならびに,中心性肥満,皮膚菲薄化・腹部の赤色皮膚線条,筋量減少・筋力低下,骨量減少などの特徴的所見をきたす.治療薬による医原性を除く,

⓲ 二次性高血圧の原因疾患と示唆する所見，鑑別に必要な検査

二次性高血圧一般（示唆する所見）
若年発症の高血圧，中年以降発症の高血圧，重症高血圧，治療抵抗性高血圧，それまで良好だった血圧の管理が難しくなった場合，急速に発症した高血圧，血圧値に比較して臓器障害が強い場合，血圧変動が大きい場合

原因疾患	示唆する所見	鑑別に必要な検査
腎血管性高血圧	RA 系阻害薬投与後の急激な腎機能悪化，腎サイズの左右差，低 K 血症，腹部血管雑音，夜間多尿	腎動脈超音波，腹部 CTA，腹部 MRA
腎実質性高血圧	血清 Cr 上昇，蛋白尿，血尿，腎疾患の既往	血清免疫学的検査，腹部 CT，超音波，腎生検
原発性アルドステロン症	低 K 血症，副腎偶発腫瘍，夜間多尿	PRA，PAC，負荷試験，副腎 CT，副腎静脈採血
睡眠時無呼吸症候群	いびき，肥満，昼間の眠気，早朝・夜間高血圧	睡眠ポリグラフィ
褐色細胞腫	発作性・動揺性高血圧，動悸，頭痛，発汗，高血糖	血液・尿カテコールアミンおよびカテコールアミン代謝産物，腹部超音波・CT，MIBG シンチグラフィ
Cushing 症候群	中心性肥満，満月様顔貌，皮膚線条，高血糖，低 K 血症，年齢不相応の骨密度の減少・圧迫骨折	コルチゾール，ACTH，腹部 CT，頭部 MRI，デキサメタゾン抑制試験
サブクリニカル Cushing 症候群	副腎偶発腫瘍，高血糖，低 K 血症，年齢不相応の骨密度の減少・圧迫骨折	コルチゾール，ACTH，腹部 CT，デキサメタゾン抑制試験
薬物誘発性高血圧	薬物使用歴，低 K 血症，動揺性高血圧	薬物使用歴の確認
大動脈縮窄症	血圧上下肢差，血管雑音	胸腹部 CT，MRI・MRA，血管造影
先端巨大症	四肢先端の肥大，眉弓部膨隆，鼻・口唇肥大，高血糖	IGF-1，成長ホルモン，下垂体 MRI
甲状腺機能低下症	徐脈，浮腫，活動性減少，脂質・CK・LDH 高値	甲状腺ホルモン，TSH，自己抗体，甲状腺超音波
甲状腺機能亢進症	頻脈，発汗，体重減少，コレステロール低値	甲状腺ホルモン，TSH，自己抗体，甲状腺超音波
副甲状腺機能亢進症	高 Ca 血症，夜間多尿，口渇感	副甲状腺ホルモン
脳幹部血管圧迫	顔面けいれん，三叉神経痛	頭部 MRI
その他	（尿路異常，ナットクラッカー症候群，レニン産生腫瘍など）	

（日本高血圧学会高血圧治療ガイドライン作成委員会〈編〉：高血圧治療ガイドライン 2019．日本高血圧学会；2019．）

グルココルチコイド過剰の原因の大半は，副腎皮質に発生するコルチゾール産生腺腫である．Cushing 症候群はその身体所見から疑われ，診断されることが多いが，疾患に気づかれずに見逃されることも少なくない．高血圧，高血糖，体重増加に加え，皮膚菲薄化，筋力低下などの身体所見を認める患者では，ACTH，コルチゾールを積極的にチェックすべきである．副腎コルチゾール産生腺腫の治療は，手術による腫瘍の摘除が原則となる．腫瘍の対側副腎からのコルチゾール分泌は抑制されており，術後コルチゾール分泌が回復するには数か月～数年の経過となる．その期間は副腎皮質ホルモンの補充が必須である．

褐色細胞腫，傍神経節腫

褐色細胞腫は副腎髄質から発生するカテコールアミン産生腫瘍であり，カテコールアミン過剰から高血圧ならびに，頻脈，頭痛，発汗過多，体温上昇，高血糖などの諸症状をきたす．腫瘍からの一過性カテコールアミン分泌で動悸などの症状が発作性に生じることがあり，パニック障害と誤診されることもある．腫瘍への刺激（腹部マッサージ，運動，排便，過食など）が，発作を誘発しうる．カテコールアミン過剰による，腸管蠕動の抑制にて食欲不振・悪心が生じ，基礎代謝の亢進にて体重減少が進行する．24 時間蓄尿検査でカテコールアミン 3 分画（アドレナリン，ノルアドレナリン，ドパミン）ならびにその代謝物であるメタネフリン 2 分画（メタネフリン，ノルメタネフリン）を測定し，カテコールアミンの過剰を証明する．^{123}I-MIBG，CT，MRI を用いて腫瘍の局在を確認する．発作的なカテコールアミン分泌を誘発する可能性があるため，褐色細胞腫では禁忌となる薬剤があることに注意する．頻脈抑制目的での β 遮断薬単独投与（α 遮断薬が投与されていない状態での投与），悪心抑制目的のドパミン拮抗薬，消化管検査の前処置として用いるグルカゴン注射がその代表である．画像検査のヨード造影剤も，添付文書上は原則禁忌である．褐色細胞腫の治療の原則は，手術による腫瘍の摘出である．手術による根治が困難な悪性褐色細胞腫では，α 遮断薬，β 遮断薬を用いて十分血圧を下げることに加え，血管内脱水を避けるために十分な水分補給を行うことが望

ましい．CVD 療法による化学療法や，^{131}I-MIBG を用いた内照射療法も試みられる．

腎血管性高血圧

　腎血管性高血圧は，腎動脈の狭窄によりレニン分泌が亢進し，RAS が活性化して高血圧をきたす疾患である．高血圧患者の 1 ％に認められる，比較的頻度の高い病態と考えられている．中高年男性に好発する腎動脈の動脈硬化症や，若年女性に好発する線維筋性異形成が原因となる．レニン高値の重症高血圧で腎血管性高血圧を疑い，腎動脈超音波検査により腎動脈の狭窄の検出を試みる．腎動脈に狭窄を有する例では，腎動脈ピーク血流速度（peak systolic relocity：PSV）の増加を検出できる．さらには CT アンジオグラフィで腎動脈の狭窄度を判定し，一般には狭窄度が 90 ％を超える例では経皮的腎動脈形成術（percutaneous transluminal renal angioplasty：PTRA）による狭窄の解除が検討される．PTRA を行わない例では，RAS 阻害薬，β 遮断薬，Ca 拮抗薬，利尿薬の多剤併用療法で血圧の正常化を目指す．

腎実質性高血圧

　糸球体腎炎，間質性腎疾患，多発性囊胞腎などの，慢性腎不全病態に伴う高血圧を，腎実質性高血圧と呼ぶ．慢性腎臓病（CKD）の 50 ％以上で高血圧を合併し，CKD の進展とともに高血圧も重症化する．腎実質性高血圧は高血圧患者の 3.1 ％とされており，原発性アルドステロン症に次いで頻度の高い二次性高血圧と考えられている．腎実質性高血圧の発症に，交感神経の不適切な活性化，RAS 亢進，Na 排泄障害に伴う体液貯留が関与すると考えられている．蛋白尿を伴う腎実質性高血圧の治療には，腎不全進展の抑制を期待して RAS 阻害薬を優先的に用いることが推奨される．さらには利尿薬，Ca 拮抗薬，β 遮断薬，α 遮断薬を用いた薬物療法で，血圧の正常化を目指す．

睡眠時無呼吸症候群

　閉塞性睡眠時無呼吸症候群（obstructive sleep apnea syndrome：OSAS）は，肥満を背景とした咽頭から喉頭の狭窄により，睡眠時の無呼吸を生じる疾患である．全身交感神経活動の活性化を背景に，若年者の治療抵抗性高血圧をきたすことが多い．無呼吸発作時に血圧が上昇し，心血管イベントを惹起する可能性がある．睡眠時無呼吸の治療では，夜間高血圧の発症に配慮して α 遮断薬の就寝前投与が有用と考えられている．交感神経活動の活性化を背景に食塩感受性が亢進して体液貯留が生じるので，利尿薬を用いることで血圧低下のみならず，無呼吸の原因となる喉頭浮腫を

含めた全身体液過剰の緩和が期待できる．

（宮下和季）

●文献

1) Ueda K, et al：Prognosis and outcome of elderly hypertensives in a Japanese community：results from a long-term prospective study. *J Hypertens* 1988；6：991.

2) Takashima N, et al：Long-term risk of BP values above normal for cardiovascular mortality：a 24-year observation of Japanese aged 30 to 92 years. *J Hypertens* 2012；30：2299.

3) Lewington S, et al. Age-specific relevance of usual blood pressure to vascular mortality：a meta-analysis of individual data for one million adults in 61 prospective studies. *Lancet* 2002；360：1903.

4) Hansson L, et al：Effects of intensive blood-pressure lowering and low-dose aspirin in patients with hypertension：principal results of the Hypertension Optimal Treatment（HOT）randomised trial. HOT Study Group. *Lancet* 1998；351：1755.

5) MRC trial of treatment of mild hypertension：principal results. Medical Research Council Working Party. *Br Med J* 1985；291：97.

6) Liu L, et al：The Felodipine Event Reduction（FEVER）Study：a randomized long-term placebo-controlled trial in Chinese hypertensive patients. *J Hypertens* 2005；23：2157.

7) Zanchetti A, et al：When should antihypertensive drug treatment be initiated and to what levels should systolic blood pressure be lowered? A critical reappraisal. *J Hypertens* 2009；27：923.

8) The SPRINT Research Group：A Randomized Trial of Intensive versus Standard Blood-Pressure Control. *N Engl J Med* 2015；373：2013.

9) Reboussin DM, et al：Systematic Review for the 2017 ACC/AHA/AAPA/ABC/ACPM/AGS/APhA/ASH/ASPC/NMA/PCNA Guideline for the Prevention, Detection, Evaluation, and Management of High Blood Pressure in Adults：A Report of the American College of Cardiology/American Heart Association Task Force on Clinical Practice Guidelines. *Hypertension* 71：e116, 2018.

10) 日本高血圧学会高血圧治療ガイドライン作成委員会（編）：高血圧治療ガイドライン 2019. 日本高血圧学会；2019.

11) Vasan RS, et al：Impact of high-normal blood pressure on the risk of cardiovascular disease. *N Engl J Med* 2001；345：1291.

12) Nakamura Y, et al：Combined cardiovascular risk factors and outcome：NIPPON DATA80, 1980-1994. *Circ J* 2006；70：960.

治療

治療方針

　年齢の上限なく，高血圧患者では積極的に降圧療法を行うことにより，心血管疾患を抑制し，生命予後を改善する．収縮期圧 10 mmHg の低下により，相対リスクは脳卒中や心不全で 25 %，虚血性心疾患で 15 % 低下する．

　二次性高血圧では原因疾患に対する治療を優先し，本態性高血圧では合併する他の心血管リスク因子と臓器障害により使用する薬剤を選択する．

　降圧療法は生活習慣の改善と薬物療法からなるが，その要点は，心血管リスクの高い患者ほど，より早期から，より厳格に 24 時間にわたり血圧をコントロールすることである．

開始時期と降圧目標

　生活習慣の修正は血圧 130/80 mmHg 以上から行い，薬物療法の開始は 140/90 mmHg 以上から行う．高値血圧（130〜139/80〜89 mmHg）であっても，糖尿病や蛋白尿，心血管疾患を合併した高リスク患者では薬物療法の対象となる．

　合併症のない高血圧患者の降圧目標は 130/80 mmHg 未満であるが，高齢者や CKD 患者（蛋白尿なし），脳血管障害の一部を合併する場合には 140/90 mmHg 未満とする（⓳）．

　家庭血圧や自由行動下血圧の測定は，白衣高血圧（診察室血圧は高血圧，家庭血圧は正常血圧）や仮面高血圧（診察室血圧が正常血圧，家庭血圧が高血圧）の診断，ならびに高血圧治療の効果判定に有用である．その基準値を⓴に示す．白衣高血圧は，他のリスク因子や臓器障害の合併がなければ，生活習慣の修正を行い，経過観察を行う．一方，仮面高血圧では降圧薬治療の対象となるが，その際の降圧効果の判定には家庭血圧を用いる．すべての高血圧患者の家庭血圧は，少なくとも 135/85 mmHg 未満を目標とするが，可能ならハイリスク群では 125/75 mmHg を目指す．

生活習慣の修正

　高血圧は生活習慣病の 1 つであり，生活習慣の修正により，高血圧の発症予防に加え，降圧効果が証明されている．生活習慣の修正は高血圧治療の最も重要な基礎であり，薬物療法の開始前から始め，開始後も継続する．

　生活習慣の修正には，食塩摂取の制限，野菜・果物の積極的摂取，コレステロール・飽和脂肪酸の摂取制限，アルコール摂取の制限，運動，禁煙などがある（㉑）．

⓳ 降圧目標値（JSH2019）

	診察室血圧	家庭血圧
一般成人	<130/80 （75 歳未満）	<125/75 （75 歳未満）
高齢者	<140/90 （75 歳以上）	<135/85 （75 歳以上）
糖尿病患者	<130/80	<125/75
冠動脈疾患患者	<130/80	<125/75
脳血管障害患者	<130/80 （両側頸動脈狭窄や脳主幹動脈の閉塞なし）	<125/75 （両側頸動脈狭窄や脳主幹動脈の閉塞なし）
	<140/90 （両側頸動脈狭窄や脳主幹動脈の閉塞がある，または未評価）	<135/85 （両側頸動脈狭窄や脳主幹動脈の閉塞がある，または未評価）
CKD 患者	<130/80 （蛋白尿陽性）	<125/75 （蛋白尿陽性）
	<140/90 （蛋白尿陰性）	<135/85 （蛋白尿陰性）
抗血栓薬服用患者	<130/80	<125/75

（日本高血圧学会高血圧治療ガイドライン作成委員会〈編〉：高血圧治療ガイドライン 2019. 日本高血圧学会；2019. より改変）

⓴ 高血圧の診断閾値（mmHg）

		収縮期血圧		拡張期血圧
診察室血圧		140	かつ/または	90
家庭血圧		135	かつ/または	85
24 時間自由行動下血圧	24 時間	130	かつ/または	80
	昼間（覚醒時）	135	かつ/または	85
	夜間（睡眠時）	120	かつ/または	70

（日本高血圧学会高血圧治療ガイドライン作成委員会〈編〉：高血圧治療ガイドライン 2019. 日本高血圧学会；2019.）

　減塩は高血圧治療の基本であり，その効果は，血圧を低下させるのみならず，心血管疾患の長期リスクも減少させる．高血圧患者に対する食塩制限は 1 日 6 g 未満とする．現在の日本人の 1 日平均の食塩摂取量は 10 g を超えていることから，約半分を目安としてよいくらいである．現在，食品の栄養表示はナトリウム（Na）表示が義務づけられているので，食塩量に換算して指導する（Na 量 [g] × 2.5 = 食塩量 [g]）．

　野菜・果物にはカリウム（K）を豊富に含む．K には軽度の降圧効果に加えて，酸化ストレスを減少させ，血管壁への直接保護効果がある．重篤な腎障害のある患者には高カリウム血症に注意する．糖分が多い果物は肥満や糖尿病患者には勧められない．

　魚の油に含まれる ω_3 多価不飽和脂肪酸は降圧作用や心筋梗塞予防効果があることが示されており，積極的摂取が勧められる．

　適正体重の維持に関しては BMI 25 以上の肥満高血

㉑ 生活習慣の修正項目

1	食塩制限 6 g/日未満
2	野菜・果物の積極的摂取* 飽和脂肪酸，コレステロールの摂取を控える 多価不飽和脂肪酸，低脂肪乳製品の積極的摂取
3	適正体重の維持：BMI（体重[kg]÷身長[m]²）25 未満
4	運動療法：軽強度の有酸素運動（動的および静的筋肉負荷運動）を毎日 30 分，または 180 分/週以上行う
5	節酒：エタノールとして男性 20〜30 mL/日以下，女性 10〜20 mL/日以下に制限する
6	禁煙

生活習慣の複合的な修正はより効果的である.
*カリウム制限が必要な腎障害患者では，野菜・果物の積極的摂取は推奨しない.
肥満や糖尿病患者などエネルギー制限が必要な患者における果物の摂取は 80 kcal/日程度にとどめる.
（日本高血圧学会高血圧治療ガイドライン作成委員会〈編〉：高血圧治療ガイドライン 2019. 日本高血圧学会；2019.）

㉒ 主要降圧薬の積極的適応（JSH2019）

	Ca 拮抗薬	ARB/ACE 阻害薬	サイアザイド系利尿薬	β遮断薬
左室肥大	●	●		
左室収縮能（LVEF）の低下した心不全		●*1	●	●*1
頻脈	● （非ジヒドロピリジン系）			●
狭心症	●			●*2
心筋梗塞後		●		●
蛋白尿/微量アルブミン尿を有する CKD		●		

*1 少量から開始し，注意深く漸増する. *2 冠攣縮には注意.
（日本高血圧学会高血圧治療ガイドライン作成委員会〈編〉：高血圧治療ガイドライン 2019. 日本高血圧学会；2019.）

㉓ 主要降圧薬の禁忌と慎重使用例

	禁忌	慎重投与
Ca 拮抗薬	徐脈 （非ジヒドロピリジン系）	心不全
ARB	妊娠	腎動脈狭窄症* 高カリウム血症
ACE 阻害薬	妊娠 血管神経性浮腫 特定の膜を用いるアフェレーシス/血液透析	腎動脈狭窄症* 高カリウム血症
サイアザイド系利尿薬	体液中のナトリウム，カリウムが明らかに減少している病態	痛風 妊娠 耐糖能異常
β遮断薬	喘息 高度徐脈 未治療の褐色細胞腫	耐糖能異常 閉塞性肺疾患 末梢動脈疾患

*両側性腎動脈狭窄の場合は原則禁忌
（日本高血圧学会高血圧治療ガイドライン作成委員会〈編〉：高血圧治療ガイドライン 2019. 日本高血圧学会；2019.）

圧患者では，まず減量を勧める. 4〜5 kg の減量で有意な降圧をもたらす. 内臓肥満は，血圧上昇のみならず，糖・脂質代謝異常を合併するメタボリックシンドロームとも密接に関連する. 減量により，降圧のみならず，糖・脂質代謝異常，炎症反応の亢進や内皮機能障害が改善する.

運動，特に中等度以上の強度の有酸素運動による降圧効果は確立している.

飲酒の心血管系に及ぼす影響は，アルコール摂取量による. 多量の長期にわたる飲酒は高血圧に加えて，脳卒中やアルコール性心筋症のリスクを増加させるが，少量摂取には心血管保護効果がある. エタノール換算で 20〜30 mL は，ビール中瓶 1 本，日本酒 1 合，焼酎半合，ワイン 2 杯程度に相当する.

禁煙やコレステロール・飽和脂肪酸の摂取制限も他の心血管リスクの集積を予防する観点から有用である. さらに，精神的ストレスや睡眠障害は，高血圧や心血管疾患のリスクを増加させることから，ストレス管理や良質な睡眠の維持が重要である. また，寒冷や入浴時の急激な温度変化は避ける.

これらの生活習慣の修正は，相乗的な降圧効果をもたらすことから，個々の修正を複合的に行うことが勧められる.

降圧薬治療

第一選択薬となりうる主要降圧薬は，Ca 拮抗薬，アンジオテンシン変換酵素（ACE）阻害薬，アンジオテンシン受容体拮抗薬（ARB），利尿薬，β遮断薬（αβ遮断薬を含む）の 5 種類である. これらの主要薬のなかから，積極的適応のあるリスク因子や合併症（㉒），ならびに禁忌・慎重使用例（㉓）を考慮して，

個々の高血圧患者の降圧治療薬を選択する.

降圧治療薬の降圧効果には個人差がある. 降圧効果が乏しい場合には併用療法を行うが，相乗的な降圧効果のみならず，副作用の軽減にもつながる.

Ca 拮抗薬

細胞外 Ca イオンの流入にかかわる膜電位依存性 L型 Ca チャネルを阻害することにより，血管平滑筋を弛緩し，末梢血管抵抗を減少させて降圧作用を発揮する. ジヒドロピリジン系 Ca 拮抗薬は現在の降圧薬のなかでも降圧効果が最も高く，血圧変動性の抑制効果にも優れ，臓器血流も保たれることから，臓器障害の合併症や高齢者高血圧のよい適応となる. 短時間作用

型では強力な降圧により，反射性の交感神経亢進が引き起こされることから，長時間作用型を選択する．ジヒドロピリジン系Ca拮抗薬の適応禁忌はなく，副作用としては，動悸，ほてり感，浮腫，歯肉増殖や便秘などがあるが，重篤なものはなく使いやすい．非ジヒドロピリジン系Ca拮抗薬は，降圧薬として用いることは少ないが，刺激伝導系と心収縮力を抑制することから，高度徐脈や心不全の合併例には禁忌となる．

ARB

アンジオテンシン受容体（AT II 1型受容体）に特異的に結合し，AT IIを介する強力な血管収縮，体液貯留，交感神経活動亢進作用を抑制することにより，降圧作用を発揮する．組織レベルにおいてもACEを介さないキマーゼ系によるAT IIの産生に対して，AT II作用を受容体レベルで完全に阻害する．本剤により，血中AT IIレベルは増加するが，心血管保護に作用するAT II 2型受容体を刺激する．また，ストレッチなど機械的ストレスによる受容体刺激も阻害する．これらの作用機序により，降圧作用を超えた直接的な臓器保護作用を発揮し，心血管疾患の抑制をもたらす．心保護効果として，心肥大を抑制し，心不全の予後を改善する．腎では，輸出血管をより選択的に拡張し，糸球体内圧を低下させ，蛋白尿を減少させ，長期的に腎機能の悪化を抑制する．脳保護作用としては，脳循環調節改善作用，抗動脈硬化作用，心房細動抑制効果を示す．

副作用は少ない．しかし，妊婦への投与は禁忌である．K保持に作用することから，高カリウム血症へは禁忌，腎障害合併例ではごく少量からの慎重な投与が必要である．腎動脈狭窄例では，急激な血圧低下と腎機能悪化がみられることがあるため，ごく少量からの慎重投与が必要である．両側狭窄例では禁忌である．また，ARBやACE阻害薬の初回投与で血圧低下が著しい場合，腎血管性高血圧を疑う．

ACE阻害薬

昇圧系であるレニン-アンジオテンシン（RA）系の抑制作用と，降圧系であるカリクレイン-キニン-プロスタグランジン系の増強作用を併せもち，ARBと同様の降圧効果と臓器保護作用を発揮する．ブラジキニンの増強により空咳が20～30％に出現するが，中止により速やかに消失する．この咳の誘発がACE阻害薬を服用する高齢者の誤嚥性肺炎を防止するとの報告もある．まれに，血管性浮腫により呼吸困難が出現することがある．他の副作用は，ARBと同様である．

利尿薬

利尿薬の降圧作用と心血管疾患の抑制効果は他の降圧薬に勝るとも劣らない．利尿薬は安価であり，食塩摂取量が多い日本人においては特に使用頻度を増やすべき降圧薬である．

主にサイアザイド系利尿薬が降圧薬として使用されるが，遠位尿細管でのNa再吸収を抑制することにより，降圧効果を発揮する．血圧のみならず前負荷である循環血液量も低下させることから，他の降圧薬に比較して，心不全の抑制効果に優れる．利尿薬の副作用として，低カリウム血症，耐糖能異常，高尿酸血症など代謝への影響がある．利尿薬とRA系阻害薬（ARBとACE阻害薬）は，併用療法のなかでも最も良い組み合わせで，相乗的な降圧効果がもたらされ，利尿薬の代謝への悪影響が相殺される．また，少量の使用によりこれら副作用は最小限に抑えられる．血清クレアチニン2.0 mg/dL以上（推算糸球体濾過量30未満）では降圧効果が少ない．

ループ利尿薬はHenle上行脚でのNaCl再吸収を抑制して降圧効果を発揮する．サイアザイド系利尿薬に比べて，利尿作用は強いが，降圧効果は弱く，持続も短い．血清クレアチニン2.0 mg/dL以上（推算糸球体濾過量30未満）の高血圧やうっ血性心不全に使用する．

β遮断薬（αβ遮断薬）

心拍出量の低下，レニン分泌抑制，中枢性交感神経抑制作用により，降圧をもたらす．交感神経活性が亢進している若年者高血圧や心拍数が高い高血圧，労作性狭心症や心筋梗塞後などに適しているが，合併症のない高齢者の第一選択薬とはならない．利尿薬との併用が，糖・脂質代謝異常に悪影響を及ぼす．β遮断薬は気管支喘息や徐脈，II度以上の房室ブロックなどには禁忌である．閉塞性肺疾患と末梢動脈疾患では慎重投与，冠攣縮性狭心症では冠動脈の攣縮を増悪することから，Ca拮抗薬を併用する．

α遮断薬

交感神経末端の血管平滑筋$α_1$受容体を選択的に遮断し，末梢血管抵抗を低下させ，降圧効果を発揮する．前立腺肥大に伴う排尿障害を伴う高血圧に適している．インスリン抵抗性を改善し，糖・脂質代謝へ好影響を及ぼす．夜間就寝前投与は，α交感神経活動の亢進に依存している早朝高血圧の治療に適している．初回投与現象として，起立性低血圧がみられることがあり，少量から開始する．体液貯留に働くことから，心不全患者には投与を避ける．

ミネラルコルチコイド受容体拮抗薬

遠位尿細管と接合集合管に作用して，Kの喪失なくNa排泄を促進し，降圧効果を発揮する．特に，サイアザイド系利尿薬を含む3剤を用いても降圧レベルに達しない治療抵抗性高血圧の第一選択薬である．また，逆にミネラルコルチコイド受容体拮抗薬で血圧低下が著しい場合，原発性アルドステロン症を疑う．副

㉔ 高血圧治療における治療抵抗性およびコントロール不良高血圧の要因と対策

要因		対策
血圧測定上の問題	小さすぎるカフ（ゴム嚢）の使用	カフ幅は上腕周囲の 40 ％，かつ，長さは少なくとも上腕周囲を 80 ％取り囲むものを使用する
	偽性高血圧	高度な動脈硬化に注意する
白衣高血圧，白衣現象		家庭血圧，自由行動下血圧測定により確認する
服薬管理の問題（服薬アドヒアランス不良）		十分な説明により服用薬に対する不安を取り除く，副作用がでていれば他剤に変更する繰り返す薬物不適応には精神的要因も考慮する，経済的問題も考慮する患者の生活に合わせた服薬スケジュールを考える，医師の熱意を高める
生活習慣の問題	食塩摂取の過剰	減塩の意義と必要性を説明する，管理栄養士と協力して繰り返し指導する
	肥満（エネルギー摂取過剰，運動不足）	エネルギー制限や運動について繰り返し指導する
	過度の飲酒	エタノール 20〜30 mL/日以内にとどめるよう指導する
睡眠時無呼吸症候群		CPAP（持続陽圧呼吸）など適切な治療を行う
体液量過多	利尿薬の使い方が適切でない	3 種以上の併用療法では，1 薬を利尿薬にする，腎機能低下例（eGFR30 mL/分/1.73 m^2 未満）ではループ利尿薬を選択する，利尿薬の作用持続を図る
	腎障害の進行	減塩を指導し，上に述べた方針に従い利尿薬を用いる
降圧薬の組合せ，用量が不適切薬効持続が不十分		異なる作用機序をもつ降圧薬を組み合わせる，利尿薬を含める，十分な用量を用いる早朝高血圧，夜間高血圧の場合は，降圧薬を夜または夕に用いる
血圧を上昇させうる薬物や食品		非ステロイド性抗炎症薬，副腎皮質ステロイド，カンゾウ（甘草）を含む漢方薬，グリチルリチン製剤，経口避妊薬，シクロスポリン，エリスロポエチン，抗うつ薬，分子標的薬などを併用していれば，可能であれば中止あるいは減量する，各薬物による昇圧機序あるいは相互作用に応じた降圧薬を選択する
二次性高血圧		特徴的な症状・所見の有無に注意し，スクリーニング検査を行う，高血圧専門医に紹介する

（日本高血圧学会高血圧治療ガイドライン作成委員会〈編〉：高血圧治療ガイドライン 2019．日本高血圧学会；2019．）

㉕ 治療抵抗性高血圧およびコントロール不良高血圧への薬物治療

Ca 拮抗薬，ACE 阻害薬/ARB，利尿薬の 3 剤で目標血圧に達しない場合

1. 増量，または服薬法変更（1 日 2 回あるいは夜 1 回に）
2. MR 拮抗薬の追加（血清カリウムに注意）
3. 交感神経抑制薬（$\alpha\beta$ 遮断薬，β 遮断薬，α 遮断薬）の追加
4. さらなる併用療法
   a. 中枢性交感神経抑制薬の追加
   b. 血管拡張薬（ヒドララジンなど）の追加
   c. ジヒドロピリジン系，非ジヒドロピリジン系 Ca 拮抗薬の併用
   d. ARB，ACE 阻害薬，直接的レニン阻害薬のうち，2 種の併用（血清カリウム，腎機能に注意）
   e. サイアザイド系利尿薬，ループ利尿薬の併用
5. 適切な時期に高血圧専門医に相談

MR：ミネラルコルチコイド受容体．

（日本高血圧学会高血圧治療ガイドライン作成委員会〈編〉：高血圧治療ガイドライン 2019．日本高血圧学会；2019．）

作用としては高カリウム血症があり，他の RA 系阻害薬投与中や腎障害を合併する高血圧患者への投与の際には注意が必要である．また，スピロノラクトンでは女性化乳房がある．

併用療法と治療抵抗性高血圧

目標降圧レベルの達成のためには，上記 6 つの異なるクラスの降圧薬のいくつかを組み合わせた併用療法を行うことが多い．最も良い降圧薬の組み合わせは，RA 系阻害薬と利尿薬，Ca 拮抗薬と RA 系阻害薬である．ARB と ACE 阻害薬の組み合わせは行ってはいけない．

ARB/Ca 拮抗薬と ARB/ 利尿薬には合剤がある．積極的使用で，薬剤数が減り，アドヒアランスが向上する．

2 剤でコントロール不良の高血圧患者には，RA 系阻害薬，Ca 拮抗薬，利尿薬の 3 剤併用を行う．この利尿薬を含む 3 剤の降圧薬でも目標血圧レベルに達しない場合は治療抵抗性高血圧と診断する．

治療抵抗性高血圧と診断した際には，再度，基礎疾患を見直し，肥満，白衣高血圧・白衣現象，服薬継続不良，循環血液量の増加，併用薬，さらに，睡眠時無呼吸症候群をはじめとした二次性高血圧を考える（㉔）．

治療抵抗性高血圧の特効薬はミネラルコルチコイド受容体拮抗薬である（㉕）．

合併症を有する場合の降圧療法（降圧目標レベルと推奨薬剤）

脳血管障害

降圧目標レベルは臨床病型と病期により異なる．脳血管障害急性期には脳循環自動調節能が障害されてお

り，血圧低下により脳梗塞周辺領域（ペナンブラ領域）が虚血に陥ることが危惧される．脳梗塞超急性期で血栓溶解療法予定患者では180/105 mmHg未満への血圧コントロールを行う．血栓溶解療法の適応のない脳梗塞は220/120 mmHg以上，脳出血では収縮期血圧140mmHg以上の場合に降圧療法を開始する．降圧度は，脳梗塞では前値の85〜90 %，脳出血では140 mmHg未満を目安とする．慢性期では，ふらつきや活動度や意欲の低下などの脳虚血症状に注意しながら，β遮断薬以外の主要降圧薬を用いて，血圧レベルを130/80 mmHg未満へコントロールする（両側頸動脈高度狭窄や脳主幹動脈閉塞がある場合は140/90 mmHg未満）．

心疾患

冠攣縮性狭心症では血管攣縮に著効を示すCa拮抗薬を，安定型労作性狭心症では心仕事量を減少させるβ遮断薬を主に用いる．心筋梗塞後にはβ遮断薬とRA系阻害薬（ACE阻害薬，ARB）を基本とする．これらの心疾患合併例の降圧目標レベルは130/80 mmHg未満とする．左室機能低下やうっ血性心不全例には，β遮断薬，RA系阻害薬，利尿薬を基本として，適宜，ミネラルコルチコイド受容体拮抗薬を加える．心房細動患者では，適切な抗凝固療法や心拍数コントロールとともに，収縮期血圧130 mmHg未満を目指した降圧が望ましい．

腎疾患

蛋白尿ありの場合は130/80 mmHg未満を推奨する．糖尿病なしで蛋白尿なしの場合は，益と害のバランスを考慮し，腎機能，年齢に配慮して個別に対応する．RA系阻害薬は血圧低下のみならず，輸出細動脈を選択的に拡張し，糸球体高血圧を是正することから，腎疾患の選択薬剤の基本はRA系阻害薬である．RA系阻害薬は，特に蛋白尿を有する腎疾患で腎保護作用が優れる．降圧不十分な場合には，利尿薬やCa拮抗薬を併用する．近年，蛋白尿や尿中アルブミン排泄量を減少させることは，血圧低下とは独立して，心血管疾患の発症減少につながることが示されている．したがって，降圧に加えて，可能なかぎり蛋白尿や尿中アルブミン排泄量の減少を目標とした降圧療法が望ましい．腎機能障害例ではRA系阻害薬により血清クレアチニン上昇や高カリウム血症が生じやすい．したがって，クレアチニン値が2.0 mg/dL以上では，その投与はごく少量から開始し，ゆっくりクレアチニンやKの上昇に注意しながら漸増する．

糖尿病

糖尿病を合併する高血圧患者の降圧目標は130/80 mmHg未満である．RA系抑制薬，Ca拮抗薬や少量の利尿薬のいずれかより選択する．SGLT2阻

害薬には明確な降圧効果がみられる．

高齢者

75歳以上の高齢者においても，降圧療法により脳卒中や心不全の発症，さらに総死亡が減少することが示されている．薬物療法の開始基準は140/90 mmHg以上で，降圧目標は140/90 mmHg未満である．糖尿病や蛋白尿を有する患者や，忍容性がある場合には130/80 mmHg未満を目指す．臓器の虚血症状や所見に注意し，利尿薬，RA系阻害薬，長時間作用型Ca拮抗薬を用いて，より少量から開始し，より緩徐な降圧療法を行う．

高血圧緊急症の治療

高血圧緊急症は著明な高値（通常180/120 mmHg以上）により，脳・心臓・腎，大血管などの臓器に急性の障害が生じており，直ちに降圧療法を開始しないと，その障害が不可逆的になる病態である．高血圧緊急症には，㉖にあげる疾患がある．高血圧緊急症では，血圧レベルでの判断ではなく，進行する臓器障害の有無が重要である．血圧レベルのみが高値を示し，臓器障害の進行を伴わないものは高血圧切迫症として，緊急症とは区別する．

高血圧緊急症の治療は入院とし，血圧レベルを経時的にモニターしながら，経静脈的に降圧薬を投与する．急激かつ過度の降圧は，臓器灌流圧の低下により虚血が進行し，臓器障害を進展させる可能性がある．具体的な降圧目標は，治療開始1時間以内は平均血圧で25 %以上は降圧せず，次の2〜6時間で160/100 mmHg程度，さらにその後の24〜48時間かけて140/90 mmHgまで降圧する．一方，高血圧切迫症の場合は，経口降圧薬を用いて，数日以内の降圧を目標とする．Ca拮抗薬ニフェジピンの舌下投与は，過度の降圧から反射性交感神経亢進を引き起こし，脳梗塞や心筋梗塞などの虚血性イベントの発症リスクを増加させるために禁忌である．

高血圧性脳症は脳血流自動調節能の上限閾値を超えた著しい血圧上昇により，必要以上の脳血流のため脳浮腫を生じている病態である．適切に治療しない場合，急激に意識障害が進行し，死亡に至る．症状は頭痛，悪心・嘔吐，意識障害，けいれんを生じる．脳血流自動調節能が障害されていることから，急激な降圧により脳虚血に陥る．使用薬剤はCa拮抗薬ニカルジピンや亜硝酸薬ニトロプルシドの経静脈的投与を行う．

高血圧性急性左室不全による肺うっ血患者には，降圧による後負荷軽減のみならず，静脈拡張作用を併せもち前負荷も軽減するニトロプルシドが最も望ましい．併せて，ループ利尿薬フロセミドにより肺水腫をコントロールし，一定の降圧が得られた後には，速や

❷ 高血圧緊急症

加速型-悪性高血圧（網膜出血や乳頭浮腫を伴う高血圧）
高血圧性脳症
急性の臓器障害を伴う重症高血圧
脳出血
くも膜下出血
アテローム血栓性脳梗塞
頭部外傷
急性大動脈解離
急性心不全
急性心筋梗塞および急性冠症候群
急性または急速進行性の腎不全（腎移植後を含む）
脳梗塞血栓溶解療法後の重症高血圧*
カテコールアミンの過剰
褐色細胞腫クリーゼ
モノアミン酸化酵素阻害薬と食品・薬物との相互作用
交感神経作動薬の使用
降圧薬中断による反跳性高血圧
脊髄損傷後の自動性反射亢進
収縮期血圧≧180 mmHg あるいは拡張期血圧≧120 mmHg の妊婦
子癇
手術に関連したもの
緊急手術が必要な患者の重症高血圧*
術後の高血圧
血管縫合部からの出血
冠動脈バイパス術後
重症火傷
重症鼻出血

加速型-悪性高血圧，周術期高血圧，反跳性高血圧，火傷，鼻出血などは重症でなければ切迫症の範疇に入りうる。
* ここでの「重症高血圧」は，各病態に応じて緊急降圧が必要な血圧レベルが考慮される。
（日本高血圧学会高血圧治療ガイドライン作成委員会〈編〉：高血圧治療ガイドライン 2019．日本高血圧学会；2019．）

かに RA 系阻害薬へ移行する。

　急性冠症候群（急性心筋梗塞および不安定狭心症）を合併した高血圧では，前負荷・後負荷を軽減して心筋酸素消費量を減少させ，冠血流量を増加させるために亜硝酸薬の静脈持続投与を行う。速やかに冠動脈血行再建術を行った後，早期から RA 系阻害薬や β 遮断薬の投与を行うことで，左室リモデリングの進展や致死的不整脈を抑制することにより生命予後が改善する。

　大動脈解離を合併する高血圧患者では，急性期には解離の進展を食い止めるために，最も厳格な降圧を図り，収縮期圧を 120 mmHg 未満へコントロールする。

　褐色細胞腫クリーゼはカテコールアミンの分泌過剰により急激な血圧上昇をきたす。α 遮断薬を十分に投与する。

　加速型・悪性高血圧は，重症の高血圧歴が長い患者が多く，拡張期圧が 120 mmHg 以上あり，細動脈病変が進行し，腎機能が急速に悪化している病態である。

高血圧緊急症に準じた治療を行うのが望ましい。

（苅尾七臣）

●文献
1）日本高血圧学会高血圧治療ガイドライン作成委員会〈編〉：高血圧治療ガイドライン 2019．日本高血圧学会；2019．

起立性低血圧 orthostatic hypotension

概念
● コンセンサスを得た起立性低血圧の定義は，立位 3 分以内に認められる収縮期圧 20 mmHg，あるいは拡張期圧 10 mmHg の低下である。しかし，3 分以後に血圧が低下する場合があることが報告されている。

病態生理
　体位を仰臥位から立位にすると，血液の 10〜15 % が下肢に貯留し，心拍出量が低下して血圧が低下する。血圧低下が圧受容器と脳の循環中枢を介して交感神経亢進と副交感神経抑制をもたらし，血管収縮，心拍数増加，心収縮性亢進をもたらす。その結果，収縮期圧は軽度低下，拡張期圧は軽度上昇，心拍数は軽度増加する。すなわち健常者では，立位に伴う血圧低下は自律神経により代償される。起立性低血圧は，自律神経が血圧低下を代償しえない場合である。

病因
　血圧の立位変化は，自律神経機能，血管内血液容量，立位の持続時間，食後か否か（食後性低血圧の影響），気温などにより影響を受ける。このなかで，自律神経機能異常と脱水・出血による低容量が起立性低血圧の二大原因である。起立性低血圧の原因を❷に示した。なお，神経起因性失神（☞「失神」p.107）では，一過性の自律神経異常により起立性低血圧を生じる。

疫学
　起立性低血圧は加齢とともに増加し，報告によっては高齢者の 20 % にまで認める。高齢者では圧受容器の感受性が低下していることが起立性低血圧の原因である。起立性低血圧では，仰臥位における高血圧，糖尿病薬や降圧薬，血管拡張薬を内服している者，さらにアルコール多飲者が多い。若年者の起立性低血圧は，低容量を除外できれば，自律神経障害によるものである。

臨床症状
　起立性低血圧が存在しても，症状を認めるのは患者の一部にすぎない。起立性低血圧の症状は立位での脳血流低下に関連し，脱力，めまい，ふらつき，立ちく

㉗ 起立性低血圧の原因

1. 他の神経症候を伴わない自律神経障害

低容量（脱水・出血）
加齢
薬剤：降圧薬，三環系抗うつ薬，その他
内分泌疾患：副腎不全，褐色細胞腫
僧帽弁逸脱
純粋自律神経失調症

2. 中枢神経の症候を伴う自律神経障害

Parkinson 病
多系統萎縮症
脳腫瘍
Wernicke 脳症
脊髄空洞症
水頭症
多発性硬化症
外傷性
炎症性
筋萎縮性側索硬化症

3. 末梢神経の障害を伴う自律神経障害

糖尿病
アミロイドーシス
Guillain-Barré 症候群
acute and subacute autonomic neuropathies
paraneoplastic autonomic neuropathy
感染症
中毒・薬剤
膠原病
悪性貧血
尿毒症
アルコール性
肝障害

らみ，眼前暗黒感などが立位あるいは座位で出現する．重症例では失神を認め，生活に支障をきたす．重症例では立位のみならず座位でも血圧が低下する．

診断

病歴から起立性低血圧に伴う症状を聴取する．仰臥位で血圧を測定した後に，立位で 3 分間まで血圧を測定する．陽性では収縮期圧 20 mmHg，あるいは拡張期圧 10 mmHg の低下を認める．静かな環境，室温 20～24℃で測定することが望ましい．自律神経障害では立位に伴い血圧が低下しても心拍数は上昇しない．神経起因性失神では，立位後の血圧低下に伴い心拍数が低下する．低容量による起立性低血圧では，自律神経は障害されていないので心拍数は増加する．

治療

原因が治療可能なものであればその治療を優先する．原因が不明あるいは治療困難な場合には，患者教育，非薬物療法，薬物療法を行う．

患者教育は，症状が起立性低血圧によることを理解させ，危険な行動を回避させることである．起立性低血圧を誘発する行動は，長時間の立位，大食，等尺性運動，咳嗽，大笑いすること，高温環境（高温，長時間の入浴を含む），アルコール摂取，発熱，薬剤摂取（降圧薬，利尿薬，抗うつ薬など）などである．

非薬物療法は，起床時にすぐに立ち上がらずに座って足を動かすこと，就寝時に傾斜を作ること（頭を 20～30 cm 高くする），めまいなどの症状が出た折に座位で足を組む，身体を前傾する，しゃがみこむなどにより起立性低血圧を軽減させること，弾性ストッキングの着用により下肢への静脈血貯留を軽減すること，などである．軽症の起立性低血圧は，非薬物療法のみで症状が改善する．

薬物療法は，症状の一部を軽減させる程度の効果にとどまるので，非薬物療法も併せて行う．薬物療法を行うと仰臥位の高血圧が発生することがあるので配慮（血圧の 24 時間モニタリング，就寝前に投薬を行わない）が必要である．

自律神経障害では血清ノルアドレナリン濃度および立位に対する反応が低下する．ノルアドレナリンは近位尿細管における Na 再吸収を増加するので，自律神経障害があると慢性の低容量状態となりやすい．フルドロコルチゾンは合成ミネラルコルチコイドで腎尿細管の Na 再吸収を促進し，血漿容量を増加させるので 0.1～0.2 mg/日の経口投与を行う．塩分摂取量の増加を併用すると血漿容量の増加に有用である．

ミドドリンは代謝されて活性体となり α_1 受容体に作用して血管収縮を促す．経口投与（2.5 mg）を 1 日 2 回から開始し，30 mg/日まで増量する．フルドロコルチゾンと併用してよい．

(堀　進悟)

● 文献

1) Lahrmann H, et al：EFNS guidelines on the diagnosis and management of orthostatic hypotension. *Eur J Neurol* 2006；13：930.

2) Gibbons CH, et al：Delayed orthostatic hypotension：A frequent cause of orthostatic intolerance. *Neurology* 2006；67：28.

3) Medow MS, et al：Pathophysiology, diagnosis, and treatment of orthostatic hypotension and vasovagal syncope. *Cardiol Rev* 2008；16：4.

腎・尿路疾患

編集◉深川 雅史

1	腎の構造と機能	▶396	9	全身性疾患による腎障害	▶561
2	診断・検査法	▶417	10	妊娠と腎	▶575
3	水・電解質代謝異常	▶438	11	腎・尿路感染症	▶578
4	尿細管機能異常	▶464	12	物理的・化学的因子による腎障害	▶582
5	腎機能障害（腎不全）	▶472	13	腎・尿路結石症	▶586
6	糸球体腎炎, ネフローゼ症候群	▶509	14	尿路閉塞性疾患と近縁疾患	▶591
7	尿細管間質性腎炎	▶547	15	前立腺疾患	▶596
8	腎血管・循環系の障害	▶551	16	腎・尿路の腫瘍	▶598

1 腎の構造と機能

総論

腎臓は，さまざまな種類の細胞から成り立つ糸球体，尿細管，間質，血管系などの，特徴的で複雑な構造をもち，それぞれが異なる役割を果たしている．これは，臓器としての腎臓の再生が他の臓器より難しい理由のひとつにもなっている．

しかし，腎臓の病気を考えるときは，これらの，どの機能に異常があり，構造のどこにダメージがあるのかを把握しなくてはならない．一方，腎臓の予備能はきわめて大きいが，それを果たすために負荷がかかりやすい構造の部分には脆弱性があり，この構造の障害も腎臓の病気の特徴の一端を担っている．

体液の恒常性維持機能とそれによる臓器の脆弱性

腎臓の，最も重要な機能のひとつは，身体の内部環境を一定に保つことである．腎臓の機能が正常であれば，蛋白代謝の終末産物として一定量つくられる，尿素，クレアチニン，尿酸などは毎日きちんと尿中に排泄される．水や電解質の摂取量は，各個人によってそれぞれ異なり，しかもそれは日々大幅に変動するにもかかわらず，この「体液の恒常性」は維持されている．これは，それぞれのinputの変化に対応するホルモンなどの生体内の反応系と，その反応系が腎臓に作用して，尿中に排泄される水や電解質の量（output）を，inputに対応した量に変化させるように調節されているからである．

しかも，この恒常性は，腎機能が低下しても，かなり進行するまで維持される．これは，ホルモンなどに調節されて，機能している残存ネフロンあたりの排泄を増やして対応しているからであり，この代償が限界に達してはじめて血中濃度が上昇するわけである．したがって，バランスが保たれているからといって，体内の調節機構の異常や腎臓の障害が生じていないわけではない．

このダイナミックレンジの大きな精巧なシステムは，糸球体の血管に強い圧力をかけて1日に100 L以上の血漿を濾過し，その99％近くを尿細管で再吸収するという，一見むだにみえる作業に支えられて成立している．そして，そのために，腎臓という臓器は特別な構造的脆弱性を有している．すなわち糸球体血管における圧負荷と，近位尿細管における膨大な酸素消費量などに代表される弱点であり，これらは侵襲に曝

されたときに構造的異常を生じ，蛋白尿や急性腎不全といった腎臓の病気につながっていく．もちろん腎臓の間質の虚血などによる障害も重要で，線維芽細胞の増加や線維化が進行すれば，進行性の腎機能低下につながることが知られている．逆に，この低酸素に曝されやすい部位の間質の細胞にエリスロポエチンの産生能力があることは，理にかなっている．

全身疾患との関連

一方，腎臓はさまざまなホルモンの重要な標的臓器であるだけでなく，自らは活性型ビタミンD，エリスロポエチンなどの産生臓器であり，これらの因子は全身の臓器で作用している．したがって，腎機能が低下してくると，これらのホルモンの反応や作用が不十分になるとともに，骨・ミネラル代謝の異常や貧血が生じることになる．さらに，腎臓はレニンなどを介して，血圧の調節にも重要な臓器であり，腎機能の異常は高血圧をしばしば伴う．

さらに，腎臓の構造的異常による蛋白尿も多量になれば浮腫だけでなく，脂質異常症，凝固能亢進，蛋白喪失による代謝異常など，腎臓以外のシステムの異常を生じる．したがって，腎機能の異常は多くの臓器に影響を及ぼし，全身の種々の症状の発現につながることがわかる．

逆に，糖尿病や膠原病など，全身の病気で腎臓の異常が生じることも多く，「腎臓の病気」をみるためには，腎臓だけでなく，他の臓器も含めた「全身」を診るという姿勢が不可欠といえよう．

腎機能の代替

腎臓は，機能不全に対する代替療法が最も発達，普及した臓器である．他の臓器不全に比べると，比較的容易に血液透析，腹膜透析，腎移植など種々の代替療法を適応することができ，長期の生存も可能となっている．長期透析患者のように，無腎の状態で長期に生きることによって，新しい病態が生じることが知られ，それに対する治療法の開発につながってきた．これは一方で，腎臓の新しい機能を見い出すことにも貢献しており，臨床的にも重要な病態といえよう．

（深川雅史）

腎血行動態
renal hemodynamics

腎臓は単位重量あたりの血流が最も多い臓器の1つであり，重量は体重の0.5％程度でありながら腎血流量（renal blood flow：RBF）は心拍出量の約20％に達する．これは腎血管が栄養血管というよりも機能血管としての役割が大きく，腎循環と腎機能が密接な関係をもつためである．

腎臓の血管構築

腎動脈から腎臓内に入った動脈は葉間動脈から弓状動脈へ分枝され，弓状動脈は皮質と髄質の間を走行する．皮質では弓状動脈から直角に分枝された小葉間動脈が長く走行した後に分枝された輸入細動脈を経て血液が糸球体に流入し，糸球体毛細血管網を形成する．この毛細血管網が再び輸出細動脈となって糸球体から出た後に，尿細管周囲で再度毛細血管網を形成する（❶）．このように糸球体前後に2本の抵抗血管（輸入細動脈と輸出細動脈）が存在することが他臓器にない腎臓の血管構築の特徴であり，この両細動脈が糸球体微小循環の調節に重要な役割を演じている．皮質部では腎動脈に加わる120 mmHg程度の血圧は，抵抗血管である小葉間動脈と輸入細動脈を通って糸球体に至るまでの間に50 mmHg程度にまで低下する．糸球体ではこの圧を利用して濾過を行っている．糸球体の下流では輸出細動脈を通る間に血管内圧が15 mmHg程度にまで低下する．一方，皮質深部にある傍髄質ネフロンでは輸入細動脈は弓状動脈から直接または小葉間動脈の起始部から分枝する．傍髄質部輸出細動脈は下行直血管となって髄質に血液を供給するとともに，下行直血管から分れた枝が髄質の尿細管周囲毛細血管網を形成する．この毛細血管網は，最終的には皮質に向かって伸びる上行直血管に集められることになる．腎髄質への血流量は傍髄質糸球体の輸出細動脈を経た血液のみに依存するため，RBFの10％以下に過ぎない．傍髄質部では一部の輸入細動脈が糸球体に流入する前に輸出細動脈との短絡路（periglomerular shunt）を形成しているが，これは糸球体障害が生じた際にも（血流が途絶せず）髄質血流を保つための機構と考えられている．

腎臓の静脈は原則的に動脈に伴走し，動脈に対応する名称がつけられている．皮質の尿細管周囲毛細血管網は小葉間静脈に，髄質からの上行直血管は弓状静脈あるいはその直前の小葉間静脈に注がれる．弓状静脈は皮髄境界を走行し，葉間静脈となって腎洞に至る．腎洞内の静脈は最終的に腎静脈に集合し，下大静脈に注ぐ．左腎静脈は腹部大動脈と上腸間膜動脈の間を走行するが，これらの動脈に接して圧迫されると遠位部静脈圧が上昇して血尿が生じることがある（nutcracker現象）．

腎循環調節機構

内因性調節機構：自動調節

腎動脈圧が上昇すると髄質血流量は増加するが，RBFの90％以上を占める皮質血流量は変化しない（❷）．その結果，血圧が80〜180 mmHgの比較的広い範囲を変動してもRBFおよび糸球体濾過量（glomerular filtration rate：GFR）は一定に保たれる（❸）．この現象は神経性あるいは体液性因子を除いた条件下でもみられ，古くより腎臓の自動調節能（autoregulation）として知られている．腎動脈圧の変化に伴い皮質部の腎血管抵抗が変化してRBFが一定に維持されるわけであるが，GFRも一定に維持されることから糸球体前血管，特に輸入細動脈が主たる調節部位であり，筋原反応と尿細管糸球体フィードバック（tubuloglomerular feedback：TGF）という2つの機序を介している（☞「糸球体濾過」p.402）．筋原反応は，血管内圧の変化に反応して輸入細動脈が収縮（または拡張）することによってRBFを一定に維持しようとする機構である（❹）．

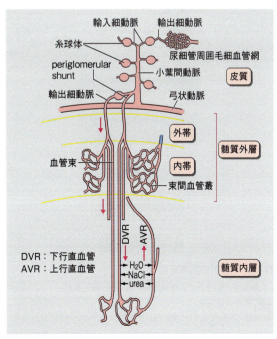

❶ 腎臓の血管構築

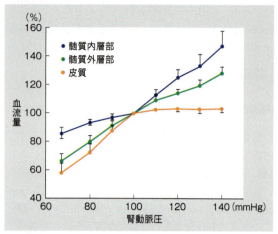

❷ 腎動脈圧と皮質・髄質血流量の関係
腎動脈圧が上昇すると髄質血流量は内層・外層部ともに増加するが，皮質血流量は変化しない．
(Mattson DL, et al：Relationship between renal perfusion pressure and blood flow in different regions of the kidney. Am J Physiol 1993；264：R578.)

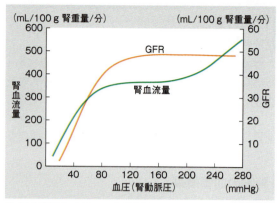

❸ 腎血流量とGFRの自動調節
血圧が生理的範囲内で変動しても腎血流量およびGFRは一定に保たれる．
(Shipley RE, et al：Changes in renal blood flow, extraction of inulin, glomerular filtration rate, tissue pressure and urine flow with acute alterations of renal artery blood pressure. Am J Physiol 1951；167：678.)

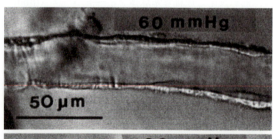

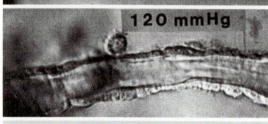

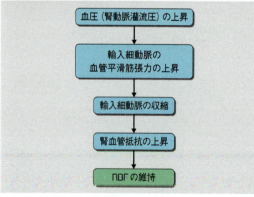

❹ 輸入細動脈の筋原反応
(写真提供：東北大学大学院医学系研究科 腎・高血圧・内分泌学分野 伊藤貞嘉先生．)

外因性調節機構

神経性調節

腎臓は豊富な交感神経支配を受けており，ほぼすべてのネフロンに分布している．交感神経の刺激により腎血管は収縮し，RBFは減少する．生理的濃度のドパミンは腎血管に対して比較的選択的に作用して拡張作用を示し，RBFを増加させる．微小循環レベルでは，腎神経刺激はα受容体を介して輸入・輸出細動脈の両者を収縮させてGFRを減少させる．

液性因子による調節

腎臓は種々の液性因子を産生すると同時に，それらの標的臓器でもある．アンジオテンシンIIやエンドセリンがRBFを減少させるのに対し，プロスタグランジン（PG），ブラジキニンなどはRBFを増加させる．生理的な状態においても内因性のPG（主にPGE_2とPGI_2）が血管拡張作用を介してRBFを維持するように作用しているため，非ステロイド性抗炎症薬で腎臓内PG合成が抑制されるとRBFが減少して，腎機能が悪化することが少なくない．

腎循環と尿細管機能

腎循環の変化は糸球体からの濾過のみならず尿細管機能にも影響を与えて，排泄機能を変化させる．たとえば，血圧が上昇して髄質血流が増加すると，腎臓全体の間質圧が上昇して近位尿細管からのNa再吸収が減少する．これは圧Na利尿と呼ばれ，血圧上昇時にNa排泄を増加させて，循環血液量を減少させて血圧を元に戻そうとする腎臓の血圧調節機構と考えられて

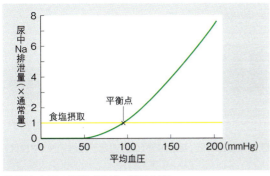

❺ 腎と血圧の関係（圧Na利尿曲線）
血圧が上昇するとNa排泄が（摂取量以上に）増加して、循環血液量が減少する。この結果，血圧は元のレベル（平衡点）に戻ることになる。
(Guyton AC : Renal function curve ; a key to understanding the pathogenesis of hypertension. *Hypertension* 1987 ; 10 : 1.)

いる（❺）。また，髄質血流が増加すると，髄質の浸透圧勾配が小さくなり尿濃縮力が低下する．

（有馬秀二）

● 文献

1) Mattson DL, et al : Relationship between renal perfusion pressure and blood flow in different regions of the kidney. *Am J Physiol* 1993 ; 264 : R578.
2) Shipley RE, et al : Changes in renal blood flow, extraction of inulin, glomerular filtration rate, tissue pressure and urine flow with acute alterations of renal artery blood pressure. *Am J Physiol* 1951 ; 167 : 678.
3) Guyton AC : Renal function curve ; a key to understanding the pathogenesis of hypertension. *Hypertension* 1987 ; 10 : 1.

糸球体の微細構造

糸球体の全体像

糸球体（glomerulus）は，輸入細動脈から分枝した毛細血管が毛糸玉状に集まったものをいう（❻）。この糸球体を外側から包むBowman囊（Bowman's capsule）を含めて腎小体（renal corpuscle）と呼ぶ。糸球体は，ヒトで直径200μm（ラット120μm，マウス100μm）ほどの球状で，1つの腎臓に約100万～150万個存在し，血液を濾過することで原尿を生成し，体内で産生された老廃物を除去する濾過（filtration）装置である。糸球体の基本的な構造は毛細血管網であり，腎動脈（renal artery），弓状動脈（arcuate artery），小葉間動脈（interlobular artery），輸入細動

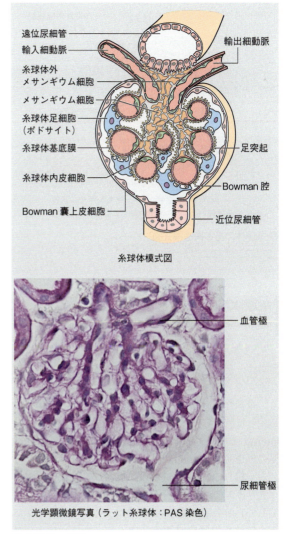

❻ 糸球体の構造

脈（afferent arteriole）を経た血液が糸球体毛細血管に流入し濾過される。この毛細血管で濾過されて残った血液は，輸出細動脈（efferent arteriole）を経て糸球体の外へ出て行く。輸入・輸出細動脈が出入りする部位を血管極（vascular pole），Bowman囊から近位尿細管に続く部位を尿細管極（urinary pole）と呼ぶ（❻）。

糸球体は，3種類の細胞（糸球体足細胞〈ポドサイト〉，糸球体内皮細胞，メサンギウム細胞）と細胞外基質（糸球体基底膜，メサンギウム基質）から構成されている（❼）。糸球体内皮細胞，糸球体基底膜，ポドサイトは，血清蛋白が尿中に漏出しないように，糸球体係蹄（毛細血管）壁（glomerular capillary wall）を形成している。血液濾過は，この糸球体係蹄壁という濾過障壁を通して行われる（❽）。

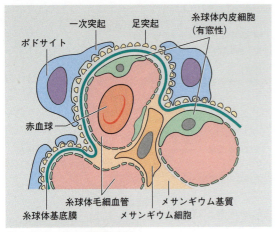

❼ 糸球体の基本構造模式図

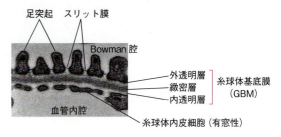

❽ 糸球体係蹄壁（濾過障壁）の透過電子顕微鏡像（マウス）

糸球体基底膜
glomerular basement membrane（GBM）

　糸球体基底膜は，300～400 nm の厚さがあり，IV型コラーゲン，ラミニン，ヘパラン硫酸，プロテオグリカンなどからなる細胞外基質により構成されている．糸球体基底膜は，透過電子顕微鏡では，3層の構造として認められ，血管側から内透明層（lamina rara interna），中央の緻密層（lamina densa），Bowman 腔側の外透明層（lamina rara externa）から形成されている（❽）．糸球体基底膜は，ヘパラン硫酸やプロテオグリカンの存在により陰性に荷電している．陰性荷電している糸球体基底膜の存在により，アルブミンなどの陰性荷電物質が通過しにくい（チャージバリア〈charge barrier〉）．

糸球体内皮細胞 glomerular endothelial cell

　糸球体の毛細血管は，多数の小さな孔の空いた有窓性（fenestrated）の内皮細胞の管からなる（❼❽）．糸球体内皮細胞の孔は，ヒトの場合長径 70～100 nm ほどで隔膜はない．この糸球体内皮細胞は，大部分は糸球体基底膜に接しているが，一部はメサンギウムに接している．糸球体内皮細胞の表面は，グリコカリックス（glycocalyx）と呼ばれる多糖類やプロテオグリカンによって被覆されている．このグリコカリックスは，陰性荷電であり，アルブミンなどの陰性荷電の蛋白をはじくと考えられ，糸球体基底膜とともにチャージバリアの一部としての役割も果たしている．また，糸球体内皮細胞は，血管拡張に関与する一酸化窒素（nitric oxide：NO）や，血管収縮に関与するエンドセリン-1 の産生を行っている[1]．糸球体内皮細胞の表面には，血管内皮細胞増殖因子（vascular endothelial growth factor：VEGF）の受容体が発現し，ポドサイトにより産生された VEGF が糸球体内皮細胞の分化や維持に重要であることがわかっている[2]．

メサンギウム細胞 mesangial cell

　メサンギウム細胞とその周りに存在するメサンギウム基質（mesangial matrix）はメサンギウム領域（mesangial area, mesangium）を構成し，糸球体係蹄壁と糸球体係蹄の間を埋めるように毛細血管の軸部に位置している（❼）．メサンギウム細胞は，毛細血管の軸部に位置し，血管極から細胞同士が連続性をもって，あたかも1本の木のような糸球体の分葉内に分布している．メサンギウム細胞はその周りに，IV型コラーゲン，ラミニン，フィブロネクチン，プロテオグリカンなどの細胞外基質を分泌している．メサンギウム細胞の表面には多数の突起があり，直接もしくは，メサンギウム基質を介して間接的に糸球体基底膜とつながっており，糸球体の構造を内側から支えている．血管極の輸入・輸出細動脈の間には糸球体外メサンギウム細胞があり，傍糸球体装置の一部となっている（❻）．メサンギウム細胞は，アンジオテンシンIIやエンドセリンなどの血管作動性物質に対する受容体をもち，糸球体内血行動態に反応して糸球体内圧の制御を行っていると考えられている[3]．

糸球体足細胞（ポドサイト） podocyte

　糸球体係蹄の表面を外側から覆う細胞をそのタコのような外観から糸球体足細胞（ポドサイト）と呼ぶ．ポドサイトは，核や細胞内小器官が存在する大きな細胞体（cell body），細胞体から伸び出した太い一次突起（primary foot-process），さらに，一次突起から伸び出した細い足突起（secondary foot-process）で構成された非常に特殊な構造をしている（❾）．足突起は，隣り合うポドサイトの足突起との間で規則的な噛み合わせ構造をつくり，濾過面積を増やしている（❽❿）．足突起の間は，25～60 nm の間隙があるが，その間隙には，ちょうどアルブミンの分子量以上の蛋白を通さ

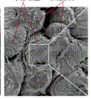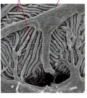

❾ 糸球体の走査電子顕微鏡像（マウス）

（淺沼克彦：慢性腎臓病におけるポドサイト障害の役割．日本臨床免疫学会会誌　2015；38：26．）

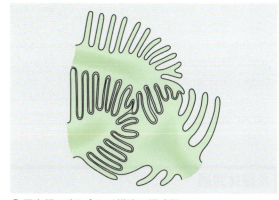

❿ 足突起の噛み合わせ構造の模式図

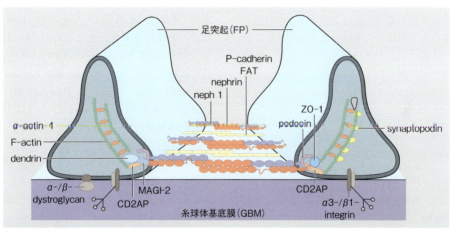

⓫ 足突起とスリット膜複合体の分子構造

（淺沼克彦ほか：糸球体ポドサイトの機能と疾患．実験医学 2016；34：1236-1244．）

ない篩構造であるスリット膜（slit membrane, slit diaphragm）が糸球体基底膜の直上に存在する（サイズバリア〈size barrier〉）（❽）．先天的ネフローゼ症候群の原因遺伝子の探索から，スリット膜の主要な構成蛋白としてnephrinが同定された[4]．その後，nephrin以外のスリット膜構成蛋白として，FAT，neph 1，P-カドヘリンなどが同定されている．さらに，podocin，CD2AP，ZO-1，MAGI-2などがスリット膜の裏打ち蛋白として同定され，スリット膜蛋白複合体を形成していることがわかっている（⓫）．スリット膜蛋白複合体のそれぞれの蛋白は，その遺伝子異常や，遺伝子改変動物において蛋白尿が出現することから，ポドサイトの血液濾過機能維持に重要な役割があることがわかっている．ポドサイトは，発生上はBowman囊上皮細胞と同一の起源であるが，Bowman囊上皮細胞が細胞分裂能を有するのとは対照的に，成熟腎では通常，細胞分裂はしない．

Bowman囊上皮細胞（壁側上皮細胞）
parietal epithelial cells

糸球体から産生される原尿の受け皿である，Bowman囊を形成する細胞で，血管極でポドサイトから連続して存在し，尿細管極で近位尿細管細胞へ移行する（❻）．Bowman囊上皮細胞は扁平な細胞であるが，Bowman腔内の原尿が外に漏れ出さないように，細胞間は密着結合（tight junction）により強固に結合している[5]．

（淺沼克彦）

●文献

1) Ballermann BJ, et al：Endothelium-derived vasoactive mediators and renal glomerular function. *Clin Invest Med* 1991；14：508.
2) Bartlett CS, et al：Vascular growth factors and glomerular disease. *Annu Rev Physiol* 2016；78：437.
3) Kurihara H, et al：Cell biology of mesangial cells：the

third cell that maintains the glomerular capillary. *Anat Sci Int* 2017 ; 92 : 173.
4) Kestila M, et al : Positionally cloned gene for a novel glomerular protein--nephrin--is mutated in congenital nephrotic syndrome. *Mol Cell* 1998 ; 1 : 575.
5) Ohse T, et al : The enigmatic parietal epithelial cell is finally getting noticed : a review. *Kidney Int* 2009 ; 76 : 1225.

糸球体濾過
glomerular filtration

　腎臓の最も重要な役割は，体内の老廃物を排泄することと体液の恒常性を維持することである．われわれが日常摂取する水・電解質の量はさまざまであり，日によって大きく違うことがあるにもかかわらず，体液の組成はほぼ一定に保たれて生命が維持される．これは，腎臓が水・電解質を生体に過不足がないように正確に排泄しているからである．そのためには糸球体からの限外濾過により多量の原尿が安定してつくられ，尿細管各部で再吸収と排泄が適切に行われる必要がある．糸球体濾過は1日に約140〜170 L（100〜120 mL/分）にも及び，その99％を尿細管が再吸収している．糸球体濾過量（GFR）は血圧の変動や水・電解質の摂取量に大きく影響されることはなく，この安定性が体液の恒常性に重要である．

糸球体濾過機序

　GFRは1つ1つの糸球体の濾過量（single nephron GFR：SNGFR）と糸球体の総数により決定される．SNGFRは有効濾過圧（ultrafiltration pressure：P_{UF}），糸球体毛細血管壁の透過性（k）および濾過面積（S）で決定される（SNGFR＝kSP_{UF}）．P_{UF}は糸球体毛細血管の静水圧（glomerular capillary hydraulic pressure：P_{GC}）と尿細管（Bowman囊内）の静水圧（tubular hydraulic pressure：P_T）および糸球体毛細血管内膠質浸透圧（glomerular capillary oncotic pressure：π_{GC}）との差で決定される．また，濾過面積と濾過係数は計算できないので，K_fを糸球体毛細血管濾過係数（ultrafiltration coefficient）として$K_f＝kS$とすると，SNGFR＝$K_f×(P_{GC}-P_T-\pi_{GC})$と表される（⓬）．$P_{GC}$は輸出入細動脈の血管抵抗バランスと糸球体血流量で決定され，輸入細動脈の拡張や輸出細動脈の収縮（⓭）または糸球体血流量の増加はP_{GC}を上昇させる．

　健常成人の総糸球体数は腎臓1個あたり約100万個といわれているが，外科的切除などで急に糸球体数が減少すると残存ネフロンのSNGFRが代償性に増加してGFRの低下を抑制する．この代償性SNGFRの

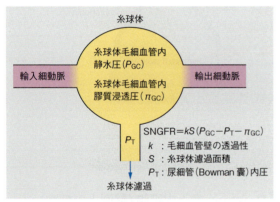

⓬ 単一ネフロン糸球体濾過量（SNGFR）の規定因子

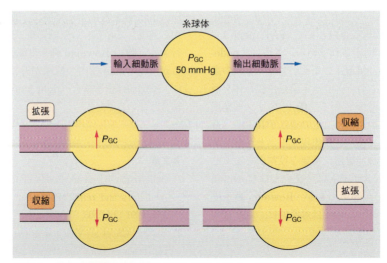

⓭ 輸入・輸出細動脈の血管抵抗バランスによるP_{GC}の変化

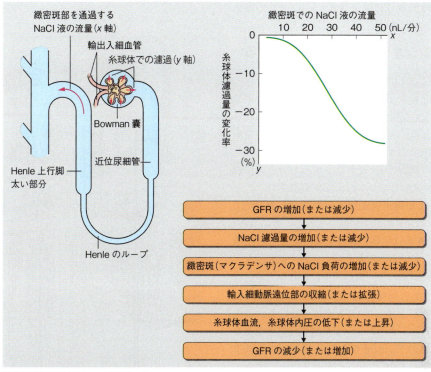

⑭ 尿細管糸球体フィードバック

増加は主に P_{UF} の上昇によるものであり，K_f にはあまり変化はみられない．

尿細管糸球体フィードバック
tubuloglomerular feedback (TGF)

　哺乳類の腎臓では，Henleループ上行脚の終末部は同一ネフロンの糸球体血管極に緻密斑（マクラデンサ）として接し，傍糸球体装置（juxtaglomerular apparatus）を形成している．このような構造的特徴から尿細管液の情報が緻密斑で感知され，この情報をもとに輸入細動脈血管抵抗を変化させて血圧が80〜180 mmHgの範囲内で変動してもGFRを一定に保とうとする機構があり，TGFと呼ばれる．TGFによる自動調節の機序は次のように考えられる．腎動脈圧が上昇（あるいは低下）しても筋原反応により腎血流量（RBF）とGFRの過度の増加（あるいは減少）は予防されるが，筋原反応で防ぎきれないRBFとGFRの増加（あるいは減少）により，緻密斑へのNaCl到達量が増加（あるいは減少）する．この変化を感知した緻密斑からの刺激により輸入細動脈の血管抵抗が上昇（あるいは低下）し，RBFとGFRが元のレベルに戻ることになる（⑭⑮）．TGFによる輸入細動脈の収縮は筋原反応よりも遠位部に強く生じる．すなわち，筋原反応とTGFは輸入細動脈上で直列に存在し，それらの協調作用で自動調節が完全なものとなる．TGF

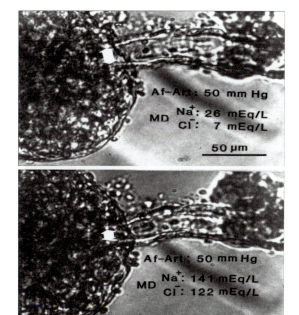

⑮ 尿細管糸球体フィードバックの具体例

輸入細動脈内の灌流圧を（筋原反応が生じないように）50 mmHgで一定に保ったまま，緻密斑内のNaCl濃度を上昇させると（上図：26/7 mEq/L → 下図：141/122 mEq/L），輸入細動脈の遠位端が収縮する．Af-Art：輸入細動脈，MD：緻密斑（マクラデンサ）．

（写真提供：東北大学大学院医学系研究科 腎・高血圧・内分泌学分野 伊藤貞嘉先生．）

のシグナルは緻密斑におけるNaCl，特にCl⁻の輸送量であると考えられている．

レニン-アンジオテンシン（RA）系による調節

アンジオテンシンIIは輸入細動脈よりも輸出細動脈を強く収縮させて腎血管抵抗と同時にP_{GC}を上昇させる．したがって，アンジオテンシンIIはRBFや糸球体血流量を減少させるが，GFRは低下させない．逆に，何らかの原因でGFRが低下すると緻密斑に到達するNaClが減少してレニン分泌が刺激され，アンジオテンシンIIが輸出細動脈を収縮させてP_{GC}が上昇し，最終的にGFRの低下が妨げられることになる．このように，RA系は生体の体液環境に連動してGFRの保持に関与している．たとえば，出血や低血圧などで腎灌流圧が低下すると，自動調節により輸入細動脈が拡張する．それと同時にRA系が亢進して輸出細動脈が収縮しP_{GC}が上昇してGFRが維持される．このような状況でアンジオテンシン変換酵素阻害薬などを投与して内因性のアンジオテンシンIIレベルを低下させると，著明なGFRの低下が生じることになる．また，アンジオテンシンIIはP_{GC}への作用以外にもメサンギウム細胞や足突起への作用からK_fを変化させて糸球体濾過機能に影響を与える．

（有馬秀二）

尿細管機能の概要

尿細管はネフロンのうち糸球体に続く部分のことであり，①近位尿細管，②Henleループ，③遠位尿細管，④集合管の各分節に大別され（⓰），それぞれ機能の異なる複数種の細胞から成っている．腎臓の機能のうち最も重要なものは体液組成（内部環境）の維持に寄与することであるが，尿細管は糸球体で限外濾過された溶液（原尿）を個体のおかれた水分・ミネラルの枯渇・過剰状態に適応した最終尿に変換することで，その役割を果たしている．

尿細管の機能は，①血漿電解質濃度の調節，②体液浸透圧の調節，③酸・塩基平衡の調節，④生体にとって必要な有機溶質（グルコース，アミノ酸）の回収，⑤代謝産物，異物の排泄に大別される．ここでの機能を概括的にいえば，近位尿細管では糸球体で濾過されて尿細管腔（すなわち体外）に出された血漿成分（原尿）のうち生体に必要な溶質の基本的な部分の再吸収が行われ，それ以降の分節において体液組成の変化に対応した微細な調節が行われているといえる．また，一部例外的ではあるが，蛋白結合率が高い老廃物・異

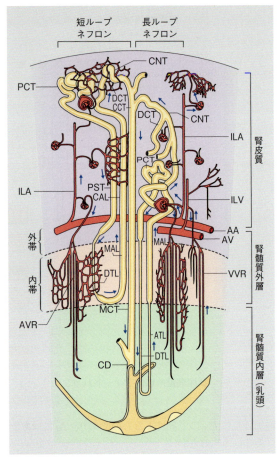

⓰ネフロンと血管の構築

AA：弓状動脈　　　　　ILA：小葉間動脈
AV：弓状静脈　　　　　ILV：小葉間静脈
AVR：下行直血管　　　MAL：髄質部太いHenle上行脚
CAL：皮質部太いHenle上行脚　MCT：髄質部集合尿細管
CCT：皮質部集合尿細管　PCT：近位曲尿細管
CD：集合管　　　　　　PST：近位直尿細管
CNT：接合尿細管　　　ATL：細いHenle上行脚
DCT：遠位曲尿細管　　VVR：上行直血管
DTL：Henle下行脚

（今井　正：図説臨床小児科学講座10，腎・泌尿器・生殖器疾患．東京：メジカルビュー社；1982．p.2．）

物のなかには尿細管での分泌により尿中へ排泄されるものもある．

各種溶質の過剰・枯渇状態ではさまざまなホルモン分泌が全身で変化し，尿細管はこれらホルモンの変化に鋭敏に反応して溶質輸送量を微細に調整している．また，尿濃縮機能などのように，系統発生の過程でヘアピン状の構造をとるようになったことで高められた機能があることにも注目すべきである．それぞれのネフロン分節のおおよその機能を⓱にまとめた．

⓱ 各ネフロン分節の主な機能と作用する主なホルモン

ネフロン分節	主な機能	作用する主なホルモン
近位尿細管	NaCl 再吸収（等張性再吸収）	PTH（NaCl 再吸収抑制）
	グルコース・アミノ酸再吸収	
	重炭酸再吸収	
	P 再吸収	FGF23，PTH（リン再吸収抑制）
	Ca 再吸収	PTH（Ca 再吸収抑制）
Henle ループ	NaCl 再吸収（腎髄質浸透圧勾配の形成）	バソプレシン（NaCl 再吸収抑制）
	Ca 再吸収	PTH，カルシトニン（Ca 再吸収抑制）
	K 再循環	グルココルチコイド（K 再循環促進）
遠位尿細管	Na 再吸収	
	K 分泌	
	Ca 再吸収	カルシトニン（接合尿細管 Ca 再吸収促進）PTH（接合尿細管 Ca 再吸収促進）
集合管	Na 再吸収	アルドステロン（Na 再吸収促進）ANP（Na 再吸収抑制）
	K 分泌	アルドステロン（K 分泌促進）
	水素イオン分泌	
	重炭酸分泌	
	尿濃縮機能	バソプレシン（水・尿素透過性亢進）

PTH：副甲状腺ホルモン，FGF23：線維芽細胞増殖因子 23，
ANP：心房性 Na 利尿ペプチド．

尿細管のイオン輸送

ナトリウム

　糸球体で濾過された Na^+ の 99 ％以上は尿細管で再吸収され，尿中への排泄は 1 ％程度である．ネフロン分節ごとにみると，近位尿細管で約 65 ％，Henle ループで約 20 ％，遠位尿細管で約 10 ％，集合管で約 5 ％が再吸収される．

近位尿細管

　近位尿細管の最も重要な機能は，糸球体で濾過された溶質・水のうち生体に必要な最小限量を回収することにある．このため近位尿細管の Na^+ 再吸収はグルコース，アミノ酸，無機リン（Pi），重炭酸イオン（HCO_3^-）などの輸送と密接に関与しており，再吸収

能も高い．尿細管細胞管腔膜にはこれらの溶質と Na^+ との共輸送体があり，基底膜にある Na^+, K^+-ATPase による Na^+ の細胞内からの能動的輸送を駆動力として，管腔膜側から Na^+ が細胞内へとり込まれる（二次性能動輸送，⓲）．近位尿細管は水透過性が著しく高いため，Na^+ の吸収と同じ比率で水も再吸収される．その結果，近位尿細管腔内の原尿浸透圧は血漿浸透圧から変化しない（等張性再吸収，⓳）．

　また，近位尿細管の細胞間隙抵抗は小さいため，一部の Na^+ はここを通って逆流する．この輸送は毛細血管静水圧や膠質浸透圧など物理的因子により大きく変わる．糸球体濾過量（GFR）の増減により尿細管の再吸収量が変化する糸球体・尿細管バランス（glomerulo-tubular balance）の一部はこれによって説明される．

Henle ループ

　細い下行脚（DTL），細い上行脚（ATL），太い上行脚（MAL/CAL）の 3 つの分節に分けられ，それぞれ形態・機能の異なる細胞から成っている．細い上行脚は NaCl に対する透過性が著しく高く，NaCl は受動的に輸送される．細胞を経由する Cl^- の輸送には Cl^- チャネルが関与する（⓲）．

　太い上行脚でも NaCl は能動的に輸送される．基底膜には他の細胞同様に Na^+, K^+-ATPase があり，これにより細胞内の Na^+ 濃度が低下する．管腔膜のフロセミド感受性 Na^+-K^+-$2Cl^-$ 共輸送体（NKCC）はこれを駆動力として濃度勾配に従って細胞内へ Na^+，K^+，Cl^- をとり込む（⓲）．一方，上行脚細胞には水透過性がないという他の細胞と異なる大きな特徴がある．そのため水の吸収なく NaCl のみが吸収され，その結果，管腔内液の Na^+ 濃度と浸透圧は上行するにつれてそれぞれ低下し，管腔内液は希釈される（⓳）．

遠位尿細管

　遠位尿細管も 2 つの分節に分けられ，それぞれ形態・機能の異なる細胞から成っている．

遠位曲尿細管

　遠位曲尿細管は主として Na^+ の再吸収と K^+ の分泌に関与している．管腔膜にはアミロライド感受性 Na^+ チャネル（ENaC）とサイアザイド感受性 Na^+-Cl^- 共輸送体（NCC）により細胞内への Na^+ とり込みが行われる（⓲）．また，管腔膜には K^+ チャネルがあり，K^+ 分泌にも関与している．

接合尿細管

　接合尿細管（CNT）は Na^+ の再吸収や K^+ の分泌のみならず，Ca^{2+} の吸収や HCO_3^- の分泌など多彩な機能をもつ．接合尿細管細胞と間在（IC）細胞から成り，

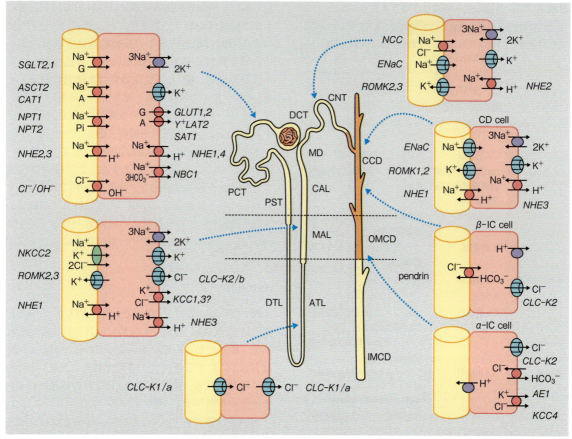

⓲ 主なネフロン部位の Na⁺, K⁺, Cl⁻ 輸送の模式図

【ネフロン部位】PCT：近位曲尿細管, PST：近位直尿細管, DTL：細い Henle 下行脚, ATL：細い Henle 上行脚, MAL：髄質部太い Henle 上行脚, CAL：皮質部太い Henle 上行脚, DCT：遠位曲尿細管, CNT：接合尿細管, CCD：皮質部集合管, OMCD：髄質外層集合管, IMCD：髄質内層集合管.
【輸送体】G：グルコース, A：アミノ酸, Pi：無機リン, イタリックで示したのは輸送体名.
(今井 正：腎臓の物質輸送と調節機構に関する分子機構. 日本臨牀 2006；64：23.)

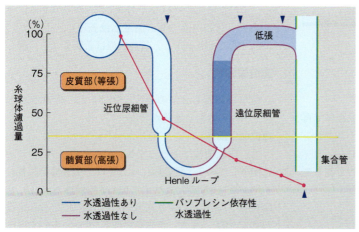

⓳ 各ネフロン部位の水・NaCl 輸送

(今井 正：パワーポイントで学ぶ腎臓の働き. 東京：東京医学社；2004. p.27.)

後者は後述する集合管 β-IC と同じで重炭酸分泌に関与するものと考えられている．
　ここでの管腔膜における Na⁺ 吸収は ENaC と Na⁺/H⁺ 逆輸送系（NHE）によるもので，K⁺ 分泌は K⁺ チャネルを介する（⓲）．

集合管

集合管は体液維持に適した尿をつくる際の最終調整をする場所で，①Na^+再吸収，②K^+分泌，③HCO_3^-分泌，④H^+分泌，⑤尿素再吸収，⑥水再吸収など多彩な機能をもつ．これらの機能は異なる種類の細胞で構成された異なった分節によって分担され，それぞれさまざまなホルモンに制御されている．

皮質部集合管

皮質部集合管（CCD）は集合管（CD）細胞と α 型および β 型と呼ばれる 2 種の間在細胞（α-IC，β-IC）から成る（⓲）．集合管細胞は接合尿細管細胞同様に Na^+ の再吸収と K^+ の分泌に関与しているが，アルドステロンに制御されている点が大きく異なる．また，アルギニンバソプレシン（AVP）の標的細胞でもあり，アクアポリン 2 のソーティングにより水再吸収が亢進する．Ca^{2+} の吸収は行っていないようである．間在細胞については「酸塩基平衡」の項（p.410）で説明する．

髄質内層集合管

髄質部集合管も Na^+ の再吸収と K^+ の分泌に関与している．管腔膜に選択性の低い Na^+ チャネルがあり，アミロライド，心房性 Na 利尿ペプチド（ANP）などにより制御されている．

髄質内層のなかでも特に下 2/3 は髄質内層集合管（IMCD）細胞と呼ばれ，機能が異なっている．ここでは AVP によってアクアポリン 2 が挿入され水透過性が亢進するのみならず，尿素輸送体（UT-A）も挿入されるため尿素の透過性も亢進する．これにより尿素が髄質間質内に蓄積し間質浸透圧を上昇させることで，最終尿の濃縮に重要な役割を果たしている．

カリウム

体液総 K^+ 量の 98 ％は細胞内液にあり，残りの 2 ％が細胞外液にある．摂取および腎外への排泄による体内の K^+ の多寡に応じて尿への K^+ 排泄量が変わる．

しかし，⓴に示すように近位尿細管と Henle ループでの K^+ 輸送は摂取する K^+ 量の影響を受けない．すなわち近位尿細管では濾過量の 60～70 ％が再吸収，Henle 下行脚では濾過量の約 30～40 ％が分泌，Henle 上行脚では再び再吸収され，その結果遠位尿細管のはじめの部分には濾過量の 5～15 ％が到達する．これに対し遠位尿細管と集合管では，K^+ 過剰状態では分泌，欠乏状態では吸収と体内の K^+ 量の多寡に応じて大きく輸送が変化する．

K^+ の分泌に関与するのは集合管の主細胞（CD cell）である．この細胞は基底膜に Na^+, K^+-ATPase があり，管腔膜には K^+ チャネル（ROMK）がある（⓲）．

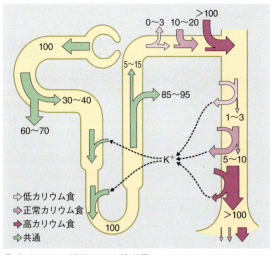

⓴ 各ネフロン部位の K^+ 輸送量
数字は糸球体で濾過された K^+ に対する ％ を示す．
（今井　正：尿細管のイオン輸送．小川　聡〈総編〉．内科学書，改訂第 8 版．Vol 3．東京：中山書店；2013．p.356．図 4．）

この K^+ 分泌は①血漿 K^+ 濃度上昇，②アルドステロン分泌増加，③管腔側の流速，④血漿 pH の上昇（アルカリ化），⑤管腔内液の Na^+ 濃度上昇などさまざまな因子によって上昇することで，細かく制御されている．これに対して K^+ 枯渇時の K^+ の吸収に関与するのは α-IC 細胞の H^+, K^+-ATPase とする説があるが不確定である．

カルシウム

血漿 Ca^{2+} の 45 ％はアルブミンと結合している．糸球体では遊離の Ca^{2+} のみが濾過される．濾過された Ca^{2+} の 98 ％は尿細管で再吸収される．各ネフロン分節でのおおよその再吸収率は近位尿細管 70 ％，Henle ループ 20 ％，遠位尿細管 5～10 ％，集合管 3～5 ％で，尿には約 2 ％が排泄される．近位尿細管と Henle ループの Ca^{2+} 輸送は Na^+ 輸送と並行している．これに対して，遠位側ネフロンでは Ca^{2+} 輸送は Na^+ 輸送と解離する．Ca^{2+} は管腔側の非選択性カチオンチャネル（TRPV5/V6）を介して細胞内に入り，Ca^{2+} 結合蛋白により運ばれ，基底側膜からは Ca^{2+} ポンプ（PMCA）または Ca^{2+}/Na^+ 交換輸送（NaCX）を介して血管側に輸送される．太い Henle 上行脚を含む遠位尿細管の基底側膜には Ca^{2+} 感知受容体（CaSR）があり，血漿 Ca^{2+} 濃度により Ca^{2+} や Na^+ 輸送の調節に関与している（㉑）．

副甲状腺ホルモン（parathyroid hormone：PTH）は遠位側ネフロンに作用して cAMP をセカンドメッセンジャーとして非選択性カチオンチャネル（TRPV5/V6）を刺激し Ca^{2+} 再吸収を促進する．カル

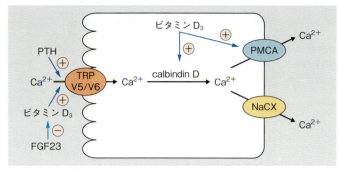

㉑ 遠位ネフロン（接合尿細管）における Ca^{2+} 吸収機序
PMCA：Ca^{2+}ポンプ，NaCX：Ca^{2+}/Na^+ 交換輸送．

シトニンは遠位曲尿細管に作用して Ca^{2+} 再吸収を促進する．ビタミン D_3 は遠位側ネフロンに作用して PTH の作用を促進する．FGF23 はこのビタミン D_3 の作用を抑制する．また，ビタミン D_3 は細胞内 Ca^{2+} 結合蛋白である calbindin D を増加させ，PMCA 発現も増加させる．これらビタミン D_3 の作用はすべて体内 Ca^{2+} 保持の方向に協調的に働く（㉑）．

マグネシウム

血漿 Mg^{2+} 濃度は 1 mM 前後であり，その約 32 % は血漿蛋白と結合している．糸球体で濾過された Mg^{2+} のうち尿中に排泄されるのは 3～5 % であり，大部分は尿細管で再吸収される．近位尿細管で 10～20 % が，Henle ループで 50～70 % が，そして遠位尿細管で 5～10 % が再吸収され，尿中へは約 5 % が排泄される．

遠位尿細管では Mg^{2+} は管腔膜の TRPM6 により細胞を経由して輸送される．Mg^{2+} の主要な再吸収部位である Henle 上行脚では Mg^{2+} は主として細胞間隙を介して輸送される．この部位は管腔内に正の電位があり，Mg^{2+} はこれによって受動的に輸送される．ループ利尿薬や Bartter 症候群などのように，この部位の Na^+ 輸送が抑制される状態では Mg^{2+} の輸送も抑制される．Mg^{2+} の輸送には細胞間隙のカチオン選択性が関連しており，これには claudin 16（paracellin-1）および claudin 19 という蛋白が関与している．

リン

糸球体で濾過された無機リン（Pi）の 80 % は近位尿細管で再吸収される．Henle ループでは Pi はほとんど吸収されず，遠位尿細管で約 10 % が再吸収され，残る 10 % が尿中に排泄される．

Pi は近位尿細管では管腔側膜を $2Na^+-HPO_4^{2-}$ 共輸送体（NaPIIa/IIc）によって輸送される．近位尿細管での Pi の再吸収は P 利尿ホルモンである FGF23 などや PTH によって抑制される．

尿濃縮機構

ヒトを含む哺乳類は魚類などと異なり最大 1,000 mOsm/kg 程度まで尿を高度に濃縮することができ，これにより水辺から離れて生活しても体内水分の枯渇から免れることができる．前述のように遠位尿細管へ到達した管腔内液は血漿より希釈されており，最終的に尿が濃縮されるには集合管での水再吸収が必要である．この再吸収には，①腎髄質，特に乳頭部周囲間質での高い浸透圧勾配を形成し維持できるようになること，②集合管が AVP の作用によりアクアポリン 2 と呼ばれる水チャネルを挿入することが重要である．

腎髄質の浸透圧勾配形成維持と対向流系

腎髄質の間質組織は主に NaCl と尿素が蓄積されていて，乳頭部先端へ向かって急峻な浸透圧勾配が形成されている（㉒）．そしてこの浸透圧勾配の形成には，系統発生の過程において腎乳頭部で髄質部尿細管がヘアピン状に折れ曲がるようになり対向流増幅系を獲得したことが大きく影響している．対向流増幅系のモデルには不確定の要素も多い．Kokko-Rector のモデルを㉓に示す．Henle 下行脚は水透過性が高く，主として水の再吸収によりループ先端での NaCl 濃度が高くなる．そのためループ先端では NaCl は管腔から間質への濃度勾配が形成される．一方，太い Henle 上行脚では NaCl が能動輸送されるが，尿素の輸送はないために遠位尿細管へ到達する管腔内液の尿素濃度は高くなっている．集合管では AVP により水の再吸収も始まるので，皮質集合管へ到達する管腔内液の尿素濃度はさらに増加する．さらに髄質内層集合管では AVP により細胞膜に尿素輸送体（UT-A1/3）が発現することで尿素透過性が高くなり，尿素が集合管から髄質間質に多量に拡散する．この結果，髄質間質では NaCl のみならず尿素も蓄積するため，乳頭部に向かって非常に高い浸透圧勾配を形成できることになる．

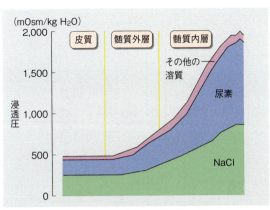

㉒ 腎髄質の浸透圧勾配を形成する溶質の種類
(今井　正：パワーポイントで学ぶ腎臓の働き．東京：東京医学社；2004．p.38．)

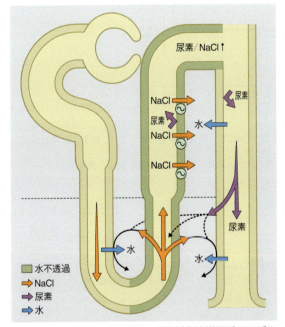

㉓ Kokko-Rector の受動輸送による対向流増幅系のモデル
(今井　正：尿細管のイオン輸送．小川　聡（総編）．内科学書，改訂第8版．Vol 3．東京：中山書店；2013．p.358．図5．)

尿素は摂取した蛋白からつくられる老廃物（尿毒素）の一つであるが，これをも利用することで高い尿濃縮力を形成している．細い上行脚の NaCl 透過性は尿素透過性よりはるかに大きいため，流出する NaCl が流入する尿素を上回り管腔内液が上行するにつれて希釈される．

AVP の作用

このように形成された高い間質浸透圧勾配のなかを水透過性が高まった集合管が貫通しているので，管腔内液が通過する間に浸透圧平衡に達し最終的に濃縮された尿が産生される．AVP はアクアポリン2を管腔膜に挿入することで，すべての集合管における水透過性を亢進させる．また，前述のように AVP は髄質内層集合管細胞膜では尿素輸送体（UT-A1/3）も発現させることで尿素の透過性を増す作用があり，これが哺乳類以降における高い髄質浸透圧勾配形成と尿の濃縮に大きく役立っている．さらに太い Henle 上行脚では NaCl の再吸収も高める．これも前述した皮質部での集合管周囲における間質浸透圧形成に役立っている．

酸塩基平衡

食物として摂取する酸や代謝によって産生される酸によって，体液は常に酸性になる危険に曝されている．細胞外液 H^+ 濃度は生体機能を保つために 40 nM（pH＝7.4）という非常に低い濃度に維持されており，尿細管は濾過された重炭酸（HCO_3^-）の再吸収と不揮発酸の分泌によってこの体液の酸塩基平衡（acid-base balance）を調整している．尿中へ分泌される不揮発酸としては NH_4^+ と滴定酸がある（㉔）．

近位尿細管

糸球体で濾過された HCO_3^- のうち 80～90％は近位尿細管で，5～10％は Henle 上行脚で，3～5％は集合管で再吸収される．近位尿細管での再吸収機序を㉔に示す．濾過された HCO_3^- は，主に管腔膜の Na^+/H^+ 逆輸送系（NHE）を介して分泌された H^+ と結合して H_2CO_3 となる．これは管腔膜にある炭酸脱水酵素により H_2O と CO_2 に分解され細胞内に入る．細胞内にある炭酸脱水酵素により再び H_2CO_3 となり，H^+ と HCO_3^- となる．H^+ は管腔内に分泌され，HCO_3^- は基底膜の Na^+-$3HCO_3^-$ 共輸送（NBC）により血管側に輸送される．また，近位尿細管ではグルタミン酸から NH_3 が産生され，分泌された H^+ と結合して NH_4^+ が管腔内に増加する．

Henle ループ

近位尿細管でやや酸性になった管腔内液は Henle 下行脚での水再吸収により HCO_3^- 濃度が上昇し中性となる．Henle 上行脚では Na^+/H^+ 逆輸送系（NHE）による H^+ 分泌と HCO_3^- の再吸収により管腔内液は酸性となる．
　Henle 上行脚では管腔側にある Na^+-K^+-$2Cl^-$ 共輸送体（NKCC）を利用して K^+ の代わりに管腔内液の NH_4^+ を細胞内に輸送する．下行脚との対向流を通じ

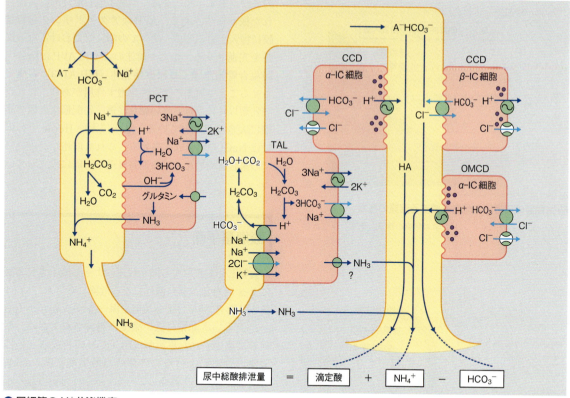

㉔ 尿細管の H⁺ 分泌機序
PCT：近位曲尿細管，TAL：太い Henle 上行脚，CCD：皮質部集合管，OMCD：髄質外層集合管，α-IC 細胞：α 間在細胞，β-IC 細胞：β 間在細胞．
（今井　正：尿細管のイオン輸送．小川　聡〈総編〉．内科学書，改訂第 8 版．Vol 3. 東京：中山書店；2013. p.358. 図 6.）

て NH_3 が髄質に蓄積される．

遠位側ネフロン

　体液の酸蓄積時に酸排泄量を調節することで体液平衡維持に最も重要なのは遠位ネフロンであり，これを担っているのは接合尿細管と集合管にある間在（IC）細胞である．IC 細胞は形態と機能から α 型と β 型の 2 種類に分けられる．α 型（H⁺分泌型）は髄質外層に多く，主として管腔膜 H^+-ATPase による H⁺ 分泌と基底膜 Cl^-/HCO_3^- 逆輸送系（AE1）による HCO_3^- 再吸収を行う．また，管腔膜には H^+,K^+-ATPase もあり，これも H⁺ 排泄に関与している．これに対し β 型は皮質部に多く，α 型と反対に管腔膜 Cl^-/HCO_3^- 逆輸送系（pendrin）による HCO_3^- 分泌と基底膜 H^+-ATPase による H⁺ 吸収を行っている．酸負荷時には α 型の機能が高まり，アルカリ負荷時には β 型の機能が高まるが，その調節機序は不明の点が多い．

　また，髄質に蓄積した NH_3 は集合管のアンモニア輸送体（Rh glycoprotein：Rhbg/Rhcg）により髄質部集合管腔に入り，ここで分泌された H⁺ と結合し NH_4^+ となり尿中へ排泄される．この形で尿細管腔に存在することで尿細管腔内への H⁺ 排泄が促進される．

（鶴岡秀一）

●**文献**
1) 今井　正：パワーポイントで学ぶ腎臓のはたらき．東京：東京医学社；2004.
2) Skorecki K, et al（eds）：Brenner and Rector's The Kidney, 10th edition. Philadelphia：Elsevier；2012.
3) Alpern RJ, et al（eds）：Seldin and Giebisch's The Kidney：Physiology and Pathophysiology, 5th edition. New York：Academic Press；2013.

有機溶質・尿酸の輸送

　腎臓は生体の恒常性を保つために，糸球体濾過と尿細管再吸収および分泌という重要な機能を担っている．特にグルコースやアミノ酸など生体に必須な栄養素である有機溶質の再吸収と，尿酸をはじめとした代謝産物および生体異物である薬物の排泄は，近位尿細管にて上皮輸送として行われている[1]．本項では有機

溶質として栄養素の再吸収と薬物の分泌，そして尿酸の輸送について紹介する．

栄養素の再吸収

近位尿細管では，糸球体濾液の約70%にも及ぶ水とNaClの再吸収に加え，糸球体濾液中の有機溶質であるグルコースやアミノ酸などの生体に必須な栄養素の再吸収を担っている．近位尿細管でのこれらの有機溶質再吸収の共通する特性として，側底膜（血管側膜）に存在するNa^+, K^+-ATPaseの働きにより形成される細胞内外のNa^+勾配と電位勾配を利用するNa^+依存性トランスポーターが刷子縁膜（管腔側膜）に存在し，グルコースやアミノ酸をNa^+と共役した形で細胞内に濃度勾配に逆らう（二次性）能動輸送としてとり込み，次いで側底膜に存在するNa^+非依存性トランスポーターが濃度勾配に従って細胞内の栄養素を血管側へと輸送する，というものである．

グルコースの場合（㉕），刷子縁膜にはNa^+依存性トランスポーターのSGLT1およびSGLT2が存在し，側底膜にはNa^+非依存性トランスポーターのGLUT2ないしGLUT1が存在し，結果として尿細管腔内のグルコースが細胞をまたいで血管内へと移動する経上皮輸送が達成される．

アミノ酸の場合（㉖），特にグリシン，アラニン，フェニルアラニン，ロイシンなどの中性アミノ酸では刷子縁膜にはNa^+依存性トランスポーターのB^0AT1が存在し，側底膜にはNa^+非依存性トランスポーターのLAT2ないしTAT1が存在し，グルコース同様に経上皮輸送が行われている．

SGLT2の遺伝子異常では腎性糖尿が，またB^0AT1の遺伝子異常ではHartnup病が生じることが知られている．グルコースおよびアミノ酸再吸収は近位尿細管に限局されており，Henleループの下行脚以降の遠位側での輸送は証明されていない．

薬物の分泌

体内では主に有機イオンとして認識される薬物は，近位尿細管における「分泌」が中心となり，尿中に排泄される．このとき刷子縁膜および側底膜に分かれる尿細管上皮におけるトランスポーターの非対称的配置が薬物排泄分子機序の基盤となる．

体内にとり込まれた薬物や環境化学物質などさまざまな生体異物は，主に肝臓での代謝を経て，親水性の有機アニオン（有機酸）および有機カチオン（有機塩基）となり，その後，肝臓および腎臓より体外に排泄される．肝臓ないし腎臓での排泄は主に分子量により決まり，500以上であれば肝臓から，500以下であれば腎臓から排泄されることが多い．

近位尿細管における薬物の排泄経路は，輸送基質の選択性から有機アニオンおよび有機カチオン輸送システムに分けられ，有機アニオントランスポーター（organic anion transporters：OATs）と有機カチオントランスポーター（organic cation transporters：OCTs）に大別される．

有機アニオントランスポーター（OATs）（㉗）

アニオン性薬物には抗菌薬のペニシリンやセファロスポリン，NSAIDsのアスピリンやインドメタシン，ループ利尿薬およびサイアザイド系，ACE阻害薬，メトトレキサートなどがあり，これらの尿中排泄にはOATsが関与する．近位尿細管の側底膜には有機イオントランスポーターSLC22ファミリーに属する交換輸送型トランスポーターのOAT1とOAT3が存在し，それぞれ細胞内のジカルボン酸（αケトグルタル酸など）との交換により血管側から細胞内にアニオン性薬物をとり込む．とり込まれたアニオン性薬物は刷子縁

㉕ 近位尿細管のグルコース輸送

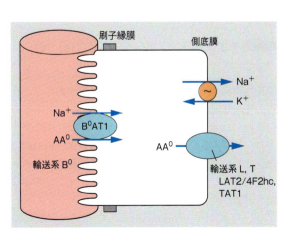

㉖ 近位尿細管の（中性）アミノ酸輸送
AA^0：中性アミノ酸．

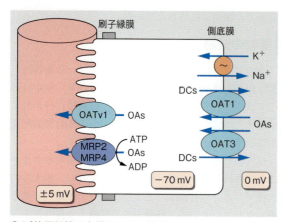

㉗ 近位尿細管の有機アニオン輸送
OAs：有機アニオン，DCs：ジカルボン酸．

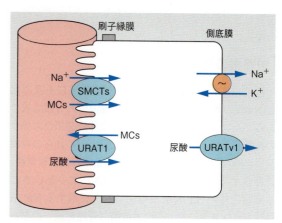

㉙ 近位尿細管の尿酸輸送
MCs：モノカルボン酸．

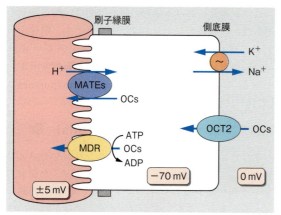

㉘ 近位尿細管の有機カチオン輸送
OCs：有機カチオン．

膜に存在する薬物ポンプ（ABCトランスポーター）のMRP2ないしMRP4，あるいは電位差駆動性（受動輸送型）有機アニオントランスポーター（voltage-driven organic anion transporter：OATv1）により尿細管腔へと排出される．

有機カチオントランスポーター（OCTs）㉘

カチオン性薬物には抗不整脈薬，抗ヒスタミン薬，麻薬性鎮痛薬，β遮断薬，筋弛緩薬などがあり，これらの尿中排泄にはOCTsが関与する．近位尿細管の側底膜には有機イオントランスポーターSLC22ファミリーに属する受動輸送型トランスポーターのOCT2が存在し，濃度勾配に従い血管側から細胞内にカチオン性薬物をとり込む．とり込まれたカチオン性薬物は刷子縁膜に存在する薬物ポンプ（ABCトランスポーター）のMDR1（別名，P糖蛋白），あるいは交換輸送型有機カチオントランスポーター（multidrug and toxin extrusion transporters：MATEs）により細胞外のH+との交換により尿細管腔へと排出される．

尿酸の輸送

ヒトにおけるプリン体代謝の最終産物である尿酸は，体内で産生された2/3が腎臓から，残り1/3は腸管から排泄されることが知られている．肝臓で産生された尿酸は体循環により腎臓へと到達し，糸球体濾過を受けた後，近位尿細管で再吸収と分泌を受け，最終的に糸球体濾過量の約1割が尿中へと排泄されるが，約9割は血中に再吸収されている．

尿細管中の尿酸は刷子縁膜に存在する交換輸送型尿酸トランスポーターURAT1により，細胞内のモノカルボン酸（主に乳酸）との交換で細胞内にとり込まれ，側底膜に存在する電位差駆動性（受動輸送型）尿酸トランスポーターURATv1により血管側へと排出される（㉙）．

URAT1ないしURATv1の遺伝子異常により腎性低尿酸血症が生じることが知られている．

〔安西尚彦，大内基司，若新英史〕

● 文献
1) 安西尚彦：腎尿細管細胞の細胞特性Ⅱ．日本腎臓学会誌 2008；50：566．

腎臓の再生医療

腎不全による人工透析患者数は国内で30万人強であり，その医療費は年間1.5兆円を超えている．腎移植が腎不全の根治的治療だが，ドナーは圧倒的に不足している．このような現状の一方で，腎臓のような三次元臓器をつくることはきわめて困難とされてきた．しかし近年，マウスES細胞（embryonic stem cell）

およびヒト iPS 細胞（induced pluripotent stem cell）から腎臓組織の一部を誘導したという報告が相次いでいる．そのため短期的には患者由来の iPS 細胞を使った腎臓病態の再現が，長期的には移植用腎臓組織の作製が，視野に入ってきた．

腎臓の発生

腎臓を形づくる前駆細胞群

腎臓は生物の水中から陸地への進出とともに進化した臓器であり，哺乳類の胎児においては，前方（頭側）から後方（尾側）に向かって前腎，中腎，後腎の順に3つの原基が発生する．前腎と中腎は，より原始的な腎臓に相当し魚類や両生類では機能するのに対し，哺乳類ではのちにほぼ退行し，最終的に成体の腎臓として働くのは後腎である．ヒトでは受精後4〜5週頃から，後腎間葉と尿管芽と呼ばれる隣接する2つの腎臓のもとになる組織（前駆細胞）が相互作用することで後腎を形成する（㉚）．

尿管芽は後腎間葉が分泌する GDNF（glial cell line -derived neurotrophic factor：グリア細胞株由来神経栄養因子）などの液性因子によって引き寄せられ，後腎間葉内に進入すると分岐を重ね，集合管と尿管からなる尿の排出路を形成する．

一方，後腎間葉に含まれるネフロンのもととなる細胞群（ネフロン前駆細胞）は，尿管芽から分泌される WNT，FGF（線維芽細胞増殖因子）などの液性因子によって，未分化状態を維持・増殖しつつ，その一部が上皮へと転換しネフロンを形成する．幼若なネフロンは球状の上皮に始まりS字型へと変形し（S字体），その上部（遠位側）は遠位尿細管となって尿管芽（集合管）に接続する．S字体の下部（近位側）は近位尿細管および糸球体上皮細胞（ポドサイト），Bowman囊へと分化し，そこに毛細血管が入り込むことで腎小体（糸球体）が形成される．この分化プロセスが，分岐した尿管芽の先端の一つ一つで行われ，最終的にヒトでは約100万個のネフロンが形成される（㉛）．

また，ネフロンの間を埋める間質細胞，メサンギウム細胞，血管周囲細胞などは，後腎間葉のなかに含まれる間質前駆細胞から由来する．

つまり腎臓は大きく分けて尿管芽，ネフロン前駆細胞，間質前駆細胞（後者2つを合わせて後腎間葉）という少なくとも3つの前駆細胞群と血管内皮細胞によって形成されることになる．

腎臓の起源

腎臓は三胚葉のうちの中胚葉，なかでも胎児の背側と腹側の中間に位置する中間中胚葉に由来する．近年のマウス発生における研究によって，中間中胚葉のなかでもより早い段階に体幹の前方（頭側）で形成される前方中間中胚葉からは尿管芽のもととなる Wolff 管（中腎管）が，遅れて後方（尾側）で分化する後方中間中胚葉からは後腎間葉が発生することが示唆されている（㉜）．先に分化した Wolff 管は胎児体幹の形成に伴って後方へと伸長し，遅れて体幹後方に後腎間葉が形成されると前述の相互作用を開始する．つまり，腎臓（後腎）は胎児発生の異なる時期，異なる場所に起源をもつ前駆細胞から形成されていることになり，これは腎臓の系統進化の歴史とも関係することが示唆される．

腎臓の再生

ES 細胞と iPS 細胞

ES 細胞は胚盤胞（子宮着床前の受精卵）から樹立された細胞株であり，この ES 細胞のような多分化能をもつ細胞を，成体の体細胞（線維芽細胞や血液など）に4つの遺伝子を導入して人工的に作製したものが iPS 細胞である．これらの多能性幹細胞は他の個体の胚盤胞に注入すると，ホストと混ざってキメラ個体に寄与することができる．つまり身体中のすべての細胞に分化する能力をもっている．よって試験管内で，生体における成長因子を軸とする発生環境を再現すれば，任意の細胞種に分化させることができ，このような分化誘導実験によって心筋細胞や神経細胞，膵島細胞など，さまざまな臓器細胞の誘導法が開発されてきた．

立体腎組織の試験管内誘導

腎臓の初期発生過程の理解の深化により，近年，マウス ES 細胞およびヒト iPS 細胞に WNT やアクチビン，BMP，レチノイン酸，FGF といった複数の成長因子を組み合わせて適切な順で加えることにより，後

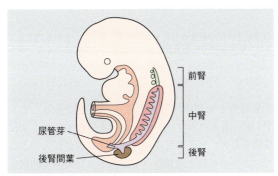

㉚ 胎児期に形成される3つの腎臓原基
マウス胎生10.5日目相当．

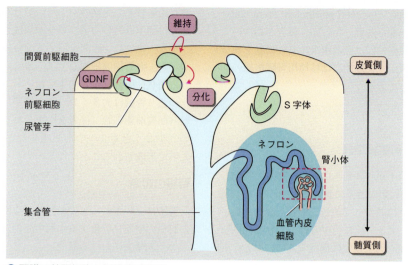

㉛ 腎臓の前駆細胞と形態形成過程
尿管芽および間質前駆細胞（橙色部）との相互作用によってネフロン前駆細胞は維持・増幅しつつ一部が上皮へと転換し，S字体を経てネフロンへと分化する．

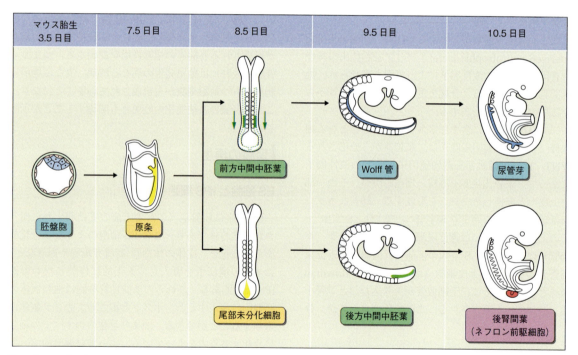

㉜ マウス腎臓の発生過程
マウス胚においては胎生8.5日目に未分化中胚葉細胞から尿管芽の起源となる前方中間中胚葉が分化する．一方，ネフロン前駆細胞の起源である後方中間中胚葉は1日遅れた胎生9.5日に分化する．尿管芽とネフロン前駆細胞の細胞系譜は中間中胚葉への分化のタイミングも位置も異なる．

方中間中胚葉を経てネフロン前駆細胞を誘導できることが見い出された．誘導ネフロン前駆細胞からはさらにネフロンの上皮性構造物である糸球体上皮と尿細管の立体構造へと分化させることが可能であり，腎オルガノイド（腎臓様組織）とも呼ばれる．

前述のように，糸球体の形成にはネフロン上皮に加えて外部から侵入する血管細胞が重要であり，ヒトiPS細胞由来のネフロン前駆細胞を免疫不全マウスに移植すると，ヒトの腎小体にマウス血管が侵入することにより糸球体上皮細胞（ポドサイト）の構造的成熟化（スリット膜様構造の形成）を観察することができる（㉝）．一方，試験管内で誘導された腎オルガノイ

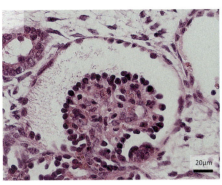

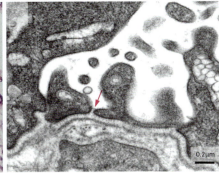

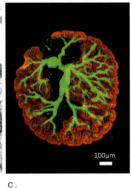

a.　　b.　　c.

㉝ 多能性幹細胞由来の腎臓組織

a．マウスへの移植によって血管をとり込んだヒト iPS 細胞由来の腎小体（糸球体）.
b．ヒト iPS 細胞由来ポドサイトの細胞突起間に形成された濾過膜構造（矢印）.
c．マウス ES 細胞から誘導された腎臓の高次構造．ネフロン前駆細胞（赤色）と尿管芽・集合管（緑色）が再現されている.

ドに含まれる近位尿細管は低分子物質の細胞内とり込み能や抗癌剤による選択的細胞死を示すことが報告されており，生体の近位尿細管の特徴をある程度有していることが示唆されている．

さらに近年，マウス ES 細胞およびヒト iPS 細胞から尿管芽の誘導法も報告されている．なかでもマウス ES 細胞から誘導した尿管芽とネフロン前駆細胞を，マウス胎仔由来の間質前駆細胞と組み合わせて培養すると，尿管芽の分岐現象が再現され，それに伴って立体的にオーガナイズされた腎オルガノイドが形成される．つまり，多能性幹細胞から腎臓を構成する前駆細胞を誘導し，試験管内でその相互作用環境を再構築することで，少なくともマウスにおいては，数 mm 大ではあるが腎臓の高次構造を再現できる可能性が示された（㉝）．

一方で，機能的な腎臓血管細胞や間質細胞の誘導法は依然確立されていない．さらに現状で作製される腎オルガノイドは胎児期前期～中期相当の成熟度であり，尿をつくって排出できる成熟した移植可能な腎臓組織の作製は今後の課題である．

患者由来の iPS 細胞を使った腎臓疾患研究への展望

遺伝子異常による腎臓疾患の患者から樹立された iPS 細胞は，病因である遺伝子変異も引き継いでいる．したがって，特に先天性腎疾患をもつ患者由来の iPS 細胞から誘導した腎オルガノイドを用いて，試験管内で病態を再現して解析し，さらには創薬へ応用しようとする試みが進められている．また，CRISPR-Cas9 法などの遺伝子編集技術の発達によって，ヒト iPS 細胞のゲノムに自在に変異を入れられるようになったことから，遺伝子異常をもたない iPS 細胞への遺伝子変異導入による病態の再現や，ヒトの腎臓発生における任意の遺伝子の機能解析もできるようになりつつある．腎臓領域においては，すでにネフローゼ症候群や多発性嚢胞腎をきたす遺伝子疾患においてその病態の一部が再現できることが報告されている．しかし，前述のように，現状で誘導できる腎臓組織は胎児期相当の成熟度であることや，血流をもたない場合がほとんどであるために，生体の症状を完全に再現することは難しい．より成熟し，血流を伴った組織が誘導できるようになれば，再現できる疾患も増加することが期待される．

動物の生体システムを利用した腎臓再生および臓器利用

前述のように機能的な臓器の形成には，血流を含めた，臓器が本来享受する胎児の生体内環境の影響は大きい．遺伝子工学の進展によりマウス以外の動物種でも遺伝子改変動物の作製が可能になったことを利用して，異種キメラ胚を作製，発生させることにより，ホスト胎仔の体内でドナー動物由来の臓器をつくろうとする試みもなされている．つまり，特定の臓器細胞のみを欠損するブタの胚盤胞にヒト iPS 細胞を注入して，ブタの胎仔体内の環境下でヒト臓器を作製し，再生臓器として利用しようという構想である．実際，膵臓が形成できないように遺伝子改変したラットの胚盤胞にマウス ES 細胞を注入することで，生まれてきたラットの体内でマウス由来の膵臓が作製できたという報告がなされている．しかし，ヒト iPS 細胞をブタ胚盤胞に注入することはヒトとブタのキメラ動物を作製することにほかならず，科学的，倫理的側面で解決すべき問題は多い．

一方，ブタの臓器そのものをヒトに移植する方向で

も研究が進められている．異種免疫拒絶に関係するブタの主要組織適合遺伝子や，ヒトへの感染の危険がある内在性レトロウイルスをCRISPR-Cas9法を用いて除去することで，異種移植を目指すものである．

　以上のように，現状ではそれぞれの方法論に解決すべき課題が残されており，実際の臨床応用に向けてはどの方法が最短かつ安全であるかは見通せない．しかしながら，それぞれの技術的進歩が互いに影響を与え

ることで腎臓の再生医療研究は日々前進している．

（西中村隆一，太口敦博）

●文献

1) 西中村隆一ほか：腎臓のサイエンス．実験医学 2016；34：1216.
2) Little MH (ed)：Kidney Development, Disease, Repair and Regeneration. San Diego：Academic Press；2016.

2 診断・検査法

身体診察

腎臓の触診法

腎臓は後腹膜臓器であり，背部からも腹部からも触診することは難しい．正常の大きさの腎臓は多くの場合，触れることは困難である．

診察方法

患者の右側に立ち，左手を患者の背側，第12肋骨の下に指先を平行に肋骨脊柱角の方向に置く．右手は右上腹部で腹直筋に平行な位置に置く．左手で腎臓を前方に持ち上げるようにしながら，患者に深呼吸をしてもらい，吸気時に肋骨縁のすぐ下で，右手の深い触診で腎臓を両手で挟み込むように触診する（❶）．左側も左右の手を替えて同様の手技で触診する．腹壁の軟らかい人（やせた女性など）では正常の右腎臓を触れることがあるが，肥満の人では触診は困難である．

腎臓の腫大

水腎症，腎囊胞，腫瘍などで腫大した腎臓を触れることがあり，原因疾患として多いのは，多発性囊胞腎である．特に両側の腫大は多発性囊胞腎を示唆する．この場合でも両手で腎臓を挟むようにすると背側から持ち上げた手による腎臓の動きを腹側の手で感じることができる．また，進行した多発性囊胞腎では，多数の囊胞により大きく腫大した腎臓を容易に触れる．この場合，腹壁を通してでも囊胞による表面の凹凸を触れることができる．

腎臓の圧痛

腎盂腎炎や水腎症の患者では，触診時に腎臓に圧痛を認めることがある．明らかに一側に圧痛を認めれば有意と判断できる．時に，右側の水腎症への圧痛が，胆囊炎と間違えられることがあるので注意する．腹部超音波を行えば鑑別は容易である．

腎臓の大きさの評価

腎臓の大きさの評価に関しては，腹部超音波や腹部CTなどの画像検査のほうが触診よりもはるかに簡単で正確である．しかし，明らかな腫大や圧痛を認めた場合，速やかに画像検査を行うきっかけになるので触診を省略すべきではない．

腎血管雑音の聴診

診察方法

腹部大動脈と腎動脈の分岐部は剣状突起と大動脈分岐部（体表では臍に一致）のほぼ中点（❷）にある．この部分を中心に聴診器を当てて血管雑音を確認する．その際に，あまり強く圧迫すると大動脈に乱流を発生させて正常でも収縮期に雑音を発生することがあるため，軽い圧迫にとどめる．

血管雑音

大動脈雑音は腹部の中心部の上下に分布する．腎血管雑音は同側の上腹部から側腹部に放散する．動脈硬化の強い高齢者などでは，腹部大動脈の上で血管雑音を聴取することは珍しくない．多くの場合は収縮期雑音のみである．血管雑音の存在は腎動脈狭窄の可能性

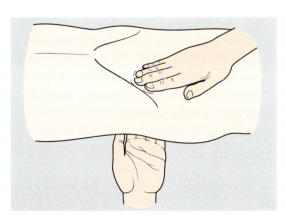

❶ 腎臓の触診方法

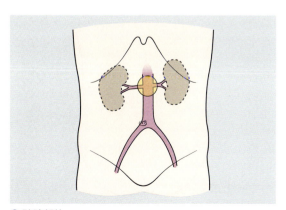

❷ 聴診部位

を示唆するが（陽性尤度比 5.6），収縮期と拡張期の両方に血管雑音を聴取した場合には病的意義が強く，ほぼ腎動脈狭窄症に特異的である（陽性尤度比 38.9）．心雑音が心窩部に放散して聴取されることがあるが，心雑音は心臓の位置で雑音が最強になることで区別できる．

肋骨脊柱角叩打痛

診察方法

第 12 肋骨と脊椎の角の部分（❸）を叩いた際に痛みを訴えたら，肋骨脊柱角叩打痛という．指先 3 本程度で軽く叩いただけで痛みを訴える場合もあるが，通常は反対の手掌を肋骨脊柱角に当て，その上からもう一方の握り拳の尺側で叩いて圧痛をみる．注意すべきは叩く強さで，あまり強く叩くと特異度が低下する．

異常所見

多くは腎盂腎炎や水腎症で叩打痛を認める．この場合，左右差は重要で，軽く叩いただけでも明らかに左右差を認める場合は有意と判断する．特に，診察前に腎盂腎炎など異常をきたす疾患の存在を疑っているかどうか（事前確率）が重要である．事前確率が高ければ，明らかに同じ強さで叩いても疑っている側に強い圧痛（左右差）があれば有意であると判断できる．

体液の評価

体液量評価の目的は，治療の目標を定めることである．すなわち体液欠乏では，どれくらいの輸液量が必要なのか，体液過剰では利尿薬などでどれくらいの体液排泄が必要かを予測することである．

体液量変化の最も簡便な推定方法は体重変化である．少なくとも短期間であれば，体重変化は体液量の増減にほぼ一致する．ここでいう体液量とは細胞外液量を指す．身体所見で評価が可能な体液は主として細胞外液である．細胞内液の増減を身体所見から推定することは困難で，血清 Na 濃度の変化をみる．基本的には，低 Na 血症＝細胞内の水過剰，高 Na 血症＝細胞内脱水と判断して大きな間違いはない（❹）．

体重の変化が体液量の増減であることを示すわかりやすい例は，維持透析患者における体液管理である．前回透析からの体重増加が，過剰となった体液量と判断して除水量を決定している．

体液過剰症の身体所見による評価

浮腫と体重変化

体液過剰症の最もわかりやすい所見は浮腫である．下肢に圧痕を伴う明らかな浮腫があるときには，およそ 3～4 kg 程度の体重増加があるとされる．これは同量の細胞外液量が過剰とみなすことができる．ちょうど生理食塩液を 4 L 程度貯留しているようなイメージをもつとよい（❺）．逆に体重増加が 1～2 kg 程度では，診察上明らかな圧痕浮腫としては認識できないかもしれない．大量の腹水や胸水でも，体重増加を伴うが，これも体液貯留の徴候とみなすことができる．

圧痕浮腫と非圧痕浮腫

浮腫の部分を指で圧迫したのち，指を離して陥凹ができる場合を圧痕浮腫という．通常は脛骨前面を指で圧迫して陥凹が残るかどうかをみる．圧迫で陥凹が残らない場合を非圧痕浮腫という．静脈うっ滞が原因の浮腫では，原則として圧痕浮腫を呈する．これに対して，リンパ浮腫や甲状腺機能低下症に伴う浮腫は非圧痕浮腫である．

圧痕回復時間（pit recovery time：PRT）

脛骨前面で，10 秒間の圧迫を解除してから陥凹が戻るまでの時間を圧痕回復時間（PRT）といい，浮腫の原因推定の参考になる（❻）．具体的には，ペンライトを斜めから当てて，陥凹にできた影をみる．圧迫解除から陥凹が戻るに従い影が何秒で消失するかを測定する．低アルブミン血症による 3 か月以内に起こった急性浮腫では，PRT は 40 秒以内で陥凹が戻り"早い浮腫（fast pit edema）"と呼ばれる．これに対して，心不全や深部静脈血栓など静脈うっ滞が原因の浮腫では，PRT が 40 秒以上の"遅い浮腫（slow pit edema）"を呈する．臨床的な有用性は，完璧とはいえないが十分参考にはなる．

浮腫の分布：全身性か局所性か

体液貯留による浮腫は，原則として重力のかかる部分から始まる．歩行や座位が可能な患者では足から下腿に浮腫が強くみられる．高齢者で寝たきりの患者では，浮腫は必ずしも下腿に現れず，体幹の背側や仙骨部などに出現する．この場合，仰臥位の患者を前面から診察しただけでは見逃すことがある．背部に手を回

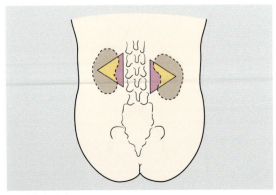

❸ 肋骨脊柱角

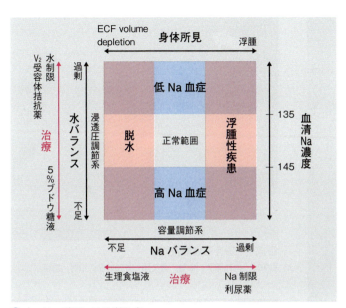

❹ 水・Naバランスの考え方

(須藤 博:Dr須藤の酸塩基平衡と水・電解質.東京:中山書店;2015. p.25.)

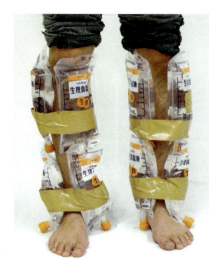

❺ 浮腫のイメージ

(須藤 博:身体所見から考える水・電解質異常. *Medicina* 2014;51:240.)

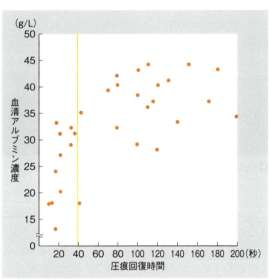

❻ 圧痕回復時間

(Orient JM〈須藤 博ほか監訳〉:サパイラ 身体診察のアートとサイエンス.東京:医学書院;2013. p.635.)

したり,介助者とともに患者を側臥位にして診察すべきである.

全身性浮腫:心不全,肝硬変,腎不全,ネフローゼ症候群などによる全身性浮腫では,左右対称に起こる.初期には下肢のみの局所性浮腫のようにみえるが,原則として両側性である.

局所性浮腫:解剖学的に浮腫より中枢側に脈管の閉塞や狭窄を起こす原因となる病態を考える.すなわち静脈血栓,静脈うっ滞,リンパ浮腫など静脈やリンパ管の閉塞や狭窄を原因として考える.リンパ浮腫では一肢のみにみられることが多い.局所の発赤や疼痛を伴う場合は炎症性疾患も原因として考える.乳癌による乳房切除術に伴うリンパ節郭清後に起こるリンパうっ滞では,同側の上肢の浮腫を認める.骨盤腔内手術後に起こるリンパ浮腫では,両側下肢に浮腫をきたす可能性があるが,多くは片側である.骨盤腔内の腫瘍による圧迫で同様のリンパ浮腫をきたすこともある.したがって,骨盤腔内手術の既往がない患者で,原因不明のリンパ浮腫をみた場合は精査が必要である.

それ以外の体液過剰の所見

大部分の成人において右房と鎖骨の距離は10 cm以上あるため(❼),中心静脈圧が正常(<10 cmH$_2$O)であれば,鎖骨上で頸静脈拍動はみえない.したがって,座位において頸静脈の拍動が,鎖骨より上方で確認できれば(❽),頸静脈圧(≒中心静脈圧)の上昇を強く示唆する.例外は,心タンポナーデ,上大静脈症候群,緊張性気胸である.この場合は,頸静脈の怒張を認めても拍動がないのが特徴である.

体液欠乏症・脱水症の身体所見による評価

体重変化

体重変化は体液欠乏症において,より重要な意味がある.患者の普段の体重からの減少量がわかれば,それはほぼ体液欠乏量に相当する.短期間の変化であればかなり正確で,これがほぼ必要な輸液量に相当する.

全体の印象

数値化することは難しいが,著明な脱水症に伴う「見た目にげっそりした感じ」や,逆に顔面や四肢が腫れぼったいといった全体の印象も重要である.体重の変

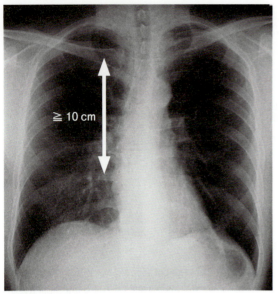

❼ 鎖骨上で頸静脈拍動がみえれば異常

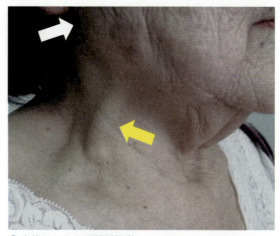

❽ 座位でみえる頸静脈拍動
白矢印：内頸静脈の拍動，黄矢印：外頸静脈の拍動・怒張．

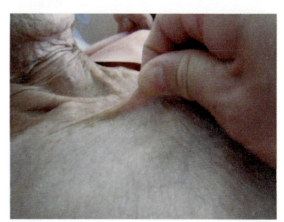

❾ 皮膚ツルゴールの低下

化や後述する所見を合わせて判断すれば十分参考になる．

バイタルサイン

臥位と立位での血圧・脈拍の変化（起立性変化）は，重症の循環血漿量減少を示唆する．臥位からの体位変換による心拍数増加が30/分以上，あるいは検査の継続が困難なほどのめまいを自覚したときに有意な体液量減少とされる．血圧の絶対値だけでは判断を誤ることがある．たとえば収縮期血圧120 mmHgという値は一見正常であっても，普段は高血圧の高齢患者においてはショックに準じて考える必要があるかもしれない．

皮膚ツルゴール（皮膚緊張）の低下

細胞外液量の低下を示す所見の一つである．前胸部，眉間の皮膚でみる（❾）．指で皮膚をつまんで離したときに，皮膚の弾力性低下によりすぐに元に戻らない．中等度以上の脱水症のときにみられる所見である．

その他の所見

腋窩の乾燥，口腔内乾燥（縦走する舌の溝や舌下の唾液の消失）などがあるが，必ずしも体液欠乏に対して感度・特異度がよいわけでない．やせた患者では外頸静脈が仰臥位でも平坦で視認できなければ循環血漿量の低下を示していることが多い．しかし，肥満患者などで頸静脈が確認しにくい場合にはその限りではない．

治療後の検証

単一の所見で体液量を正確に推測する方法はなく，常に総合的な判断が必要である．体液量の評価は，そのまま利尿薬投与や輸液投与などの治療行為に直結している．その後の経過で治療が奏効したかどうかによって，治療前の体液量評価が正しかったのかどうか，ある程度確認することができる．この検証が非常に重要である．たとえば治療前の体重と，体液量が是正され臨床的に改善が得られた後の体重を比較して，変化量を確認する．その差が治療前にあったおよその体液過剰あるいは欠乏量を示している．これは数日単位の治療前後のイン・アウト（輸液量や尿量など）を確認することでも代用できる．

重要なことは，正確な過剰（欠乏）量を数値として求めることではない．患者に適切な体液管理を行うことが目標である．経験を積んだ臨床医が総合的に判断する過剰量や欠乏量は大きく外れることはない．自分の予測を治療後に検証して，常にその精度を上げる努力を続けることが重要である．

（須藤　博）

尿検査（尿定性，沈渣，生化学）

尿は検体採取に危険性はなく，多くの情報を得ることのできる検体である．特に試験紙法による簡易尿検査は，安価で，簡単で，早く，多項目検査を同時に大量に検査することができるという利点と特徴があり，スクリーニング検査として広く用いられている．しかし，試験紙法の定性反応には，偽陽性・偽陰性などの判定上の限界があるため，異常が認められた場合にはさらなる精密検査を行う必要がある．

尿検査の基本事項

尿量

尿量は，飲食物の摂取量や発汗量によって大きく変化するが，通常健常者では1日1,000～1,500 mL（約1 mL/kg/時）である．

2,000 mL以上を多尿，400 mL以下を乏尿，100 mL以下を無尿と呼ぶ．

尿色調・泡の有無

尿の色調は，通常，麦わら黄色～淡黄褐色である．この色調は，ウロクロムのほか，ウロビリン，ポルフィリンなどが関係している．これらの色素の1日排泄量はほぼ一定しているため，色調の濃さは比重とほぼ比例する．

高度の蛋白尿やビリルビン尿では，表面張力が大きいため泡を認めることが多く，30分以上経過しても泡が消失しない．勢いよく排泄された尿では，泡は著しく多くなる．

尿採取法

尿検査は，採取直後の新鮮な検体で行うのが原則である．採取時期は，一般的には早朝起床直後のものが最適である．この早朝第一尿は，安静状態を反映し，濃縮され，pHが酸性に傾き，成分の保存がよいため，検体として最適である．食後2時間以上経過し，激しい運動をしなかったときのものであれば，随時尿でもよい．尿の採取には，外陰部を清拭し，中間尿をとる．

尿の化学成分の定量検査では，24時間尿（蓄尿）を用いる．適応に関しては，院内感染対策を考慮する必要がある．

尿定性

尿定性検査は，試験紙法でされる．操作が簡単で，同時に多項目が検査でき，得られる情報も多い．しかし，偽陽性・偽陰性などの判定の限界があることを知ったうえで利用する必要がある．

尿蛋白

健常者でも1日100～150 mgの尿蛋白は排泄されており，尿細管で分泌されるTamm-Horsfall蛋白などが中心である．激しい運動や精神的ストレス，発熱などで一過性に増加することがあり，生理的蛋白尿と呼ばれる．また，起立時に出現し，臥床により消失するものを起立（体位）性蛋白尿と呼び，若年者に比較的多くみられる．

尿中に蛋白が多く出る機序としては，以下の機序があげられる．

①血中異常蛋白増加による糸球体での濾過量増大，尿細管での再吸収能を超える量の低分子蛋白の漏出（腎前性）．

②糸球体病変による糸球体係蹄壁の透過性亢進：アルブミンを主成分とする（腎性：糸球体障害）．

③尿細管障害による尿細管での蛋白再吸収の低下：低分子蛋白（分子量3～4万以下を主成分とする）（腎性：尿細管障害）．

④尿管，膀胱，尿道の疾患による尿への血液混入（腎後性）．

試験紙法による尿定性検査は蛋白誤差現象を利用した呈色反応であり，主として尿中のアルブミンが検出される．しかし，免疫グロブリン，ムコ蛋白，糖蛋白，Bence-Jones蛋白はアルブミンに比べて反応性が低く，試験紙法では偽陰性になることがある．また，蛋白誤差現象はpH指示薬でみているため，pH 8以上のアルカリ尿では偽陽性になることもある．尿定性検査では濃度を評価しているため，濃縮尿では必然的に高く，希釈尿では低くなる．

尿潜血・血尿

血尿には，色調変化から本人が血尿に気づく肉眼的血尿と，尿潜血反応陽性で初めて気づく顕微鏡的血尿がある．尿潜血検査は腎・尿路系疾患のスクリーニング，診断に有用であり広く用いられている．原因として糸球体・尿細管由来の糸球体性血尿と，腎盂・腎杯以降の尿路系由来の非糸球体性血尿に大別される．

試験紙法による尿潜血反応は，ヘモグロビンのペルオキシダーゼ活性を利用したものであるため，尿中に赤血球がなくともヘム蛋白関連のヘモグロビン尿やミオグロビン尿でも陽性となる．また，細菌や白血球中に含まれるペルオキシダーゼ，強力な酸化剤である過酸化水素水や次亜塩素酸が混入した場合も陽性となる．薬剤ではチオール基を有するグルタチオン製剤やブシラミンなどの内服時に陽性となることがある．一方，還元作用のあるアスコルビン酸を大量摂取した場

合には偽陰性を示す.

　したがって，尿潜血陽性の場合は，まず顕微鏡的に尿中赤血球の有無を確認することが大切であり，赤血球数が5個/HPF以上であれば，血尿の鑑別診断を進めていく.

　血尿は，尿路の炎症（急性糸球体腎炎，IgA腎症，腎盂腎炎，膀胱炎，尿道炎，前立腺炎，腎梗塞など），尿路結石，腫瘍，出血性素因（白血病，紫斑病など），フィラリア症，特発性腎出血などでみられる．いずれの部位からの出血かを鑑別するために，Thompsonの2杯試験を行う．1回の排尿を前半（第1杯尿）と後半（第2杯尿）に分けて，各尿の混濁状態を比較する．第1杯尿のみが血尿であれば尿道の疾患，第2杯尿のみが血尿であれば膀胱頸部，後部尿道の疾患，いずれも血尿であれば膀胱および上部尿路の疾患を疑う.

尿沈渣

　尿沈渣中にみられる有形成分としては，腎臓に由来する各種円柱，尿路の各部位から混入する血球成分，上皮細胞，異型細胞，その他尿中に析出する結晶など多様である．沈渣成分の種類，量を鏡検することは，腎・尿路疾患の鑑別とその程度を診断するうえできわめて重要である．尿を長時間放置すると細菌の働きで尿素が分解され尿がアルカリ性に傾くため，血球成分，上皮細胞，円柱などが壊れてしまう．したがって，沈渣は排尿後1時間以内の新鮮尿で行うことが重要である.

赤血球

　正常でも1日10^6個の赤血球が尿に排泄されているが，血尿の定義は尿中赤血球数20個/μL以上，尿沈渣5個/HPF以上とされている.

　糸球体性か非糸球体性かの鑑別には，尿中赤血球形態が有用である．非糸球体性血尿（下部尿路の疾患など）では，萎縮状，円盤状などの形態を示し多少の大小不同はあるが形態はほぼ均一であり，このような赤血球を非糸球体型赤血球（均一赤血球〈isomorphic RBC〉）と呼ぶ（❿a）．一方，糸球体性血尿（糸球体腎炎など）では，赤血球はこぶ状，ドーナツ状，標的状など多彩な形態を示し，糸球体型赤血球（変形赤血球〈dysmorphic RBC〉）と呼ぶ（❿b～d）．特にこぶ状，ドーナツ状，有棘状などの形態を示す赤血球の出現は，数量が少なくても糸球体性血尿の診断的価値が高いとされている．変形赤血球の正確な発生機序は不明だが，赤血球が糸球体毛細血管壁の間隙を通過する際の機械的損傷や，尿細管を通過する際の浸透圧とpHの変化による損傷により，赤血球の形態が変化すると考えられている.

円柱

　尿が尿細管で停滞し，尿細管上皮細胞から分泌されるTamm-Horsfallムコ蛋白と少量のアルブミンが結合・濃縮・ゲル化し，遠位尿細管から集合管で鋳型となったものが硝子円柱である（⓫a）．この硝子円柱の形成過程で，上流から流れてくる尿細管上皮の剥離破壊産物や赤血球などがとり込まれ，さらに崩壊や変性が加わって，上皮円柱，顆粒円柱，赤血球円柱，ろう様円柱などが形成される．円柱の種類や性状を観察することにより糸球体や尿細管の病態や重症度を把握することができる.

赤血球円柱（⓫b）

　赤血球が3個以上封入されたものは赤血球円柱と定義される．よって，赤血球円柱の存在は，遠位尿細管や集合管よりも上流から赤血球が尿中に流出したことを意味し，糸球体性血尿を示唆する所見の1つである.

顆粒円柱（⓫c）

　円柱内に顆粒成分が1/3以上封入された円柱であり，封入された尿細管上皮細胞が尿路を下降する間に変性崩壊して，粗大～微細状を呈したもので，慢性腎炎やネフローゼ症候群で多く認められる.

ろう様円柱（⓫d）

　基質が厚く辺縁が明瞭で，不規則に屈曲し，辺縁に切れ込みを認める「ろう」のように均質無構造の円柱で，微細顆粒円柱がさらに変性，脱水して均一無構造になったものである．長期間にわたり尿細管腔にとどまっていたことを示し，ネフローゼ症候群や腎炎末期に多く認められる.

脂肪円柱（⓫e）

　基質内に脂肪顆粒や卵円形脂肪を含む円柱で，ネフローゼ症候群，ループス腎炎，糖尿病性腎臓病などで認められる．偏光顕微鏡では脂肪部分が重屈折性成分として観察され，マルタ十字と呼ばれる特徴的な像を呈する.

結晶

　腎臓から排泄された成分が腎・尿路系や排尿後の採尿容器内で析出・結晶化したものである（⓬）．体内での塩類代謝，酸塩基平衡などによって結晶量は変動する．ロイシン，チロシン，シスチン，ジヒドロキシアデニンなどは病気の場合にのみ出現し異常結晶と呼び，その他の結晶性沈渣は健常者でもみられる通常結晶と呼び，病的意義はない．しかし，リン酸塩，尿酸塩，シュウ酸塩などの増加は，結石症などの診断，予防の観点で重要である.

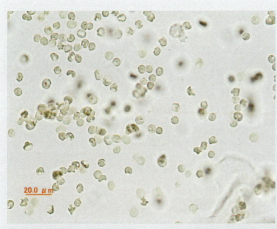
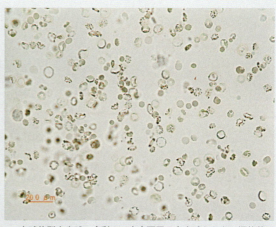
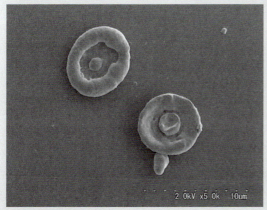
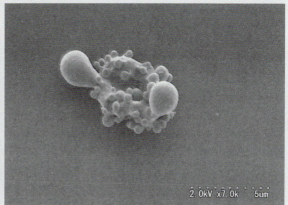

a. 非糸球体型赤血球．ヘモグロビンをしっかり含んだ円盤状の非糸球体型赤血球を認める．
b. 糸球体型赤血球．多彩かつ大小不同の赤血球とともに標的状の変形赤血球を認める．
c. 糸球体型赤血球．標的・ドーナツ状不均一赤血球を示す．
d. 糸球体型赤血球．こぶ状の赤血球や一部にちぎれが認められる．

❿ 尿中赤血球

（東間　紘〈監〉：そこが知りたい尿沈渣検査．東京：医歯薬出版；2016．）

尿生化学

尿生化学検査では，含窒素物質，クレアチニン，グルコース，電解質，酵素などが，血液生化学検査とほぼ同様の方法での測定が可能であり，これらの物質の体内代謝のバランスや腎排泄動態を評価することができる．物質の尿中排泄は，食事や飲水と関連し日内変動があるため，24時間蓄尿検査を用いるのが望ましい．

尿蛋白・アルブミン

尿蛋白成分は，血漿および尿細管分泌に由来するものであり，正常尿では平均40％前後がアルブミンであり，そのほかにムコ蛋白（Tamm-Horsfall 蛋白）やトランスフェリン，IgG などが含まれる．糸球体性蛋白尿の場合には，平均60％のアルブミンのほかに，糸球体基底膜の障害が進むとマクログロブリンなどの巨大分子も出現し，これらの成分の比率が糸球体透過選択性の指標となる．

尿蛋白の選択性は selectivity index（SI）といわれ，低分子量のトランスフェリン（Tf）と高分子量の IgG のクリアランス比で表され，ネフローゼ症候群治療におけるステロイドの反応性を予測するのに用いられる．

selectivity index（SI）
= IgG クリアランス/Tf クリアランス
=（尿中 IgG ×尿量/血清 IgG）/（尿中 Tf ×尿量/血清 Tf）
=（尿中 IgG/血清 IgG）/（尿中 Tf/血清 Tf）

SI ≦ 0.2 は高選択性で微小変化型ネフローゼ症候群に多いパターンであり，ステロイドの反応性がよいと判断する．SI ＞ 0.2 は低選択性で膜性腎症など分子量の大きい蛋白が尿中に出ていることを示し，ステロイドの反応性が悪いと判断する．

蛋白尿を評価する場合には，随時尿を用いた定性評価のみでは尿の濃縮・希釈状態による影響や，前述し

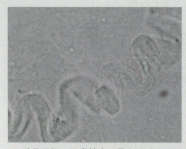
a. 硝子円柱．日常検査で最もよくみる円柱．基質は薄く灰白色調を呈し，無構造である．

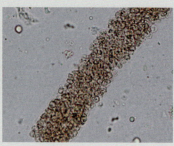
b. 赤血球円柱．硝子円柱内に赤血球を3個以上含む．背景に変形赤血球を認めることが多い．

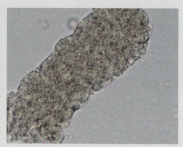
c. 顆粒円柱．円柱内に灰白色調を呈する微細な顆粒成分を1/3以上含む．

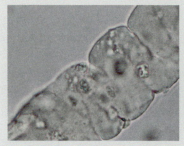
d. ろう様円柱．円柱全体が，ろうのようにみえ，切れ込みがあることが多い．

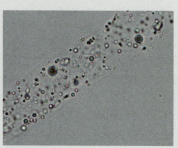
e. 脂肪円柱．円柱基質内に光沢のある脂肪球がある．

❶ 尿中円柱

(下澤達雄：尿検査〈尿定性，沈渣，生化学〉．内科学書，改訂第 8 版．Vol.3．東京：中山書店；2013．p.364．図 11 ～ 14，図 17．)

た偽陽性・偽陰性を呈する場合があり注意が必要である．尿蛋白排泄量の正確な評価には 24 時間蓄尿が望ましい．しかし，外来診療において 24 時間蓄尿が困難な場合も多く，その場合は尿蛋白 / クレアチニン（Cr）比での評価が有効である．随時尿で尿蛋白定量と尿中 Cr を同時測定し，尿蛋白と尿中 Cr の比を算出し，Cr 1 g 排泄量あたりの尿蛋白量を確認する方法である．ただし，Cr は骨格筋由来であり，筋肉量により大きく左右される．小児では成長に伴い尿中排泄量は増加し，高齢者は加齢に伴い低下する．そのため，尿中成分を Cr で補正する場合には，常に過小評価，過大評価が起こりうることに注意が必要である．

アルブミンは微量しか糸球体を透過せず，透過しても近位尿細管で再吸収されるため，尿中ではほとんど検出されない．糸球体障害や尿細管障害が起こると尿中にアルブミンが排泄されるようになる．糸球体内圧の上昇と血管内皮細胞障害が尿中アルブミン増加の機序と考えられている．特に早期の糖尿病性腎症では，尿中アルブミンが増えてくることが知られており，尿中アルブミン値 30 ～ 299 mg/gCr（3 回測定中 2 回以上），尿中アルブミン排泄率 30 ～ 299 mg/日または 20 ～ 199 μg/分が早期腎症の診断に用いられている．

近年，アルブミン尿は腎障害のみならず，心筋梗塞や脳卒中などの心血管障害発症と非常に関連が深いこと，アルブミン尿の増加は糖尿病のみならず，高血圧などの血管障害を引き起こすような疾患でも増加すること，アルブミン尿を減らす治療をすれば腎障害のみならず心血管障害も減少することが証明されている．

尿細管性蛋白・酵素

近位尿細管の蛋白再吸収障害による低分子性の蛋白尿を尿細管性蛋白尿といい，一般的にアルブミンの比率が 5 ～ 20 ％と低く，α_1 ミクログロブリン（α_1-m），β_2 ミクログロブリン（β_2-m），レチノール結合蛋白，リゾチームなどが主成分である．これらの蛋白は比較的容易に糸球体で濾過され，大部分が近位尿細管で再吸収され，尿中にはきわめて微量しか排泄されない．α_1-m，β_2-m ともに，急性尿細管壊死，重金属中毒，Fanconi 症候群などで尿中に増加する．尿細管障害の指標としては，不安定で濃度の低い β_2-m よりも，安定で濃度の高い α_1-m の測定が推奨されている．

N-アセチル-β-D-グルコサミニダーゼ（NAG）は，各種細胞のリソソームに存在する加水分解酵素の 1 つで，近位尿細管上皮細胞に多く含まれ，尿中 NAG 活性は薬剤や重金属などによる尿細管壊死や間質性腎炎で早期から著明に上昇し，さらにはネフローゼ症候

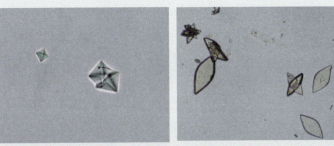
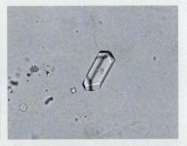
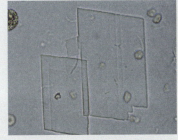
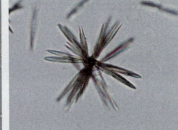
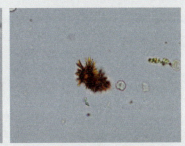

a. シュウ酸カルシウム結晶．正八面体の結晶である．　b. 尿酸結晶．菱形の結晶である．　c. リン酸アンモニウムマグネシウム結晶．西洋棺蓋状や封筒状の結晶である．
d. コレステロール結晶．長方形板状の結晶である．　e. リン酸カルシウム結晶．束柱状の結晶である．　f. ビリルビン結晶．針状の結晶である．

⓬ 尿中結晶

（下澤達雄：尿検査〈尿定性，沈渣，生化学〉．内科学書，改訂第8版．Vol.3．東京：中山書店；2013．p.364．図19～22．p.365．図24，26．）

群の発症時や再発時にも増加し，糸球体障害でも尿中に増加するため，尿細管障害のみならず広く腎実質細胞障害の指標として有用である．

電解質

正常では経口摂取され腸管から吸収された電解質は大部分が尿中に排泄されホメオスターシスが保たれている．経口摂取の過不足，腎機能，ホルモン異常，薬物により尿中の排泄量が変動する．

水電解質代謝異常のアプローチのためには，①尿の電解質濃度と排泄量を測定する，②排泄率を計算し，腎臓でのハンドリングの状態を検討する，③バランスを計算し，イン，アウト，シフトの関連を明らかにする，④体液状態の評価をすることが重要である．

なかでも，電解質異常の病態を解明するためには，排泄率を計算することが重要である．各電解質のクリアランスを Cr クリアランスと比較して排泄率（fractional excretion：FE）と定義する．FE とはある物質Aが糸球体で濾過された後に尿細管を通過して尿に排泄されるまでにどのような修飾（分泌や再吸収など）を受けたのかを表す概念であり，以下の式で計算される．電解質の尿中排泄量と FE を⓭に示す．

⓭ 電解質の尿中排泄量と FE

	1日排泄量	FE（%）
Na	150～200 mEq	1～2
K	40～80 mEq	10～20
Ca	100～200 mg	2～4
P	400～500 mg	10～20
Mg	100～200 mg	2～3
尿素窒素	5～10 g	40～60
尿酸	200～400 mg	7～14

$$FE\,(\%) = \frac{尿中 A 濃度 \times 血清 Cr 濃度}{血中 A 濃度 \times 尿中 Cr 濃度}$$

血清レベルと排泄率の組み合わせで以下のように病態を明らかにできる．
①血清レベル上昇，FE 上昇：摂取過剰
②血清レベル上昇，FE 低下：腎排泄低下（尿細管分泌低下または再吸収増加）
③血清レベル低下，FE 上昇：腎排泄亢進（尿細管分泌増加または再吸収低下）
④血清レベル低下，FE 低下：摂取不足

特に，FE_{Na}（Na 分画排泄率）は急性腎障害の鑑別（腎前性と腎性）に有用であり，よく使われているが，利尿薬使用時には FE_{Na} は高値となるため，FE_{UN}（尿素

窒素分画排泄率）を用いる必要がある.

（伊藤孝史）

●**文献**

1) 金井正光（編）：臨床検査法提要，改訂第34版．東京：金原出版；2015.
2) 東間　紘（監）：そこが知りたい尿沈渣検査．東京：医歯薬出版；2016.
3) 血尿診断ガイドライン編集委員会（編）：血尿診断ガイドライン2013．東京：ライフサイエンス出版；2013.

腎機能検査

　腎機能検査は，腎臓の部位別に，腎血漿流量（renal plasma flow：RPF）・腎血流量（renal blood flow：RBF），腎糸球体機能，尿細管機能をみる検査に分けられる．RPF・RBFと腎糸球体機能は，一定時間に物質を除去する指標であるクリアランスという考え方に基づいて評価する．腎糸球体機能は，主に糸球体濾過値（glomerular filtration rate：GFR）で評価するが，尿細管は，近位尿細管と遠位尿細管・集合管などの部位ごとに機能が異なるため，さまざまな検査結果から総合的に評価する.

クリアランスの概念

　物質の除去能を表す指標にクリアランスがある．尿中に排泄される物質XのクリアランスC_xは「物質Xが単位時間内に尿中に排泄された量と同じ量の物質を含む血漿量」と定義され，以下の式となる.

$$P_x \cdot C_x = U_x \cdot V$$

$$C_x = \frac{U_x \cdot V}{P_x}$$

　　C_x（mL/分）：単位時間あたりの物質Xの腎クリアランス
　　P_x（mg/dL）：Xの血漿中濃度
　　U_x（mg/dL）：Xの尿中濃度
　　V（mL/分）：単位時間あたりの尿量

腎血漿流量（RPF），腎血流量（RBF）の測定

　RPFは，腎臓を通過することで血漿中から尿中に完全に除去される物質のクリアランスから計算できる．パラアミノ馬尿酸（para-aminohippuric acid：PAH）は，糸球体での濾過と近位尿細管での分泌により，ほとんどが尿中に排泄されるため，PAHクリアランスC_{PAH}は，RPFの近似値となる．C_{PAH}は，血漿PAH濃度（P_{PAH}），尿中PAH濃度（U_{PAH}），尿量Vから，以下の式で算出される.

$$RPF \doteqdot C_{PAH} = \frac{U_{PAH} \cdot V}{P_{PAH}}$$

　実際には，腎動脈中PAHは約90％が糸球体で濾過され尿中へ排出されるが，約10％は糸球体を通らず脂肪組織などを灌流し腎静脈中へ出現するため，C_{PAH}はRPFの90％に相当し，有効腎血漿流量（effective renal plasma flow：ERPF）を表している．日本人の健常成人のERPFは，460〜650 mL/分で，加齢とともに低下し，80歳では60〜70％になる.

　RBFは，RPF値をヘマトクリット値Ht（％）で除することで算出される.

$$RBF = RPF \cdot 100 \div (100 - Ht)$$

　C_{PAH}とGFRを同時に測定することで，濾過比（filtration fraction：FF）を次の式により計算できる.

$$FF = GFR \div RPF \ (\doteqdot C_{PAH})$$

　FFは糸球体を流れる血漿流量の何％が糸球体で濾過されるかを示しており，糸球体毛細血管内圧と相関する．FFは若年成人では0.18〜0.22であるが，加齢や輸出細動脈の血管抵抗上昇により上昇し，輸出細動脈の血管抵抗低下により低下する.

糸球体機能検査

糸球体濾過値（GFR）

イヌリンクリアランス

　多糖類の一種で分子量5.2 kDaのイヌリンは，糸球体で自由に濾過され，尿細管で再吸収も分泌もされない外因性物質であるため，イヌリンの腎クリアランスはGFRと一致する．イヌリンを持続静注し，30分ごとに3回イヌリンクリアランス（C_{in}）を測定した値を平均することでGFRを求め，その後，体表面積1.73 m²あたりに換算する．60分1回のイヌリンクリアランスを測定する簡便な方法もある.

　GFR（mL/分/1.73 m²）＝C_{in}（mL/分/1.73 m²）
　　＝U_{in}（mg/dL）$\cdot V$（mL/分）÷P_{in}（mg/dL）× 1.73
　　÷A
　　U_{in}（mg/dL）：イヌリンの尿中濃度
　　P_{in}（mg/dL）：イヌリンの血漿中濃度
　　V（mL/分）：単位時間あたりの尿量
　　A：体表面積(m²)＝体重(kg)$^{0.425}$×身長(cm)$^{0.725}$
　　　× 0.007184（DuBoisの式）

　日本人の健常成人のGFRは，男性80〜100 mL/分/1.73 m²，女性64〜80 mL/分/1.73 m²で，加齢とともに低下する.

クレアチニンクリアランス

　C_{in}は測定が煩雑なため，実診療では24時間クレアチニンクリアランス（C_{cr}）がGFRを反映する検査としてよく用いられる．クレアチニン（Cr）は筋肉で

産生される分子量 113 の内因性小分子で，糸球体からすべて濾過され，尿細管での再吸収はなく少量分泌される．検査前日に完全排尿し，24 時間の尿をすべて蓄尿し，尿中 Cr 濃度（U_{cr}），尿量（V），検査当日の血清 Cr 濃度（S_{cr}）を測定し，以下の式により算出する．

$$C_{cr}（mL/分/1.73 m^2）= U_{cr}（mg/dL）\cdot V（mL/分）$$
$$\div S_{cr}（mg/dL）\times 1.73 \div A$$

Cr の尿中排泄量は，腎機能以外に，筋肉量，蛋白摂取量に影響されるため，Cr は GFR を求めるのに完全な物質ではない．C_{in} と比較して C_{cr} は 30% 程度高値となる．

GFR の血清マーカー

血清 Cr

血清 Cr 濃度（S_{cr}）は腎機能の指標となるが，腎機能が正常の半分まで低下してから初めて異常高値となるため，腎機能低下を検出する感度が低い．また，Cr 産生量は筋肉量に比例するため，筋肉量の多い人では腎機能が正常でも S_{cr} が異常高値となったり，筋肉量の少ない高齢者や女性では腎機能低下があっても S_{cr} が基準値内にとどまることがあることに注意が必要である．

血清 Cr 逆数（$1/Cr$）は，GFR に近い値となるため，同一患者で，x 軸に時間，y 軸に $\frac{1}{Cr}$ をプロットし，得られる近似直線の傾きが GFR 低下速度を表す．このことを利用し，末期腎不全に達する時期の予測や，治療介入の効果判定に用いる．ただし，この方法は Cr 産生量（＝筋肉量，体重）が不変であるときのみ使用できる．

血清尿素窒素（SUN）

蛋白の終末代謝産物である分子量 60 Da の尿素 $[(NH_2)_2CO]$ は N 原子を 2 個含むため，この N 量を測定した尿素窒素で表される．尿素は糸球体で濾過され尿中に排泄されるため，GFR の指標となるが，Cr と同様に，異常高値となるのは腎機能が半分以下まで低下してからである．また，蛋白摂取量の増加や尿細管での尿素再吸収が亢進する消化管出血・脱水の場合も，腎機能に関係なく SUN が上昇する点に注意が必要である．

血清シスタチン C

シスタチン C（Cys-C）は，全身の有核細胞で一定速度で産生される分子量 13 kDa の低分子蛋白で，糸球体を自由に通過し近位尿細管で 99% 再吸収・分解されるため，血清 Cys-C 濃度は GFR の指標となる．血清 Cys-C は筋肉量の減少した症例（るいそう，下肢切断，長期臥床）でも正確に腎機能を反映し，S_{cr} よりも GFR 低下の早期から上昇するため，より軽度の腎機能低下を検出できる．臨床的には，血清 Cys-C

値を 10 倍すると S_{cr} 値にほぼ等しく，正常値は男性 1.00 mg/L 以下，女性 0.85 mg/L 以下である．腎機能低下とともに血清 Cys-C は上昇するが，5 〜 6 mg/L で頭打ちになり，高度腎機能低下を正確に反映しない．3 か月に 1 回の測定が保険適用となっている．

GFR の推算式

日本人の GFR 推算式

腎機能の変化をより正確に表現するために，年齢，体重，S_{cr} から GFR を推測する式が広く用いられている．国際的には MDRD 推算式が用いられるが，日本人では過大評価となりやすいため，日本人に適した下記の式が用いられている[1]．

推算 GFR（mL/分/1.73 m^2）
$$= 194 \times S_{cr}^{-1.094} \times 年齢^{-0.287}（女性は \times 0.739）$$

GFR 推算式は簡易法であり，75% の症例が実測 GFR ± 30% の範囲に入る程度の正確度である．また，GFR 推算式では体表面積 1.73 m^2 の標準体型に補正した場合の推算 GFR（eGFR）が算出される．薬物投薬量の設定では患者個々の GFR を用いるため，体格の小さな症例で eGFR 値をそのまま用いると過剰投与の危険がある．標準的な体型と大きく異なる場合は体表面積補正をしない値に変換する．

体表面積を補正しない eGFR（mL/分）
$$= eGFR（mL/分/1.73 m^2）\times A \div 1.73$$
A：体表面積（m^2）

Cockcroft-Gault の式

白人男性の 24 時間 C_{cr} をもとに C_{cr} 値を推定するために作成された式である．

推定 C_{cr}（mL/分）$=（140 - 年齢）\times 体重 \div（72 \times S_{cr}）$（女性では $\times 0.85$）

日本人ではさらに係数 0.789 を乗じると GFR の近似値となるが，近年はあまり用いられない．

血清シスタチン C を用いた日本人の GFR 推算式

一般的には，S_{cr} に基づく GFR 推算式でよいが，筋肉量の減少した症例では，血清 Cys-C を用いた以下の式のほうが正確である[2]．

男性：推算 GFR（mL/分/1.73 m^2）
$$=（104 \times Cys\text{-}C^{-1.019} \times 0.996^{年齢}）- 8$$
女性：推算 GFR（mL/分/1.73 m^2）
$$=（104 \times Cys\text{-}C^{-1.019} \times 0.996^{年齢} \times 0.929）- 8$$

尿細管機能検査

近位尿細管では，糸球体で濾過された原尿中の 70 〜 80% の水・電解質・重炭酸イオン，ほぼすべてのグルコース，アミノ酸，低分子蛋白が再吸収される．Henle ループ上行脚では Na，Cl が再吸収され，尿の希釈と間質浸透圧の上昇が起こる．遠位尿細管・集合管では，酸や K 排泄の調節，抗利尿ホルモンによる

水の再吸収が行われる．これらの尿細管各部位の機能を評価する種々の尿細管機能検査が行われる．

近位尿細管機能検査

尿中 N-アセチル-β-D-グルコサミニダーゼ（NAG）

　NAG は細胞のリソソーム中に含まれる糖質分解酵素で，分子量約 140 kDa と大きく尿中に濾過されないため，尿中 NAG の増加は近位尿細管の障害を示す．尿 NAG は尿細管性蛋白よりも早期に尿中に漏出するため，尿細管障害の早期発見に有用である．尿 NAG の基準値は 5 U/L 以下であるが，温度や pH の影響を受ける．

尿中 β₂ ミクログロブリン（β₂-m）

　β_2-m はすべての有核細胞（特にリンパ球や単球）で産生される分子量 11.8 kDa の蛋白で，糸球体で濾過され近位尿細管で再吸収される．近位尿細管障害では，β_2-m の再吸収能力の低下により尿中排泄が増加する．基準値は 250 μg/L 以下である．悪性腫瘍，感染症，自己免疫疾患では β_2-m の産生が亢進し，近位尿細管の再吸収量を超えた β_2-m が尿中に排泄されること，尿 pH 5.5 以下ではプロテアーゼにより分解され低値となることに注意する．

尿中 α₁ ミクログロブリン（α₁-m）

　α_1-m は主に肝臓やリンパ球で産生される分子量 30 kDa の低分子糖蛋白で，β_2-m と同様に糸球体で濾過され，近位尿細管でほとんどが再吸収・異化されるが，近位尿細管障害では尿中への排泄が増加する．基準値は 1 ～ 3 mg/L 以下で，尿 pH の影響を受けないが，肝硬変や劇症肝炎では低値となる．

尿中 L 型脂肪酸結合蛋白（L-FABP）

　L-FABP は肝臓，腸管，腎臓に局在する脂肪酸結合蛋白で，腎臓では近位尿細管に特異的に発現しており，近位尿細管が障害されると尿中に排泄される．糖尿病性腎臓病では微量アルブミン尿出現前の腎症前期から尿中に出現する．3 か月に 1 回の測定が保険適用となっている．

腎性糖尿

　ブドウ糖は近位尿細管で再吸収されるが，再吸収量には閾値があり，正常では血糖 180 mg/dL を超えると尿中に排泄される．腎性糖尿では，正常血糖にもかかわらず尿中にブドウ糖が排泄される．

アミノ酸尿

　アミノ酸は糸球体で濾過された後，近位尿細管で 5 群のアミノ酸輸送体により再吸収され，分解される．近位尿細管障害やアミノ酸輸送体障害では，尿のアミノ酸分析によりアミノ酸尿を認める．

リン酸尿

　糸球体で濾過されたリン酸の約 80 ％は近位尿細管で再吸収されるが，再吸収には閾値があり，血中 P 濃度が 2.5 ～ 4.2 mg/dL を超えると尿中にリン酸が排泄される．P の尿中排泄分画（FE_P）の基準値は 10 ～ 20 ％，尿細管 P 再吸収率（%TRP）の基準値は 80 ～ 90 ％であるが，さまざまな病態の影響を受ける．

重炭酸負荷試験

　重炭酸イオン再吸収能の検査で，近位型尿細管性アシドーシス（RTA）の診断に用いる．重炭酸を点滴負荷して近位尿細管の再吸収能を超え尿中に排泄される閾値を調べる．重炭酸イオンと Cr の血中・尿中濃度を測定し，尿中の GFR 100 mL あたりの重炭酸イオン排泄量，尿細管再吸収量から重炭酸イオン排泄閾値を求める．血中重炭酸イオン排泄閾値の基準値は 24 ～ 26 mEq/L，重炭酸イオン再吸収極量は 2.5 ～ 2.8 mEq/100 mL・GFR だが，近位型 RTA では低下し，遠位型 RTA では正常～高値となる．

遠位尿細管・集合管検査

尿中アニオンギャップ

　尿中アニオンギャップ［(Na + K) − Cl］の値から NH_4^+ 排泄量を推定し，尿酸性化能をみる検査である．尿中の陽イオンの和（Na + K + NH_4^+）と陰イオンの和（Cl + 80）は等しいことから，

　　尿中アニオンギャップ
$$= (Na + K) - Cl = 80 - (NH_4^+)$$

と表される．アシドーシスでは，通常 NH_4^+ の尿中排泄が増え（80 以上）尿中アニオンギャップは負となる．遠位型 RTA のように尿の酸性化障害があると，NH_4^+ 排泄は少なく尿中アニオンギャップは正となる．

経尿細管 K 勾配（transtubular potassium gradient：TTKG）

　尿中・血中 K 濃度の比から腎集合管でのアルドステロン作用を推定し，K 代謝異常の原因鑑別に用いる．

　　TTKG =（尿 K 濃度÷血清 K 濃度）×（血清浸透圧
　　　　÷尿浸透圧）

で求められる．高 K 血症の際に，TTKG 10 以上（尿 K 増加）であれば，アルドステロン作用が亢進した正常反応であるが，TTKG が 5 以下（尿 K 低下）であれば，アルドステロン作用の低下が疑われる．また，低カリウム血症の際に，TTKG 10 以上（尿 K 増加）であれば，アルドステロン過剰による腎性 K 喪失が考えられる．高齢者や腎機能低下者では TTKG は低値となる．TTKG を正確に評価できる条件として，尿浸透圧が血清浸透圧より高い，尿 Na > 25 mEq/L などがあり，脱水や希釈尿時は適さない．

バソプレシン負荷試験

　腎臓の尿濃縮力の指標で，多尿を呈する中枢性尿崩症と腎性尿崩症の鑑別に用いる．DDAVP（1-デアミ

ノ-8-D-アルギニンバソプレシン）を投与し，尿浸透圧上昇（300 mOsm/kg H_2O 以上），尿比重上昇（1.020以上），尿量減少がみられれば，中枢性尿崩症と考えられる．

塩化アンモニウム（NH₄Cl）負荷試験

酸負荷時の尿 pH から尿酸性化障害をみる検査で，遠位型 RTA の診断に用いる．酸である NH₄Cl の経口投与により血液 pH 7.3 以下となっても，尿 pH が 5.5以下にならなければ，尿酸化障害であり，遠位型RTA と診断する．本試験は重曹や酸化マグネシウムなどの投与は中止して行う．高度なアシドーシス，肝障害がある場合は危険なので禁忌である．

Fishberg 濃縮試験

水分制限時の尿浸透圧から集合管の濃縮能をみる検査である．12 時間の飲水制限後の 3 回の採尿のうち 1回でも，尿比重が 1.022 以上となれば正常とする．この検査は患者負担，リスクが大きく，現在はほとんど行われない．

浸透圧クリアランス（C_{osm}）と自由水クリアランス（C_{H_2O}）

それぞれ，尿に溶質（浸透圧物質）を排泄するのに必要な血漿量（＝血漿と等張の尿量）と溶質を含まない水（自由水）の排泄量を表し，尿量 V（mL/分）＝$C_{osm} + C_{H_2O}$ の関係にある．

$$浸透圧クリアランス\ C_{osm} = U_{osm} \times (V \div P_{osm})$$

U_{osm}：尿浸透圧

P_{osm}：血清浸透圧

$$自由水クリアランス\ C_{H_2O} = V - C_{osm}$$

と表される．

尿細管で自由水が再吸収される（尿の濃縮）と C_{H_2O}は負に，自由水が尿中に排泄される（尿の希釈）とC_{H_2O} は正になる．$- C_{H_2O}$ を $T^c_{H_2O}$（自由水再吸収）と表現し，尿濃縮の指標として用いることもある．

（今田恒夫）

●文献

1) Matsuo S, et al：Revised equation for estimated glomerular filtration rate (GFR) from serum creatinine in Japan. *Am J Kidney Dis* 2009；53：982.

2) Horio M, et al：GFR estimation using standardized serum cystatin C in Japan. *Am J Kidney Dis* 2013；61：197.

腎臓の形態学的検査

腎・尿路の画像診断は，形態学的診断のみならず機能的診断を兼ねることがある．検査方法として，超音波検査，X 線検査，CT（computed tomography）検査，MRI（magnetic resonance imaging）検査，RI（radioisotope）検査がある．また，内視鏡など泌尿器科的手技を併用する検査法もある．

超音波検査

超音波検査は簡便かつ非侵襲的な検査であり，またベッドサイドで施行が可能なため他の臓器と同様，第一選択の検査手段である．腎臓の超音波検査では，①腎臓の形状，②エコー輝度，③ central echo complex（CEC），④占拠性病変，⑤ドプラ法による腎血流評価などが行われる．

腎臓の形状

両側の腎臓の描出を試みることにより，低形成腎，腎欠損，遊走腎などの疾患が除外される．また，両側の腎臓が描出されても，腎臓の萎縮や表面の不整を認めるときは，慢性的な経過による腎機能低下が示唆される．

エコー輝度

正常の腎皮質は低エコーを示す．しかし，肝臓のエコー輝度と比較し，びまん性の高エコーを示すときは，腎間質の線維化などの腎実質の障害が示唆され，慢性的な経過による腎機能低下が疑われる．また，音響陰影（acoustic shadow）を伴う高エコーを認めるときは，石灰化や結石の存在が考えられる．

central echo complex（CEC）

腎臓の中心部は腎盂腎杯，脂肪組織，血管から成るCEC と呼ばれ，高エコーを示し，解離を認めない．CEC が解離し低エコー領域として認識される場合は水腎症による腎盂腎杯の拡張が示唆される．

占拠性病変

占拠性病変として，腎嚢胞や腫瘍性病変があげられる．嚢胞性病変の特徴として，境界明瞭，内部が均一かつ低エコー，後方エコーの増強などの特徴がある．内部に充実性成分を有する嚢胞や充実性の場合，腫瘍性病変が考えられ，エコーのみではなく，CT など他の画像診断で確認を行う必要がある．

ドプラ法による腎血流評価

カラードプラ法による乱流シグナルは動脈狭窄を，血流シグナルの途絶は動脈閉塞が示唆されるため，腎動脈狭窄，腎梗塞，腎動静脈奇形などの診断に有用である．また，腎機能と腎血流が関連するといわれており，腎血流の評価も有用である．区域動脈や葉間動脈

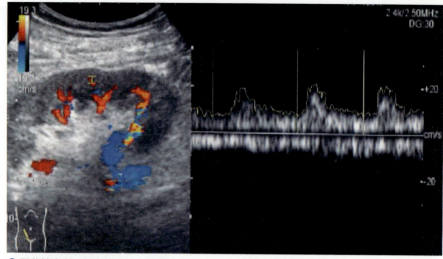
⓮ 腎移植患者の腎血流エコー画像

領域の血流を測定し，RI（resistance index）が0.8以上の場合は腎機能障害が高度であるとされる（⓮）．ちなみにRIは（収縮期最高血流速度−拡張末期血流速度流）÷収縮期最高血流速度，で求められる．

X線検査

X線検査は，単純撮影法と造影撮影法に大別される．造影撮影法には経静脈性尿路造影など経静脈的に造影剤を使用する方法と，逆行性腎盂造影法など泌尿器科的手技を用いる方法がある．

単純撮影法

腎・尿路の画像診断に用いられる単純撮影法として，腎・尿管・膀胱部単純撮影（kidney-ureter-bladder：KUB）がある．KUBは原則背臥位で行うが，腎臓の可動性を確認する場合は立位も追加する．KUBでは腎陰影から腎の大きさや腎の長軸（腎の長軸は腎上方で交差する）を確認する．その他，石灰化（尿路結石の診断）の有無や腸腰筋陰影（腸腰筋陰影の消失は後腹膜疾患を疑う）を確認する．腹膜透析患者においては，腹膜透析用カテーテルの位置異常の診断に用いられる（⓯）．

静脈性腎盂撮影法 intravenous pyelography（IVP），点滴腎盂造影 drip infusion pyelography（DIP）

造影剤投与前には，造影剤による副作用，ヨードアレルギー，アレルギー性疾患，甲状腺疾患，ビグアナイド系糖尿病薬内服の有無や腎機能を確認する．

KUB撮影後，IVPは40 mLの造影剤を1～2分程度で，DIPは100 mLの造影剤を約5分で静脈内投与する．その後も背臥位にて注入5分後（腎陰影の確認），

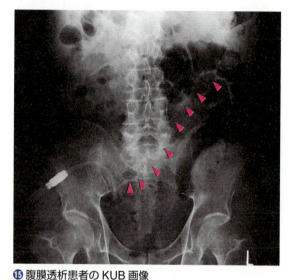
⓯ 腹膜透析患者のKUB画像
腹膜透析用カテーテルの位置異常を認める．矢頭のように左上腹部へカテーテルが変位している．

10分後（尿路の描出），20分後（膀胱陰影の確認），排尿後立位（残尿や腎下垂の確認）にて撮影する．

逆行性腎盂造影法 retrograde pyelography（RP）

近年，CTやMRIなどの画像診断技術の発達により適応頻度は少なくなっている．腎盂・腎杯領域の腫瘍性病変が疑われ，DIPや他の画像診断にて描出が不鮮明なときや造影剤アレルギー患者に対して行われる．また，分腎尿細胞診の採取による上部尿路悪性腫瘍の確定診断も行うことが可能である．

CT検査

CT検査は，多列検出器の開発により短時間に広い

範囲の撮影ができるようになった．また，時間分解能，空間分解能の向上とともに画像処理技術の進歩により三次元の画像を作成したり，任意の断面の画像を作成したりすることが可能となった．腎・尿路系疾患におけるCT検査は，CT angiographyなど血管系の評価に用いられることが多い．CT検査はX線を用いるため被曝のリスクがあり，撮影条件や撮影部位に留意し，可能な限り線量の低減に努める必要がある．

単純CT

尿路結石の所在の診断などに用いられる．画像処理技術を用いて常染色体優性多発性嚢胞腎の腎容積の計測を行ったりする（❶）．

造影CT

造影CT検査には，造影剤を注入後適切なタイミング（時相）で撮影するもの（一般的な造影CT）と造影剤を急速静注し，短時間に連続して撮影を行うダイナミックCT検査がある．時相として，主に動脈が造影される動脈相，主に腎皮質が造影される皮質相，主に髄質が造影される実質相，主に尿路が造影される排泄相などがある．腎臓造影効果には他の臓器と異なり，腎臓血流と排泄機能が影響する．

造影CTは，動脈狭窄などの血管病変と腫瘍性病変の鑑別，精査に用いられることが多い．❶❸に，検診にて血尿が指摘され，精査目的の腹部超音波検査にてnutcracker現象が疑われた症例の造影CT，3D（three-dimensional）CT検査を示す．

MRI検査

MRI検査は被曝がなく，コントラスト分解能が高いことが特徴である．ペースメーカーなど体内金属がある場合，原則撮影することができない．また，MRIで使用されるガドリニウム造影剤も副作用を生じる．特に腎性全身性線維症（nephrogenic systemic fibrosis：NSF）に注意が必要である．

腎・尿路の画像診断においてはダイナミックCTなどのCT検査である程度情報が得られるため，MRIが第一選択で用いられることは少ない．造影剤アレルギーなどで造影検査が施行できない症例や悪性腫瘍の周囲軟部組織への浸潤の評価などに用いられる．また，

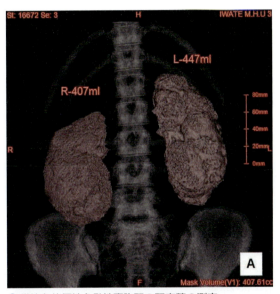

❶ 常染色体優性多発性嚢胞腎の腎容積の測定

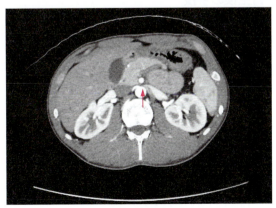

❶ nutcracker現象の造影CT画像
腎静脈が腹部大動脈と上腸間膜動脈間を通過する部分（矢印部）において狭窄しており，その遠位では腎静脈の拡張を認める．

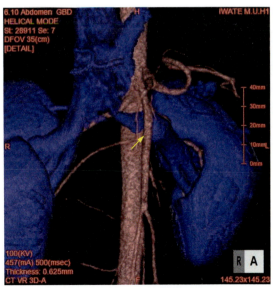

❸ nutcracker現象の造影3D-CT画像（❶と同一症例）
腎静脈が腹部大動脈と上腸間膜動脈間を通過する部分（矢印部）において狭窄しており，その遠位では腎静脈の拡張を認める．

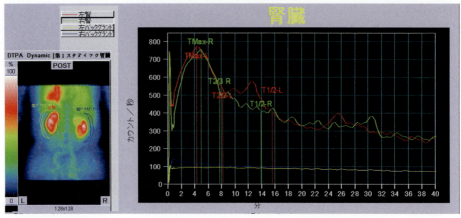

❶⓽ レノグラム
両腎とも T_{max} の低下および $T1/2_{max}$ の遅延を認め，腎機能の低下を反映している．

水を非常に強調した画像（T2強調画像）を用いることにより腎盂や尿管を非侵襲的に評価できるMR urographyが行われる．

RI検査

腎臓におけるRI検査は，静態スキャンと動態スキャン（レノグラム）の2種類がある．

静態スキャン

^{99m}Tc-DMSAは尿細管にてとり込まれ，1回循環腎抽出率（extraction fraction：EF）は4〜6％と低く，投与約5〜6時間後まで近位および遠位尿細管に集積するため，皮質の機能的形態評価が可能である．

動態スキャン（レノグラム）

^{99m}Tc-MAG3はパラアミノ馬尿酸（PAH）の構造を母体として設計された化合物であり，近位尿細管で分泌される．そのため有効腎血漿流量（effective renal plasma flow：ERPF）の測定が可能である．また，^{99m}Tc-DTPAは糸球体濾過のみによって排泄されるため，糸球体濾過量（glomerular filtration rate：GFR）の測定が可能である．両者とも核種を静脈注射後30分連続して撮像する．核種が腎臓に集積，腎盂→尿管→膀胱へと排泄される過程を経時的に画像でとらえることができる．そのため，どの過程に原因があるのか，腎機能障害がどの程度なのかを視覚的に確認できる．また，レノグラムという形で腎臓に流れ込む血液の様子，排泄されていく様子など左右それぞれの腎臓の機能を知ることができる⓽．

（阿部貴弥，松浦朋彦，杉村　淳）

●文献
1）吉田　修（監），小川　修ほか（編）：ベッドサイド泌尿器科学，改訂第4版．東京：南江堂；2013．

腎生検

適応と禁忌

腎生検の目的は予後の予測と治療方針の決定であり，腎臓病の早期発見，早期治療のためにきわめて有用な検査法である．一方，腎臓は非常に血管の豊富な臓器であり，腎生検では穿刺に伴う出血は必発であり，重篤な合併症も起こりうる．したがって，危険性を凌駕する有用性が期待される場合のみに腎生検を行うべきである．以下に腎生検の適応と禁忌について述べる．

腎生検の適応
臨床症候別にみた腎生検の適応を❷⓪に示す．
腎生検の禁忌
腎生検が禁忌となる場合を❷①に示す．

腎生検の手技

腎生検には経皮的腎生検と開放腎生検があるが，ほとんどの施設でエコーガイド下経皮的腎生検を行っている．治療法の決定に腎生検がどうしても必要な場合で，経皮的腎生検が施行できない理由があるときは，開放腎生検を行う．

インフォームド・コンセント

腎生検は，その必要性と危険性（予測される事態と対応）を十分に説明し，最終的に患者および家族が納得して検査を受けることを選択することが大前提であり，同意を文書で取得する．

⑳ 腎生検の適応

1. 検尿異常
①尿潜血のみ：
　尿沈渣にて変形赤血球が多数みられるときや赤血球円柱がみられる場合．
　尿路系疾患，腫瘍，結石，感染症などを鑑別することが重要で，泌尿器科的な精査を優先させる．
②尿蛋白のみ：
　蓄尿で 0.5 g/日以上，または随時尿で尿蛋白/クレアチニン比が 0.5 g/g クレアチニン以上，または定性で 2 ＋以上の蛋白尿が持続する場合．
③尿蛋白，尿潜血ともにみられる場合：
　尿蛋白が 0.5 g/日未満，尿蛋白/クレアチニン比が 0.5 g/g クレアチニン未満でも腎生検を考慮する．
＊高齢者については慎重に判断すべきである．

2. ネフローゼ症候群
成人領域では治療開始前に腎生検を行うのが原則である．禁忌事項がなければ高齢者においても腎生検の適応になる．

3. 急速進行性糸球体腎炎症候群
禁忌事項がないかぎり，年齢によらず可及的速やかに腎生検を行う．

4. 急性腎炎症候群
臨床症候の回復が遅延する場合は腎生検の適応になる．

5. 糸球体疾患以外の腎性急性腎不全
急性間質性腎炎，血栓性微小血管症，コレステロール塞栓などでは，禁忌事項がなければ腎生検の適応となる．
急性尿細管壊死では腎機能の回復が遷延する場合，腎機能の回復を予測するために腎生検を行うことがある．

㉑ 腎生検の禁忌

管理困難な出血傾向
片腎＊†（機能的片腎も含む）
腎形態異常：馬蹄腎
囊胞腎：大きな単囊胞，多発性囊胞腎
水腎症
管理困難な全身合併症：重症高血圧，敗血症
腎実質性感染症：腎盂腎炎，腎周囲膿瘍，膿腎症
腎動脈瘤
高度の萎縮腎
体動などで安静の保持が困難な場合＊

＊開放腎生検や腹腔鏡下腎生検は必ずしも禁忌ではない．
†移植腎は片腎であるが経皮的腎生検の適応となる．

腎生検組織採取法の手順：エコーガイド下経皮的腎生検

①消毒：穿刺部位を中心に背部を広く消毒する．
②穿刺位置の決定：腎の長軸にエコープローブを当て，セントラルコンプレックスを描出．さらにプローブをやや外側に傾け，腎下極外側を穿刺部位とする（㉒a）．
③局所麻酔：生検針刺入予定の皮膚と穿刺針挿入路に沿って局所麻酔を行う．
④組織採取（㉒b）：生検針を腎臓表面に向けて針を進め，腎臓近くに到達したら呼吸を止めさせ，組織

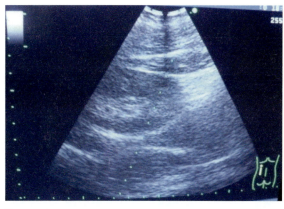

a.

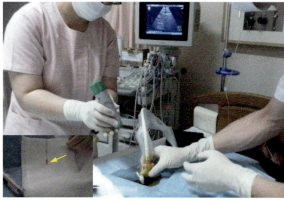

b.

㉒ 腎生検の手技
a. 穿刺部位の決定．セントラルコンプレックスを描出した後，プローブをやや外側に傾け腎下極外側を描出する．点線は穿刺針が通過するラインである．
b. エコーガイド下の腎生検：組織採取．生検針を進めて腎臓の表面に到達させ，呼吸を止めさせて組織を採取する．左下は生検針内の採取された組織．速やかに組織処理を行う．

を採取する．採取された組織は組織処理係に渡す．これを数回繰り返し，必要な切片数を採取する．
⑤用手圧迫：組織採取後は穿刺部位に厚めにガーゼをのせ，上から体重を少しかけて 10 分間用手圧迫し止血を図る．10 分経過したら，ガーゼで作製した沈子を当て，テープでしっかり固定する．
⑥砂囊による圧迫：患者を仰臥位に戻し，穿刺部位に砂囊を敷く．以後は合併症に注意してバイタルサインをはじめ，患者の観察を注意深く行う．
　安静中の補液量は，1 日尿量が 1,500 mL から 2,000 mL 以上になるように十分な輸液を行う．

生検後の安静

　生検後の安静は，その後の合併症を防ぐためにきわめて重要である．砂囊による安静時間は 2 ～ 8 時間，側臥位などの体位変換を許可できるまでの時間は 6 ～ 12 時間，立位あるいは歩行許可までの時間は 18 ～

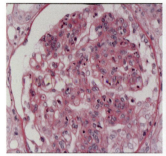
a. HE 染色

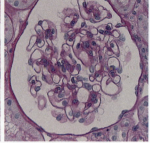
b. PAS 染色

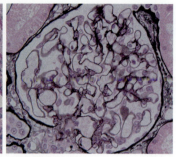
c. PAM 染色

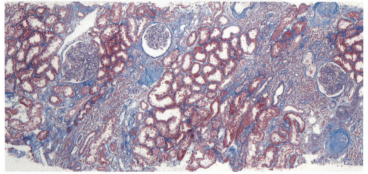
d. MT 染色

❷ 腎生検診断に必要な基本的染色法
a. HE (hematoxylin-eosin) 染色．病理では HE 染色が基本であるが，腎生検診断ではあまりみない．ただし浸潤細胞の種類などをみるには HE 染色が適している．
b. PAS (periodic acid Schiff) 染色．基底膜がくっきりと染まる．腎生検診断ではこの染色が中心となる．
c. PAM (periodic acid methenamine silver) 染色．コラーゲンが黒く染まる．したがって基底膜がよりくっきりと染まる．
d. MT (Masson trichrome) 染色．細胞成分は赤色，線維成分が青色に染まる．間質線維化の広がりを判断する際に適している．移植腎生検診断で重宝する．（写真提供：産業医科大学第二病理学教室 久野 敏先生．）

24 時間である．立位許可までの排尿，排便は床上で行わせる．床上排尿ができないときは尿道カテーテルを挿入し開放排尿とする．

立位，歩行許可後も腹部，背部に負荷がかかるような動作は避けるように，また退院後 1～3 か月は，運動は禁止し，比較的穏やかな生活をするよう指導する．

腎生検の合併症とその対策

腎生検の主な合併症を以下に示す．

疼痛
局所麻酔がさめると疼痛が出現するので鎮痛薬で対応する．

出血
生検後の多量の腎周囲出血や肉眼的血尿などの合併症は最初の 6 時間以内に起こりやすく，バイタルサインの変化やその後の貧血の進行でとらえることができる．

後腹膜腎周囲の血腫は多くの場合，自然止血し吸収されるが，痛みが尋常でない場合は塞栓術による止血を考慮する．

肉眼的血尿を認めた場合，凝血塊を形成させないように補液量増加を行うなどして尿量の増加を図る．改善がみられない場合，血管造影で出血部位を確認する．動静脈瘻が原因の場合は塞栓術を行う．貧血の進行や血圧が低下する場合には，輸血を行う．

下肢静脈血栓症，肺塞栓症
生検後の下肢の過度の安静は下肢静脈血栓症を誘発する可能性があり，穿刺側では足関節の屈曲，非穿刺側では足関節のほか，股関節，膝関節の屈曲は許可する．

組織診断

腎生検診断は光学顕微鏡，免疫染色法，電子顕微鏡の 3 つの方法で行う．

光学顕微鏡診断

腎生検光学顕微鏡診断に必要な基本的染色法
❷に示す．

主な光学顕微鏡所見
腎臓は糸球体，尿細管・間質，血管の 3 つの構成要素から成っている．以下に構成要素別に光学顕微鏡所見について述べる．

糸球体病変：糸球体腎炎は原発性，続発性，遺伝性に分けられる．
①原発性糸球体腎炎：糸球体病変の着眼点は細胞増多の有無と基底膜肥厚の有無の 2 点である．細胞増多がある場合，増えている細胞によって管内細胞増多，メサンギウム細胞増多，管外増殖（半月体）の 3 種類に分けられる．これらの組み合わせにより原発性糸球体腎炎の光学顕微鏡所見は 6 つの基本パターンに分けられる．これに，巣状分節性糸球体硬

❷❹ 糸球体病変の基本パターン

腎生検光学顕微鏡所見の基本パターンと代表的疾患を示す.

基底膜肥厚	細胞増殖	組織診断名,（　）内は代表的疾患	
なし	なし	微小変化（リポイドネフローゼ）	＊巣状分節性糸球体硬化症に注意
なし（増殖性腎炎：増えている細胞の種類により3つに分ける）	あり　管内増殖（毛細血管内浸潤細胞）	管内増殖性糸球体腎炎（急性糸球体腎炎）電顕：hump	
	メサンギウム増殖（メサンギウム細胞）	メサンギウム増殖性糸球体腎炎（IgA腎症）	
	管外増殖＝半月体（Bowman囊上皮）	半月体形成性糸球体腎炎	
あり（spike）	なし	膜性腎症，膜性腎炎	
あり（基底膜の二重化）	あり	膜性増殖性糸球体腎炎	

化症を加え合計7つのパターンを頭に入れておくとよい. ❷❹に糸球体病変の基本パターンを示す.

②続発性糸球体腎炎：全身の疾患に伴って続発する糸球体病変で，膠原病，糖尿病，アミロイドーシスなどがある.

③遺伝性糸球体疾患：薄層基底膜病，遺伝性腎炎などがある.

②と③については基本パターンのほかに，疾患に特徴的な病変がある. それぞれの疾患の詳細については，他項目を参照されたい.

尿細管・間質病変：糸球体病変に伴って二次的に出現する場合が圧倒的に多い. 最も高頻度にみられるのは間質の細胞浸潤，線維化，尿細管の萎縮である. 尿細管・間質を主座とする疾患としては急性間質尿細管

㉕ 蛍光抗体法の主な染色パターンと染色部位

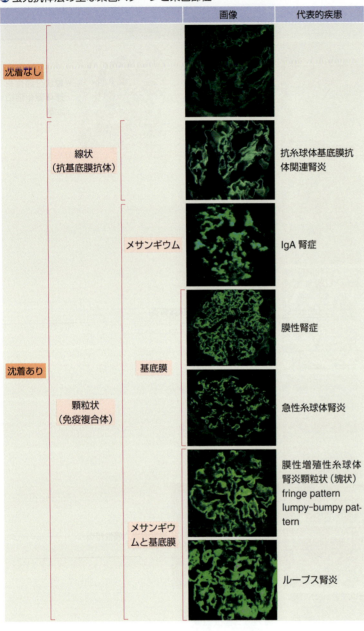

蛍光抗体法陽性の場合，まず染色パターンから線状（linear）か，顆粒状（granular）かに分けられる．線状の場合は抗糸球体基底膜抗体関連腎炎であり，顆粒状の場合は免疫複合体関連腎炎である．また，染色の部位によりメサンギウムへの沈着か，基底膜への沈着かをみる．"何が，どこに，どのように染色されているか"は腎炎の種類によってほぼ決まっている．

炎，骨髄腫腎などがある（☞「尿細管間質性腎炎」p.547）．
血管：腎生検でみられる血管病変は動脈硬化病変が圧倒的に多い．血管を主座とする主な病態には壊死性血管炎，血栓性微小血管症（thrombotic microangiopathy：TMA），コレステロール塞栓があげられる（☞「全身性疾患による腎障害」p.561）．

蛍光抗体法

　腎生検においては免疫グロブリン（Ig），補体，フィブリノゲンなどの物質の沈着の有無が診断の決め手となるため，蛍光抗体法染色は不可欠である．新鮮凍結切片を用い，蛍光で発色する抗体で染色する．腎生検でルーチンに染色するのはIgG，IgA，IgM，C3，C1q，フィブリノゲン，κ鎖，λ鎖である．㉕に蛍光抗体法の主な染色パターンと代表的疾患を示す．

電子顕微鏡診断

　光学顕微鏡や免疫染色法のみでは診断がつかないこともしばしばあり，可及的に電子顕微鏡診断まで行うことが望ましい．

正常糸球体の電顕像

　電顕像の異常の有無を診断するには，まず正常の電

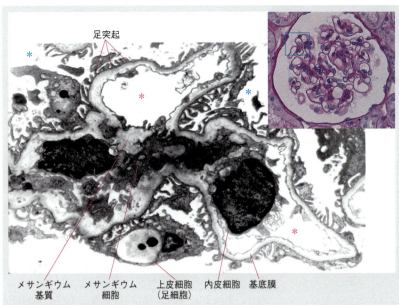

㉖ 正常糸球体の電子顕微鏡所見

足突起を有する細胞が上皮細胞である．上皮細胞があるほうが Bowman 腔（＊）側，基底膜を挟んでその反対側が毛細血管腔（＊）である．毛細血管腔内に位置するのが内皮細胞で，内皮細胞の細胞質はうすい膜のようになっており，窓がある．このため，内皮細胞の細胞質の延長は点線のようにみえる．毛細血管の係蹄と係蹄をつなげているのがメサンギウム領域であり，中にメサンギウム細胞，その周囲にメサンギウム基質がある．メサンギウム基質は基底膜と同じ灰色である．

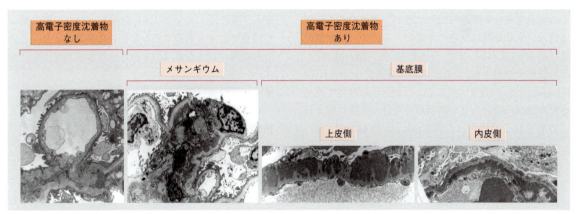

㉗ 高電子密度沈着物の有無と分布

高電子密度沈着物がある場合はメサンギウムにあるのか，基底膜にあるのか，をみる．基底膜にある場合は基底膜の上皮側なのか，内皮側にあるのか，をみる．高電子密度沈着物の有無，その分布は腎炎の種類によってほぼ決まっている．

顕写真のオリエンテーションを理解する必要がある．正常糸球体の電子顕微鏡写真を㉖に示す．

電子顕微鏡診断

電子顕微鏡ではまず，高電子密度沈着物の有無をみる．糸球体基底膜の色（灰色）より黒いことを高電子密度という．高電子密度沈着物の有無と分布を㉗に示す．

また，光学顕微鏡で疑いをもち，電顕所見で確定診断に至るものに Fabry 病などがある．そのほか，光学顕微鏡で診断がつかず，電顕所見が診断の決め手となる疾患には以下のようなものがあげられる．

①微細な基底膜病変：薄層基底膜病，遺伝性腎炎など．
②細線維：アミロイドーシス（amyloidosis），イムノタクトイド糸球体症（imunotactoid glomerulopathy），フィブリラリー糸球体症（fibrillary glomerulopathy），クリオグロブリン腎症など．
③ミトコンドリア異常症

（片渕律子）

●文献

1) 日本腎臓学会・腎生検検討委員会：腎生検ガイドブック—より安全な腎生検を施行するために—．東京：東京医学社；2004．
2) 片渕律子：腎生検診断 Navi．東京：メジカルビュー社；2016．
3) 安田　隆ほか（編）：臨床腎臓内科学．東京：南山堂；2013．

3 水・電解質代謝異常

水・電解質代謝の調節

ヒトは経口摂取の量や内容によらず体液の量や組成を一定に保つ驚くべき能力を保持している．これを体液恒常性という．体液恒常性の維持機構は非常に精密な制御を受けているが，これは体液恒常性が正常な細胞活動ひいては生命維持活動に必須であるからである．この体液恒常性維持において中心的役割を果たす臓器が腎臓である．

腎臓の構造と機能

腎臓は重さが1つ120g程度の小さな臓器であるが，1分間に約1Lという大量の血液が流れており，これは心拍出量の約20%にも相当する．これだけ多くの血流を受ける臓器はほかにない．血液のうち，液体成分である血漿は血液の半量であるので，腎血漿流量は約500 mL/分となり，うち約20%（100 mL/分）が糸球体で濾過され，これが糸球体濾過量（glomerular filtration rate：GFR）である．しかし，糸球体で濾過された原尿のほとんどが再吸収を受け，実際に尿として排泄されるのはたった約1 mL/分（1,440 mL/日）しかない．

つまり，腎臓は1日約150 Lもの大量の血液を濾過し，その約99%をも再吸収しているのである．これは，とりも直さず，体液全体が1日に4回程度も体外に濾過されて，そのほとんどが再び体にとり込まれるということになる．なぜ，このように一見むだのようなことが行われているのであろうか？ ヒトが摂取する水や電解質の量や組成はまったく一定しない．一方で，そのような摂取したものが行きつく場である体液は恒常性を維持する必要があるため，尿の量や組成を柔軟かつ精確に変える必要があり，このような膨大な糸球体濾過量がセーフガードとなって，必要なら再吸収し，不要なら排泄する余裕を作っているのである．つまり，このシステムにより，ヒトはどんなに暴飲暴食しても，ほとんど飲食をしなくても体内の水電解質バランスを一定に維持することが可能になっている．このように1日の水電解質には摂取許容量（体液恒常性を維持したまま摂取可能な量：daily allowance）があり，水は1.5～40 L，塩はNa換算で10～1,000 mEqなど，摂取量の許容範囲はきわめて大きい（❶）．しかし，腎不全になってGFRが低下したり，腎に働いて尿量や組成を調整するホルモンの異常により，この許容範囲が狭くなる（つまり，水電解質異常が起きやすい）のである．

体液恒常性維持のメカニズム

ヒトは毎日，摂食・飲水行動を行い，また，たとえ摂食・飲水ができなくとも輸液により栄養分が補給される．このように，経口的にしても経静脈的にしても，摂取された水電解質は，いったんまずは細胞外液（そのなかでも血管内の血漿分画）に入ることになる．そして，細胞外液に接する臓器・器官でその情報（水電解質の質・量の変化）が感知器（センサー）にインプットされ，効果器（エフェクター）の形で伝達される．

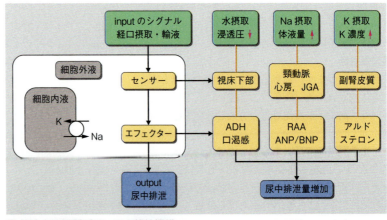

❶ 1日の摂取許容量

水	1.5～40 L
Na	10～1,000 mEq
K	20～500 mEq
H⁺	0～500 mEq

❷ 体液水電解質バランスの維持機構
ADH：antidiuretic hormone（抗利尿ホルモン）．
JGA：juxtaglomerular apparatus（傍糸球体装置）．
RAA：renin-angiotensin-aldosterone（レニン-アンジオテンシン-アルドステロン系）．
ANP/BNP：atrial/brain natriuretic hormone（心房・脳ナトリウム利尿ペプチド）．

❸ 体内水分量の年齢・体格による違い

体格	小児	成人（男）	成人（女）
やせ型，筋肉質	80 %	65 %	55 %
標準型	70 %	60 %	50 %
肥満型	65 %	55 %	45 %

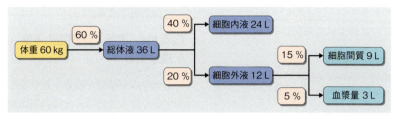

❹ 体液分布とその比率

このエフェクターの作用の中心となるのが、腎臓であり、水電解質の排泄（アウトプット）のバランスを決めている。

❷に示すように、たとえば水は視床下部（センサー）で浸透圧（張度）の変化（シグナル）が感知され、抗利尿ホルモンや口渇感（エフェクター）を介して、水排泄（飲水）が調節される。Naは体液量上昇というシグナルを頸動脈洞や心房の圧受容体、腎傍糸球体装置（juxtaglomerular apparatus：JGA）がセンサーとなって感知し、レニン-アンジオテンシン-アルドステロン系や利尿ペプチド系、交感神経系がエフェクターとなって尿中Na排泄量のバランスを図っている。Kは血清K濃度や恐らく細胞内外のK濃度勾配がシグナルとなり、副腎皮質（センサー）によって感知され、エフェクターとしてのアルドステロンが分泌されることで、それぞれKの尿排泄バランスを決めている。

体液の組成と分布

重量ベースで体の約60％は水分（体液）である。たとえば、体重60 kgのヒトであれば、約36 Lが体液ということになる。しかし、水は主に筋肉に含まれ、脂肪にはないので、年齢や肥満度によって体液量の割合が変化する（❸）。たとえば、女性は男性と比べ体重に占める脂肪の割合が多いので、水分量は男性に比べ少ない。同様に、子どもの水分量は多く、老人は少ない。

水は半透膜である細胞膜を溶質が形成する浸透圧勾配に従って通過・移動し、膜の両側の浸透圧を等しく保っている。細胞内の溶質は細胞外の溶質の2倍存在するので、水の量も細胞内液（intracellular fluid：ICF）は細胞外液（extracellular fluid：ECF）の2倍存在する。つまり、体液の約2/3は細胞内液で、残り約1/3が細胞外液となる。細胞外液はさらに、約1/4が血管内に血漿として、残りは間質に組織間液

❺ 体液各コンパートメントの電解質濃度（電荷濃度 mEq/L とモル濃度）

		細胞外液	細胞内液
陽イオン (mEq/L)	Na	142	10
	K	4	150
	Ca	5	5
	Mg	3	35
	Total	154	200
陰イオン (mEq/L)		154	200
総モル濃度 (mM)		310	310

（interstitial fluid：ISF）として存在する。体重60 kgのヒトを例にとれば、体重の6割にあたる総体液量36 Lのうち、細胞内液量はその2/3である24 L、細胞外液量は1/3の12 Lとなり、さらに、細胞外液の約1/4が血管内に血漿として3～4 L存在する（❹）。

繰り返しになるが、水は膜の両側で浸透圧（総溶質モル濃度）が等しくなるように速やかに移動するため、常に細胞内外での溶質モル濃度の総和は等しく保たれている。細胞内の主な溶質はカリウム（K）であり、細胞外ではナトリウム（Na）である。この細胞内外の電解質濃度の違いは細胞膜にある Na^+/K^+-ATPase の働きによって維持される。実際の細胞外液（血漿と間質液）と内液の電解質構成を❺に示す。細胞内外ともに陽イオンと陰イオンの濃度（mEq/L）は電荷を中性にするため等しいが、mEq/Lで表した細胞内液と細胞外液の電荷濃度（電荷の数）にはかなりの差がある。これは2価以上に荷電した物質（Ca, Mg, 蛋白など）が存在するためであり、細胞外液と内液での浸透圧物質の数をそれぞれのコンパートメントの水分量で割った総モル濃度（mM）は等しい。

水・ナトリウム代謝調節とその異常

体液恒常性維持の意義

私たちはこの体液環境を一定に保つこと，つまり，体液恒常性の維持が生きていくうえでの大前提となっている．体液恒常性の維持とは大雑把にいうと，次の2つを示す．

① 細胞サイズの維持（⟶ 細胞内液量の維持）
② 循環の維持（⟶ 細胞外液量の維持）

細胞内液量の維持は細胞サイズの維持につながる

細胞のサイズを決定しているのが，細胞内の水分量，つまり細胞内液量である．そして，細胞内液量を決定しているのが，細胞内液に存在する浸透圧物質の量である．水は細胞内外の浸透圧が等しくなるように分布する．細胞内液ではKが，細胞外液ではNaが浸透圧物質の中心的存在である．細胞内液中のKは細胞外液中のNaの約2倍存在するため，細胞内液は細胞外液の約2倍の量となっている．

張度とは何か？

NaやKのように細胞内外の水分量を規定する浸透圧物質は細胞膜内外の自由な移動ができない物質であり，この条件を満たす浸透圧物質によって形成される浸透圧を有効浸透圧（effective osmolality）あるいは張度（tonicity）と呼ぶ❻．体液中のNaやK，ブドウ糖は細胞膜を自由に通過できないため，その濃度の変化は細胞内外の浸透圧差を生じ，水の細胞内外の移動を引き起こす．たとえば，塩を摂取して細胞外液のNa濃度が上昇すれば，細胞外液のみ浸透圧が上昇し，水が細胞内から細胞外へ移動する．一方，尿素は摂取しても細胞膜を自由に通過するため，尿素濃度の細胞内外差は生じず，水の移動は起こらない．よって，尿素は浸透圧を形成しても張度（有効浸透圧）は形成しない物質である．

血清Na"濃度"が細胞内液量（細胞のサイズ）を規定する

溶液中の全溶質が浸透圧物質を形成するが，分子量が小さく数も多いごく一部の物質が浸透圧のほとんどを形成する．細胞外液中ではNa，K，ブドウ糖，尿素で浸透圧のほとんどが形成されるため，血漿浸透圧は❼のように計算される．張度は浸透圧物質のうち尿素を除いたもので形成される．正常では血漿中のNaに比べ，Kや血糖，尿素の数は非常に少ないため，無視できる．よって，血漿張度はNa濃度の2倍に近似される．

まとめると，血清Na濃度は張度を規定しており，張度は細胞内の水分量を規定しているから，血清Na濃度が細胞内液量（細胞サイズ）を規定しているということになる．

体内のNa"量"が細胞外液量（循環）を規定する

多細胞生物では多くの細胞が協調的に働くことが重要で，細胞間コミュニケーションや，栄養や老廃物の輸送など，新陳代謝を円滑にする手段として，循環系はなくてはならない．循環を担うものは血液であり，その液体成分は血漿である．血漿は細胞外液の血管内コンパートメントであるので，循環の維持は細胞外液量の維持にほかならない．前述したように，細胞外液はNaを主とした溶液（≒生理食塩水）である．

後で総述するように，Na（塩）を摂取すると細胞

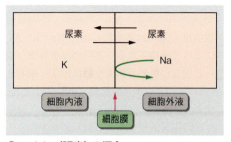

❻ tonicity（張度）の概念
細胞外液ではNa，細胞内液ではKが主として形成する浸透圧は通常は細胞内外で等しく，正味の水の移動はない．しかし，細胞外液（血清）のNa濃度が上昇すれば，細胞外液の浸透圧が上昇するため，水が細胞内から外液に移動する．一方，尿素は細胞膜を自由に通過するため，細胞内外での濃度勾配を形成せず水の移動は起こらない（＝張度を形成しない）．

❼ 浸透圧・張度の計算式

血漿浸透圧（plasma osmolality）（mOsm/kgH$_2$O）

$= 2 \times ([Na^+] + [K^+]) + \dfrac{血糖(mg/dL)}{18} + \dfrac{血清尿素窒素(mg/dL)}{2.8}$

血漿張度（plasma tonicity）（mOsm/kgH$_2$O）

$= 2 \times ([Na^+] + [K^+]) + \dfrac{血糖(mg/dL)}{18}$

$\simeq 2 \times [Na^+]$

NaやK濃度を2倍しているのは同量の陰イオン＝多くはクロールや重炭酸イオンなどを付随しているためである．血糖や尿素窒素をそれぞれ18，2.8で割るのは重量濃度を単位体積中の分子数に換算するためである．

外液の浸透圧が上昇するため，口渇感が生じて飲水行動が起こる．よって，塩分の摂取は同時に水の摂取にもつながり，体液と浸透圧の同じである生理食塩水を摂取することと同じである．

結局のところ，体内のNaの量は生理食塩水の量に直結し，ひいては細胞外液量につながるので，循環の維持には体内Na量の維持が必須ということである．

体内Na量（＝細胞外液量）の調節

摂取したNaのほとんどが尿中に排泄されることから，Naバランスの調節は腎でのNa排泄の調節とほぼ同義と考えてよい．これは，❽のような系により調整されている．

レニン-アンジオテンシン-アルドステロン（renin-angiotensin-aldosterone：RAA）系

細胞外液量低下による循環血漿量，血圧低下は腎灌流圧低下，交感神経賦活などを介して傍糸球体装置におけるレニン分泌を増加させ，RAA系を賦活する．RAA系の賦活により腎でのNa再吸収が亢進し，尿ナトリウム排泄が低下する．

Na利尿ペプチド系

容量負荷による心房・心室の伸展刺激は，Na利尿ペプチド分泌を亢進させ，腎臓の髄質集合管におけるNa分泌を介して尿Na排泄を亢進させる．

抗利尿ホルモン（antidiuretic hormone：ADH）系，口渇感

主に頸動脈洞に存在する容量・圧受容体は頸動脈圧の低下による交感神経系の刺激を介して視床下部からADHを分泌させる．この刺激はRAA系の亢進と合わせ口渇感を刺激して飲水行動を起こす．

物理的因子・尿細管糸球体フィードバック

腎灌流圧が変化しても自己調節能を介した糸球体の前後の細動脈の拡張や収縮によるGFRは維持され，常に適切な尿量や組成の調節が行われる環境が維持される．また，糸球体尿細管バランスと呼ばれる機構によりGFRに応じた最終尿のNa量の維持や，尿細管糸球体フィードバックによるNa再吸収，排泄の調整が可能となっている．

このように多くのセンサーが存在し，細胞外液量の変化を詳細にとらえることが可能となっている．

輸液の考え方

輸液は経口摂取の不足や体液の体外喪失の亢進による体液量不足を補う目的で行われる．体液には組成や量の違うコンパートメント（細胞内液，細胞外液＝間質液，血漿）があり，どの部分の不足を補うものであるかにより，輸液の内容や量を適切に調整する必要がある．

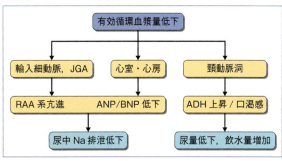

❽ Na（体液量）バランスの調節

輸液は投与後にどうなるのか（体液のどこに分布するのか）？

食事から摂取した水や溶質にせよ，輸液にせよ，摂取あるいは投与された溶液はそのすべてが，まず血管内に分布する．採ったものが直接，細胞間質や細胞内に入ることはない．まずは血管内（血漿）に分布し，そこから間質，細胞内液の各コンパートメントへ移動する．血管内から間質への水の移動は膠質浸透圧と静水圧のバランスの変化が（血漿量が増えて静水圧が高くなるか，蛋白濃度が下がって膠質浸透圧が低くなる），細胞外液（間質液）から細胞内への移動には前述のように細胞内外の張度のバランス（細胞外の張度が細胞内よりも相対的に低くなる＝多くは低ナトリウム血症）が規定する（❾）．

各輸液製剤の分布

上記のことがわかっていると各輸液製剤の体内コンパートメントへの分布の違いも自然に理解できるようになる．

例として，血漿と張度の等しい輸液（等張液），たとえば0.9％生理食塩水などを投与した場合を考える．これらは細胞外液の張度を変えないため，細胞内外の水の移動は起こらず，すべて細胞外液に分布する．一方，張度を形成する溶質を含まない水を輸液すると，細胞外液の張度は低下し，細胞内液への水の移動が起こる．この場合，水は細胞内外の張度が等しくなるように溶質量の比率（内：外＝2：1）にそって分布する．

すべての輸液は，等張液に溶質を含まない水を足したもの，もしくは引いたものと考えることができる．❿の輸液は等張液500 mLと自由水（effective osmolesを含まない水）の和で，等張液500 mLはすべて細胞外液に分布し，自由水500 mLのうち1/3が細胞外液に，2/3が細胞内液に分布する．

輸液製剤ではKも組成として無視できない量が含まれていることが多く，Naだけでなく，Kなどほかの陽イオンも考慮する（輸液の分布を考える意味では，

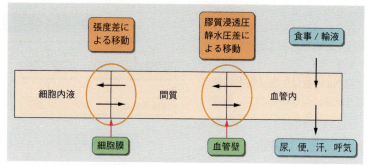

❾ 摂取・投与された水電解質の体内での移動

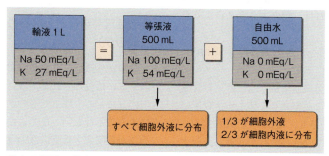

❿ ある輸液の体内分布

❶ 代表的輸液製剤1L（=1,000 mL）を投与した後の体内移行分布

輸液製剤名	輸液組成	輸液剤組成の内訳		細胞内液	細胞外液	
		等張液	自由水		間質	血管内
5％アルブミン液	アルブミン	1,000 mL	0 mL	0 mL	0 mL	1,000 mL
0.9％生理食塩水	Na 154 mEq/L	1,000 mL	0 mL	0 mL	750 mL	250 mL
ソリタ®-T1号	Na 90 mEq/L	590 mL	410 mL	275 mL	545 mL	180 mL
ソリタ®-T3号	Na 35 mEq/L K 20 mEq/L	360 mL	640 mL	425 mL	430 mL	145 mL
5％ブドウ糖液	電解質なし	0 mL	1,000 mL	665 mL	250 mL	85 mL

Kは同量のNaを入れたことに等しいと考える．例：Na 35 mEq/L＋K 20 mEq/L＝Na 55 mEq/L）．また，5％ブドウ糖は輸液された直後は等張であるが，ブドウ糖がすぐ分解され張度を形成しなくなるため，自由水と実質的に等しい．

これらの考えから導かれる，代表的な輸液製剤での水の分布を❶に示す．

また，アルブミン製剤中のアルブミンは血管壁の蛋白透過性が炎症などで亢進していない限りは血管内のみに分布する．5％アルブミン製剤はほぼ血漿膠質浸透圧と等しいため，5％ブドウ糖液の投与により，血漿膠質浸透圧は不変である．投与分の血漿量増加による静水圧の上昇は軽微であり，無視できるとすれば，血管内外での水の移動は起きないはずであり，すべての5％アルブミン液が血管内（血漿）に分布することとなる．一方，20％アルブミン液は血漿膠質浸透圧を増加させ，血管外（間質）より水を血管内に引き込むために投与量以上に血漿量が増加することが期待される．

それぞれの輸液製剤の適応

細胞外液の減少は血圧低下，頻脈などの循環動態の低下を起こし，細胞内液の減少は口渇感，高Na血症，意識障害と関連する．よって，循環動態の低下を伴う脱水症には等張液（生理食塩水や乳酸リンゲル液）が，また，循環動態の低下は軽度だが，高Na血症や意識障害のある脱水症には低張液（5％ブドウ糖液や3号液）を投与する．

体液Na濃度（体内水分量）の調節

水を摂取しすぎると低Na血症に，水不足では高Na血症になることからわかるように，Na濃度の異常

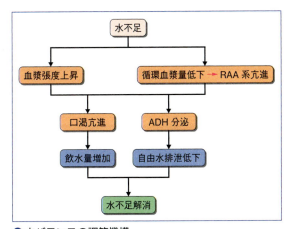

⓬ 水バランスの調節機構
ADH：antidiuretic hormone（抗利尿ホルモン）．

⓭ 種々の病態における低 Na 血症と細胞外液中総 Na 量との関係

	血清 Na 濃度	細胞外液量		細胞外液　総 Na 量	
正常	140 mEq/L	12 L		1,680 mEq	
低張性脱水		10 L	低下	1,200 mEq	著減
SIADH	低 Na 血症	12 L	正常	1,440 mEq	減少
肝硬変	120 mEq/L	14 L	増加	1,680 mEq	正常
心不全		16 L	著増	1,920 mEq	増加

は水（張度0の溶液）バランスの異常によってもたらされる．

体内の水バランスは水の摂取量と排泄量の一致により達成される．前者は口渇感，後者は ADH である．水バランス，すなわち張度の維持にはこの2つの調節機構がともに作用することが重要である（⓬）．ADH は皮質集合管上皮細胞の血管側細胞膜に発現している ADH V_2 受容体に結合して働くことで，細胞質内にとどまっているアクアポリン2を尿細管腔側の細胞膜に移動させることにより尿細管から水を再吸収する．ADH がまったく作用していない状況では最終尿は50～100 mOsm/L となり，ADH が作用することにより最大 1,200 mOsm/L まで濃縮される．成人の溶質排泄量は 10 mOsm/kg/日と概算され，体重 60 kg とすると1日 600 mOsm/L である．これから考えると，尿量は 600÷50＝12 L までの希釈尿を排泄できる．

ADH の分泌刺激は浸透圧刺激と非浸透圧刺激がある．非浸透圧刺激には循環血漿量低下が含まれ，そのほか悪心，ストレス，精神病状態，甲状腺機能低下症，糖質コルチコイド欠乏，RAA 系亢進，薬剤，肺疾患，中枢神経疾患，腫瘍など多岐にわたる．血漿浸透圧が 280 mOsm/L 以上に上昇すると直線的に ADH 分泌が増加し，尿が濃縮（量が低下）し，295 mOsm/L を超えると，口渇感が刺激され，飲水量が増加する．

Na 濃度異常症の考え方

血清 Na 濃度とは何か？

血清 Na 濃度は血液中の Na 総量をその溶液（正確には固型成分と凝固因子を除いた血清）の量で割ったものである．さらに，血管壁を水や Na はほぼ自由に通過できるので，血液と血管外の間質液は平衡状態にあり，血清 Na 濃度は細胞外 Na 総量を細胞外液量で割ったものといういい方もできる．

では，同じ論法で，血清 Na 濃度は体内の総 Na 量を総体液量で割ったものといえるかといえば，それは否である．これは，細胞外液では Na は主要な構成物質であるが，細胞内液では K がとって代わる存在となっているからである．

細胞内液の K 濃度と細胞外液の Na 濃度はかなり近い濃度となっている．体液全体で考えると，体内の Na と K の総和を総体液量で割ったものが，血清 Na 濃度に近似される．つまり，血清 Na 濃度は張度を反映し，体内総（Na＋K）量÷総体液量にほぼ等しい．

Na 濃度の異常は Na や水の絶対量の異常でなく，浸透圧（張度）の異常である

Na 濃度は細胞外液中の Na 量と細胞外液量との相対的な量の関係を示しているだけで，Na 量あるいは Na＋K 量，細胞外液量あるいは総体液量の絶対量とは関係がない．

たとえば，低 Na 血症というと，細胞外液中の Na 量が低下していたり，細胞外液が増加しているイメージがあるかも知れないが，細胞外液中の Na 量が増加していても，それ以上の比率で細胞外液が増加していれば，低 Na 血症となるし，細胞外液中の Na 量が，細胞外液量の減少率以上に減少していても低 Na 血症となる．

種々の病態での例を⓭に示すが，低張性脱水では細胞外液量の低下率（2/12＝17 %）に比較して，Na 量の低下率（480/1,680＝29 %）が大きいために低 Na 血症となるし，心不全では，Na 量の増加率（240/1,680＝14 %）に比して，細胞外液量の増加率（4/12＝33 %）が大きいために低 Na 血症となる．

よって，Na 濃度は Na や水の絶対量とは関係ない．Na 濃度は，細胞外液の Na 量と細胞外液との比あるいは，体液中の Na＋K 量と総体液量の比であって，これはとりも直さず，浸透圧（正確には張度＝有効浸透圧）であるから，Na 濃度異常は浸透圧の異常なのである．

⓮ 血清Na濃度の変化を起こす要素

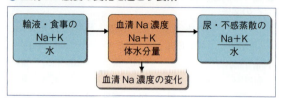

- 体液よりも薄い（低張な）液体を摂取すれば，体が薄くなる（低張＝低ナトリウム血症となる）．
- 体液よりも薄い（低張な）液体を喪失すれば，体は濃くなる（高張＝高ナトリウム血症となる）．

⓯ 低Na血症の病態とその原因

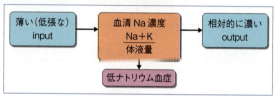

薄いinputが多い	inputに比して濃いoutput (or 薄いが量が少ないoutput)
低張な輸液	相対的に高張な尿（ADHの相対的過剰）
飲水	腎不全，心不全（尿希釈障害）
食欲低下＝Na摂取低下 （＋飲水は保たれる）	利尿薬投与（尿希釈障害）
	尿は薄いが，量が少ない（尿量低下）

ADHの絶対的・相対的過剰の原因：ADH不適切分泌症候群（SIADH），下垂体・副腎不全，高度甲状腺機能低下，薬剤（中枢神経作動薬，化学療法薬，麻薬など），高度細胞外液量欠乏，ストレス（手術，痛み，嘔吐，重症感染症）．

低Na血症では細胞外液が内液に比して低浸透圧であるため，細胞内に水が移動し細胞浮腫になり，高Na血症ではその逆で，細胞虚脱になる．特に細胞浮腫や虚脱による影響を受けるのが脳細胞であり，Na濃度異常は中枢神経症状を起こしやすい．

体内へのNa＋Kおよび水の出入りが血清Na濃度を変化させる

これまでの議論でわかるように，体内への水の出入りはもちろんであるが，Na＋Kの出入りも血清Na濃度に影響を与える．Naだけでなく，Na＋KというようにKの出入りも検討することが重要である．入ってくる水電解質は輸液や食事であり，出て行くものは（多量の発汗，不感蒸散，下痢，ドレーン排液などがなければ）通常は尿であり，輸液（食事）中や，尿中の（Na＋K）と水＝Na＋K濃度が血清Na濃度の変化を起こす⓮．

低Na血症の病態と治療の基本的考え方

結局，Na濃度異常症とは体の濃さ（張度）の異常であり，体の濃さは体内に入ってくるもの（input）の濃さ（張度）と，出て行くもの（output）の濃さ（張度）のバランスで決まる．ここで重要なポイントは，どんなに薄いinputがあっても，それに見合う薄いoutputがあれば，体は薄くならない（低Na血症にはならない）し，どんな濃いoutputがあっても，それに見合う濃いinputがあれば，やはり低Na血症にはならないということである．つまり，低Na血症の病態は薄いinputと濃いoutputの両方が存在する場合に発症し，高Na血症の病態は濃いinputと薄いoutputの両方が必要である．

⓯のように，薄いinputの原因として多いのが低張な輸液であり，さらに，食欲低下（Na＋Kの摂取量低下＋相対的な水過剰）が続く．濃いoutputの原因として多いのが，相対的な高張尿であるが，これには抗利尿ホルモン（ADH）の相対的過剰がある．ADHの過剰といっても相対的なものであり，体液浸透圧が低いのに抑制されていなければ"過剰"である．つまり，低Na血症の状況でADH値が基準値内であっても抑制が十分にされていないという判断となる．ADH相対的過剰はいわゆるSIADHのようなまれな原因よりも，もっと入院患者などではきわめてありふれた状況（高度ストレス，痛み，嘔吐，体液量欠乏，薬剤など）で起こるため，入院患者の多くがADHの抑制が不十分となると考えるべきである．よって，このような患者において食欲が低下していたり，低張な輸液を行うことで低Na血症は容易に発症する．また，低張尿が出ていたとしても，inputよりも量がかなり少ない（不感蒸散などのほかの体液喪失量以上）と体は薄まったままとなるので，腎不全や体液量欠乏による尿量の低下も低Na血症を助長する．

このことは治療にも応用できる考えである．つまり，低Na血症の治療の基本は薄いinputを抑えること，または，濃いoutputを減らす（あるいは薄いoutputを増やす）である．

高度低Na血症で，中枢神経症状などを有するような症候性の場合や，尿の張度が血液の張度よりも高く，低Na血症が進行性かどうかの判断が重要となり，これらが疑われる場合には高張食塩水による積極的かつintensiveな治療を行う必要がある⓰．

このような緊急対応の必要がない場合の基本は，薄いinputと濃いoutputへの対応を別々に考えることになるが，濃いoutputの制御は難しいことも多く，薄いinputへの対応が中心となる．薄いinputへの対応は体液量の程度で分けて考えて，過剰気味の場合は水分制限（低張輸液の減量・中止），欠乏気味のときは塩分負荷（高張輸液）が基本となる⓱．

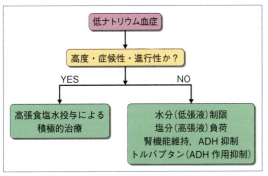

⑯ 低Na血症の治療の基本的考え方

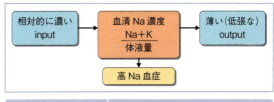

⑱ 高Na血症の病態とその原因

濃いinput	薄いoutput
喪失体液に比して相対的に濃い輸液 （等張液，メイロンなど） 水分摂取低下 （意識障害，体移動制限，小児など）	不感蒸散の増加 （発熱，高温環境，火傷，開放創など） その他の低張体液喪失 （下痢，嘔吐，体液ドレナージなど） ADHの抑制（尿崩症など） 浸透圧利尿（高血糖，高カロリー輸液 マンニトール・グリセオール投与など）

⑰ 低Na血症の治療

	体液量過剰を疑う状況	体液量欠乏を疑う状況
薄いinputへの対応	*水分制限 *低張輸液・低張経腸栄養 水分量の多い食事（粥・汁）の制限	*（等張〜）高張液投与 *塩分制限解除，食塩負荷
濃いoutputへの対応	*ループ利尿薬の投与 * ADH分泌刺激の解除 　原因薬剤の中止 　原因病態への対処・治療 　抗ADH受容体拮抗薬 *腎機能の保持 　腎毒性物質の回避 　血圧・体液量の維持	* ADH受容体拮抗薬（サムスカ®）投与 *鉱質コルチコイド（フロリネフ®）投与 *利尿薬の減量・中止

薄いinputへの対応

特に体液量欠乏がない場合は低張な輸液・栄養剤の減量あるいは中止や水制限（食事中の水分の制限＝粥食や汁物の制限も含む）が基本となる．体液量過剰がない場合は塩分制限の解除や，これで改善が望めない場合，高張輸液や食事への食塩負荷などが検討される．ただし，体液量過剰を疑う状況があれば，高張液投与は必要最小限とし，食塩負荷の場合も水分制限を厳格に行う必要がある．水分制限の目安としては以下の指標が用いられる．

水制限の具体的処方
（例1）食事以外の水分摂取量（L）：10（mOsm/kg）×体重（kg）÷尿浸透圧（mOsm/L）
（例2）尿（Na+K）÷血清Naが>1なら500 mL，<1なら1,000 mL

(Ellison DH, et al：Clinical practice. The syndrome of inappropriate antidiuresis. N Eng J Med 2007；356：2064.)

濃いoutputへの対応

サイアザイド系利尿薬は低Na血症の原因となり，可能なら中止する．ループ利尿薬は通常，半等張（Na+K=77 mEq/L）程度の濃さの尿が排泄されるため，これよりも尿張度が高い場合は，その使用により尿を薄め，自由水排泄促進することができる．よって，特に体液量欠乏がない場合によい適応となる．体液量欠乏を疑う場合は尿Naの積極的低下（腎でのNa再吸収増加）を考慮して，鉱質コルチコイド（フロリネフ® 0.05〜1 mg）の投与を検討する．高齢者の低Na血症に多く，SIADHと鑑別が難しいとされる鉱質コルチコイド反応性高齢者低Na血症の治療にも応用されている．

濃いoutputを減らすには尿希釈障害の原因であるADH作用を抑制するか，腎機能が改善すれば良い．後者は多くの場合，非可逆的なことが多く，是正は困難である．ADH作用の抑制の方法としては，これまではADH分泌刺激となる原因（薬剤や病態）の是正しかなかった．たとえば，ADH分泌刺激をすることが知られているような薬剤の中止や使用回避，痛みや嘔吐などへの対症療法，原病（肺疾患，中枢神経疾患など）の治療などである．ADH受容体拮抗薬（バプタン：vaptan）としては，2018年現在，トルバプタン（サムスカ®）のわが国での保険適応は心不全・肝性浮腫・多発性嚢胞腎のみであり，これらを伴う低ナトリウム血症では使用を検討する．

高Na血症の病態と治療の基本的考え方

高Na血症もその病態形成には濃いinputと薄いoutputの両方が必要である（⑱）．

後者の原因としては，発熱や皮膚バリア障害（熱傷や開放創など）による不感蒸散増加，高血糖などによる浸透圧利尿，下痢・嘔吐・ドレナージなどによる低張液の喪失である．

前者の原因として多いのは意識障害や体動困難など

⑲ 高Na血症の治療

	体液量過剰を疑う状況	体液量欠乏を疑う状況
濃いinputへの対応	塩分制限	より低張液への輸液変更
	等張液・高張液投与中止	多量の低張液投与
	低張液（5％Gなど）投与（少量か，利尿薬併用）	
薄いoutputへの対応	利尿薬投与（低張輸液の併用）	利尿薬中止
		ADH投与
		浸透圧利尿の回避 　高血糖の是正 　浸透圧物質投与回避（脳浮腫改善薬，造影剤，高カロリー輸液など）
		発熱や下痢への対応

による水分摂取量低下（±等張液投与）である．乳幼児や高齢者に高Na血症が多いのはこのためである．絶対的に高張なinputが高Na血症の原因となることは少なく，海水溺水や高張液投与（重炭酸Na液など），自殺・精神障害での高張液（醤油など）過剰摂取などがある．しかし，等張液や場合によっては低張液の投与であっても，喪失する体液が投与する輸液よりも低張であれば，高Na血症を生じるという事実には注意が必要である．尿崩症はもちろん，浸透圧利尿，利尿薬投与などにより低張尿が排出されている状況において，その喪失を尿張度よりも濃い輸液製剤で補正する状況で生じる高Na血症は特に入院患者においてよく認める現象である．

　もう一つ重要なポイントは外来患者の高Na血症は低張な体液喪失を十分な経口摂取で補正できなかったという原因が多く，ほとんどが高張性脱水症（＝細胞内液を中心とする体液量欠乏）であるのに対し，入院患者における高Na血症は低張液喪失（尿，不感蒸散，消化管液，ドレナージ液）を相対的な高張液により補充したこと（例えば，不感蒸散≒真水の喪失を等張液や1号液で補完するなど）が原因で，体液量は過剰となっていることも多いことである．

　治療としてはinputの対策として，濃いinputを減らす（塩分制限など）か，薄いinputを増やす（5％ブドウ糖液などを投与）ことがあげられ，体液量過剰の場合は前者が，欠乏の場合は後者が適応となる．output対策としては，原因となる体液喪失疾患の治療やループ利尿薬投与によって，薄いoutputを減らすことがメインとなる．具体的には低張液喪失の原因の改善やADH投与などがあげられる（⑲）．

（柴垣有吾）

カリウム代謝調節とその異常

カリウム代謝調節

　体内に存在するカリウム（K）の総量はおよそ3,000〜4,000 mEqだが，そのうち98％が細胞内液に存在しており，細胞外液中に存在するのはわずかに2％である．細胞内のKの1％が細胞外に移行するだけで血中K濃度は大きく変動するため，Kの代謝調節には摂取量・排泄量に加えて体内での分布の変化についても考慮する必要がある．

　血中K濃度の調節には，体内のK分布の変化を介したメカニズムと，腎臓からのK排泄を介したメカニズムがある（⑳）．食事より摂取されたKは，体内に入ると速やかに肝臓や骨格筋等の細胞内にとり込まれる．この短期的な調節機構によって血中K濃度の急激な変化が抑制されている．細胞外から細胞内へのKのとり込みを促進する要因としては，アルカローシス，インスリン，β_2受容体刺激などがあげられる．アルカローシスではNa^+/H^+交換因子（NHE1）を介してH^+の細胞外への輸送が促進される代わりにNa^+がとり込まれるが，細胞内にとり込まれたNa^+はNa^+/K^+-ATPaseの作用によって細胞外へ再び輸送さ

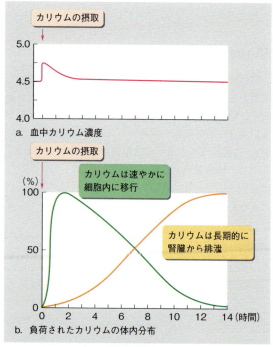

⑳ 血中カリウム濃度の調節機構

（Walter FB, et al：Medical Physiology, 3rd ed. Elsevier；2016.）

れ，この際にKが細胞内へ移行する．インスリンはNHE1およびNa⁺/K⁺-ATPaseの作用を増強することで細胞内へのKのとり込みを促す．甲状腺ホルモンやβ₂受容体刺激はNa⁺/K⁺-ATPaseの活性を上昇させる．

長期的には，摂取された量と等しい量のKが体外に排泄されるが，1日に摂取される50〜100 mEqのKのうち90％が腎臓から，残りの10％が腸管から排泄される．腎臓からのK排泄に主要な役割を果たしているのが皮質集合管であり，この部位におけるK分泌はアルドステロンの作用を介したナトリウムチャネルの活性化（㉑）や，皮質集合管への尿流量の増加などによって促進される．

高カリウム血症

概念
血中K濃度が正常上限（5 mEq/L）以上の場合を高K血症と呼ぶ．

病因・病態生理
高K血症をきたす病態を㉒にあげる．高K血症の原因は①細胞内から細胞外へのKの移行，②腎臓からのカリウム排泄の低下，③偽性高K血症に大別できる．腎臓のK排泄能が十分に保たれている場合には，Kの摂取過多のみで高K血症をきたすことはまれであると考えられる．

偽性高K血症は血球成分由来のKの放出により検査上，高K血症を呈するもので，採血時の溶血や血小板・白血球の著増時などに認められる．

細胞内から細胞外へのK移行を促進する要因としては代謝性アシドーシス，インスリンの欠乏，β遮断薬の使用などがあげられる．そのほかにも挫滅症候群や悪性腫瘍に対する化学療法後，消化管や軟部組織への出血も赤血球内に含まれるKの放出に伴って高K血症をきたしうる．

腎臓からのK排泄の低下の原因は，腎機能の異常と，アルドステロンの作用低下とに大別される．ACE阻害薬やARBなどのレニン-アンジオテンシン-アルドステロン（RAA）系阻害薬やNSAIDs，ヘパリン，ST合剤，カルシニューリン阻害薬といった薬剤も尿中K排泄を低下させることで高K血症の原因となる．

臨床症状・治療
高K血症で早期にみられるのは心伝導障害に伴う心電図異常で，5.5〜6.5 mEq/Lを超えるとT波の増高がみられうる．進行するとQRS幅の開大やPR間隔の延長（㉓），心室細動，心静止などの致死性不整脈を引き起こす．

治療方針としてはまず偽性高K血症を除外し，不整脈の危険がある場合には心筋細胞興奮の抑制目的に

㉒ 高K血症の主な原因

1. 細胞内から細胞外への移行
代謝性アシドーシス
インスリンの欠乏
挫滅症候群（クラッシュ・シンドローム）
β遮断薬の使用
ジギタリス中毒
2. 腎臓からの排泄低下
腎機能低下（急性腎障害，慢性腎臓病）
アルドステロン分泌低下（副腎不全など）
遺伝性血圧異常（偽性低アルドステロン症Ⅰ型，Ⅱ型）
糖尿病
RAA系阻害薬（ACEI，ARB，MR拮抗薬，レニン阻害薬）
そのほかの薬剤（カルシニューリン阻害薬，NSAIDs，ヘパリン，ST合剤，ナファモスタットメシル酸塩）
3. 偽性高K血症

㉑ 腎臓皮質集合管におけるK排泄

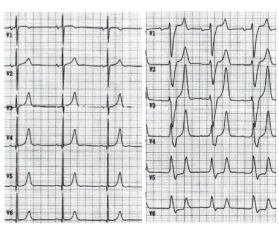

a. K：4.0 mEq/L　　b. K：8.6 mEq/L
㉓ 高K血症の心電図（自験例）

グルコン酸カルシウムの静脈投与をゆっくりと行う. また緊急避難的に高K血症を是正する目的でブドウ糖とインスリンを投与し, 細胞外から細胞内へとKを移動させる. 高K血症の根本的治療としては体外へのK排泄を促進させる必要があるが, そのための方法としては利尿薬（フロセミド）の投与, イオン交換樹脂による腸管でのK吸着などが用いられ, これらで不十分な場合あるいは速やかに血中K濃度を低下させる必要がある場合には血液透析療法を施行する.

低カリウム血症

概念

血中K濃度が正常下限（3.5 mEq/L）以下の場合を低K血症と呼ぶ.

病因・病態生理

低K血症をきたす病態を❷にあげる. 低K血症の原因は, ①細胞内への移行, ②腎臓からの喪失（腎性喪失）, ③腸管などの腎臓以外の臓器からの喪失（腎外性喪失）や摂取不足に大別できる.

Kの細胞内への移行が促進される病態としては代謝性アルカローシス, インスリンの投与, β_2刺激薬の使用, 低K血症性周期性四肢麻痺（甲状腺機能亢進症に伴うものが多い）などがある.

腎性喪失の原因は鉱質コルチコイド作用の増強と尿細管の機能異常とに大別される. 前者によって低K血症をきたす病態の代表は原発性アルドステロン症, 腎血管性高血圧, 甘草の摂取に伴う偽性アルドステロン症などであり, 血圧の上昇や代謝性アルカローシスを伴う. 薬剤や多発性骨髄腫に伴う近位尿細管障害も低K血症の原因となる（Fanconi 症候群）. Liddle 症候群, Bartter 症候群, Gitelman 症候群は遺伝性疾患で, 腎遠位ネフロンのナトリウム輸送体の異常に伴い腎臓でのK排泄が促進される.

腎外性喪失は下痢や下剤の長期使用に伴うものが多い. なお, 腎臓からのK排泄をゼロにすることはできないため, Kの摂取不足が長期にわたって持続した場合にも, 低K血症が起こりうる.

臨床症状・治療

軽度の低K血症は無症状であることが多いが, 進行すると心室頻拍や心室細動などの不整脈の頻度が増加する. また易疲労感や筋力低下といった症状が出現し, 高度の低K血症では筋脱力, 麻痺, 横紋筋融解症, イレウスなどが生じることもある. また低K血症が持続すると尿濃縮力障害が認められる.

治療は低K血症をきたした原因への対処のほか, 体内K量が減少している場合には補充を行う. Kの補充は経口薬を基本とし, 低K血症に伴う不整脈の危険がある場合や経口投与が不可の場合のみ経静脈的

❷ 低K血症の主な原因

1. 細胞内への移行
代謝性アルカローシス
インスリン
β_2刺激薬
低K血症性周期性四肢麻痺
2. 腎性喪失
鉱質コルチコイド作用の増強：原発性アルドステロン症, 腎血管性高血圧, 偽性アルドステロン症（甘草の摂取）
遺伝性血圧異常（Liddle 症候群, Bartter 症候群, Gitelman 症候群）
近位尿細管障害（Fanconi 症候群）
薬剤（利尿薬, シスプラチン, アミノグリコシド, アムホテリシン B など）
尿細管性アシドーシス
マグネシウム欠乏
3. 腎外性喪失, 摂取不足
下痢, 下剤の乱用, 嘔吐, 長期の摂食不良など

に投与を行う. 経静脈的なK補充は高K血症を招く危険があるため, 心電図モニタリングと血中K濃度のフォローを行う必要がある. K製剤はメインの輸液剤に希釈し, 腎機能に注意して初期投与速度を決定する. なお, インスリンやアルカローシスは低K血症を増悪させるため, K濃度が補正されるまでブドウ糖入りの輸液やアルカリ製剤の投与は避ける.

(柴田　茂)

酸塩基平衡異常

概念

酸塩基平衡は生体内での細胞機能を維持するために重要な役割を担っている. 生体はわずかな範囲内に水素イオン濃度 pH を生理的な範囲に調節している. 主に①化学的緩衝作用（秒～分単位）, ②呼吸によるCO_2ガスの調節（分～時間単位）, ③腎からの酸排泄（時間～日単位）の3つの機構がある.

アシデミア, アルカレミア, アシドーシス, アルカローシス

正常の動脈血のpHは7.4でpH 7.36以下となることをアシデミア（酸血症）, pH 7.44以上となることをアルカレミア（アルカリ血症）という. 「アシドーシス」と「アルカローシス」は酸塩基平衡の過程を表している（❷）.

代償反応

代償反応は経験則より推測され, 式で表したものが❷である. 予測範囲内であれば一つの異常で説明でき, 予測よりはずれる場合には別の酸塩基平衡障害の合併

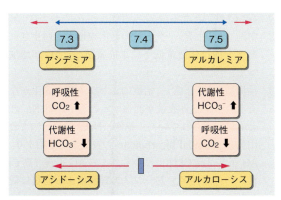

㉕ 酸塩基平衡異常の用語

㉖ 一次的反応と代償反応

	pH	PCO₂	HCO₃⁻
代謝性アシドーシス	↓アシデミア	↓代償	↓一次
代謝性アルカローシス	↑アルカレミア	↑代償	↑一次
呼吸性アシドーシス	↓アシデミア	↑一次	↑代償
呼吸性アルカローシス	↑アルカレミア	↓一次	↓代償

一時的な変化と代償反応の矢印は同じ方向に変化している．
例）代謝性アシドーシスはHCO₃⁻が低下し代償反応ではPCO₂が低下している．
（志水英明：酸塩基平衡異常．安田　隆ほか〈編〉．臨床腎臓内科学．東京：南山堂；2013，p.318．）

㉗ 病歴や薬剤から疑う酸塩基平衡異常

ショック・低血圧	代謝性アシドーシス（乳酸アシドーシス）
脱水	代謝性アルカローシス
嘔吐	代謝性アルカローシス
下痢	代謝性アシドーシス
心不全	代謝性アルカローシス
末期肝硬変	呼吸性アルカローシス＋代謝性アルカローシス
腎不全	代謝性アシドーシス（早期：正AG　晩期：高AG）
敗血症	呼吸性アルカローシス＋代謝性アシドーシス（乳酸）
利尿薬使用	代謝性アルカローシス
呼吸不全	呼吸性アシドーシス
肺塞栓	呼吸性アルカローシス
妊娠	呼吸性アルカローシス

（柴垣有吾ほか：より理解を深める！体液電解質異常と輸液　改訂3版．東京：中外医学社；2007．）

㉘ AG上昇代謝性アシドーシスの原因

1. 乳酸アシドーシス
2. ケトアシドーシス
糖尿病ケトアシドーシス アルコール性ケトアシドーシス 飢餓性ケトアシドーシス
3. 腎不全末期
4. 毒物
メタノール・エチレングリコール サリチル酸（アスピリン中毒） ピログルタミン酸（アセトアミノフェン）

AGはアルブミンが1 g/dL下がるごとに2.5 mEq/L下がる．

と考える．2つ以上の場合を混合性と呼ぶ．

病態生理・疫学・鑑別診断

病歴（薬剤）などから酸塩基平衡異常を鑑別することが重要である（㉗）．

代謝性アシドーシス

HCO₃⁻の喪失もしくは酸の蓄積により血中のHCO₃⁻が低下した状態で，AG（アニオンギャップ）上昇とAG正常がある．

AGの上昇する代謝性アシドーシス

高度の上昇（AG＞30 mEq/L）では，乳酸アシドーシスと糖尿病ケトアシドーシスが多い（㉘）．
乳酸アシドーシス（㉙）：乳酸（L-乳酸）は1日15〜30 mmol/kg（水素イオンも同量）産生され，主に肝臓や腎臓の皮質でブドウ糖や二酸化炭素・水に変換され，血漿乳酸値は0.5〜1.5 mmol/Lを保っている．原因として組織の循環不全によるType A，循環不全を伴わない他の要因（薬剤，肝疾患，ビタミンB₁欠乏，ミトコンドリア機能異常など）のType Bがある．乳酸値が5 mmol/L以上になると致死率が上昇する．AG上昇では乳酸アシドーシスを疑うが，AGの上昇がないことが54％，pH＞7.35であることが25％あ

り，急性疾患ではAGを過信せず乳酸を直接測定することが望ましい．見逃したくない病態としてビタミンB₁欠乏，敗血症，腸管虚血，心筋梗塞，薬物（メトホルミンなど）がある．

重症患者ではビタミンB₁欠乏は比較的多くみられビタミンB₁投与で劇的に改善する治療可能な病態である．説明のつかない乳酸アシドーシスではビタミンB₁欠乏も考える．敗血症も多い原因であり，治療効果判定にも用いられている．腸管虚血では外科的治療が緊急で必要となるので疑ったときは造影CTを行い鑑別する．乳酸アシドーシスでは高K血症をきたさないが，高K血症がある場合は壊死や腎不全を合併している重症の乳酸アシドーシスである可能性がある．

メトホルミンによる乳酸アシドーシスは腎機能低下例に起こりやすく，eGFRが30（mL/分/1.73 m²）未満の場合は禁忌である．eGFRが30〜45では慎重投与である．

D-乳酸アシドーシスはまれな病態で短腸症候群や

㉙ 乳酸アシドーシスの原因

Type A（組織低灌流や低酸素血症）
ショック（敗血症，低心拍出量，心原性）
重症低酸素血症（CO 中毒，重症喘息，重症貧血）
局所低灌流，全般性てんかん，激しい運動，コレラ

Type B（低血圧や低酸素が原因でない）
肝疾患
コントロール不良の糖尿病
カテコラミン過剰（内因性〈褐色細胞腫〉，外因性）
ビタミン B_1 欠乏
細胞内無機リン酸塩の低下（ソルビトール，フルクトース，キシロース）
アルコールやアルコールデビドロゲナーゼにより代謝されるもの（エタノール，メタノール，エチレングリコール，プロピレングリコール）
ミトコンドリアに対するトキシン（シアン化物，サリチル酸，2,4-ジニトロフェノール）
薬剤（メトホルミン，ジドブジン，Didanosine，スタブジン，ラミブジン，ザルシタビン，プロポホール，ロラゼパム，ナイアシン，イソニアジド，ニトロプルシド，コカイン，アセトアミノフェン，ストレプトゾトシン）
悪性腫瘍，先天性代謝疾患，マラリア

D-乳酸アシドーシス
短腸症候群，虚血性腸炎，小腸閉塞，プロピレングリコール，糖尿病ケトアシドーシス

（志水英明：乳酸アシドーシス．藤田芳郎ほか〈編〉．研修医のための輸液・水電解質・酸塩基平衡．東京：中外医学社；2015．p.117．）

小腸切除後に大腸内の乳酸桿菌などのグラム陽性嫌気性菌の増殖により炭水化物から D-乳酸が生じ，体内に吸収されたものである．体内では L-乳酸塩しか代謝できないため体内に蓄積し，意識障害や構音障害などの神経症状が出現する．治療は抗菌薬や輸液，炭水化物の摂取制限である．通常の乳酸測定では L-乳酸のみで D-乳酸は検出できない．小腸切除やバイパス後で，代謝性アシドーシスに意識障害がある場合ではこのような病態を考える．プロピレングリコールでも D-乳酸を生じる．

ケトアシドーシス：糖尿病ケトアシドーシス（diabetic ketoacidosis：DKA）ではアセト酢酸と β-ヒドロキシ酪酸の蓄積が起こる（この２つをケト酸と呼ぶ）．インスリンの欠乏とグルカゴンの増加が原因である．DKA は AG 増大と AG 正常（高 Cl 性）の代謝性アシドーシス両者を経過中にきたす．これは疾患の過程で変化する．

1. ごく初期（AG 正常）：細胞外液量はほぼ正常であり，ケト酸が Na^+ や K^+ と一緒に腎臓から排泄される．ケト酸は代謝されると HCO_3^- となるため potential bicarbonate と呼ばれており，ケト酸の排泄は HCO_3^- の喪失になる．この potential bicarbonate の喪失と食事からの NaCl の摂取により AG 正常（高 Cl 性）となる．

2. 中期（AG 上昇）：ケト酸の産生が増大し産生されたケト酸は体液量低下により蓄積し，AG が増加する．

3. 治療期（AG 正常）：治療によりケト酸の産生がなくなり，細胞外液量が回復するとケト酸は Na^+ とともに排泄されていく．輸液（NaCl 負荷）による治療と potential bicarbonate の喪失が再び始まり，AG 正常（高 Cl 性）となる．この AG 正常（高 Cl 性）の代謝性アシドーシスの腎臓による回復は数日間かかる．

血中ケトン体が陽性であっても，DKA とは限らず，飢餓性やアルコール性ケトアシドーシス（AKA）のことがある．

飢餓性はケト酸が蓄積することにより起こり，HCO_3^- が 18 mEq/L 以下になることはあまりない．これはケトン体が膵臓からのインスリン分泌を刺激し，脂肪分解を抑制するためと考えられている．

AKA は長期のアルコール中毒，食物摂取の低下と嘔吐の病歴のある患者に起こる．アルコール性は飢餓性と相違点がある．

1. 体液量の低下と飢餓状態を伴ったアルコール離脱はカテコラミンを増加させ，脂肪酸の末梢への動員が飢餓状態のみの時よりもはるかに増加する．この脂肪酸の大量の動員は顕著なケト酸産生を引き起こし，高度の代謝性アシドーシスを招く．

2. アルコールの代謝は NADH の蓄積をもたらす．これは NADH：NAD^+ 比の増加をきたし β-ヒドロキシ酪酸：アセト酢酸比を増加させる．

AKA は低 Mg 血症や低 K 血症も合併することが多く，入院後突然死をきたす可能性のある重症疾患である．

治療は肝臓からのケト酸の産生の低下と同時に脂肪組織からの脂肪酸の動員を低下させることである，これはインスリンが増加することにより達成される．したがって AKA 治療の中心はブドウ糖を投与しインスリン産生を刺激することである．治療介入時には低 K 血症・低 Mg 血症，さらにはリフィーディング症候群による突然死にも気をつける．

薬物・毒物（㉚）：メタノール，エチレングリコール，プロピレングリコールは AG 上昇の代謝性アシドーシスと浸透圧ギャップの上昇が特徴で，アルコール脱水素酵素により代謝される．メタノール，エチレングリコールは乳酸アシドーシスが特徴である．エチレングリコールは不凍液などに含まれ，グリコール酸，シュウ酸，ギ酸に代謝される．摂取後すぐには飲酒と同様に酩酊状態となる．その後，急速にてんかんや昏睡を引き起こす．放置すると頻脈や非心原性肺水腫となり

⑳ 各種アルコール臨床症状と治療

	アルコール性 ケトアシドーシス	メタノール	エチレングリコール	プロピレン グリコール	イソプロパノール*	ジエチレン グリコール
分子量	46.07	32.04	62.07	76.09	60.02	106.12
浸透圧ギャップ上昇 10 mg/dL**	2.12	3.09	1.60	1.31	1.66	0.90
有害物質（代謝産物）	β-ヒドロキシ酪酸	ギ酸	glycolic acid calcium oxalate	乳酸 (D/L)	イソプロパノールアセトン	2-hydroxyeth-oxy-acetic acid
浸透圧ギャップ	上昇	上昇	上昇	上昇	上昇	上昇
代謝性アシドーシス	あり	あり	あり	あり	なし*	あり
AG 上昇	あり	あり	あり	あり	なし	あり
意識障害	+	+	+	+	+	+
視力障害	−	+	−	−	−	+ （脳神経麻痺：顔面神経麻痺）
腎障害	−〜+	++	++	+	−	++
コメント			尿シュウ酸 Ca 不凍液に混入 尿の Wood 灯検査	薬剤の溶剤として使用	消毒用アルコール	薬剤の溶剤 歯磨き粉に誤って混入
治療***	補液（ブトウ糖と NaCl 補充） ビタミン B₁	ホメピゾールの投与 20 mg/dL 以上で透析 葉酸の投与	ホメピゾールの投与	含有薬剤の中止 400 mg/dL 以上では透析考慮	保存的治療 血中濃度 200〜400 mg/dL では透析考慮	血液透析

血清浸透圧を上げるもの：マンニトール，グリセオール，ソルビトール，グリシン，ショ糖，マルトース．
*　イソプロパノールは浸透圧ギャップを上昇させるが，アセントへ代謝させるためアシドーシスをきたさない．
**　血中濃度が 10 mg/dL 上昇するごとの浸透圧ギャップ上昇の程度．
***　メタノール中毒やエチレングリコール中毒の有害物質への代謝はアルコール脱水素酵素によって行われる．この酵素を抑制することが治療原則となる．fomepizole がこの酵素を抑制する治療薬であるが，日本では使用することができないので，エタノールを使用することになる．

(Kraut JA, et al：Toxic alcohol ingestions：clinical features, diagnosis, and management. *Clin J Am Soc Nephrol* 2008：3：208 をもとに著者作成．)

(龍華章裕ほか：酸塩基平衡異常の診断と治療．*Hospitalist* 2014（1）：143-169 をもとに著者作成．)

ショック状態となる．24〜48 時間後には尿中にシュウ酸が排出され急性腎不全となる．シュウ酸が尿中に排出されるまでには少なくとも 8 時間以上かかる．

　メタノールはアルコール脱水素酵素により代謝されホルムアルデヒドとなり，さらにギ酸となる．酩酊状態となり，24〜36 時間は無症状で，その後，膵炎，てんかん，失明，昏睡となる．

　プロピレングリコールはてんかん，心機能障害，進行性の腎不全となる．注射剤や内服薬の溶解補助剤として使用されている．L 体と D 体があり D 体の代謝された D-ラクトアルデヒドが原因物質であり，これは D-乳酸に代謝されていく．

　ホメピゾールはアルコール脱水素酵素阻害薬である．わが国でも 2014 年 11 月薬価収載・2015 年 1 月から販売開始となっており，エチレングリコール中毒・メタノール中毒の第一選択の治療であるため覚えておく必要がある．

サリチル酸中毒：呼吸性アルカローシス + AG 上昇の代謝性アシドーシスをきたす．サリチル酸の血中濃度が中毒域に達すると，ミトコンドリアでの酸化的リン酸化を阻害し，乳酸やケトン体を生じ AG の上昇をきたす．サリチル酸自体は AG に影響しない．初期段階では呼吸中枢を刺激して，呼吸性アルカローシスを合併する．診断が遅れると死亡率が高くなるため，原因不明の呼吸性アルカローシス + AG 上昇の代謝性アシドーシスをみたら敗血症性ショックのほかにサリチル酸中毒も考える．サリチル酸中毒では血糖値が正常であってもブドウ糖を補充する必要がある．これは脳内でのグルコースの利用が促進し，中枢神経のブドウ糖の低下があるためである．

トルエン中毒：AG 上昇代謝性アシドーシスも正常代謝性アシドーシスもきたす．代謝物である馬尿酸は速やかに尿中に排泄されるため初期では AG の上昇はない．馬尿酸とともに Na⁺ や K⁺ が喪失し，体液量が減少すると GFR が低下し馬尿酸が蓄積し AG 上昇の代謝性アシドーシスに変わる．高度の低 K 血症 + AG 正

㉛ AG 正常代謝性アシドーシス

臓器	疾患
腎	尿細管性アシドーシス 慢性腎臓病
消化管	下痢 回腸導管
その後 (その他)	トルエン中毒，糖尿病ケトアシドーシス治療後 呼吸性アルカローシス後

(亀谷 学ほか〈監訳〉．セイントとフランシスの内科診療ガイド．第 2 版．東京：メディカル・サイエンス・インターナショナル；2005．p.287 をもとに著者作成．)

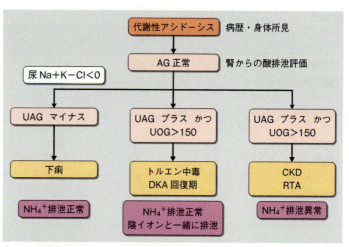

㉜ AG 正常代謝性アシドーシスの鑑別
UAG：尿アニオンギャップ：尿 Na ＋尿 K −尿 CL (mEq/L)
UOG：尿浸透圧ギャップ：実測尿浸透圧−{2×(尿 Na＋尿 K)＋尿中尿素 (mg/dL)/2.8＋尿糖 (mg/dL)/18}
(志水英明：アニオンギャップ正常代謝性アシドーシス．藤田芳郎ほか〈編〉．研修医のための輸液・水電解質・酸塩基平衡．東京：中外医学社；2015．p.127 をもとに著者作成．)

常代謝性アシドーシスをみたら，この疾患を疑う．

AG 正常代謝性アシドーシス（㉛）

　AG 正常の代謝性アシドーシスの原因は腎性と腎外性がある．腎臓以外の原因では，下痢や膵液のドレナージや尿管変更がある．原因が腎性か腎外性かの判断には尿中の NH_4^+ の量を測定することが望ましいが，一般的には測定は不可能である．尿中 NH_4^+ の予測に尿中アニオンギャップ（UAG）もしくは尿中浸透圧ギャップが使用される（㉜）．
　尿浸透圧ギャップを 2 で割れば NH_4^+ の排泄をより適切に反映すると考えることができる
腎臓の原因によるもの：腎臓が原因の AG 正常代謝性アシドーシスとしては①慢性腎不全による NH_4^+ 産生障害，②高 K による NH_4^+ 産生障害，③近位尿細管性アシドーシス，④遠位尿細管性アシドーシスがある．
慢性腎不全による NH_4^+ 産生障害：GFR が 40 mL/分/1.73 m² に低下するとアンモニウム排泄量が低下しアシデミアの傾向となり，細胞や骨で緩衝される．GFR が 15〜20 mL/分/1.73 m² 以下になると，リン酸や硫酸などの陰イオンの排泄低下により AG 上昇の代謝性アシドーシスとなる．
高 K による NH_4^+ 産生障害：糖尿病腎症で認められる低レニン低アルドステロン症や薬剤による低アルドステロン症やアルドステロン作用低下，鉱質コルチコイド受容体へのアルドステロンの親和性が低下する常染色体優性遺伝の偽性低アルドステロン症 type 1 および集合管の主細胞の Na チャネル機能低下を呈する常染色体劣性遺伝の偽性低アルドステロン症 type 1 や偽性アルドステロン症 type 2（Gordon 症候群）では高 K となり，NH_4^+ の産生が障害される．
消化管：下痢では HCO_3^- が排泄され，代謝性アシドーシスとなる．同時に Na の喪失と K の喪失が起こる．小腸性のような大量の下痢では Na の喪失が多くな

り，有効循環血液量減少と腎機能の低下による H^+ の排泄低下（障害）のため代謝性アシドーシスは高度となる．膵液や胆汁，小腸液のドレナージでも同様である．大腸絨毛腺腫や先天性クロライド喪失性下痢症（まれ）では代謝性アルカローシスになる．腸管を用いた尿路変更術で代謝性アシドーシスとなることがある．腸管粘膜での尿の Cl^- を吸収，HCO_3^- を分泌する機序と尿中の NH_4^+ と Cl^- をともに吸収する機序が考えられる．尿管-S 状結腸吻合で頻度が高い，回腸導管では尿との接触時間が短く通常はきたさないが，狭窄により停滞時間が長くなると代謝性アシドーシスとなる．
その他：トルエン中毒や糖尿病ケトアシドーシスでは病態の過程で AG 正常の代謝性アシドーシスとなる．HCO_3^- を含まない生理食塩水を大量に投与した場合には，希釈性のアシドーシスとなる．

代謝性アルカローシス

　代謝性アルカローシスは過剰にアルカリが蓄積した状態で，動脈血 pH（7.42 以上）と HCO_3^- 濃度（26 mmol/L 以上）上昇で，他の酸塩基平衡異常との合併が多く，この際には pH と HCO_3^- が上昇していないこともある．低 K 血症を伴うことが多い．酸の喪失（嘔吐，胃液吸引），HCO_3^- の蓄積・負荷により起こり，原因となる主な臓器は胃と腎臓（鉱質コルチコイドが作用）である．①原因と②維持因子（有効循環血漿量減少，Cl 欠乏，低 K 血症，腎機能障害）が存在する（㉝）．

❸❸ 代謝性アルカローシスの診断

生理食塩水に反応 尿中 Cl 低値 （< 20 mEq/L）	生理食塩水に無反応 尿中 Cl 正常か高値 （> 20 mEq/L）
嘔吐, 鼻胃管チューブ 利尿薬 （投与後時間がたったもの） 高 CO_2 血症後 有機酸アシドーシスを重炭酸 で治療 K^+ 欠乏	原発性アルドステロン症（A） Bartter 症候群（B） Gitelman 症候群 Cushing 症候群（C） Mg^{2+} 欠乏（D） 重症 K^+ 欠乏 腎血管性高血圧 腎不全にアルカリ治療 腎不全に不注意な栄養輸液

D：depletion.
（川人瑠衣ほか：代謝性アルカローシス. 藤田芳郎ほか〈編〉. 研修医のための輸液・水電解質・酸塩基平衡. 東京：中外医学社；2015. p.134 をもとに著者作成.）

嘔吐

胃液は HCl を含む強酸性であり, 十二指腸に到達すると胃液に応じて膵から HCO_3^- が分泌され中和される. 嘔吐では胃液（HCl）が体外に排出され, 十二指腸への胃酸の到達量が減り HCO_3^- が腸管内に分泌されない. このことから, 排泄された HCl と等量の HCO_3^- が体内に蓄積し, 代謝性アルカローシスを生じる. 胃酸分泌は血液中の pH には影響されないため, 代謝性アルカローシスでも胃酸分泌は持続する. 胃酸はヒスタミン, アセチルコリン, ガストリンにより分泌亢進しソマトスタチン, β 刺激薬, エンテログルカゴンにより抑制される. 嘔吐は病歴で明らかなこともあれば, 嘔吐を隠している場合もあり, 代謝性アルカローシス＋低 K 血症では嘔吐を疑う. その際には尿中の電解質が鑑別に役に立つ.

嘔吐の初期では尿中 Na と尿中 Cl の解離が特徴である. 尿中 Cl の低下に比して尿中 Na はそれほど低下しない. 後期では近位尿細管での HCO_3^- 再吸収が高まるため, 代謝性アルカローシスでも尿の pH が低下した状態となる（逆説的酸性尿）.

胃液の K 濃度はわずか 10 mEq/L であり, 低 K 血症は腎臓での K 排泄が原因となる.

原発性アルドステロン症

アルドステロンによる K 排泄と H^+ の尿中排泄により代謝性アルカローシスと低 K 血症, 高血圧をきたす. アルドステロン作用により体内の Na 貯留をきたしているため, 有効循環血液量の低下が代謝性アルカローシスの維持因子とはならない. そのため生理食塩水投与でも代謝性アルカローシスは改善しない（Cl 非反応性代謝性アルカローシス）.

グルココルチコイド抑制性アルドステロン症は常染色体優性遺伝で, ACTH 依存性のアルドステロン分泌をきたし, 若年発症の高血圧と脳内出血が特徴である.

利尿薬

ループ利尿薬やサイアザイド利尿薬は①遠位ネフロンへの Na^+ 到達量の増加, ②2 次的なアルドステロン上昇, ③K 欠乏により H^+ と NH_4^+ の排出を増加させ, 代謝性アルカローシスとなる. 投与の中止と K の補正, 生理食塩水の投与により改善する. Bartter 症候群はループ利尿薬使用と, Gitelman 症候群はサイアザイド利尿薬使用の病態に類似している.

アルカリの投与

腎機能が正常であれば, 尿中に過剰な HCO_3^- は排泄されるため代謝性アルカローシスはまれである. 慢性腎不全や急性腎不全に過剰に重炭酸を投与した際に起こる. 血漿交換など大量輸血では, 抗凝固薬のクエン酸により代謝性アルカローシスとなる.

ミルクアルカリ（カルシウムアルカリ）症候群

以前は胃潰瘍に対する治療で牛乳と炭酸カルシウムで生じたためこのように称されていたが, 最近はカルシウムアルカリ症候群と呼ばれる. 高カルシウム, 腎不全, 代謝性アルカローシスをきたす病態である. 近年, 骨粗鬆症に対するビタミン D 投与が原因となっている. Ca の再吸収が高まり, 高 Ca による HCO_3^- の再吸収亢進と急性腎不全による HCO_3^- の排泄障害による.

高 CO_2 血症後

慢性の高 CO_2 血症は代償反応として血中の HCO_3^- が上昇している. 人工呼吸器などで CO_2 が改善しても有効循環血液量の低下があると, 代謝性アルカローシスを持続させる.

呼吸性アシドーシス

血中の $PaCO_2$ 濃度が上昇し pH が低下した状態で代償反応として, HCO_3^- が上昇している. 低酸素血症と低換気を伴っていることが多い.

急性呼吸性アシドーシスでは喘息急性増悪, COPD 急性増悪, 気道閉塞, 心不全, ARDS, 肺炎, 気胸, 肺塞栓, 神経筋障害（Guillain-Barré 症候群, 重症筋無力症）などがあり, 慢性呼吸性アシドーシスでは COPD, 睡眠時無呼吸症候群, ALS などがある.

呼吸性アルカローシス

呼吸性アルカローシス（頻呼吸）をみたときには心因性過換気症候群を考えるのではなく, まず重篤な疾患から鑑別する必要があり, 敗血症, 心疾患, 肺塞栓, サリチル酸中毒を考える（❸❹）.

� 呼吸性アルカローシスの原因

病態	疾患
末梢化学受容体刺激（低酸素）	呼吸器疾患，誤嚥，喉頭けいれん うっ血性心不全 重度貧血，低血圧，重症循環不全
中枢化学受容体刺激	脳脊髄炎，くも膜下出血，脳血管疾患，脳腫瘍 頭部外傷，広範な大脳皮質の傷害
肺の受容体刺激	肺炎，喘息，気胸，間質性肺疾患，肺塞栓 肺水腫，ARDS
薬物，ホルモン	カテコラミン，サリチル酸，プロゲステロン ニコチン，昇圧薬（エピネフリン，ノルエピネフリン，アンジオテンシンII）
その他	肝硬変，肝不全，妊娠，月経周期の黄体期 敗血症 代謝性アシドーシス，人工呼吸器管理 心因性，疼痛・不安・発熱・高熱への曝露

（谷澤雅彦：呼吸性アルカローシス．藤田芳郎ほか〈編〉．研修医のための輸液・水電解質・酸塩基平衡．東京：中外医学社；2015．p.148．）

臨床症状

代謝性アシドーシス

代謝性アシドーシスによる症状は，原因疾患の症状が主体となる．高K血症，腎障害の進行，緩衝作用による骨吸収，心収縮力の低下，アドレナリンに対する感受性の低下などが知られている．

代謝性アルカローシス

症状は乏しく低K血症に伴う不整脈が問題となる．HCO_3^- が50 mEq/Lを超える場合には，低Ca血症や低換気による低酸素，けいれんや意識障害を起こす．

アルカローシスは末梢血管を収縮しヘモグロビンの酸素解離曲線を左方移動させるため，組織へ酸素を放出しにくくなり乳酸の産生が起こる．

呼吸性アルカローシス

急性では脳血流低下により立ちくらみ，意識障害，全身の細胞膜の興奮性が亢進しけいれんや不整脈，イオン化Caの低下により四肢の知覚異常，テタニーや全身性のけいれんをきたす．慢性呼吸性アルカローシスで腎臓での代償反応のため，症状はほとんど認めない．

㉟ 血液ガスの基準値と心肺停止時の比較

		pH	PCO_2 (mmHg)	HCO_3^- (mEq/L)
血液ガス基準値	動脈血	7.37〜7.43	36〜44	22〜26
	静脈血	7.32〜7.38	42〜50	23〜27
心肺蘇生時	動脈	7.41	32	20
	混合静脈血	7.15	74	24

（酸塩基生理学と代謝性アルカローシス．黒川 清〈監〉．体液異常と腎臓の病態生理．第3版．東京：メディカル・サイエンス・インターナショナル；2015．p.125，p.159をもとに著者作成．）

呼吸性アシドーシス

$PaCO_2$ は脳血液関門を通過し脳組織内のpH低下を起こすため，呼吸性アシドーシスは中枢神経症状をきたしやすい．急激な $PaCO_2$ の上昇は全身の血管拡張のため脳血流増加，脳圧亢進となる．不穏，頭痛，全身的な反射亢進，羽ばたき振戦もきたす．$PaCO_2$ が70〜100 mmHg程度となると傾眠から昏睡に至る意識障害（CO_2 ナルコーシス）をきたす．腎臓での代償反応によりpHが正常に保たれているときは $PaCO_2$ が高値でも症状は出にくい．$PaCO_2$ の上昇の程度にも依存する．

検査

酸塩基平衡異常は血液ガスで測定する．Na-Clから推測し血液ガスにより診断する．血液ガスの基準値は1ダース（AG12），2ダース（HCO_3^- 24 mmol/L），3ダース（Na-Cl 36）で覚える．

静脈血と動脈血の違いは PCO_2 で約6 mmHg静脈血が高く，HCO_3^- で約1 mEq/L静脈血が高い程度である．よって静脈血でも酸塩基平衡を評価することが可能である．また末梢静脈と中心静脈でもほとんど差がない（㉟）．

しかし，例外として心肺蘇生時がある．㉟に示すように，混合静脈血では著明なアシデミアにもかかわらず，動脈血中のpHはそれほど低下しておらず，むしろ $PaCO_2$ が低下した呼吸性アルカローシスの状態となっている．心肺蘇生時には肺血流が著明に低下し，換気は人工呼吸により保たれているため肺循環に流入した血流の CO_2 排泄は増加しており，動脈血の $PaCO_2$ は低下する．しかし総 CO_2 排泄量は低下している．このような状態を偽性呼吸性アルカローシスと呼んでいる．この場合，混合静脈血のほうが体内の酸塩基平衡を反映している．

米国ではルーチン採血で重炭酸濃度（総 CO_2）が測定されているが，わが国では一般的ではなかった．2016年に，血液ガスを測定しなくても静脈の採血で

㊱ 酸塩基平衡のステップ診断

ステップ1	アシデミアかアルカレミアか pH＜7.4 アシデミア，pH＞7.4 アルカレミア
ステップ2	一次性変化を見きわめる
ステップ3	代償範囲の確認
ステップ4	アニオンギャップ（AG）の計算 Na−Cl−HCO₃＞12
ステップ5	AG↑の場合→補正HCO₃の計算 補正HCO₃＝(A−12)＋HCO₃ 補正HCO₃＞28 代謝性アルカローシス 補正HCO₃＜23 代謝性アシドーシス（AG正常）の合併
ステップ6	代謝性アルカローシスの場合 →尿Cl濃度により2つに分類
ステップ7	代謝性アシドーシスの場合（尿NH₄⁺濃度の推定） →尿AGの計算→尿AGがプラスの場合→尿浸透圧ギャップの計算

酸塩基平衡異常	pH	代償の反応	代償の範囲	代償の限界値
呼吸性アシドーシス	↓	腎でのHCO₃⁻再吸収↑	急性：$\Delta PaCO_2 = 10$ mmHgごとに$\Delta HCO_3^- = 1$ Eq/L↑	$[HCO_3^-] = 38$
			慢性：$\Delta PaCO_2 = 10$ mmHgごとに$\Delta HCO_3^- = 4$ mEq/L↑	$[HCO_3^-] = 45$
呼吸性アルカローシス	↑	腎でのHCO₃⁻再吸収↓	急性：$\Delta PaCO_2 = 10$ mmHgごとに$\Delta HCO_3^- = 2$ mEq/L↓	$[HCO_3^-] = 18$
			慢性：$\Delta PaCO_2 = 10$ mmHgごとに$\Delta HCO_3^- = 5$ mEq/L↓	$[HCO_3^-] = 15$
代謝性アシドーシス	↓	肺胞の換気↑（$PaCO_2$↓）	$PaCO_2 = 1.5[HCO_3^-] + 8 \pm 2$ $\Delta PaCO_2 = (1\sim1.3) \times \Delta HCO_3^-$ $PaCO_2 = 15 + [HCO_3]$	$PaCO_2 = 15$
代謝性アルカローシス	↑	肺胞の換気↓（$PaCO_2$↑）	$\Delta PaCO_2 = 0.6\sim0.7 \times \Delta HCO_3^-$ $PaCO_2 = 15 + [HCO_3]$	$PaCO_2$の上昇の限界はない

（湊口　俊ほか：誰でもできる酸塩基平衡異常のステップ診断．藤田芳郎ほか〈編〉．研修医のための輸液・水電解質・酸塩基平衡．東京：中外医学社；2015．p.96-100．）

重炭酸濃度を測定する試薬（ダイヤカラー®・CO₂）が発売された．病院に一般的にある自動分析装置で使用可能であり，保険収載もされているためスクリーニングに有用である．

診断

重要なことは原因となっている病態の診断であり，酸塩基平衡異常から鑑別診断と緊急性の有無を判断する．前述の病態を参考に酸塩基平衡異常のステップ診断を行う．

酸塩基平衡異常は病歴と薬剤から疑い，複数の酸塩基平衡異常が合併していることがあり，診断のステップに沿って解析する（㊱㊲）．代償の範囲は代謝性アルカローシスも代謝性アシドーシスも「＋15」が覚えやすい数字である（ステップ3）．ステップ診断で他の酸塩基平衡異常があってもAG上昇があれば代謝性アシドーシスが存在しているとする．

代謝性アシドーシス

代謝性アシドーシスを診断するポイントとしてAGが上昇するものとAGが正常のものに分けて考える．

AG上昇の代謝性アシドーシスでは①4つの病態（a．乳酸アシドーシス，b．ケトアシドーシス，c．毒物・薬物，d．腎不全）を考え，このなかで毒物・薬物によるものでは②血漿浸透圧ギャップを計算し，血漿浸透圧ギャップの上昇するものと血漿浸透圧ギャップの上昇しないもので判別する．

AG正常の代謝性アシドーシスは①腎性か腎外性であるか，②UAG・尿浸透圧ギャップを計算，③尿中pHを測定，により鑑別が可能となる．

代謝性アルカローシス

代謝性アルカローシスの原因を㉝に示すが，代謝性アルカローシスを持続させる要因としては①体液量の

㊲ 混合性酸塩基平衡異常と病態（例）

混合性酸塩基平衡異常	病態
代謝性アシドーシス ＋呼吸性アシドーシス	乳酸アシドーシス＋ARDS
代謝性アシドーシス ＋呼吸性アルカローシス	アスピリン中毒（AG 上昇） ＋呼吸中枢刺激
	敗血症性ショック
代謝性アルカローシス ＋呼吸性アシドーシス	利尿薬による代謝性アルカローシス ＋COPD
代謝性アルカローシス ＋呼吸性アルカローシス	肝硬変による過換気（横隔膜の挙上， AV シャント，呼吸刺激ホルモンの 増加）＋嘔吐
代謝性アルカローシス ＋代謝性アシドーシス	嘔吐＋糖尿病ケトアシドーシス
	嘔吐＋尿毒症
	嘔吐＋下痢
代謝性アシドーシス ＋代謝性アルカローシス ＋呼吸性アルカローシス	薬剤による過換気＋嘔吐＋体液量低 下による乳酸アシドーシス

（志水英明：酸塩基平衡異常. 安田　隆ほか（編）. 臨床腎臓内科学.
東京：南山堂；2013. p.317.）

低下（有効循環血液量低下），②Cl の欠乏，③低 K
血症がある.

　診断に役立つ病歴や身体所見および検査所見は嘔吐
や利尿薬の使用の有無，体液量の評価，血圧，低 K
血症の有無，尿中 Cl 濃度が有用である. 代謝性アル
カローシスでは尿中 Na 濃度は体液量の評価はあてに
ならない，尿中の HCO_3^- が増えるにつれ Na^+ も一緒
に排泄されるためである. 病歴や内服歴が重要である
が，嘔吐や利尿薬使用などを本人が隠している場合が
ある.

呼吸性アシドーシス

　通常の状態では CO_2 の産生は一定量であるため，
肺胞換気量が $PaCO_2$ を規定する. 主な原因として呼
吸中枢の障害（呼吸数の低下），神経筋障害（1 回換
気量の低下），胸郭の異常（1 回換気量の低下），気道
から肺胞の障害（1 回換気量の低下および死腔換気量
の増加がある. 低酸素血症（1 型呼吸不全）は，過換
気での代償が長く続くと呼吸筋疲労をきたし，$PaCO_2$
が上昇する（2 型呼吸不全）.

　CO_2 産生が増加する病態として，発熱，運動，甲状
腺機能亢進症，重炭酸投与などがある.

呼吸性アルカローシス

　呼吸数で頻呼吸があれば疑われる. 頻呼吸の場合，
呼吸性アルカローシス以外に代謝性アシドーシスの呼
吸性代償のことがあるため血液ガスで pH 上昇（＞
7.45）と $PaCO_2$ の低下を認める. 低酸素血症も呼吸
性アルカローシスの原因となるため胸部 X 線なども

参考にする.

治療

代謝性アシドーシス

　治療の原則は，原因疾患の診断とその治療である.
代謝性アシドーシスに高度の低 K 血症を合併した場
合，ブドウ糖や重炭酸を含む輸液は低 K 血症を増悪
させ致死的不整脈を起こすことがあり，低 K 血症の
治療を優先させる.

乳酸アシドーシスの治療

　原因疾患に対する治療を行う. 特に Type A では組
織灌流を改善することが治療目的となる. 血管収縮薬
や強心薬を必要に応じて投与する. 乳酸アシドーシス
のアシデミアによりカテコラミンの反応性が低下する
ためカテコラミンの必要量が増加する. 高用量のカテ
コラミンは血管収縮による組織灌流の低下に加え，β_2
受容体の刺激も乳酸産生を増加する可能性がある.

　輸液は循環血漿量が低下している状況では組織灌流
を改善するために有効で，組織への酸素供給のため
Hb 7.0 を維持するように輸血を行う.

　高度のアシデミアに重炭酸を投与することによる予
後改善効果についてはよくわかっていない. これは重
炭酸が負荷されることによる①二酸化炭素の発生とそ
れに伴う細胞内アシドーシスと②イオン化 Ca の低下
による心収縮の低下の副作用もあるためである. 一般
的に血行動態に異常がある場合は pH ≦ 7.1 もしくは
≦ 7.2 の時点で重炭酸治療を考慮することが多い.

　これまで積極的に重炭酸投与するエビデンスはな
かったが，2018 年に重症代謝性アシドーシス（pH ≦
7.20，$PaCO_2$ ≦ 45 mmHg，HCO_3^- ≦ 20 mmol/L，乳
酸 ≧ 2 mmol）への重炭酸投与での BICAR-ICU 試験
（RCT）が発表された. 全体での 28 日間の死亡で有意
差は認めなかったが有効の傾向があり，急性腎障害合
併例は有効性が認められた.

　高度のアシデミアを呈している場合，呼吸代償が十
分できていない可能性があり，そのような状態での重
炭酸投与は挿管・人工呼吸器管理が必要となるおそれ
があるので注意が必要と考える.

　重炭酸の必要量は下記の式を用いる.

　　HCO_3^- 必要量（mEq）＝（[目標 HCO_3^-]－[現在
　　の HCO_3^-]）× HCO_3^- 分布容積
　　HCO_3^- 分布容積＝0.4 ＋（2.6/[HCO_3^-]）×体重

　重炭酸投与による急激な pH の上昇は乳酸産生亢
進，体液量の増加，CO_2 の産生亢進，イオン化 Ca の
低下による心収縮力の低下などの危険性がある. ケト
アシドーシスや乳酸アシドーシスで重度酸血症（pH
7.1 以下）が存在するときは，重炭酸投与を考慮し，

pH 7.2（HCO₃⁻ 10 mEq/L）以内を目標とする.

高 Na 血症や高浸透圧を避けるため，重炭酸を投与する場合には等浸透圧に希釈する．CO_2 蓄積を避けるためボーラス投与よりゆっくり投与するほうが望ましい．補正に必要な重炭酸投与量は以下の式で推定する．

重炭酸必要量 = |x×体重×（目標［HCO₃⁻］−現在［HCO₃⁻］)|

補正に必要な重炭酸投与量は［HCO₃⁻］> 10 mEq/L では x=0.5 前後であるが［HCO₃⁻］< 5 mEq/L では x が 1 を超えることがあり，頻回に測定することにより調節を行う．腎不全で体液量が過剰状態では血液透析も考慮する．

慢性代謝性アシドーシスの治療

アシドーシスの改善によって骨吸収の改善，成長障害の改善，筋肉の異化抑制などが認められる．クエン酸はアルミニウムの吸収を増強させるので，アルミ製剤との併用は避ける．クエン酸カリウムは低 K 血症がある場合に有用である．

慢性腎不全での治療

慢性腎不全ではアシドーシスのみでも腎障害の進行が進む．これは残存しているネフロンでのアンモニウム産生亢進による補体の活性化から間質の線維化などで腎障害が進行すると考えられている．腎障害の進行がアシドーシスの補正により改善することが報告されている．血漿 HCO₃⁻濃度を 23 mmol/L に保つように重炭酸 Na を投与することによって腎不全への進行を抑え栄養状態を改善させた報告がある．ASSK study では HCO₃⁻濃度が独立した腎不全の進行の因子であると報告している．KDOQI ガイドラインでは少なくとも Stage 3 では年 1 回，Stage 4，5 では 3 か月ごと，透析導入後では毎月血中 HCO₃⁻濃度を測定することを推奨している．保存期腎不全で NaHCO₃ を投与する際には重炭酸 Na（分子量 84）を経口（0.5 mEq/kg/ 日）で投与し血漿 HCO₃⁻ 23 mmol/L 前後を目標とする．過剰な補正に注意する．

代謝性アルカローシス

低 K 血症があれば必ず治療を行う．特に治療が必要な病態は①慢性肺疾患の増悪があり代謝性アルカローシス治療で呼吸抑制を改善し挿管を避けられる場合，②不安定狭心症や心筋梗塞後で胸痛がある場合，③脳血管障害があり脳血流低下で悪化する恐れがある場合である．

尿中の Cl 濃度で生理食塩水に反応するかどうか鑑別する．有効循環血液量低下が伴っている場合で尿中 Cl が 20 mEq/L 以下の場合には，生理食塩水の輸液により改善する．低 K 血症を伴う場合には必ず治療を行う．KCl で補充を行い，アスパラギン酸やグルコ

ン酸は代謝されて HCO₃⁻になるため使用しない．

うっ血性心不全で有効循環血液量が低下している病態では，心機能の点から生理食塩水が投与できない場合がある．そのような場合は炭酸脱水酵素であるアセタゾラミドを投与する．問題点としては低 K 血症と肺疾患では高 CO_2 血症が悪化するおそれがあることである．

嘔吐の場合，原因を検索し治療することだが，心因的な原因など嘔吐を止めることが難しい病態では H_2 ブロッカーや PPI を用い胃酸分泌低下がアルカローシスの軽減に有効な場合がある．

生理食塩水に反応しない代謝性アルカローシスで Mg 欠乏があれば治療を行い，鉱質コルチコイド過剰状態であればカリウム保持性利尿薬が有効である．腎不全があり体液量増加を伴っている場合には透析治療を行う．

呼吸性アシドーシス

基礎疾患の治療と適切な換気が必要である．たとえば COPD 急性増悪の場合には気管支拡張薬，ステロイド，抗菌薬，鎮静薬による呼吸中枢の抑制の場合には拮抗薬，意識障害や換気不足・呼吸筋疲労，重篤なアシデミア（pH < 7.15）が存在する場合には人工呼吸器を使用する．腎臓での代償反応により HCO₃⁻濃度が非常に高くなっている際には人工呼吸器管理により急速に $PaCO_2$ が低下すると pH が急速に上昇する post hypercapnic alkalosis が起こり呼吸抑制や不整脈をきたすおそれがあるため $PaCO_2$ の低下スピードは 10 mmHg/時以内にする．

重炭酸 Na の投与は禁忌である．これは投与された HCO₃⁻は血液中で CO_2 へ変換され $PaCO_2$ のさらなる上昇をきたすためである．

呼吸性アルカローシス

原因の診断と治療のために低酸素血症や緊急疾患のないことを確認する．安易にペーパーバック法を施行しない．サリチル酸中毒では活性炭，アルカリ利尿，ブドウ糖投与，血液透析を考慮する．アセタゾラミドは脳内へと移動するため使用しない．

（志水英明）

●文献

1) 和田　健ほか（監訳）：体液異常と腎臓の病態生理．東京：メディカル・サイエンス・インターナショナル；2015.

2) 柴垣　有ほか：より理解を深める！体液電解質異常と輸液　改訂 3 版．東京：中外医学社；2007.

3) 藤田芳郎ほか：研修医のための輸液・水電解質・酸塩基平衡．東京：中外医学社；2015.

4) 龍華章裕ほか：酸塩基平衡異常の診断と治療. *Hospitalist* 2014；2：143.
5) Jaber S, et al：Sodium bicarbonate therapy for patients with severe metabolic acidaemia in the intensive care unit (BICAR-ICU)：a multicentre, open-label, randomised controlled, phase 3 trial. Lancet 2018；392：31.
6) Kraut JA, et al：Sodium bicarbonate for severe metabolic acidaemia. Lancet 2018；392：3.
7) 志水英明：酸塩基平衡異常. 安田 隆ほか（編）. 臨床腎臓内科学. 東京：南山堂；2013. p.317.
8) 内田俊也：水電解質異常. 日腎会誌 2002；44：15.

カルシウム・リン・マグネシウム代謝異常

カルシウム（Ca）代謝異常

概念

　血清イオン化 Ca 濃度は副甲状腺，骨，腸管，腎臓によって厳密に管理されている．それは，骨の成長だけでなく筋肉，神経，凝固系，細胞の刺激伝導系に密接に関連しているからである．この調節にあずかるホルモンは，副甲状腺ホルモン（parathyroid hormone：PTH）と 1,25-水酸化ビタミン D（1,25(OH)$_2$D）である．前者は，骨吸収と遠位尿細管における Ca 再吸収の促進を介して Ca の上昇に働く．また後者は，腸管での Ca 吸収増進に働く．血清アルブミン濃度が低い時は，以下の式で補正 Ca 濃度を計算するが，これはあくまでイオン化 Ca 濃度の予想のためであり，ネフローゼなど，極端にアルブミンが低い時はこの式では過補正する（実際より高く見積もる）危険性もあり，必要に応じてイオン化 Ca の計測が必要である．

　　補正 Ca(mg/dL) = 実測 Ca(mg/dL) + [4 − Alb 濃度(g/dL)]
　　　Alb＜4.0 の時のみ，この式を使用．
　　　3つの単位に注意する（9.0 mg/dL＝4.5 mEq/L ＝2.25 mmol/L）．
　　　イオン化 Ca は血清中の総 Ca の約半分．残り約半分は蛋白と結合している．

臨床症状

　Ca 濃度に異常があると症状も多岐にわたる．上記の式で計算し，補正 Ca 濃度が 10.5 mg/dL 以上あるいは 8.5 mg/dL 未満の時は，緊急を要するような症状があるかどうかをまず判断する．
　高 Ca 血症：不穏，うつ，認知障害，口渇，多飲，多尿，腎結石，筋力低下，骨痛，悪心・嘔吐，食思不振，消化性潰瘍，不整脈，角膜石灰化など

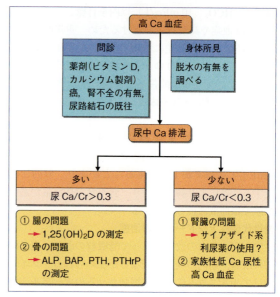

⑱ 高 Ca 血症の鑑別

　低 Ca 血症：不穏・いらいら・うつなどの気分の変化，悪心・嘔吐などの消化器症状，しびれ，知覚異常，骨痛，不整脈，QT$_c$ 延長，Chvostek 徴候，Trousseau 徴候など

高 Ca 血症の鑑別

　血清 Ca 濃度が 10.5 mg/dL 以上であれば，高 Ca 血症であり鑑別診断を要する．

①問診，身体所見

　薬物（ビタミン D，カルシウム製剤）の使用，家族歴，尿路結石の既往，癌，腎障害の有無に注意して聴く．また脱水症状がないか，筋力の低下はないか，などの身体所見をとる．精神科領域ではうつと誤診されることも多い．

②頻度

　原発性副甲状腺機能亢進症，薬剤性が多い．また，入院時にコンサルトされる高度の高 Ca 血症は癌による場合が多い．

③尿中 Ca 排泄量の評価で鑑別（⑱）

　尿中 Ca 排泄量が尿 Ca/Cr＞0.3 ならば，高 Ca 血症に対して腎臓は正常に反応しているので，腎臓の問題ではない．つまり腸（Ca 吸収の増大）か骨（骨吸収の増大）の問題である．腸での Ca 吸収の増大をもたらすのは 1,25(OH)$_2$D であり，これが高ければ結核やサルコイドーシスなどの肉芽腫性疾患の鑑別へと進むことになる．骨代謝回転は腎機能に影響されない ALP や骨型アルカリホスファターゼ（BAP）でみることができる．また，骨吸収の増大をもたらすのは副甲状腺機能亢進症か癌である．癌による高 Ca 血症は LOH（local osteolytic hypercalcemia）と HHM

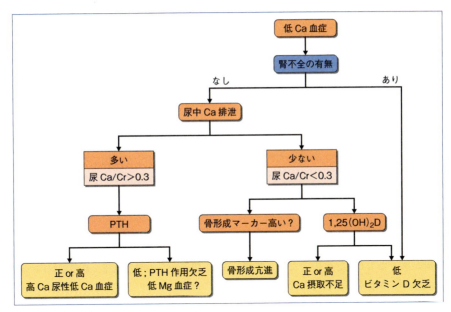

⓴ 低 Ca 血症の鑑別

（humoral hypercalcemia of malignancy）に分かれ，前者は骨転移などで局所的に骨が溶けることで高 Ca 血症となり，骨シンチで陽性所見を認めることが多い．後者は腫瘍が分泌する PTHrP（PTH-related protein）によるものである．一方，尿中 Ca 排泄が少ない場合は腎臓の問題であり，サイアザイドの副作用か家族性低 Ca 尿性高 Ca 血症などが考えられる．

高Ca血症の治療

根本的な原因を見つけてそれに対して治療をするのが大切ではあるが，症状のある高 Ca 血症に対しては早急に輸液負荷，利尿薬投与などをするべきである．

1. 高 Ca 血症はほとんどの場合，尿濃縮力障害によって多尿となり，その結果，脱水を伴う．この脱水がまた高 Ca 血症を増悪させる．まずルートを確保して生理食塩水を 200～300 mL/時程度で急速に輸液する．軽度の高 Ca 血症では脱水の補正だけで正常化することもある．
2. フロセミド静注で利尿を図る．ループ利尿薬は尿中 Ca 排泄を増加させる．ただし，急速な輸液負荷とフロセミドだけを用いると低 K 血症となることもあるので，適宜 K の負荷もする．
3. エルカトニンを筋肉注射する．比較的短期間で効果はあるものの，escape 現象により長期的には効果はない．
4. ビスホスホネートを用いる．癌に伴う高 Ca 血症では静脈注射の適応がある．ただし，急速ではなく緩徐に．急速な輸液による急性腎不全なども報告されている．最大効果が発現するのは 2～4 日目であるので，緊急的には血清 Ca 濃度を下げない．

低Ca血症の鑑別

テタニー，けいれん，低血圧などがみられれば急性の低 Ca 血症である．慢性的なものでは，基底核の石灰化，錐体外路障害，白内障が起こることもある．

①問診

テタニー，けいれん，低血圧などがみられれば早急に治療を要する．病歴（家族歴，腎不全の有無，頸部〈甲状腺, 副甲状腺〉の手術の既往）を聴くのも重要．鑑別，治療方法決定のために必須の測定は Ca, P, Mg, PTH であり，必要に応じて 1,25(OH)$_2$D, 25(OH)D, 骨代謝マーカーを測定する．

②頻度

臨床的には輸血，腎不全，吸収不良症候群（下痢も含む），副甲状腺摘出後，高 P 血症によるものが多い．敗血症や急性膵炎でも起こることは臨床医としては知っておきたい．副甲状腺機能低下症によるもの，抗けいれん薬，Fanconi 症候群などはまれである．

③腎不全があるかどうかでまず鑑別（⓴）

まず腎不全がないかを先に評価する．腎不全がなければ，尿中 Ca 排泄をみて多ければ，腎臓での Ca 漏出が原因なので PTH 作用が欠乏しているかどうかを，PTH の値や Mg で判断する．一方，尿中 Ca 排泄が少なければ，低 Ca 血症に対して腎臓が正常に反応していることを示し，腸管 Ca 吸収の不足か骨形成亢進によるものが疑われる．前者は血清 1,25(OH)$_2$D を測定して，これが上昇または正常範囲ならば，Ca 摂取不足であるし，血清 1,25(OH)$_2$D が低下しているなら，ビタミン D 不足と診断できる．後者の典型例は副甲状腺摘出後の hungry bone であり，まれに前立

腺癌，乳癌などの骨形成型骨転移の場合もある．これらは通常，骨形成マーカー高値などに反映される．

低Ca血症の治療

Ca投与：血清Ca濃度が7 mg/dL未満のときは症状がみられることが多いので，直ちに治療を要する．その場合は静脈投与が必要であるが，グルコン酸Ca（カルチコール®）を緩徐に10分以上かけて投与する．副甲状腺摘出後などhungry boneの際には，数日間の持続投与が必要なことも多く，中心静脈からの投与が推奨される．

ビタミンD併用の必要性：一般的にはCaの投与だけでなく，ビタミンD製剤も併用投与する．ただし，これは高P血症のないときである．

Mgの投与が必要な場合：低Mg血症が並存するときはPTHの骨作用が悪くなり低Ca血症となる．腎機能が正常であるならば，Mgをまず投与したほうがよい．低Mg血症の根本的な原因を見つけて対処できるならば，それを優先する．

リン（P）代謝異常

概念と病因

血清P値は，生体内においてCaほどには厳密に管理されていないが，1,25(OH)$_2$Dに加えて，骨細胞由来の線維芽細胞増殖因子23（FGF23）がその調節をしている．前者は腸管でのP吸収を促進し，後者はP利尿を促し，近位尿細管での1α水酸化酵素活性を下げることで，1,25(OH)$_2$D産生を抑制し，間接的に腸管でのP吸収を抑制する．病因把握のためには，腎

❹⓪ 高P血症，低P血症の原因

高P血症の原因	
腎排泄低下	腎不全，（偽性）副甲状腺機能低下症，先端巨大症，家族性腫瘍状石灰化症など
Pの負荷	P含有緩下薬の使用など
細胞内からの移動	アシドーシス，腫瘍崩壊症候群，横紋筋融解症，溶血など
偽性高P血症	高ガンマグロブリン異常血症，高ビリルビン血症，脂質異常症など

低P血症の原因	
腎排泄増加	原発性副甲状腺機能亢進症，腎移植後，Fanconi症候群，FGF23関連低P血症（腫瘍性低P血症性骨軟化症，遺伝性低P血症性くる病），急性尿細管壊死回復期，尿路閉塞解除期，肝切除術後など
P吸収の低下	摂取不足，下痢，ビタミンD欠乏など
細胞内や骨への移動	アルコール多飲，hungry bone syndrome，refeeding syndrome
その他	敗血症，熱中症，糖尿病ケトアシドーシスなど

でのP排泄の評価が重要であり，腎不全がなければ，尿細管P再吸収閾値（TmP/GFR）などの測定が有用である．

高P血症の病因 ❹⓪

腎不全が最大の原因である．腎でのP排泄低下，腸管からのP吸収の増加，細胞内から細胞外へのシフトが主因であり，まれなものは，偽性高P血症（高ガンマグロブリン血症，高ビリルビン血症，脂質異常症）がある．腎不全が原因でなければ，急性か慢性かを診断することが重要であり，急性の場合は早急に治療を要する病態（溶血，腫瘍崩壊症候群，横紋筋融解，乳酸・ケトアシドーシス，高血糖，ビタミンD中毒など）のことが多い．

低P血症の病因 ❹⓪

腸管からの吸収低下，Pの細胞内へのシフト，腎での排泄の増加の3つが主な原因である．急性発症はシフトが多く，慢性的低P血症は，腎過剰排泄が原因のことが多い．臨床的に多いのは，メタボリックシンドローム，ステロイドの使用，アルコール多飲者，下痢に伴うものであり，通常は軽度で1 mg/dL以下になることはない．薬物（鉄の静注やMg含有制酸薬など）が原因となることもある．低P血症が永続的に続けば骨軟化症となり，多発骨折につながる．1 mg/dL以下になると精神神経症状，消化器症状を伴うこともある．低P血症性くる病では，病態の把握のためにFGF23測定が必要である．

高P血症の治療

急性の場合：病態を考えたうえで高P血症の原因をとり除くことが肝要である．たとえば，代謝性アシドーシスが原因であればその補正が重要である．血清P値が7 mg/dLを超える場合は，低Ca血症を伴い不整脈をきたすこともあり，腎不全がなければ十分な生理食塩水を投与し，尿P排泄を促す．

慢性の場合：多くは慢性腎臓病でみられる．P摂取の制限やP吸着薬の投与が必要である．Ca負荷を避ける観点から，できるだけCa非含有P吸着薬を優先したほうがよい．リオナ®，ピートル®といった鉄含有P吸着薬は貧血に対する効果もある．透析患者であれば，もちろん十分な透析での除去が前提である．保存期で保険適用があるのはカルタン®，ホスレノール®，リオナ®のみである．リオナ®に関しては，特に保存期では鉄過剰を起こさないように気を配る．高P血症に，intact PTHが300 pg/mLを超える続発性副甲状腺機能亢進症を合併する場合には，カルシミメティックスの投与で血清P値も下がる．

低P血症の治療

血清P濃度が2 mg/dL以上あれば治療の必要はない．1 mg/dL以上2 mg/dL未満であれば，食事（牛乳，

チーズ，肉類，卵黄）からのP摂取を促し，効果が乏しければ，ホスリボン®配合顆粒などの経口P製剤を使う．血清P濃度が1 mg/dL未満または症候性の場合はリン酸ナトリウムかリン酸二カリウム製剤の経静脈投与が必要である．

マグネシウム（Mg）代謝異常

病態

Mgの代謝は同じく2価のCaの代謝と相似性がある．たとえばMgはPTHを抑制し，PTHはMg排泄を抑制する．また99％細胞内に存在し，インスリンに対する細胞内外のシフトに関しては，同じく細胞内に多いKと相似性がある．Mgの吸収は30〜50％が小腸でなされ，Caと同様に1,25(OH)$_2$Dで促進される．血清Mgの正常値は1.7〜2.2 mg/dLであるが，このうち20％が血清アルブミンと結合している．この血清値は体内総量と相関が乏しい．

Mgの尿中排泄を促すのは，高Na尿（利尿薬），浸透圧負荷，代謝性アシドーシスであり，低下させるのは，代謝性アルカローシス，PTHである．腎臓はMg排泄能が高いので，高Mg血症が生じるのは腎不全でかつMg摂取量が多い時がほとんどである．つまり極度の腎不全になろうとも，制酸薬や下剤でMgを投与されない限り，高Mg血症になることはまれである．腎機能が少々低下しても尿細管での排泄率を上昇させるので，糸球体濾過量が20 mL/分以下になるまでは代償され，血清Mg濃度は正常範囲に保たれる．高Mg血症はリチウム治療，甲状腺機能低下症，Addison病，副甲状腺機能亢進症などでもみられることがある．内因性のMg負荷の原因には，著しい組織崩壊を伴う病態，慢性白血病やリンパ腫などの化学療法時，糖尿病ケトアシドーシスなどがあり，細胞内よりMgが細胞外液中に放出することにより高Mg血症が生じうる．

Mg欠乏をもたらすのは，①小腸での吸収低下，②尿中排泄の亢進，③Mgの細胞内へのシフトである．①の吸収低下で一番多いのは慢性的なアルコール摂取による低栄養や炎症性腸疾患が有名である．②の腎臓での排泄亢進は糖尿病などでの浸透圧利尿薬，ループ利尿薬とサイアザイド系利尿薬の使用によってもたらされる．Fanconi症候群などの尿細管障害でも排泄亢進がみられる．ほかにネフローゼ症候群，および抗腫瘍薬（シスプラチン）の薬剤性の場合もある．③の細胞内へのシフトで臨床的に一番問題になるのは，refeeding syndromeと副甲状腺摘出後にみられるhungry bone syndromeである．Mg欠乏が臨床的に重要なのは，低Ca血症と関連があるからである．高度の低Mg血症ではPTH分泌不全と骨でのPTH抵抗性によって，低Ca血症が強固に維持される．

（濱野高行）

尿酸代謝異常

尿酸代謝

ヒトでは尿酸はプリンヌクレオチドの最終産物であり，血漿中では37℃で6.8 mg/dLの濃度で飽和する．しかし，可溶性物質により沈殿せずに80 mg/dLまで達することがある．プリンヌクレオチドはすべての組織で合成と分解が行われているが，主に肝臓や腸管といったキサンチンオキシダーゼを含む組織で産生される．尿酸産生酵素としてキサンチン酸化還元酵素（XOR）が主要臓器や血管など体中の組織に広く分布している．近年，XORが白色脂肪細胞で強い活性を示すことが明らかになり，メタボリックシンドロームとの関連が指摘されている．哺乳動物ではXORが一部修飾され，キサンチンオキシダーゼ（XO）としてヒポキサンチン→キサンチン→尿酸の2段階で触媒し，尿酸を産生する（㊶）．

尿酸は，毎日約0.7 gが産生され同様の量が排泄され体内プールは約1.2 gで一定にバランスがとられて

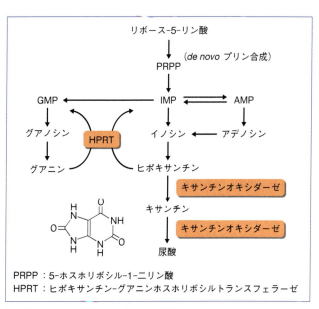

㊶ 尿酸の生成・代謝経路（ヒトの場合）

（益崎裕章ほか：尿酸代謝異常をめぐる新たな展望．日本内科学会雑誌 2012；101：1027.）

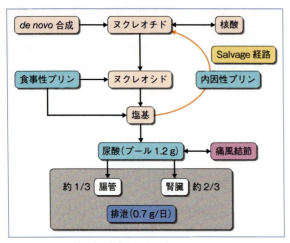

❷ プリン体代謝の模式図

❸ 病態生理による高尿酸血症の分類

尿酸産生過剰	尿酸排泄低下
特発性	妊娠中毒
HPRT 遺伝子欠損症	Bartter 症候群
PRPP 合成酵素活性亢進	Down 症候群
溶血	（薬剤服用）
リンパ増殖性疾患	サリチル酸（＞2 g/日）
骨髄増殖性疾患	アルコール
真性多血症	利尿薬
乾癬	レボドパ
Paget 病	エタンブトール
糖原病 III, V, VII	ピラミナミド
横紋筋融解症	ニコチン酸
運動	シクロスポリン
アルコール	**混合機序**
肥満	グルコース-6-リン酸脱水素酵素欠損症
高プリン体食	
尿酸排泄低下	フルクトース-1-リン酸アルドラーゼ欠損症
特発性	アルコール
腎障害	ショック
多発性嚢胞腎	
腎性尿崩症	
高血圧	
乳酸アシドーシス	
ケトアシドーシス	
飢餓時ケトーシス	
ベリリウム症	
サルコイドーシス	
鉛中毒	
副甲状腺機能亢進症	
甲状腺機能低下症	

HPRT：ヒポキサンチン-グアニンホスホリボシルトランスフェラーゼ，PRPP：ホスホリボシルニリン酸.
(Wortmann RL：Disorders of purine and pyrimidine metabolism. Harrisons's Principles of Internal Medicine vol II, 17th edition. New York：McGraw Hill medical；2008. p.2445. Table 353-2 をもとに筆者訳す．)

いる（❷）．尿酸の産生は，約 2/3 は内因性につくられ，残りはフルクトース，アルコール，プリン体が豊富な食事由来である．通常の排泄は約 2/3 が腎臓から，残りのほとんどが腸管から排泄され，バランスがとられている．胆管からの排泄は 5％未満である．腎から尿への排泄調節が血清尿酸値を調節する中心的役割を担っている（❷）．

尿酸代謝異常

　尿酸の産生が排泄を上まわれば，血中尿酸濃度の上昇（高尿酸血症）や組織中の尿酸の蓄積を生じる．逆に産生低下あるいは尿酸排泄増加により体内プールが低下し，低尿酸血症が引き起こされる．

低尿酸血症 hypouricemia

　低尿酸血症は，血清尿酸値 2.0 mg/dL 以下と定義されている．尿酸排泄亢進型として腎における尿酸トランスポーターの異常や尿細管障害（尿細管性アシドーシス，Fanconi 症候群，Wilson 病など）や尿酸降下薬の過剰投与で引き起こされることがある．まれに，尿酸産生低下型としてキサンチンオキシダーゼ欠損によるキサンチン尿症，プリンヌクレオシドホスホリラーゼ（PNP）欠損症などの先天性プリン代謝異常の病態が存在する．尿中尿酸濃度＞尿中クレアチニン濃度であれば腎性低尿酸血症の可能性が高い．キサンチン尿症や PNP 欠損症では，尿中尿酸濃度はほぼゼロである．

　腎性低尿酸血症は，近位尿細管における尿酸再吸収の低下による尿酸排泄亢進により惹起される．尿細管での尿酸再吸収に働くトランスポーターの輸送機能の欠損が報告されている．診断は，①血清尿酸値 2.0 mg/dL 以下，②尿中尿酸排泄率または尿酸クリアランスの上昇，③ほかの低尿酸血症は否定可能，の①～③のうち必須項目①および②を継続的に認め，③を満たす場合に診断すると提案されている[1]．合併症として運動後急性腎障害と尿路結石があり，これらの予防の観点から診断は重要である．

高尿酸血症 hyperuricemia

　成人での高尿酸血症の定義は通常男女とも血清尿酸値 7.0 mg/dL を超える状態とされている．血清尿酸値は女性より男性が高い．高尿酸血症は種々の原因からなり，尿酸産生過剰型，尿酸排泄低下型，そして両者の機序をもつ混合型に分類されてきた（❸）．近年，腸管の尿酸排泄トランスポーターである ABCG2 遺伝子の変異により，腸管からの尿酸排泄が低下するタイプの高尿酸血症が明らかにされ，腎外尿酸排泄低下型と分類されている[2]．従来の尿酸産生過剰型には真の産生過剰型と腎外排泄低下型とが含まれることになる．

㊹ 尿中尿酸排泄量と尿酸クリアランスによる病型分類

病型	尿中尿酸排泄量 (mg/kg/時)		尿酸クリアランス (mL/分)
尿酸産生過剰型	＞0.51	および	≧7.3
尿酸排泄低下型	＜0.48	あるいは	＜7.3
混合型	＞0.51	および	＜7.3

（日本痛風・核酸代謝学会ガイドライン改訂委員会〈編〉：高尿酸血症・痛風の治療ガイドライン，第2版．東京：メディカルビュー社；2010．）

一般的な病型鑑別には，24時間蓄尿と血液検査にて尿中尿酸排泄量と尿酸クリアランスで鑑別する（㊹）．随時尿の尿中尿酸濃度と尿中クレアチニン濃度の比も用いられる．

産生過剰型

高プリン食やアルコール摂取によりプリン体摂取過剰となり尿酸の産生が促進され，尿酸プールが増大する．また，HPRT遺伝子欠損（Lesch–Nyhan症候群）や5−ホスホリボシル−1−二リン酸（PRPP）合成酵素の遺伝的変異により，産生亢進を引き起こす．

腎排泄低下型

腎からの排泄が低下し尿酸プールが増大するタイプである．腎尿細管の尿酸排泄トランスポーター

ABCG2の機能異常などが高尿酸血症の原因となる．腎実質障害，アルコールにより増加する乳酸，利尿薬の投与などは尿酸の排泄を障害する．また，家族性若年性高尿酸血症性腎症は，常染色体優性遺伝疾患であり *uromodulin* が責任遺伝子と同定されており，現在ウロモジュリン関連腎疾患の一つとされている．臨床的には，尿細管からの尿酸排泄低下型高尿酸血症，尿濃縮能障害，尿細管間質障害，30〜40代で末期腎不全に至る特徴がある．

腎外排泄低下型

腸管からの排泄が低下し尿酸プールが増大するタイプである．*ABCG2* 遺伝子異常や腸炎などでも腸管からの尿酸排泄低下が惹起される．

（藤垣嘉秀）

◉文献

1) 日本痛風・核酸代謝学会ガイドライン作成委員会（編）：腎性低尿酸血症診療ガイドライン．通風と核酸代謝 2018；42：s1．

2) Ichida K, et al：Decreased extra-renal urate excretion is a common cause of hyperuricemia. *Nat Commun* 2012；3：764．

4 尿細管機能異常

近位尿細管機能異常

　近位尿細管は，糸球体で濾過された各種イオン，アミノ酸，糖などの大部分を再吸収する部位であり，それぞれの物質に特異的な各種輸送体が重要な役割を担っている．輸送体の異常は関連する物質の欠乏もしくは過剰，およびそれに起因する病態を引き起こしうる．近年これらの輸送体の遺伝子レベルでの解析が進み，病態が明らかにされつつある．

腎性尿糖症（腎性糖尿）
renal glycosuria/glucosuria

概念
　狭義（Marble 型）には，高血糖が存在しないにもかかわらず，継続的に尿糖が検出される病態である．尿糖の家族歴は強い根拠となる（OMIM 233100）．責任遺伝子の一つとして，Na-Glucose 共輸送体 SGLT2 の遺伝子 SLC5A2 が同定されている．典型的には常染色体劣性遺伝形式をとる．最大再吸収量（maximum tubular glucose reabsorption：TmG）と再吸収閾値の両方が低下する Type A，TmG は正常だが再吸収閾値が低下する Type B，TmG がまったく認められない Type O に分類される．

診断・治療
　診断には，血糖，HbA1c および OGTT が正常であることが絶対条件であり，そのうえで常に尿糖が検出されることによる．Fanconi 症候群など他の近位尿細管機能異常が存在する場合，グルコース以外の糖類が尿中に認められる場合は除外される．また近年上市された糖尿病治療薬の SGLT2 阻害薬による尿糖もみられ，服薬の確認も必要である．病態自体は無症候性で治療の必要はないが，広義（Lawrence 型）の腎性糖尿が後に II 型糖尿病へと進展する場合もあり，慎重な鑑別と経過観察を要する．

アミノ酸尿症 aminoaciduria

　糸球体で濾過されたアミノ酸の 95 ～ 99 ％は近位尿細管で再吸収される．アミノ酸再吸収はグループごとに構造上の類似性に基づいた共通の輸送機構によっているため，特定の輸送機構の機能障害は，ある種のグループのアミノ酸の尿中排泄を引き起こす（❶）．

シスチン尿症 cystinuria

概念・病因
　一般に常染色体劣性遺伝するが，一部不完全な常染色体劣性遺伝形式をとる．発生頻度は平均して 7,000 人に 1 人である．シスチンおよび他の二塩基性アミノ酸が近位尿細管で再吸収できなくなることにより起こる．近年同定された責任遺伝子に基づき，SLC3A1（solute carrier family 3, member 1：rBAT）の異常による A 型，SLC7A9（$b^{0,+}$AT）の異常による B 型，および両方の異常による AB 型に分類されている．

病態生理
　近位尿細管でシスチンが再吸収されず，このシスチンは酸性下で溶解度が低いため，シスチン結石（staghorn calculus）を形成する．ほかの二塩基性アミノ酸（アルギニン，オルニチン，リジン）の再吸収も障害されるが，これらは代替輸送経路が存在するため問題にはならない．

臨床症状
　いったんシスチン結石が形成されると，結石による尿路閉塞のため，尿路感染症，腹痛，腰痛などを呈する．シスチン結石は非常に硬く ESWL による破砕は困難で，腎盂・膀胱などを占拠するまで成長し，外科的処置を必要とすることが多い．結石のコントロールが奏効しない場合，末期腎不全に至ることがある．

診断
　シスチン結石は X 線不透過であるが，Ca 結石よりは透過性が高い．尿沈渣にて特徴的な黄褐色六角形のシスチン結晶が認められ，尿中シスチン量定量にて確定診断される．ホモ接合体では 400 mg/日以上，ヘテロ接合体では 30～400 mg/日である．小児のスクリーニングには cyanide-nitroprusside test が用いられる．若年の尿路結石において鑑別の念頭におくべき疾患である．

治療
　シスチン結石の形成を阻止することが基本である．大量飲水により尿量を 4 L 以上に保ち尿中シスチン濃度低下を図る．また重曹を投与して pH>7.4 を目標に尿をアルカリ化し，シスチンの溶解度を高くする．効果不良の場合は，SH 基のキレート作用をもつチオプロニン，D-ペニシラミン，カプトプリルを投与するが，チオプロニンは黄疸，D-ペニシラミンは皮疹，膜性腎症，再生不良性貧血などの副作用が発生することがある．カプトプリルの効果は他薬に及ばない．

❶ 主なアミノ酸尿症

分類	アミノ酸尿	排泄されるアミノ酸	原因遺伝子	座位	蛋白	OMIM
塩基性	シスチン尿症 A 型	シスチン, リジン, アルギニン, オルニチン	*SLC3A1*	2p21	rBAT	220100
	シスチン尿症 B 型	シスチン, リジン, アルギニン, オルニチン	*SLC7A9*	19q13.11	b$^{0,+}$AT	220100
	シスチン尿症 AB 型	シスチン, リジン, アルギニン, オルニチン	*SLC3A1/ SLC7A9*			220100
	リジン尿性蛋白不耐症	リジン, アルギニン, オルニチン	*SLC7A7*	14q11.2	y$^+$LAT1	222700
中性	Hartnup 病	アラニン, アスパラギン, グルタミン, ヒスチジン, イソロイシン, ロイシン, フェニルアラニン, セリン, スレオニン, トリプトファン, チロシン, バリン	*SLC6A19*	5p15.33	B^{0}AT1	234500
	イミノグリシン尿症	グリシン, プロリン, ヒドロキシプリン				242600
酸性	ジカルボン酸アミノ酸尿症	アスパラギン酸, グルタミン酸	*SLC1A1*	9p24.2	EAAC1, EAAT3	222730
汎アミノ酸	Fanconi 症候群	汎アミノ酸				

(Camargo SM, et al：Aminoadicurias：Coinical and molecular aspects. *Kidney Int* 2008；73：918.
『An Online Catalog of Human Genes and Genetic Disorders』
　https://www.omim.org）

Hartnup 病

概念
- 1956 年にイギリスで Baron らにより発見された. Hartnup は患者の家族名から命名された.
- 中性アミノ酸の再吸収障害であり, 近年 *SLC6A19*（B^{0}AT1）の異常が発見された.
- 日本人にはまれとされているが, 欧米では 30,000 人に 1 人の発症率とされる.

病態
中性アミノ酸の, 尿細管での再吸収障害と小腸での吸収障害の双方を呈する古典的（classical）Hartnup 病と, 尿細管のみの病態になる亜型（variant）とがある. 腸管でのトリプトファン吸収障害, および尿細管での再吸収障害により, ニコチン酸およびセロトニンが欠乏する.

臨床症状
ニコチン酸の不足により, 光過敏性皮疹（ペラグラ様皮疹）が出現する. また, 間欠性小脳失調, 振戦, 眼振, まれに ADHD, 発達遅延などの症状が出現することもあり, これらの精神神経症状はセロトニン欠乏によると考えられている.

診断
上記のような症状で本症が疑われたら, 尿のアミノ酸分析を行い, 尿中性アミノ酸値の上昇を確認する. 汎アミノ酸尿を呈する Fanconi 症候群との鑑別が重要となる.

治療
一般に, 早期にニコチン酸の補充を開始することにより良好な経過をとる.

Fanconi 症候群

概念
Fanconi 症候群は, 種々の原因によりアミノ酸, グルコース, 重炭酸, リン酸などの近位尿細管での再吸収が広範に障害され, 多尿, 糖尿, 汎アミノ酸尿, 低分子蛋白尿, 高リン尿, 高 Ca 尿, 重炭酸尿などの多彩な尿所見異常を呈する疾患である. 1931 年, Fanconi によってはじめてくる病, 低身長, 糖尿, アルブミン尿を呈する小児症例が報告された. その後, De Toni, Debré らにより同様の症状を伴う症例が報告された. 原因は, 小児の場合は遺伝性, 成人の場合は二次性, 薬剤性など続発性のことが多い. 近年突発性 Fanconi 症候群の原因も明らかになりつつある. 従来, 突発性（FRTS4）とされたものは最近, 若年発症成人型糖尿病（MODY1）との関連が明らかになった. ❷に主な Fanconi 症候群の原因を要約した.

病態生理
糸球体で濾過された重炭酸, グルコース, アミノ酸のほとんどと, Na, 水, クロール, リン酸の大部分は, 近位尿細管で再吸収される. この仕組みは, 刷子縁膜にある輸送体によって行われるが, これはミトコンドリアによるエネルギー産生と輸送, および基底膜にある Na$^+$,K$^+$-ATPase に依存しており, Na の移動と結びついている. Na$^+$,K$^+$-ATPase は細胞内の Na 濃度を低下させ, 細胞内外の Na 濃度勾配を惹起し, Na と先にあげた溶質とをともに刷子縁膜から細胞内に移動させる. また, 低分子蛋白, 副甲状腺ホルモン（PTH）, ビタミン D は, エンドサイトーシス-リソソームによる物質融解-エンドソームの再生という循環によ

❷ Fanconi 症候群の主な原因

		遺伝子	遺伝子座	責任タンパク	OMIM
遺伝性	Dent 病（X 連鎖低リン酸血症性くる病，X 連鎖劣性腎石症）（XR）1 型	CLCN5	Xp11.23	ClC-5	300009
	Dent 病（X 連鎖低リン酸血症性くる病，X 連鎖劣性腎石症）（XR）2 型	OCRL1	Xq26.1	OCRL1	300555
	Lowe 症候群（oculo-cerebro-renal syndrome：眼脳腎症候群）（XR）	OCRL1	Xq26.1	OCRL1	309000
	シスチン症（AR）	CTNS	17p13.2	cystinosin	219800
	チロシン血症 I 型（AR）	TYRSN1	15q25.1	FAH	276700
	ガラクトース血症（AR）	GALT1	9p13.3	GALT	230400
	Wilson 病（AR）	ATP7B	13q14.3	WND	277900
	ミトコンドリア異常症	多様			
	Fanconi-Bickel 症候群（AR）（グリコーゲン蓄積病）	SLC2A2	3q26.2	GLUT2	227810
	若年発症成人型糖尿病（MODY1）	HNF4A	20q13.12	HNF-4α	125850
	遺伝性フルクトース不耐症（AR その他）	ALDOB	9p31.1	Aldolase B	229600
突発性	不明（Type 1）（AD）		15q15.3		134600
	リン酸尿（Type 2）（AR）	SLC34A1	5q35.3	NaPi-IIa	613388
	Type 3（AD）	EHHADH	3q27	L-PBE	615605
続発性	ネフローゼ症候群，膜性腎症				
	多発性骨髄腫				
	Sjögren 症候群				
	慢性間質性腎炎，TINU 症候群				
	アミロイドーシス				
	腎移植				
	悪性腫瘍				
外因性	薬剤（アミノグリコシド，テトラサイクリン，アデホビル，バルプロ酸，6-メルカプトプリン，シスプラチン，イホスファミド，イマチニブ，漢方薬など）				
	重金属（カドミウム，水銀，鉛，プラチナなど）				
	化学物質（トルエン，パラコートなど）				

AD：常染色体優性，AR：常染色体劣性，XR：X 連鎖劣性.

（Renal Fanconi syndrome: taking a proximal look at the nephron. *Nephrol Dial Transplant* 2015；30：1456.
An Online Catalog of Human Genes and Genetic Disorders. https://www.omim.org）

り，近位尿細管で再吸収される．このため，これらの経路のいずれかが障害されると全般的な近位尿細管の再吸収障害が引き起こされる．

臨床症状

遺伝性 Fanconi 症候群では，発育障害，骨軟化症（くる病）が主としてみられ，多尿，脱水，酸血症，塩喪失，低カリウム血症による筋力低下なども合併することがある．そのほかに原因疾患による症状が随伴する．シスチン症は小児の Fanconi 症候群の原因疾患として重要（Lignac-Fanconi 症候群）であり，角膜，骨髄，白血球にシスチン結晶がみられる．Lowe 症候群は X 連鎖劣性遺伝し，先天白内障，水眼（hydrophthalmia；牛眼），重篤な精神発達遅滞，発育障害などがみられる．原因遺伝子として X 染色体上に OCRL1 が発見されている．Dent 病は X 連鎖劣性遺伝し，低分子蛋白尿，高カルシウム血症，腎結石などを呈する．原因遺伝子として CLCN5 が同定されていたが，近年 OCRL1 の

異常でも Dent 病を発症することが判明し，CLCN5 によるものを 1 型，OCRL1 によるものを 2 型と区別するようになった．なぜ OCRL1 の異常で Dent 病 2 型または Lowe 症候群を発症するのか，詳細はまだ不明である．Wilson 病ではセルロプラスミン合成障害による銅沈着が赤血球，肝，脳，近位尿細管にみられる．

後天性 Fanconi 症候群では遺伝性 Fanconi 症候群と臨床像は異なるが，特徴的な腎症候には共通点が多い．成人では骨軟化症，骨粗鬆症による骨折，骨痛などがみられる．

診断

電解質異常（低 Na・低 K 血症），近位尿細管性アシドーシス，リン酸尿・低リン血症，尿酸尿・低尿酸血症，腎性糖尿，汎アミノ酸尿，低分子蛋白尿の 7 所見をすべて備える場合は完全型，複数のみの場合は不完全型と診断される．本症は症候群であり，原因疾患

の鑑別が重要である．

治療

遺伝性・突発性の場合は，原因疾患に対する特異的な治療法がないため，アルカリ・P・K補充，活性型ビタミンD投与など対症療法が主体となる．二次性・外因性の場合は，原因疾患の治療と対症療法を同時に行う．

経過・予後

原因により経過は異なる．原因疾患に対し有効な根本的治療法がある場合は，可及的速やかに原因疾患に対する治療がなされなければならない．Dent病，Lowe病など，有効な根本的治療がない場合，また慢性の経過をたどり腎不全に陥った場合は腎機能の回復は期待しがたい．

（堀田晶子）

● 文献

1) Skorecki K, et al（eds）：Brenner and Rector's The Kidney, 10th edition. Philadelphia：Elsevier；2016.
2) Johnson RJ, et al（eds）：Comprehensive Clinical Nephrology, 5th edition. Philadelphia：Elsevier/Saunders；2015.
3) Camargo SM, et al；Aminoadicurias：Clinical and molecular aspects. *Kidney Int* 2008；73：918.
4) Bergeron MJ, et al：Inherited epithelial transporter disorders—an overview. *J Inherit Metab Dis* 2008；31：178.
5) Claverie-Martin F, et al：Dent's disease：clinical features and molecular basis. *Pediatr Nephrol* 2011；26：693.

遠位尿細管機能異常

Bartter症候群

概念・病因

ネフロンにおけるHenle係蹄（ループ）の太い上行脚でのNaCl再吸収の障害により腎からのNaCl喪失をきたし，二次的にレニン-アンジオテンシン-アルドステロン系が亢進し，低カリウム血症，アルカローシスをきたす．

原因は，Henle係蹄の太い上行脚に存在するNaCl再吸収に必要な輸送体分子であるNa-K-2Cl輸送体（NKCC2），Kチャネル（ROMK），Clチャネル（CLCKB）とその制御蛋白（Barttin；CLCKBのβサブユニット）のいずれかの分子の遺伝子変異により起こる．❸に示すように，変異のある分子によりI～IV型まで分類する．

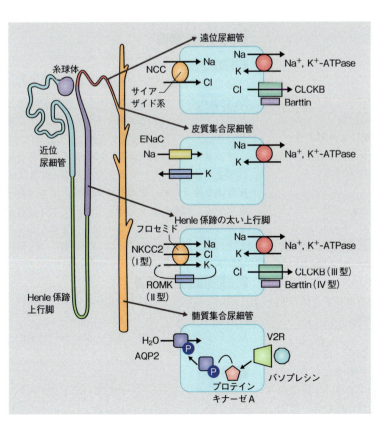

❸ 遠位尿細管における水・電解質輸送

Bartter 症候群は Gitelman 症候群と異なり，尿中Ca 排泄が増加することがあり，腎石灰化症もみられる．これは，Ca が Henle 係蹄の太い上行脚の Na 再吸収に伴って同時に（別の経路で）再吸収されるため，本症候群では Na 再吸収低下に伴い Ca の再吸収も低下する．また，NKCC2 の阻害薬である利尿薬のフロセミドの乱用によっても同じ症候を呈し，この場合を偽性 Bartter 症候群と呼ぶ.

臨床症状

乳幼児期に発症する脱水，低カリウム血症による筋症状（筋力低下など），尿濃縮障害がみられる．血圧は正常からやや低下傾向となる.

検査・診断

低カリウム血症，血漿レニン活性上昇，高アルドステロン症を呈する．腎生検にて傍糸球体装置の過形成をみることがある．現在では，腎生検やアンジオテンシン II 負荷試験は，原因遺伝子が確定したことで診断目的には行われず，診断には上記 4 遺伝子に変異検索を行う．ただし遺伝子診断によっても必ずしも変異を発見できないこともあり，その場合は十分に水負荷をした状況下での尿中 Cl 排泄が，フロセミド負荷により変化しないことを証明することで，Henle 係蹄の太い上行脚における NaCl 再吸収機構の障害を間接的に証明できる.

治療

根本的な治療法はないが，低カリウム血症に対してKCl 製剤を補給する.

Gitelman 症候群

概念・病因

Henle 係蹄の太い上行脚より下流にある遠位尿細管における NaCl 再吸収が，尿側の細胞膜に存在するNa-Cl 共輸送体（NCC）の遺伝子変異により障害され，腎からの NaCl 喪失をきたし，Bartter 症候群と同様に低カリウム血症，アルカローシスを呈する.

臨床症状

遠位尿細管での NaCl 再吸収は Henle 係蹄の太い上行脚での NaCl 再吸収より少ないため，Gitelman 症候群は Bartter 症候群より軽症で，低 K を契機に成人で発見されることも多い．症状は無症状から，脱水の程度により，低血圧傾向，全身倦怠感，めまい，失神まで起こしうる．その他，低カリウム血症による筋力低下，尿濃縮力低下による多尿がみられる.

検査・診断

低カリウム血症，低マグネシウム血症，血漿レニン活性上昇，高アルドステロン症を手がかりとして，サイアザイド系利尿薬投与により尿中クロライド排泄が増加しないことで NCC の遺伝子変異が疑われ，遺伝

❹ Bartter 症候群と Gitelman 症候群の比較

	Bartter 症候群	Gitelman 症候群
発症	新生児〜幼児期	小児期〜成人
症状	重症	比較的軽症
代謝性アルカローシス・低カリウム血症	あり	あり
尿中 Ca 排泄	正常から増加	低下
腎石灰化症	みられることがある	なし
低マグネシウム血症	なし	あり
利尿薬への反応	フロセミドに反応性低下	サイアザイドに反応性低下
原因遺伝子	NKCC2, ROMK, CLCKB, Barttin	NCC

子変異検索を行う．Bartter 症候群との違いは，❹にあるように Bartter 症候群が高カルシウム尿症を呈することがあるのに対し，Gitelman 症候群では低カルシウム尿症を呈する．また，Gitelman 症候群では低マグネシウム血症を呈することが多い．これら低カルシウム尿症，低マグネシウム血症の原因はいまだ確定していない.

治療

根本的な治療法はないが，低カリウム血症に対してKCl 製剤を補給する.

Liddle 症候群

概念・病因

遠位尿細管後半から皮質集合尿細管にかけては，NCC に代わり上皮型の Na チャネル（ENaC）が Na再吸収を担う．この Na チャネルが必要以上に細胞膜上に存在して，Na 再吸収が亢進し高血圧症となる.

体液量は増加するためレニン-アルドステロン系は抑制される．Na チャネルを介した Na 再吸収は K とH 分泌を伴うため，低カリウム血症，アルカローシスを呈する．ENaC はその PY モチーフと呼ばれる部分を介して分解を受ける．この部分に変異があると分解を免れて，細胞膜上にチャネルが増加し Na 再吸収が増加する.

臨床症状・検査・診断

遺伝形式は常染色体優性遺伝であり，家族性の若年性高血圧症，低カリウム血症，低レニン-アルドステロンを手がかりに診断を進め，最終的には遺伝子診断を行う.

治療

ENaC を阻害するといわれているトリアムテレンを投与する．アルドステロンは低下しているので抗アル

ドステロン薬は無効である.

腎性尿崩症 nephrogenic diabetes insipidus

概念・病因

脳下垂体後葉からのバソプレシン分泌は正常であるが,腎でのバソプレシン反応性尿濃縮が障害された状態をいう.

腎での尿濃縮機構は,髄質集合尿細管においてバソプレシンがバソプレシン受容体Ⅱ型（V2R）に結合しプロテインキナーゼA（PKA）を活性化させ,PKAにより水チャネルAQP2がリン酸化され,尿側の細胞膜に埋め込まれ,集合管が水透過性の管となり水が再吸収されることで達成される.よって,この過程のどこかに異常があれば,腎性尿崩症となるが,現在,先天的には *V2R* 遺伝子と *AQP2* 遺伝子の異常による腎性尿崩症が報告されている.

後天的には,薬剤性腎障害,腎盂腎炎,高カルシウム血症,低カリウム血症で起こる.

臨床症状

先天性の場合,小児期から尿濃縮障害,多尿,脱水をきたし発育障害を呈する.多尿のため水腎症をきたし不可逆的な腎障害へと進むこともある.

治療

遺伝子異常が原因の場合,根本的な治療法はない.多尿をきたす疾患であるが,糸球体濾過値の低下による尿量低下を目的として,サイアザイド系利尿薬投与により逆に尿量低下が起こる.

偽性低アルドステロン症
pseudohypoaldosteronism

概念

Ⅰ型とⅡ型が存在する.Ⅰ型はミネラルコルチコイド受容体遺伝子異常（常染色体優性遺伝）による腎型とENaC遺伝子異常（常染色体劣性遺伝）による多臓器型に分かれる.ともに腎でのNaCl再吸収が低下し,新生児期から生後数か月で,脱水,発育遅延などを呈する.腎型は多臓器型に比して予後がよい.

Ⅱ型はWNKと呼ばれるリン酸化酵素の遺伝子異常により,Ⅰ型とは反対に腎でのNaCl再吸収が増加し高血圧を呈する.その他,高カリウム血症,アシドーシスを呈する.サイアザイド感受性NCCの機能亢進が原因で,サイアザイド系利尿薬が著効する.

(内田信一)

● 文献

1) 佐々木 成（編）：チャネルとトランスポーターの分子医学 2003. *Molecular Medicine* 2003；40(7).

2) Yang SS, et al：Molecular pathogenesis of pseudohypo-

aldosteronism type Ⅱ：Generation and analysis of a Wnk4（D561A／＋）knockin mouse model. *Cell Metab* 2007；5：331.

尿細管性アシドーシス
renal tubular acidosis（RTA）

体液の酸塩基平衡の維持において腎臓はきわめて重要な働きをしている.すなわち,近位尿細管では糸球体で濾過された重炭酸イオン（HCO_3^-）の約85%を再吸収し,遠位尿細管で残りのHCO_3^-を再吸収するとともに,H^+の分泌を行う.尿細管性アシドーシス（RTA）とは,糸球体濾過量は比較的保たれているにもかかわらず尿細管での酸排泄障害による代謝性アシドーシスをきたす病態であり,アニオンギャップは正常で,高Cl血性代謝性アシドーシスをきたす.障害の部位によって,低K血症をきたす近位尿細管性（2型）,遠位尿細管性（1型）さらには高K血症をきたす4型に分けられる.近位型の原因として,薬剤,重金属中毒のほか多発性骨髄腫,Wilson病などがある.重篤な場合は近位尿細管のその他の輸送障害も合併しており,尿中へのアミノ酸,糖,リン酸,尿酸の排泄も亢進し,Fanconi症候群を呈することがある.遠位型の原因としては,Sjögren症候群のような間質障害や炭酸リチウムなどの薬剤性腎障害に合併するものが多い.遠位型では腎石灰化症を合併することが多い.4型は上皮型Naチャネルの機能障害を介したH^+とK^+の分泌障害が原因でアルドステロンの尿細管作用が減弱しているもので,その結果,高K血症とアニオンギャップ正常の代謝性アシドーシスをきたすものである.糖尿病性腎症やK保持性利尿薬に伴うことも多い.

近位RTA（Ⅱ型RTA）

病態生理

近位尿細管での酸塩基平衡はおもに,管腔側のNa^+/K^+交換輸送体（NHE_3）,細胞内のタイプⅡ炭酸脱水酵素（CA Ⅱ）,および基底膜側の$Na^+-HCO_3^-$共輸送体（NBCe1）によって行われる（**5**左図）.遺伝性の近位RTAとしては,常染色休劣性のNBCe1変異が知られている.CA Ⅱの欠損により大理石病を伴うRTAを呈することが知られている.このタイプは常染色体劣性遺伝で近位と遠位双方の障害を呈する.

診断

アニオンギャップは正常で,高Cl血性代謝性アシドーシスをきたす.糸球体濾過率が正常あるいは軽度低下にもかかわらず,アニオンギャップ（$[Na^+] - [HCO_3^-] - [Cl^-] = 12 \pm 2$ mEq/L）正常の高Cl血性

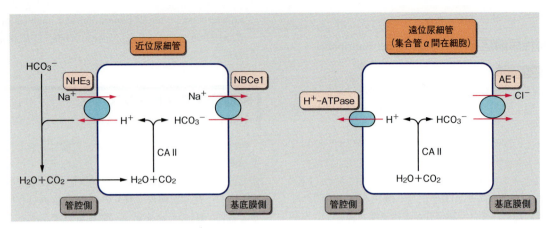

❺ 尿細管性アシドーシスの発症メカニズム

❻ 尿細管性アシドーシスの原因

近位型（II型）	ビタミンD欠乏 尿細管間質障害：間質性腎炎，移植腎（拒絶時） 高γグロブリン血症：Sjögren症候群，多発性骨髄腫，単クローン性γグロブリン血症 重金属：カドミウム，水銀，鉛 薬剤：アミノグリコシド，シスプラチン，アザチオプリン，バルプロ酸，漢方薬 腎疾患：アミロイドーシス，ネフローゼ症候群 遺伝性疾患：シスチン症，特発性尿細管性蛋白尿症（Dent病），Fanconi-Bickel症候群，チロシン血症，ガラクトース血症，フルクトース不耐症，Wilson病，Lowe症候群，ミトコンドリア脳筋症 遺伝子異常：ナトリウム/重炭酸共輸送体，炭酸脱水酵素II（I型RTAの合併もあり）
低K性遠位型（I型）	高γグロブリン血症：肝硬変，全身性エリテマトーデス，Sjögren症候群，多発性骨髄腫 腎石灰化を伴う疾患：副甲状腺機能亢進症，腎石灰化症，ビタミンD過剰 尿細管間質障害：慢性腎盂腎炎，閉塞性尿路疾患，移植腎（拒絶時） 薬剤：鎮痛薬，アムホテリシンB，トルエン 遺伝子異常：クロライド/重炭酸交換輸送体，H⁺ATPase
高K性遠位型（IV型）	鉱質コルチコイド欠乏：Addison病，副腎酵素欠損症，アルドステロン欠乏症 低レニン性低アルドステロン症：糖尿病，間質性腎炎，AIDS アルドステロンに対する反応性低下：閉塞性尿路疾患，移植腎（拒絶時） 薬剤：アンジオテンシン変換酵素阻害薬，非ステロイド性抗炎症薬，スピロノラクトン，シクロスポリン 遺伝子異常：鉱質コルチコイド受容体，上皮型ナトリウムチャネル，WNK1，WNK4

代謝性アシドーシスを呈する．近位型の原因として，薬剤，重金属のほか多発性骨髄腫がある．重篤な場合は近位尿細管のその他の輸送障害も合併しており，尿中へのアミノ酸，糖，リン酸，尿酸の排泄も亢進し，Fanconi症候群と呼ばれる．

[治療]

血中HCO_3^-濃度20 mEq/L未満で，治療を始める．重曹を補充しても，アシドーシスが補正されればされるほど，尿中に漏れる分が増えるので，アシドーシスの補正には，I型より多くの重曹が必要である．骨軟化症を伴う場合はビタミンD製剤を補充する．

遠位RTA（I型RTA）

[病態生理]

尿の最終的な酸性化は遠位尿細管で調節され，この部分では少量の重炭酸再吸収に加えて，H^+の分泌が行われる．これを担うのは主に集合管α間在細胞の管腔側に存在するH^+-ATPase（vacuolar-type H^+-ATPase），および基底膜側のCl^-/HCO_3^-交換輸送体AE1である（❺右図）．Cl^-/HCO_3^-交換輸送体AE1の変異で起こる遠位RTAは常染色体優性遺伝を呈する．H^+-ATPase変異は常染色体劣性遺伝を呈する．臨床の現場では二次性のもの，特にSjögren症候群などの膠原病に併発することが多い（❻）．

障害の部位によって，低K血症をきたす遠位尿細管性（1型）さらには高K血症をきたす4型に分けられる．遠位型では腎石灰化症を合併することが多い．4型はアルドステロンの尿細管作用が減弱しているもので，その結果，高K血症と代謝性アシドーシスをきたすものである．4型の一つの偽性低アルドステロン症（pseudohypoaldosteronism：PHA）の遺伝子異常には鉱質コルチコイド受容体変異と上皮型Naチャ

ネル（ENaC）変異がある．臨床の現場においては尿細管間質疾患，糖尿病性腎臓病やK保持性利尿薬に伴うことが多い．

診断

遠位型RTA（1型）：遠位尿細管での尿酸性化障害があり，アシドーシス存在の有無にかかわらず尿pHは高く，塩化アンモニウム負荷でもpH5.5以下にならない．原因としては，Sjögren症候群や炭酸リチウム，鎮痛薬などの薬剤性，間質障害に合併するものが多い．

4型RTA：4型はアルドステロンの尿細管作用が減弱しているもので，高K血症と代謝性アシドーシスをきたすものである．アシドーシス存在下でも尿pHは低下しない．

治療

アシドーシスの補正は，比較的少量の重曹で十分である．Kの補充は一般的には必要ないが，原疾患がSjögren症候群の場合には必要なことが多い．アシドーシスがあるので，代謝されてHCO_3^-になるグルコン酸やアスパラギン酸を含むK製剤がよい．尿中クエン酸排泄低下による尿中Ca溶解度低下により腎結石を合併することが多いが，クエン酸投与によって尿中Ca溶解度を増やすことで予防できる．

4型RTAでは，代謝性アシドーシスと高K血症の治療をする．合成鉱質コルチコイド製剤を用いることもあるが，腎機能低下が明らかなときは，血圧上昇，心不全，体液貯留をきたしやすいことに注意する．

（寺田典生）

◉文献

1）Alper SL：Genetic doseases of acid-base transporters. *Annu Rev Physiol* 2002；64：899.

2）Karet FE：Inherited Distal Renal Tubular Acidosis. *J Am Soc Nephrol* 2002；13：2178.

3）Soriano JR：Renal Tubular Acidosis：The Clinical Entity. *J Am Soc Nephrol* 2002；13：2160.

腎・尿路疾患

4

尿細管機能異常

5 腎機能障害（腎不全）

急性腎障害
acute kidney injury（AKI）

総論

概念・診断基準

● 急性腎障害（AKI）とは急激な腎機能低下により生体恒常性維持が困難となった病態であり，さまざまな原因で生じうる．かつては急性腎不全（acute renal failure：ARF）と呼ばれていたが，特に集中治療領域における多臓器不全のなかでの臓器障害として，また早期診断および早期治療介入の必要性が強調され，急性腎障害（acute kidney injury：AKI）と呼び変えられた．

● AKIの診断および重症度分類に関して複数の異なる基準が提示されてきたが，2012年にKidney Disease：Improving Global Outcomes（KDIGO）によって示されたKDIGOガイドライン（❶）が最も広く使われており，わが国における『AKI（急性腎障害）診療ガイドライン2016』においても，本基準を用いることが推奨されている．

病因・鑑別診断

　AKIは❶にある通り血清クレアチニン値上昇あるいは乏尿により診断される症候群であり，疾患スペクトラムは多岐にわたる．病因と治療が対応していることから，腎前性，腎性，腎後性に分けて鑑別することが臨床において広く行われている（❷）．腎前性とは脱水や出血，心機能低下などによって生じる腎灌流圧低下の結果，生理的な代償として糸球体濾過量（glomerular filtration rate：GFR）が低下し乏尿を呈する状態であり，腎実質の器質的障害を伴わない．したがって，補液や昇圧薬などによって血行動態が改善するとGFRの速やかな回復がみられる．尿素の再吸収が亢進して，血清クレアチニンよりも尿素窒素（blood urea nitrogen：BUN）がより上昇しやすいことから，prerenal azotemia と呼ばれることもある．腎性とは

❶ KDIGOガイドラインによる急性腎障害（AKI）診断基準と重症度分類

定義	1. ΔsCre＞0.3 mg/dL（48 h以内） 2. sCreの基礎値から1.5倍上昇 3. 尿量0.5 mL/kg/h以下が6 h以上持続	
	sCre	**尿量**
Stage 1	ΔsCre＞0.3 mg/dL or sCre　1.5〜1.9倍上昇	0.5 mL/kg/h 未満6 h以上
Stage 2	sCre　2.0〜2.9倍上昇	0.5 mL/kg/h 未満12 h以上
Stage 3	sCre　3.0倍〜上昇 or sCre＞4.0 mg/dL までの上昇 or 腎代替療法開始	0.3 mL/kg/h 未満24 h以上 or 12 h以上の無尿

sCre：血清クレアチニン値.
定義1〜3の1つを満たせばAKIと診断する．sCreと尿量による重症度分類では重症度の高いほうを採用する．

❷ 腎前性・腎性・腎後性急性腎障害（AKI）

	腎前性	腎性	腎後性
病態	腎灌流圧低下に対する生理的代償反応	糸球体・尿細管の器質的障害	両側尿管または下部尿路の閉塞による尿流通過障害
主な原因	心拍出量・有効循環血漿量減少 大血管障害（大動脈解離，腎梗塞） 腎血管攣縮（高Ca血症，肝腎症候群，運動後AKI）	糸球体障害（急性糸球体腎炎，ANCA関連腎炎） 虚血性障害（高度かつ遷延した腎灌流圧低下） 腎毒性物質（抗菌薬，造影剤，ミオグロビン，免疫グロブリン軽鎖） 敗血症 間質性腎炎（薬剤性，感染性，サルコイドーシス，Sjögren症候群）	上部尿路障害（後腹膜線維症，結石，凝血塊） 下部尿路障害（神経因性膀胱，前立腺肥大・癌，膀胱内腫瘍，結石，凝血塊，外傷）
GFRの速やかな回復	あり	なし	あり

腎組織の器質的障害により GFR 低下と尿量減少をきたす状態であり，急性尿細管壊死（acute tubular necrosis：ATN），腎血管性病変，急性糸球体腎炎，急性間質性腎炎などにより生じうる．組織の破壊が生じているため，腎前性と比較して回復に時間を要し長期間にわたって血液透析が必要となることもある．腎後性とは腎臓から尿管，膀胱，尿道における尿流障害を原因とするものであり，両側の障害が生じて初めて血清クレアチニン値上昇と尿量減少が観察される．主に泌尿器科的疾患による尿路閉塞が原因であること，遅延のない閉塞の解除により腎機能の速やかな回復が期待できることが特徴であり，鑑別には超音波あるいは CT 検査が有用である．

　腎前性と腎性の鑑別には尿検査が必要となる．腎灌流圧低下によって起こる生理的な GFR 低下にとどまる腎前性 AKI と ATN に代表される尿細管の器質的障害に至った腎性 AKI の相違点は，尿細管における再吸収能が障害されているか否かであり，FENa（Na 分画排泄率）や FEUN（尿素窒素分画排泄率）などの指標を用いて鑑別を行う（❸）．ATN 以外にも糸球体性病変，急性間質性腎炎は腎性 AKI の原因となるが，尿沈渣所見から診断可能である．急性糸球体腎炎や急速進行性糸球体腎炎では糸球体性細胞円柱（赤血球円柱など）が観察され，急性間質性腎炎では好酸球を中心とした白血球尿が生じる．これらの病態は尿所見にて疑われた場合には，腎生検による確定診断を行う．ATN では muddy brown cast と呼ばれる壊死・脱落して尿中に円柱を形成した尿細管上皮細胞が認められる．

治療

　腎前性および腎後性 AKI においては，その原因に対する治療が奏効すれば早期の回復が期待できる．腎性 AKI のなかでも糸球体病変および急性間質性腎炎によるものでは，ステロイド投与や血漿交換療法などの治療を行うことがある．敗血症や高度の腎灌流圧低下が持続した虚血性腎障害，腎毒性物質による腎性 AKI は，特に集中治療領域で最も頻度の高い病態であるが，これらにおいて生じる腎の器質的障害に対する特異的な治療薬は現時点では存在しておらず，原因を除去しても直ちに腎機能の回復が得られないことも多い．このような場合には，利尿薬と血液浄化療法を用いて腎不全の保存的管理を行う．

　AKI に対する治療が保存的管理にとどまることから，AKI の発症予防が臨床的にはきわめて重要である．侵襲度の大きい手術，造影剤を用いた検査，抗悪性腫瘍薬や抗菌薬の投与が予定されている場合には，十分な補液を行い脱水の解除をしておくことが AKI 発症頻度を減少させる．また，腎毒性物質となりうるものは可能な限り減量・中止することが望ましい．

造影剤腎症
contrast induced nephropathy（CIN）

概念

● CIN とは，ヨードを含む造影剤によって惹起される腎障害を指し，造影剤投与後に急な腎機能低下が認められ，しかも造影剤以外の原因（コレステロール塞栓や心不全増悪など）が除外される場合に診断される．

● 一般的に腎機能低下は可逆的であり，血清クレアチニン値は 3〜5 日程度かけて上昇し，7〜14 日後にはベースライン値に戻ることが多い．乏尿を呈することは少なく，血清クレアチニン値の上昇も検査値の異常にとどまり臨床的に問題となることはあまり多くないが，特に慢性腎臓病（chronic kidney disease：CKD）を合併している症例においては，腎機能低下が進行して血液浄化療法を必要とするこ

❸ 腎前性と腎性の鑑別

	腎前性	腎性
尿 Na 濃度（mEq/L）	<20	>40
FENa（%）	<1	>1
FEUN（%）	<35	>55〜65
尿比重	>1.020	<1.012
尿浸透圧（mOsm/kg H$_2$O）	>500	<350
BUN/Cre 比	>20	<10〜15
尿沈渣	軽微，あるいは硝子円柱のみ	円柱多数，muddy brown granular cast など

FENa：糸球体で濾過された原尿中の総 Na のうち，実際に尿中に排泄された Na 量の割合（%）
＝（排泄 Na/濾過 Na）
＝尿中 Na ×尿量/血漿 Na×GFR
　　　GFR ＝（尿中 Cre×尿量）/血漿 Cre×100 であるから
＝（尿中 Na ×血漿 Cre）/（血漿 Na×尿中 Cre）×100

ともある．

● 集中治療室や救急外来における重症患者における疫学研究おいては，造影剤投与が AKI 発症の頻度を有意に増加させなかったことが報告されている．その理由として，このような重症患者は造影剤投与の有無にかかわらず AKI を発症するリスクが高いため，造影剤投与が AKI 発症の頻度をさらに上昇させなかったと解釈されている．

病態生理

CIN の発症機序として，活性酸素による尿細管上皮細胞障害と血管収縮による腎血流量の低下と腎髄質の低酸素があげられる．高濃度に濃縮された造影剤に曝露されることにより尿細管上皮細胞が障害を受けるが（直接毒性），同時に腎髄質の血流低下をきたして虚血性障害も惹起される．CIN 動物モデルにおいては，造影剤投与に先行して NO 合成酵素阻害薬 N(G)–nitro–L–arginine methyl ester（L–NAME）と NSAIDs であるインドメタシンを前投与することで，それぞれ NO およびプロスタグランジン産生を抑制する方法がとられることが多い．これは造影剤単独では血清クレアチニン値上昇などの腎機能低下，病理組織学的腎障害が認められないことが理由であるが，腎微小循環を破綻させた状況においての造影剤投与が腎障害をきたすことから，CIN の病態においては虚血性障害，特に髄質における低酸素の要素が大きいと考えられている．

リスク因子

CIN のリスク因子として加齢および CKD，糖尿病があげられる．ただし，CKD を伴う糖尿病は CIN 発症のリスク因子であるが，CKD を合併しない糖尿病が CIN 発症のリスク因子であるかどうかは明らかではない．ヨード造影剤の種類については，高浸透圧造影剤は現在において血管内投与の適応はなく，等浸透圧造影剤と低浸透圧造影剤との比較においては CIN の発症に差がないとされている．また，造影剤使用量が増加すると CIN 発症のリスクが上昇するため，不必要な造影検査は可能な限り控えることが推奨されている．

診断

CIN の診断においては 1999 年に欧州泌尿器生殖器放射線学会より発表された定義である「72 時間以内に血清クレアチニン値が前値より 0.5 mg/dL 以上または 25 ％増加した場合」が広く用いられてきた．一方，CIN は AKI に含まれるという考えのもと，2012 年に示された KDIGO による AKI 診断基準（❶）を用いることが近年増加している．CIN の発症頻度は診断基準に依存するため，過去に行われた臨床研究の評価に際しては CIN 診断基準について留意する必要があ

る．

治療・予防

CIN の治療と予防において最も有効な方法は輸液による脱水の回避および解除である．特にリスクが高い CKD 患者では CIN 予防のために生理食塩水を造影検査の前後に経静脈的投与することが推奨されている．炭酸水素ナトリウム（重曹）液を投与することにより，尿アルカリ化が得られ，酸化ストレスを減弱することで尿細管障害を抑制できると考えられている．炭酸水素ナトリウム液の経静脈的投与も CIN 発症のリスクを抑制するという臨床研究が報告されているが，生理食塩水よりも予防効果が優れているという結果はいまだ示されていない．抗酸化作用のある N–アセチルシステイン（N–acetylcysteine：NAC）やアスコルビン酸も CIN 発症予防効果が期待されたが，高いエビデンスレベルをもってその有効性を報告した臨床試験はいまだ存在しない．

横紋筋融解による急性腎障害

病態生理・原因・疫学

横紋筋融解とは外傷後やウイルス感染・薬物により筋肉が崩壊し，細胞内物質が血液中に循環することによって全身の障害を引き起こす病態を表す．障害を受けた筋組織に細胞外液が移動し血管内容量が減少して結果的に腎血流量が低下するほか，筋肉に多く含まれているミオグロビンも障害の一因となっている．尿細管腔における尿 pH が低下して（酸性）流速が減少すると，挫滅した筋組織から放出されたミオグロビンが円柱を形成し尿細管腔を閉塞してしまう．さらにヘム蛋白であるミオグロビンはフリーラジカル産生による酸化ストレスを尿細管上皮細胞に及ぼし，直接的に腎組織に障害を加えうる．また，細胞膜の構成成分である脂質の過酸化も原因とされている．

横紋筋融解を引き起こす原因は❹の通りで，多岐にわたる．米国からの報告では，横紋筋融解症を発症した患者のうち 45.6 ％が AKI を発症し，8.0 ％の症例で透析などの腎代替療法を要している．原因は外傷（26.3 ％），無動（18.1 ％），敗血症（9.9 ％）であった．❺のようなリスクスコアが提唱されており，5 点以上になると死亡リスク，腎代替療法のリスクが上昇する．

症状・診断

古典的な症状としては筋肉痛，筋力低下，濃い紅茶色の尿である．悪性高熱症であれば筋固縮，高熱も生じる．腎臓の障害の程度によっては乏尿・無尿を呈する．検査所見としては AKI による血清クレアチニン値の上昇に加えて，電解質異常（高 K 血症や低 Ca 血症，高 P 血症，代謝性アシドーシス）が生じる．それに伴って心電図では QT 短縮，wide QRS，重症例

❹ 横紋筋融解症の原因となる病態・疾患

外傷	
疲労	過度な運動 けいれん アルコール離脱症候群
低酸素	急性動脈閉塞症
感染	溶連菌，クロストリジウム インフルエンザウイルス Epstein-Barr ウイルス HIV レジオネラ
体温の変化	熱中症 悪性高熱症 偶発性低体温症
電解質異常	低 K 血症 低 P 血症 低 Ca 血症 糖尿病性ケトアシドーシス
薬剤	スタチン，フィブラート系薬剤 アルコール コカイン，ヘロイン
その他	低尿酸血症

HIV：ヒト免疫不全ウイルス．

❺ 横紋筋融解症リスクスコア

因子		点数
年齢	50〜70 歳	1.5
	71〜80 歳	2.5
	81 歳以上	3
女性		1
来院時クレアチニン （mg/dL）	1.4〜2.2	1.5
	>2.2	3
来院時 Ca 値<7.5 m/dL		2
来院時 CK>40,000 U/L		2
けいれん，失神，過度の運動，スタチン，筋炎が原因ではない		3
来院時 P の値 （mg/dL）	4.0〜5.4	1.5
	>5.5	3
来院時 HCO₃⁻<19 mEq/L		2

5 点以上になると死亡リスク，腎代替療法のリスクが上昇する．
CK：クレアチンキナーゼ．

（McMahon GM, et al：A risk prediction score for kidney failure or mortality in rhabdomyolysis. *JAMA Intern Med* 2013；173：1821 を改変.）

では P 波消失や心室細動を生じる可能性がある．筋組織の損傷程度はクレアチンキナーゼ（creatine kinase：CK）やミオグロビンの上昇に反映される．CK 上昇は正常上限の 5 倍以上になっていることを診断の参考にすることが多い．CK は発症から 3〜5 日でピークに達し，6〜10 日で正常に戻る．

治療・予後

治療としては対症療法が中心であり，適切な補液と電解質異常に対する是正が主となってくる．乏尿・無尿となる症例や電解質のコントロールが難しい場合などは透析などの腎代替療法を考慮する．予後は他の原因による AKI と比べて良好であるが，電解質異常には注意が必要である．特に Ca の変動は大きく，発症時は低 Ca 血症を，利尿期には高 Ca 血症をきたしやすい．このことに留意しながら電解質の補正を含めた治療を行っていく必要がある．

薬剤性急性腎障害

疫学

薬剤の投与により，新たに発症した腎障害あるいは既存の腎障害の悪化をきたした場合，薬剤性腎障害と診断できる．①直接的な腎毒性物質によるもの（中毒性腎障害），②アレルギー機序を介するもの（過敏性腎障害），③電解質異常，腎血流量減少などを介するもの（間接毒性），④結晶や結石形成による尿路閉塞によるもの，に分類できる．わが国での腎臓専門施設における全入院患者のうち，1 %程度が薬剤性腎障害

❻ 薬剤性腎障害の組織学的分類

組織学的分類	割合（%）
1.　急性間質性腎疾患	25.9
急性間質性腎疾患	22.9
急性尿細管壊死	3.0
2.　慢性間質性腎疾患	23.8
3.　糸球体疾患	29.1
膜性腎症	16.5
微小糸球体変化	3.5
メサンギウム増殖性糸球体腎炎	3.5
巣状分節性糸球体硬化症	1.7
半月体形成性壊死性糸球体腎炎	1.7
管内増殖性糸球体腎炎	0.9
膜性増殖性糸球体腎炎	1.3
4.　硬化性変化	7.8
硬化性糸球体腎炎	1.7
腎硬化症	6.1
5.　その他	10.4
6.　不明	3.0

（薬剤性腎障害診療ガイドライン作成委員会〔編〕：薬剤性腎障害診療ガイドライン 2016. 日本腎臓学会誌 2016；58：501.）

を呈しており，原因薬剤は NSAIDs（25.1 %），抗悪性腫瘍薬（18.0 %），抗菌薬（17.5 %），造影剤（5.7 %）であったと報告されている．また，ここ最近では新規の抗悪性腫瘍薬が出現しており，これらによる腎障害も報告されている．病理組織診断としては間質性腎疾患が半分を占めているが，糸球体疾患も 3 割ほどあり，なかでも膜性腎症が多い（❻）．

病態生理・原因

先に述べた通り，作用機序は大きく分けて 4 つあり，

❼ 薬剤性腎障害の主な原因薬剤

発症機序	病態	原因薬剤
中毒性	急性尿細管壊死	アミノグリコシド系抗菌薬，バンコマイシン，コリスチン，ヨード造影剤，プラチナ製剤
	慢性間質性腎炎	NSAIDs，重金属
	血栓性微小血管症	カルシニューリン阻害薬，抗癌剤（ゲムシタビン，マイトマイシン C など）
	近位尿細管での障害 （近位尿細管性アシドーシス，Fanconi 症候群）	アミノグリコシド系抗菌薬
	集合管での障害 （遠位尿細管性アシドーシス，濃縮力障害）	リチウム製剤，アムホテリシン B，ST 合剤
アレルギー・免疫学的応答	急性尿細管間質性腎炎	抗菌薬（ペニシリン，セフェム系，シプロフロキサシン），H_2 受容体拮抗薬，NSAIDs
	微小変化型ネフローゼ症候群	金製剤，ペニシラミン，NSAIDs，リチウム製剤
	膜性腎症	金製剤，ペニシラミン，ブシラミン，NSAIDs，カプトプリル，インフリキシマブ
	半月体形成性腎炎	ペニシラミン，ブシラミン
	ANCA 関連血管炎	プロピルチオウラシル（PTU），アロプリノール，ペニシラミン
間接毒性	腎血流低下	NSAIDs，レニン-アンジオテンシン（RA）系阻害薬
	横紋筋融解症	スタチン，フィブラート系薬
	遠位尿細管障害	NSAIDs
	高 Ca 血症による多尿	ビタミン D 製剤，Ca 製剤
	低 K 血症による尿細管障害	利尿薬，下剤
尿路閉塞性	尿酸結石による閉塞	抗癌剤による腫瘍崩壊症候群
	結晶形成性による尿細管閉塞	抗ウイルス薬，抗菌薬の一部（アシクロビル，ST 合剤）

①中毒性腎障害，②アレルギー反応による急性間質性腎炎，③電解質異常や腎血流量低下，④尿路閉塞があげられる．また，障害される部位としては糸球体，尿細管，間質，血管があり，おのおのの薬剤によって部位が異なる．主な原因薬剤と病態および発症機序を❼に示す．

　特に中毒性の障害をきたす薬剤を使用するときは，腎機能障害合併症例や高齢者，体液減少のある患者でAKI のリスクが高くなることに留意する．腎排泄型の薬剤であれば CKD 患者においては薬物の排泄能が低下するため，血中薬物濃度が高くなり，腎障害を促進する可能性がある．CKD 患者では薬剤の投与量に注意する必要がある（薬剤の投与量については「薬剤性腎障害診療ガイドライン 2016」に記載されている）．高齢者は筋肉量が少なく，そのため血清クレアチニン値から計算される腎機能が実際の腎機能よりも過剰に評価される可能性があることに注意する必要がある．また，脱水が疑われる患者においては十分に補液をしたうえで薬剤を投与する必要がある．

症状・検査・診断

　疑わしい薬剤の開始後に AKI が生じた場合には薬剤性腎障害を疑う．薬剤中止により腎機能改善もしくは腎機能増悪の停止を認め，ほかの原因を除外できた場合に薬剤性腎障害の診断を確定できる．そのほかにアレルギー反応による AKI であれば発熱・皮疹・下痢・関節痛などの症状，血中好酸球の増加を伴うことがある．糸球体を障害するタイプの薬剤性腎障害であれば，蛋白尿の出現・ネフローゼ症候群をきたす．

　尿中好酸球を検出できる場合は薬剤性腎障害の診断の補助になる．しかし，すべての症例で尿中好酸球が陽性となるわけではないことに注意する．ほかの腎疾患との鑑別が必要な場合や病勢の把握・治療選択のために必要な場合には腎生検を行うことが勧められる．腎生検の実施が難しいような場合には薬剤のリンパ球刺激試験（drug-induced lymphocyte stimulation test：DLST）やガリウムシンチグラフィが代替検査としてあげられる．

治療・予防

　薬剤性 AKI の治療は原因薬剤の中止が基本であるが，抗菌薬などは変更・中止が難しいことも多く，やむをえない場合もある．リスクとベネフィットを考慮して，必要性がなくなれば速やかに中止することが望ましい．また，バンコマイシンや免疫抑制薬などの血中濃度を測定することが可能な薬剤は定期的に血中濃度を測定して適正であることを確認するのが望ましい．特に腎障害のリスクのある患者や腎機能が不安定

な時期は不適切に高濃度になりやすく，腎障害を促進してしまう可能性がある．

薬剤性間質性腎炎の場合，薬剤中止後も腎機能改善が乏しければステロイド治療を検討することがある．薬剤中止後2週間以上経過してからステロイドを投与しても効果が乏しいことが報告されているため，ステロイド治療を行う場合には早期が望ましいとされている．尿細管での結晶析出に伴う腎障害の場合は薬剤の中止とともに十分な水分摂取もしくは補液を行う．また，薬剤によっては炭酸水素ナトリウムやアセタゾラミドなどで尿アルカリ化を行う．

肝腎症候群 hepatorenal syndrome

病因・概念
● 肝腎症候群は，重症肝不全によって腎血流量低下が起こり，それに伴い発症する腎障害を指す．
● 肝腎症候群は臨床経過によって，1型：発症後2週間以内に血清クレアチニンが2倍以上となり2.5 mg/dLを超える急性型，2型：1型に当てはまらない緩徐発症型，の2型に分類されてきた．しかし，AKIの診断基準の変遷と同様に肝腎症候群においても上記分類は早期治療を念頭に見直しが考慮されてきている．
● 肝腎症候群を発症する重症肝不全は非代償性であり，利尿薬投与に反応しない難治性腹水を伴うことが多い．

病態生理
肝不全に伴う門脈圧亢進が起こると，腹部臓器（特に腸管系）を中心とした血管拡張が惹起される．相対的な血管内容量の減少による低血圧によってレニン-アンジオテンシン系と交感神経の活動が刺激され，腎血管収縮と末梢組織での血管拡張とが同時に生じる．その結果，腎低灌流が遷延してAKIに進展すると考えられている．レニン-アンジオテンシン系と抗利尿ホルモン系の亢進によって腎臓におけるNa再吸収亢進と尿量低下がみられ，糸球体濾過の低下によって血清クレアチニン値の上昇が生じる．

臨床症状・検査
肝不全が病態の本態であり，症状は倦怠感・意識障害（肝性脳症や毒症に至った場合），身体所見としては黄疸・腹水に伴う腹部膨満・浮腫がみられる．血液検査では肝不全に特徴的なビリルビン上昇・肝酵素高値や血小板減少がみられる．CT検査・腹部超音波検査にて肝萎縮，腹水が指摘できる．低血圧・乏尿と血清クレアチニンの急な上昇が認められる一方，尿沈渣は所見に乏しく尿中Na排泄が低下している．抗利尿ホルモン系の亢進があるため低Na血症を呈する．

❽ 肝腎症候群の診断基準
・腹水を伴う肝硬変の診断
・急性腎障害（AKI）の診断基準を満たす
・2日間の利尿薬中止とアルブミン製剤1 g/kg体重 での輸液療法に抵抗性であること
・ショックを伴わないこと
・腎障害を惹起する薬剤の使用がないこと
・器質的腎疾患を示唆する所見（蛋白尿，顕微鏡的血尿，腎形態異常）がないこと

(Angeli P, et al：Diagnosis and management of acute kidney injury in patients with cirrhosis：revised consensus recommendations of the International Club of Ascites. *J Hepatol* 2015；62：968.)

診断（診断基準・鑑別診断）
肝腎症候群は除外診断であり，他の腎疾患の原因を除外することで診断に至る．診断基準を❽に示す．鑑別診断は多岐にわたるが，肝不全・腎障害を両者合併する他の病態を鑑別する必要がある．右心不全・腎障害を伴ううっ血性心不全，腎障害を伴う閉塞性黄疸，敗血症などが代表的な鑑別診断となる．肝硬変患者は細菌性腹膜炎を含めた敗血症の高リスク患者であるため，AKIを合併した際に肝硬変の進行に伴う肝腎症候群なのか，あるいは敗血症や脱水などによるAKIなのかの鑑別が必要となる．

治療
肝腎症候群が慢性経過の肝硬変に発症した場合は，肝移植が予後改善の期待できる治療である．その他の治療の主体は肝不全に対する治療と腎血流改善を目的とした薬物治療である．分枝鎖アミノ酸製剤を用いた栄養療法を行い，アルブミン製剤を用いた循環血液量確保と血管収縮薬（terlipressin，ノルアドレナリン，オクトレオチド，ミドドリン）の投与を行う．重症例に対しては経頸静脈肝内門脈大循環シャント術（TIPS）が検討されるが，効果は限定的であることに留意する必要がある．肝性脳症による意識障害を伴う場合には肝代替療法としての血漿交換療法，またAKIに対する腎代替療法としての血液浄化療法を支持療法として行うことがある．いずれの支持療法も，病態に可逆性が見込める場合あるいは肝移植までの橋渡しの場合など適応を十分に検討する必要がある．

経過・予後
肝腎症候群を発症した肝硬変患者の予後は不良であり，大部分の患者は数週間の経過で死亡する．患者の予後は本態である肝不全が可逆的であったかに強く影響され，内科的治療や移植が奏効した場合は予後良好である．移植が成功した場合は腎機能も回復する場合が多い．

血液浄化療法

概念

- AKI に対して行う血液浄化療法は，施行時間によって 24 時間持続で行う持続的腎代替療法（continuous renal replacement therapy：CRRT），慢性維持血液透析と同様の 1 日 4 時間を目安とする間欠的腎代替療法（intermittent renal replacement therapy：IRRT）に大別することができる．前者は血行動態に影響を与えることなく持続的に過剰な体液を除去可能であることから，ショックなどの重症患者に適している．
- わが国では持続的に血液透析と血液濾過を同時に行う持続的血液濾過透析（continuous hemodiafiltration）を行うことが多い．
- CRRT では持続的な抗凝固薬の投与が必要となるため，頭蓋内や消化管などに活動性出血病変が存在する場合には施行が困難である．

疫学

AKI に対する血液浄化療法の施行については多くの疫学的検討が報告されている．特記すべきは高い院内死亡率であり，各国における大規模データベースを用いた臨床研究において 50％程度の院内死亡率が報告されている．わが国においては 2011 年に Diagnosis Procedure Combination（DPC）データベースを用いて集中治療室で急性血液浄化療法を施行した成人についての検討が行われた．対象 7,353 人のうち 2,523 人（34.3％）が敗血症性 AKI 群であり，敗血症性 AKI 群のほうが CRRT を選択される頻度が高く，重症病態を反映した治療を受ける傾向にあった．院内全死亡率は敗血症性 AKI 群 53.6％，非敗血症性 AKI 群 42.2％と報告されている．

治療適応

AKI 患者は一般に他の臓器不全も合併した重症患者が多いため，血液浄化療法の開始タイミングは CKD に対する腎代替療法開始基準と異なり，全身状態を評価して行うべきである．緊急に血液浄化療法の開始を検討する病態を❾に示す．絶対適応以外の開始タイミングについては明確なコンセンサスがなく，重症患者に対して早期の開始が予後改善につながるか否かを臨床研究によって検討されている段階である．

合併症・注意点

急性血液浄化療法では透析液・置換液の組成に血液組成が近づくため特に高血液浄化量・長期施行例では低 P 血症や低 K 血症が起こりうるため適宜補充療法が必要となる．また，血液浄化器を通して抗菌薬や水溶性ビタミンなどの有用な物質が過剰に除去されてしまう可能性があり，薬剤投与計画も血液浄化を考慮す

❾ 急性血液浄化療法の適応

A	Acidosis　アシドーシス（代謝性）
I	Intoxication　薬物中毒（血液浄化で治療効果が期待される薬剤）
U	Uremia　尿毒症（意識障害，心膜炎など）
E	Electrolyte Disturbances　電解質異常（高 K 血症，高 Mg 血症など）
O	Volume Overload　治療抵抗性の体液過剰（無尿，肺水腫など）

る必要がある．持続的治療での身体抑制による身体機能の低下や抗凝固薬による出血リスクにも注意が必要である．

（土井研人，松浦　亮，吉田輝彦）

◉文献

1) AKI 診療ガイドライン作成委員会（編）：AKI（急性腎障害）診療ガイドライン 2016．東京：東京医学社；2016.
2) Kidney Disease：Improving Global Outcomes（KDIGO）Acute Kidney Injury Work Group：KDIGO Clinical Practice Guideline for Acute Kidney Injury. *Kidney Inter Suppl* 2012；2：1.
3) 日本腎臓学会・日本医学放射線学会・日本循環器学会（編）：腎障害患者におけるヨード造影剤使用に関するガイドライン．東京：東京医学社；2012.
4) Chavez LO, et al：Beyond muscle destruction：a systematic review of rhabdomyolysis for clinical practice. *Crit Care* 2016；20：135.
5) Bosch X, et al：Rhabdomyolysis and acute kidney injury. *N Engl J Med* 2009；361：62.
6) McMahon GM, et al：A risk prediction score for kidney failure or mortality in rhabdomyolysis. *JAMA Intern Med* 2013；173：1821.
7) 薬剤性腎障害診療ガイドライン作成委員会（編）：薬剤性腎障害診療ガイドライン 2016．日本腎臓学会誌 2016；58：477-555.
8) Rosner MH, et al：Acute kidney injury in patients with cancer. *N Engl J Med* 2017；376：1770.

慢性腎臓病
chronic kidney disease（CKD）

総論

概念

- 慢性腎臓病（CKD）は，2002 年に米国腎臓財団（NKF）が K/DOQI 診療ガイドラインのなかで腎障害や腎機能の低下が持続する新たな疾患概念とし

て提唱したものである（❿）.

● 2011 年に国際的な腎臓病ガイドライン作成グループである KDIGO が新 CKD 重症度分類を作成した．わが国ではそれを日本人用に修正したものを，CKD の重症度分類として用いている（⓫）.

● CKD は，末期腎不全の原因となるだけでなく，脳卒中や心筋梗塞・心不全などの心血管病（CVD）および全死亡のリスクを高める（⓬）.

● 欧米の CKD においては，透析導入される患者数よりも CVD で死亡する患者のほうが多い．わが国において，CKD 患者の CVD 死亡は欧米ほど多くはないが，CKD は CVD の重要なリスク因子である（⓭）.

● CKD 対策の意義は，発症予防，早期診断，適切な治療を行うことで，腎障害の進行を遅らせ透析導入を阻止し，CVD の発症を抑制し，死亡を減少させ

ることにある.

● CKD の概念の登場により，腎臓病は，専門医による特別なケアを必要とする珍しい致命的な病気から，一般内科医が管理すべき一般的な病気へと変化したといえる.

CKD の定義と重症度分類

CKD の定義は以下の通りである（❿）.

① 尿異常，画像診断，血液，病理で腎障害の存在が明らか．特に蛋白尿の存在が重要.

② 糸球体濾過量（glomerular filtration rate：GFR）< 60 mL/分/1.73 m^2.

①，②のいずれか，または両方が 3 か月以上持続する.

CKD の重症度は，原疾患（C：cause），腎機能（G：GFR），蛋白尿・アルブミン尿（A：albuminuria）に基づく CGA 分類（⓫）で評価する．腎機能は G1～G5，蛋白尿は A1～A3 に区分される．加えて，CKD の原因（C）をできるだけ記載する．たとえば，糖尿病 G2A3，慢性腎炎 G3bA1 などのように表記する.

蛋白尿と腎機能低下はそれぞれその区分に従い，余命が短縮することが示されている（⓮）.

疫学

日本には 1,330 万人の CKD 患者がいると推計されている．成人の 13 ％が CKD と考えられる（⓯）．世界における CKD の有病率は地域や人種によって差があるが，おおむね 11～13 ％程度と推計されている.

CKD は高齢者に多い．年齢が上がるにつれ有病率

❿ 慢性腎臓病（CKD）の診断基準

以下のいずれかが 3 か月を超えて存在

腎臓障害の指標	アルブミン尿（AER≧30 mg/24 時間；ACR≧30 mg/gCr（3 mg/mmol）） 尿沈渣の異常 尿細管障害による電解質異常やそのほかの異常 病理組織検査による異常，画像検査による形態異常 腎移植
GFR 低下	GFR<60 mL/分/1.73 m^2

AER：尿中アルブミン排泄率，ACR：尿アルブミン/Cr 比.
（日本腎臓学会〈編〉：エビデンスに基づく CKD 診療ガイドライン 2018．東京：東京医学社；2018.）

⓫ 慢性腎臓病（CKD）重症度分類（CKD 診療ガイド 2012）

原疾患	蛋白尿区分		A1	A2	A3
糖尿病	尿アルブミン定量 （mg/日）		正常	微量アルブミン尿	顕性アルブミン尿
	尿アルブミン/Cr 比 （mg/gCr）		30 未満	30～299	300 以上
高血圧 腎炎 多発性嚢胞腎 移植腎 不明 その他	尿蛋白定量 （g/日）		正常	軽度蛋白尿	高度蛋白尿
	尿蛋白/Cr 比 （g/gCr）		0.15 未満	0.15～0.49	0.50 以上
GFR 区分 （mL/分/1.73 m^2）	G1	正常または高値	≧90		
	G2	正常または軽度低下	60～89		
	G3a	軽度～中等度低下	45～59		
	G3b	中等度～高度低下	30～44		
	G4	高度低下	15～29		
	G5	末期腎不全（ESKD）	<15		

重症度は原疾患・GFR 区分・蛋白尿区分を合わせたステージにより評価する．CKD の重症度は死亡，末期腎不全，心血管死亡．発症のリスクを緑 ■ のステージを基準に，黄 ■，オレンジ ■，赤 ■ の順にステージが上昇するほどリスクは上昇する.
（KDIGO/CKD guideline 2012 を日本人用に改変．日本腎臓学会〈編〉：エビデンスに基づく CKD 診療ガイドライン 2018．東京：東京医学社；2018.）

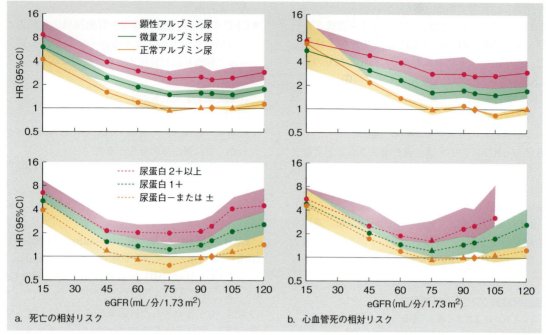

a. 死亡の相対リスク　　b. 心血管死の相対リスク

⓬ 死亡および心血管死の相対リスク

死亡および心血管死の相対リスクは，腎機能の低下，または尿蛋白の増加の独立したリスク因子である．また，その相対リスクは，尿蛋白が，微量アルブミン尿，顕性アルブミン尿（macroalbuminuria）と増加するに従って上昇する．尿蛋白は尿アルブミン/クレアチニン比で評価するが，検尿試験紙によっても同等のリスクを推定できる．さらに，その相対リスクは，GFR 60 mL/分/1.73 m² 未満より上昇し，腎機能が低下するに従って増加する．

（Matsushita K, et al：Association of estimated glomerular filtration rate and albuminuria with all-cause and cardiovascular mortality in general population cohorts：a collaborative meta-analysis. Lancet 2010；375：2073. より引用，改変．日本腎臓学会〈編〉：CKD 診療ガイド 2012．東京：東京医学社；2012．）

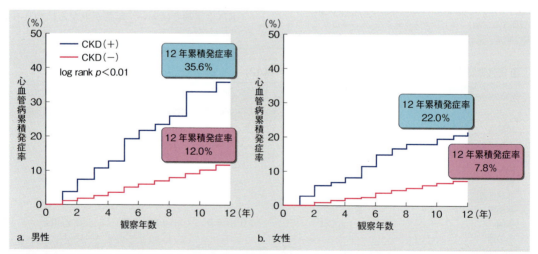

a. 男性　　b. 女性

⓭ 慢性腎臓病（CKD）の有無別にみた心血管疾患の累積発症率：久山町第 3 集団のうち脳卒中，心筋梗塞既往例を除いた症例を 12 年間調査

40 歳以上の久山町第 3 集団，男性 1,110 人，女性 1,524 人を 12 年間（1988〜2000 年）前向き調査し，脳卒中，心筋梗塞の既往歴を有する者を除き，CKD の有無別に心血管病累積発症率を求めた．なお，ここでの CKD（+）は GFR<60 mL/分/1.73 m² の症例を指している．

（二宮利治ほか：久山町研究からみた慢性腎臓病．綜合臨牀 2006；55：1248．）

は増加する（⓰）．

eGFR は健常者でも加齢に伴い低下するが，その低下速度は次第に弱まり通常 G3b（eGFR<45 mL/分/1.73 m²）には至らない（⓱）．高齢者では，CKD

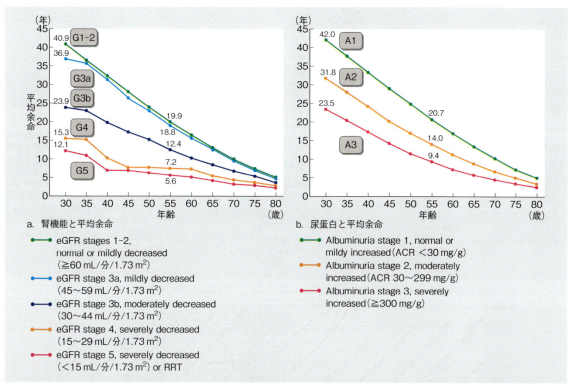

⓮ 慢性腎疾患ステージ（カナダのデータ）による平均余命

蛋白尿は軽度（A2）でも平均余命を短縮させる．一方，eGFR の軽度の低下（G3a）は平均余命に影響せず，G3b 区分から有意に平均余命が短縮していた．

(Gansevoort RT, et al：Chronic kidney disease and cardiovascular risk：epidemiology, mechanisms, and prevention. *Lancet* 2013；382：339.)

⓯ 日本における慢性腎臓病（CKD）患者数（％）（20 歳以上）

（平成 23 年度厚生労働省 CKD の早期発見・予防・治療標準化・進展阻止に関する研究班）

GFR ステージ	GFR （mL/分/1.73 m²）	尿蛋白 −〜±	尿蛋白 1＋以上
G1	≧ 90	2,803 万人	61 万人（0.6 %）
G2	60〜89	6,187 万人	171 万人（1.7 %）
G3 a	45〜59	886 万人（8.6 %）	58 万人（0.6 %）
G3 b	30〜44	106 万人（1.0 %）	24 万人（0.2 %）
G4	15〜29	10 万人（0.1 %）	9 万人（0.1 %）
G5	<15	1 万人（0.01 %）	4 万人（0.03 %）

☐のところが，CKD に相当する．

（日本腎臓学会〈編〉：CDK 診療ガイド 2012. 東京：東京医学社；2012.）

の閾値を eGFR＝60 mL/分/1.73 m² よりも低くすべきとの考え方もあるが，CVD や死亡に対する影響力は年齢が高くなっても減弱しないため，同じ閾値が用いられている．

症状所見

CKD 患者は，浮腫，高血圧，および尿排泄量低下といった腎機能の低下から直接生じる症状および徴候を示すことがある．CKD 患者はまた，全身衰弱，易疲労感，食欲不振，嘔吐，精神状態の変化といった慢性腎不全の症状や徴候を示すことがある．しかし，こうした症状を示すのは通常 G4 あるいは G5 区分まで腎機能が低下した患者の一部であり，大多数の CKD 患者は無症状である．

高齢者 CKD では尿濃縮力が低下するため，夜間頻尿の原因となりうる．

自覚症状により CKD と診断されることはまれである．健常者でも年に一度は健康診断を受け検尿や血清クレアチニン値測定を実施することが推奨される．高

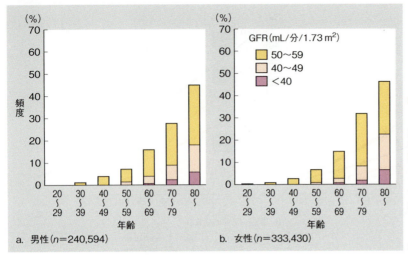

⓰ 日本における年齢別の慢性腎臓病（CKD）患者の頻度

2005年の国勢調査に基づき年齢別のCKD患者頻度を推計した．男女とも年齢が高くなるほどCKD患者頻度は高くなる．特にステージ3が多く，60歳代では，男性の15.6％，女性の14.6％，70歳代では男性の27.1％，女性の31.3％，80歳以上では，男性の43.1％，女性の44.5％が相当する．

（日本腎臓学会〈編〉：CDK診療ガイド 2012．東京：東京医学社；2012．）

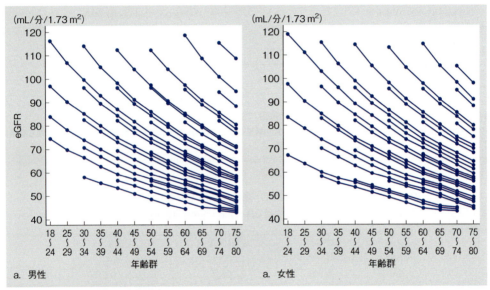

⓱ 健常者におけるeGFRの経年変化のシミュレーション

日本人45,586人の健診結果（9年間の観察）から健常者におけるeGFRの自然経過をシミュレーションした．eGFRは年齢とともに低下するが，健常者ではその低下速度は次第に弱まる．

(Baba M, et al：Longitudinal Study of the Decline in Renal Function in Healthy Subjects. *PLoS ONE* 2015；10：e0129036.)

血圧や糖尿病を有する場合には特に蛋白尿を定期的に検査すべきである．

CKD進行のリスク因子

最も鋭敏で簡単なCKD進行のリスク因子の検出法は，尿試験紙による蛋白尿の検査である．17年間の観察で，尿蛋白が3＋以上の患者は16％，2＋の患者は7％が末期腎不全（透析導入）となっていた（⓲）．

血尿のみが陽性の場合は，末期腎不全になる確率は上がらない．しかし，血尿のみの症例でも血尿例はその経過中約10％が蛋白尿陽性となることが知られている．蛋白尿が陽性となった場合には，蛋白尿のみが陽性の場合よりもその後末期腎不全に進行する危険性が高い．

検尿所見以外のCKD進行のリスク因子は，多くの生活習慣病と共通している．高血圧は軽度であってもCKD進行の重要なリスク因子である．その他，糖尿病，脂質代謝異常症，喫煙，肥満，メタボリックシンドロームも蛋白尿発症および末期腎不全のリスク因子である．

急性腎障害（acute kidney injury：AKI）はCKD進行のリスク因子となる．たとえ血清クレアチニン値がもとのレベルに戻っても，病理学的には腎尿細管障害は残り完全には回復しない．たとえば，脱水や虚血あ

るいは薬剤により軽い AKI が起きた場合，その患者ではその後 CKD が進行する危険性が高まる．

最近，一定期間における eGFR の低下速度が末期腎不全への進行の強いリスクとなることが明らかになった（⑲）．eGFR の 30％減少あるいは 40％減少が，臨床試験における代替エンドポイントとして有用であると期待されている．

CKD 患者の診療の実際

蛋白尿や血尿，あるいは腎機能低下をきたした患者

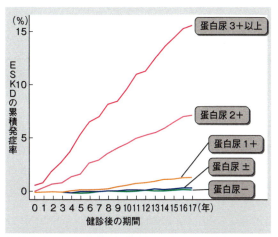

⑱ **検診時の蛋白尿の程度（試験紙法）別の末期腎不全（ESKD）累積発症率（沖縄県）**

蛋白尿陽性の程度が高くなるにつれ，将来腎不全となる確率が高まる．

(Iseki K, et al：Proteinuria and the risk of developing end-stage renal disease. *Kidney Int* 2003；63：1468 より．)

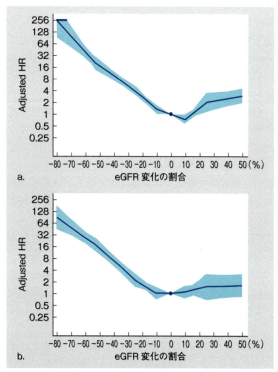

⑲ **eGFR 低下速度と末期腎不全発症**

1 年間（a）および 2 年間（b）の eGFR の変化率に応じた末期腎不全のハザード比を示す．年齢，性別，糖尿病，心血管疾患の病歴，収縮期血圧，コレステロール，および当初の eGFR で調整した．

(Matsuhita K, et al：Risk of end-stage renal disease in Japanese patients with chronic kidney disease increases proportionately to decline in estimated glomerular fitration rate. *Kidney Int* 2016；90：1109.)

⑳ **かかりつけ医から腎臓専門医・専門医療機関への紹介基準**

原疾患	蛋白尿区分		A1	A2	A3
糖尿病	尿アルブミン定量（mg/日） 尿アルブミン/Cr 比（mg/gCr）		正常 30 未満	微量アルブミン尿 30〜299	顕性アルブミン尿 300 以上
高血圧 腎炎 多発性囊胞腎 その他	尿蛋白定量（g/日） 尿蛋白/Cr 比（g/gCr）		正常 (−) 0.15 未満	軽度蛋白尿 (±) 0.15〜0.49	高度蛋白尿 (+〜) 0.50 以上
GFR 区分 （mL/分/1.73 m^2）	G1	正常または高値 ≧90		血尿+なら紹介，蛋白尿のみならば生活指導・診療継続	紹介
	G2	正常または軽度低下 60〜89		血尿+なら紹介，蛋白尿のみならば生活指導・診療継続	紹介
	G3a	軽度〜中等度低下 45〜59	40 歳未満は紹介，40 歳以上は生活指導・診療継続	紹介	紹介
	G3b	中等度〜高度低下 30〜44	紹介	紹介	紹介
	G4	高度低下 15〜29	紹介	紹介	紹介
	G5	末期腎不全 <15	紹介	紹介	紹介

上記以外に，3 か月以内に 30％以上の腎機能の悪化を認める場合は速やかに紹介．
上記基準ならびに地域の状況などを考慮し，かかりつけ医が紹介を判断し，かかりつけ医と専門医・専門医療機関で逆紹介や併診などの受診形態を検討する．
（日本腎臓学会〈編〉：エビデンスに基づく CDK 診療ガイドライン 2018．東京：東京医学社；2018．）

をみた場合には，病歴の採取が重要である．特に，こうした徴候がいつからどの程度持続したかにより，回復の可能性や治療介入の有効性が判断される．特に蛋白尿の程度は腎予後に相関するため，定性で陽性であった場合，定量検査を実施する．可能であれば24時間蓄尿による測定が望ましいが，随時尿における尿蛋白/クレアチニン比の測定も十分有用である．

　頻度の多い疾患として，高血圧，糖尿病，慢性糸球体腎炎が重要であり，加えて膠原病や薬剤性腎障害などを鑑別する．

　腎画像診断も原因検索と予後予測に有用である．一般に，糖尿病性腎症では腎臓は腫大あるいは軽度萎縮しているが，高血圧性腎硬化症では比較的高度な腎萎縮がみられることが多い．

　CKD診療ガイドライン2018では，かかりつけ医から腎臓内科医への新たな紹介基準が示された（❷）．
・CKDにはIgA腎症やループス腎炎など腎臓専門医による治療を要する腎疾患が含まれるため，蛋白尿と血尿を両方認めるCKD患者は腎臓専門医もしくは地域の専門医療機関に紹介する．
・GFR 45 mL/分/1.73 m² 未満（G3b〜G5）または蛋白尿区分A3では腎臓専門医・専門医療機関に紹介する．
・40歳未満やA2区分ではGFR 45〜59 mL/分/1.73 m²（G3a）でも紹介することが望ましい．
・急速な腎機能低下などを認めれば，この紹介基準に該当しなくても速やかに腎臓専門医・専門医療機関に紹介する．

（丸山彰一）

●文献

1) 日本腎臓学会（編）：エビデンスに基づくCKD診療ガイドライン2018. 東京：東京医学社；2018.
2) National Kidney Foundation：K/DOQI clinical practice guidelines for chronic kidney disease：evaluation, classification, and stratification. *Am J Kidney Dis* 2002；39：S1.
3) Levey AS, et al：The definition：classification, and prognosis of chronic kidney disease：a KDIGO Controversies Conference report. *Kidney Int* 2011；80：17.

CKD進行のメカニズム

機能ネフロン減少に対する適応

　慢性腎臓病（CKD）は原疾患にかかわらず，腎臓の働きが低下した状態，もしくは蛋白尿が出るといった腎臓の異常が続く状態として定義される．腎機能がある段階まで落ちると，CKDは不可逆的に進行していき末期腎不全に至ることが知られている．その過程

は共通のメカニズムによるものと考えられ，"final common pathway"と称される．

　腎臓の機能および構造上の単位はネフロンと呼ぶ．CKD進行のメカニズムの発端は，この機能ネフロン（正常に機能するネフロン）が減少することに対する"適応（adaptation）"である，とした考えが定着している．機能ネフロン数が減少すると，残存ネフロンでは腎臓の糸球体濾過量（GFR）を維持させるような変化が生じる．すなわち，残存ネフロンの糸球体が肥大し濾過面積が増えたり，糸球体毛細血管内圧の上昇により単一ネフロンあたりの濾過量が増加したりする．

　もともと糸球体動脈の血管内圧は60 mmHg程度と通常の毛細血管内圧より4倍程度高い．輸出細動脈が輸入細動脈より細くなっていることで，高い血管内圧を維持できている．この高い内圧により，血漿の約25 mmHgの膠質浸透圧を受けながらも約20 mmHgの有効糸球体濾過圧を維持しながら濾過が行われている．正常では全身の血圧が変動しても糸球体内圧が一定に保たれるように糸球体は自己調節能を有している．自己調節能は輸入細動脈の筋原反応と尿細管糸球体フィードバック機構から成っている．全身の血圧が上昇しても，筋原反応により輸入細動脈が収縮することで全身の血圧が糸球体には伝わらず，糸球体内圧は一定に保たれる．また，尿細管糸球体フィードバック機構では，遠位尿細管の緻密斑細胞（macula densa cells）が糸球体で濾過された原尿の組成をモニターし輸入細動脈の血管抵抗を調整している．

　適応現象として認める糸球体内圧の上昇は輸入細動脈の拡張や輸出細動脈の収縮により生じる．この適応現象により，腎臓の主な役割の一つである体液調整に関しては，末期腎不全に至るまでほぼ正常に保たれていることが知られている．しかし，糸球体過剰濾過や糸球体内圧の上昇は糸球体の足細胞や内皮細胞，メサンギウム細胞の障害や，係蹄壁の透過性亢進による蛋白尿の増加を招く．糸球体構成細胞の障害は糸球体硬化を引き起こし機能ネフロンの減少へとつながる．また，蛋白尿は独立したCKDの予後予測因子として知られているが，単なる糸球体障害の指標ではなく，それ自身が尿細管間質障害の原因となりうるため，さらなる機能ネフロンの減少を引き起こす．

　CKDは上記で述べた血行動態的（hemodynamic）な機序以外にも慢性炎症など非血行動態的（nonhemodynamic）な要因も組み合わさって進行していく（❷）．CKDの病理的最終像は糸球体硬化と腎線維化だが，そこに至るまでにそれらの悪循環を断つことが治療のうえで重要になってくる．

final common pathwayと腎線維化

　原疾患にかかわらず，CKDが末期腎不全に至る

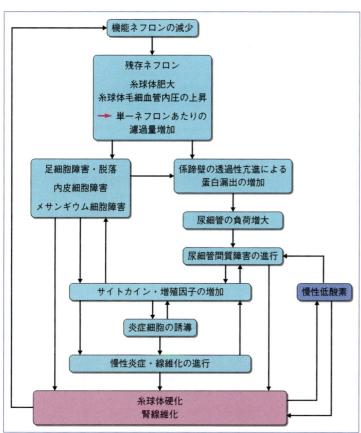

㉑ CKD 進行のメカニズム

機能ネフロン数が減少すると，残存ネフロンで適応現象が起こり，単一ネフロンあたりの濾過量が増加する方向に変化する．これにより残存ネフロンの負担が増大し糸球体硬化や腎線維化が進行することで，さらに機能ネフロンが減少していく．CKD の進行には慢性炎症や慢性低酸素などもかかわっていると考えられている．

final common pathway として腎線維化があり，線維化の程度はその後の腎機能低下に相関する．腎臓の線維化は，健康な腎臓には通常存在しない α-smooth muscle actin（SMA）陽性筋線維芽細胞（myofibroblast）が増殖能を獲得し，細胞外マトリックスを異常に産生することで引き起こされる．腎線維化に並行して生理的なエリスロポエチン（EPO）産生が損なわれ貧血を呈することや，腎臓における傍尿細管毛細血管密度が減少することは以前より報告されていた．近年の遺伝子改変動物を用いた系譜追跡実験により腎臓の EPO 産生細胞と腎臓の線維芽細胞（fibroblast）が同一系譜の細胞であることや，病態腎においてそれらの細胞が myofibroblast へと形質転換する過程で EPO 産生能を失うことが報告されている．また，傍尿細管毛細血管密度の減少においては，周皮細胞（pericyte）が腎障害に伴い毛細血管内皮細胞から離脱し myofibroblast へと形質転換することで，毛細血管が構造を維持できなくなり退縮することにより起こるとの報告もある．線維化でも酸素拡散能の低下が生じるが傍尿細管毛細血管の減少によりさらなる組織の低酸素状態が引き起こされ，CKD のさらなる進行につながる．

final common pathway と低酸素

腎臓は総重量 300 g 程度の小さい臓器だが，心拍出量の約 20 ％の血流が送られており，単位重量あたりの血流は比較的豊富な臓器である．しかし，濾液の 99 ％は尿細管で再吸収されるなど酸素消費量も多い臓器である．また，尿細管周囲の動静脈酸素シャントの構造上，動脈から運ばれる酸素の約 10 ％程度しか受けとることができていない．酸素消費量の多さと酸素供給の効率の悪さから，腎臓は生理的に低酸素に陥りやすく，腎皮質の酸素分圧は 60 mmHg，髄質では 10 〜 15 mmHg となっている．

CKD 進行のメカニズムの一つとして慢性低酸素による尿細管間質障害が想定されている．CKD が進行すると，傍尿細管毛細血管の減少や腎線維化，腎性貧血により酸素供給量は低下する．CKD ではレニン-アンジオテンシン系の活性化から酸化ストレスを介して尿細管上皮細胞の酸素消費が亢進し，さらに低酸素が助長される．慢性低酸素は尿細管上皮細胞の修復を妨げ，炎症細胞の浸潤を促進し，腎線維芽細胞を活性化することで，尿細管間質障害を進行する．尿細管間質障害の悪化はさらなる傍尿細管毛細血管の減少，腎線維化をもたらし，低酸素の進行につながる．

総じてCKD進行のメカニズムは解明しきれていない部分は多いが、さまざまな病態がfinal common pathwayにかかわっていると考えられる。final common pathwayの悪循環を断つことがCKDの進行を止めるうえで重要である。

（小口綾貴子，柳田素子）

● 文献
1) Mack M, et al：Origin of myofibroblasts and cellular events triggering fibrosis. Kidney Int 2015；87：297.
2) Nangaku M：Chronic hypoxia and tubulointerstitial injury：a final common pathway to end-stage renal failure. J Am Soc Nephrol 2006；17：17.

保存期の病態と治療

慢性腎臓病（CKD）はいわゆる治らない疾患であり、腎機能に関しては現状維持が最大の目標となるために早期に発見して管理方針を立てることが最も重要となる。管理をしなければ末期腎不全となり腎代替療法が必要となって日常生活が送れなくなってしまうが、これをできるだけ遅らせることで日常生活を維持することが管理目標となる。CKDでは心血管イベントを合併するため、この発症抑制も目標の一つとなる。また、日常生活に影響を及ぼすような腎機能低下に由来する症状も末期まで出現しないため、目に見える目標を患者や家族と共有するのが難しい領域である。CKDの最大の問題点である腎機能低下を「よくすること」はできないので「悪くしない」ための方法と進行した腎機能低下による「症状を緩和する」方法をいくつか組み合わせるのが基本的な管理方針となる（㉒）。治療は大きく非薬物療法と薬物療法に分かれるが、腎機能が廃絶した場合には生命、生活を維持するために腎代替療法（人工透析、腎移植）が必要となる。

生活管理

近年は腎疾患に対して安静を保つ必要はないとされている。適切に水分を補給すれば通常の運動は可能である。また、高血圧や糖尿病、肥満症を合併している場合にはこれらの治療の一環にもなるため、むしろ推奨される。禁煙は合併症を問わず推奨されるが、飲酒と腎臓病の関連は明らかになっていない。過度の飲酒は脱水の原因となること、また酒肴に食塩が多く含まれることを認識することが重要である。腎臓は脱水状態が続くと機能が低下するため、高齢者では冬季の感冒罹患、夏季の室温管理に注意する。腎臓は摂取した蛋白質が体内で代謝・分解されて産生される窒素化合物などの老廃物や酸を尿に溶解して体外に排泄している。これらが過剰に存在する場合、すなわち食塩や蛋白質などを過剰に摂取した場合に腎臓はその分、機能を亢進させなくてはならず、この負担のかかる状態（糸球体過剰濾過）が継続すると腎機能が低下する。この

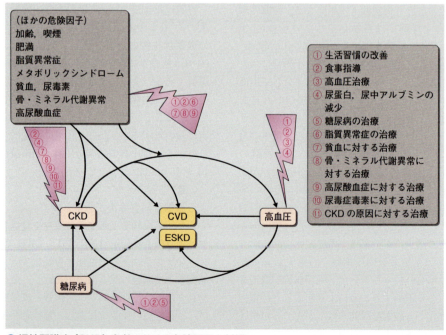

㉒ 慢性腎臓病（CKD）患者における危険因子と対策
CVD：心血管疾患，ESKD：末期腎不全．
（日本腎臓学会〈編〉：CKD診療ガイド2012．東京：東京医学社；2012．）

負担を減らす意味で食塩および蛋白質の摂取制限を中心とした食事療法が行われてきた．食塩は高血圧の有無を問わず原則的に1日6g未満が目標となるが，これに達しなくても従前の摂取量から減少することでも効果があると考えられる．蛋白質摂取制限は約100年前から経験的に行われてきたが，介入研究が困難であることからその評価は定まっていない．少なくとも過剰摂取は理論的によくないとは考えられているが，蛋白質だけの摂取を減らすことは難しいので，管理栄養士の協力を得て行うべき治療法である．特に高齢者では蛋白質摂取量を減らすことでエネルギー摂取が不足しないよう，バランスに注意する必要がある．

薬物療法

腎機能が低下したCKD患者では，原則として腎排泄型の薬剤や腎障害性の薬物の投与を避け，やむを得ず使用する場合には，腎機能をモニタリングするなど，慎重に投与する（㉓）．

腎機能維持または改善に直接効果のある薬剤は現在のところないといってよい．そのため方針としては腎機能を悪化させる病態を緩和させるような間接的な薬物療法をステージに応じて組み合わせて行う．このため他疾患に比べて処方数が多くなる傾向にある．大きく分けると，①腎疾患の原因に対する治療と②腎機能低下に伴う症状の緩和を目的として薬物療法を行う．

腎疾患の原因に対する治療：腎機能低下の主な原因として糖尿病，高血圧，慢性糸球体腎炎があげられる．糖尿病，高血圧についてはそれぞれ生活習慣の改善を試みたうえで薬物による血糖，血圧コントロールを行

㉓ 慢性腎臓病（CKD）で注意が必要な薬物と病態

薬物	注意が必要な病態
NSAIDs	腎血流低下，間質性腎炎，急性尿細管壊死，ネフローゼ症候群
アムホテリシンB	尿細管壊死，腎血流低下，尿細管アシドーシス
シスプラチン	尿細管壊死
シクロスポリン	腎血流低下，慢性尿細管・間質性腎炎
アミノグリコシド	尿細管壊死
イホスファミド	尿細管壊死
ヨード系造影剤	腎血流低下，急性尿細管壊死
メトトレキサート	閉塞性腎不全，尿細管壊死
マイトマイシンC	糸球体障害，溶血性尿毒症症候群
リチウム	腎性尿崩症
ペニシラミン	糸球体障害
フィブラート	横紋筋融解症
ゾレドロネート	尿細管壊死
パミドロネート	ネフローゼ症候群

（日本腎臓学会〈編〉：CKD診療ガイド2012．東京：東京医学社；2012．）

う．原則的には腎機能正常の場合と同じであるが，腎機能低下に伴い腎排泄型の薬剤を使用できなくなるために注意する．特に一部の経口糖尿病薬（スルホニル尿素〈SU〉薬）では低血糖のリスクが上昇するため使用を中止することが多く，末期腎不全においてはDPP-4阻害薬，αグルコシダーゼ阻害薬とインスリン治療が中心となる．降圧薬の使用時はアンジオテンシン変換酵素（ACE）阻害薬，アンジオテンシンⅡ受容体拮抗薬（ARB）による急激な腎機能低下，高K血症に注意する．また，高齢者では家庭血圧を測定して過降圧に注意する．慢性腎炎の治療では副腎皮質ステロイドや免疫抑制薬など副作用の多い薬剤を継続的に用いることが多いので，これらに注意する．浮腫の改善を目的として利尿薬を投与する場合には，腎血流を減少させることにより腎機能の低下を助長することがあるので，注意する．ACE阻害薬，ARBなど降圧薬の一部で蛋白尿減少作用を呈し，腎保護作用が期待されているものはあるが，低下した腎機能を改善する（治す，元に戻す）ものではなく，低下速度を抑制する効果ととらえるべきである．しかし，腎疾患の進行を予想する意味で尿蛋白量はその指標となりうるもので，1日1g以上では各種疾患で腎予後不良と考えられているため，尿蛋白量を減少させることは有意義である．

腎機能低下に伴う症状緩和：①腎性貧血：腎性貧血に対してはエリスロポエチン製剤の皮下注射投与を行う．ヘモグロビン値10～12g/dLを治療目標の目安として投与量・投与間隔を調整する．半減期に数種類ある薬剤を選択することで投与間隔は最大1か月程度まで延ばすことができる．貧血の改善により心臓，腎臓に対する負担が軽減すると考えられている．鉄欠乏を合併している場合には鉄剤投与（経口・静脈注射）を行う．

②CKDに伴う骨・ミネラル代謝異常（CKD mineral bone disease：CKD-MBD）：CKDのステージが進行すると種々の物質に関する排泄能が低下する．これによる高P血症は二次性副甲状腺機能亢進症を介して骨症状の原因となるほか，血管石灰化の原因となって心血管イベントのリスクを上昇させるためP吸着薬を用いて治療する．吸着薬は摂取直前に内服しておき，目的物質が消化管で吸収される前に吸着，そのまま便中に排泄する目的で投与する．炭酸Ca製剤は血清P値を低下させると同時に低Ca血症を改善するため頻用されるが，血清Ca値によっては異所性石灰化の原因となるため注意が必要である．副甲状腺ホルモン（PTH）の上昇，低Ca血症に対して経口活性化型ビタミンD製剤を投与する．高齢者では骨粗鬆症に対して投与されることが多いが，腎機能正常で

あっても高Ca血症を呈して急性腎不全を発症することがあるため食欲不振や意識低下などの高Ca血症の症状に注意する.

③高K血症：腎臓の排泄能低下および代謝性アシドーシスにより血清K値が上昇する. 7 mEq/L以上では徐脈性不整脈により心停止する危険があるため, 陽イオン交換樹脂製剤を吸着薬として投与して5.5 mEq/L以下にコントロールする. 副作用として高率に便秘を呈するので, 水分を多めに摂取する.

④代謝性アシドーシス：H^+の排泄量低下により代謝性アシドーシスを呈するがこれが酸-塩基平衡のバランスを崩すだけではなく腎機能低下を進行させるため, 血清重炭酸イオン（HCO_3^-）濃度20 mEq/L以上を目標として炭酸水素ナトリウム（重曹）を投与する. 野菜・果物の摂取によりアシドーシスを補正することも可能であるが, 高K血症の原因ともなるため, 慎重にモニタリングする.

⑤尿毒症毒素：尿毒症物質は完全に解明されたわけではないが, 種々の代謝産物が蓄積して尿毒症状を呈すると考えられている. 血中尿素窒素はその蓄積量の目安として用いられているが, 尿毒症物質そのものではない. 尿毒症物質を含む血中のさまざまな物質を非特異的に除去するため, 球形吸着炭を投与して便に排泄する. 同時に服用した薬剤を吸着する可能性もあるため, 他の薬剤とは別時間に内服する.

腎代替療法

腎機能が途絶した場合には生命維持のために, 腎臓の代わりをする治療を行う. 人工透析には血液を体外で浄化してまた戻す血液透析と腹腔内に注入した透析液に老廃物を溶解させてまた排出する腹膜透析の2種類がある. いずれも生活に大きな影響が出るが, 30年以上生命を維持することが可能になってきた. 腎移植は他人の腎臓を腹腔内に移植する治療である. 免疫抑制薬の進歩により長期生着率, 長期生存率ともに向上しているが, 血液型の違う相手から提供された腎臓も移植可能となったため若年層では現在この治療を受ける患者が増加している.

（菅野義彦）

● 文献
1) 日本腎臓学会（編）：CKD診療ガイド2012. 東京：東京医学社 ; 2012.

末期腎不全の病態

概念

● 末期腎不全とは, 腎機能障害が不可逆性に著しく低下したため, 排泄障害による老廃物が蓄積するとともに, 体液組成の恒常性維持が困難となり, 生命維持のために腎代替療法（透析療法, 腎移植）が必要となってきた状態である.

病因

急性あるいは急速進行性の腎障害が発症後も不可逆性に進行する, もしくは慢性腎障害から緩徐に腎機能低下が進行し, 末期腎不全に至る（㉔）. 慢性腎障害の原因疾患は, ほとんどすべての腎疾患がなりうる.

わが国の透析導入疾患としては, 糖尿病性腎臓病, 慢性糸球体腎炎, 腎硬化症, 多発性囊胞腎の順に多い.

病態生理

腎不全が進展していく際, 腎機能は時間とともに直線的に低下する（㉕）. 腎不全の進行とともに, 各種の代謝産物蓄積や電解質異常などが出現してくる（㉖㉗）.

代謝産物の排泄機能障害

血中の尿素窒素やクレアチニンの上昇は腎臓の排泄機能低下によるが, 腎機能以外のいくつかの因子でも

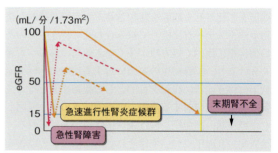

❷❹ 末期腎不全への進展パターン

末期腎不全の多くは, 慢性の腎障害から緩徐に腎機能が低下し, 非可逆性となる. 急性腎障害, あるいは急速進行性腎炎症候群（腎機能が, 数週間から数か月の単位で急速に低下）により, 治療が奏効しない場合, あるいは腎機能は治療により一時改善するもその後緩徐に腎機能が低下し, 末期腎不全へ至る例もある.
eGFR (estimated glomerular filtration rate：推算糸球体濾過量) < 15 mL/分/1.73 m² は, CKDG5（慢性腎臓病G5）である.

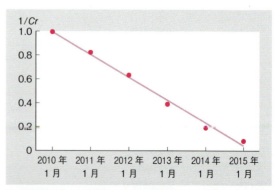

❷❺ 末期腎不全への進展までの腎機能低下と時間経過の関係

通常, 腎不全の進行は時間経過とともに直線的に低下する. 血清クレアチニン値の逆数（1/Cr）でみると, 末期腎不全に至る時期が予測できるとともに, 何らかの原因による増悪を疑うきっかけともなる.

変動する．

尿素窒素は，蛋白摂取量増大・蛋白異化亢進，腎血流量低下（脱水，心不全など），肝による尿素合成などに影響を受ける指標である．

血清クレアチニン値は糸球体濾過量が約半分以下となって上昇を始めるが，測定値としては筋肉量以外の影響は比較的少なく，腎機能評価としては尿素窒素より適している．

電解質代謝異常

高K血症は，K摂取量が多くなければ，末期となるまで軽度にとどまる．高K血症の出現には，代謝性アシドーシスや各種薬物（レニン-アンジオテンシン系阻害薬，K保持性利尿薬など）が誘因となる．

糸球体濾過量が半分以下になると，腎でのビタミンD活性化障害のために，低Ca血症となる．

糸球体濾過量が25〜30mL/分となると，P排泄障害のために高P血症となる．

酸塩基平衡異常

酸の排泄障害と重炭酸イオンの再吸収障害のため，代謝性アシドーシスとなる．末期腎不全では，アニオンギャップ＝$\{[Na^+] - ([Cl^-] + [HCO_3^-])\}$が増加する．

水・Na代謝異常

当初は濃縮力低下により多尿となるが，Na排泄力は低下しているため，Na・水貯留が起こる．Na貯留は，浮腫，高血圧，さらにはうっ血性心不全を引き起こす．

尿素窒素上昇に伴い軽度の低Na血症となるが，体内総Na量は増加している．

内分泌機能異常（☞「慢性腎臓病患者の全身合併症」p.495）

① 高血圧：循環血液量増大が原因の容量依存性の高血圧が主体だが，レニン依存性の高血圧もみられる．
② 腎性貧血：糸球体濾過量が20〜30mL/分となると，腎でのエリスロポエチン産生低下により，正球性正色素性貧血である腎性貧血が出現してくる．
③ 骨・ミネラル代謝異常：上記の高P血症，低Ca血症に対処するために二次性副甲状腺機能亢進症が出現するとともに，腎での水酸化障害のために活性型ビタミンD_3の低下も加わり，骨破壊・骨吸収などの骨・ミネラル代謝異常が起こってくる．

臨床症状

腎不全が末期までくると，諸臓器障害により尿毒症症状が出現してくる（㉘）．

㉖ 腎不全における機能異常と病態

機能異常	病態
代謝産物の排泄機能低下	高窒素血症
電解質代謝異常	高K血症，高P血症
酸塩基平衡異常	代謝性アシドーシス
水・Na代謝異常	浮腫，高血圧
内分泌機能異常	腎性貧血，CKD-MBD

CKD-MBD：CKDに伴う骨・ミネラル代謝異常．

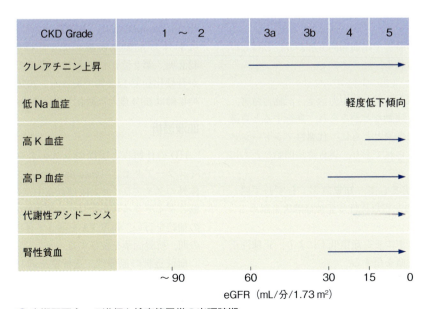

㉗ 末期腎不全への進行と検査値異常の出現時期

各種の要因（原疾患，薬物，食事など）により，検査値異常の出現時期には個人差があり，図は概略を示している．eGFR (estimated glomerular filtration rate：推算糸球体濾過量) ＜15mL/分/1.73m^2は，CKDG5（慢性腎臓病G5）である．

❷❽ 諸臓器障害と尿毒症症状および所見

各臓器系	症状	所見
心血管系・呼吸器系	息切れ，呼吸困難，起坐呼吸，浮腫	うっ血性心不全，肺水腫，尿毒症性心外膜炎
消化器系	悪心・嘔吐，食欲低下	消化管出血，尿毒症臭
神経系	意識障害，不随意運動，restless leg	代謝性アシドーシス，左右対称性多発神経障害
造血器系	倦怠感，出血傾向，易感染性	腎性貧血，細胞性・液性免疫能低下
生殖器系	月経異常，性欲減退	
眼，皮膚，骨・関節系	視力障害，瘙痒感，色素沈着	尿毒症性網膜症，乾燥性皮膚，高P血症

心血管系・呼吸器系

体液過剰による高血圧を認め，腎不全が進行すると溢水あるいはうっ血性心不全により，息切れ，呼吸困難，起坐呼吸などを呈する.

腎不全の末期には，肺毛細血管透過性亢進による肺水腫症状（尿毒症性肺）が現れることがあり，早急な透析療法が必要な病態である.

血清心囊液貯留をしばしば伴う尿毒症性心外膜炎も透析導入の適応となる.

長期の高血圧の持続などにより動脈硬化が進行し，すでに透析導入期に虚血性心疾患を有する患者も少なくない.

消化器系

悪心・嘔吐，食欲低下がみられ，透析導入の適応となる尿毒症症状として最も多い.

味覚異常や尿毒症臭（アンモニア臭とも表現される口臭）を呈する.

胃粘膜バリアの障害や出血傾向も加わり，しばしば消化管出血がみられる.

神経系

中枢神経系症状として，集中力低下，記銘力障害，睡眠障害，不随意運動などがみられ，進行すると意識障害を認める. 尿毒素とともに，代謝性アシドーシスによる症状と考えられており，透析療法開始とともに改善を認める.

末梢神経系症状として，知覚障害，むずむず感，restless leg などの左右対称性多発神経障害を認める.

造血器系

腎でのエリスロポエチン産生低下により，正球性正色素性型の腎性貧血を呈する.

血小板機能低下などによる出血傾向を認め，細胞性および液性免疫能低下による易感染性の状態となる.

生殖器系

月経異常，性欲減退ならびに不妊症もみられる.

眼，皮膚，骨・関節系

尿毒症性網膜症や悪性高血圧症により，視力障害をきたすことがある.

尿毒症性物質の蓄積，高P血症，皮膚乾燥により，瘙痒感を訴えることが多い.

しばしば，メラニンによる色素沈着を認める.

末期腎不全となる段階までは，自覚症状としての特異的な骨・関節症状はないが，検査データ上は骨・ミネラル代謝異常が比較的早期からみられる.

（藤元昭一）

●文献

1) Skorecki K, et al (eds)：Brenner and Rector's The Kidney, 10th edition. Philadelphia, PE：Elsevier；2016.
2) Gilbert S, et al (eds)：Primer on Kidney Diseases, 7th edition. Philadelphia, PE：Elsevier；2018.

腎代替療法（HD，PD）

腎代替療法の現況（2016年末）

1940年代 W.J. Kolff が血液透析（hemodialysis：HD）により1人の急性腎不全患者を救命しえたことから腎代替療法は始まる. わが国で慢性透析療法を実施している患者数は329,609人であり一般患者に比すれば短いものの5年生存率は60％以上を誇る. その治療形態は血液透析（HD）73.3％，血液濾過透析（hemodiafiltration：HDF）23.3％，血液濾過（hemofiltration：HF）0.0％，血液吸着透析0.4％，腹膜透析（peritoneal dialysis：PD）2.7％，在宅血液透析（home hemodialysis：HHD）0.2％である. 導入患者における主要原疾患の第1位は糖尿病性腎症で43.2％，第2位が慢性糸球体腎炎で16.6％，第3位が腎硬化症で14.2％であった. 2016年導入患者の平均年齢は69.4歳と高齢化している[1].

血液透析

HD の仕組みと実際のシステムを❷❾に示す. バスキュラーアクセス（vascular access：VA）より血液を体外のダイアライザと呼ばれる中空糸へ誘導し，透析液とダイアライザを介して不要物質の除去，不足物質の補給を行い，再度 VA を通じて体内に戻される. その間，抗凝固薬を投与する.

血液透析の原理は，透析膜を通して行われる拡散（diffusion）による物質除去と限外濾過（ultrafiltration）による水除去である. 拡散は，粒子，熱，運動量などが自発的に散らばり広がる物理現象である. 細孔を有する膜を通して濃度差の異なる物質がその高濃度から低濃度の部位に移動する. 限外濾過膜による濾過では

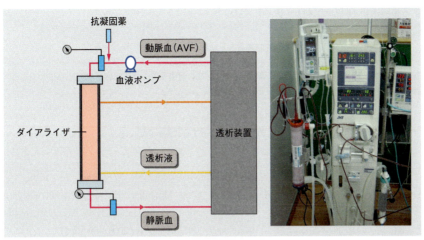

㉙ 血液透析の実際と模式図
AVF：自己動静脈内シャント．

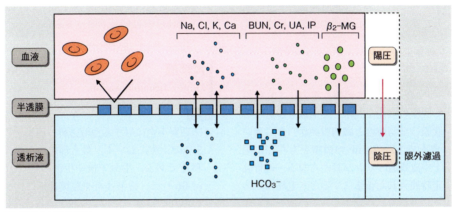

㉚ 拡散と限外濾過
血液と透析液を半透膜を介して接しさせることによって尿素窒素，クレアチニンなどの老廃物を拡散により除去し，水分，電解質の是正を行う．限外濾過膜による濾過では使用する圧力が大きく，また，目に見えない微小のコロイドが除去できる．
BUN：血液尿素窒素，Cr：クレアチニン，UA：尿酸，IP：無機リン，β_2-MG：β_2ミクログロブリン．

使用する圧力が大きく，目に見えない微小のコロイドが除去できる．そこで普通の濾過を超えているという意味で限外濾過と呼んでいる（㉚）．これにより，血液透析時の除水が規定される．透析膜の細孔径は通常1 nmオーダーである．ダイアライザ内では，細孔により差はあるがアルブミンより小さなものが拡散，濾過により除去される．β_2ミクログロブリン（β_2-MG，分子量11,800）などの低分子蛋白は膜孔の大きな透析膜でなければ除去できず徐々に蓄積する．蓄積したβ_2-MGは透析アミロイドーシスの原因物質である．

血液濾過，血液濾過透析

HFは，透水性の高いHF用分離膜を通して大量の限外濾過と電解質補正により体液を破棄し，それに見合った置換液を補充する方法である．HDFはHDとHFを組み合わせた血液浄化法である．小分子量の物質から低分子量の蛋白領域まで広い範囲の尿毒症物質を拡散と濾過によって除去する．HF，HDFで行われる濾過は，濾過器の前に置換液を注入する前希釈と後ろに注入する後希釈に分けられる．最近では透析液を浄化して補充液として用いるon-line HDFが主流となりつつある．HDFは透析アミロイドーシス，緑内障，尿毒症性心膜炎，心不全，貧血，透析困難症などが適応となる．HDF，HF群がHD群に比し手根管症候群（CTS）のリスクが約42%，死亡リスクが10%低く，HDF，on-line HDFで血圧の低下，生命予後の改善も報告されている[2-4]．

HD，HDFの多様性

血液浄化療法施行には時間の壁，頻度の壁が存在する．そんななか以下のような透析システムの工夫がされている．

長時間透析：3日/週　3×6～7時間＝18～21時間
深夜透析：3日/週　3×6～7時間＝18～21時間
隔日透析（月水金日火木土）：3.5日/週　3.5×4＝14時間
短時間頻回透析：5日以上/週　2～2.5×5～6＝

㉛ 血液透析（HD）に対する腹膜透析（PD）のメリット・デメリット

メリット	デメリット
1. 残腎機能維持に有利	1. 腹膜炎，トンネル感染
2. 除水，溶質除去が緩やかなため心血管系合併症例に有利	2. 被嚢性腹膜硬化症のリスク
3. 在宅治療が中心で社会復帰に有利	3. 腹膜の劣化に伴い，治療不能になるため血液濾過（HF）移行が必要
4. 幼小児，高齢者の生活維持に適する	
5. 患者の意志を尊重するため治療の動機付けが強い	4. ウエットなコントロールになりやすいため，うっ血性心不全に陥りやすい
6. 厳格な K 制限が少ない	
7. 通院が 1～2 回/月	5. 残腎機能が低下すると透析不足に陥る

10～15 時間

連日透析：7 日/週　7×4＝28 時間

国際的な前向き臨床スタディである DOPPS においても透析時間の延長や透析量（Kt/V）の増加による生命予後の改善が示されており，4 時間透析と 8 時間透析の患者で死亡率の低下や心機能の改善も示されている[5]．

腹膜透析

PD はカテーテルを腹腔内に留置し重力により腹膜透析液を注入し腹膜の機能を利用して血液を濾過する方法である．腹膜は壁側腹膜と臓側腹膜からなる薄い漿膜であり，成人で 1.7～2.0 m² の面積をもち主に毛細血管・間質・中皮細胞・リンパ管からなる．透析液を腹腔内に一定時間入れたままにすると，老廃物や余分な水分が徐々に透析液へ移動する．この透析液を体外に排出し，新しいものと交換することで，血液が浄化される．その原理は，①拡散，②浸透（水分の移動：体液の除去＝除水），③コンベクションである．PD の HD に対するメリット，デメリットを㉛に示す．

使用機器による分類では，夜間に腹膜透析液自動交換装置を使用した automated peritoneal dialysis（APD）と，排液バッグ付きで落差を利用して注排液を行う連続携行式腹膜透析（continuous ambulatory peritoneal dialysis：CAPD）の 2 種類に分けられる．

腎代替療法の原理と実際を概説した．携帯型人工腎臓の開発や酸化物質吸着を組み合わせた新しい透析療法なども模索されており，今後の進歩が期待される．

（角田隆俊）

● 文献

1) 日本透析医学会統計調査委員会：わが国の慢性透析療法の現況　2016 年 12 月 31 日現在．2017.

2) Locatelli F, et al：Comparison of mortality in ESRD patients on convective and diffusive extracorporeal treatments. The Registro Lombard Dialisi E Trapiant. *Kidney Int* 1999；55：286.

3) Donaueri J, et al：Reduction of hypotensive side effects during online haemodialysis. *NDT* 2003；18：1616.

4) Canaud B, et al：Mortality risk for patients receiving hemodiafiltration versus hemodialysis：Europian results from the DOPPS. *Kiney Int* 2006；69：2087.

5) Ok E, et al：Comparison of 4-and 8-h dialysis sessions in thrice weekly in centre haemodialysis. *Nephrol Dial Transplant* 2011；26：1287.

腎移植
kidney transplantation

概念

● 末期腎不全に対する血液透析，腹膜透析，腎移植の 3 つの治療において，最も理想的な腎代替療法が腎移植である．生命予後や生活の質（QOL；quality of life）は，血液透析や腹膜透析に比べて，腎移植が優れている．

● 非自己であるドナーの腎臓をレシピエント体内で維持するために，移植腎生着中の免疫抑制薬が必要である．免疫抑制薬の進歩とともに，以前では腎移植が適応にならない慢性腎臓病（CKD）患者にも腎移植のメリットがもたらされるようになった．

● 医療経済的にも，腎移植のメリットは大きい．腎移植後 2 年前後で腎移植と血液透析の積算総医療費は逆転する[1]．

● 献腎移植が少ないわが国では，生体腎移植の割合が高い．生体腎移植ドナー希望者に対する心理的・医学的な評価と，術後の長期フォローは必須である．

疫学

各国の腎代替療法における腎移植の割合はかなりの幅がある．また，献腎移植と生体腎移植の割合も違う．献腎移植数は，経済状態だけでなく社会の豊かさも考えた包括的な経済社会指標（human development index：HDI）が高い国に多い．人口 100 万に対して 20 以上が献腎移植をきちんと行っている国とされる．わが国は 1.2 と極端に少なく，登録から腎移植までの待機期間（2016 年）は 14.8 年と長い．またわが国では，腎移植のうち 90 ％が生体腎移植である．

腎移植の適応

免疫抑制薬の種類が限られていた 2000 年以前は，

血液型不適合，HLA不適合（妊娠，輸血，2回目以降の移植などでドナーに対する抗体を有する）間での腎移植は難しかった．拒絶反応に対する免疫抑制療法強化は，糖尿病を悪化させ，感染症や悪性疾患を増加させる．急性拒絶反応の制御が困難であった2000年以前は，糖尿病を原疾患とするCKD患者や高齢のCKD患者は腎移植のメリットを受けることが難しかった．免疫抑制薬が進歩した現在では，血液型不適合間やHLA不適合間（抗体を除去する術前準備期間がある生体腎移植のみで可能），原疾患が糖尿病，高齢CKD患者でも腎移植のメリットを十分受けることができるようになった．今までとは逆に，糖尿病を原疾患とするCKD患者は，腎移植により末期腎不全を可能な限り早期に脱却することが推奨されている．

腎移植の絶対的禁忌 ㉜

活動性感染症や悪性疾患があるときには，免疫抑制薬を開始できない．また，管理不能な精神疾患や治療に対するノンアドヒアランスを有するCKD患者に対しては，免疫抑制薬を継続して内服することができない．移植腎生着には免疫抑制療法の継続が必要であるため，このような状態のときには，腎移植をしてはいけない．

腎移植の相対的禁忌 ㉝

全身麻酔を乗り越えられる可能性が低いとき，乗り越えられてもドナー腎を有効に生着させる可能性が低いときには，腎移植の相対的禁忌（原則的禁忌）となることがある．相対的禁忌は，治療介入や，腎移植施設の経験数により腎移植可能となることもある．活動性感染症は絶対的禁忌であるが，相対的禁忌である感染症は少ない．抗レトロウイルス療法（antiretroviral therapy：ART）でCD4$^+$細胞200以上を3か月以上，HIV PCR陰性のヒト免疫ウイルス（HIV）感染レシピエントに対する腎移植のメリットは，HIV非感染レシピエントと同じである．ジェノタイプ1，2のいずれも，直接作用型抗ウイルス薬（direct acting

antivirals：DAA）により移植前にSVR12を獲得してから腎移植する．末梢動脈疾患はインターベンションにより腎移植可能となることも多いが，ドナー腎や下肢への血流を確保できないという理由で腎移植不可と判断することもある．低コンプライアンス膀胱は，膀胱拡大術や回腸導管術を腎移植前に先行させることで相対的禁忌から外れる．

腎移植術前評価

腎移植に関心があるCKD患者を早期に移植施設へ紹介する理由は，相対的禁忌があるかの評価と，治療介入により相対的禁忌を外すことができる場合でも，十分な時間を必要とすることが多いためである．全身状態，全身の血管，感染症，悪性疾患を中心に検査する．原疾患や腎外合併症に対する治療の進歩とともに，免疫抑制療法が進歩した現在では，腎移植ができないCKD患者はほとんどいない．

腎移植術と免疫抑制療法

腎移植術

提供されるドナー腎の左右にかかわらず，通常はレシピエントの右腸骨窩に移植する．2回目の腎移植や，1型糖尿病からのCKDで将来膵移植などの可能性がある場合は，左腸骨窩に移植する．移植腎動脈を外腸骨動脈もしくは内腸骨動脈，移植腎静脈は外腸骨静脈に吻合し，最後に移植腎尿管を膀胱へ吻合する．通常の腎移植術ではレシピエントの自己腎は摘出しない．しかし，原疾患が多発性嚢胞腎で移植腎を収めるスペースがないときには，腎移植術時に自己腎を摘出することがある．

㉜ 腎移植の絶対的禁忌

1. 活動性感染症
2. 現在の悪性疾患
3. 薬物乱用
4. 可逆的な腎不全
5. 管理不能な精神疾患
6. 治療に対するノンアドヒアランス
7. 明らかに短い余命

㉝ 腎移植の相対的禁忌

全身状態	栄養失調 全身性疾患に伴う腎疾患の活動性が高いとき 免疫グロブリン軽鎖（AL；原発性）アミロイドーシス
心臓疾患	血管形成術またはバイパス手術に適していない進行する狭心症の症状 治療介入に適していない重度冠動脈疾患 重度の虚血性心筋症（LVEFが30%未満）
感染症	HIV PCR陽性 HCV PCR陽性
消化管疾患	活動的な消化性潰瘍 活動性肝炎 慢性肝疾患
脳血管疾患	70%以上の高度頸動脈狭窄 処置が必要な脳動脈瘤
末梢動脈疾患	治療介入に適していない重度の両側腸骨，下肢動脈疾患，大きな腹部動脈瘤
肺疾患	在宅酸素療法 コントロール不能な喘息 治療できない中等度から重度肺高血圧症 重度の閉塞性肺疾患/肺線維症/拘束性肺疾患
下部尿路系異常	排尿時膀胱尿道造影とウロダイナミックスにより診断された低コンプライアンス膀胱

LVEF：左室駆出率．

免疫抑制療法

非自己である移植腎に対して，レシピエントの免疫が反応しないようにするために免疫抑制薬が必要である．移植腎が生着している期間は，通常はステロイドとカルシニューリン阻害薬（シクロスポリン，タクロリムス）に追加して，代謝拮抗薬（ミコフェノール酸モフェチル，ミゾリビン）かmTOR阻害薬（エベロリムス）の3剤内服を継続する必要がある．

腎移植後長期管理

移植腎機能維持のための免疫抑制薬は，同時に病原体や癌細胞などへの免疫も減弱させる．急性拒絶反応の制御ができるようになってきた現在では，急性拒絶反応で移植腎を喪失することはほぼ克服されたが，代わって移植腎が生着したままの死亡（death with function：DWFG）が大きな問題となっている．DWFGの原因の多くが，感染症，癌，心血管疾患である．

感染症

腎移植後の免疫抑制療法は主に細胞性免疫を抑制する．そのため，細胞性免疫により生体が制御する病原体に気をつける必要がある．細菌は，細胞内寄生をする抗酸菌，リステリア，ノカルジア，サルモネラなど，真菌ではクリプトコックスとニューモシスチス・イロベチイである．カンジダとアスペルギルスは好中球で制御されるため，好中球の機能が保たれる腎移植後には，深在性カンジダ感染症が起きることはまずない．ウイルスは，ヘルペス属ウイルスや，B型肝炎ウイルス，C型肝炎ウイルスを中心に感染しやすくなる．腎移植とともに使用される免疫抑制薬は，移植後3か月ほどで維持量へ減量となるのが一般的である．その影響による移植後6か月までは，細胞性免疫抑制が最大限になる時期である．上記の病原体による日和見感染症が多い．逆に6か月以降は市中感染症の病原体を想定して治療開始する．拒絶反応で追加の免疫抑制療法強化があったときには，その時点からリセットされる．感染症の治療とともに，免疫抑制薬の調整も必要なことが多い．

癌

悪性腫瘍がないのを確認して免疫抑制療法を開始されたレシピエントであるが，術後に悪性腫瘍を発症することがある．レシピエントにおける悪性腫瘍は，移植後に発症のリスクが高いものと，変わらないものがある．特に発症しやすい悪性腫瘍は血液悪性腫瘍と皮膚癌であるが，日本人は欧米人に比べて皮膚癌が少ない．しかし，悪性腫瘍発症後の進行は，免疫抑制療法により速くなる．スクリーニングと早期治療が大切である．

免疫抑制薬が発癌にどれくらい関係するかの指標がある（❸❹）[2]．標準化罹患比（SIR）が高い癌には免疫

❸❹ わが国の腎移植後悪性腫瘍の標準化罹患比（SIR）

癌の部位	SIR
SIR5 以上	
皮膚	14.56
自己腎，尿管，移植腎	14.34
脳，中枢神経	8.75
子宮体癌	7.11
卵巣	5.71
PTLD（悪性リンパ腫）	5.00
SIR1〜5	
結腸	4.29
口腔，咽頭	4.00
甲状腺	3.92
膀胱	3.43
乳房	2.07
直腸	1.89
肺	1.64
白血病	1.58
肝臓	1.58
膵臓	1.54
胆管胆嚢	1.53
前立腺	1.15
SIR1 以下	
胃	0.80
子宮頸癌	0.75

PTLD：移植後リンパ増殖性疾患．
（岩藤　和ほか：腎移植後の悪性腫瘍　その現状と要因と対策．日本臨床腎移植学会雑誌 2014；2：44. をもとに作成.）

抑制薬の減量を考慮するが，低い癌に対しては，免疫抑制薬減量による拒絶反応を考えて減量しないときも多い．

心血管疾患

3つの腎代替療法において，腎移植は心血管疾患合併を減少させるが，健常者と比べてまだ10倍以上である．腎移植後も，血圧，脂質，血糖，体重，喫煙，運動などの生活習慣病の危険因子を継続して管理していく．

腎移植後長期予後

レシピエントの生命予後

2010〜2015年のわが国の腎移植レシピエント5年生存率は，生体腎移植で97.4％，献腎移植で92.7％である．5年生着率は生体腎移植で94.5％，献腎移植で87.3％である[3]．腎移植で圧倒的に生存率がよいのは，血液透析や腹膜透析に比べて，心血管疾患合併が少ないことが理由の1つである．この腎移植の大きなメリットは，以前は腎移植を避けていた糖尿病合併CKD患者で最も大きい．今では，糖尿病性腎障害からの末期腎不全には，どの患者にも腎移植を勧めるべきであり，可能であれば透析を導入する前（先行的腎移植）が理想的であるとされる．血液透析の生存率が世界で最もよいわが国であっても，透析期間が短け

れば短いほど腎移植後の長期予後はよい[4].

レシピエントのQOL

　生活の制約，社会復帰率，食事や飲水の制限，通院回数，旅行，スポーツ，妊娠出産など，血液透析や腹膜透析に比べて，腎移植でQOLは改善する．なかでも，CKD患者の妊娠出産を可能にする最善で唯一ともいえる方法が腎移植である．

　透析患者の妊娠出産は原則として勧められない．末期腎不全による尿毒症により妊娠しない（妊孕率が低い）ばかりではなく，胎児死亡や新生児死亡の頻度が高く，生児を得る確率が低いためである．そのため透析患者の妊娠出産は，あくまで予定外の透析患者の妊娠を救済する場合や，適切な生体腎ドナーが存在しないなどの理由で腎移植が不可能である透析患者などに限定されるべきである．

生体腎ドナーの中長期予後

　腎提供後も，医学的心理的な生涯にわたったフォローが必要である．生体腎移植ドナーとしての腎提供は，末期腎不全や子癇のリスクにはなるが，死亡，心血管病，糖尿病，高血圧症，不利な心理社会的結果のリスク増加にはならない[5].生体腎移植の割合が多いわが国では，特に生体腎ドナーのフォローが落ちないようなシステムづくりも重要である．

（後藤憲彦）

●文献

1) 仲谷　達ほか：各臓器移植分野における医療経済　腎臓移植の医療経済．移植 2009；44：18.
2) 岩藤　和ほか：腎移植後の悪性腫瘍　その現状と要因と対策．日本臨床腎移植学会雑誌 2014；2：44.
3) 日本移植学会．臓器移植ファクトブック 2017．www.asas.or.jp/jst/pdf/factbook/factbook2017.pdf.
4) Goto N, et al：Association of dialysis duration with outcomes after transplantation in a Japanese Cohort. *Clin J Am Soc Nephrol* 2016；11：497.
5) O'Keeffe LM, et al：Mid-and long-term health risks in living kidney donors：A systematic review and meta-analysis. *Ann Intern Med* 2018；168：276.

慢性腎臓病患者の全身合併症

心血管合併症 cardiovascular complication

病因

　慢性腎臓病（chronic kidney disease：CKD）患者では，高血圧，脂質異常，糖代謝異常など心血管疾患（cardiovascular disease：CVD）の古典的危険因子を多数有することが多いが，それに加えて，さらにCKD患者特有の非古典的危険因子を有することによ

㉟ 慢性腎臓病（CKD）における心血管疾患（CVD）の危険因子

古典的危険因子	非古典的危険因子
高血圧	アルブミン尿
糖尿病	貧血
肥満	Ca/P 代謝異常
高 LDL コレステロール血症	体液過剰・容量負荷
低 HDL コレステロール血症	電解質異常
加齢	酸塩基異常
喫煙	酸化ストレス増加
家族歴	低栄養
閉経	レニン-アンジオテンシン系亢進
運動不足	交感神経系活性化
男性	睡眠障害
	尿毒症物質貯留

り，CVDが進展しやすいと考えられている（㉟）．

病態生理

　大きく分けて，心機能低下を引き起こす心筋障害と，血管機能低下，狭窄・閉塞を引き起こす血管障害がある．また，心機能低下には一部，これらの血管障害がかかわっている．その他，弁膜症や不整脈も複雑な機序で出現する．

心機能障害，心肥大，心不全

　CKDでは，高血圧の合併が多く，これが心肥大を進展させる．また，体液過剰・容量負荷，レニン-アンジオテンシン系は心筋細胞の肥大化，線維化を促進させる．また，さまざまな尿毒症物質が，心筋細胞への直接作用および酸化ストレス増加などを介した間接作用でこれらの障害を進展させる．さらに冠動脈およびその末梢の微小血管の狭窄・閉塞，機能障害により，心筋への血流が低下し，これらの障害を進展させることも知られている．このような機序で，心筋の肥大，線維化，壊死が起こり，心臓の収縮低下，拡張能低下をきたすこととなる．さらにCKDでは，これらの心機能障害，虚血，貧血，容量負荷が相まって，心不全を発症することがわかっており，その診断および治療に難渋することが多い．また，二次的な心筋の障害としては，弁膜症，アミロイドーシス，サルコイドーシス，遺伝性疾患であるFabry病・ミトコンドリア病・筋ジストロフィ・特発性拡張型心筋症・肥大型心筋症などの疾患がある．

血管障害

　CKDでは早期から血管内皮機能障害が起こってくる．これには，古典的危険因子に加えて，前述の尿毒症物質や酸化ストレスなどによる一酸化窒素の産生低下がかかわることが知られている．これにより，心臓をはじめとした臓器への微小循環流が低下することとなる．また，プラークの形成・進展が起こりやすく，

これが破裂することにより，心筋梗塞や脳梗塞などの血管イベントが発症することとなる．また，CKDに特徴的な血管障害が石灰化であり，特にCKDの進行とともに増加してくる（㊱㊲）．アテローム硬化型石灰化と呼ばれる血管内膜のプラークの石灰化のみならず，CKDではMonckeberg型石灰化と呼ばれる血管中膜の石灰化が認められるのが特徴的である．これらの血管石灰化の進行により，血管の弾性力が低下し，血圧の上昇や微小循環血流低下が起こってくる．この石灰化には，Ca/P代謝異常が強くかかわることが考えられている．

弁膜症

CKDでは，特にステージが進行すると体液過剰をきたしやすく，これにより，三尖弁逆流症，肺動脈弁逆流症，僧帽弁逆流症，大動脈弁逆流症を引き起こす．多くの場合は，体液過剰が原因であり，弁に器質的な変化をきたしていない場合は，体液量の是正により逆流は改善する．一方，狭窄病変としては，大動脈弁狭窄症が最も高頻度に認められ，特に透析患者で多い（㊳）．これには粥状動脈硬化の変化に加えて，血管石灰化と同様に，Ca/P代謝異常が強くかかわると考えられている．

不整脈

CKDにおいて最も多く遭遇する不整脈は心房細動である．一般人に比して，その頻度は高率であり，透析患者においては10〜20％くらいが心房細動を有すると報告されている．その他，心室頻拍，心室細動などの致死性不整脈も高頻度に認められる．不整脈が起こりやすい理由としては，前述のように，不整脈が起こりやすい心筋障害が存在すること，心筋虚血をきたしやすいこと，心臓への容量負荷が加わりやすいこと，電解質の異常や急激な変化をきたしやすいことなどがある．

臨床症状

CKDでは，冠動脈疾患においても典型的な胸部症状が認められにくい．また，心不全で発症することが多いため，透析患者では単なるボリュームオーバーと見間違えることもある．さらに急性冠症候群で入院した場合も，心停止や院内死亡の頻度が高いことも知られている．また，弁膜症，特に大動脈弁狭窄症は急激に進行することが知られているが，それにもかかわらず，あまり症状が出現しないことも多い．

検査

一般的な診断についての検査に関しては，該当の項に譲ることとし，ここではCKDにおける検査の注意

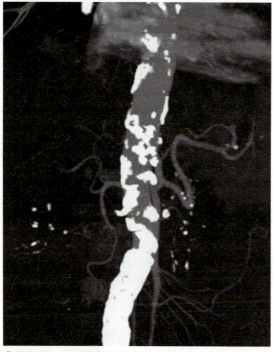

㊱ 腹部CTでの動脈石灰化
腎動脈分岐下の大動脈に特に強い石灰化を認める．

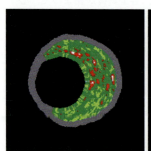
a. CKDステージ1, 2

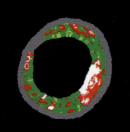
b. CKDステージ3

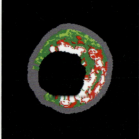
c. CKDステージ4

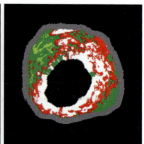
d. CKDステージ5〜5D

㊲ CKDステージの進行と冠動脈プラークの性状の変化
血管内超音波内視鏡による冠動脈プラーク性状の解析．CKDステージの進行に伴い，冠動脈プラークの石灰化成分が増加していく．
白色：石灰化成分，赤色：壊死性成分，黄緑色：線維性成分，黄色：線維脂肪性成分．
(Kono K, et al : Composition and plaque patterns of coronary culprit lesions and clinical characteristics of patients with chronic kidney disease. *Kidney Int* 2012 ; 82 : 344.)

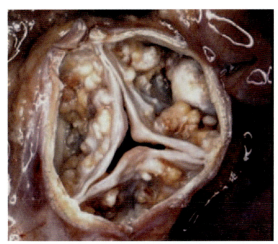

❸⓼ 大動脈弁狭窄症をもつ透析患者の大動脈弁
石灰化が高度であり，各弁尖に結節状の石灰化病変を認める．
(Demer LL, et al : Vascular calcification : pathobiology of a multifaceted disease. *Circulation* 2008 ; 117 : 2938.)

点を述べることとする．

血液検査
　CKDでは心血管バイオマーカーの解釈が難しい．CK-MB，トロポニンなどの心筋逸脱酵素に関しては，冠動脈疾患がなくとも上昇する場合があり，偽陽性が認められることがある．また，脳性Na利尿ペプチド（BNP）に関しては，上昇をきたしうるさまざまな要因があるため，個々の患者によりその値を吟味する必要がある．同じ患者で，通常の値よりも明らかな上昇を認めている場合は，何らかの異常を考える必要がある．

画像・生理検査
① 心電図：CKDでは，心筋梗塞を起こしていても特徴的なST上昇を認めるタイプの心筋梗塞（ST elevation myocardial infarction：STEMI）ではなく，ST上昇が認められないタイプ（non-ST elevation myocardial infarction：NSTEMI）が多いとされている．また，異常Q波を呈さないことも多い．これらの点に注意して，心電図の解釈を行うべきである．
② 超音波検査：超音波検査では非侵襲的に心血管系の評価を行うことができる．リアルタイムにその状態を観察できるため，心臓の動きや血流の変化を正確につかむことができる．この検査のCKDにおける問題点は，石灰化の存在である．CKDでは高頻度に石灰化が認められるが，石灰化自体の詳細な評価も通常の超音波検査では難しく，また，石灰化の存在が目的の部位観察の妨げになることがある．
③ CT，MRI：近年，これらの画像検査の進歩により，心血管系のさまざまな評価が詳細に行えるようになっているが，CKDではいくつかの問題点が存在する．まず，造影剤による腎機能への影響を考えな

ければならない．CTにおけるヨード系造影剤は特に腎機能低下症例では腎機能障害を進行させる可能性があることが知られている．また，MRIにおけるガドリニウム造影剤は，透析患者を含んだ30 mL/分/1.73 m^{2}未満の高度腎機能障害患者に使用した場合，腎性全身性線維症（nephrogenic systemic fibrosis：NSF）を発症する可能性が報告されている．造影検査が必要な場合は，リスクとベネフィットを天秤にかけ，患者にその必要性を十分に説明したうえで検査を行う必要がある．
④ アイソトープ検査：虚血性心疾患が疑われ，その有無を調べる必要がある際に心筋血流シンチグラフィがしばしば用いられる．しかしながら，注意しなければならないのは，CKDではその感度が落ちるということである．また，CKDでは多枝病変が多いことからも虚血が感知できない可能性があることに留意し，この検査の結果を解釈すべきである．

診断
　虚血性心疾患に関しては，病歴聴取が重要である．ただ，CKDでは典型的な症状を呈さないこともあるので，症状にとらわれず，複数のモダリティで評価する必要がある．また，CKDでは複数のCVDを有することが多いので，特にいずれかのCVDを有する場合には，他のCVDが存在しないか，注意深く精査を行うべきである．

治療
　基本的な治療に関しては，各CVDに対する一般的治療に従うべきであるが，CKDの特徴を理解してその治療を検討すべきである．非CKD患者において確立されている一般的治療が，CKDではその有用性が示されておらず，逆に有害性を考えさせるデータが出されている場合がある．末期腎不全におけるアスピリン，スタチンによるCVDの予防，心房細動でのワルファリンによる血栓症予防，冠動脈多枝病変を有する透析患者の治療，CVDを有するCKD患者での腎性貧血治療など，いまだ治療法が確立されていないものが多数存在する．現状では，個々の患者において，その必要性について検討するしかないと考える．

〈藤井秀毅〉

●文献
1) 藤井秀毅ほか：慢性腎臓病における冠動脈疾患．日本内科学会誌 2016；105：818．
2) 藤井秀毅ほか：血管石灰化．平方秀樹ほか（編）．ガイドラインサポートハンドブック　血液透析患者における心血管合併症の評価と治療．東京：医薬ジャーナル社；2012. p.52．

脳・末梢血管合併症

脳血管障害（cerbrovascular accident）

概念

● 慢性腎臓病（CKD），特に透析患者では，脳血管障害のリスクが高く，予防のために危険因子の管理が重要である．透析患者に特有の病態のために，非透析例と治療や予防が異なることが多く，注意が必要である．

● 脳梗塞では，血栓溶解療法や血管内治療など治療の進歩に伴い，いかに早く専門施設に搬送するかが重要であり，また，脳出血では重症例が多く，開頭手術が必要となる場合もあるため，脳卒中専門施設に速やかに搬送できるよう体制を整えておくことが重要である．

疫学・臨床症状

透析患者における脳血管障害が総死亡に占める割合は徐々に減少している（2016年末で6.5%）が，いったん発症するとQOLを大きく低下させるため，その予防はきわめて重要である．

症候としては，麻痺・感覚障害，言語障害・意識障害，視力障害，めまい，ふらつき，歩行障害，激しい頭痛などが代表的である．

診断・検査

脳血管障害の診断は，その発症様式から判別可能である．時間・分単位の発症は，くも膜下出血，脳出血，塞栓性脳梗塞，日単位の発症は血栓性脳梗塞の可能性が高い．しかしながら，病型と部位診断には，画像診断（CT，MRI）が必須で，近年では，MRI拡散強調画像（diffusion-weighted imaging：DWI）やMRアンギオグラフィも加わって，短時間で侵襲なく虚血性脳血管障害を鮮明に描出し，頭蓋内外の主要血管の評価も可能となった．

腎機能障害例では，MRIで使用されるガドリニウム造影剤による腎性全身性線維症（nephrogenic systemic fibrosis：NSF）のリスクがあるため，透析例，GFR<30 mL/分/1.73 m²の保存期CKD例では，原則としてガドリニウム造影剤を使用せずに他の検査法で代替すべきことが診療ガイドラインで明示されている．

治療・予防

治療

急性期は，呼吸・循環・代謝管理とともに抗脳浮腫療法が最も重要となる．脳出血やくも膜下出血など出血性疾患では再出血予防に努めなければならない．急性期には血液浄化の必要性を慎重に決定し，施行する場合は腹膜透析や持続血液透析濾過，あるいは血流を落とした短時間の血液透析など，頭蓋内圧への影響が小さい方法で行う．透析施行中に濃グリセリン（グリ

セオール®）を持続投与することが推奨される．透析中の抗凝固薬については，脳梗塞例ではヘパリンを使用し，出血性脳障害や出血性梗塞が危惧される例では，ナファモスタットメシル酸塩を使用することが推奨される．

予防

再発予防とリハビリテーションが中心となる．降圧療法が最も重要で，その他，抗血小板薬は粥腫に起因するアテローム血栓性脳梗塞の予防に，抗凝固薬は心原性塞栓症の予防に有効である．心房細動例に対する抗凝固療法は保存期CKD患者では有効であるが，透析例については有効性が不明で出血性合併症のリスクが増加するため，積極的な抗凝固薬の使用は推奨されていない．直接的経口抗凝固薬についてはクレアチニンクリアランスが30 mL/分未満（アピキサバンは15 mL/分未満）の患者では禁忌とされているが，軽度～中等度のCKD患者ではワルファリンよりも出血性合併症が少なく，有用である．

末梢動脈疾患（peripheral arterial disease：PAD）

概念

● PAD合併者の多くは脳・心血管障害を合併していることから，その管理にあたっては，全身性疾患であるという認識が必要である．

疫学

透析患者のPAD罹患率はきわめて高く，透析導入期に25%，維持透析期の患者では40%に認められる．PADは，壊死・感染などを併発すると，四肢切断が必要となることが多く，死亡率を著しく上昇させる．

診断

重要な症状は間欠性跛行である．理学所見としては，下肢の蒼白，皮膚温低下，筋萎縮などの確認と，下肢動脈（大腿動脈，膝窩動脈，後脛骨動脈，足背動脈）の拍動触知が重要である．検査では足関節上腕血圧比（ankle-brachial pressure index：ABI）が有用であるが，血管石灰化を伴う例では下肢血圧が見かけ上高く測定される場合がある．通常，ABIのカットオフ値は0.9であるが，透析患者では1.06にすると感度，特異度が良好であることが報告されている．足趾上腕収縮期血圧比（toe-brachial pressure index：TBI）や皮膚灌流圧（skin perfusion pressure：SPP）は血管石灰化の影響を受けにくく，透析例では有用である．その他，サーモグラフィ，指尖容積脈波，脈波伝播速度，近赤外線分光法，MRアンギオグラフィなどが用いられる．

透析患者では早期症状がなく，診断が遅れ，重症化することが多い．したがって，早期発見が重要で，日々

の足の観察とフットケアを継続することが推奨されている．透析患者の PAD の発症・進展を予防し，下肢切断を回避することを目的として，2016 年の診療報酬改定で下肢末梢動脈疾患加算が新設された．

治療

初期治療としては薬物療法（抗血小板薬）を行うが，Fontaine 分類 II 度以上で安静時疼痛が持続する例や皮膚潰瘍例では血行再建術の適応となる．最近では，早期から血管内治療の適応が考慮され，できるだけ下肢切断を回避する努力が求められている．従来，腸骨動脈と浅大腿動脈の狭窄長の短い病変では経皮的血管形成術（PTA）が，長い病変，特に閉塞性病変では外科的治療が第一選択とされていたが，医療技術の進歩に伴い PTA の成績が向上し，TASC（trans-atlantic society consensus）II ガイドラインでは，複雑な病変に対しても症例により PTA が適応とされている．

近年，LDL 吸着療法，細胞移植療法，血管内皮増殖因子（VEGF）や線維芽細胞増殖因子（FGF）を用いた遺伝子治療が試みられている．

生活指導

禁煙をはじめとする心血管危険因子を総合的に管理し，適度な運動で側副血行の発達を促すよう心がけることが重要で，TASCII ガイドラインでも強く推奨されている．フットケアも大切で，足背・後脛骨動脈の拍動の触知，爪・筋の萎縮，浮腫の観察を習慣化させ，爪・角質異常の手入れ，靴下着用による靴擦れ予防，清潔保持などを心がける．

（鶴屋和彦）

◉文献

1) 日本透析医学会統計調査委員会：わが国の慢性透析療法の現況（2016 年 12 月 31 日現在）．東京：日本透析医学会；2017.

2) NSF とガドリニウム造影剤使用に関する合同委員会：腎障害患者におけるガドリニウム造影剤使用に関するガイドライン．日本腎臓学会誌 2009；51：839.

3) 脳卒中合同ガイドライン委員会：脳卒中治療ガイドライン 2004．東京：協和企画；2004.

4) Norgren L, et al：TASC II Working Group：Inter-Society Consensus for the Management of Peripheral Arterial Disease (TASC II). *J Vasc Surg* 2007；45：S5.

腎性貧血 renal anemia

概念

● 腎性貧血とは，腎臓においてヘモグロビンの低下に見合った十分量の内因性エリスロポエチン（erythropoietin：EPO）が産生されず，赤血球造血が低下するために引き起こされる貧血であり，その主因が腎障害以外に求められないものをいう．

● 腎性貧血は慢性腎臓病（CKD）の代表的合併症の一つであり，慢性的な貧血により臓器障害の進展が助長され，腎機能のさらなる悪化や心血管系合併症につながる．

● 適切な貧血治療により，生活の質を改善させるだけでなく，腎機能障害や心血管系合併症の防止が期待できる．

病因・病態生理

赤血球造血を促進する EPO は，腎尿細管間質に存在する線維芽細胞様細胞から産生されるため，CKD ではその産生が低下しやすい．

腎機能障害と腎性貧血の程度は関連しており，糸球体濾過量の低下に伴って貧血の頻度と程度は進行する．通常，CKD ステージ G3 から腎性貧血が認められるようになるが，基礎疾患が糖尿病の場合にはより顕著となりやすい．

腎性貧血の主因は EPO の相対的/絶対的不足にあるが，尿毒症物質の蓄積による赤血球寿命の短縮，EPO に対する造血反応（EPO 反応性）の低下，栄養障害，慢性炎症，失血なども関与している．

EPO 反応性が低下する要因として，糸球体濾過量の低下に伴う尿毒素物質の蓄積や体内鉄の不足があげられるほか，貯蔵鉄の利用効率を低下させる炎症や悪性腫瘍の存在などが問題となる．

腎性貧血は CKD に伴い緩徐に進行するため，高度になるまで臨床症状を呈することが少ない．長期間の貧血は慢性的な虚血状態が持続していることとなるため，諸臓器に悪影響をもたらす．エネルギー消費量の多い腎尿細管細胞では，アポトーシスなどが誘発されるため，腎機能障害の増悪を招く．また，心不全の悪化や虚血性心疾患が問題となる．

疫学

腎性貧血の疫学についての詳細は明確でないが，わが国の血液透析患者においては 95 ％以上が貧血を呈し，約 85 ％が EPO 補充療法を受けていることが明らかとなっている．貧血の定義によりその頻度は変動するが，Hb 13 g/dL 未満とした場合には eGFR 60 mL/分/1.73 m² 未満で約 50 ％，15 mL/分/1.73 m² 未満で約 85 ％が貧血を呈する，との欧米の報告がある．

臨床症状

腎性貧血として特有の症状には乏しく，労作時の息切れや動悸・易疲労感などの非特異的な症状を認める．CKD の進展に伴い貧血が顕著となるため，高度の貧血を呈する CKD ステージ G5 では尿毒症症状である悪心・嘔吐などの愁訴が主体となる場合が多い．

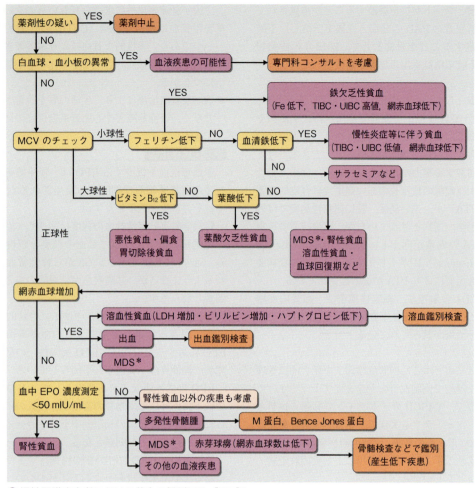

❸❾ 慢性腎臓病患者における貧血の鑑別アルゴリズム

*MDS における貧血は，大球性・正球性ともに認められ，網赤血球数も減少から増加まで必ずしも一定しない．MDS では白血球や血小板にも異常を認めることが多いため，この点が MDS を疑う一助になる．診断には骨髄検査が必須であるため，疑った場合は専門家へのコンサルトを考慮する．
MCV：平均赤血球容積，MDS：骨髄異形成症候群，Fe：血清鉄，TIBC：総鉄結合能，UIBC：不飽和鉄結合能，EPO：エリスロポエチン，LDH：乳酸脱水素酵素．
（日本透析医学会：2015 年版慢性腎臓病患者における腎性貧血治療のガイドライン．日本透析医学会雑誌 2016；49：112 をもとに作成．）

検査・診断

腎性貧血は二次性貧血であり，成因を含め貧血の鑑別診断が重要である（❸❾）．腎性貧血でない場合には，原因となった各病態の治療を行う．腎性貧血では，正球性正色素性貧血を呈し網赤血球の反応性増加を欠くが，白血球数と血小板数は保たれている．鉄欠乏，出血性疾患，感染症，悪性腫瘍，血液疾患など，貧血を呈する疾患を除外する必要がある．

腎性貧血の診断では，貧血をきたすさまざまな血液疾患を鑑別する必要があり，下記検査が役立つ．
①白血球，血小板異常の有無（芽球の存在を含めた分画，形態，数の異常）
②MCV 値による貧血の分類（小球性，正球性，大球性）
③網赤血球数の増減
④血中 EPO 濃度の測定（Hb 値 10 g/dL 未満で血中 EPO 濃度 50 mIU/mL 未満）

保存期 CKD 患者では，血中 EPO 濃度の測定は補助的検査として有用であり，Hb 値 10 g/dL 未満の貧血が認められるものの，血中 EPO 濃度 50 mIU/mL 未満であれば腎性貧血として矛盾しないと判断される．

治療

腎性貧血の主因が絶対的/相対的 EPO 欠乏であるため，EPO 補充療法は病態に則した治療である．1980 年代に遺伝子組換えヒトエリスロポエチン製剤（recombinant human ERO：rHuEPO）が開発され，

輸血に依存していた腎性治療は大きく変貌し，現在ではその後に登場した改良型製剤とあわせて赤血球造血刺激因子製剤（erythropoiesis stimulating agents：ESA）として汎用されている．rHuEPO は週1〜3回の投与が基本であるが，半減期の長い持続型 ESA では投与間隔を延長することが可能なため，通院頻度などを勘案して ESA 製剤を選択する．最近では，rHuEPO のバイオシミラー（バイオ後続品）も登場した．

ESA 製剤と鉄剤による治療法については，わが国の腎性貧血治療のガイドラインを参考に行う．実際の診療においては個々の症例の病態に応じて治療目標を定めて治療する必要があるが，以下にその概略を記す．保存期 CKD・腹膜透析・腎移植患者では Hb 値11〜13 g/dL，血液透析患者では Hb 値10〜12 g/dL を治療目標値の目安とし，下限値未満が複数回認められた時点で腎性貧血治療を開始する．腎性貧血治療として ESA 投与は有用だが，過不足のない体内鉄を維持することで ESA の有効性を高めることができるため，適切な鉄補充療法が重要である．体内鉄の評価として，血清フェリチン値 100 ng/mL 以上またはトランスフェリン飽和濃度（TSAT）20 % 以上を維持することが推奨されている．

ESA 製剤を投与しても目標 Hb 値に到達しない，あるいは維持できない場合には ESA 低反応性を疑い，その原因となる併存疾患の検索と治療を行う（㊵）．鉄欠乏が主因であることが多く，鉄代謝指標である TSAT 20 % 未満または血清フェリチン値 100 ng/mL 未満であれば鉄補充療法を考慮する．

㊵ 赤血球造血刺激因子製剤（ESA）低反応性の原因と考えられる因子

出血，失血	消化管出血，月経などの出血 ダイアライザ残血
造血障害	感染症，炎症，自己免疫疾患 アルミニウム中毒，鉛中毒 高度の副甲状腺機能亢進症（線維性骨炎） 透析不足 レニン - アンジオテンシン系阻害薬 悪性腫瘍
造血に必要な要素の不足	鉄欠乏（銅欠乏，ビタミン C 欠乏），葉酸 ビタミン B12 欠乏
造血器腫瘍，血液疾患	多発性骨髄腫，溶血，異常ヘモグロビン症
脾機能亢進症	
抗エリスロポエチン抗体	
その他の因子	亜鉛・カルニチン欠乏，ビタミン E 欠乏

（日本透析医学会：2015年版慢性腎臓病患者における腎性貧血治療のガイドライン．日本透析医学会雑誌 2016；49：137 より引用．）

腎性貧血の治療が行われていない患者では，血清フェリチン値が 50 ng/mL 未満であった場合には，ESA に先行した鉄補充療法も考慮する．ただし，血清フェリチン値を 300 ng/mL 以上に維持する鉄補充療法は避ける．

ESA の初回投与時にはショックや血圧上昇，心筋梗塞・脳梗塞・肺梗塞の患者（既往を含む）では血栓症の合併に注意する．

腎性貧血治療の目的は，Hb 濃度を上昇させ日常生活活動を改善することにあるが，腎機能や心機能の保護効果など臓器保護も期待される．

（山本裕康）

◉文献

1) 日本透析医学会：2015年版慢性腎臓病患者における腎性貧血治療のガイドライン．日本透析医学会雑誌 2016；49：89．

骨・ミネラル代謝異常

概念

- 腎臓は，活性型ビタミン D（1,25(OH)$_2$D）の産生臓器として，また副甲状腺ホルモン（PTH）や骨細胞により分泌される FGF23 の標的臓器として，ミネラルバランスや骨代謝の維持に重要な役割を果たしている．このため，慢性腎臓病（CKD）患者では，1,25(OH)$_2$D 産生低下や高リン血症，二次性副甲状腺機能亢進症とともに，骨代謝異常や血管石灰化などさまざまな病態が出現する．
- このような病態は「CKD に伴う骨・ミネラル代謝異常（chronic kidney disease–mineral and bone disorder：CKD–MBD）」と総称され，生命予後の改善を目指した治療が行われている．

病因

CKD–MBD の病態は，P の相対的過剰状態によって始まる．CKD により糸球体濾過量が低下すると，P のバランスを維持するためネフロンあたりの P 排泄量を増やすことが必要となり，P 利尿ホルモンである FGF23 や PTH の分泌が亢進する．これらの P 利尿作用によって P バランスは一定に保たれるが，FGF23 は同時に腎臓での 1,25(OH)$_2$D 産生を抑制するため，CKD 早期から 1,25(OH)$_2$D 産生は低下する．また，CKD 患者では 25(OH)D 濃度によって評価されるビタミン D の充足度が低く，この状態も 1,25(OH)$_2$D 低下の要因となる．CKD が進行すると，腎実質の萎縮や高リン血症の作用により，1,25(OH)$_2$D 産生はさらに低下する．

このような状況で CKD がさらに進展すると，初期には PTH や FGF23 の過剰分泌によって代償されて

いた P 蓄積が顕在化し，高リン血症を呈するようになる．1,25(OH)$_2$D 低下は低カルシウム血症の原因となり，PTH 分泌はさらに刺激を受けるため，二次性副甲状腺機能亢進症は CKD の進展とともに重篤となる．

病態生理

高リン血症

CKD 末期に至ると，FGF23 や PTH による代償的 P 排泄促進は限界を迎え，高リン血症が顕在化する．透析導入を要する状態となると，体内からの P 除去はほぼ透析療法に依存する状態となる．透析療法での P 除去には限りがあることから，ほぼすべての透析患者において高リン血症が問題となる．

二次性副甲状腺機能亢進症

透析導入後，PTH 分泌が刺激される状態が持続すると，副甲状腺細胞が増殖し，初期にはポリクローナルなびまん性過形成となる．さらに副甲状腺過形成が進展すると，一部の細胞がモノクローナルに増殖し，結節性過形成と呼ばれる状態となる．結節性過形成への進展は，副甲状腺細胞における Ca 感知受容体，ビタミン D 受容体の発現低下を伴い，このために進行した二次性副甲状腺機能亢進症では PTH 分泌がさらに高まる．

骨病変

CKD-MBD に伴う骨病変は，背景にあるミネラル代謝異常や二次性副甲状腺機能亢進症の程度，管理状況の影響を受けて，多様な病態，臨床像を呈する．二次性副甲状腺機能亢進症が重篤な症例では，過剰な PTH 作用により，骨形成と骨吸収の両者が亢進し，典型例では線維性骨炎を呈する．逆に治療により PTH 分泌が過剰に抑制された場合は，骨形成と骨吸収がともに抑制され，無形成骨と呼ばれる病変を呈する．また，活性型ビタミン D 欠乏症の患者や，現在ではまれであるがアルミニウム蓄積が顕著な症例では，類骨の石灰化障害をきたし骨軟化症を呈する．

血管石灰化

血管石灰化は CKD 患者における最も深刻な合併症の一つであり，生命予後に深刻な影響を及ぼす．血管石灰化は，内膜の粥状動脈硬化巣に生ずる動脈硬化性石灰化（アテローム硬化型石灰化）と，中膜平滑筋層にみられる石灰化（Monckeberg 型中膜石灰化）に分けられる．特に後者では，血管平滑筋細胞が骨芽細胞様に分化する能動的な石灰化プロセスが明らかとなっている．高リン血症，Ca 負荷，腎不全に伴う血管石灰化抑制因子の機能低下などがこのプロセスに関与すると考えられている．

臨床症状

CKD-MBD に伴う臨床症状として，最も予後に深刻な影響を及ぼす合併症は血管石灰化である．アテローム硬化型石灰化は血管内腔の狭窄による虚血を生じる一方，Monckeberg 型中膜石灰化では血行動態の不安定化，後負荷の増大を介して心不全の発症が大きな問題となる．

CKD-MBD に伴う骨病変も，骨折リスク上昇の要因となり，予後に大きな影響を及ぼす．重度の二次性副甲状腺機能亢進症は，高回転型骨病変の直接的原因となるだけでなく，骨・関節痛，皮膚瘙痒，腎性貧血，カヘキシーなどの要因となる．

血清 Ca，P 値の異常が直接，臨床症状の原因となることはまれであるが，著しい高リン血症は皮膚瘙痒の要因となる．また，高カルシウム血症はメンタルヘルスにも影響することが報告されている．

検査・診断

ルーチン検査として，血清 Ca 値，血清 P 値，PTH 値を評価する．骨病変の診断には骨生検がゴールデンスタンダードとされるが，侵襲を伴うため特殊な症例に限定される．骨代謝の評価のために，ALP 値に加え，骨形成マーカー，骨吸収マーカーの測定が行われることがある．骨密度は CKD 患者においても骨折リスクを予測することが近年報告されている．血管石灰化は，単純 X 線により評価することが可能である．超音波検査は副甲状腺過形成の評価に有用である．腫大腺を認める場合は結節性過形成の可能性が高く，活性型ビタミン D 製剤に対する抵抗性をしばしば示す．

治療

保存期 CKD 患者で高リン血症を認める場合は，食事での P 制限，P 吸着薬の処方により管理を行う．PTH 値が上昇傾向を示す場合は，これに加えて，活性型ビタミン D 製剤の処方を考慮する．

透析患者では，高リン血症はより顕著となるため，P 管理はさらに重要となる．また，多くの症例で二次性副甲状腺機能亢進症は経時的に進行するため，活性型ビタミン D 製剤の静注療法（パルス療法）や Ca 受容体作動薬を用いた管理が必要となる．内科的治療に抵抗性を示す場合は，副甲状腺摘出術の適応を検討する．

血管石灰化は，一度出現すると退縮させるのは困難であるため，その進展を防止，抑制することが重要である．Ca 含有 P 吸着薬，活性型ビタミン D 製剤の過剰投与は Ca 負荷を介して，血管石灰化の要因となる．逆に Ca 非含有 P 吸着薬，Ca 受容体作動薬の処方，副甲状腺摘出術により，血管石灰化を遅延できることが示されている．

付 アミロイド骨関節症（amyloid osteoarthropathy）

概念

●アミロイド骨関節症は，長期透析患者の骨，軟骨，

滑膜にβ_2ミクログロブリンを前駆蛋白とするアミロイド線維（Aβ_2アミロイド）が沈着し，骨吸収や関節破壊をきたす疾患である．

病因

β_2ミクログロブリンは腎臓の近位尿細管で分解・代謝されるため，腎機能低下に伴い体内に蓄積する．分子量が11,800と大きく，透析では効率的除去が困難であるため，長期透析に伴い体内蓄積が進み，変性アミロイド化する．Aβ_2アミロイドはI型コラーゲンとの結合親和性が良好であるため，骨・関節部位に症状を起こしやすい．

臨床症状

アミロイド線維の腱への沈着は，神経や腱を圧迫し，手根管症候群やばね指をきたす．関節滑膜に沈着した場合は，関節炎をきたす．骨や椎間板に沈着し，炎症性サイトカインの誘導を伴った場合は，破壊性脊椎関節症や骨嚢胞をきたす．さらに進行すると，消化管や心筋にも沈着し，種々の臓器障害をもたらす．

検査・診断

主として10年以上の透析歴を有する患者に発症し，透析歴の延長に伴い発症率は上昇する．血清β_2ミクログロブリンは高値を示すが，発症，症状との関連性は低い．骨嚢胞の診断には単純X線，脊椎病変の診断にはMRIが有用である．組織学的には，コンゴーレッド染色部位に一致したβ_2ミクログロブリンの沈着とアミロイド線維の電顕での確認により確定診断に至る．

治療

アミロイド骨関節症の進展予防や症状の緩和には，ハイパフォーマンスメンブレンの使用や血液濾過透析，β_2ミクログロブリン吸着カラムが有効である．骨・関節病変に伴う諸症状には，少量の副腎皮質ステロイドや非ステロイド性抗炎症薬（NSAIDs）による対症療法がしばしば奏効する．内科的に管理困難な症例では，外科的治療を要する．手根管症候群に対しては手根管開放術，ばね指に対しては腱鞘切開術，脊椎病変には神経除圧や固定術が行われる．骨嚢胞により病的骨折に至った大関節には，人工骨頭置換術が行われる．

（駒場大峰）

● 文献

1) 日本透析医学会：慢性腎臓病に伴う骨・ミネラル代謝異常の診療ガイドライン．日本透析医学会雑誌 2012；45：301.

2) Kidney Disease：Improving Global Outcomes（KDIGO）CKD-MBD Update Work Group：KDIGO 2017 clinical practice guideline update for the diagnosis, evaluation, prevention, and treatment of chronic kidney disease-mineral and bone disorder（CKD-MBD）. *Kidney Int Suppl* 2017；7：1.

腎機能低下者における薬物投与法

薬物の腎排泄：一般的に水溶性薬物は腎排泄型

薬物の排泄機構

腎は水溶性薬物，あるいは肝によって極性化反応を受けた代謝物を尿中へと排泄する最も重要な排泄臓器であり，この尿中への排泄過程は糸球体濾過，尿細管分泌による尿細管腔中への排泄および管腔からの再吸収の3つの過程によって決定され，

尿中排泄量
　＝糸球体濾過量＋尿細管分泌量－尿細管再吸収量
で示される．

一般的に水溶性薬物は糸球体濾過された後でも尿細管で再吸収されないため，腎排泄型薬物が多いが，脂溶性薬物は糸球体濾過された後，近位尿細管の刷子縁膜によって速やかに再吸収されるため，尿中に排泄されることはなく，再び全身循環に戻る（㊶）．全身循環に戻った脂溶性薬物は肝で主にシトクロムP-450による代謝反応を受け，水溶性を増した代謝物になる．さらに第2相反応により抱合化反応を受け非常に極性の高い抱合体となって尿中に排泄されやすくなる．

脂溶性薬物は活性をもたない代謝物，抱合体として尿中排泄されるものは多いが，消失は肝代謝によるため，一般的に腎機能に応じた減量を考慮する必要はない．肝代謝の場合，代謝物が体内に残っていても，その代謝物に活性がなければ，親化合物が代謝物に変わった時点で消失したとみなされる．

脂溶性だが減量の必要な薬物：尿細管分泌される薬物

薬物の再吸収と異なり，薬物が尿細管分泌される場合には血管側から尿細管腔側へと濃度勾配に逆らって能動的に輸送される必要がある．そのため尿細管分泌には必ず特殊な輸送系が関与している．尿細管に存在する輸送系には有機アニオン輸送系，有機カチオン輸送系およびP糖蛋白質があり，これらは不要な代謝産物や薬物などの生体異物の尿中排泄に重要な役割を果たしている．水溶性薬物は腎から排泄されやすいと前述したが，尿細管分泌されやすい薬物は必ずしも水溶性の薬物とは限らない．このような排泄トランスポーターの基質になる薬物は脂溶性薬物であっても尿中排泄率が高くなることがあるため，要注意である．たとえばParkinson病や脳卒中後遺症に用いられるため，血液脳関門を通過しやすく脂溶性が高いと考えられるアマンタジンや同様にParkinson病に用いられるプラミペキソールの尿中未変化体排泄率はいずれも有

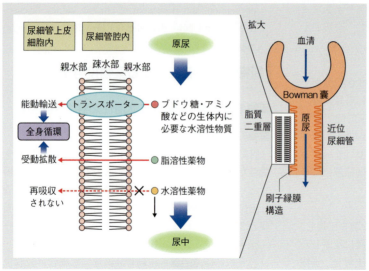

❹ 水溶性薬物はなぜ尿中に排泄されやすいのか

近位尿細管上皮細胞は小腸と同じように必要な栄養素を残さず再吸収するために刷子縁膜というひだの構造を有し受動拡散に有利な広い面積を確保している（図右）．脂溶性薬物は小腸で吸収されやすいのと同様，近位尿細管においても細胞膜の脂質二重層を通過しやすいため，受動拡散の原理によって再吸収されやすい．一方，水溶性薬物は糸球体濾過されると再吸収されることなく尿中に排泄される．また，ブドウ糖やアミノ酸など生体内に必要な水溶性物質はトランスポーター（輸送担体）によって能動的に再吸収されるため，健常者では尿中にはほとんど現れない．

機カチオントランスポーター（OCT1〜3）の基質であるためおのおの90％，87.6％と高い．

生体に不必要，あるいは過剰の物質は，近位尿細管の有機アニオン輸送系・カチオン輸送系を介して尿中へ分泌される．有機アニオン輸送系は，尿酸や有機カルボン酸など，有機カチオン輸送系はコリンなどの排泄のために用いられる．また，尿細管には排泄トランスポーターのP糖蛋白質が発現し，ジゴキシンなどの分泌に関与している．

腎機能低下患者の薬物投与設計の実際

腎排泄型薬物と肝代謝型薬物

薬物には肝代謝によって消失する薬物と腎排泄によって消失する薬物に分類される．肝代謝型薬物は代謝酵素の遺伝子多型や発現量の個人差などにより，同じ投与量であっても薬効の個人差が顕著に表れることがある．しかし，腎機能低下患者への薬物投与設計の基本は難しくない．薬物の正確な尿中排泄率（活性体の尿中排泄率であり，多くの場合尿中未変化体排泄率）と患者の正確な腎機能がわかれば投与設計がほぼ可能である．

腎クリアランス/全身クリアランス≒尿中未変化体排泄率と考えられるため，尿中活性体（未変化体）排泄率によって腎排泄型薬物か，肝代謝型薬物であるかがわかる．つまり尿中活性体排泄率が80％の薬物は全身クリアランスのうち，80％が腎クリアランスを占め，20％が非腎クリアランス（主に肝クリアランスまたは胆汁クリアランス）によると考えられる．たとえば腎機能の廃絶した無尿患者に尿中排泄率80％の薬物を投与する場合，非腎クリアランスが20％しかないのであるから，適正投与量は腎機能健常者の20％の投与量にすれば腎機能健常者が常用量投与されたのと同じ血中濃度になると考えられる．ただし腎機能には個人差があるし，腎機能の廃絶した無尿患者は速やかに血液浄化法か腎移植が必要となる．そのため，残腎機能さえわかれば適正投与量が算出可能である．

尿中未変化体排泄率を用いた腎機能に応じた投与設計

Giusti and Hayton法を用いて投与補正係数を算出する．

投与補正係数 = 1 − 尿中未変化体排泄率 × (1 − 腎機能低下患者のGFR/100)

GFRの代わりにC_{cr}を用いてもよいが，Crは尿細管分泌されるため，以下の式になる．

投与補正係数 = 1 − 尿中未変化体排泄率 × (1 − 腎機能低下患者のC_{cr}/125)

このようにして得られた投与補正係数を利用すると，腎障害者への投与量は，

投与量 = 常用量 × 投与補正係数

で表される．一方，投与量を変えずに投与間隔を変更する際には，

$$投与間隔 = \frac{腎機能正常者の投与間隔}{投与補正係数}$$

で算出する．

［例題］患者は85歳，胃潰瘍の女性で身長150 cm，体重50 kgである．腎機能低下患者のため，血清クレアチニン（Cr）値は3.5 mg/dLである．胃酸分泌抑制薬であるヒスタミンH_2受容体遮断薬ファモチジンの投与設計をいかにすべきか？ファモチジンの胃潰瘍の常用量は1回20 mgを1日2回投与であり，ファモチジンの尿中未変化体排泄率は80％とする．H_2受

容体遮断薬の共通の中毒性副作用として意識障害・錯乱などの精神神経障害，汎血球減少症などがある．

［解答］まずこの症例の腎機能を推定してみよう．以下に示す Cockcroft and Gault 法による推算クレアチニンクリアランス（C_{cr}）あるいは日本人向け GFR 推算式による推算糸球体濾過値（eGFR）を用いてみる．

推算 C_{cr}
$$= \frac{(140-年齢)\times体重(kg)\times0.85（女性の場合）}{72\times血清\ Cr(mg/dL)}$$

$$eGFR = 194 \times Cr^{-1.094} \times Age^{-0.287} \times 0.739（女性の場合）$$

この患者は女性であるため推算 C_{cr} は（140 − 85）×50×0.85/(72 × 3.5) = 10.2 mL/分となる．

Cr は腎機能が低下するとともに尿細管分泌の寄与が高くなるため，C_{cr} は時として過大評価されることがある．

eGFR = 10.17 mL/分/1.73 m^2

となるが，薬物投与設計時に腎機能の推算式を使う場合には当然，体格を考慮する必要があるため，必ず体表面積補正を外した eGFR を用いる必要がある．Du Bois の式を用いてこの症例の体表面積を計算すると，

$$BSA\ (m^2) = 体重(kg)^{0.425} \times 身長(cm)^{0.725} \times 0.007184 = 1.43\ m^2$$

とやや小柄なため，

10.17 mL/分/1.73 m^2/1.43 m^2 = 8.42 mL/分

推算 C_{cr} 値よりやや低めの腎機能推算値が得られた．Cr がわずかに尿細管分泌されるため，GFR は C_{cr} よりも低めに算出されることが理解できる．

腎機能を GFR 8.42 mL/分を用いて Giusti and Hayton 法を用いて投与補正係数を算出すると，

投与補正係数 = 1 − 尿中活性体排泄率×（1 − 腎機能低下患者の GFR/100）

で求められるため（ただし腎機能正常者の GFR を100 mL/分とする），

投与補正係数 = 1 − 0.8(1 − 0.084) = 0.267

となる．投与量は常用量 40 mg に 0.267 を乗じて 10.7 mg となるため，通常用量の 1/4 の 1 日 10 mg を投与すれば十分と思われる．ちなみに推算 C_{cr} を用いても至適用量 10 mg/日は変わらない．

腎排泄型薬物の投与設計の注意点

このように全身クリアランスに対する腎クリアランスの寄与の大きい薬物は減量を考慮する必要がある．そのような腎排泄型の薬物は血中消失半減期が延長してくる．その延長の程度に合わせて，投与間隔を延長させ，そして有効血中濃度内に入るように 1 回の投与量を設定するのが最も簡単な方法であろう．ただし効果発現時間を遅らせないために，初回投与量は通常量を投与するのが実際的である．厳格に減量すべき薬物は尿中未変化体（または活性体）排泄率の高い薬物で，かつ毒性の強い薬物である．たとえば，新規経口抗凝固薬のダビガトランの 85 %，抗 MRSA 薬のバンコマイシンの 90 %が未変化体として尿中に排泄される．また，尿酸生成阻害薬のアロプリノールの尿中排泄率は 10 %と低いものの，活性代謝物の尿中排泄率が 70 %と高いため，活性代謝物が蓄積することによって中毒性の副作用が発生しやすい（㊷）．

（平田純生）

◉文献

1) 秋澤忠男，平田純生（監）：腎機能別薬剤投与量一覧ポケットブック．東京：じほう；2016.

2) 平田純生ほか（編）：改訂 3 版 透析患者への投薬ガイドブック．東京：じほう；2017.

3) Brunton LL (ed)：Goodman & Gilman's The Pharmacological Basis of Therapeutics, 13 th edition. New York：McGraw-Hill Professional Publishing；2017.

㊷ 腎機能低下時に要注意の薬物とその尿中排泄率

薬効	薬物名	尿中排泄率（%）	副作用
片頭痛治療薬	リザトリプタン【禁忌】	不明*	虚血性心疾患，胸痛，胸圧迫感，熱感，のどの締めつけ感
帯状疱疹後神経痛治療薬	プレガバリン	90	心不全，肺水腫，横紋筋融解症
抗リウマチ薬	アクタリット	100	腎障害（ネフローゼ），汎血球減少，消化器症状
	オーラノフィン【禁忌】	60	
	ブシラミン【禁忌】	活性代謝物が蓄積	
	バリシチニブ	69	上気道感染，帯状疱疹
	メトトレキサート【禁忌】	90	葉酸欠乏，腎障害，骨髄障害
抗精神病薬	スルピリド	93% 以上	錐体外路症状，アカシジア，嚥下障害
非定型抗精神病薬	パリペリドン【禁忌】	60	錐体外路障害，遅発性ジスキネジア
	リスペリドン	活性代謝物 32	ジスキネジア，麻痺性イレウス，Parkinson 症候群

（次頁に続く↗）

❷ 腎機能低下時に要注意の薬物とその尿中排泄率（つづき）

薬効	薬物名	尿中排泄率（%）	副作用
抗てんかん薬	ガバペンチン	100	傾眠，倦怠感，幻暈，浮腫
抗うつ薬（SNRI）	ミルナシプラン	60	頭痛，排尿障害，錯乱，振戦
抗うつ薬（NaSSA）	ミルタザピン【禁忌】	5%以下*	傾眠，鎮静，口渇，倦怠感，便秘
双極性障害治療薬	炭酸リチウム【禁忌】	95	嘔吐，運動失調，錯乱，振戦
ミオクローヌス治療薬	ピラセタム【禁忌】	92.7%以上	消化器症状，眠気，白血球減少，白内障
徘徊・せん妄改善薬	チアプリド	72%以上	食欲不振，傾眠，嚥下障害
アルツハイマー病治療薬	メマンチン	59	湿疹，意識消失，精神神経症状
経口脊髄小脳変性症治療薬	タルチレリン水和物	不明*	けいれん，悪性症候群，嘔吐，よだれ
抗痙縮薬	バクロフェン	69	傾眠，意識障害，呼吸抑制
Parkinson病治療薬	プラミペキソール	87.6	特発性睡眠，傾眠
コリンエステラーゼ阻害薬	ネオスチグミンメチル硫酸塩	75	血圧降下，頻脈，気管支けいれん，下痢，めまい
	ジスチグミン	85	コリン作動性クリーゼ
痛風治療薬	アロプリノール	未変化体10% 活性代謝物70%	剝奪性皮膚炎，汎血球減少，肝障害
急性心不全治療薬	ミルリノン	93～98	心室頻拍，心室細動，血圧低下
	オルプリノン	70～80	心室細動，心室頻拍，血圧低下，腎障害
強心配糖体	ジゴキシン	75	食欲不振，視覚障害，不整脈
	メチルジゴキシン	未変化体47% ジゴキシン35%	
	デスラノシド	60	
抗不整脈薬	ジソピラミド	50	視覚障害，低血糖
	プロカインアミド	未変化体55% 活性代謝物81%	心室頻拍，心室細動，血圧低下
	シベンゾリン【禁忌】	60	低血糖，意識障害
抗不整脈薬	ソタロール【禁忌】	88	徐脈，QT延長，心室性不整脈
	ピルシカイニド	80	刺激電導障害，心室細動
高脂血症用剤	ベザフィブラート【禁忌】などフィブラート系（クリノフィブラートは除く）	※70	横紋筋融解症
眼圧降下薬	アセタゾラミド	90	精神錯乱
β遮断薬	アテノロール/カルテオロール/ナドロール	※90/65/90	徐脈，心不全，浮腫，房室ブロック，喘息発作
肺高血圧症治療薬	タダラフィル【禁忌】	不明*	
ビグアナイド系血糖降下薬	メトホルミン【禁忌】	85	乳酸アシドーシス
血糖降下薬	インスリン	腎で代謝される	低血糖の遷延
α-グリコシダーゼ阻害薬	ミグリトール	30（F**は不明）	低血糖，イレウス，胃腸障害，肝障害
DPP-4阻害薬	シタグリプチンリン酸塩水和物【禁忌】	79～88%以上	低血糖症17例，便秘
	アログリプチン	72.8%以上	低血糖，腹部膨満，鼓腸，瘙痒など
GLP-Iアナログ	エキセナチド【禁忌】	腎で代謝される	低血糖症，悪心，食欲減退，便秘
H₂拮抗薬	ファモチジン，ラニチジンなど	※80, 70	精神錯乱，汎血球減少
ビスホスホネート製剤	ゾレドロン酸水和物	16～33	急性腎不全，うっ血性心不全，肝障害，血清電解質異常
	リセドロン酸ナトリウム水和物【禁忌】	87	食道潰瘍，消化器症状，過敏症，肝障害，血球減少
ヘパリン製剤とヘパリン様製剤	エノキサパリンナトリウム	不明*	血腫・出血，血小板減少，頭痛，めまい
	フォンダパリヌクスナトリウム	80	出血，発疹，貧血，凝固障害，血小板数増加

㊷ 腎機能低下時に要注意の薬物とその尿中排泄率（つづき）

薬効	薬物名	尿中排泄率（％）	副作用
抗トロンビン薬	ダビガトラン【禁忌】	82.5	皮下出血，血尿，消化不良，上腹部痛，腹痛，悪心
Xa 阻害薬	エドキサバン【禁忌】	35	尿中血陽性，皮下出血，創傷出血などの出血，γ-GTP 上昇，ALT 上昇
	リバーロキサバン【禁忌】	36	鼻出血，皮下出血，歯肉出血，肝機能障害
	ダナパロイドナトリウム【禁忌】	不明*	出血，肝機能障害
	アピキサバン【禁忌】	27	鼻出血，血尿，挫傷，貧血
DIC 治療薬	トロンボモジュリン	73.6	出血，肝機能障害，消化器障害，皮膚障害
禁煙補助薬	バレニクリン	92	悪心，頭痛，食欲不振，便秘，抑うつ
免疫抑制薬	ミゾリビン	81.1	骨髄機能抑制，感染症，間質性肺炎，腎障害，肝障害
アミノグリコシド系	アルベカシン	80	聴覚障害，腎障害
	アミカシン，トブラマイシン，ゲンタマイシンなど	80	
カルバペネム系	イミペネムなど	70	けいれん，意識障害
グリコペプチド系	バンコマイシン	90	聴覚障害，腎障害
	テイコプラニン	55％以上	
抗結核薬	エタンブトール	85	視覚障害，肝障害
	ストレプトマイシン（アミノグリコシド系）	80	聴覚障害，腎障害
	カナマイシン（アミノグリコシド系）	80	
	サイクロセリン	65	精神錯乱
ニューキノロン系	レボフロキサシンなど（腎排泄型でないものもある）	※ 87	意識障害，けいれん
抗真菌薬	フルシトシン	90	骨髄抑制，肝障害
	フルコナゾール，ホスフルコナゾール	70	けいれん，意識障害，幻覚，肝障害
ヘルペスウイルス感染症治療薬	アシクロビル，バラシクロビル	80	呂律困難，けいれん，精神神経症状
	ファムシクロビル	85.6	幻覚，錯乱，見当識障害
サイトメガロウイルス感染症治療薬	ガンシクロビル、バルガンシクロビル	95	骨髄抑制，精神神経症状
	ホスカルネットナトリウム水和物	79〜92	腎障害，ショック，心不全，血清電解質異常，悪心，頭痛
B 型肝炎治療薬	アデホビル	60	肝炎の重症化，腎機能障害，乳酸アシドーシス
	エンテカビル	80	代謝性アシドーシス，頭痛
	テノホビル ジソプロキシルフマル酸塩	70〜80	腎機能不全，腎不全，急性腎障害
	ラミブジン	85	過量投与による中毒症状は不明
C 型肝炎治療薬	ソホスブビル	不明*	貧血，頭痛，倦怠感，悪心，瘙痒症
	リバビリン【禁忌】	50	骨髄抑制，意識障害
	テラプレビル【禁忌】	0.11*	重篤な皮膚障害，腎障害，骨髄抑制，食欲不振
インフルエンザ治療薬	アマンタジン【禁忌】	90	幻覚，不隠，せん妄，幻視
	オセルタミビル	70（活性代謝物 99 ％という説もあり）	悪心，嘔吐，幻暈
	ペラミビル水和物	77〜95	下痢，好中球減少，嘔吐
HIV 感染症治療薬	テノホビル ジソプロキシルフマル酸塩	70〜80	重度の腎機能障害，膵炎，乳酸アシドーシス，胃腸障害
	ラミブジン	85	過量投与による中毒症状は不明

（次頁に続く↗）

❷ 腎機能低下時に要注意の薬物とその尿中排泄率（つづき）

薬効	薬物名	尿中排泄率（％）	副作用
抗癌薬	メトトレキサート【禁忌】	90	葉酸欠乏, 腎障害, 骨髄障害
	レナリドミド水和物	82％以上	骨髄抑制, 便秘, 倦怠感
	ギメラシル【禁忌】	52.8	骨髄抑制, 下痢, 口内炎
	フルダラビン【禁忌】	29〜64	骨髄抑制, 感染症, 発熱
	カルボプラチン	70	血小板減少
	シスプラチン【禁忌】	50	腎障害, 嘔吐, 聴覚障害, 胃腸障害
	ネダプラチン【禁忌】	40〜70	骨髄抑制（特に血小板減少）, 腎障害, 悪心
	ペプロマイシン【禁忌】	66％以上	間質性肺炎, 骨髄抑制, 発疹
	ブレオマイシン【禁忌】	65	肺線維症, 胃腸障害, 皮膚肥厚
ヨード造影剤	イオパミドールなど	※90	腎障害
MRI 用造影剤	ガドペンテト酸メグルミンなど【禁忌】	91〜99	腎性全身性線維症, 急性腎障害

尿中排泄率が報告によって異なる場合にはその平均値を採用した. 尿中排泄率は個人差があることに留意されたい.
※同一薬効でも薬物によって尿中排泄率が異なるもの.
*尿中排泄率が不明, または低いものの, 腎不全で血中濃度が上昇するもの.
**バイオアベイラビリティ（経口投与されたときの AUC/ 静注投与されたときの AUC）.
【禁忌】は重篤な腎障害, 透析患者など腎機能低下患者に対して禁忌になっているもの.
この表には厳密な投与設計を必要とする腎排泄性薬物の主なものをあげたが, 腎排泄性薬物は全薬物中のの 1 〜 2 割を占めるにすぎない.
しかもそのなかの多くが比較的安全域の広い薬物, セフェム系・ペニシリン系抗菌薬や ACE 阻害薬などであり, カルバゾクロム, トラネキサム酸なども腎排泄型であるが安全性は高い.

6 糸球体腎炎，ネフローゼ症候群

総論

概念
- 腎疾患は病変の主座により糸球体疾患，尿細管間質疾患，腎血管性疾患に大別できる．
- 糸球体疾患は免疫学的機序あるいは非免疫学的機序により，糸球体の炎症や構造的障害が起こり，蛋白尿や血尿を呈するとともに，Na排泄低下による浮腫，高血圧，うっ血性心不全などの病態を生じる疾患である．
- 糸球体疾患の症状は，糸球体毛細血管係蹄壁の異常により蛋白の透過性が亢進したネフローゼ徴候（nephrotic feature）と糸球体の炎症に伴い腎機能の低下や蛋白尿，血尿，高血圧などの腎炎徴候（nephritic feature）に分けられるが（❶❷），多くの疾患では両者の徴候は混在する（❸）．
- 糸球体疾患は病因が腎臓に存在する原発性糸球体疾患と，全身疾患に伴う続発性（二次性）糸球体疾患に分けられる．しかし，原発性糸球体疾患の組織像は続発性糸球体疾患でも観察され，発症には感染症，免疫異常，代謝異常，血行動態，薬剤，遺伝，環境因子などが関与し，厳密には両者を区別することはできない．

病態
糸球体疾患の病態は，糸球体毛細血管係蹄壁の異常によるネフローゼ徴候と糸球体の炎症による腎炎徴候に大別できるが，微小変化群（minimal change disease：MCD）のような疾患を除いて，通常は両者の病態が混在する．

蛋白尿
糸球体毛細血管係蹄壁の糖鎖荷電によるチャージバリア機能や係蹄の網状構造や糸球体上皮細胞（ポドサイト）の足突起間のスリット膜のサイズバリア機能が失われると，蛋白の透過性が亢進し，蛋白尿が生じる（❹）．一般に分子量70～150 kDの比較的小さな血清蛋白はチャージバリアが関与し，150 kD以上の大きな血清蛋白はサイズバリアが関与するとされる．また，MCDはチャージバリアの障害が蛋白尿の成因となり，膜性腎症ではサイズバリアが成因となる．

浮腫
低蛋白血症による膠質浸透圧の低下（underfilling仮説）と尿細管でのNa再吸収の亢進（overfilling仮説）により生じると考えられている（❺）．

血尿
糸球体基底膜（glomerular basement membrane：GBM）の断裂により生じる．糸球体性血尿は尿細管腔を通過する際の浸透圧変化のために，尿沈渣では変形赤血球が観察される．また，赤血球円柱も認める．

脂質異常症
ネフローゼ症候群では膠質浸透圧の低下により肝でのアポリポ蛋白Bなどのリポ蛋白合成とコレステロール合成が亢進することに加えて，lipoprotein lipase（LPL）やlecithin cholesterol acyltransferase（LCAT）などの酵素活性低下などによりVLDL，IDL，LDLが増加する．LDL受容体の減少によるLDL，IDLの組織からの除去が低下することも関与している（❻）．

凝固線溶系異常
ネフローゼ症候群では凝固線溶系異常も生じる．フィブリノゲンやII，V，VII，VIII，X，XIIIなどの凝固因子の肝での合成増加や尿中への抗凝固因子（アンチトロンビンIII，遊離型プロテインS）の漏出により血液凝固能の亢進が生じる．また，線溶系蛋白（プラスミノゲン）の漏出とα_1アンチトリプシン増加により線溶能が低下する．さらに血小板凝集亢進や血管内脱水やステロイド治療に伴う凝固亢進などにより，静脈血栓症が生じやすくなる（❼）．

ネフローゼ徴候と腎炎徴候

徴候	ネフローゼ	腎炎
浮腫	++++	++
血圧	正常	上昇
頸静脈圧	正常/低下	上昇
蛋白尿	++++	++
血尿	−～+	+++
赤血球円柱	−	+
血清アルブミン	低下	正常～やや低下

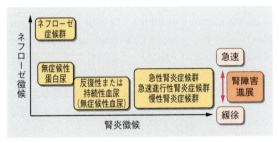

❶ 腎炎・ネフローゼ徴候と臨床症候分類の関係

❸ 主な原発性糸球体疾患の組織学的分類と臨床徴候，臨床症候分類の関係

組織学的分類	組織学的分類の定義	臨床徴候 ネフローゼ徴候 蛋白尿	臨床徴候 腎炎徴候 肉眼的血尿	臨床徴候 腎炎徴候 顕微鏡的血尿	急性腎炎症候群	急速進行性糸球体腎炎	反復性または持続性血尿	慢性腎炎症候群	ネフローゼ症候群
微小糸球体病変	光顕上，糸球体にほとんど異常所見なし	+++							◎
巣状分節性糸球体硬化症	50％未満の糸球体に，糸球体毛細血管係蹄の50％未満を占める硬化病変が分布	+++		○					◎
びまん性糸球体病変	50％以上の糸球体に病変が分布								
膜性腎症	糸球体基底膜のびまん性肥厚	+〜+++		○				○	◎
膜性増殖性糸球体腎炎	糸球体毛細血管係蹄分葉化，基底膜の二重化と糸球体内細胞増殖	++〜+++	○	◎	○	○	○	◎
管内増殖性糸球体腎炎	糸球体毛細血管係蹄の管腔内細胞増加と管腔の狭小化	+〜++	○	◎	◎				
半月体形成性糸球体腎炎	3層以上の管外性細胞増殖/細胞外基質の増生が糸球体円周の25％以上にみられる	+〜++	○	◎	◎	◎		○	
メサンギウム増殖性糸球体腎炎（IgA腎症を含む）	メサンギウム基質に4個以上のメサンギウム細胞	+〜++	○	◎			○	◎	○

なお，ほとんどの糸球体が球状硬化（global sclerosis）に陥ったものは硬化性糸球体病変とする．

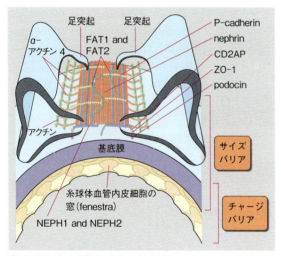

❹ 糸球体毛細血管係蹄壁の模式図

(Koeppen BM, et al(eds)：Berne & Levy Physiology, 6th edition. Philadelphia, PA：Mosby；2010 を参考に作成．)

易感染性

尿中への IgG や補体因子の喪失により細菌に対するオプソニン効果が減弱する．また，治療に使用されるステロイドや免疫抑制薬により T 細胞や B 細胞の機能も低下し，易感染性が生じる．

分類・診断基準

糸球体疾患の分類には，臨床症候分類と組織学的分類の2つが現在用いられている．

臨床症候分類とは，臨床経過，臨床所見，尿所見などから鑑別診断するための分類法である（❽）．無症候性の血尿や蛋白尿は，慢性腎炎症候群の初期のこともあれば，起立性蛋白尿や間質性腎炎のこともある．腎炎徴候としての腎障害の進展速度の違いにより，①急性糸球体腎炎（acute glomerulonephritis：AGN），②急速進行性糸球体腎炎（rapidly progressive glomerulonephritis：RPGN），③慢性糸球体腎炎（chronic glomerulonephritis：CGN）に分けられる．一方，蛋白尿が高度となると，臨床的にネフローゼ症候群となる（❶❼）．

臨床症候分類は臨床医が腎疾患を診断し，検査や治療の方向性を考えるのに役立つが，確定診断には腎生検による組織診断が必要である．主な原発性糸球体疾患の腎生検に基づく組織学的分類およびその定義と臨床徴候，臨床症候分類の関係性を❸に示す．

発症機序

糸球体疾患の初期発症機序には，①免疫複合体（circulating immune complex, in situ immune complex），②抗好中球細胞質抗体（anti-neutrophil cytoplasmic antibody：ANCA），③細胞性免疫，④遺伝子異常，⑤糸球体過剰濾過（glomerular hyperfiltration）や脂質代謝異常などの非免疫学的機序などが関与している．これらの初期発症因子によりサイトカイン，増殖因子，酸化ストレスなどのメディエーターが放出され，メサンギウム基質・細胞の増加が進行する．

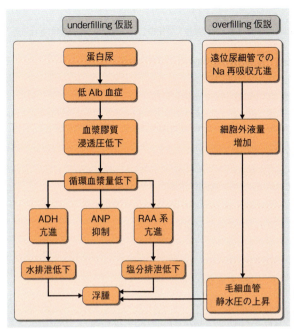

❺ 浮腫のメカニズム
ADH：抗利尿ホルモン，ANP：心房性 Na 利尿ペプチド，RAA 系：レニン-アンジオテンシン-アルドステロン系．

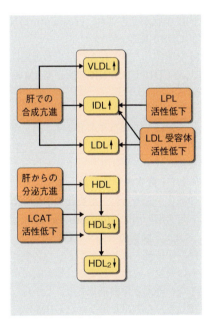

❻ ネフローゼ症候群における脂質異常のメカニズム

LCAT；lecithin cholesterol acyltransferase.
LPL：lipoprotein lipase.

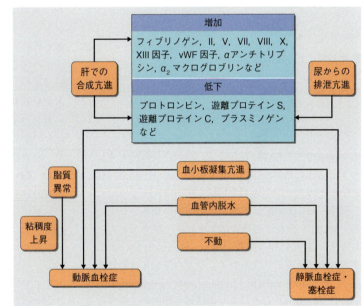

❼ ネフローゼ症候群における凝固線溶系異常のメカニズム

糸球体毛細血管係蹄壁透過性亢進

糸球体毛細血管係蹄壁は，①糸球体血管内皮細胞とその表面を覆い陰性荷電を有する糖鎖，②GBM，③ポドサイトの足突起間に存在するスリット膜から成る3層のバリア構造が存在する（❹）．分子サイズで物理的に濾過を制御するサイズバリアと，係蹄壁の有する陰性荷電で濾過を制御するチャージバリアにより，糸球体からの蛋白濾過を制御している．サイズバリア機能を有するスリット膜を構成する nephrin，podocin などの構造蛋白（❹）の遺伝子異常によりネフローゼ症候群をきたすことも明らかになっている（後述）．チャージバリア機能を果たすのは糸球体血管内皮細胞

❽ 糸球体疾患の臨床症候分類と定義

1. 急性糸球体腎炎	蛋白尿，血尿，乏尿，高血圧，浮腫などが急激な経過（日の単位）で出現し，一過性の腎機能障害を伴う免疫複合体による糸球体腎炎
2. 急速進行性糸球体腎炎	蛋白尿，血尿があり，週あるいは月の単位で急速に腎不全が進行する糸球体腎炎
3. 無症候性血尿，蛋白尿	
4. 慢性糸球体腎炎	偶然に発見された蛋白尿，血尿が長期間（年の単位）持続する糸球体腎炎
5. ネフローゼ症候群	1) 蛋白尿：3.5 g/日以上が持続する（随時尿で尿蛋白/尿クレアチニン比が 3.5 g/gCr 以上もこれに準ずる） 2) 低アルブミン血症：血清アルブミン値 3.0 g/dL 以下．血清総蛋白量 6.0 g/dL 以下も参考になる 3) 浮腫 4) 脂質異常症（高 LDL コレステロール血症） 注：上記 1）と 2）は本症候群診断のための必須条件である．浮腫は本症候群の必須条件ではないが，重要な所見である．脂質異常症は必須条件ではない．卵円形脂肪体は診断の参考になる．

a. 健常　　　　b. 足突起消失

❾ ポドサイトの模式図

(Faul C, et al：Actin up：regulation of podocyte structure and function by components of the actin cytoskeleton. *Trends Cell Biol* 2007；17：428.)

の fenestra や GBM に存在する，ヘパラン硫酸を主体とする陰性荷電の糖蛋白と考えられており，陰性に荷電するアルブミンの透過を抑制している．

従来，MCD 発症と T 細胞との関連が指摘されている．MCD を発症する患者はアトピー，喘息などのアレルギー素因をもつ患者が多く，Hodgkin 病に合併する．T 細胞由来リンホカインなどの糸球体透過性促進因子や hemopexin，heparanase，angiopoietin-like 4（Angptl4）などにより糸球体毛細血管係蹄壁における陰性荷電の消失や足突起の平低化が生じ，アルブミンの透過性が亢進し，ネフローゼ症候群をきたすことも報告されている．

GBM の断裂と半月体形成

GBM の断裂により血尿が生じるが，フィブリンも析出するとともに，好中球やリンパ球などの炎症細胞が糸球体毛細血管係蹄と Bowman 嚢の間の管外に浸潤する．これらの炎症細胞により活性化された Bowman 嚢上皮細胞が管外を埋める形で増生したのが半月体である．この半月体形成は，GBM の断裂に対する修復機転として働くが，この修復機転が過剰に

なり，糸球体を押しつぶしてしまうのが半月体形成性糸球体腎炎（crescentic glomerulonephritis：crescentic GN）である．

ANCA 関連血管炎では，ANCA が好中球の対応抗原（MPO，PR3）と結合すると，活性化した好中球が糸球体局所に浸潤し，好中球から好中球細胞外トラップ（neutrophil extracellular traps：NETs）という蛋白分解酵素などを含むクロマチン線維網が発射され，糸球体血管内皮細胞が障害され，crescentic GN になる．その他，CD8⁺T 細胞がマクロファージの浸潤を介して GBM を障害したり，IgA 腎症患者の扁桃感染により増加した CD16⁺CD56⁺NK 細胞が GBM 断裂をきたしたりする．

ポドサイト障害

ポドサイトの足突起は，隣り合うポドサイトの足突起との間で規則的なスリット膜を構成している．これが，血液濾過の最終バリア（サイズバリア）となっている（❹）．ポドサイト障害の早期には，まずスリット膜の分子構造の変化が認められ，足突起の細胞骨格の分布が変化し，足突起の消失（foot process effacement）により，スリット膜構造を失う（❾）．

ポドサイトの障害が持続すると，アポトーシスなどにより GBM からの剝離・脱落が起こる．基本的にポドサイトは分裂しない終末分化細胞であることから，ポドサイトが脱落して，むき出しとなった GBM は，隣のポドサイトの肥大や細胞移動により代償性に覆われるが，脱落したポドサイトが多くなると，代償しきれず，GBM に Bowman 嚢上皮細胞が癒着し，分節性糸球体硬化の起点になり，さらに増加した基質により毛細血管の閉塞が起こり，糸球体硬化がさらに進む（❿）．残存糸球体は過剰濾過になり糸球体内圧が上昇し，糸球体硬化が加速し悪循環になる．

腎移植後を受けた巣状分節性糸球体硬化症（focal segmental glomerulosclerosis：FSGS）患者が移植直後に再発する症例があること，血漿交換や免疫吸着により症状が改善する症例があることなどから，FSGS

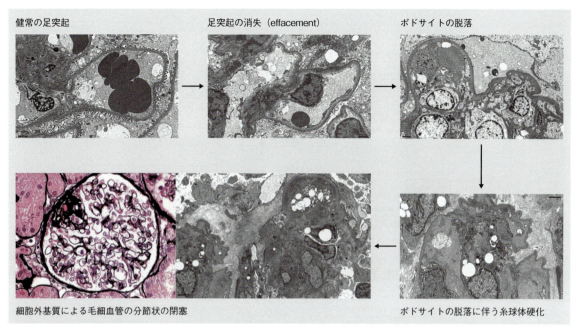

❿ 糸球体硬化病変の進展
(D'Agati VD, et al：Focal segmental glomerulosclerosis. *N Engl J Med* 2011；365：2398 より抜粋.)

⓫ 続発性巣状分節性糸球体硬化症（FSGS）の分類

1. 家族性/遺伝子変異		α-actinin 4, nephrin, podocin, TRPC6（transient receptor potential cation channel, subfamily C, member 6）, WT1（Wilms tumor 1）, CD2AP（CD2-associated protein）, SCARB2（Scavenger receptor class B, member 2）, IFN2（inverted formin 2, FH2 and WH2 domain containing）, ミトコンドリア DNA（A3243GmtDNA 変異など）
2. ウイルス感染		HIV（HIV 関連腎症）, パルボウイルス B19
3. 薬剤性		ヘロイン，インターフェロン-α，リチウム，パミドロン酸/アレドロン酸, anabolic steroid
4. 構造的・機能的な適応反応	4-1 ネフロン減少による	oligomeganephronia，腎形成不全（片側性腎無形成・無発生, 低形成腎, 腎異形成），膀胱尿管逆流性腎症, 腎梗塞後外科的腎切除後, 慢性移植腎拒絶反応, 進行性腎疾患による機能性ネフロンの減少
	4-2 早期にはネフロン減少を伴わない	糖尿病, 高血圧, 動脈塞栓（コレステロール塞栓を含む）やその他の急性血管閉塞性疾患, 肥満, チアノーゼを有する先天性心疾患, 鎌状赤血球貧血
5. 悪性腫瘍		lymphoma

の病態に糸球体濾過障壁の蛋白透過性を亢進させる，cardiotrophin-like cytokine 1（CLC-1）などの液性因子が関与していると考えられてきた．典型的なネフローゼ症候群を発症する原発性 FSGS のほかに，ウイルス関連，薬剤性，肥満関連腎症あるいは逆流性腎症など，続発性に FSGS 病変をきたすこともある（⓫）．

ポドサイトは糸球体毛細血管係蹄の構造維持だけでなく，vascular endothelial growth factor（VEGF）を介した糸球体血管内皮細胞の維持などにも関与していることがわかっている．

免疫複合体沈着

ウイルス，細菌，食物抗原，腫瘍抗原，自己抗原などに対する抗体が形成され，免疫複合体が Fc 受容体を介してメサンギウム細胞や内皮下，上皮下に沈着することにより糸球体腎炎が発症する．免疫複合体により補体活性化や炎症細胞浸潤が惹起され，GBM の障害，メサンギウム細胞の増殖が起こる．

溶連菌感染後 AGN，HCV に伴う膜性増殖性糸球体腎炎（membranoproliferative glomerulonephritis：MPGN），HBV に伴う膜性腎症，糖鎖異常 IgA 産生が誘因となる IgA 腎症，自己組織抗原（M-type phospholipase A2 receptor：PLA2R, thrombospondin type-1 domain-containing 7A：THSD7A など）や腫瘍抗原（CEA，PSA など）による膜性腎症，抗 DNA 抗体によるループス腎炎などが免疫複合体による腎炎である．Goodpasture 症候群や抗 GBM 抗体腎炎のように，腎固有抗原と外来抗原との分子相同性により抗体が腎組織抗原に直接沈着し障害を起こすこともある．

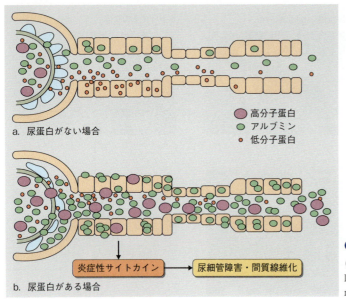

⓬ 蛋白尿による尿細管障害のメカニズム

(Tojo A：The role of the kidney in protein metabolism：the capacity of tubular lysosomal proteolysis in nephrotic syndrome. *Kidney Int* 2013；84：861.)

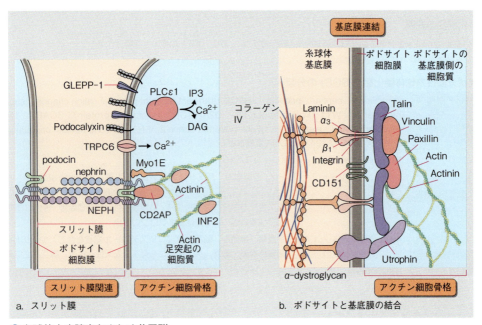

⓭ 糸球体上皮障害をきたす分子群

(D'Agati VD, et al：Focal segmental glomerulosclerosis. *N Engl J Med* 2011；365：2398 を参考に作成.)

増殖因子のTGF-βはメサンギウム基質の増加に関与し，血小板由来増殖因子（PDGF）はメサンギウム細胞増殖に寄与する．TNF-α, IL-1, IL-6, MCP-1などのサイトカインや活性酸素種，ICAM-1, VCAM-1などの接着分子やLDL，脂肪酸，補体などは免疫的機序および非免疫的機序においても糸球体障害を促進させる．

尿細管障害

尿蛋白の尿細管再吸収増加により尿細管間質障害をきたす（⓬）．健常者でも低分子蛋白だけでなく，アルブミンも1日3g程度，糸球体から濾過されるが，ほとんどが尿細管で再吸収される．ネフローゼ症候群では，濾過されるアルブミンや高分子蛋白の増加に伴い，尿細管での再吸収も増加する．尿細管での蛋白の再吸収はリソソームでの蛋白分解の負荷の増大につながり，炎症性サイトカインが分泌され，尿細管障害や間質線維化に至る．また，糸球体硬化は接続する尿細管の萎縮をきたすとともに，輸出細動脈から尿細管周囲毛細血管への灌流が減少するため低酸素状態に陥り，尿細管間質障害が進行する．これらのfinal com-

⑭ 遺伝子異常

疾患	遺伝子（蛋白）	遺伝形式	臨床所見
Alport症候群	COL4A5（Ⅳ型コラーゲンα5）	X連鎖優性	基底膜の肥厚・菲薄化・多層化・網状化，感音難聴，円錐水晶体，白内障
	COL4A3, 4A4（Ⅳ型コラーゲンα3, α4）	AR	
菲薄基底膜病	COL4A3, 4A4（Ⅳ型コラーゲンα3, α4）	AD	基底膜のびまん性菲薄化 家族性良性血尿
フィンランド型先天性ネフローゼ症候群	NPHS1（nephrin）	AR	スリット膜の異常，胎児期尿蛋白，巨大な胎盤
ステロイド抵抗性ネフローゼ症候群	NPHS2（podocin）	AR	ステロイドに反応せずFSGSに進行
孤発性びまん性メサンギウム硬化症	PLCE1（phospholipase Cε）	AR	生後1年以内のネフローゼ，急速にESRD
常染色体優性型家族性FSGS type 1	ACTN4（α-actinin 4）	AD	成人になり蛋白尿出現，緩除に進行
家族性FSGS type 2	TRPC6（transient protein cation 6）	AD	青年期に蛋白尿出現，10年でESRD
Denys-Drash症候群	WT1（Wilms腫瘍抑制蛋白）	AD	Wilms腫瘍，男性仮性半陰陽，びまん性メサンギウム硬化，生後3か月以降発症
爪・膝蓋骨症候群(nail-patella syndrome)	LMX1B（LIMホメオボックス転写因子LMX1B）	AD	爪・膝蓋骨形成不全，肘関節変形，腸骨角状突起，進行性腎症，白内障・緑内障
Pierson症候群	LAMB2（laminin-β2）	AR	びまん性メサンギウム硬化，生後すぐに発症，急速にESRD，小瞳孔

ESRD：末期腎不全，FSGS：巣状分節性糸状体硬化症．

mon pathwayにより，ある時点から腎障害は不可逆になり慢性腎臓病，尿毒症への経過をたどる．

遺伝性疾患

GBMのⅣ型コラーゲンやスリット膜・足細胞関連分子（⑬）の遺伝子異常で生じる糸球体疾患を⑭に示す．

疫学

2016年末のわが国の透析患者33.0万人中，CGNによるものは9.2万人で，糖尿病性腎症（12.4万人）に次いで第2位となっている．新規透析導入患者3.9万人中の原疾患でも第1位は糖尿病性腎症（43.2％）で，第2位のCGN（16.6％，6,186人/年）は年々減少傾向にある．この要因として，学校などの検尿による早期発見，早期治療が関与している．一方，高齢者では感染後AGNや慢性炎症に伴うANCA関連腎炎が増えてきている．

日本腎生検レジストリによると，腎生検により組織学的診断を受けた患者の割合は，メサンギウム増殖性糸球体腎炎（ほとんどがIgA腎症）38.8％，膜性腎症10.7％，微小糸球体病変（minor glomerular abnormality：MGA）12.1％，crescentic GN 6.3％，FSGS 5.3％，腎硬化症5.3％，MPGN 2.6％，管内増殖性糸球体腎炎2.5％となっている（⑮）．また，ネフローゼ症候群の病因分類をみると原発性糸球体疾患が58.2％と最も多く，次いで糖尿病性腎症9.9％，ループス腎炎6.1％，IgA腎症5.0％であった（⑯a）．

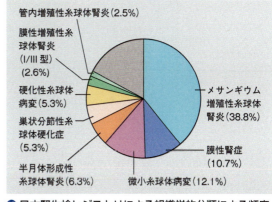

⑮ 日本腎生検レジストリによる組織学的分類による頻度（2009～2010年のデータ）

(Sugiyama H, et al：Japan Renal Biopsy Registry and Japan Kidney Disease Registry：Committee Report for 2009 and 2010. Clin Exp Nephrol 2013；17：155をもとに作成．)

二次性およびIgA腎症を除いた一次性糸球体疾患ではMGAが40.7％，膜性腎症36.8％，FSGS 11.5％，MPGN 5.5％である（⑯b）．小児では80％近くがMGAである．50歳以上の高齢者では膜性腎症が50～60％を占める（⑰）．

診断

問診

①現病歴：問診では過去の健診などの尿所見や腎機能検査データから，腎障害の進行が急速か緩徐かを確認する．先行する上気道感染や肉眼的血尿の有無，

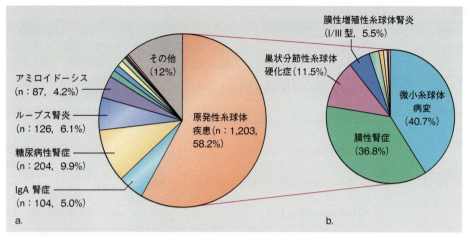

⓰ 日本腎生検レジストリによるネフローゼ患者の分類（2007〜2010 年のデータ）

(Yokoyama H, et al：Membranous nephropathy in Japan：analysis of the Japan Renal Biopsy Registry (J-RBR). *Clin Exp Nephrol* 2012；16：557 をもとに作成.)

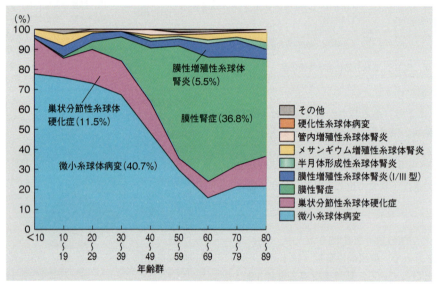

⓱ 日本腎生検レジストリによるネフローゼ患者の年齢と組織学的分類の関係（2007〜2010 年のデータ）

(Yokoyama H, et al：Membranous nephropathy in Japan：analysis of the Japan Renal Biopsy Registry (J-RBR). *Clin Exp Nephrol* 2012；16：557 をもとに作成.)

浮腫や体重増加などの体液量変化，乏尿，下腿紫斑の有無の聴取が鑑別に役立つ．
②既往歴：高血圧，糖尿病，膠原病，感染症，悪性腫瘍の合併は続発性糸球体疾患の鑑別に必要である．輸血歴や入れ墨，ドラッグ使用はHCV，HBV，HIV 感染症を念頭に入れる．ANCA 関連腎炎を疑う場合は，間質性肺炎や副鼻腔炎などの既往についても聴取する．
③家族歴：Alport 症候群，Fabry 病，菲薄基底膜症候群，多発性囊胞腎などの遺伝性腎疾患の鑑別に重要である．

尿所見
①検尿：血尿のみの場合は，尿路結石，腎尿路系腫瘍，月経，尿路感染症，婦人科疾患などを除外診断する．蛋白尿を認める場合は，発熱・過激な運動などの生理的蛋白尿や起立性蛋白尿を鑑別する．病的な蛋白尿が疑われる場合は，その機序として腎前性，糸球体性，尿細管性，腎後性を念頭に鑑別する．
②尿沈渣：変形赤血球や赤血球円柱が存在すれば，糸球体腎炎による血尿が疑われる．卵円形脂肪体や脂肪円柱はネフローゼレベルの大量の蛋白尿でみられる．活動性のある腎炎では白血球円柱や顆粒円柱

⓲ 代表的な糸球体腎炎・ネフローゼ症候群の組織学的特徴

疾患	光顕像	免疫抗体法	電顕像
微小糸球体病変	正常, 尿細管空胞変性	陰性, 時にメサンギウム領域に IgM	足突起消失
巣状分節性糸球体硬化症	巣状分節性硬化 (傍髄質糸球体の血管極に著明)	陰性, 硬化部位に IgM, C3 沈着	メサンギウム基質増加, 足突起消失
膜性腎症	基底膜肥厚, spike 形成, 点刻形成	係蹄壁に顆粒状 IgG, C3 沈着, 特発性で IgG4 優位	上皮下・基底膜内 electron dense deposit (EDD)
IgA 腎症	メサンギウム増殖, パラメサンギウム沈着物	メサンギウム領域に IgA, C3	傍メサンギウム EDD, 基質増加
膜性増殖性糸球体腎炎	分葉状のメサンギウム細胞増殖・管内増殖, 基底膜肥厚・二重化, mesangial interposition	係蹄壁・メサンギウムに IgG, C3 顆粒状沈着	メサンギウム基質増加, 内皮下 (type I)・上皮下と内皮下 (type III) に EDD, mesangial interposition, 足突起消失
C3 腎症		係蹄壁・メサンギウムに C3 のみ沈着	基底膜にリボン様 EDD：dense deposit disease メサンギウム, 基底膜内 EDD：C3 腎炎
溶連菌感染後急性糸球体腎炎	内皮とメサンギウムの増殖・拡大, 糸球体内好中球・単球浸潤, 時に半月体	IgG, C3 顆粒状沈着	上皮下 hump, 内皮下・メサンギウム沈着物
半月体形成性糸球体腎炎	半月体, 基底膜の破綻, フィブリノイド壊死, 時に管内増殖	pauci-immune 型：陰性 抗 GBM 抗体型：係蹄壁に IgG 線状沈着 免疫複合体型：IgG, IgA, C3	pauci-immune 型：EDD (－) 抗 GBM 抗体型：基底膜緻密層に線状に EDD (＋) 免疫複合体型：GBM, メサンギウムに EDD (＋)
ループス腎炎	メサンギウム増殖・拡大, 基底膜二重化・肥厚, ヘマトキシリン体・wire loop 病変, 半月体	IgG, IgA, IgM, C3 顆粒状沈着	内皮下・上皮下・膜内・メサンギウム沈着物, fingerprint deposits, tubuloreticular bodies
糖尿病性腎症	結節性病変, びまん性病変, 滲出性病変	基底膜 IgG 線状沈着, 結節病変に IgG	基底膜肥厚, メサンギウム基質増加
アミロイドーシス	メサンギウム・基底膜・血管のアミロイド沈着, 無構造な結節, コンゴーレッド染色陽性	IgG, C3 弱陽性	φ7～10 nm の直線状アミロイド線維の沈着

などが出現する. ループス腎炎では telescoped sediment を認める.

エコー

腎エコーは急性腎障害と慢性腎不全の鑑別に有用である. 腎長径が 9 cm 以下で, 腎皮質の非薄化・エコー輝度の上昇などを認める場合は慢性腎不全が疑われる.

腎生検

腎生検の目的は, ①確定診断, ②治療法の決定, ③予後の推定である. 出血傾向, コントロール不良の高血圧, 片腎, 精神異常は絶対禁忌である. 慢性腎不全で腎萎縮を認める場合や嚢胞腎, 水腎症, 腎腫瘍, 腎結核, 急性腎盂腎炎などは相対的禁忌となる.

腎生検の標本は光顕, 免疫染色, 電顕の所見を総合して診断する (⓲).

治療

免疫複合体形成が誘因となる糸球体腎炎の治療は, 原因抗原の除去により寛解を目指す治療がなされる. 溶連菌感染後 AGN や MRSA 腎炎に対する抗菌薬治療や IgA 腎症に対する扁桃摘出術, 腫瘍抗原による二次性膜性腎症に対する悪性腫瘍摘出などがこれに相当する. しかし, 多くの糸球体腎炎やネフローゼ症候群の原因抗原は不明であり, 通常は副腎皮質ステロイドや免疫抑制薬により免疫複合体形成を抑制する治療が行われる.

一方, 腎障害の進展が不可逆性と考えられる慢性期になると, 尿蛋白抑制・腎保護作用を目的とし, 透析導入を遅延させる保存的治療が行われる. 糸球体腎炎・ネフローゼ症候群の病型および個々の病期, 腎機能, 合併症などに応じて治療法が選択されるが, 食事療法, 降圧療法, 抗凝固・抗血小板療法などが基本的な治療となり, ステロイドや免疫抑制薬の慢性期の長期使用は副作用の面から注意が必要である.

食事療法

食塩摂取量は 6 g/日未満とし, 浮腫, 高血圧が強いときは食塩摂取量 3～5 g/日未満の厳重な制限を行う.

腎機能が低下した患者では，慢性腎臓病（CKD）ステージ G3a では 0.8～1.0 g/kg/日，ステージ G3b 以降では 0.6～0.8 g/kg/日で蛋白制限を行う．ただし，低蛋白食では筋肉量減少がみられるため，25～35 kcal/標準体重 kg/日を目標とし十分なカロリーを摂取することが必要である．

十分な塩分制限下では水分制限は不要である．浮腫の増悪や低 Na 血症のみられるときは総水分量として前日尿量＋500 mL（不感蒸泄量－代謝水）に制限する．

薬物療法

①レニン-アンジオテンシン系（RAS）阻害薬：アンジオテンシン変換酵素阻害薬，アンジオテンシン II 受容体拮抗薬は糸球体輸出細動脈を拡張して糸球体内圧を低下させることにより尿蛋白を減少させるとともに，TGF-β や酸化ストレスを抑制して糸球体硬化・間質線維化を抑制することから，RAS 阻害薬が第一選択薬となる．RAS 阻害薬で十分な降圧が得られない場合には，利尿薬，Ca 拮抗薬などを併用し，130/80 mmHg 以下を降圧目標とする．

②抗凝固薬，抗血小板薬：糸球体腎炎では糸球体内血栓形成が病変の進展に関与すると考えられていることから，抗血小板薬（ジピリダモール，ジラゼプ）が使用される．また，ネフローゼ症候群では凝固系が亢進していることから抗凝固薬（ワルファリン）が投与される．

③脂質異常症改善薬：ネフローゼ症候群では高 LDL コレステロール血症など脂質代謝異常を伴うが，これらは糸球体硬化に寄与しているため，HMG-CoA 還元酵素阻害薬（スタチン）による治療を行う．スタチンには抗酸化作用，抗炎症作用，抗血小板凝集抑制作用などの脂質異常の改善以外の効果も期待される．

シクロスポリンはスタチンの血中濃度を上昇させるため，横紋筋融解症などの副作用に注意が必要である．小腸コレステロール吸収抑制薬のエゼチミブはスタチンの効果が不十分なときに相加効果をもたらす．高中性脂肪血症にはフィブラート系薬剤を使用するが，腎機能障害では横紋筋融解症のリスクを高めるため注意が必要である．

④副腎皮質ステロイド：ステロイドは毛細血管係蹄壁の透過性抑制作用やメサンギウム細胞の増殖抑制作用を有し，蛋白尿を減少させる．MCD などのネフローゼ症候群や活動性の高い IgA 腎症，血管炎や膠原病による腎炎に用いられる．糖尿病性腎症やアミロイドーシスに対しては使用しない．経口投与の初期量はプレドニゾロン 30～60 mg/日（0.5～1.0 mg/kg/日）から開始し漸減する．ステロイドパルス療法はメチルプレドニゾロン 500～1,000 mg/日を 3 日間点滴静注し，病状により 2～3 クール繰り返す．

MCD はステロイド療法によく反応するが，FSGS ではステロイド抵抗性である．MPGN や膜性腎症ではしばしば治療抵抗性を示す．

ステロイドは副作用として，感染症，骨粗鬆症・大腿骨頭壊死，糖尿病の誘発・増悪，消化性潰瘍，精神障害，血栓形成，高血圧などをきたすため，予防的治療も行う．小児では成長障害に注意する．

⑤免疫抑制薬：ステロイド抵抗性ネフローゼ症候群，ステロイド依存性ネフローゼ症候群，頻回再発型ネフローゼ症候群や RPGN，ループス腎炎などにステロイドと併用して使用される．カルシニューリン阻害薬（シクロスポリン，タクロリムス），代謝拮抗薬（ミゾリビン，アザチオプリン，ミコフェノール酸モフェチル），アルキル化薬（シクロホスファミド），生物学的製剤（リツキシマブ）がある．ニューモシスチス肺炎やサイトメガロウイルス感染症，B 型肝炎の再燃などに注意する．

⑥利尿薬：浮腫が強い場合は，塩分制限，安静に加えてループ利尿薬を中心とする利尿薬を使用する．急速な利尿による脱水や血圧低下，腎前性急性腎障害，過凝固状態に注意する．ステロイドパルス治療時は，Na 貯留作用により，体液量が一時的に増加することがあるため，利尿薬を併用することがある．血清アルブミン 2.5 g/dL 以下で利尿薬の効果が乏しいときは循環血漿量を保持するために短期間アルブミン製剤を併用することがある．

その他の治療

①血漿交換：全血から血漿を分離することで病因となる血漿中の蛋白を除去する．抗 GBM 抗体型 RPGN やループス腎炎などで使用される．

②LDL 吸着：薬物治療に抵抗性の FSGS では LDL 吸着により脂質異常症を是正するとネフローゼ症候群が寛解することがある．

③扁桃摘出術：IgA 腎症においてステロイドパルス療法との併用が試みられる．

予後

糸球体腎炎およびネフローゼ症候群の予後は透析導入に至らない腎生存率とともに生命生存率も考慮すべきである．ステロイドや免疫抑制薬による治療に伴う感染や血栓症，糖尿病の増悪や心血管系疾患の発症，悪性腫瘍の発症などにより腎死よりも個体死が先立つこともある．

日本ネフローゼ症候群コホート研究によると，尿蛋白＜0.3 g/日で定義される 1 年時の累積完全寛解率（カッコ内は 95％信頼区間）は MCD 0.93（0.87～0.96），膜性腎症 0.53（0.44～0.61），FSGS 0.63（0.42

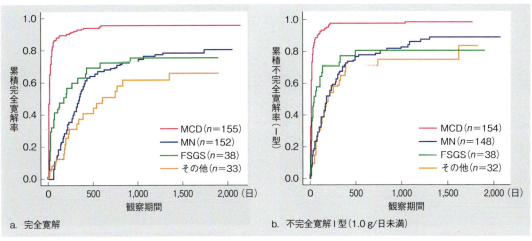

⑲ 日本ネフローゼ症候群コホート研究によるネフローゼ症候群の完全寛解率（a）および不完全寛解率（I型）（b）
MCD：微小変化群，MN：膜性腎症，FSGS：巣状分節性糸球体硬化症．
（平成27年度難治性腎疾患に関する調査研究報告書をもとに作成．）

〜0.76）であった．また，尿蛋白＜1.0 g/日で定義される不完全寛解I型は，MCD 97.4 %，膜性腎症 75.0 %，FSGS 75.7 %であり，諸外国に比して，膜性腎症やFSGSの寛解率はわが国では比較的高い（⑲）．生命予後では，膜性腎症は悪性腫瘍による死亡が比較的高く，MCDでは感染症による死亡のリスクが高い．

成人期発症IgA腎症の10年腎生存率は80〜85 %，小児期発症例の10年腎生存率は90 %以上と考えられている．また，IgA腎症の自然経過において，腎障害進展が不可逆となる（point of no return）クレアチニン値は，わが国では2.0 mg/dL前後と推定されている．しかし，ステロイドを含む免疫抑制療法や扁桃摘出＋ステロイドパルス療法の導入などにより，予後は改善してきている．

一方，RPGNの腎予後，生命予後はまだまだ不良である．ANCA陽性RPGNの腎予後，生命予後はそれぞれ約80 %，85 %程度に改善してきているが，抗GBM抗体型RPGNでは腎予後，生命予後もそれぞれ40〜50 %，75〜80 %となっている．

（猪阪善隆）

● 文献

1) Nachman PH, et al : Primary glomerular disease. Brenner & Rector's The Kidney, 8th edition. Piladelphia：Saunders；2007. p.987.
2) Feehally J, et al : Comprehensive Clinical Nephrology, 3rd edition. Philadelphia：Mosby Elsevier；2007. p.181.

主な原発性糸球体腎炎

溶連菌感染後急性糸球体腎炎
poststreptococcal acute glomerulonephritis（PSAGN）

【概念】
- A群β溶連菌による，主として上気道への感染に罹患後1〜3週の潜伏期をおいて，急性に血尿，蛋白尿，高血圧，浮腫で発症する．
- 同時に低補体血症，抗ストレプトリジンO抗体（antistreptolysin O：ASO），抗ストレプトキナーゼ抗体（antistreptokinase：ASK）の高値を認める．
- 腎生検像では管内増殖性糸球体腎炎像を示す．
- 成人では，小児に比べ遷延する症例が多い．
- 大半は自然治癒するため，治療の基本は急性期の安静と対症療法である．
- 同様の臨床経過を示す，他の要因によるものを総称して，急性糸球体腎炎症候群と呼ぶ．

【病因】
溶連菌感染後急性糸球体腎炎（PSAGN）はA群β溶連菌による感染症に罹患後，腎炎惹起抗原として知られる streptococcal pyrogenic exotoxin B（SPEB）や plasmin-binding membrane receptor/glyceraldehyde phosphate dehydrogenase（NAPlr/Plr, GAPDH）に対する抗体産生により，免疫複合体が糸球体に沈着し，補体の活性化などの免疫反応を惹起して糸球体腎炎が発症する．また，腎炎惹起抗原に対する抗体を産生する宿主側の要因も重要と考えられる．

【病理】
糸球体の腫大，メサンギウム細胞や内皮細胞のびま

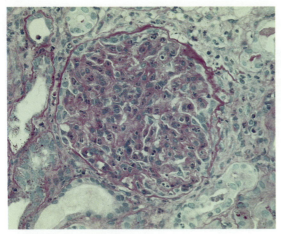
⑳ 管内増殖性糸球体腎炎

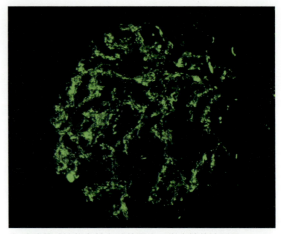
㉑ 溶連菌感染後急性糸球体腎炎の蛍光抗体法所見

ん性増殖,多形核白血球の浸潤による富核,毛細血管腔の狭小化あるいは閉塞が認められ,管内増殖性糸球体腎炎(⑳)を呈する.重症例では半月体形成,間質の浮腫や細胞浸潤が認められる.蛍光抗体法では,C3 がメサンギウム領域および末梢係蹄壁に顆粒状に沈着する(㉑).IgG も C3 と同じ場所に認められることが多い.電子顕微鏡像は,電子密度の高い沈着物を基底膜上皮下に認める.この沈着物をハンプ(hump)(㉒)といい,本症に特徴的とされている.ハンプには本症の原因となる抗原とそれに対する抗体により形成される免疫複合体成分から成るといわれている.

疫学

原発性糸球体疾患の小児で 5〜10 %,成人で 3〜5 %.衛生環境の改善により,小児科領域では減少したといわれている.好発年齢は 5〜10 歳であり,従来から加齢とともに減少し,高齢者ではまれである.

臨床症状

感染罹患後 1〜3 週の潜伏期をおいて,糸球体係蹄壁上での炎症により,蛋白や血球成分の透過性が亢進し,血尿,蛋白尿を呈する.糸球体内への細胞の集積による糸球体濾過量の低下のために,Na,水分の貯留をきたし,高血圧,浮腫を発症.自覚症状を伴わず,潜在性に発症し,自然治癒する症例もある.血尿,浮腫,高血圧が三大主徴として重要である.浮腫は Na,水分貯留だけでなく,末梢血管の炎症も由来しており,顔面,特に眼瞼に強く認められ,同時に乏尿を伴うことが多い.

検査

血尿,蛋白尿,尿沈渣中の赤血球円柱,細胞性円柱などの腎炎性尿所見を認める.血清補体価の一過性の低下はほぼ全例に認められ,症状改善とともに 2 週以内に上昇し始め,6 週以内に正常化する.低補体血症

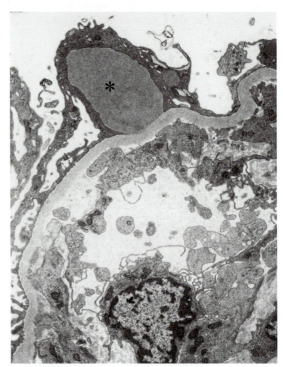
㉒ 溶連菌感染後急性糸球体腎炎の電顕像
＊:糸球体上皮細胞下のハンプ.

は,溶連菌などの細菌成分とそれに対する抗体により,血中に免疫複合体が形成され,この免疫複合体が腎糸球体に沈着することにより,補体の活性化を引き起こし,炎症局所で補体が消費されるために引き起こされる(㉓).

咽頭培養や皮膚化膿巣からの細菌培養で起炎菌を確認する.A 群 β 溶連菌の検出率は 40 %弱といわれる.ASO は感染後 1〜3 週で上昇し,3〜5 週でピークとなり,6〜12 か月で正常化する.

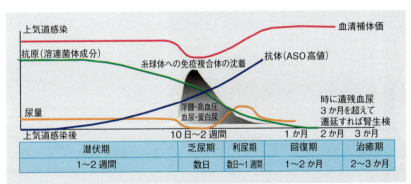

❷❸ 溶連菌感染後急性糸球体腎炎の臨床経過

診断

上記臨床経過と ASO 高値，低補体血症により診断する．

鑑別診断では，同様の急性糸球体腎炎症候群は，ブドウ球菌，肺炎球菌などの細菌やコクサッキー，エコー，B 型肝炎，麻疹，ムンプスなどのウイルス，マイコプラズマ，マラリア，トキソプラズマなどの感染後に発症することが知られている．また，IgA 腎症，膜性増殖性糸球体腎炎などの一次性腎疾患，全身性エリテマトーデス（SLE），顕微鏡的多発血管炎（microscopic polyangiitis：MPA），Henoch-Schönlein 紫斑病などの全身性疾患の発症形式として急性糸球体腎炎症候群をきたすものがある．

経過・予後

予後は一般に良好であり，大半の症例が寛解し，腎機能障害を残すのは 2 ％未満である．尿蛋白の持続する症例は腎機能予後が不良で，腎組織所見の改善が遷延する．特に発症時にネフローゼレベルの蛋白尿を伴う患者の予後は不良といわれ，一部の症例では末期腎不全まで進行することもある．このような傾向は小児に比べ成人で多い．少なくとも尿所見の回復までは綿密な注意深い経過観察が必要である．

治療

多くが自然治癒をきたすため，治療方針としては安静，食事などの対症療法が中心である．食事療法としては，高カロリー・低蛋白・塩分制限が中心である．薬物治療としては，合併する高血圧および高度浮腫に対し，利尿薬が第一に使用される．利尿薬でコントロール不能な高血圧に対し，合併症や病状を考慮し，各種降圧薬が使用される．

経過中に急激で高度の血圧上昇（多くは 180/120 mmHg 以上）のために多臓器に急速に障害が生じる高血圧緊急症をきたすことがある．特に PSAGN では血圧が異常高値とならなくても免疫複合体由来の中枢神経系の血管炎のため脳症を発症することが知られている．高血圧緊急症では入院安静治療が原則であり，降圧には経静脈的に降圧薬を投与する．

急速進行性糸球体腎炎
rapidly progressive glomerulonephritis（RPGN）

概念
- 急性あるいは潜在性に発症する肉眼的血尿，蛋白尿，貧血，急速に進行する腎不全症候群である．
- 放置すれば急速に末期腎不全に進行，あるいは致死的な病状を呈することも多い．

病理

腎組織は 50 ％以上の糸球体に細胞性から線維細胞性の半月体の形成を認める半月体形成性壊死性糸球体腎炎が典型像である．

半月体形成の始まりは，糸球体内皮細胞の障害による血管壁の破綻であり，好中球その他の炎症細胞から放出されたサイトカイン，ケモカインによる場合，抗糸球体基底膜抗体の沈着による場合，免疫複合体の沈着による場合に大別される．Bowman 腔内に析出したフィブリンは，さらなるマクロファージの Bowman 腔内への浸潤とマクロファージの増殖をきたす（❷❹上）．

このような管外増殖性変化の結果，Bowman 腔に 2 層以上の細胞層が形成されるものが半月体である（❷❹右）．このような半月体の形成を多数の糸球体で認める．したがって細胞性半月体を構成する細胞は上皮細胞が主体であるが，血管破綻の病初期にはマクロファージなどの比率が高いことが知られている．

疫学

半月体形成性壊死性糸球体腎炎は蛍光抗体法による糸球体での免疫グロブリン（主として IgG）の沈着パターンから，免疫グロブリンの沈着を認めない pauci-immune 型，線状（linear）型，顆粒状（granular）型の 3 種類（❷❺）に分類される．その比率は，わが国の RPGN 症例の全国調査からは 10：1：0.7 であった．❷❻にわが国の RPGN の病型頻度を示す．

臨床症状

RPGN の症状は全身倦怠感，食欲不振，発熱，上気

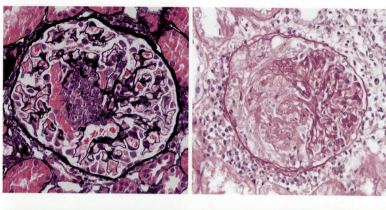

㉔ 糸球体の半月体
左：係締壁のフィブリノイド壊死と糸球体係締の破綻．
右：細胞性半月体の形成．

 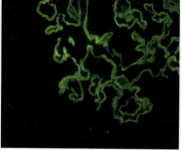 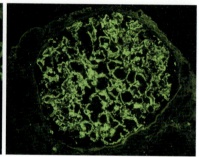

㉕ 半月体形成性糸球体腎炎の糸球体蛍光抗体法所見
左：pauci-immune型，中：線状型，右：顆粒状型．

道炎症状，体重減少，悪心・嘔吐，関節痛・筋肉痛などの非特異的症状が大半である．

検査

尿所見では，血尿は必発，時に肉眼的血尿を認め，蛋白尿は軽度からネフローゼレベルまでさまざまである．炎症所見としてのCRP高値，赤沈の亢進を認める．正球性正色素性貧血を認め，その程度は腎機能の割に高度のことが多い．腎のサイズは正常から軽度腫大している．

①血尿，蛋白尿，円柱尿などの腎炎性尿所見，②血清クレアチニンを元にした推算糸球体濾過値（eGFR）が60 mL/分/1.73 m² 未満，③CRP高値や赤沈亢進などの炎症所見を同時に認める，以上の3検査所見を同時に認めた場合，RPGNを疑い，腎生検などの腎専門診療の可能な施設へ紹介する．

中高齢者で最近発症したことが明らかな検尿異常についても，注意が必要である．

診断

RPGNの確定診断には，数週から数か月の経過で急速に腎不全が進行していること，血尿，腎炎性尿所見を認めること，の2項目を同時に満たすことの確認が必要である．急速な腎機能の低下の目安として3か月以内に30％以上のeGFRの低下としている．RPGNと診断された場合には速やかに病型診断を行い，治療を開始する．

予後

RPGNの予後は，近年の早期発見，早期治療開始の効果により改善を認めている．

ANCA関連RPGN

概念

- RPGNの腎生検を実施したなかでその約56％がこの型のRPGNである．
- 血液中に抗好中球細胞質抗体（anti-neutrophil cytoplasmic antibody：ANCA）が陽性となり，腎生検ではpauci-immune型を示す．
- 腎限局性血管炎（renal limited vasculitis：RLV）やMPA，GPA（多発血管炎性肉芽腫症）などが主な病型である．
- ANCA陽性例のなかではMPO-ANCAが95％以上を占める．

病因

ANCAは，スライドグラス上に好中球をエタノール固定すると同じ抗体が核の周囲に染まる抗体（P-ANCA）（㉗a）と，細胞質に染まる抗体（C-ANCA）（㉗b）に分かれる．RLVやMPAが前者，GPAが後者に特異的に陽性となる．P-ANCAの標的抗原はミエロペルオキシダーゼ（MPO）であり，C-ANCAの

㉖ わが国の RPGN の病型頻度

	症例頻度 (%)	性差 男：女	平均年齢± SD
一次性			
半月体形成性糸球体腎炎			
抗 GBM 抗体型半月体形成性糸球体腎炎	4.6	1：1.19	55.34 ± 18.24
免疫複合体型半月体形成性糸球体腎炎	2.0	1：0.84	55.14 ± 20.12
pauci-immune 型	42.0	1：1.07	64.29 ± 14.41
混合型半月体形成性糸球体腎炎	1.7	1：1.58	59.32 ± 18.72
分類不能	1.6	1：0.86	60.73 ± 20.97
半月体形成を伴う糸球体腎炎	0.0		
膜性増殖性糸球体腎炎	0.8	1：0.15	59.80 ± 24.42
膜性腎症	0.3	1：0.67	44.20 ± 24.86
IgA 腎症	2.4	1：0.37	44.14 ± 21.28
非 IgA 型メサンギウム増殖性糸球体腎炎	0.5	1：0.75	52.88 ± 21.33
その他の一次性糸球体腎炎	0.2	1：0.50	41.33 ± 33.38
全身性			
抗 GBM 抗体病（肺出血を伴う）	1.5	1：0.80	60.70 ± 15.31
SLE	3.7	1：2.14	39.17 ± 16.53
GPA	2.6	1：0.67	51.58 ± 17.61
MPA	19.4	1：1.21	66.24 ± 12.94
その他の壊死性血管炎	0.8	1：1.14	60.07 ± 17.70
IgA 血管炎	2.0	1：0.89	47.14 ± 24.52
クリオグロブリン	0.7	1：2.00	58.42 ± 16.63
関節リウマチ	1.4	1：3.00	60.21 ± 12.98
悪性腫瘍	0.2	1：0.50	61.33 ± 4.04
その他の全身性疾患	2.3	1：3.44	48.75 ± 20.25
感染症			
溶連菌感染後糸球体腎炎	0.6	1：0.67	49.20 ± 26.53
感染性心内膜炎，シャント腎炎	0.3	1：1.00	50.14 ± 22.70
C 型肝炎ウイルス	0.1	1：0.00	68.00 ± 0.00
その他	1.1	1：0.11	57.65 ± 14.71
薬剤性	0.6	1：1.50	60.40 ± 15.86
その他	1.0	1：1.43	49.00 ± 25.96
不明	5.6	1：1.26	62.32 ± 18.37
全体	100.0	1：1.09	

MPA：顕微鏡的多発血管炎，GPA：多発血管炎性肉芽腫症.

標的抗原はプロテイナーゼ 3（PR3）である．好中球から放出された MPO や PR3 と ANCA が反応し，血管炎が惹起されるといわれる．

病理

ANCA 関連 RPGN では，同時多発的に糸球体係蹄壁のフィブリノイド壊死をきたし，その破綻をきたす部位が，末梢のみでなく，血管極に近接した部位，さらには尿細管周囲毛細血管にも病変が波及する．

疫学

RPGN のうち，ANCA 関連が全体の約 56 ％以上を占め，最も多い病型である．男女比は 1：1.01 で女性に若干多く，RPGN 全体の発症時年齢は平均 60.6 歳であるが，ANCA 関連 RPGN では平均年齢が 65 歳を超えるなど，高齢者に多い．

臨床症状

RPGN の一般的な症状に加え，血管炎による合併症として紫斑，皮膚潰瘍，多発性単神経炎によるしびれ，運動麻痺などの神経症状，関節痛などがみられることが多い．

肺病変も合併することが多く，咳嗽，血痰，呼吸困難などを認めることがある．間質性肺炎の合併がある場合，下肺野を中心に湿性ラ音を聴取する．

検査

ANCA のサブクラスでは，95 ％以上が MPO-ANCA 陽性であり，PR3 -ANCA 陽性例は 5 ％前後である．

胸部単純 X 線像の異常を 23.1 ％の患者に認める．主な異常としては間質性肺炎像や肺胞出血であり，肺 CT 検査が病変の評価には有用である．

診断

腎生検と血清マーカー検査や他臓器病変の評価により二次性を含めた病型の診断を行う．

経過・予後

MPO-ANCA 陽性例では，6 か月腎生存率が，1998

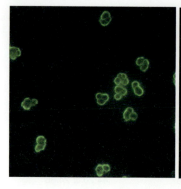
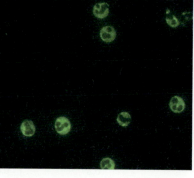

㉗ 抗好中球細胞質抗体（ANCA）の蛍光抗体法所見
左：P-ANCA，右：C-ANCA．

年以前 74.3％から 1999〜2001 年 87.4％，2002 年以降 85.7％と改善している．また，6 か月生存率は，1998 年以前 75.6％，1999〜2001 年 81.7％，2002 年以降 85.9％で改善している．しかしながら，死亡患者の死亡原因としては，感染症によるものがいまだ過半数を占め，日和見感染には引き続き十分な注意が必要である．

[治療]
　治療の基本は副腎皮質ステロイドと免疫抑制薬による免疫抑制療法である．高度の炎症所見や多臓器の病変を伴う場合には，メチルプレドニゾロンの大量静注（パルス）療法が行われる．若年の患者で難治例にはシクロホスファミドの併用を考慮する．また近年ではシクロホスファミドに代わり，同等の効果のあるリツキシマブが併用されることがある．
　治療抵抗例，副作用などにより十分な免疫抑制療法を行えない場合，肺出血合併例には，血漿交換療法が行われる．血漿交換療法は，診断時に高度腎不全例に対し，透析離脱に効果があるといわれる．
　また，治療に伴う副作用対策として，感染症併発に細心の注意をはらう．大半の免疫抑制薬は，腎不全患者に使用すると感染症併発だけでなく，高度の骨髄抑制を招くことがあり，必要最低限の使用にとどめる．

抗 GBM 抗体病

[概念]
- 血液中の抗糸球体基底膜（glomerular basement membrane：GBM）抗体が陽性で，肺出血を合併する RPGN は第一報告者にちなんで Goodpasture 症候群と呼称されてきた．肺出血を認めない場合を含め，抗 GBM 抗体による疾患として認識されている．
- 原因抗原としては，Ⅳ型コラーゲンの NC1 ドメインの限られた部位が標的抗原であることが明らかとなっており，MHC クラスⅡ抗原との関係も明瞭となっている数少ないヒトの自己免疫疾患である．
- RPGN のなかでも腎機能の悪化スピードは速く，高度の炎症を伴い，いまだ腎予後はきわめて不良である．

[病因]
　抗 GBM 抗体の産生には，外部の環境因子と遺伝的素因の双方が関与する．外部環境因子としては細菌やウイルスによる感染，毒素への曝露，腎結石の砕石術後，尿路閉塞，腎虚血，腎癌などがあげられ，これらの刺激により GBM の構造が破壊され，本来表面にない標的抗原が露出され，抗体産生がなされると考えられている．

[疫学]
　人口 100 万人あたり約 0.5 人の発症率であり，まれな腎炎とされている．性差はほぼ同じかやや女性に多い．最近は，高齢者で抗 GBM 抗体陽性の患者が増加している．

[臨床症状]
　腎病変初発型 1/3，肺出血初発型 1/3，両者併発型，いわゆる Goodpasture 症候群が 1/3 とされている．
　約半数の症例で急性上気道炎や感冒様症状などの先行感染が，発症直前ないしは発症 1〜2 週間前に認められる．
　RPGN の一般的症状に加え，肺病変を合併する場合は，血痰，喀血などの肺出血や咳嗽などの呼吸器症状が認められる．多くの場合，呼吸器症状は数週から数か月，腎症状に先行して認められる．大量の肺出血では急速な呼吸不全を認め，呼吸管理が必要とされることがある．

[診断]
　血清学的検査にて抗 GBM 抗体が検出され，組織学的に IgG の係蹄壁への線状沈着を伴う半月体形成性糸球体腎炎を抗 GBM 抗体病と診断できる．

[経過・予後]
　抗 GBM 抗体病は，腎および生命予後ともに近年の継続調査においてもほとんど改善がなく依然として予後不良な疾患であり，疾患知識の普及，診療体制構築，

標準的治療法の徹底，新たな治療法開発へのさらなる努力が必要である．

治療

　副腎皮質ステロイドを中心とした免疫抑制療法および血漿交換療法を組み合わせた強固な治療が必要である．末期腎不全に対する透析療法，呼吸不全に対する酸素投与や呼吸管理などの対症療法が施行される．

免疫複合体型

概念

● 免疫複合体型の大半は，原発性糸球体腎炎やループス腎炎などに続発した半月体形成性糸球体腎炎で，いわゆる一次性半月体形成性糸球体腎炎のなかではきわめて限られたものである．

● 蛍光抗体法では，糸球体係蹄壁ならびにメサンギウム領域に顆粒状の免疫グロブリンの沈着を認める．

病因

　免疫複合体の末梢係蹄壁への沈着により，他の半月体形成と同様の機序により糸球体係蹄壁のフィブリノイド壊死をきたし，半月体形成へと進む．病因は免疫複合体型 RPGN をきたす各原疾患による．

検査

　ループス腎炎やクリオグロブリン血症などでは，補体の低下やさまざまな自己抗体を血液中に認める．一方，このような自己抗体を認めないものの糸球体に免疫複合体を認める場合もある．その他，各原疾患による特異的な検査所見が存在する．

治療

　副腎皮質ステロイドを中心とした免疫抑制療法が行われる．具体的な治療法は，各原疾患の治療法に準拠する．

（山縣邦弘）

◉文献

1) Koyama A, et al：A nationwide survey of rapidly progressive glomerulonephritis in Japan：etiology, prognosis and treatment diversity. *Clin Exp Nephrol* 2009；13：633.
2) Yamagata K, et al：ANCA-associated systemic vasculitis in Japan：clinical features and prognostic changes. *Clin Exp Nephrol* 2012；16：580.

メサンギウム増殖性糸球体腎炎
mesangial proliferative glomerulonephritis

　原発性のメサンギウム増殖性糸球体腎炎は，糸球体に IgA 沈着を認める IgA 腎症（IgA nephropathy）と，認めない非 IgA メサンギウム増殖性糸球体腎炎（non IgA mesangial proliferative glomerulonephritis）に分

けられるが，前者が大部分を占める．後者では，病態や疫学に不明な点も多く，さらに軽症あるいは早期の IgA 腎症を観察している可能性も議論されている．本項では，IgA 腎症を主に解説する．

IgA 腎症　IgA nephropathy

概念

● 1968 年フランスの病理学者 Jean Berger によって初めて報告された原発性糸球体腎炎．Berger 病ともいわれる．

● 疾患定義は，メサンギウム領域を中心に IgA が優位に沈着する慢性のメサンギウム増殖性変化を呈する糸球体腎炎，とされる．

疫学

　わが国における発見転機は，健診や他疾患で受診した際に偶然認められた血尿（chance hematuria）が半数以上を占め，血尿は発症および活動期の必発所見と考えられる．わが国を含む東アジア人における高い疾患感受性が指摘されており，わが国の原発性糸球体腎炎における IgA 腎症の割合は 3〜5 割と非常に多いと考えられている．わが国の発症のピークは，20 歳前後と 40 歳代前半で，やや男性が多いとされる．発見当初の報告と異なり，予後不良の疾患であることが判明し，2015 年 1 月よりわが国では指定難病の一つになっている．

病因

　病因はいまだ十分解明されていないが，IgA 腎症患者では血中に IgA1 分子のヒンジ部に異常糖鎖修飾（ガラクトース欠損）を呈する糖鎖異常 IgA（GdIgA1）ならびに GdIgA1 を認識する内因性自己抗体とそれによる免疫複合体が上昇しており，それらの血中濃度は腎予後や活動性と相関している．また，GdIgA1 の糸球体沈着は疾患特異性が高いことも証明され，現在では GdIgA1 およびその免疫複合体の糸球体沈着が腎炎を直接惹起しているとする「multi hit theory」仮説が広く支持されている．ちなみに，糸球体 IgA 沈着を呈するループス腎炎，リウマチ性疾患腎疾患，肝性腎炎などでは GdIgA1 は認められない．しかし，IgA 血管炎（紫斑病性腎炎）では GdIgA1 が糸球体に染色されることから，IgA 腎症と IgA 血管炎はきわめて類似した病態を共有していることが示唆されている．

　糖鎖異常 IgA の産生の詳細な機序はいまだ不明であるが，口蓋扁桃を中心とした上気道粘膜における外来抗原を介した自然免疫系の異常活性化の関与が議論されている．一方で，ヒンジ部糖鎖修飾にかかわる酵素活性の偏りがアジア人において示唆され，アジア人の IgA 腎症に対する疾患感受性は遺伝的にも規定されている可能性が高い．

病理

免疫組織学的には，メサンギウム領域を中心にIgA1と補体C3の高度な顆粒状沈着を認める（㉘）．症例によって，IgGやIgMの共沈着が確認される．

光顕では，糸球体にびまん性にメサンギウム細胞増殖（1 tuftあたり4つ以上）と，メサンギウム基質の増生・拡大を伴うメサンギウム増殖性糸球体腎炎像を認める．PAS染色陽性の半球体状沈着物（hemispherical body）を，パラメサンギウム領域によく観察される（㉙）．このほかに，糸球体係蹄とBowman囊との癒着や，半月体形成などを認める．糸球体病変は，発症からの時間経過や炎症所見の程度などにより変化し，進行すると基質の増加が目立つ全節性あるいは分節性の硬化性糸球体病変が増加する．さらに，中等度〜高度尿蛋白の持続により尿細管間質の線維化や萎縮が進行する．糸球体および尿細管間質における硬化病変・線維化病変の程度は腎予後と相関する．

電顕では，IgA沈着箇所と一致して高電子密度の沈着物（electron dense deposit）が観察される（㉚）．また，糸球体基底膜の菲薄化（thin basement membrane）といった炎症後の二次的な変化も認める．

臨床症状

重症度により発症当初からネフローゼ症候群や大量の蛋白尿を呈する症例があるが，大部分は顕微鏡的血尿で発症したのちに徐々に尿蛋白の合併を呈することが多い．糸球体血尿であるため，変形赤血球や赤血球円柱などの沈渣を高頻度に認める．感冒などの上気道感染後に異常尿所見や腎機能が増悪することが多く，症例によっては感染数日後に肉眼的血尿（ピンク〜コーラ色）を認めるのが特徴である．しかし，肉眼的血尿を経験するIgA腎症患者は全体の約3割程度とされる．まれに合併するネフローゼ症候群により強い浮腫を呈する場合や，肉眼的血尿を呈する場合以外には自覚症状に乏しく，発症後は定期的な尿検査などをしないと不顕性のまま腎不全に進行してしまう場合がある．わが国では厚生労働省進行性腎障害に関する調査研究班IgA腎症分科会により，尿蛋白の程度と

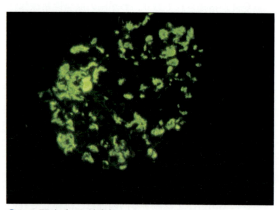

㉘ IgA腎症（IgA染色）

（富野康日己：メサンギウム増殖性糸球体腎炎．藤田敏郎〈編〉．内科学書，改訂第8版．Vol 3．東京：中山書店；2013．p.459．図95．）

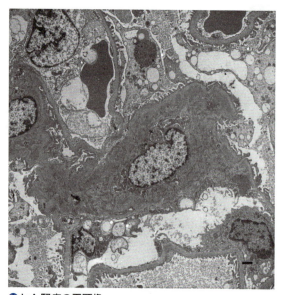

㉚ IgA腎症の電顕像

（富野康日己：メサンギウム増殖性糸球体腎炎．藤田敏郎〈編〉．内科学書，改訂第8版．Vol 3．東京：中山書店；2013．p.459．図97．）

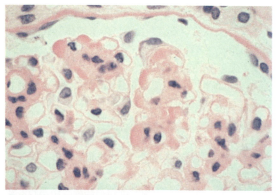

㉙ IgA腎症の光顕像（PAS染色）

（富野康日己：メサンギウム増殖性糸球体腎炎．藤田敏郎〈編〉．内科学書，改訂第8版．Vol 3．東京：中山書店；2013．p.459．図96．）

㉛ 臨床的重症度分類

臨床的重症度	尿蛋白（g/日）	eGFR（mL/分/1.73 m^2）
C-Grade I	< 0.5	—
C-Grade II	0.5 ≦	60 ≦
C-Grade III		< 60

（松尾清一ほか：IgA腎症診療指針—第3版—．日本腎臓学会誌 2011；53：123．）

㉜ 組織学的重症度分類

組織学的重症度	腎予後と関連する病変*を有する 糸球体/総糸球体数	急性病変のみ	急性病変＋慢性病変	慢性病変のみ
H-Grade I	0～24.9％	A	A/C	C
H-Grade II	25～49.9％	A	A/C	C
H-Grade III	50～74.9％	A	A/C	C
H-Grade IV	75％以上	A	A/C	C

*急性病変（A）：細胞性半月体（係蹄壊死を含む），線維細胞性半月体.
慢性病変（C）：全節性硬化，分節性硬化，線維性半月体.
（松尾清一ほか：IgA腎症診療指針—第3版—. 日本腎臓学会誌 2011；53：123.）

eGFR をもとにした臨床的重症度分類が提唱されている（㉛）.

検査・診断・鑑別診断

疾患定義から確定診断には，腎生検による組織診断を要する. 組織診断前のスクリーニングとして，血尿の存在や IgA と C3 比（IgA/C3）＞3 は，IgA 腎症を推測する有用な所見である. ちなみに，IgA 腎症患者では有意な血清補体価の低下は認めず，血清 IgA 値が基準値を超える（315 mg/dL 以上）患者は，全体の3～4割にすぎない. 血尿＋蛋白尿の腎炎様尿所見異常を呈し，糸球体に IgA が沈着する鑑別すべき疾患としては全身性エリテマトーデス（SLE），慢性肝炎や肝硬変および関節リウマチなどに伴う糸球体腎炎（二次性 IgA 腎症），IgA 血管炎（紫斑病性腎炎）などがあげられるが，原発性 IgA 腎症との鑑別には上述のように GdIgA1 の糸球体染色性が有用である.

経過・予後

本疾患は，未治療の場合20年の経過で約4割の患者が腎機能を廃絶する予後不良の難病の一つである. 発症から長年にわたる経過（腎不全まで約20年）で，緩徐に進行する症例が多い. 厚生労働省進行性腎障害に関する調査研究班 IgA 腎症分科会の行った日本人の IgA 腎症患者を対象にした検討では，予後不良因子として臨床的には尿蛋白の程度や診断時の eGFR（臨床的重症度）（㉛）があげられ，病理学的には半月体および糸球体硬化病変の程度（組織学的重症度）（㉜）があげられた. 尿蛋白の程度は，日本人の場合0.5 g/日以上の持続が予後と相関する. 透析導入リスクは，この臨床的重症度と組織学的重症度による層別化で判断される（㉝）. このほか，他の腎疾患同様に高血圧の程度も，予後不良因子として考えられる.

治療

厚生労働科学研究費補助金（難治性疾患等政策研究事業）難治性腎疾患に関する調査研究の調査に基づくガイドラインでは，既存の主にランダム化並行群間比較試験の研究報告に基づき主要な治療介入は，㉞に示すようなレニン-アンジオテンシン（RA）系阻害薬，副腎皮質ステロイド，免疫抑制薬，口蓋扁桃摘出術＋

㉝ IgA 腎症患者の透析導入リスクの層別化

		組織学的重症度		
		H-Grade I	H-Grade II	H-Grade III + IV
臨床的重症度	C-Grade I	低リスク	中等リスク	高リスク
	C-Grade I	中等リスク	中等リスク	高リスク
	C-Grade II	高リスク	高リスク	超高リスク

低リスク群：透析療法に至るリスクが少ないもの*[1]
中等リスク群：透析療法に至るリスクが中程度あるもの*[2]
高リスク群：透析療法に至るリスクが高いもの*[3]
超高リスク群：5年以内に透析療法に至るリスクが高いもの*[4]
（ただし，経過中に他のリスク群に移行することがある）
後ろ向き多施設共同研究からみた参考データ
*[1] 72例中1例（1.4％）のみが生検後18.6年で透析に移行
*[2] 115例中13例（11.3％）が生検後3.7～19.3（平均11.5）年で透析に移行
*[3] 49例中12例（24.5％）が生検後2.8～19.6（平均8.9）年で透析に移行
*[4] 34例中22例（64.7％）が生検後0.7～13.1（平均5.1）年で，また14例（41.2％）が5年以内に透析に移行
（松尾清一ほか：IgA 腎症診療指針—第3版—. 日本腎臓学会誌 2011；53：123.）

ステロイドパルス併用療法（扁摘パルス療法），抗血小板薬などを推奨している. 厚生労働省進行性腎障害に関する調査研究班 IgA 腎症分科会によりわが国で最初の行われたランダム化比較試験の結果，扁摘パルス療法がステロイドパルス単独療法より尿蛋白減少効果に優れていると報告された. しかし，尿所見の正常化率では十分な結果が得られなかったため，現段階でエビデンスレベルは「グレード C」にとどまっている. 一方で，扁摘パルス療法はわが国では広く行われており，良好な成績を示している. 扁摘パルス療法の有用性については，厚生労働科学研究費補助金（難治性疾患等政策研究事業）難治性腎障害に関する調査研究班で現在進行中の前向きおよび後ろ向き研究での解析結果が待たれている.

上記以外に，腎機能障害の程度や合併症に応じて体重管理，禁煙，減塩，血圧・血糖・脂質管理を行う.

（鈴木祐介）

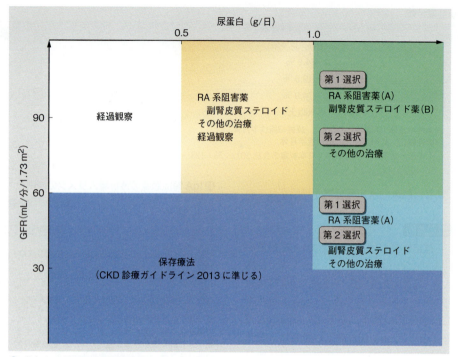

❹ 成人 IgA 腎症の腎機能障害の進行抑制を目的とした治療介入の適応（主にランダム化並行群間比較試験の結果に基づいた検討）

本図は，主にランダム化並行群間比較試験の結果に基づいて，しばしば対象患者の包含・除外基準に含まれている腎機能と尿蛋白量に注目して作成された治療介入の適応である．実際の治療では，腎機能と尿蛋白に加えて，腎病理組織学的所見や年齢なども考慮して，上記治療介入の適応を慎重に判断すべきである．
（丸山彰一〈監〉：エビデンスに基づく IgA 腎症診療ガイドライン 2017．東京：東京医学社；2017．）

微小変化型ネフローゼ症候群
minimal change nephrotic syndrome（MCNS）

概念
- 腎生検の光学顕微鏡で明らかな変化を呈さずにネフローゼ症候群をきたすものをいう．
- 小児領域の一次性ネフローゼ症候群の大多数を占めるのみならず，成人の一次性ネフローゼ症候群の約 40％を占める重要な疾患である．

病理・病態生理
病理組織学的には光学顕微鏡で糸球体に明らかな変化が認められず，蛍光抗体法では免疫グロブリンや補体の特異的沈着は認められない．一方，電子顕微鏡で糸球体足細胞の足突起のびまん性消失・平坦化が認められることがほぼ唯一の特徴となる（❺）．

糸球体の蛋白透過性亢進の機序として，T 細胞の機能異常が想定されている．この理由として，本症候群が気管支喘息やアトピー性皮膚炎を有する患者に多くみられ，IgE が関与する I 型アレルギーとの関連性が指摘されていることや，細胞性免疫を変化させるグルココルチコイドや免疫抑制薬が奏効することがあげられる．また，近年では抗 CD20 モノクローナル抗体で

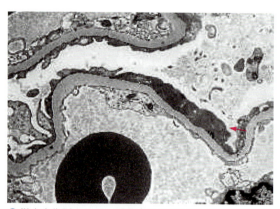

❺ 微小変化型ネフローゼ症候群（MCNS）の電子顕微鏡所見
矢印で示すような足突起の消失・平坦化がびまん性に認められる．

あるリツキシマブが本症候群の再発抑制に有効であることが示されており，少なくとも再発の機序に B 細胞が関与している可能性も提唱されている．

多くは一次性であるが，薬剤（非ステロイド性抗炎症薬・抗菌薬・リチウムなど），悪性腫瘍（Hodgkin リンパ腫など），感染症（梅毒・結核・マイコプラズマ感染症など）に続発することもある．

疫学

腎臓病総合レジストリー（Japan Kidney Disease Registry：J-KDR）のデータによると，MCNSは一次性ネフローゼ症候群の原疾患のなかで約40％を占めている．この分布は年齢によって差があり，若年層では60％以上，特に未成年層では約80％を占めるが，60歳以上の層では20％程度となる．

臨床症状

ネフローゼ症候群の主症状は細胞外液貯留によるものであり，圧痕性浮腫が代表的である．初発時には急速に出現・増悪する全身浮腫や体重増加で気づかれることが多い．

発症に先行して上気道炎症状・アレルギー様症状が生じていることがあり，病態と関連する可能性が指摘されている．

検査所見・診断

成人ネフローゼ症候群の診断には，1日3.5g以上（または随時尿で3.5g/gCr以上）の蛋白尿と血清アルブミン3.0g/dL以下の低アルブミン血症（血清総蛋白量6.0g/dL以下も参考になる）が必須である．また，浮腫や脂質異常症は重要な参考所見である．MCNSではこの診断基準を満たしつつ，急激な発症・高度の蛋白尿といった臨床的特徴がみられるが，高分子量の蛋白の排泄は比較的少なく，蛋白尿の選択性は高い（トランスフェリンとIgGの尿中クリアランスの比である尿蛋白の選択指数〈selectivity index〉が0.20未満となる）．顕微鏡的血尿もまれではなく，約20〜30％の症例で認められる．

治療

MCNSの治療には，まずステロイド（グルココルチコイド）が用いられる．初期治療量としてプレドニゾロン0.8〜1mg/kg体重/日（最大60mg）相当で開始し，寛解後1〜2週間持続して同量を投与した後，2〜4週ごとに5〜10mgずつ漸減する．5〜10mgに達したら再発をきたさない最小量で1〜2年程度維持した後に中止する．概して治療反応は良好であり，日本ネフローゼ症候群コホート研究では，平均4年程度の観察期間において，完全寛解率は94.8％となっている．腸管浮腫により経口ステロイドの吸収が不良であると想定される場合には，ステロイドパルス療法や静注ステロイド投与が試みられるが，経口ステロイド投与との優劣については明らかではない．

ステロイド抵抗性（十分量のステロイドのみで治療して1か月後の判定で完全寛解または不完全寛解I型［尿蛋白1.0g/日またはg/gCr未満］へ至らない場合）や頻回再発型（6か月で2回以上再発する場合），ステロイド依存性（ステロイド減量または中止後再発を2回以上繰り返すためにステロイドを中止できない場合）などの難治例に対しては，シクロスポリンなどの免疫抑制薬の併用が勧められる．なお，近年は小児期発症の頻回再発型もしくはステロイド依存性のネフローゼ症候群に対してリツキシマブの再発抑制効果が示され，保険収載されている．

経過・予後

上記の通り，MCNSではステロイド治療に対する感受性が高く，2〜3週以内に完全寛解へ至る例が多い．一方でステロイド減量による再発率も30〜70％と高頻度である．頻回再発型やステロイド依存性に陥る症例も多く，ステロイドの積算投与量が多くなることによる種々の副作用が臨床的に重要な問題点である．特に高齢患者では感染症の合併により致命的となる例もあり，注意が必要である．また，一部の患者で急性腎障害をきたすこともあるが，このリスクが高いのは高齢者，高血圧合併患者，あるいは蛋白尿や低アルブミン血症の程度の強い患者である．

巣状分節性糸球体硬化症
focal segmental glomerulosclerosis（FSGS）

概念

- ●FSGSという病名は，一部の糸球体（focal：巣状）に限局した（segmental：分節性）硬化という病理組織学的特徴を表す用語に由来している．
- ●本症はMCNSと同様の発症様式・臨床像をとりながら，しばしばステロイド抵抗性の経過をたどり，最終的に末期腎不全へ至りうる難治性ネフローゼ症候群の代表的疾患である．
- ●病因が不明である一次性FSGSと，糸球体過剰濾過に対する適応反応や薬剤の副作用として発症する二次性FSGSとが存在する．

病理・病態生理

光学顕微鏡では，糸球体の一部に認められる分節性硬化が特徴的である（❸❻）．免疫組織化学染色においては硬化部位にIgM，C3の塊状の沈着が認められる．この沈着は非特異的沈着と考えられるが，診断上有用である．電子顕微鏡所見として，広範な足突起の消失・平坦化のほか，Bowman腔に無数に突出する足細胞の小突起（microvilli）の増加や，足細胞の剥離が観察される場合がある．本疾患は病埋組織学的に5つの亜型（collapsing variant，tip variant，perihilar variant，cellular variant，NOS〈not otherwise specified〉）に分類される（Columbia分類）．

本症の病態の中心には，さまざまな原因により惹起される足細胞障害があると考えられており，足細胞障害の原因と機序に関する研究が続けられている．

一次性FSGSの病態は現時点で不明であるが，移植後早期再発が多く認められる点から，少なくとも一部

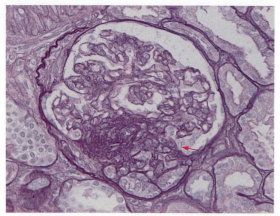

❸⑥ 巣状分節性糸球体硬化症（FSGS）の光学顕微鏡所見（PAS染色）
一部の糸球体に分節性硬化（矢印）が認められる．

に何らかの液性因子が関与している可能性が想定されている．

　二次性FSGSの原因としては，ウイルス（HIV，パルボウイルスB19など），薬剤（ヘロイン，リチウム，ビスホスホネートなど），悪性腫瘍（リンパ腫），機能性ネフロン減少に対する適応反応（oligonephronia，超低出生体重児，腎形成不全など），その他の血行動態に対する適応反応（急性または慢性の血管閉塞機序，肥満，筋肉量の増加など）があげられる．

　一方で近年，家族性FSGSの家系から変異遺伝子が次々と同定されており，これらの中には細胞の形態維持や濾過障壁としての機能に関連する分子をコードしているものも多く，これらに関する研究を通じてFSGSのより詳細な病態が明らかになりつつある．

疫学

　J-KDRのデータによると，一次性ネフローゼ症候群の原疾患のうち，FSGSの占める割合は約10％である．従来FSGSは若年層に多い疾患であるとされてきたが，20〜30歳代および60〜70歳代に二峰性のピークがあり，高齢者層にも少なくないことが示されている．

臨床症状

　一次性FSGSの発症様式はMCNSと同様，急性かつ高度のネフローゼ症状を呈することが多く，その鑑別には腎生検による病理組織学的所見が必要である．

検査所見・診断

　ネフローゼ症候群のなかでも高度な蛋白尿と低アルブミン血症をきたすことが多い．ただしMCNSと異なる点として，蛋白尿が低選択性（selectivity index >0.20）であることが多く，約半数の患者に顕微鏡的血尿が認められ，約20％の患者では高血圧を伴う．

治療

　初期治療としてはプレドニゾロン1mg/kg体重/日程度の経口投与を少なくとも2〜4週間行う．ただし，MCNSと異なり，経口ステロイド療法の寛解導入率は20〜50％台とされる．全身浮腫が著明な例で腸管浮腫に伴う吸収不良が想定される症例では，ステロイドの経静脈的投与やステロイドパルス療法を考慮してもよい．

　高用量ステロイドを長期に投与するため，感染症や糖尿病発症リスク，ステロイド骨粗鬆症やステロイド精神病などの副作用には十分注意する必要がある．

　ステロイド抵抗例ではシクロスポリンを併用する．シクロスポリンの投与に際しては，血中濃度をモニターしながら投与量を調整する．また，治療抵抗性のFSGSで高LDLコレステロール血症を伴う場合，LDLアフェレーシスが有効な症例もみられるため，その実施が検討される．

　頻回再発例・ステロイド依存を示す症例に対しては，シクロスポリンやシクロホスファミドの併用投与が有効である可能性がある．

経過・予後

　わが国のアンケート調査の解析によると，FSGS 278例の腎生存率は5年で85.3％，10年で70.9％，20年で43.5％とほぼ直線的な低下を示し，予後不良であることが明らかになった[3]．また，米国の前向き研究において，Columbia分類の組織亜型のうちcollapsing variantは3年後末期腎不全進行率が47％と不良であったのに対し，tip variantのそれは7％であり，予後良好であった[4]．わが国のFSGS患者の組織亜型ごとの予後については，まだデータが十分ではない．また，本症の特徴として，腎移植後早期に再発がみられる点があげられる．これは本症の病態に何らかの液性因子が関与している可能性を示唆しているが，現時点でこの液性因子は同定されていない．

膜性腎症
membranous nephropathy（MN）

概念
- 中高年に生じる一次性ネフローゼ症候群の原疾患として頻度の高い疾患である．
- 糸球体基底膜上皮下への免疫複合体沈着により生じる．

病理・病態生理

　MNは，腎糸球体係蹄において糸球体足細胞の基底膜側に抗原・抗体・補体から成る免疫複合体がびまん性に沈着する糸球体疾患である．沈着した免疫複合体による足細胞障害が契機となって糸球体濾過障壁の中心をなすスリット膜構造が破綻し，高度な蛋白尿が惹起される．本症は病因の観点から，従来は原因不明と

されていた一次性 MN と, 悪性腫瘍・自己免疫疾患・薬剤・感染症などを原因として生じる二次性 MN（㊲）とに分類される. 近年, 一次性 MN の原因抗原として M 型ホスホリパーゼ A2 受容体（M-type phospholipase A2 receptor：PLA2R）とトロンボスポンジン 1 型ドメイン含有 7A（thrombospondin type-1 domain containing 7A：THSD7A）が報告され, 一次性 MN と診断された日本人患者における自己抗体陽性率はそれぞれ 50 ％強および 5 ％強程度とされている. 病理組織学的には, 典型例では光学顕微鏡・PAM 染色で糸球体基底膜のスパイク形成（㊳a）や bubbling が観察されるが, 初期病変はその判別が難しいこともある. 蛍光抗体法では糸球体係蹄壁に沿って IgG の顆粒状沈着が認められる（㊳b）. 一次性と二次性の鑑別として, IgG サブクラスの検討が有用であり, 一次性では IgG4 が優位であるのに対して, 二次性ではそれ以外のサブクラスが主体となる.

疫学

J-KDR の解析では, 一次性ネフローゼ症候群の約 40 ％が MN であるが, 65 歳以上の一次性ネフローゼ症候群患者 718 人中, MN は 365 人（50.8 ％）で最多であった. また, J-KDR から抽出した MN 813 例についての検討では, 平均年齢は 62.2 歳であり, 一次性 MN が 633 例（77.9 ％）, 二次性 MN が 180 例（22.1 ％）という内訳であった.

臨床症状・検査所見

蛋白尿優位の尿所見異常を呈し, 約 70 ％はネフローゼ症候群の診断基準を満たすとされる. 一般に発症様式は急速ではなく, 浮腫があまり目立たない例もある. ネフローゼ症候群一般の合併症として重要な深部静脈血栓症・腎静脈血栓症は, 特に MN 患者で発症するリスクが高い.

近年, 血清抗 PLA2R および抗 THSD7A 抗体の有無が MN の診断および一次性と二次性 MN の鑑別に有用であることが示唆されている. また, これらの抗体濃度は, 尿蛋白量と相関しながら尿蛋白量に先行して変動することが示され, 治療評価マーカーや再発予測マーカーとしての臨床応用に期待が寄せられている. しかし現時点で保険収載されておらず研究目的の測定に限定されている点, 両抗体あわせて一次性 MN の 55 ％程度の患者でしか陽性とならない点に注意が必要である.

治療

まず, 診断の時点で一次性と二次性の鑑別を行い, 二次性 MN については, その原因の除去に努める.

一次性 MN の場合, 従来わが国ではステロイド単独の経口投与が行われてきた. しかし, ステロイド単独療法がステロイド＋免疫抑制薬併用療法と同等また

は優れるというエビデンスには乏しい. このような状況をふまえ, わが国の「エビデンスに基づくネフローゼ症候群診療ガイドライン 2017」ではステロイドとシクロスポリンの併用を強く推奨する一方で, ステロイド単独療法も弱く推奨（提案）している. なお, 保険診療上, 免疫抑制薬の併用はステロイド治療に抵抗性を示す症例に限られるとされており, 注意が必要である.

MN 例の 30 ％には自然寛解がみられるため, 欧米のガイドラインではまず 6 か月の保存的治療が推奨されている. 一方, わが国の実臨床では約 90 ％の症例で 1 か月以内にステロイドを中心とした免疫抑制療法が開始されている.

また, 支持療法としてレニン・アンジオテンシン阻害薬の投与や, 浮腫コントロール目的に利尿薬の投与が行われるが, ネフローゼ症候群をきたす疾患のなかでも本症においては深部静脈血栓症や腎静脈血栓症など静脈系血栓症の合併頻度が高いため, 年齢や血栓性素因の有無, 静脈血栓症の既往など他のリスクも加味して, 血栓予防にヘパリンやワルファリンなどの抗凝固薬の投与も検討される.

経過・予後

約 20〜30 ％の症例で自然に蛋白尿が消失する自然寛解の経過をとる一方で, 日本人の MN 患者 949 人を対象とした後ろ向き調査によると, 腎生存率は診断後 5 年で 95.8 ％, 10 年 90.3 ％, 20 年 60.5 ％であり, 長期的予後はかならずしも良好とはいえない. 特に腎予後は蛋白尿の減少と強く関連しており, ネフローゼ症候群の状態が続くステロイド抵抗例では比較的高率に末期腎不全に至ることが示されている[5].

膜性増殖性糸球体腎炎
membranoproliferative glomerulonephritis（MPGN）

概念

● MPGN は糸球体係蹄壁肥厚と分葉化を伴うメサンギウム増生を呈する病理学的疾患概念である.

● 従来は電顕所見による I〜III 型および二次性 MPGN とに分類されていたが, 近年になって病態機序に基づく分類法が提唱されている.

病理・病態生理

糸球体係蹄壁の肥厚と分葉化を呈するメサンギウム増生所見が特徴的である. 管内への単球や好中球の浸潤もみられる. また, 必須所見ではないものの, 糸球体基底膜と内皮細胞の間へのメサンギウム間入（mesangial interposition）により生じる基底膜の二重化も重要な所見である（㊴）.

従来, 電子顕微鏡による高電子密度沈着物の沈着部位の特徴により I 型（内皮下およびメサンギウム領域

㊲ 膜性腎症の主な原因

一次性	M型ホスホリパーゼA2受容体（PLA2R） トロンボスポンジン1型ドメイン含有7A（THSD7A） 不明	
二次性	1. 感染症	ウイルス：B型肝炎ウイルス，C型肝炎ウイルス 寄生虫：マラリア原虫 細菌・スピロヘータ：溶連菌，*H. pyroli*，梅毒
	2. 薬剤	ブシラミン，ペニシラミン，金製剤，リチウム，NSAIDsなど
	3. 悪性腫瘍	固形癌（膀胱，乳房，肺，膵臓，前立腺，腎臓，大腸，胃など） 非Hodgkinリンパ腫
	4. 全身性免疫複合体病	SLE，MCTD，Sjögren症候群，関節リウマチ，橋本病 ANCA関連血管炎など
	5. 同種抗原型	中性エンドペプチダーゼ（NEP） 移植腎，同種骨髄移植
	6. その他	PN，サルコイドーシス，腎静脈血栓症など

SLE：全身性エリテマトーデス，MCTD：混合性結合組織病，ANCA：抗好中球細胞質抗体，PN：結節性多発動脈炎．

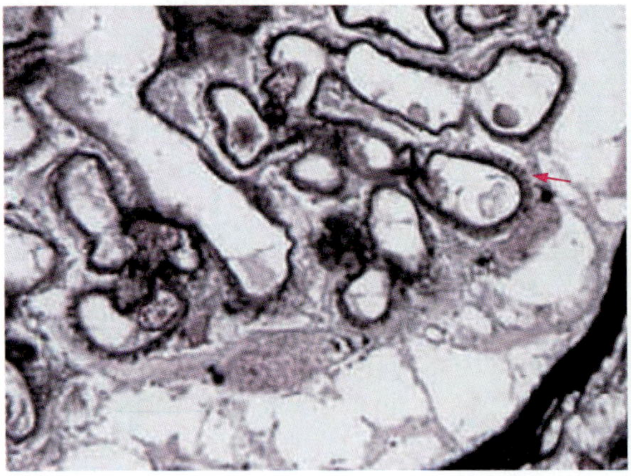

a.

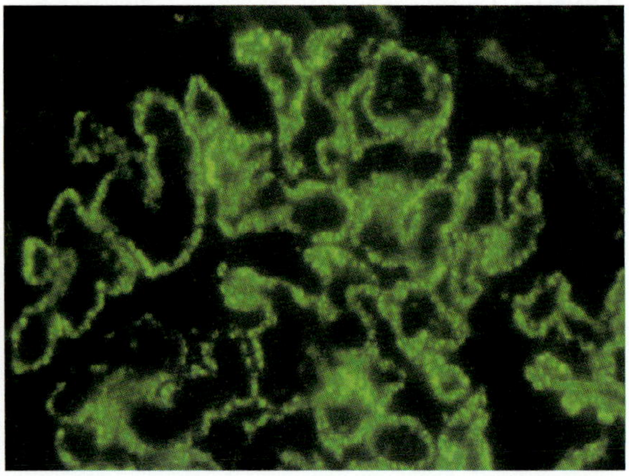

b.

㊳ 膜性腎症

a. 光学顕微鏡像（PAM染色）．矢印の部位をはじめとして，びまん性にスパイク形成が観察される．
b. 蛍光抗体法．糸球体係蹄壁に沿って，IgGに対する顆粒状沈着が認められる．

に沈着）・II型（基底膜緻密層に沿って沈着：従来dense deposit disease〈DDD〉と呼ばれていた）・III型（内皮下および上皮下に沈着）に分類されていた．

一方，近年，蛍光抗体法所見により免疫複合体型（IgGとC3の両方が陽性）と補体関連型（C3またはC4が優位でIgGは陰性または弱陽性）への分類が，より病態を反映する分類として提唱されている．

免疫複合体型の原因疾患としては感染症（C型肝炎，慢性細菌感染，真菌感染など），自己免疫疾患（全身性エリテマトーデス〈SLE〉，Sjögren症候群など），単クローン性ガンマグロブリン血症などがあげられる（㊵）．

補体関連型の原因は補体第2経路の調節異常・不適切な活性化である．この多くはC3優位な沈着を認めるためC3腎症と総称され，旧分類のII型に相当するDDDとそれ以外のC3糸球体腎炎（C3 glomerulonephritis：C3GN）に分類される．

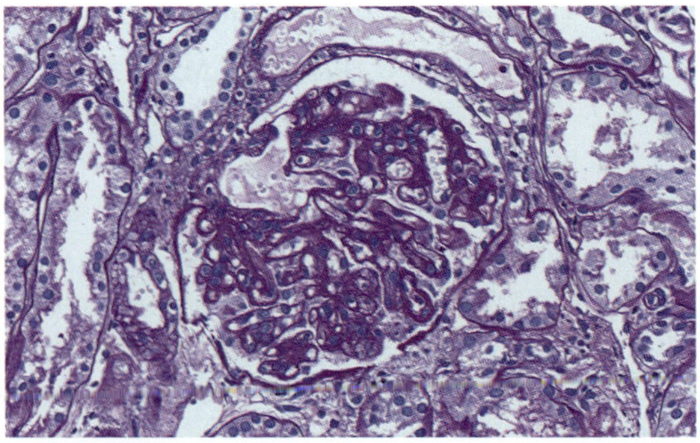

㊴ 膜性増殖性糸球体腎炎（MPGN）の光学顕微鏡像（PAS染色）

糸球体係蹄壁の分葉化や基底膜の二重化が観察できる．

㊵ 免疫複合体型膜性増殖性糸球体腎炎の原疾患

感染症	C 型肝炎 感染性心内膜炎 シャント腎炎 マラリア，住血吸虫症，マイコプラズマ感染症 実質臓器の膿瘍
自己免疫疾患	全身性エリテマトーデス 強皮症 Sjögren 症候群 関節リウマチ サルコイドーシス 大動脈炎症候群
パラプロテイン血症	MGRS（monoclonal gammopathy with renal significance） 原発性マクログロブリン血症 慢性リンパ性白血病 低悪性度 B 細胞性リンパ腫 クリオグロブリン血症（1 型・2 型） イムノタクトイド糸球体症 細線維性糸球体腎炎
その他	移植腎 妊娠腎 薬剤（ヘロインなど）

（金子佳賢ほか：膜性増殖性糸球体腎炎．日本腎臓学会誌 2010；52：899.）

疫学

J-KDR に 2016 年の 1 年間に登録された症例を対象とした解析では，病理学的に MPGN（I 型，III 型）と診断されているのは 2.0 %，DDD と診断されている症例は 0.2 %であった．また，登録開始（2007 年）以降の累積登録例のうち一次性ネフローゼ症候群 4,367 例の解析で，病理学的に MPGN（I 型，III 型）と診断されている症例の割合は 4 %であった．

ただし新しい疾患分類（免疫複合体型，補体関連型）を基盤とした疫学的データはまだ存在しない．

従来，原因が特定できていない一次性 MPGN は 8～30 歳代の若年層に限られ，それ以降に発症するものはほとんど二次性であるとされてきたが，この一次性 MPGN のうち補体関連型の占める割合など詳細なデータは存在せず，今後の検討が必要である．

臨床症状・検査所見

初診の時点で約半数がネフローゼ症候群を呈するが，残りの症例も経過中に 0.5 g/日以上の蛋白尿が認められる．また，10～20 %の症例で肉眼的血尿がみられる．急性糸球体腎炎様の急性発症例も多く，MPGN の臨床像は多彩である．

臨床検査においては，持続的な補体（CH50，C3）の低下が 70～80 %の症例で認められる．

補体関連型の場合は，補体制御因子のさまざまな遺伝子異常や自己抗体が病態に関与しているが，その検出は専門の研究機関に依頼する必要がある．

治療

免疫複合体型で原因疾患が特定されるものについてはその治療・除去が重要である．

免疫複合体型で原因疾患が特定できないものや，補体関連型の場合はステロイド治療が行われることが多いが，成人の場合はその有効性を証明するエビデンスは不足しているのが実情である．

経過・予後

無治療の場合に 10～15 年で 50～60 %が末期腎不全に至るとされるが，過去の報告では免疫複合体型と補体関連型，また一次性と二次性が混在していると考えられ，正確な腎予後や寛解率については明らかではない．ネフローゼ症候群，腎機能低下，高血圧，病理組織所見で半月体の存在，病変の分布が広範な場合，尿細管間質病変の合併などが不良な腎予後と関連する．

（和田健彦）

◉文献

1）厚生労働科学研究費補助金難治性疾患等政策研究事業（難治性疾患政策研究事業）難治性腎疾患に関する調査研究班：エビデンスに基づくネフローゼ症候群診療ガイドライン 2017．東京：東京医学社；2017.

2）腎臓病総合レジストリー（J-RBR/J-KDR）2015 年次報告と経過報告・追加資料：ネフローゼ症候群資料．http://www.jsn.or.jp/news/160617_kp-2.pdf

3）堺　秀人ほか：難治性ネフローゼ症候群（成人例）の診療指針．日本腎臓学会誌 2002；44：751.

4）D'Agati VD, et al：Pathologic classification of focal segmental glomerulosclerosis：A working proposal. *Am J Kidney Dis* 2004；43：368.

5）Shiiki H, et al：Prognosis and risk factors for idiopathic membranous nephropathy with nephrotic syndrome in Japan. *Kidney Int* 2004；65：1400.

6）金子佳賢ほか：膜性増殖性糸球体腎炎．日本腎臓学会誌 2010；52：899.

遺伝性糸球体腎炎 hereditary nephritis

Alport 症候群 Alport syndrome

概念

- Alport 症候群は進行性の腎炎，感音難聴および眼病変を特徴とする．
- 糸球体基底膜を構成する IV 型コラーゲン α3/α4/α5 鎖をコードする遺伝子である，*COL4A3/COL4A4/COL4A5* の異常によって発症する．

病因・病態生理

IV 型コラーゲンには α1～α6 の 6 種類の α 鎖が存在

し，それらが，α1-1-2, α3-4-5またはα5-5-6などの三量体を形成している．このα鎖の組み合わせは臓器特異的であり，腎糸球体基底膜および蝸牛基底膜，眼球レンズ基底膜はα3-4-5で，Bowman囊および皮膚基底膜はα5-5-6で構成されている．Alport症候群においては遺伝子変異に伴いα3/4/5鎖に異常が生じるため，これらによる三量体を構成できなくなる．それにより腎病変，感音難聴，眼病変を引き起こす．Alport症候群は，その遺伝形式によってX連鎖型（X-linked Alport syndrome：XLAS），常染色体劣性（autosomal recessive Alport syndrome：ARAS），常染色体優性（autosomal dominant Alport syndrome：ADAS）に分けられ，XLASが約80％，ARASが15％，ADASは5％程度を占めるとされる．XLASは*COL4A5*遺伝子，ARASおよびADASは*COL4A3*または*COL4A4*遺伝子の異常によって発症する．

病理

光学顕微鏡では特異的な所見はなく，微小変化，メサンギウム増殖や巣状分節性糸球体硬化，尿細管における泡沫細胞（foam cell）の出現，尿細管萎縮，間質線維化など，さまざまな非特異的な所見を認める．電子顕微鏡所見では糸球体基底膜の不規則な肥厚，菲薄化を認め，糸球体基底膜緻密層では数層に分裂した層状変化や網目状変化を認める（㊶）．これらの所見はAlport症候群に特異的であり，電子顕微鏡所見は診断に必須である．しかし，病理組織所見は腎炎の進行とともに顕在化し，年少時には明らかな変化を認めないこともあるため注意が必要である．免疫組織学的にはα5鎖染色で特異的な所見を認める．XLAS男性患者では糸球体基底膜およびBowman囊ともに完全に陰性であり，XLAS女性患者ではモザイクパターンを呈する（㊷）．ARAS患者では糸球体基底膜は陰性，Bowman囊は陽性となる．ADAS患者では糸球体基底膜，Bowman囊ともに陽性の正常パターンを呈する．皮膚生検組織において，皮膚基底膜のα5鎖染色も診断の参考となる．皮膚基底膜はα5-5-6の三量体構造により構成されているためXLAS男性患者では完全に陰性，女性患者ではモザイクパターンを呈する．しかし，ARAS/ADASにおいてはα5鎖は正常パターンの発現を認めるため，診断の助けとならない．

疫学

有病率は約5,000人に1人とされている．成人の新規腎不全患者の0.3～2.3％を占めるとされている．

診断

厚生労働科学研究費補助金（難治性疾患等政策研究事業）「腎・泌尿器系の希少・難治性疾患群に関する診断基準・診療ガイドラインの確立」班により示された診断基準を㊸に示す．これまでは確定診断には腎病理学的検索が必須とされてきたが，近年，次世代シー

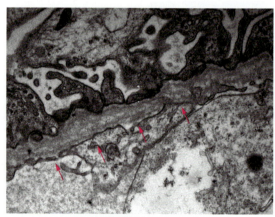

㊶ **Alport症候群の電子顕微鏡写真**
糸球体基底膜の肥厚，基底膜緻密層の網目状変化を認める（矢印）．

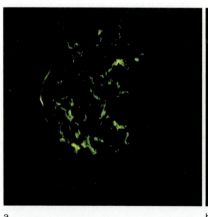 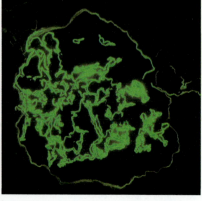

a. b.

㊷ **糸球体α5鎖染色**
a．XLAS女性例．糸球体基底膜およびBowman囊にモザイクパターンの発現を認める．
b．正常例．糸球体基底膜およびBowman囊ともに発現を認める．

㊸ Alport 症候群診断基準（2015 年 2 月改訂）

I 主項目	I-1	持続的血尿[注1)]
II 副項目	II-1	IV 型コラーゲン遺伝子変異[注2)]
	II-2	IV 型コラーゲン免疫組織化学的異常[注3)]
	II-3	糸球体基底膜特異的電顕所見[注4)]
III 参考項目	III-1	腎炎・腎不全の家族歴
	III-2	両側感音性難聴
	III-3	特異的眼所見[注5)]
	III-4	びまん性平滑筋腫症

- 主項目に加えて副項目の 1 項目以上を満たすもの.
- 主項目のみで副項目がない場合，参考項目の 2 つ以上を満たすもの.

※主項目のみで家族が本症候群と診断されている場合は「疑い例」とする.
※無症候性キャリアは副項目の IV 型コラーゲン所見（II-1 か II-2）1 項目のみで診断可能である.
※いずれの徴候においても，他疾患によるものは除く. たとえば，糖尿病による腎不全の家族歴や老人性難聴など.

注1) 3 か月は持続していることを少なくとも 2 回の検尿で確認する. まれな状況として，疾患晩期で腎不全が進行した時期には血尿が消失する可能性があり，その場合は腎不全などのしかるべき徴候を確認する.

注2) IV 型コラーゲン遺伝子変異：*COL4A3* または *COL4A4* のホモ接合体またはヘテロ接合体変異，または *COL4A5* 遺伝子のヘミ接合体（男性）またはヘテロ接合体（女性）変異を指す.

注3) IV 型コラーゲン免疫組織化学的異常：IV 型コラーゲンα5 鎖は糸球体基底膜だけでなく皮膚基底膜にも存在する. 抗α5 鎖抗体を用いて免疫染色をすると，正常の糸球体，皮膚基底膜は線状に連続して染色される. しかし，X 連鎖型 Alport 症候群の男性患者の糸球体，Bowman 嚢，皮膚基底膜はまったく染色されず，女性患者の糸球体，Bowman 嚢，皮膚基底膜は一部が染色される. 常染色体劣性 Alport 症候群ではα3，4，5 鎖が糸球体基底膜ではまったく染色されず，一方，Bowman 嚢と皮膚ではα5 鎖が正常に染色される. 注意点は，上述は典型的パターンであり非典型的パターンも存在する. また，まったく正常でも本症候群は否定できない.

注4) 糸球体基底膜の特異的電顕所見：糸球体基底膜の広範な不規則な肥厚と緻密層の網目状変化により診断可能である. 良性家族性血尿においてしばしばみられる糸球体基底膜の広範な菲薄化も本症候群においてみられ，糸球体基底膜の唯一の所見の場合があり，注意を要する. この場合，難聴，眼所見，腎不全の家族歴があれば Alport 症候群の可能性が高い. また，IV 型コラーゲン所見があれば確定診断できる.

注5) 特異的眼所見：前円錐水晶体（anterior lenticonus），後嚢下白内障（posterior subcapsular cataract），後部多形性角膜変性症（posterior polymorphous dystrophy），斑点網膜（retinal flecks）など.

（厚生労働科学研究費補助金（難治性疾患等政策研究事業）「腎・泌尿器系の希少・難治性疾患群に関する診断基準・診療ガイドラインの確立」班作成の診断基準.）

クエンサーの登場により遺伝子診断の有用性が高まっている.

臨床症状・予後

X 連鎖型 Alport 症候群（XLAS）

男性患者においては末期腎不全進行の中央値が 25 歳と報告されており，遺伝子変異と臨床的重症度が相関することが知られている. ナンセンス変異などの truncating mutation を有する患者においてはミスセンス変異などを有する non-truncating mutation を有する場合に比較し，10 年以上早く腎不全へと進行する[1)]. 一方，女性においては中央値 65 歳で末期腎不全へと進行し，遺伝子変異と臨床像の相関は認めない[2)]. 顕微鏡的血尿は男性患者であれば全例で幼少期から認め，後に蛋白尿を伴う. 時にネフローゼ状態を呈することもある. 女性患者では，遺伝子異常の保因者であっても検尿異常を伴わない場合から，早期に末期腎不全に至る例まであり，同一家系内であっても臨床的重症度は一致しないことを特徴とする. 感音難聴は小児期後期から出現することが多く，40 歳までに男性患者の 90 ％が，女性患者の約 12 ％が難聴を呈する. 眼合併症としては円錐水晶体や網膜症が知られるが，明らかな視覚障害などの臨床症状が出現することはまれとされている. また，その他の合併症として食道平滑筋腫の報告がある.

常染色体劣性 Alport 症候群（ARAS）

臨床的には男性 XLAS 患者と同様の症状を呈する. 臨床的重症度や発症率に男女差はなく，散発的に一世代に生じ，保因者である両親や兄弟は無症状か，あっても軽度の顕微鏡的血尿や蛋白尿のみであることが多い. 筆者らの研究結果では，ARAS 患者 30 例中 13 例（43 ％）で末期腎不全を認め，腎不全に至る年齢の中央値は 21 歳であった. また，感音難聴は 12 例（40 ％）で認め，発症の中央値は 20 歳であった. 眼合併症は 3 例（10 ％）であった. すべての病型のうち最も重症型の臨床像を呈する[3)].

常染色体優性 Alport 症候群（ADAS）

これまで十分な研究がなされておらず，臨床像については不明な点が多かった. 最近，筆者らは以下の研究結果を報告した. ADAS 16 家系 25 例における尿蛋白出現年齢の中央値は 17 歳，家系内の罹患患者を含めた 72 症例の ADAS 患者における腎不全に至る年齢の中央値は 70 歳であった. また，難聴・眼病変はそれぞれ 1 例（4 ％）で認めたのみであった[4)].

治療

現時点では Alport 症候群の根治療法は存在せず，腎不全への進行を遅らせる目的で保存的加療が行われるのみである. これまでにエビデンスレベルの高い RCT などはないものの，大規模な後方視的研究によりアンジオテンシン変換酵素（ACE）阻害薬が Alport 症候群の末期腎不全への進行を遅らせる効果があるとされており[5)]，2013 年に海外で出されたガイドラインでは，男性患者においては Alport 症候群の診断がついた段階で ACE 阻害薬による治療を開始することを推奨している. 一方，女性例においては尿潜血に加

え尿蛋白を認め始めた時点での治療開始を推奨している[6]．腎移植に関しては，他疾患と比較し良好な成績が得られている．難聴に対しても根治療法はなく，補聴器の使用など対症療法のみとなる．

（野津寛大，飯島一誠）

●文献

1) Jais JP, et al：X-linked Alport syndrome：natural history in 195 families and genotype-phenotype correlations in males. *J Am Soc Nephrol* 2000；11：649.

2) Yamamura T, et al：Natural history and genotype-phenotype correlation in female X-linked Alport syndrome. *Kidney Int Rep* 2017；2：850.

3) Oka M, et al：Natural history of genetically proven autosomal recessive Alport syndrome. *Pediatr Nephrol* 2014；29：1535.

4) Kamiyoshi N, et al：Genetic, clinical, and pathologic backgrounds of patients with autosomal dominant Alport syndrome. *Clin J Am Soc Nephrol* 2016；11：1441.

5) Gross O, et al：Early angiotensin-converting enzyme inhibition in Alport syndrome delays renal failure and improves life expectancy. *Kidney Int* 2012；81：494.

6) Savige J, et al：Expert guidelines for the management of Alport syndrome and thin basement membrane nephropathy. *J Am Soc Nephrol* 2013；24：364.

主な続発性糸球体腎炎

ループス腎炎 lupus nephritis（LN）

概念

● 全身性エリテマトーデス（systemic lupus erythematosus：SLE）の病態の基本は抗二本鎖（ds）-DNA抗体をはじめ多彩な自己抗体による免疫複合体（immune complex：IC）の形成，沈着と補体による組織障害である．

● 腎病変は多彩で，糸球体腎炎を中心とする "ループス腎炎（LN）" のほかに尿細管間質性腎炎，抗リン脂質抗体症候群（antiphosholipid syndrome：APS）による血栓性微小血管症もみられる．

● LNはIC沈着型糸球体腎炎を呈し，WHOによる腎組織病型分類がなされている．

病因

SLEの発症要因は自己抗原に対する免疫寛容の破綻および過剰炎症である．自己抗原（核成分）の処理過程（自然免疫系）の異常，中枢性（胸腺）および末梢性（抗原提示からT，B細胞の反応）自己免疫寛容成立に至る過程の各所の異常が報告されている．補体異常，性ホルモン，紫外線照射，薬物，アレルギー，感染など外的因子が加わり発症・進展すると推測されている．

LNについては，ds-DNAと抗ds-DNA抗体からなるICの沈着と補体の活性化，炎症細胞浸潤が発症に関連している．

病理所見・病態

病理の基本的概念

①光顕所見：原発性糸球体腎炎で認められる微小変化型，巣状分節性硬化症，膜性腎症，メサンギウム増殖性糸球体腎炎，膜性増殖性糸球体腎炎，管内増殖性糸球体腎炎，半月体形成性糸球体腎炎の各基本病型が混在して認められるのが特徴である（病変の多様性）．

②蛍光所見：多種の免疫グロブリン（IgG，IgA，IgM）と補体系（C3，C1q）のすべての沈着が同時にみられる（"full-house様" 沈着）．また，IgGサブクラスはIgG1, 2が有意であるが，IgG3，IgG4も共存する（免疫グロブリン沈着の多様性）．

③電顕所見：直径10〜15 nmの微細線維が平行して並ぶ "指紋様構造" や粗面小胞体内に存在する30 nm程度の管状構造が不規則に網目状に広がる "virus-like particle" など比較的特徴的な所見が上皮下，内皮下，メサンギウム領域など多彩な沈着部位にみられる．

LNのISN/RPS（2004）分類と臨床像の概要 ④④

I型：光顕，蛍光所見ともに異常に乏しく尿所見も異常を認めないことが多い．

II型：軽度のメサンギウム増殖性病変で，同部に限局したIC沈着が認められる．

III型：増殖や硬化を伴う巣状分節性腎炎でネフローゼ症候群や腎機能障害を伴うことも多い．

IV型：LNの組織像の代表ともいえるびまん性増殖性腎炎 ④⑤ で，上皮下，内皮下，メサンギウム領域に高度な増殖性病変を呈し，半月体形成，フィブリノイド壊死やwire-loop病変を伴う．尿所見で多彩な細胞円柱を伴う血尿や中〜高度の蛋白尿を認め，抗ds-DNA抗体高値，高度の低補体血症，急速進行性糸球体腎炎を呈することも多い．

V型：膜性腎炎を呈し，尿蛋白は高度なことが多いが腎機能低下の頻度は少ない．

IV型：進行した腎症で大部分が硬化病変である．

I〜VI型の病型は治療や経過により移行することも多く，たとえば自然経過でIII型はIV型へ，またIV型は治療でII型，V型へ移行する．II，V型はSLEの他の症状に先行して，またIII，IV型は全身症状を

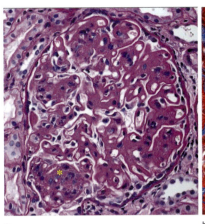
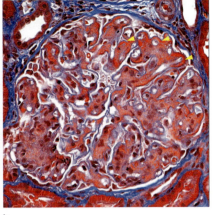

㊺ ループス腎炎の光顕像（17歳，女性）

発熱，関節痛，腎機能障害にて受診．抗 ds-DNA 抗体．血尿，蛋白尿にて腎生検施行．
a. PAS 染色．軽度の分節性管内増殖性病変（*），全節性のメサンギウム領域拡大および係蹄の肥厚．
b. 著明な内皮下沈着物による wire-loop 病変（矢頭）．ISN/RPS（2004）分類で IV-G（A）．Masson trichrome 染色，x400．

㊹ International Society of Nephrology Renal Pathology Society（ISN/RPS）によるループス腎炎 2004 分類

I 型	微小メサンギウムループス腎炎[1]
II 型	メサンギウム増殖性ループス腎炎[2]
III 型	巣状ループス腎炎（50％未満の糸球体に管内・管外性病変を認める）[3]
IV 型	びまん性ループス腎炎（50％以上の糸球体に管内・管外性病変を認める） IV-S：びまん性分節性　IV-G：びまん性全節性[4]
V 型	膜性ループス腎炎[5]
VI 型	進行した硬化性ループス腎炎（90％以上の糸球体が全節性硬化）

1) 蛍光抗体法（IF）にてメサンギウム領域に免疫グロブリン（Ig）が散見される．
2) 光学顕微鏡所見にて増殖性病変がメサンギウム領域に限局される．IF，電子顕微鏡所見で同部に Ig 沈着をみる．
3) 活動性病変（A），慢性病変（C），活動性・慢性病変（A/C）を付記する．（活動性＝増殖性病変，慢性＝硬化性病変）
4) 病変を有する糸球体の 50％以上が分節性の場合は IV-S，全節性の場合は IV-G とする．
 III 型同様に病変の活動度〈（A），（C），（A/C）〉を付記する．
5) III，IV 型に V 型が併存する場合は，膜性病変が広範（50％を超える糸球体で，50％を超える係蹄に病変）であれば III+IV 型，III+V 型と併記する．

（Weening JJ, et al：The classification of glomerulonephritis in systemic lupus erythematosus revised. *J Am Soc Nephrol* 2004；15：241.）

㊻ SLICC による全身性エリテマトーデス（SLE）分類基準（2012）

臨床 11 項目	免疫 6 項目
1. 急性皮膚ループス	1. 抗核抗体（ANA）
2. 慢性皮膚ループス	2. 抗 ds-DNA 抗体
3. 口腔潰瘍	3. 抗 Sm 抗体
4. 非瘢痕性脱毛	4. 抗リン脂質抗体
5. 滑膜炎	5. 低補体血症
6. 漿膜炎	6. 直接 Coombs 陽性
7. 腎症	
8. 神経症状	
9. 溶血性貧血	
10. 白血球，リンパ球減少	
11. 血小板減少	

臨床 11 項目と免疫 6 項目からそれぞれ 1 項目以上，計 4 項目を認めれば SLE と診断する．ただし，項目が同時に出現する必要はない．腎生検で SLE に合併した腎症があり，ANA か，抗 ds-DNA 抗体が陽性なら SLE と診断する．

（Petri M, et al：Derivation and validation of the Systemic Lupus International Collaborating Clinics classification criteria for systemic lupus erythematosus. *Arthritis Rheum* 2012；64：2677.）

呈する症例にみられることが多い．

［臨床症状・検査・疫学］

（☞ Vol.2「全身性エリテマトーデス」p.229）

予後を左右する病態は，①LN，②中枢神経ループス，③APS，④間質性肺炎や肺高血圧症である．

検査は米国リウマチ学会（ACR）の SLE 診断基準に入っている各項目が用いられるが，SLE の疾患活動性の指標として血清補体価，抗 ds-DNA 抗体が有用である．抗 ds-DNA 抗体は SLE に特異性が高く，LN 活動性と高い相関がある．

［診断］

ACR の診断基準「0.5 g/日以上の持続的蛋白尿または細胞円柱の出現」から腎生検を施行し ISN/RPS（2004）分類にて確定する．新たな The Systemic Lupus International Collaborating Clinics（SLICC）の SLE 診断基準（2012）（㊻）では，臨床所見に乏しい場合の SLE の診断で腎生検組織所見の重要性が示されている．

［治療］

全体の治療方針は，①炎症を抑え，②自己抗原に対

⑰ ISN/RPS（2004）分類からのループス腎炎の治療選択

III，IV型 or V型	寛解導入療法（または再燃時）		維持療法
	PSL経口（0.6〜1 mg/kg/日） 免疫抑制薬（MMF and/or Tac）併用		PSLは徐々に減量し維持量へ． （0.1〜0.2 mg/kg/日）→可能なら中止 免疫抑制薬（Mz，MMF，Az and/or Tac） 併用
	①IV型で半月体形成性糸球体腎炎 　メチルプレドニゾロン大量点滴静注（0.5〜1 g/日×3日間）→後療 　法：PSL 0.6〜1 mg/kg/日		
	②V型では尿蛋白の程度でステロイド投与量検討		
・I，II型	SLEの他症状に対する治療（PSL投与単独）で改善することが多い．		
・VI型	慢性腎不全の保存的治療に準ずる．		

PSL：プレドニゾロン，MMF：ミコフェノール酸モフェチル，Tac：タクロリムス，Mz：ミゾリビン，Az：アザチオプリン．

する過剰な免疫反応と自己抗体産生を抑制（寛解導入）
し，③長期寛解維持を保つ（寛解維持）ことである．
LNは組織型により治療法や反応性が異なるため，腎
生検によるISN/RPS（2004）分類に基づいた評価が
強く推奨される．

概要
①I，II型は腎外病変の程度に応じた免疫抑制療法，
　VI型は主に慢性腎臓病の保存療法に準じる．
②III，IV型は強力な免疫抑制療法，V型も基本的に
　は免疫抑制療法を行うが，尿蛋白の程度に応じて内
　容，投与量が異なる．

治療内容 ⑰
①寛解導入療法：免疫抑制および抗炎症作用を有する
　副腎皮質ステロイドの経口投与が基本であるが，
　III/IV型で半月体形成性糸球体腎炎を伴う場合は大
　量ステロイド点滴静注療法が追加される．現在では
　ステロイドの副作用を軽減するため免疫抑制薬の
　併用が推奨される．III/IV±V型ではタクロリム
　ス（TAC），ミコフェノール酸モフェチル（MMF），
　ミゾリビン（Mz）またはシクロホスファミド（CY）
　間欠静注療法の併用，V型ではMMFが併用される．
　急速進行性糸球体腎炎には血漿交換療法の選択も
　あるが有効性は証明されていない．
②寛解維持療法：ステロイド，免疫抑制薬は徐々に減
　量し，臨床所見や検査結果（ds-DNA抗体やC3，
　C4，血清補体価）にて再燃に留意する．
　ステロイド，免疫抑制薬を長期に使用するため各治
療薬の副作用対策は十分に考慮すべきである．

経過・予後
　LNでは10％程度が末期腎不全から腎代替療法を
受けるが，腎移植後の生着率は良好である．

腎血管炎症候群 renal vasculitis syndrome

概念
●血管炎とは炎症による血管構造の破壊から出血や閉
　塞・狭窄をきたし，①全身の炎症所見，②障害血管

の分布やサイズによるさまざまな障害を示す．
●原発性と続発性に大別され，前者は血管炎そのもの
　を主病変とし，後者は膠原病，感染症，薬物，腫瘍
　など全身性疾患に伴って起こるものである．
●腎動脈から糸球体毛細血管に至るさまざまなサイズ
　の血管が豊富に走る腎臓は血管炎の標的臓器であ
　り，これらを包括して腎血管炎という．

分類
　1994年のJennetteらによる"障害血管のサイズに
よる分類"が基本であり，現在は改訂されたChapel
Hill consensus conference（CHCC）2012分類が使用
される（⑱）．
　腎血管炎は，中型血管炎（腎〜葉間動脈）としては
結節性多発動脈炎(PN)が代表である．小型血管炎(弓
状動脈以降〜糸球体毛細血管〜傍尿細管毛細血管〜細
静脈）は障害血管の範囲，静脈病変の有無で好中球
細胞質抗体（ANCA）関連血管炎，IgA血管炎，抗糸
球体基底膜（GBM）抗体型糸球体腎炎，膠原病に伴
う血管炎に分類される．

病理
　血管炎は病理所見によって確定診断されるので，以
下の基本事項は理解しておく．
　血管炎の一般的な基本経過は，急性〜早期：炎症細
胞浸潤による血管壁の破壊→閉塞・狭窄による虚血梗
塞巣，血栓，出血→慢性期：罹患血管の修復や再疎通，
である．
①急性〜早期：多くは好中球優位の浸潤を認めるが，
　好酸球性多発血管炎性肉芽腫症（EGPA）では好酸
　球，続発性ではリンパ球や組織球が多くみられる．
　また，内皮細胞障害，血栓，フィブリノイド壊死，
　内外弾性板の断裂がみられる．
②慢性期：動脈内膜の肥厚，中膜・外膜や周囲組織の
　線維化による狭窄・閉塞，中型動脈以上では瘤を形
　成する．一般の動脈硬化病変との鑑別は困難である．
　腎血管炎〜小型血管炎では上記所見に，糸球体毛細
血管の壊死性変化や半月体形成を伴う（⑲）．

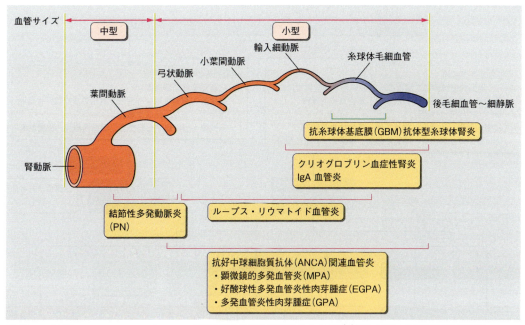

㊽ Chapel Hill consensus conference (CHCC) 2012 分類からみた腎血管サイズによる腎血管炎分類

(Jennette JC, et al：2012 revised international Chapel Hill consensus conference nomenclature of vasculitis. *Arthritis Rheum* 2013：65：1 を参考に作成.)

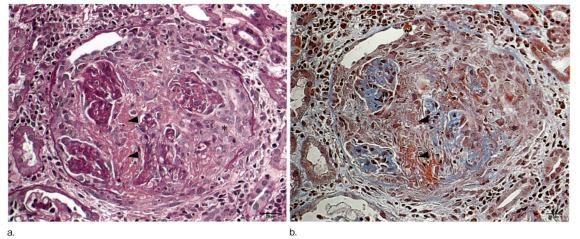

a. b.

㊾ 多発血管炎性肉芽腫症（GPA）の腎生検光顕像（60歳，女性）

発熱，両側中耳炎，急速進行性腎炎症候群，PR3-ANCA160 にて腎生検施行．フィブリノイド壊死（矢頭）を伴う半月体形成性（＊）糸球体腎炎が認められ，GPA と診断．
a. PAS 染色，b. Masson trichrome 染色，×400.

① 顕微鏡的多発血管炎（MPA）は壊死性半月体形成性糸球体腎炎と同時に尿細管間質性病変を伴うことが多く，多発血管炎性肉芽腫症（GPA），EGPA では糸球体病変に加え，巨細胞を伴う肉芽腫性壊死性病変を生じる（図❶）．
② LN や IgA 血管炎（後述），クリオグロブリン血症性血管炎は IC 沈着型糸球体腎炎を併発する．
③ PN は小型動脈炎を伴うこともしばしばあるが，糸球体毛細血管の併発はまれである（図❷）．

病態生理

全身症候としては，中型血管炎では罹患臓器の虚血症状が主体（脳梗塞，視力障害，心筋梗塞，虚血性腸炎，皮膚潰瘍），小型血管炎では局所的循環障害（網状皮斑，紫斑）や臓器の一部の構造や機能異常（ぶどう膜炎，肺出血や間質性肺炎，消化管出血，多発性単神経炎）が出現する．

腎症候としては，中型血管炎（PN）の基本病態は腎梗塞，虚血性腎前性急性腎障害であり，レニン-ア

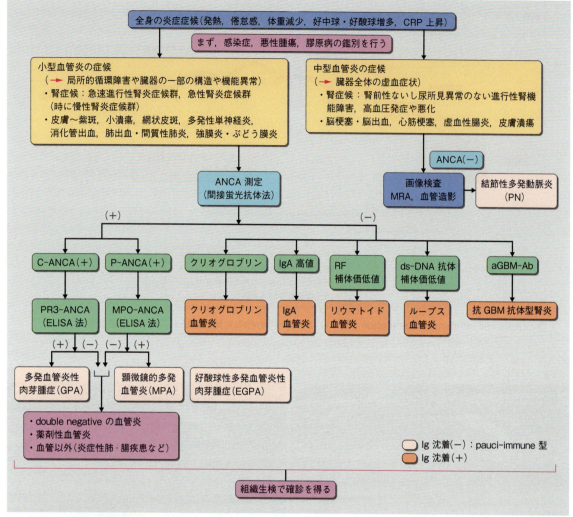

㊿ 腎血管炎症候群の鑑別診断
ANCA：抗好中球細胞質抗体，C-：細胞質，P-：核周囲，PR3：プロテナーゼ 3，MPO：ミエロペルオキシダーゼ，RF：リウマチ因子，ds-DNA：二重鎖 DNA，aGBM-Ab：抗糸球体基底膜抗体，Ig：免疫グロブリン．

ンジオテンシン-アルドステロン系活性化による高血圧などを呈する．小型血管炎では糸球体毛細血管炎による糸球体係蹄の壊死病変，管内増殖性病変，半月体形成性糸球体腎炎を呈する．

診断 ㊿
① 全身の炎症を示す所見がみられるが，他疾患群の鑑別が必要である．
② 障害されている罹患血管サイズと臓器，部位を考察する．尿所見異常の乏しい進行性腎機能障害や腎前性急性腎障害，高血圧の悪化は中型血管炎．血尿を伴う糸球体腎炎，特に急速進行性腎炎症候群を呈する場合は小型血管炎を考える．
③ 診断確定へ（画像および血清学的検査から腎生検）：中型血管炎（特に PN）は腎動脈造影による小動脈瘤の多発と血管の狭窄が特徴で診断的価値が大き

い．小型血管炎は ANCA 測定を中心に，疾患特異的自己抗体の測定などを踏まえ，最終的には腎生検病理像から確定診断する．
各疾患の診断には「厚生労働省難病診断基準」が適応される（各疾患の詳細な症状，検査，疫学は Vol.2「血管炎症候群」(p.247）の項目を参照のこと）．

治療
詳細は「血管炎症候群の診療ガイドライン（JCS2008）」を参照のこと．
腎血管炎は疾患ごと，その病型（全身型と局所型）・病期（急性炎症期と修復瘢痕期）に応じて治療方針が異なるため，生検による病理診断を行う．

内科的治療
① 寛解導入期：基本は副腎皮質ステロイド（0.6〜1 mg/kg/日）であり，免疫抑制薬（シクロホスファ

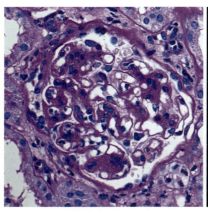
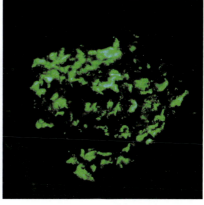

❺¹ 紫斑病性腎炎の光顕像（49歳，女性）
咽頭痛後の両下腿紫斑，腹痛にて受診．血尿，蛋白尿にて腎生検施行．
a. PAS染色．メサンギウム増殖性糸球体腎炎．
b. 蛍光抗体染色．メサンギウム領域にIgA沈着を認める．同部にC3沈着を認める（写真は掲載なし）．

ミド（CY），アザチオプリン）の併用が推奨される．半月体形成性糸球体腎炎では大量ステロイド点滴静注療法，また難治例ではCY点滴静注療法や血漿交換も併用される．

②寛解維持期：疾患活動性が抑制されたらステロイド，免疫抑制薬を減量するが，再燃率の高い疾患群であることに留意し，十分な期間の免疫抑制療法が必要である．再燃時は寛解導入時と同等の強力な治療が必要となる．

③慢性期：活動性は低いが残存する臓器・組織障害の程度により対症療法を継続する（降圧薬，抗凝固療法，腎代替療法など）．

④免疫抑制薬の使用は長期に及ぶため易感染性，耐糖能異常，骨粗鬆症などの合併症には注意を払う．CY使用では発癌性の問題から投与総量が規定されている．

外科的治療
中型血管の狭窄，閉塞にはステント挿入，バイパス手術などが行われる．

経過・予後
PN，ANCA関連血管炎は急性期～早期（発症3か月以内）に治療が行われれば寛解率は70～80％程度である．なかでもEGPAはステロイド反応性がよく3～6か月で80％以上が寛解するとされる．しかし，再燃率は30～40％程度であり，長期経過観察が必要である．死因は，ANCA関連血管炎では肺出血や難治性感染症であり，PNでは脳出血，消化管出血，心筋梗塞など臓器障害が加わる．中型・小型血管炎とも高齢者の発症が多く，腎障害を伴う場合は治療薬の副作用による死亡が多いことに留意すべきである．

IgA血管炎と腎病変
（☞「腎血管炎症候群」p.538）

概念
- 異常なIgA1と抗IgA-IgG抗体とのICの血管壁への沈着による血管炎が病態の本質とされる．
- 病理像の特徴は，①血管壁にIgA優位のIC，C3沈着，②血管周囲の核塵を伴う多核白血球や単核球浸潤（白血球破壊性血管炎〈leukocytoclastic vasculitis〉）である．
- 以上からHenoch-Schönlein紫斑病が，CHCC2012分類において「IgA-ICの関与する全身性小型血管（小動静脈～毛細血管）炎」としてIgA血管炎と改名された．
- 血管炎の発症部位に臨床症候が出現し，皮膚，消化管，関節症状が三大主徴である．腎病変を伴う場合は「紫斑病性腎炎」と呼称する．

紫斑病性腎炎の病理
基本所見
①光顕像でメサンギウム増殖性糸球体腎炎を呈し，管内増殖性病変や半月体形成を伴う．
②蛍光抗体法でIgA，C3のメサンギウム沈着が認められる．
③本所見はIgA腎症と酷似しており，病理所見では両者の鑑別は困難である（❺¹）．

ISKDC分類（❺²）
光顕所見でのメサンギウム増殖性病変と半月体形成の程度により病期分類を定めており，Grade III以上の半月体形成率が腎予後に影響する．

㊷ 国際小児腎臓研究班（International study of kidney disease in children: ISKDC）による組織分類

Grade	組織病変
I	微小変化
II	メサンギウム増殖のみ
III	50％未満の糸球体に半月体形成を認める 　a. 巣状メサンギウム増殖 　b. びまん性メサンギウム増殖
IV	50〜75％未満の糸球体に半月体形成を認める 　a. 巣状メサンギウム増殖 　b. びまん性メサンギウム増殖
V	75％未満の糸球体に半月体形成を認める 　a. 巣状メサンギウム増殖 　b. びまん性メサンギウム増殖
VI	膜性増殖性糸球体腎炎様病変

IgA血管炎の臨床症候

　IgA血管炎の90％は10歳以下だが，成人や高齢者にも認められ，成人例では腎炎合併が多いとされる．
①皮膚：ほぼ100％の症例に認められ，隆起性の大小不同の紫斑を特徴とし，重力のかかる下肢の伸側に出現しやすい．
②消化管：粘膜の潰瘍，出血，紫斑を呈し，腹痛，吐血，下血，時に腸閉塞がみられる．
③関節症状：下肢に多く，膝関節以下の小関節の疼痛，腫脹である．破壊や変形はない．
④腎障害：30〜50％程度に認められ，活動性や経過に応じて急性腎炎症候群，慢性腎炎症候群，ネフローゼ症候群，急速進行性糸球体腎炎症候群など多彩である．
⑤その他：神経症状や睾丸炎，虹彩炎，ぶどう膜炎，心筋障害などの報告がある．

診断

IgA血管炎
①ACRの診断基準を用いる．
②特異的臨床検査はない：ANCA含め自己抗体陰性で補体価も異常を認めない．
③参考所見：半分程度の症例で先行感染として上気道炎の既往がある．急性期では60％程度で血清IgA高値を認める．

糸球体病変（紫斑病性腎炎）
　疾患活動性の評価や治療方針の選択，予後判定のため腎生検を施行すべきである．

治療

IgA血管炎
　基本的には症状に応じた対症療法（抗炎症薬，抗血小板薬）．

紫斑病性腎炎
　成人においてもISKDC分類に基づいて治療内容が選択される．
①Grade I，II：抗血小板薬（ジピリダモール，ジラゼプ）など対症的な薬物が使用される．
②Grade III で尿蛋白中等度（1g/日以上）およびGrade IV以上では①に加え，副腎皮質ステロイド（0.6〜1mg/kg体重/日）の内服が適応である．半月体形成性糸球体腎炎やネフローゼ症候群では大量ステロイド点滴静注療法が追加される．

経過・予後

　IgA血管炎は数週間程度で回復する例が大部分であり，腸穿孔などの重大合併症がない限り死亡率も低い（1％未満）．通常単相性であるが，20％程度に再発があるとされる．

その他の膠原病による糸球体疾患

　SLE以外は糸球体疾患の併発頻度はまれである．しかし，メサンギウム増殖性糸球体腎炎やANCA関連糸球体腎炎は関節リウマチ，混合性結合組織病，Behçet病，全身性硬化症などで報告がある．また，関節リウマチでは薬剤性膜性腎症，アミロイドーシスがみられる．

（竹内康雄）

● 文献

1) 湯村和子：ループス腎炎ISN/RPS組織分類2004. 腎生検・病理診断. 腎と透析増刊号 2017；82：388.
2) 竹内康雄：全身性エリテマトーデス及びIgA血管炎による腎病変. 今日の治療指針2018. 東京：医学書院；2018.
3) 有村義宏：ANCA関連腎炎—Chapel Hill 2012分類と国際血管炎ワーキンググループ腎病理組織学的分類—. 腎生検・病理診断. 腎と透析増刊号 2017；82：395.

肝障害による腎炎・ネフローゼ

B型肝炎ウイルス（HBV）関連腎症

概念
● HBV持続感染の経過中に，膜性腎症あるいは膜性増殖性糸球体腎炎が続発することが知られている．
● 膜性腎症は小児に多くみられる．膜性増殖性糸球体腎炎を呈する場合はほとんどが成人例である．

病因
　HBe抗原あるいはHBs抗原とそれぞれに対する抗体とにより形成された免疫複合体の，糸球体係蹄壁の上皮下や内皮下への沈着が考えられている．腎炎発症には，分子量や荷電の関係からHBe抗原の関与が大とされているが，膜性増殖性糸球体腎炎の像を示す症例ではHBs抗原の関与も考えられている．㊸にHBVによる膜性腎症例のHBe抗原の蛍光抗体所見を示

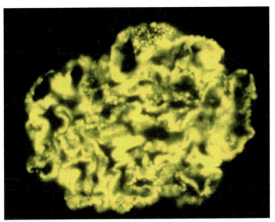
53 B型慢性肝炎に続発した膜性腎症症例の蛍光抗体法によるHBe抗原沈着陽性所見

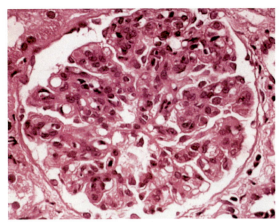
54 C型慢性肝炎に続発した膜性増殖性糸球体腎炎（PAS染色）

した．

臨床症状
一般に蛋白尿は高度であり，ネフローゼ症候群を呈する症例が多い．顕微鏡的血尿もしばしば認められる．

診断
B型慢性肝炎患者やHBVキャリアに，蛋白尿が出現し，HBe抗原やHBs抗原の糸球体への沈着が証明されれば診断できる．

経過・予後
小児の膜性腎症では，HBe抗原からHBe抗体へのセロコンバージョン（seroconversion）を起こし，腎障害が寛解することが多い．成人では，必ずしも予後はよくなく，1/3が腎不全に至る．膜性増殖性糸球体腎炎症例は予後不良である．

治療
ステロイドは肝炎の活動性が上昇するため使用されない．インターフェロンや核酸アナログによる抗ウイルス療法により肝炎の活動性の低下とともに，腎症が改善したとの報告がある．

C型肝炎ウイルス（HCV）関連腎症

概念
● C型肝炎患者において，HCVを抗原とする免疫複合体により引き起こされる腎炎である．

病因
免疫複合体の形成にIgMリウマトイド因子から成るクリオグロブリンの関与が考えられている．クリオグロブリンの糸球体沈着により，膜性増殖性糸球体腎炎が発症することが知られている．この場合，低補体血症を呈することが多い．膜性腎症やIgA腎症をきたす症例も報告されているが，これらの症例の場合，クリオグロブリンは検出されないことが多いため，クリオグロブリンを介さずに，HCVを抗原とする免疫複合体そのものの糸球体障害機序が想定されている．

病理
膜性増殖性糸球体腎炎I型が典型的な組織像である（54）．蛍光抗体法ではIgG, IgM, C3の沈着を認める．電顕では，内皮下に沈着物を認めるほか，しばしばクリオグロブリンの沈着を認める（55）．

診断
C型慢性肝炎の経過中に尿異常，低補体血症，クリオグロブリン血症，リウマトイド因子陽性が認められれば，HCV関連腎症の可能性が高い．クリオグロブリン血症を示唆する紫斑や関節炎が半数近くの症例で認められる．

経過・予後
ネフローゼ症候群を呈するものは予後不良である．

治療
抗ウイルス療法が有効な症例があり，クリオグロブリン血症の有無にかかわらず，血中のHCV RNA量の低下とともに，尿蛋白や腎組織像が改善する．ステロイドや免疫抑制薬の使用は禁忌ではなく，腎症の改善を認めることがある．

肝性糸球体硬化症 hepatic glomeruloscrelosis

概念
● 肝硬変を中心とした慢性肝疾患では，10～20％の症例に尿異常がみられ，組織学的には，約半数にメサンギウム基質の増生を主体とした糸球体病変（肝性糸球体硬化症）が認められる（56）．

病因
慢性肝疾患では，血清IgAが高値となることが多く，流血中にIgA免疫複合体が産生され，これがメサンギウム領域を中心に沈着し，腎症が発症すると考

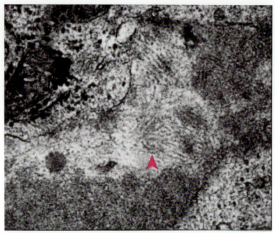

55 C型慢性肝炎に伴う膜性増殖性糸球体腎炎の電顕像
内皮下沈着物内の管状構造物（▲）を示す．クリオグロブリンと考えられる．

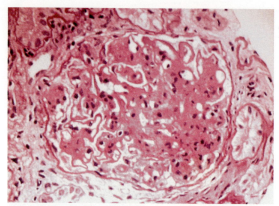

56 肝性糸球体硬化症の光顕所見（PAS染色）

えられている．IgAの由来については腸管が考えられており，門脈-静脈系のシャントおよび肝網内系の機能低下が血中IgA免疫複合体の増加の原因とされている．

病理
メサンギウム領域を中心に免疫複合体の沈着がみられ，時に糸球体係蹄壁の二重化や内皮下沈着物を伴う．蛍光抗体法では，メサンギウムに主としてIgA，C3の沈着が証明される．

臨床症状
臨床症状は一般に軽く，経過も良好であるが，時に係蹄壁の病変を伴い，高度の蛋白尿をみることがある．

治療
本症に対する特別な治療はない．

悪性腫瘍・薬剤による腎炎・ネフローゼ

悪性腫瘍に合併する腎炎・ネフローゼ症候群

概念・病因
- 悪性腫瘍に腎炎やネフローゼが合併することがある．
- 肺癌，乳癌，胃癌，結腸癌などの固形癌では，腫瘍関連抗原・抗体からなる *in situ* 型免疫複合体の関与が考えられている．
- 造血器腫瘍では，T細胞から産生されるサイトカインが糸球体基底膜の透過性を亢進させる機序が考えられている．
- 悪性腫瘍と腎症の活動性は関連していることが多い．

病態
代表的な腎病変は，固形癌の膜性腎症とHodgkinリンパ腫の微小変化型ネフローゼ症候群である．そのほか，非Hodgkinリンパ腫や慢性リンパ性白血病では，膜性腎症，膜性増殖性糸球体腎炎，前立腺癌や鼻咽頭癌では半月体形成性糸球体腎炎，腎癌では腎アミロイドーシス（続発性）が合併することがある．

治療
原疾患に対する治療が優先される．

薬剤による腎炎・ネフローゼ

概念
- 腎は肝とならぶ薬剤の主要排泄経路であるため，また血流の多い臓器であり，尿濃縮機構を有するため，薬剤使用により，新規の腎障害を発症したり，既存の腎障害のさらなる悪化を認めることがある（薬剤性腎障害〈drug-induced kidney injury：DKI〉）．

病態・疫学
DKIはその発症機序により，①中毒性，②アレルギー・免疫学的機序性，③間接毒性，④尿路閉塞性に分類される（**57**）．尿細管間質障害や腎血流低下をきたす頻度が高いが，糸球体腎炎，ネフローゼ症候群をきたすことも知られており，②のアレルギー・免疫学的機序によるものと考えられている．抗リウマチ薬（金製剤，D-ペニシラミン，ブシラミン），非ステロイド性抗炎症薬（NSAIDs），抗甲状腺薬（プロピルチオウラシル，チアマゾール）はその代表である．

臨床症状・病理
抗リウマチ薬による膜性腎症が有名である．膜性腎症は，薬物使用後数か月から1年以内の発症が多い．上皮下沈着物は必ずしもびまん性ではなく，しばしば巣状，分節状の分布を示す．

NSAIDsで微小変化型ネフローゼ症候群を起こすことがあり，しばしば急性間質性腎炎と合併する．抗甲状腺薬による抗好中球細胞質抗体（ANCA）関連半月体形成性糸球体腎炎の発症も知られている．

予後
予後は一般に良好で，薬剤中止により尿蛋白が陰性

⑤ 薬剤性腎障害の分類

発症機序	主な臨床病型	病態	主要薬剤
中毒性	急性腎障害, 慢性腎不全	尿細管毒性物質による急性尿細管壊死, 尿細管萎縮	アミノグリコシド, 白金製剤, ヨード造影剤, バンコマイシン, コリスチン, 浸透圧製剤
	慢性腎不全	慢性間質性腎炎	NSAIDs, 重金属, アリストロキア酸
	急性腎障害	血栓性微小血管症	カルシニューリン阻害薬 マイトマイシン C
	近位尿細管障害	近位尿細管での各種障害	アミノグリコシド
	遠位尿細管障害	集合管での各種障害	リチウム, アムホテリシン B ST 合剤, カルシニューリン阻害薬
アレルギー・免疫学的機序性	急性腎障害	急性尿細管間質性腎炎	抗菌薬, H_2 ブロッカー, NSAIDs
	ネフローゼ	微小変化型ネフローゼ	金製剤, D-ペニシラミン, NSAIDs, リチウム製剤, トリメタジオン, インターフェロン-α
	蛋白尿〜ネフローゼ	膜性腎症	金製剤, ペニシラミン, ブシラミン, NSAIDs, カプトプリル, インフリキシマブ
	急性腎障害〜慢性腎不全	半月体形成性糸球体腎炎	ペニシラミン, ブシラミン
		ANCA 関連血管炎	プロピルチオウラシル, アロプリノール, D-ペニシラミン, ブシラミン
間接毒性	急性腎障害	腎血流の低下 脱水/血圧低下に併発する急性尿細管障害	NSAIDs, RAA 系阻害薬
		腎血流障害の遷延による急性尿細管壊死	
		横紋筋融解症による尿細管障害→尿細管壊死	各種向精神薬, スタチン, フィブラート
	電解質異常 (Na, K)	主に遠位尿細管障害	NSAIDs
	多尿	高 Ca 血症による浸透圧利尿	ビタミン D 製剤, Ca 製剤
	慢性腎不全	慢性低 Ca 血症による尿細管障害	利尿薬, 下剤
尿路閉塞性	急性腎障害, 水腎症	尿酸結石による閉塞	抗癌剤による腫瘍崩壊症候群
	急性腎障害	尿細管閉塞	抗ウイルス薬, 抗菌薬, トピラマート

NSAIDs：非ステロイド性抗炎症薬, RAA 系：レニン-アンジオテンシン-アルドステロン系.
(薬剤性腎障害の診療ガイドライン作成委員会：薬剤性腎障害診療ガイドライン. 日本腎臓学会誌 2016；58：492.)

化する場合が多い. 尿蛋白が遷延する場合にステロイドを用いることもある.

感染症（肝炎ウイルス以外）による腎炎・ネフローゼ

感染性心内膜炎 infective endocarditis

【概念・病因】
● 感染性心内膜炎では, 全身に多発性細菌性塞栓症を合併する.
● 起因菌としては緑色レンサ球菌, 黄色ブドウ球菌が多い. これらの菌が抗原となり免疫複合体が形成され, 腎炎が発症することがある.

【臨床症状・検査】
　典型的には, 顕微鏡的血尿, 赤血球円柱, 膿尿, 蛋白尿（時にネフローゼレベル）がみられ, リウマトイド因子, 血中免疫複合体が陽性となる頻度が高い. 血清補体価は通常低値である. クリオグロブリン, ANCA を認めることもある.

【病理】
　腎組織では巣状管内増殖性糸球体腎炎, びまん性管内増殖性糸球体腎炎の像を呈することが多いが, まれに壊死性半月体形成性糸球体腎炎も報告されている. 腎塞栓症の合併がしばしば認められる. 蛍光抗体法では, メサンギウム領域や係蹄壁に IgG, IgM, C3 の沈着をみる. 電顕では, 内皮下, メサンギウム, 上皮下に高電子密度沈着物がみられる.

【鑑別診断】
　溶連菌感染後急性糸球体腎炎, 膜性増殖性糸球体腎炎, ループス腎炎, 急性尿細管間質性腎炎などとの鑑別が必要である.

【経過・予後】
　通常, 予後良好であり, 原因となる感染症の根絶により回復する.

メチシリン耐性黄色ブドウ球菌（MRSA）関連糸球体腎炎

概念

● メチシリン耐性黄色ブドウ球菌（methicillin resistant *Staphylococcus aureus*：MRSA）感染後10週以内に，高度蛋白尿を伴い，急速進行性糸球体腎炎症候群で発症する腎炎である．

病因

MRSAの外毒素がスーパー抗原として働き，T細胞受容体に結合し，T細胞を活性化し，サイトカインの過剰放出を促す．これにより，B細胞も活性化され，IgA，IgGのポリクローナルな過剰産生の結果免疫複合体形成をきたし，腎炎が惹起される．

病理

半月体形成を伴うメサンギウムまたは管内増殖性糸球体腎炎の像を呈し，尿細管間質障害が高度である．蛍光抗体法では，IgA，IgG，C3のメサンギウム領域や係蹄壁への沈着がみられる．電顕では，メサンギウム領域を主体として，内皮下や上皮下に高電子密度沈着物を認める．さらに基底膜の菲薄化，断裂，融解も高頻度でみられる．

疫学

好発年齢は特にないが，男性に多い．基礎疾患に悪性腫瘍が多く，その合併症として重症MRSA感染を有する．

検査

尿所見は，蛋白尿，血尿，尿沈渣では赤血球，白血球が高頻度にみられ，病的円柱も認められる．血液所見では，ほぼ全例で血小板増加を認め，IgA，IgGが高値のことが多い．補体は正常で，自己抗体は認めない．

臨床症状

急速進行性糸球体腎炎症候群とネフローゼ症候群を併せもつ症例が過半数である．30％前後に紫斑がみられる．

鑑別診断

細菌感染症に伴う腎炎（シャント腎炎，感染性心内膜炎による腎炎，溶連菌感染後急性糸球体腎炎など），IgA腎症，紫斑病性腎炎などとの鑑別が必要である．

治療・予後

バンコマイシンなどMRSAに感受性のある抗菌薬を投与しつつ，原因となるMRSAの感染巣の除去を図る．感染症治癒後も蛋白尿，血尿などの腎炎症状が遷延する場合にはステロイドの使用を考慮する．約20％が末期腎不全に至る．

HIV関連腎症

概念

● 後天性免疫不全症候群（AIDS）患者およびヒト免疫不全ウイルス（HIV）キャリアにみられる腎病変をいう．

● HIV感染後どの段階でも起こりうる．

病因

HIVの糸球体上皮細胞への感染による直接障害やHIVに感染した流血中，腎内に浸潤したリンパ球や単球による成長因子やサイトカインの産生亢進が発症に関与していると考えられている．

病理

巣状糸球体硬化症を呈することが最も多いが，そのほかにもメサンギウム増殖性糸球体腎炎，膜性増殖性糸球体腎炎，膜性腎症，微小変化型，間質性腎炎など多彩な病変が認められる．電顕では糸球体上皮細胞の膨化，血管腔の虚脱，尿細管間質への細胞浸潤，尿細管の小嚢胞性拡張などの所見がみられ，管状網状封入体が観察される．

臨床症状・経過

最初の症状は蛋白尿であり，半数以上がネフローゼ症候群を呈する．発症後数週〜数か月以内に末期腎不全に至る症例が多い．生存期間は，腎症発症から平均14か月，末期腎不全を呈してから平均8.7か月である．

治療

HIVに対するHAART（high active antiretroviral therapy）療法が腎症の発症・進展を抑制する．ACE阻害薬やステロイドは腎機能保持に有用とされている．

（洞　和彦）

●文献

1) Appel G：Secondary Glomerular Disease. In：Brenner and Rector's The Kidney, 10th edition. Amsterdam：Elsevier；2015. p.1148.

2) 薬剤性腎障害の診療ガイドライン作成委員会：薬剤性腎障害診療ガイドライン．日本腎臓学会誌 2016：58：477.

7 尿細管間質性腎炎

急性尿細管間質性腎炎
acute tubulointerstitial nephritis（ATIN）

概念
急激な腎機能低下を起こし，腎間質への炎症細胞浸潤をきたすもの.

病因
発症機序はいまだ明らかではないが，アレルギー反応やこれに続発した細胞性/液性免疫反応の関与が考えられている．原因としては70〜75％は薬剤性，10〜20％が全身性免疫疾患，4〜10％が感染性である（❶）．薬剤性の30〜49％を抗菌薬が占め，特にβラクタム系が多い．感染性のものは免疫反応によるところもあり，必ずしも腎臓が感染巣とは限らない.

病理
間質への炎症細胞浸潤（主にリンパ球・形質細胞）とこれに伴う間質の浮腫および尿細管炎（tubulitis），傍尿細管毛細血管炎を特徴とする．I型アレルギーが関連する場合には好酸球の浸潤がみられることもある（❷）．

肉芽腫を伴う間質性腎炎の場合は，サルコイドーシス，薬剤性，感染性が多い.

IgG4関連腎炎では，初期は形質細胞浸潤の目立つ間質性腎炎の形態（尿細管炎は目立たない）をとるが，

❶ 急性尿細管間質性腎炎の原因

薬剤性	抗菌薬（βラクタム系，リファンピシン，ST合剤，シプロフロキサシン） 非ステロイド性抗炎症薬（NSAIDs） 利尿薬（ループ，サイアザイド） H_2受容体拮抗薬（シメチジン），プロトンポンプ阻害薬（PPI） アロプリノール 5-ASA
全身性免疫疾患	サルコイドーシス，Sjögren症候群，全身性エリテマトーデス（SLE），IgG4関連疾患，多発性血管炎性肉芽腫症（GPA）低補体性尿細管間質性腎炎 炎症性腸疾患など
感染	細菌性（レジオネラ，レプトスピラ，レンサ球菌，結核菌，コリネバクテリウム，エルシニア，腸球菌，大腸菌など） ウイルス性（サイトメガロウイルス，Epstein-Barrウイルス，ポリオーマウイルス，アデノウイルス，HIVなど） 真菌性（カンジダなど）
その他	TINU症候群（tubulointerstitial nephritis and uveitis）

徐々に浸潤細胞周囲を中心に，まばら〜腫瘤状に，そしてびまん性に広がっていく硬化性線維化（暗がりで鳥の目が並んだようなbird's eye patternがみられることがある）が特徴である.（❸❹）

疫学
全腎生検結果の1〜3％（急性腎障害〈AKI〉の症例に限れば13〜27％）を占める．薬剤を多用するようになってきたことや，高齢者に対する腎生検を積極的に施行する風潮などから，急性尿細管間質性腎炎の診断の機会は，特に高齢者において増えてきている.

臨床症状

薬剤性間質性腎炎

アレルギー反応によるものはしばしば発疹（15％），発熱（27％），血中好酸球増多（23％）がみられるが，3つ揃うのは10％ほどにすぎないという報告がある．また非ステロイド性抗炎症薬（NSAIDs）やプロトンポンプ阻害薬（PPI）によるものはこれらの症状が出にくい．また薬剤曝露から発症まで，数日のもの（リファンピシン）から数か月にわたるもの（NSAIDs，PPI）もある.

TINU症候群（tubulointerstitial nephritis and uveitis）

間質性腎炎とぶどう膜炎を合併する原因不明の疾患で，平均15歳の若年女性に多い．ウイルス感染や自己免疫性疾患，HLAとの関連が示唆されている．発熱・体重減少・全身倦怠感・腹部/背部痛など非特異的な症状を呈する．腎障害に対するステロイド反応性は良好だが，ぶどう膜炎は再発しやすい.

IgG4関連腎症

IgG4関連疾患は2003年以降に提唱された疾患で，多臓器へのIgG4陽性のリンパ形質細胞浸潤を特徴とし，約30％に尿細管間質性腎炎を合併する．IgG4関連腎炎の96％に腎外症状がみられ，内訳は唾液腺炎（82％），リンパ節腫大（44％），自己免疫性膵炎（39％），涙腺炎（30％），間質性肺炎や肺結節を含む肺病変（26％）であったとの報告がある.

検査・診断
臨床経過や腎生検の所見が重要である．血清クレアチニンが上昇する．尿沈渣では尿中白血球・赤血球，白血球円柱がしばしばみられるが，赤血球円柱はまれである．蛋白尿は出ないものからネフローゼレベルのものまでさまざまである.

25〜35％で血中好酸球上昇（血中好酸球絶対数≧500/μL）を認めるが，尿中好酸球上昇（尿中好酸球

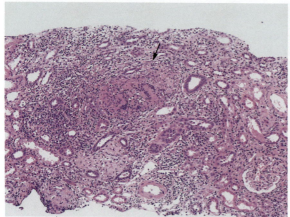
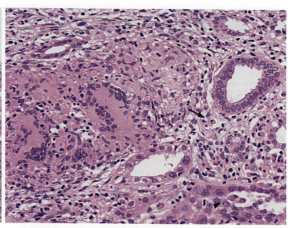

a. HE染色，×100．尿細管の萎縮と間質浮腫，リンパ球を主体とする炎症細胞浸潤がみられ，中央には巨細胞性肉芽腫（矢印）を形成している．糸球体には大きな変化がみられない．

b. HE染色，×400．巨細胞性肉芽腫部分の拡大．尿細管上皮の脱落（矢頭）がみられ，一部に炎症細胞の尿細管への浸潤もみられる．間質には好酸球浸潤も目立つ（矢印）．

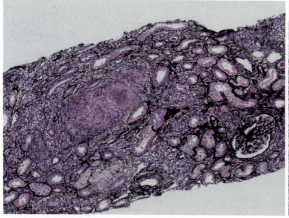
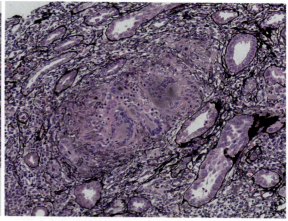

c. PAM染色，×100．

d. PAM染色，×400．

❷ 薬剤性尿細管間質性腎炎（60歳代，女性）

＞尿中白血球の1％）の感度・特異度は低い．尿細管障害の反映として，Fanconi症候群や尿細管性アシドーシスがみられることもあるが頻度は低い．尿中Na排泄分画（FENa）の上昇（＞1％），尿中 β_2 ミクログロブリン・尿中 α_1 ミクログロブリン・N-アセチル-β-グルコサミニダーゼ（NAG）の排泄量増加も参考になる．

画像上，腎は正常大もしくは腫大する．ガリウムシンチグラフィでは急性期に腎への集積像を呈し，急性尿細管壊死との鑑別の一助にはなるが，急性腎盂腎炎や急性糸球体腎炎との鑑別における特異度は低い．

治療

薬剤性を疑った場合は，まずは原因薬剤を中止するが，3〜7日で腎機能の改善が得られない場合は免疫抑制療法を考慮する．腎病理で慢性期病変がみられない症例や薬剤性が強く疑われる症例（NSAIDsによるものを除く）に対してはステロイド投与も考慮されるが，エビデンスは十分ではない．

経過・予後

40％が透析を要するとの報告もあるが，多くは一過性である．また40％程度は腎機能障害が残存する．腎障害が3週間以上遷延する場合や，原因薬剤がNSAIDsによるものである場合，また予後不良の組織学的所見（間質の肉芽腫，間質線維化，尿細管萎縮）をもつ場合は腎機能回復の見込みが低くなる．

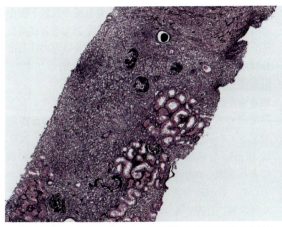
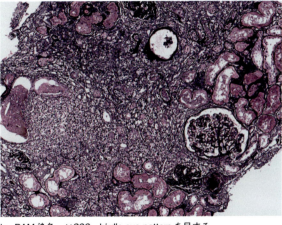

a. PAM染色，×100．間質において部分的に炎症細胞浸潤と線維化が認められる．

b. PAM染色，×200．bird's eye patternを呈する．

❸ IgG4関連腎炎（70歳代，男性）

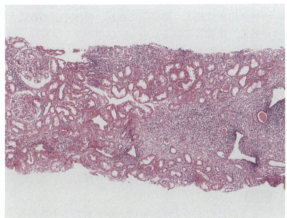

a. HE染色，×100．糸球体は比較的保たれるが，間質への炎症細胞浸潤を部分的に認める．

b. IgG4の組織染色，×200．浸潤した形質細胞が濃い褐色に染色されている（矢印）．

❹ IgG4関連腎炎（50歳代，男性）

慢性尿細管間質性腎炎
chronic tubulointerstitial nephritis (CTIN)

概念

数か月〜数年にわたる慢性的な経過をたどり，腎機能が緩徐に低下をきたし，病変の主座が尿細管間質に存在する疾患である．急性尿細管間質性腎炎からの移行もある．

病因

CTINには数多くの原因が認められるため，その原因疾患によりメカニズムは異なると考えられる．主な原因を❺に示す．

1. このなかで代表的なものに鎮痛薬腎症がある．古典的にはフェナセチン腎症が有名であり，フェナセチンの長期連用により，その代謝物であるアセトアミノフェンが腎乳頭部で濃度が上昇する．さらにアスピリンが併用されるとサリチル酸の腎乳頭部での濃度が上昇し，グルタチオンの消費を招く．これが，アセトアミノフェンによるプロスタグランジン産生を亢進させ，最終的に腎乳頭壊死を引き起こす．

2. 急性高尿酸血症が急性腎障害を引き起こすことは知られているが，慢性遷延性高尿酸血症がCTINを招くか否かは議論のあるところである．尿酸値が男性で13.0 mg/dL，女性で10.0 mg/dLを超える状態が持続することで，慢性間質性腎炎を引き起こす可能性はあるが不明な点が多く，併存する高血圧ならびに糖尿病などが交絡因子である．

3. サルコイドーシスは肉芽腫内におけるビタミンDの活性化を介し，10〜15％の患者で高カルシウム血症を認める．また血清カルシウム濃度が正常であっても高カルシウム尿症をきたし腎機能の低下をもたらす．それ以外に肉芽腫性間質性腎炎を発症する．

❺ 慢性尿細管間質性腎炎の原因

原因	具体例
薬剤あるいは中毒	鎮痛薬の併用(アセトアミノフェンあるいはフェナセチンとアスピリン) 非ステロイド性抗炎症薬 漢方薬 金属(鉛・カドミウムなど) カルシニューリン阻害薬
代謝性疾患	尿酸代謝異常 低カリウム血症 高カルシウム血症
免疫疾患	サルコイドーシス Behçet病 Sjögren症候群 炎症性腸疾患 TINU IgG4関連疾患 同種移植片拒絶 全身性エリテマトーデス
感染症	慢性腎盂腎炎 レプトスピラ症 黄色肉芽腫性腎盂腎炎
血液疾患	軽鎖腎症 アミロイドーシス 多発性骨髄腫
閉塞性尿路障害	尿路結石 VUR
その他	放射線性腎炎 虚血性腎症

VUR：vesicoureteral reflux（膀胱尿管逆流症）.
(Skorecki K, et al：Brenner & Rector's The Kidney, 10th edition. Elsevier：2015.)

4. 自己免疫性疾患にもしばしばCTINを認め，Behçet病，Sjögren症候群，全身性エリテマトーデス，炎症性腸疾患，IgG4関連疾患ならびに各種血管炎などの報告が存在する．

【病理】

CTINには多くの原因が存在するため，原疾患による組織学的変化の違いがみられるが，共通点としては，尿細管上皮細胞の平低化と尿細管腔の拡大を伴う尿細管の萎縮，間質の線維化ならびに間質への単核球の浸潤である．一般的に尿細管基底膜は肥厚する．細胞浸潤に関しては，急性尿細管間質性腎炎に比べて目立たない．免疫蛍光抗体法で，尿細管基底膜に沿って免疫グロブリンあるいはC3の沈着を認めることがある．CTINでは，基本的に糸球体病変は軽微であり，腎機能低下の程度に見合わないことがある．しかしながら，CTINの進行に伴い，糸球体周囲に線維化，糸球体硬化ならびに血管病変を伴ってくる．

【臨床症状】

原疾患（自己免疫性疾患など）による症状あるいは

CTINによる腎不全による症状（倦怠感や食思不振などの非特異的症状）を呈しうる．約半数の患者に高血圧を認める．臨床症状のみからCTINを疑うのはしばしば困難である．

【検査・診断】

血液検査所見：血清尿素窒素ならびにクレアチニン上昇を認めることが多い．CTIN患者の75％は診断時のクレアチニンクリアランスが50 mL/分未満，33％は15 mL/分未満であるとの報告がある．尿細管障害による尿酸，カリウムならびにリンなどの再吸収障害のため，腎機能の割に血清濃度が低いことがある．また腎間質に存在するエリスロポエチン産生細胞の機能低下が早期から出現するため，腎機能に比較して貧血の強い場合が多い．

尿検査：一般的に尿所見は軽微であるが，非ネフローゼレベルの蛋白尿，β_2ミクログロブリンなどの尿細管性蛋白尿に加え，顕微鏡的血尿，膿尿を認めることがある．尿細管障害を反映し，尿糖やアミノ酸尿を認めることがある．

画像：CTあるいはエコー検査により腎サイズの縮小が認められる．腎シンチでは腎実質障害パターンを呈する．急性尿細管間質性腎炎と異なりガリウムシンチで腎への集積は認められない．

腎生検：診断確定のために必要であるが，腎萎縮が進行している症例も多く，実際に施行可能な場合は少ないため，しばしば臨床的診断が下される．

【治療】

基本的に根本的治療は原因治療である．すなわち，原因薬剤の中止，サルコイドーシスや自己免疫疾患に伴うものであれば，ステロイドを含む免疫抑制療法が中心となる．しかしながら，急性尿細管間質性腎炎と異なり，腎機能の回復は限定的であり，CTINの多くは慢性腎臓病の一般的な保存療法が行われる．食事療法，降圧療法，エリスロポエチンによる腎性貧血治療，骨ミネラル代謝異常に対する治療ならびに酸塩基平衡障害の是正などが症例に応じて実施される．

【経過・予後】

原因にもよるが，一般的には緩徐に腎機能低下が進行し，末期腎不全に至り腎代替療法を必要とする症例がある．

（古志衣里，稲熊大城）

◉文献
1) Skorecki K, et al：Brenner & Rector's The Kidney, 10th edition Elsevier；2015.
2) Turner N, et al：Oxford Textbook of Clinical Nephrology, 4th edition Oxford：Oxford University Press；2016.

8 腎血管・循環系の障害

腎と高血圧：総論

高血圧と腎疾患

　高血圧と腎臓は密接に関連しており，高血圧の成因に腎臓が果たす役割は大きい．なかでも腎実質性疾患から生じる二次性高血圧を腎実質性高血圧と呼び，高血圧患者全体の2～5％を占めることが知られている．

　一般に，慢性腎臓病（CKD）患者は高血圧を合併する頻度が高い．高血圧はCKDの原因となり，既存のCKDを悪化させる．一方で，CKD自体が高血圧の原因となり，高血圧をさらに重症化させる．このように，高血圧とCKDは相互に悪循環を形成し，病態の進行とともに末期腎不全（ESKD）や心血管疾患（CVD）を発症すると考えられている．すなわち，CKD合併高血圧患者における血圧管理の目的は，血圧を適正に降下させることによりCKDの進展を抑制し，かつCVDの発症を予防することにある．

　CKD患者の特徴として，血圧日内変動の異常（夜間高血圧）や睡眠時無呼吸症候群の合併例が多い点があげられる．したがって，CKD合併高血圧患者に対しては，以下に述べる診察室血圧を指標とした降圧目標の達成に加え，家庭血圧測定や24時間自由行動下血圧測定（ambulatory blood pressure monitoring：ABPM）の併用，睡眠時無呼吸症候群の評価を行い，24時間にわたる厳格な血圧の管理が重要となる．

CKD合併高血圧における降圧目標の考え方

　CKD診療ガイドライン2018では，糖尿病と蛋白尿の有無，さらに患者の年齢に応じて個別に降圧目標が設定されている（❶）．特に，75歳以上の高齢者では脱水や虚血に対する脆弱性に配慮され，降圧治療の忍容性を重視されている点が特徴的である．

　75歳未満の場合，糖尿病もしくは蛋白尿（0.15 g/gCr以上，つまりCKD CGA分類〈❷〉におけるA2区分以上）を有するCKD患者では，診察室血圧130/80 mmHg未満を目標とする．また，糖尿病および蛋白尿を有さないCKD患者では，診察室血圧140/90 mmHg未満を降圧目標とする．

　一方で75歳以上の場合，糖尿病もしくは蛋白尿の有無によらず，診察室血圧150/90 mmHg未満を降圧目標とする．そして血圧が目標に到達した時点で起立性低血圧や急性腎障害などの有害事象を認めなければ，さらに140/90 mmHg未満へ緩徐に降圧することが提案されている．

CKD合併高血圧に対する降圧薬の選択（❸）

　CKD診療ガイドライン2018では，糖尿病合併CKDおよび糖尿病非合併CKDのA2，3区分ではACE阻害薬とARBが第一選択薬として推奨されている．また，糖尿病非合併CKDのA1区分ではACE阻害薬，ARB，Ca拮抗薬，サイアザイド系利尿薬（CKDステージG4，G5ではループ利尿薬）が推奨されている．なお，CKDステージG4，G5ではACE阻害薬，ARBによる腎機能悪化や高カリウム血症の出現に注意が必要である．また，75歳以上の高齢者のCKDステージG4，5では，脱水や虚血に対する脆弱性が考慮され，Ca拮抗薬の使用が推奨されている．

（畝田一司，田村功一）

❶ CKD合併高血圧における降圧目標と第一選択薬

糖尿病（−）	蛋白尿（−）	75歳未満	75歳以上
糖尿病（−）	蛋白尿（−）	140/90 mmHg 未満	150/90 mmHg 未満
	蛋白尿（＋）	130/80 mmHg 未満	150/90 mmHg 未満
糖尿病（＋）		130/80 mmHg 未満	150/90 mmHg 未満

75歳未満では，CKDステージを問わず，糖尿病および蛋白尿の有無により降圧基準を定めた．
蛋白尿については，軽度尿蛋白（0.15 g/gCr）以上を「蛋白尿あり」と判定する．
75歳以上では，起立性低血圧やAKIなどの有害事象がなければ，140/90 mmHg未満への降圧を目指す．
（日本腎臓学会〈編〉：エビデンスに基づくCKD診療ガイドライン2018．東京：東京医学社；2018．）

❷ CKD CGA 重症度分類

原疾患	蛋白尿区分		A1	A2	A3
糖尿病	尿アルブミン定量 （mg/日）		正常	微量アルブミン尿	顕性アルブミン尿
	尿アルブミン/Cr 比 （mg/gCr）		30 未満	30〜299	300 以上
高血圧 腎炎 多発性嚢胞腎 腎移植 不明 その他	尿蛋白定量 （g/日）		正常	軽度蛋白尿	高度蛋白尿
	尿蛋白/Cr 比 （g/gCr）		0.15 未満	0.15〜0.49	0.50 以上
GFR 区分 （mL/分/1.73m²）	G1	正常または高値	≧ 90		
	G2	正常または軽度低下	60〜89		
	G3a	軽度〜中等度低下	45〜59		
	G3b	中等度〜高度低下	30〜44		
	G4	高度低下	15〜29		
	G5	末期腎不全 （ESKD）	<15		

重症度は原疾患，GFR 区分，蛋白尿区分を合わせたステージにより評価する．CKD の重症度は死亡，末期腎不全，心血管死亡発症のリスクを緑 ▉ のステージを基準に，黄 ▉，オレンジ ▉，赤 ▉ の順にステージが上昇するほどリスクは上昇する．
（KDIGO CKD guideline 2012 を日本人用に改変したものを『CKD 診療ガイド 2012』より引用．）

❸ CKD 患者への推奨降圧薬

CKD ステージ		75 歳未満			75 歳以上
		糖尿病，非糖尿病で蛋白尿（＋）		非糖尿病で蛋白尿（−）	
G1〜3	第一選択薬	ACE 阻害薬，ARB		ACE 阻害薬，ARB，Ca 拮抗薬，サイアザイド系利尿薬［体液貯留］から選択	75 歳未満と同様
	第二選択薬 （併用薬）	Ca 拮抗薬［CVD ハイリスク］， サイアザイド系利尿薬［体液貯留］			
G4，5	第一選択薬	ACE 阻害薬，ARB		ACE 阻害薬，ARB，Ca 拮抗薬，長時間作用型ループ利尿薬［体液貯留］から選択	Ca 拮抗薬
	第二選択薬 （併用薬）	Ca 拮抗薬［CVD ハイリスク］， 長時間作用型ループ利尿薬［体液貯留］			

軽度尿蛋白（0.15 g/gCr）以上を「蛋白尿（＋）」と判定
糖尿病，非糖尿病で蛋白尿（＋）の第三選択薬（2 剤目の併用薬）として，利尿薬または Ca 拮抗薬を考慮する．
非糖尿病で蛋白尿（−）の併用薬は，ACE 阻害薬と ARB の併用を除く 2 剤または 3 剤を組み合わせる．
ステージ G4，5 での ACE 阻害薬，ARB 投与は少量から開始し，腎機能悪化や高 K 血症などの副作用出現時は，速やかな減量・中止または Ca 拮抗薬への変更を推奨する．
75 歳以上のステージ G4，5 で Ca 拮抗薬のみで降圧不十分な場合は，副作用に十分注意しながら ACE 阻害薬，ARB，利尿薬を併用する．
（日本腎臓学会〈編〉：エビデンスに基づく CKD 診療ガイドライン 2018．東京：東京医学社；2018．）

◉ 文献
1）日本腎臓学会（編）：血圧管理：成人．CKD 診療ガイド 2012．東京：東京医学社；2012．p.61-70.
2）日本腎臓学会（編）：エビデンスに基づく CKD 診療ガイドライン 2018．東京：東京医学社；2018．p.20.

腎硬化症
nephrosclerosis

【概念】
● 高血圧によって生じる腎内血管病変に基づく腎病変を腎硬化症と総称する．
● 軽度〜中等度の高血圧による腎病変を良性腎硬化症と定義する．細動脈硬化性腎硬化症と動脈硬化性腎硬化症に分類される．
● これまで腎不全に至る可能性は低いと考えられてきた経緯から「良性」とされてきたが，近年は末期腎不全の原因疾患として腎硬化症が増加しており，2014 年の透析患者の統計調査では透析導入原因疾

患のうち腎硬化症が占める割合は14.2％まで増加してきた.

● 悪性高血圧症による腎病変を悪性腎硬化症と呼ぶ.

良性腎硬化症 benign nephrosclerosis

細動脈硬化性腎硬化症
arteriolosclerotic nephrosclerosis

病因・病態生理

高血圧症が年単位で持続することで生じる腎内の細動脈病変が原因である. 小葉間動脈から輸入細動脈までは腎臓内血管系のなかで主要な血管抵抗部位であるため, 圧負荷による障害の影響が出やすい. 輸入細動脈には, 糸球体内圧とそれによって規定される糸球体濾過率を一定に保持するために自動調節能が存在する. 本症では糸球体前血管の血管抵抗が上昇するため, 初期には糸球体内圧は一定に保持される. そのため高度な糸球体障害は生じにくく, 蛋白尿も軽度であることが通例である.

病理

腎細小動脈に圧負荷増大による組織変化が生じる. 小葉間動脈では小葉間動脈壁に, 肥厚や硬化が出現する(線維性内膜肥厚). 輸入細動脈では硝子化が生じる. 輸入細動脈の病変は収縮期血圧130mmHgでも観察されることがある. 糸球体の前方に位置するこれらの血管系の内腔が狭小化するために, その血管の支配領域の糸球体には虚血性変化, 硬化病変が出現し, 増悪するとフィブリノイド壊死を起こす. また, その他の糸球体は正常か, 代償性に肥大するものが認められる. 弱拡大像では皮質が楔状に萎縮し, 瘢痕組織および炎症細胞浸潤が認められ, 尿細管の萎縮も出現する.

臨床症状・検査

基本的に無症状である. 尿所見は軽微であり, 尿潜血は陰性, 蛋白尿も通常は0.5g/日以下と軽度である. 尿沈渣も軽微であり, 硝子円柱を認める程度のことが多い.

初期の異常は尿濃縮力の低下による多尿, 特に夜間尿として自覚されることがある. 進行すると腎機能障害を生じるが, その程度は軽度であり, 進行も緩徐で尿蛋白の出現前には長期間(10～15年)にわたる高血圧が先行する. 高血圧性臓器障害として心肥大や高血圧性網膜症を合併することがあり, 診断の一助になりうる. 具体的には心電図, 胸部X線写真, 尿・血液および血清生化学の一般検査を行う. 尿蛋白は尿クレアチニン値との比(g/gCr)を用いて定量し, 0.15g/gCr以上を尿蛋白陽性と判断する. また腹部超音波検査で腎臓の形態を評価し, 眼底検査, 頸動脈超音波検査も疾患の進行具合を評価するのに役立つ.

高齢化に伴い, これまで顕在化していなかったこの疾患が原因で末期腎不全に至る患者数が増大している.

治療

腎硬化症における腎機能障害の進行は, 適切な降圧療法により抑制される. しかし, まず第一に禁煙, 節酒, 食塩摂取量6g/日未満へ減塩し, 肥満に対しては体重を適正化し, 生活習慣の改善を行う.

ほかのリスク因子を評価し, 尿蛋白陰性であれば140/90mmHg未満, 尿蛋白陽性であれば130/80mmHg未満を目標として降圧療法を行う.

降圧薬の選択に関しては尿蛋白陽性の場合はレニン-アンジオテンシン(RA)系阻害薬のアンジオテンシンI変換酵素(ACE)阻害薬やアンジオテンシンII受容体拮抗薬(ARB), 直接的レニン阻害薬(DRI)を第一選択とする. 尿蛋白陰性の場合はRA系阻害薬, 長時間作用型Ca拮抗薬, 降圧利尿薬のいずれかを用いる. 降圧と同時に, 尿蛋白の減少を指標として降圧薬の投与量を調整する. できうる限り, 尿蛋白の減少を図る(0.5g/gCr未満). 糖尿病, 心不全, 気管支喘息などの合併症に注意して薬剤を選択する.

また糖尿病, メタボリックシンドロームなどの動脈硬化の危険因子となる基礎疾患の治療を十分に行う.

経過・予後

本症では脳卒中や心筋梗塞など心血管病を合併する率が高く, 予後を規定する因子となっている.

動脈硬化性腎硬化症
arteriosclerotic nephrosclerosis

概念

全身の動脈硬化の一環として腎動脈主幹に粥状硬化をきたし, これによる腎障害を動脈硬化性腎硬化症と称する.

病因・病態生理

無症状に経過し, 軽度の蛋白尿をきたすこともあるが, 通常進行性の腎機能低下の原因とはならない. 粥腫(アテローム)が崩壊するとコレステロールを含む塞栓が末梢を閉塞し, 急激な腎機能低下をきたすことがある(コレステロール塞栓症). カテーテルによる血管内操作や抗凝固療法に誘発されることが多い.

悪性腎硬化症 malignant nephrosclerosis

概念

悪性腎硬化症は悪性高血圧症によって生じる腎内細小動脈病変, 腎病変である. 悪性腎硬化症は高血圧の程度がひどく, 比較的短期間に腎機能が低下する病態をいい, 腎臓を急速に悪化させるほどの, 拡張期血圧が120～130mmHg以上となる高血圧を悪性高血圧(加速型高血圧)と呼ぶ. 悪性高血圧症は, 急激で高

度な血圧上昇により心臓, 腎臓, 脳など重要臓器の血管系に障害をきたし, 適切な治療がなされなければ生命予後も不良となるきわめて重症の状態である.

病因・病態生理・病理

急激な血圧の上昇のために起こる腎細小動脈および糸球体病変である. 急激な圧負荷により, 血管内皮障害が生じ, 血管壁の透過性が亢進し, フィブリンなどの血漿成分が血管壁に侵入する. その後に生じる血管病変は, 血管構造・内腔によって異なる. 小葉間動脈では, 中膜平滑筋細胞の増殖, 内膜の増殖・肥厚, 内腔狭小化(増殖性動脈内膜炎〈proliferative endarteritis〉)をきたす. 増殖した細胞が同心円状に配列するために, onion-skin lesion と呼ばれる特徴的な組織変化を呈する(❹). 輸入細動脈にはフィブリノイド壊死を生じる. 自動調節能が破綻するために, 高い血圧が糸球体に直接的に作用し, 糸球体係蹄壁の壊死と虚脱(慢性糸球体腎炎)をきたす. 血管支配領域の尿細管萎縮, 間質線維化, 炎症細胞浸潤を認める. 圧利尿による体液量減少と, 糸球体前血管の内腔狭小化による灌流圧低下により, レニン分泌亢進が持続する. そのために, 血圧上昇がさらに増強・持続する悪循環を生じる.

高血圧の最重症型であり, 乳頭浮腫や出血などの眼底所見, 急速に進行する腎機能障害を特徴とする. 原疾患は本態性高血圧が多く, 次いで慢性糸球体腎炎が多い.

臨床症状・検査

急激な血圧上昇により利尿が生じ, 多尿, 体液量減少による体重減少が先行することが多い. 頭痛, 悪心, 嘔吐, 視力障害, けいれん, 意識障害などの高血圧性脳症による症状, 呼吸困難感などの心不全症状を呈する. 比較的高度の蛋白尿, 血尿, 多彩な尿沈渣所見を呈する. 適切な治療を行わなければ, 短期間で腎機能が低下し, 乏尿, 末期腎不全に至る. 血漿レニン活性の亢進により, 最初は低カリウム血症が認められる. 眼底は高血圧を反映してうっ血性乳頭, 軟性白斑, 網膜出血を認める. 細動脈の内腔狭小化により赤血球の機械的破壊が起こり, 血管内溶血性貧血をきたし, 破砕赤血球が出現することがある.

治療

速やかに強力な降圧療法を開始する. 高血圧の病歴が長い患者が多く, 血管病変を有しているため, 必要以上に急速で過剰な降圧は, 臓器灌流圧の低下により脳梗塞, 皮質黒内障, 心筋梗塞, 腎機能障害の進行などの虚血性障害を引き起こす可能性が高い. したがって, 降圧の程度や速度が予測でき, かつ即時に調整が可能な薬物を降圧方法に用いることが初期には望ましい. 最初の24時間の降圧は拡張期血圧100〜

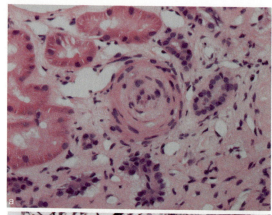

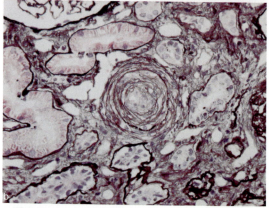

❹ 悪性腎硬化症における細小動脈の増殖性動脈内膜炎
細小動脈内膜に同心円状の細胞増殖(onion-skin lesion), 基底膜断裂が認められる. 高度の内膜肥厚のため, 内腔が著しく狭小化している (a:HE染色, b:PAM染色).
(写真提供:岡山大学 杉山 斉先生.)

110 mmHg までにとどめることが推奨されている. まずは Ca 拮抗薬の静脈内持続投与で血圧を管理する. 初期降圧目標に達したら, 内服薬を併用し, 注射薬は用量を漸減しながら中止する. 多くの場合, 圧利尿によって体液減少状態にあることと, 本態性高血圧に起因していることで RA 系の亢進が病態形成に深く関与している. そのため内服薬では ACE 阻害薬や ARB の効果が期待される. しかし, これらの薬物により過度の降圧が生じる可能性もあるため, 少量から開始する. 体液減少状態が明らかな場合には生理食塩水の補液が必要になる一方, Na・水貯留を伴う場合にはループ利尿薬を併用する. 病態を早期に把握し, 適切な治療を速やかに開始することで腎, 血管病変には退縮や回復を期待することができる.

動脈硬化関連腎症

腎血管性高血圧症
renovascular hypertension（RVH）

概念

腎血管性高血圧症（RVH）は腎血管の病変が原因である高血圧症で，その確定診断は血管病変の修復で正常血圧になることによりなされる.

中年以降でも高血圧の発症，糖尿病や心血管疾患を合併する高血圧，原因不明の腎不全，レニン–アンジオテンシン系（renin-angiotensin system：RAS）阻害薬による腎機能の悪化などで本症を疑う.

スクリーニングにはCT，MRA（magnetic resonance angiography），超音波ドプラ法による画像診断が有用である.

機能的に有意な狭窄の場合には，経皮経管腎血管形成術（percutaneous transluminal renal angioplasty：PTRA）を施行する. PTRA施行不可能な症例においては薬物療法を行う. 動脈硬化性腎動脈狭窄（atherosclerotic renal artery stenosis：ARAS）では，血圧の管理に加えて脂質管理など動脈硬化に対する一般的治療も行う.

病因・病態生理

腎動脈病変の原因の主なものとしては粥状硬化症，線維筋性異形成，大動脈炎症候群があげられ，ほかに，動脈瘤，塞栓症，動静脈奇形，解離性大動脈瘤がある.

また，RVHと同様のレニン依存性の高血圧症は膀胱尿管逆流や尿路閉塞などの尿路通過障害でも認められることがある. これは患側腎の糸球体濾過値（GFR）が減少するため，緻密斑に到達する尿細管液のNa濃度が減少してレニン分泌が亢進するからである.

腎灌流圧とGFRの低下により圧受容体および緻密斑機序が作用してレニン分泌が亢進することで高血圧が発症する. 病態は狭窄が，片側性であるか両側性であるかにより大きく異なり，病期によっても異なる. 片側狭窄では血漿レニン活性（plasma renin activity：PRA）が高いが，両側狭窄では低いことが多い. 腎臓には圧利尿と呼ばれる機序があり，腎灌流圧が上昇するにつれてNaと水の排泄量が増加する. 片側腎動脈狭窄では血圧の上昇につれて健側腎からの水・Naの排泄が促進されて，体液の貯留は起こらないが，一方で，両側腎動脈狭窄では圧利尿機序が作動しないのでNa貯留が起こり，PRAは低下する. 片側の腎動脈狭窄でも，長期にわたり高血圧が続くことで対側の腎臓でGFRの低下，血管作動物質の不均衡や圧利尿障害が起こり，体液量依存型の高血圧となってPRAが低

下してくる.

腎動脈狭窄が長期に続くと腎臓は萎縮する. 萎縮は近位尿細管から始まるが，血管系や糸球体は萎縮が進行してからも，ある程度保たれる. したがって，濾過機能がなくなってもレニン分泌機能は残存する.

疫学・臨床症状・検査・診断

RVHの頻度は高血圧患者の数％以下といわれてきたが，人口の高齢化や糖尿病患者などの生活習慣病患者の増加に伴い，ARASが増加している. ARASは進行性であり，診断されないままに末期腎不全に至っている症例が少なからず存在する. 適切な時期での診断と加療が重要である. ARASは糖尿病や大血管障害のある高血圧で頻度が高く，特に腎機能障害を伴う場合はさらに高頻度に認められる（10～40％）.

RVHは以下の場合で疑われる. ①家族歴のない35歳以下の高血圧，②中年以降の新たな高血圧発症，またはそれまでの高血圧の急速な重症化，③側腹部痛に続発した高血圧，④上腹部の血管雑音，⑤中年以降の高血圧患者で原因不明の腎機能悪化，⑥ACE阻害薬やARB投与による急速な降圧，腎機能の悪化，⑦繰り返す右心不全，⑧心筋梗塞など他の血管病変を有する腎機能障害患者（特に2型糖尿病患者），⑨腎移植後の高血圧.

線維筋性異形成と大動脈炎症候群は若・中年の女性に多く，重症高血圧で腹部血管雑音を聴取することが診断の手掛かりとなる. ARASは全身の動脈硬化の一分症であり，高血圧の原因となることもあるが，もともとある高血圧の重症化や腎機能低下の原因となることもある.

本症が疑われるときは，まず非侵襲的スクリーニングを行う. 画像診断では造影剤を用いた3次元CTやMRAが有効である. 腎機能障害例では，MRAに使用されるガドリニウムが全身性の線維化を起こす可能性があるので避けるべきである. PRAの測定は有用ではなく，両側腎動脈狭窄，糖尿病や高齢者では高値とならないことが多い. また，PRAはRAS阻害薬や利尿薬の服用で亢進し，β遮断薬で抑制されるので解釈に注意が必要である.

画像診断で50％以上の狭窄があれば，超音波ドプラ法やカプトプリル負荷シンチグラフィでの機能的評価を行う. 前者は非侵襲的で造影剤も使用せず，かつ，精度も感度も良好であるが，手技の熟練を要する. 後者はACE阻害薬のカプトプリルを投与することにより，患側腎のGFRが大きく低下する機序に基づく機能的画像診断である. 狭窄腎ではアンジオテンシンII（AII）が輸出細動脈を強く収縮させるため，糸球体内圧が上昇してGFRが維持されているが，カプトプリルによりAIIの産生が抑制されると糸球体内圧は

低下し GFR の低下が著明となる．その結果，狭窄腎でのアイソトープのとり込みの低下や排泄の遅延が明らかになる．これらの検査で機能的狭窄と判断された場合には，動脈造影を行う．有意狭窄を示唆する所見としては，①75％以上の狭窄，②圧較差（収縮期圧で20 mmHg以上），③狭窄後拡張，④側副血行路の存在などが大切で，これらを認める場合には狭窄が高血圧の原因となっている可能性が高い．

治療

血管再建術を第一に考慮し，適応となる場合は，PTRAを試みる．線維筋性異形成によるものでは成功率が高く，血圧が正常化しやすく予後もよい．大動脈炎症候群や粥状硬化症では再狭窄を起こしやすい．ARASではステント留置が行われる．ARASにおける血行再建術の適応は，①難治性高血圧，②肺水腫，③進行性腎不全，④ACE阻害薬またはARBによる腎機能悪化，などとされている．腎動脈分岐狭窄例などではPTRAが施行できず，外科的血行再建術や腎内動脈塞栓術が必要な症例もある．

血行再建術が施行できない症例では，降圧薬で内科的に血圧をコントロールする．RAS阻害薬やβ遮断薬，Ca拮抗薬などを組み合わせる．両側腎動脈狭窄や単腎での狭窄症例にRAS阻害薬を投与すると，腎機能が急速に低下することがある．ARASの症例では動脈硬化一般に対する治療，すなわち，血圧や脂質の十分な管理，抗血小板療法とともに禁煙や適度な運動など生活習慣の修正も重要である．

虚血性腎症

虚血性腎症は腎循環障害による進行性の腎機能障害であり，動脈硬化による両側腎動脈狭窄が原因となることが多い．わが国では，この疾患概念が定着していないため，大半が腎硬化症と誤って診断され，見逃されている可能性が高い．動脈硬化性疾患を有する高齢者では合併率が高いと推定される．可逆的である可能性があり，かつ透析導入となれば生命予後はきわめて不良であることからも，早期治療により腎不全に至らないようにすることが重要である．

コレステロール塞栓症症候群
cholesterol embolization syndrome（CES）

概念

コレステロール塞栓症症候群は主に大動脈に形成されたアテローム性動脈硬化症プラーク（atherosclerosis plaque）が何らかの原因によって破裂し，その内容物であるコレステロール結晶（cholesterol crystals）が末梢の小〜中動脈に流出して，機械的な閉塞と炎症性反応によって末梢臓器障害をきたす疾患の総称

である．同義語として，アテローム塞栓症（atheroembolism）がある．CESは比較的ありふれた疾患であり，腎臓領域では心大血管手術や血管内カテーテル治療後の急性腎障害（acute kidney injury：AKI）の原因としては理解されているが，数週間〜数年後に発症する急性腎臓病（acute kidney disease：AKD）や慢性腎臓病（chronic kidney disease：CKD）の原因ともなりうることへの理解度はきわめて低い．近年，大動脈ステント留置や経カテーテル大動脈弁治療（transcatheter aortic valve implantation：TAVI），経皮的冠動脈形成術（percutaneous coronary intervention：PCI）の一般化および増加に伴って，CKDの原因としてのCES（CES腎症）が急速に増加していることを認識する必要がある．

病因・病態生理

本症を発症する患者側の背景としては，男性，高齢（60歳以上），喫煙，心血管疾患の存在，高血圧，糖尿病などがある．カテーテル検査や心血管手術，抗凝固療法が誘因になることが多いが，自然発症例も20〜30％にみられる．

臨床症状・診断・病理・治療

臨床症状は多岐にわたり，診断はしばしば困難であるが，診断にはまず皮膚の観察が重要である．blue toe（足趾の塞栓症による疼痛とチアノーゼ），livedo reticularis（網状皮斑）が重要なサインである．

発熱，体重減少などの全身症状に加えて，腎臓・消化器・中枢神経の症状，網膜塞栓をきたすことがある．腎は血行力学的にコレステロール結晶が流れ込みやすい．そのため約50％の症例で腎障害が発生し，急性・亜急性・慢性腎不全を呈することや，コントロール不良な高血圧，腎梗塞をきたすこともある．

消化器症状としては腹痛，消化管出血，腸管虚血，閉塞，膵炎，無石胆嚢炎，脾梗塞などがある．中枢神経症状としては頭痛，脳梗塞，一過性脳虚血発作，眼前暗黒感，脊髄梗塞，けいれんなどがあげられる．

誘発となる医療行為，亜急性腎障害，皮膚病変がそろえば診断は比較的容易であるが，誘因のない場合などは気づかれにくいため高齢男性の腎障害では常に念頭におく必要がある．

微小塞栓が起きた後，免疫反応による障害が生じるため1週間〜数か月で発症するが，数日以内に生じることもあり，経過は慎重にたどる必要がある．

検査異常としては好酸球増多（60〜80％），炎症反応（CRP，赤沈，補体低下）上昇がしばしば認められる．尿所見は軽微なことが多いがネフローゼ症候群も報告されている．

腎徴候では腎機能障害が多く，蛋白尿も認めることがある．血清クレアチニン上昇83％，蛋白尿54％と

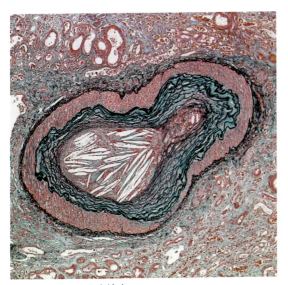

⑤ コレステロール塞栓症
腎の小動脈内に針状のコレステロールクレフトがみられる.（E-M染色）.
（伊藤貞嘉：アテローム塞栓症. 内科学書, 改訂第8版. Vol.3. 東京：中山書店；2013. p.484. 図109.）

した報告もある.

　確定診断は皮膚生検, 腎生検による. 細小動脈内腔にコレステロールクレフトをとりまき線維組織の増生, 細胞浸潤が認められる（⑤）ことで行う. 粥状硬化病変に存在するコレステロールは, 血中でリポ蛋白に含まれているコレステロールとは違い, 砂のような結晶であり, 生体にとって異物である. この異物が細動脈に突きささることになるため, 本症は単なる機械的閉塞ではなく, 炎症反応の結果, 細動脈の閉塞が徐々に進行する過程を示唆している. したがって上記のような血液検査異常が出現する.

　また, 腎生検が行われても, 腎の一部にしか針状結晶が存在しないため生検組織には得られないことも多いので, 結果の解釈には注意が必要である.

　鑑別診断としてANCA関連血管炎, 結節性多発動脈炎, 亜急性細菌性心内膜炎, 薬剤性間質性腎炎, 造影剤腎症などがある.

　治療は特異的なものはなく, 保護的治療と対症療法が主体となる. スタチン投与, ステロイド, プロスタグランジン製剤, LDLアフェレーシスなどの治療が有効であったと報告されている.

　　　　　　　　　　　（山地孝拡, 涌井広道, 田村功一）

●文献

1) Hill GS：Hypertensive nephrosclerosis. *Curr Opin Nephrol Hypertens* 2008；17：266.
2) 白石直樹ほか：腎硬化症. 日本内科学会雑誌 2013；102：1180.
3) 日本腎臓学会（編）：エビデンスに基づくCKD診療ガイドライン 2013. p.53.
4) 日本高血圧学会高血圧治療ガイドライン作成委員会（編）：高血圧治療ガイドライン 2014（JSH2014）. 東京：ライフサイエンス出版；2014. p.111.
5) 長谷弘記：慢性腎臓病とコレステロール塞栓症. 日本内科学会雑誌 2016；105：850.
6) 伊藤貞嘉：二次性高血圧の診断. 日本内科学会雑誌 2007；96：23.
7) Haqqie SS, et al：Nephrotic-range proteinuria in renal atheroembolic disease：report of four cases. *Am J Kidney Dis* 1996；28：493.
8) Scolari F, et al：Atheroembolic renal disease *Lancet* 2010；375：1650.

膠原病および類縁疾患

強皮症腎クリーゼ screloderma renal crisis（SRC）

概念

　強皮症腎とは強皮症患者にみられる腎病変であり, 広義には3つの病態が起きうる. ①強皮症腎クリーゼ（SRC）, ②MPO-ANCA関連血管炎, ③微小血管障害症（thrombotic microangiopathy：TMA）. また, 薬剤性腎障害にも留意して鑑別を行う必要がある. ここでは, 強皮症腎クリーゼについて概説する. 強皮症腎クリーゼは, 急性発症の高血圧（高レニン血症を伴う）, 蛋白尿の少ない急性腎障害が特徴である. 頻度は約5％で, 発病初期に多く, ほとんどが5年以内に発症する. ほぼ全例がびまん皮膚硬化型（diffuse cutaneous SSc）で, 限局皮膚硬化型（limited cutaneous SSc）ではまれである. 時に, SRCはTMAの病態を合併する.

病態生理

　血管内皮障害と線維化によって線維性内膜肥厚から狭窄をきたした弓状動脈, 小葉間動脈に, 何らかの誘因による血管攣縮によって急激な腎虚血に至るため急性腎障害となり, レニン-アンジオテンシン系が活性化され, 血圧の上昇とさらなる腎動脈の収縮が引き起こされ悪循環に陥る. さらに, 血管内皮障害が加わるとTMAの病態が併発し, 溶血性貧血, 血小板減少も出現する. 発症のリスク因子として, びまん皮膚硬化型, 急速な皮膚硬化の進行, 腱摩擦音の触知, 抗RNAポリメラーゼIII抗体陽性, ステロイドの使用（プレドニゾロン≧15 mg/日）, カルシニューリン阻害薬の使用などがあげられている.

臨床症状

　臨床的特徴は, 突然の高血圧の出現, 激しい頭痛・

けいれんなどの高血圧性脳症，高血圧性網膜症による視力障害，うっ血性心不全などの症状を伴って発症し，悪性高血圧を呈することが多い．血漿レニン活性値は著明に上昇する．腎機能が急速に低下し，無治療では1〜2か月で末期腎不全に至る．約10％は高血圧を伴わずに発症する例があることにも注意が必要である．

検査

収縮期血圧140 mmHg以上または拡張期血圧90 mmHg以上の高血圧を呈し，高レニン血症を呈する．ベースの血圧より30 mmHg以上の上昇でもSRCを念頭におくべきである．眼底検査では，高血圧性眼底（Keith-Wagener分類Ⅲ以上）所見がみられる．尿検査では，蛋白尿は軽度（1 g/日未満），血尿も軽度（10 RBC/HPF未満）にとどまり，沈渣はみられない．抗RNAポリメラーゼⅢ抗体がSRCの発症と関連している[1]．溶血性貧血（ハプトグロビンの著減），破砕赤血球の増加，血小板減少，LDHの増加がみられるときは，TMAを伴っていると考える．この場合，血栓性血小板減少性紫斑病（thrombotic thrombocytopenic purpura：TTP）とは異なり，通常ADAMTS13活性の著減はみられない．腎生検は必須ではないが，病理組織では，血管内皮細胞，血管平滑筋細胞，線維芽細胞の増殖を伴う線維性の内膜肥厚（❻）が，細小動脈から小葉間動脈，弓状動脈にまでみられる．血管内腔の狭窄・閉塞により，糸球体の虚血性変化，急性尿細管壊死がみられ，時に高度の内皮細胞障害から糸球体基底膜の内皮下腔が拡大し，内皮細胞の脱落や，メサンギウム融解を呈する．免疫複合体の沈着や血管炎の所見は認めない．

診断

近年，国際的なグループによって分類基準が策定されているが[2]，明確な診断基準はない．強皮症に起きた急性腎不全がいつもSRCとは限らず，まず他の原因となりうるANCA関連血管炎，薬剤性腎障害，心不全，脱水などを除外する．以下の所見から総合的に診断する．

① 140/90 mmHg以上の高血圧（または，収縮期血圧30 mmHg以上の上昇，拡張期血圧20 mmHg以上の上昇）．
② 血清クレアチニンのベースラインから50％以上の上昇，または基準値上限の1.2倍の上昇．
③ 蛋白尿2+以上，または尿蛋白/尿クレアチニン比が基準値上限以上．
④ 顕微鏡的血尿．
⑤ 血小板減少．
⑥ 溶血性貧血．
⑦ 高血圧性脳症．
⑧ 急性肺水腫．

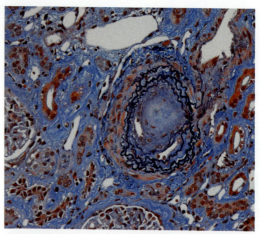

❻ 強皮症腎クリーゼでみられる腎血管の内膜肥厚

治療・予後

ACE阻害薬投与が有効であり，不可逆的な変化になる前に早期に投与を開始する．半減期の短い製剤を少量から開始し，速やかに血圧を下げる．ARBの効果は認められておらず，第一選択とすべきではない．降圧不十分のときは，Ca拮抗薬，α遮断薬を併用し，β遮断薬や利尿薬はなるべく避ける．腎不全に至る例では血液透析を開始するが，その場合でもACE阻害薬を継続する．1年間透析を継続していても約半数は透析を離脱できる可能性があるが，末期腎不全に至った症例では死亡率も高い．維持透析が必要となった例に対しては腎移植も選択肢となるが，SRC再発の報告もある．また，ACE阻害薬の予防的な投与は有効性がなく，むしろ末期腎不全や死亡のリスクが高くなるとされている[3]．

抗リン脂質抗体症候群腎症
antiphospholipid syndrome nephrapathy（APSN）

概念

抗リン脂質抗体症候群による腎障害には，血栓症による病変と非血栓性の病変に大別されるが，混在することもある．腎動脈から糸球体毛細血管までさまざまな大きさの血管に病変が生じうる．糸球体や細動脈の内腔の狭窄や，血栓閉塞による腎病変を一般的にAPSNとされる．臨床的，病理学的にTMAをきたすこともある．報告によって差があるが，基礎疾患のない原発性APSの2.7〜9％，SLEに合併したAPSの9〜44％にみられる．

病態生理・臨床症状

障害血管レベルと急性の血栓症，慢性の血管閉塞により，さまざまな臨床症状を呈する[4]．腎動脈レベルでの非炎症性の狭窄では腎血管性高血圧となり，時に悪性高血圧にも至る．腎動脈血栓では腎梗塞を起こし，

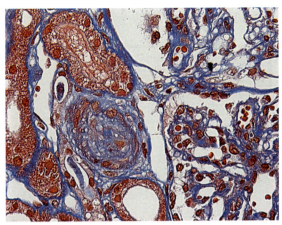

❼ 抗リン脂質抗体症候群腎症でみられる腎血管内腔の血栓

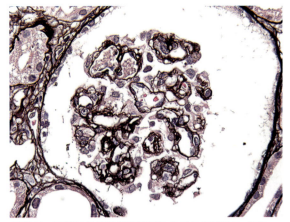

❾ 抗リン脂質抗体症候群腎症でみられる糸球体のメサンギウム間入（mesangial interposition）

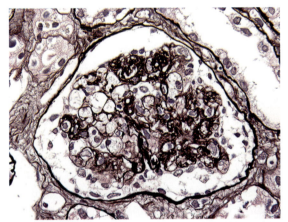

❽ 抗リン脂質抗体症候群腎症でみられる糸球体のメサンギウム融解（mesangiolysis）

腰痛が出現し，急性腎不全となるが，亜急性から慢性の経過の腎不全となることもある．まれに腎静脈血栓症もきたすことがある．糸球体の血栓閉塞では，蛋白尿を伴わない例からネフローゼ症候群を呈する多量の蛋白尿まで出現しうるが，ほとんどは1 g/日未満の少量にとどまる．TMA病態が起きれば，破砕赤血球を伴う溶血性貧血，血小板減少がみられる．

検査・診断

臨床的にAPSと診断され，腎生検によって確認される．腎病理組織学的には，糸球体係蹄〜腎動脈にみられる非炎症性の血管閉塞が特徴で，動脈は線維性内膜肥厚（fibrous intimal thickening），筋線維芽細胞の増殖により，血管内腔は狭窄・閉塞する．血管内腔には血栓が観察されることもある（❼）．糸球体は虚血により虚脱し，Bowman囊が拡張する（glomerular ballooning）．急性期には，糸球体係蹄内腔にも破砕赤血球を含んだフィブリン血栓がみられ，内皮細胞浮腫を伴い内腔が狭窄・閉塞し，血栓の再開通によって，糸球体基底膜の二重化，収縮（wrinkling）や，メサンギウム融解（mesangiolysis）やメサンギウム間入（mesangial interposition）の像を呈する（❽❾）．壊死性血管炎やフィブリノイド壊死はみられない．間質は境界明瞭の巣状の萎縮，尿細管腔内に好酸性円柱が詰まった甲状腺様変化（tubular thyroidization）がみられる．TMAの病態も併発すると，係蹄内腔にフィブリン血栓，内皮細胞の増殖・腫大がみられ，内腔の閉塞をきたす[5]．

治療

ヘパリンやワルファリンによる抗凝固療法を行い，高血圧にはARBまたはACE阻害薬を中心とした厳格な血圧管理を行う．ステロイドや免疫抑制薬は通常使われない．しかし，難治例や多臓器の障害をきたした劇症型抗リン脂質抗体症候群においては，血漿交換やステロイド，大量免疫グロブリン療法などが試みられる．リツキシマブ[6]やエクリズマブによる有効例も報告されている．

（野畑宏信，伊藤恭彦）

●文献

1) Kuwana M：Circulating Anti-Nuclear Antibodies in Systemic Sclerosis：Utility in Diagnosis and Disease Subsetting. *J Nippon Med Sch* 2017；84：56.

2) Hoa S, et al：Towards developing criteria for scleroderma renal crisis：A scoping review. *Autoimmun Rev* 2017；16：407.

3) Hudson M, et al：Exposure to ACE inhibitors prior to the onset of scleroderma renal crisis—results from the International Scleroderma Renal Crisis Survey. *Semin Arthritis Rheum* 2014；43：666.

4) Alchi B, et al：What nephrologists need to know about antiphospholipid syndrome. *Nephrol Dial Transplant* 2010；25：3147.

5) Bienamié F, et al：Antiphospholipid syndrome and kid-

6) Berman H, et al：Rituximab use in the catastrophic antiphospholipid syndrome：descriptive analysis of the CAPS registry patients receiving rituximab. Autoimmun Rev 2013；12：1085.

腎梗塞
renal infarction

概念

腎梗塞は腎動脈の主幹部や分枝が閉塞することで，支配領域の腎組織が循環不全により壊死になることをいう．

病因

心房細動などの不整脈，心内膜炎，心弁膜症，心臓手術などの心疾患に併発する塞栓性腎梗塞が70〜80％と最も多い．また血栓症による腎梗塞では，腹部鈍的外傷，アテローム硬化，大動脈解離，結節性多発血管炎，抗リン脂質抗体症候群などがある．

臨床症状・診断

塞栓性や外傷性では，急速に腎虚血が進行する．側腹部痛，発熱，嘔吐が出現し，血清逸脱酵素（AST，LDH，CK）や白血球の増加，蛋白尿や血尿が認められる．小梗塞では症状がなく画像検査や剖検時に偶然発見されることが多い．診断には尿検査や血清逸脱酵素の測定を行うと同時に腎臓のCT，MRIや腎動脈造影などで確定診断を行う．CTやMRIなどの画像所見では，梗塞部位は腎被膜に底辺をもつ楔状の壊死像として認められる（⑩）．

治療

一般的に血栓溶解療法，抗凝固療法といった保存的治療が行われる．腎動脈本幹の塞栓性腎梗塞や外傷性腎梗塞はカテーテルや外科的治療を行う場合もある．

腎静脈血栓症
renal vein thrombosis

概念

腎静脈に形成された血栓による腎機能障害である．

病因

腎静脈血栓症の発症には急性と慢性があり，どちらもネフローゼ症候群に合併することが多い．ネフローゼ症候群以外の成因としては外傷，腫瘍や動脈瘤などによる腎静脈圧迫，感染症，下大静脈からの血栓の進展，妊婦や経口避妊薬服用者，癌患者などで生じやすく，下痢・嘔吐などによる重篤な脱水症でも腎静脈血栓症を合併することがある．

病態生理

血栓形成は，血小板同士の凝集（一次血栓）とそれに引き続くフィブリン網の形成（二次血栓）から成る．通常の生体内では，凝固線溶系と血小板系がバランスをとり，血栓形成を起こさないように制御されているが，ネフローゼ症候群ではこのようなバランスが崩れて過凝固状態になるために血栓形成が起こるとされる．低アルブミン血症に対する代償機構として肝臓での蛋白合成が亢進することで凝固能が亢進し，アンチトロンビンⅢなどの凝固抑制因子が尿中へと排出されることで喪失するために，腎静脈内に血栓が生じやすい．

臨床症状

急性発症型は，突然の腰背部痛と血尿とともに血清LDH値の上昇がみられる．急速に腎静脈が完全閉塞すると腎は腫大し出血性梗塞を呈する．慢性発症の場合は，内腔の完全閉塞より前に側副血行路が発達するので，一般的には無症状で経過する．

診断

上記の臨床症状や尿蛋白の増悪や原因不明の腎機能増悪を認める場合は本症を疑う．診断には腹部造影CT，静脈性腎盂造影や選択的腎静脈造影などを行う．侵襲性が低く広範囲の描出が可能であるため，CTは診断のための第一選択となりうるが，造影剤の使用は脱水や慢性腎臓病患者では腎機能障害を招く危険性もあるために慎重に適応を判断する必要がある．

治療

ヘパリンやワルファリンなどの抗凝固療法を行う．両側の腎静脈血栓により急性腎障害を呈する例では，血栓除去術や腎静脈内血栓溶解法が有効である．腎静脈から下大静脈へと血栓が進展する場合や肺塞栓を呈する場合は下大静脈フィルタ留置が用いられる．

（田村功一，小林　竜）

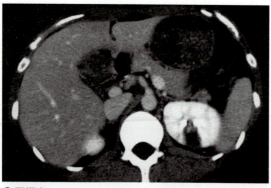

⑩ 腎梗塞
造影CTにおいて左腎に楔状に造影されない部位がみられる．
（伊藤貞嘉：腎梗塞．内科学書，改訂第8版．Vol.3．東京：中山書店；2013．p.484．図110．）

9 全身性疾患による腎障害

糖尿病患者の腎障害

概念
- 糖尿病の高血糖により生じ，三大合併症(神経障害，網膜症，腎症)の一つである．
- 病因として細小血管障害が重要である．
- 典型的な糖尿病(性)腎症では，微量アルブミン尿で発症し，蛋白尿・腎機能低下を経て末期腎不全に至る．
- 近年，アルブミン尿を示さない腎機能低下例が存在するなど，その臨床病態が多様化してきている．そのため，糖尿病性腎臓病(diabetic kidney disease：DKD)という広い概念も用いられるようになってきている．糖尿病性腎臓病は典型的な糖尿病(性)腎症を含む，糖尿病の病態が関与する CKD 全般を包括した概念といえる(❶)．さらに，糖尿病患者が IgA 腎症などの糖尿病と直接関係しない腎疾患を合併した場合を含む CKD with diabetes(糖尿病合併 CKD)も使用されている．
- わが国では，末期腎不全による透析療法導入の原疾患の第 1 位であり，重要な腎臓病である．

病因
典型的な糖尿病患者の腎障害は高血糖とその関連因子が主たる成因となる．遺伝的素因があることも知られている．高血糖により引き起こされる細胞内代謝異常やグリケーション(終末糖化産物〈advanced glycation endproducts：AGEs〉)，酸化ストレス，レニン-アンジオテンシン-アルドステロン(RAA)系の活性化，慢性炎症などが成因に関連している．血行動態として，糸球体過剰濾過も作用している．さらに，高血圧，脂質異常，喫煙，肥満などの因子が作用し，腎臓の機能的および器質的変化が生じることで腎障害は進展する(❷)．

病態生理
典型的な糖尿病(性)腎症例においては，初期には糸球体濾過値(GFR)はやや上昇する(糸球体過剰濾過)．この時期を血糖管理不良のまま経過すれば，尿中アルブミン排泄が増加し，約 5～15 年の経過で顕性アルブミン尿に移行する．顕性アルブミン尿の出現とほぼ同時期より GFR の低下が始まり，末期腎不全へ進む．この間に網膜症や神経障害など合併症がみられる．

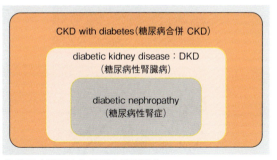

❶ 糖尿病性腎症と糖尿病性腎臓病
(日本腎臓学会〈編〉：エビデンスに基づく CKD 診療ガイドライン 2018．東京：東京医学社；2018．)

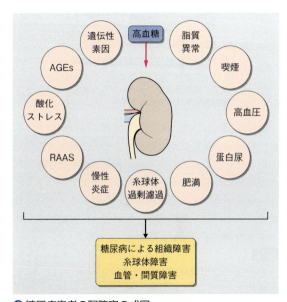

❷ 糖尿病患者の腎障害の成因
AGEs：終末糖化産物，RAAS：レニン-アンジオテンシン-アルドステロン系．

病理
糖尿病患者の腎障害の主座は糸球体にある．初期病変として，糸球体基底膜の肥厚や糸球体門部小血管増生がみられる．特徴的な光学顕微鏡所見として，びまん性病変，結節性病変，糸球体基底膜二重化・内皮下腔開大，fibrin cap や capsular drop などの滲出性病変，メサンギウム融解が生じる．進展すると特徴的な結節性病変を示す Kimmelstiel-Wilson 病変を呈する(❸)．さらに，早期から結節性病変，滲出性病変，メサンギウム融解などが存在する症例は腎予後が不良である[1]．尿中アルブミン値が基準内であっても，糸球体組織病変が進行している症例が存在する．

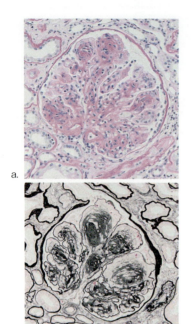

❸ 典型的な糖尿病性腎症の腎組織
a. PAS染色，b. PAM染色．びまん性病変，結節性病変，メサンギウム融解，細動脈硝子化がみられる．

糖尿病例において，尿細管・間質・血管病変もみられ，腎障害の進展にかかわる．ことに，輸出入細動脈の硝子化を認め，このうち輸出細動脈硝子化が糖尿病の腎障害の特徴である．最近では，正常アルブミン尿で腎機能が低下する糖尿病例がみられることが知られてきた．これは，血管病変，尿細管・間質病変を主体とする腎硬化症の病態が加わっている．

疫学

わが国の2型糖尿病における腎症罹患率は約40％と報告されている．糖尿病（性）腎症は新規透析導入原疾患として1998年より第1位である．慢性透析患者全体の原疾患においても2011年から糖尿病性腎症が第1位となっている．その透析導入時の年齢は高齢化が進んでいる．糖尿病患者の腎障害は心血管死亡，総死亡の発症リスクが高いことが臨床的な特徴である．予後関連因子としてアルブミン尿，腎機能低下，高血圧，貧血などが知られている．

臨床症状・病期分類

通常，アルブミン尿ならびに腎機能低下が軽度であれば自覚的，他覚的にも症状はみられないことが多い．アルブミン尿（蛋白尿），腎機能低下，高血圧などがみられるようになる顕性腎症期において，ネフローゼ症候群など持続性蛋白尿が高度となると浮腫や胸腹水貯留といった溢水症状が出現する．尿蛋白は低選択性を示す（selectivity index 0.2以上）．さらに，腎機能が低下し腎不全になると，他の腎臓病と同様に食欲不

❹ 糖尿病性腎症病期分類2014[注1]

病期	尿アルブミン値（mg/gCr）あるいは尿蛋白値（g/gCr）	GFR（eGFR）（mL/分/1.73 m²）
第1期（腎症前期）	正常アルブミン尿（30未満）	30以上[注2]
第2期（早期腎症期）	微量アルブミン尿（30～299）[注3]	30以上
第3期（顕性腎症期）	顕性アルブミン尿（300以上）あるいは持続性蛋白尿（0.5以上）	30以上[注4]
第4期（腎不全期）	問わない[注5]	30未満
第5期（透析療法期）	透析療法中	

注1：糖尿病性腎症は必ずしも第1期から順次第5期まで進行するものではない．本分類は，厚労省研究班の成績に基づき予後（腎，心血管，総死亡）を勘案した分類である（URL：http://mhlw-grants.niph.go.jp/，Wada T, et al；The Research Group of Diabetic Nephropathy, Ministry of Health, Labour, and Welfare of Japan：Clinical impact of albuminuria and glomerular filtration rate on renal and cardiovascular events, and all-cause mortality in Japanese patients with type 2 diabetes. Clin Exp Nephrol 2013 Oct 17.〔Epub ahead of print〕）．

注2：GFR 60 mL/分/1.73 m² 未満の症例はCKDに該当し，糖尿病性腎症以外の原因が存在しうるため，他の腎臓病との鑑別診断が必要である．

注3：微量アルブミン尿を認めた症例では，糖尿病性腎症早期診断基準に従って鑑別診断を行ったうえで，早期腎症と診断する．

注4：顕性アルブミン尿の症例では，GFR 60 mL/分/1.73 m² 未満からGFRの低下に伴い腎イベント（eGFRの半減，透析導入）が増加するため注意が必要である．

注5：GFR 30 mL/分/1.73 m² 未満の症例は，尿アルブミン値あるいは尿蛋白値にかかわらず，腎不全期に分類される．しかし，特に正常アルブミン尿・微量アルブミン尿の場合は，糖尿病性腎症以外の腎臓病との鑑別診断が必要である．

【重要な注意事項】本表は糖尿病性腎症の病期分類であり，薬剤使用の目安を示した表ではない．糖尿病治療薬を含む薬剤，特に腎排泄性薬剤の使用にあたっては，GFRなどを勘案し，各薬剤の添付文書に従った使用が必要である．

（羽田勝計ほか：糖尿病性腎症病期分類2014の策定（糖尿病性腎症病期分類改訂）について．日本腎臓学会誌2014；56：547．）

振など尿毒症症状が出現する．腎不全期，透析療法期においては，自律神経障害なども伴い，起立性低血圧を呈することもある．糖尿病患者において，腎障害例は進展の過程で心血管系疾患の発症リスクが高い．生命予後の改善の観点からも，糖尿病患者の腎障害の予防・克服は重要である．

❹に糖尿病性腎症病期分類2014を示す[2]．本分類は予後（腎，心血管，総死亡）を勘案したものである．さらに，糖尿病患者でみられる腎障害は，必ずしも第1期から順次第5期まで進行するものではなく多様である．

検査

糖尿病患者の腎障害を早期診断するためにも検尿が重要である．自他覚症状が乏しい時期にもあたる尿蛋白陰性か陽性（＋1）の患者に尿アルブミンを測定す

る．なるべく午前中の随時尿を用いる．来院後一定の安静時間を経て採尿するが，早朝尿を用いてもよい．30 mg/gCr を超えると微量アルブミン尿と呼ばれる．3回測定中2回以上該当する場合に早期腎症と診断する．さらに，増悪すると試験紙法でも尿蛋白が陽性となる．血清クレアチニン値を代表とする腎機能も重要な検査である．臨床的には推算 GFR（eGFR）も頻用され，❹の病期分類にも記載されている．腎性貧血もきたしやすい．さらに，腎の形態学的検査として，腎サイズと合併症，奇形などを鑑別する．

診断

典型的な糖尿病患者の腎障害である糖尿病（性）腎症の病理学的定義は，糖尿病を有し，その特徴的な病理学的所見を呈し，臨床的ならびに病理学的に他の疾患を除外できるものである．電子顕微鏡所見における，糸球体基底膜および尿細管基底膜の肥厚は参考となる．血管病変を主体とする腎硬化症ならびに他の腎疾患を合併してもよい[3]．糖尿病罹病期間や糖尿病網膜症も参考にする．

早期腎症は微量アルブミン尿が出現した時点で臨床的に診断される．糖尿病患者の腎障害において，①蛋白尿の増加や腎機能の低下が急速である，②糖尿病発症早期から蛋白尿を認める，③網膜症を伴わない，④高度の血尿を認める，⑤腎臓が萎縮している，などの症状がある場合は他の腎臓病を疑い，腎生検など精査が必要である．

治療

根本的な治療法がないため，生活習慣の改善と全身管理を厳重に行う[4]．血糖管理，血圧管理，食事療法，運動など生活習慣の改善，脂質管理なども含めて集約的に治療を行う．

食事療法は，性，年齢，肥満度，身体活動量，血糖値，合併症の有無などを考慮し，エネルギーの摂取量を決定する．第3期から蛋白質と食塩の摂取量（6.0 g/日未満）の制限を指導し，腎機能の低下に伴い，低蛋白質制限食を考慮する．また，運動療法は，少なくとも週3～5回，強度が中等度の有酸素運動を20～60分間行うことが勧められる．食事療法，運動療法を2～3か月続けても，目標の血糖コントロールが達成できない場合は，薬物療法を開始する．良好な血糖コントロールが得られない場合は，作用機序の異なった薬を併用する．合併症予防の観点からは，HbA1c の目標を7％未満とする．高血圧のコントロール（管理目標 130/80 mmHg 未満）は腎症の進行を遅らせる．第一選択の降圧薬であるアンジオテンシン変換酵素阻害薬やアンジオテンシン II 受容体拮抗薬が発症初期の GFR の上昇を防止し，尿アルブミンおよび蛋白の増加や腎機能の低下を抑制する．

予後

糖尿病患者の腎障害の長期予後は不良である．しかしながら，最近では多因子介入により，微量アルブミン尿例が正常アルブミン尿に，あるいは顕性アルブミン尿例においても，正常あるいは微量アルブミン尿に改善することが知られてきた．血糖コントロールやレニン-アンジオテンシン系阻害薬など適切な薬による血圧管理などにより，腎障害例の腎予後，生命予後の改善がみられている．

（和田隆志，古市賢吾，清水美保）

● 文献

1) 日本腎臓学会（編）：エビデンスに基づく CKD 診療ガイドライン 2018．東京：東京医学社；2018．
2) 和田隆志ほか（編）：糖尿病性腎症病期分類に基づいた腎病理診断の手引き．2017．
3) 羽田勝計ほか：糖尿病性腎症病期分類 2014 の策定（糖尿病性腎症病期分類改訂）について．日本腎臓学会誌 2014；56：547．
4) 和田隆志ほか（監）：糖尿病性腎症と高血圧性腎硬化症の病理診断の手引き．東京：東京医学社；2015．
5) 日本糖尿病学会（編・著）：糖尿病治療ガイド 2016-2017．東京：文光堂；2016．

高尿酸血症による腎障害

概念

● 痛風の基礎疾患である高尿酸血症は経年的に増加を認めており，高尿酸血症の頻度は成人男性の20～30％に，女性では閉経前では1％前後で，閉経後では3～5％に認められている．現在，全国で高尿酸血症患者は約1,000万人，痛風患者は約100万人とされている．

● 高尿酸血症による腎障害は，白血病などの治療の際に大量の細胞破壊などによる急激な尿酸の産生増加により腎からの尿酸排泄量が増加し，尿酸が尿細管腔の閉塞を起こし，時に腎不全に陥ることもある尿酸性腎症（uric acid nephropathy）と，高尿酸血症が長期間持続して尿酸塩結晶が尿細管および間質に析出・沈着することにより起こる尿酸塩性腎症（urate nephropathy）とに分類される．

● 痛風腎は，尿酸塩性腎症の範疇に入り，狭義では腎実質内に尿酸塩の沈着を認めた場合に定義される．しかし，腎への尿酸塩沈着は腎不全例の腎にも認められるなど，必ずしも痛風に特異的ではないとされている．このようなことから最近では，痛風に高率に合併する高血圧，糖・脂質代謝異常などによる腎

腎・尿路疾患

9

全身性疾患による腎障害

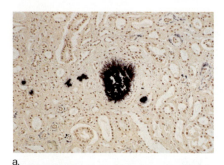
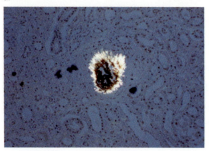

❺ 痛風腎における尿酸塩沈着
a. De Glantha 染色，b. 偏光顕微鏡所見．

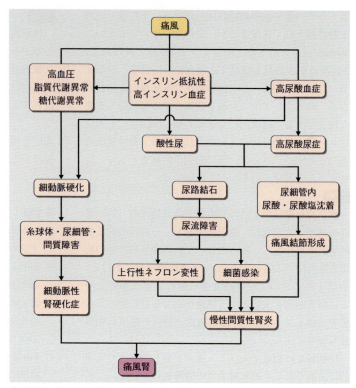

❻ 痛風における腎障害の発症・進展機序

障害も含めて，原発性痛風に合併する腎障害を他の腎疾患を除外したうえで，広義に痛風腎と定義されていることが多い．そのため，ここでは痛風腎について詳述する．

● 痛風腎は痛風に高率に合併する高血圧と相まって腎機能低下が徐々に進行し末期腎不全に陥ることも多い．透析導入患者の原疾患のなかで痛風腎は 0.2 %を占めている．

[病因・病態生理]

痛風による腎障害の発症・進展の機序は，高尿酸血症および高尿酸尿症に伴い腎髄質を中心に尿酸，尿酸塩結晶が尿細管管腔内および間質に析出することが主因の一つと考えられている（痛風腎における尿酸塩沈着を❺に示す）．現在のところ，痛風腎はインスリン抵抗性を基盤とした高尿酸血症，高尿酸尿症，酸性尿からくる慢性間質性腎炎と，高血圧，脂質代謝異常，糖代謝異常などからくる細動脈性腎硬化症の両者が複雑に関連して形成されると考えられる（❻）．

最近の研究成績から，高尿酸血症は血管内皮細胞障害を介して動脈硬化をきたすことが示されてきている．すなわち尿酸は血管内皮細胞表面にある有機陰イオントランスポーター（特に尿酸トランスポーターv1：URATv1）を介して細胞にとり込まれ，活性酸素産生を誘導し，これが局所のレニン-アンジオテンシン系の活性化，アンジオテンシンⅡ産生を引き起こす．さらに，これらが血管内皮細胞の老化やアポトーシスへと進展し動脈硬化につながると考えられている．また，尿酸による血管内皮細胞障害に加えて，尿酸によって惹起される炎症，酸化ストレス，レニン-アンジオテンシン系亢進なども動脈硬化に関連してくる．

[臨床所見・検査・診断]

痛風腎に特有の臨床症状はなく，腎機能に応じた慢性腎臓病にみられる通常の症状（倦怠感，浮腫，貧血，高血圧など）が出現する．痛風腎の本態が腎髄質への尿酸塩沈着，異物性肉芽腫（痛風結節）であることから，痛風腎では糸球体機能障害よりも髄質機能障害が生じることが多い．したがって，高度の蛋白尿を呈する頻度は低く，クレアチニンクリアランス（C_{cr}）も腎障害が進行してからでないと低下しない．痛風腎では尿濃縮能の低下が早期より認められることから，最高尿浸透圧や最高尿比重は低下してくる．また，痛風では 20 ～ 30 %と高率に尿路結石の合併を認める．

尿酸は X 線透過性であるために単純 X 線像で尿酸塩の沈着や結石を検出することは困難である．腎臓超音波検査において，健常腎では，腎髄質は腎皮質より低いエコーレベルを呈するが，痛風腎では，逆に腎髄質が皮質よりも高いエコーレベルで描出されることが多く，hyperechoic medulla（❼）と呼ばれている．痛風患者でこの hyperechoic medulla を認める場合は

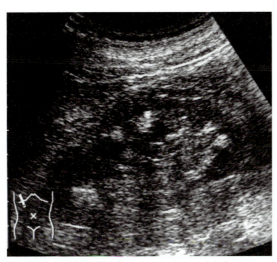

❼ 痛風腎の超音波所見（hyperechoic medulla）

痛風腎の診断を支持する根拠の一つとなるとされている．

また，痛風腎の病理所見の特徴として，集合管内の尿細管細胞障害を伴った尿酸塩針状結晶の裂隙（cleft）や尿酸塩針状結晶の裂隙を伴った腎髄質の異物性肉芽腫などがあげられているが，尿酸塩沈着が腎深部の腎髄質に限局的に認められることが多いため，通常の針生検による腎生検標本にて尿酸塩沈着を証明することは困難である．

高尿酸血症，痛風の長い罹病期間と上記の臨床所見・検査所見などから，他疾患を鑑別したうえで総合的に痛風腎と診断する．痛風腎の鑑別診断としては，まず hyperechoic medulla を呈する腎髄質石灰化症があげられる．腎髄質石灰化症をきたす疾患としては，尿細管性アシドーシス，副甲状腺機能亢進症，Bartter 症候群，pseudo-Bartter 症候群などがある．また，腎の肉芽腫をきたす鑑別疾患としてコレステロール肉芽腫やサルコイドーシスなどがあげられる．

治療

薬物療法

痛風腎の予防・治療には高尿酸血症・高尿酸尿症の是正が重要となる．尿酸降下薬には尿酸生成抑制薬と尿酸排泄促進薬があるが，尿酸排泄促進薬は腎からの尿酸排泄量を増加させ，痛風腎や尿路結石を増悪させる可能性があるので原則として用いない．

痛風腎では尿酸生成抑制薬のアロプリノール，フェブキソスタット，トピロキソスタットが使用される．薬物の排泄が腎からの単一経路をとるアロプリノールは，その活性代謝産物であるオキシプリノールが蓄積して副作用につながることから，副作用防止の観点から腎機能に応じて以下のように投与量を調節する必要がある．

アロプリノール投与量の調節：$C_{cr}>50$ mL/分で 100～300 mg/日．30 mL/分 $<C_{cr}\leq 50$ mL/分で 100 mg/日．$C_{cr}\leq 30$ mL/分で 50 mg/日．血液透析施行例で透析終了時に 100 mg/日，腹膜透析施行例で 50 mg/日．

薬物の排泄が腎と肝の多排泄経路をとる薬物であるフェブキソスタット，トピロキソスタットは，中等度腎障害（C_{cr} 30 mL/分以上）では通常量投与が可能であり，また C_{cr} 30 mL/分未満の患者においても安全で有効に効果を発揮すると報告されている．

尿路管理

痛風腎の増悪防止および尿路結石の発症・進展抑制には尿路管理が重要となる．尿路管理としては，尿中尿酸濃度を低下させるために低プリン食と尿酸生成抑制薬による尿酸排泄量のコントロールおよび尿量の確保と，尿中尿酸の溶解度を上昇させるために酸性尿の是正が必要である．実際には1日尿量を 2,000 mL 以上に保つように飲水指導を行う．アルカリ性食品による食事療法（腎障害時には腎機能の程度に応じた蛋白質の摂取制限も必要）と，必要に応じて尿アルカリ化薬のクエン酸製剤を投与する．

（大野岩男）

血液疾患による腎障害

腎アミロイドーシス renal amyloidosis

概念

● アミロイドーシスは，体で分解されにくい線維状の蛋白（アミロイド）が臓器/組織に沈着する病気の総称である．腎アミロイドーシスはアミロイドが腎臓に沈着した状態であり，腎機能障害や高度の尿蛋白を合併する．

病因・病態生理

これまでに30種類以上のアミロイド原因蛋白が報告されている．産生されたアミロイド原因（前駆体）蛋白はさまざまな機序で線維化され，糸球体や血管を中心とした腎組織に沈着する．免疫グロブリンのL鎖から成る AL アミロイドーシスと，関節リウマチなどの慢性炎症に続発する AA アミロイドーシスが腎症の主な原因となる．その他，AFib アミロイドーシスや異型 ATTR アミロイドーシスなどの遺伝性アミロイドーシスも腎症の原因となることがある．

病理

糸球体や血管壁にエオジン好性，PAS 陽性の無構造沈着物を認めた場合には本症を疑う．アミロイド沈

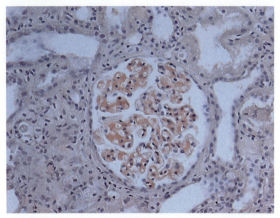

❽ 腎アミロイドーシスの症例（コンゴーレッド染色，×200）
糸球体にコンゴーレッド染色で橙赤色に染まる沈着物がみられる．

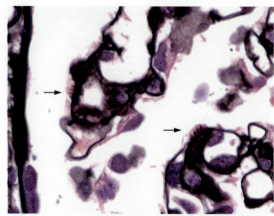

❾ 腎アミロイドーシスの症例（PAM 染色，高倍率）
アミロイド沈着により，糸球体基底膜に針状のスピクラ（矢印）がみられる．

着はコンゴーレッド染色で橙赤色に染まり（❽），偏光顕微鏡で緑色の複屈折を示す．糸球体係蹄へのアミロイド沈着により，PAM 染色にて針状に突出した特徴的なスピクラがみられる（❾）．電子顕微鏡にてメサンギウム基質，糸球体基底膜，血管壁，間質などに直径 10 nm 程度の分枝のないアミロイド細線維の沈着が観察される．

疫学

腎アミロイドーシスはネフローゼ症候群の病因の 4% 程度を占め，高齢者に多い．AL アミロイドーシスの有病率は 100 万人あたり 6.1 人程度と推定される．一方，AA アミロイドーシスの 90% は関節リウマチに続発し，関節リウマチの約 6% に AA アミロイドーシスがみられる．

臨床症状

アミロイドーシスは，アミロイドが沈着する臓器によって多様な臨床徴候を示す．末梢神経障害による手足のしびれ感や，自律神経障害による起立性低血圧，排尿障害がみられる．心アミロイドーシスでは心肥大や不整脈，うっ血性心不全を認める．消化管アミロイドーシスでは悪心や下痢，血便などの消化器症状を呈する．腎アミロイドーシスでは主に糸球体にアミロイド沈着を認め，さまざまな程度の尿蛋白がみられる．通常，血尿は伴わず，ネフローゼ症候群をきたすことが多い．しかし，血管壁や間質への沈着が主な場合には，尿蛋白はほとんど認めずに腎機能障害がみられる場合もある．

検査

アミロイドーシスを示唆する臨床検査として，尿蛋白，腎機能障害，心電図異常（低電位，V_1-V_3 の QS パターン，伝導ブロック，不整脈），心臓超音波での心筋肥厚や高輝度エコー，神経伝導速度低下などがあ

げられる．さらに，血清 M 蛋白，尿中 Bence Jones 蛋白，免疫グロブリン遊離 L 鎖 κ/λ 比の異常などがみられれば，AL アミロイドーシスを疑う．一方，関節リウマチなどの慢性炎症性疾患の合併や血清 CRP の上昇，血清アミロイド A 蛋白の上昇があれば AA アミロイドーシスの可能性を考える．

診断

前述のように，組織の免疫染色によりアミロイド沈着を証明することが必要である．さらに，病型分類のために AA 染色と蛍光抗体法（IgG, IgA, IgM, κ 鎖，λ 鎖）を評価する．AA 陽性であれば AA アミロイドーシスを考え，感染症や膠原病などの基礎疾患の検索を行う．AL アミロイドーシスでは原因軽鎖の一方が染色されるはずであるが，抗軽鎖抗体の感度特異度の問題があり，病型診断が困難な場合がある．AL アミロイドーシスが疑われる場合には骨髄穿刺により多発性骨髄腫の検索を行い，骨髄腫合併 AL アミロイドーシスか，原発性 AL アミロイドーシスかを判断する．

治療

AA アミロイドーシスの治療は原因疾患の活動性を抑制する．慢性感染症には適切な抗菌薬使用や感染巣のドレナージ，臓器除去を行う．Crohn 病や潰瘍性大腸炎などの炎症性腸疾患では 5-アミノサリチル酸製剤，免疫抑制薬，ステロイド，抗 TNF-α 抗体による治療が行われる．リウマチ性疾患では，メトトレキサートやタクロリムスなどを用いた免疫抑制治療や，生物学的製剤を用いた抗 TNF 療法，抗 IL-6 療法が行われる．AL アミロイドーシスの治療戦略には，免疫グロブリン軽鎖を産生する形質細胞を破壊する全身療法が含まれる．造血幹細胞移植併用大量メルファラン療法や，メルファラン/サリドマイド/レナリドミド/ボルテゾミブ/デキサメタゾンなどを併用した治療が

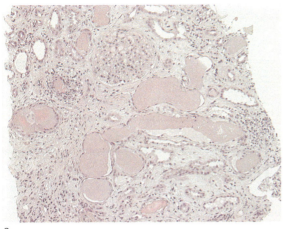
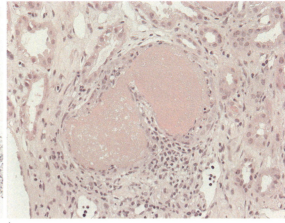

⓾ cast nephropathy の症例（a と b は同一症例）
a．尿細管腔に複数の大きな円柱がみられる（HE 染色，×100）．
b．炎症性細胞が円柱をとり囲んでいる（HE 染色，×200）．

行われる．

経過・予後

病型により経過・予後は異なるが，いずれも進行性の経過をたどるため治療をしなければ予後不良である．他臓器病変を伴うため，他の腎疾患と比較して比較的早期の腎不全から腎代替療法が必要になる場合がある．

多発性骨髄腫による腎障害
renal disease in multiple myeloma

概念

- 多発性骨髄腫は B 細胞から分化した形質細胞の腫瘍である．
- 骨髄腫細胞から単クローン性免疫グロブリン（monoclonal immunoglobulin, M 蛋白）やそのフラグメントが異常産生され，造血障害，腎障害，溶骨性病変など多彩な臨床症状が引き起こされる．

病因・病態生理

多発性骨髄腫による腎障害の主な原因は cast nephropathy（骨髄腫腎〈myeloma kidney〉）である．糸球体で濾過された多量の免疫グロブリン軽鎖は，Henle ループ上行脚で分泌される Tamm-Horsfall 蛋白と結合して円柱を形成し，遠位尿細管や集合管を閉塞，障害する．その他の腎障害の原因として，単クローン性免疫グロブリン沈着症（monoclonal immunoglobulin deposition disease：MIDD），アミロイド腎，クリオグロブリン腎症，高カルシウム血症，高尿酸血症，過粘度症候群，骨髄腫細胞直接浸潤，薬剤などがあげられる．

病理

典型的な cast nephropathy では，光学顕微鏡にて遠位尿細管に大きな円柱がみられる（⓾a）．硬質で角張った形の結晶性の円柱が本症例に特徴的で，しばしば炎症細胞や多核巨細胞によって囲まれている（⓾b）．尿細管の萎縮，間質への細胞浸潤と間質の線維化を認め，糸球体の変化は非特異的である．蛍光抗体法では，円柱は主として κ または λ のどちらかの原因軽鎖が陽性となり，円柱の辺縁部がより強く染色される．

疫学

わが国の 2011 年における多発性骨髄腫の推定罹患率は，10 万人あたり 5.4 人である．多発性骨髄腫の診断時に，約 15 ％の患者で血清クレアチニン 2 mg/dL 以上の腎障害を認める．また，その病歴のなかで，約半数の患者に何らかの腎障害が合併するとされる．

臨床症状

多発性骨髄腫は多彩な臨床症状を呈する．骨髄腫細胞により破骨細胞が活性化され，溶骨性病変を呈する．骨病変は腰痛の訴えが最も多い．貧血の進行により労作時の動悸，息切れが生じる．高カルシウム血症合併の場合には多飲，多尿，口渇，便秘，悪心・嘔吐，意識障害などがみられる．腎障害では蛋白尿，浮腫，乏尿，倦怠感，食欲不振，悪心などを生じる．腎不全の精査で骨髄腫の診断に至ることもある．

検査

血清または尿の蛋白電気泳動で異常なピークを認めた場合，血清・尿の免疫電気泳動法にて M 蛋白を確認する．M 蛋白を認めた場合，骨髄穿刺あるいは生検を行い，骨髄腫細胞を確認する．形質細胞が 10 ％以上存在すれば多発性骨髄腫の診断に至る．一方，多発性骨髄腫の診断基準を満たさないが，M 蛋白による腎障害をきたすものを monoclonal gammopathy of renal significance（MGRS）と呼ぶ．いずれの場合も

クローン性 B 細胞を標的とする治療介入が腎障害を改善させる可能性がある.

診断

多発性骨髄腫に伴う腎機能障害時に血清・尿の M 蛋白を確認することで行う. 確定診断には腎生検が必要で, ネフローゼ症候群を呈する場合には, MIDD やアミロイド腎との鑑別のため, 腎生検の施行が推奨される.

治療

cast nephropathy の治療は M 蛋白の産生を抑制する化学療法が中心となる. 2000 年代にプロテアソーム阻害薬であるボルテゾミブが抗腫瘍効果の強い新薬として登場した. ボルテゾミブは腎毒性がなく腎機能低下による用量調整が不要であり, 迅速な効果が期待されるため, 腎障害を伴う骨髄腫の化学療法において中心となる薬剤であり, 高用量のデキサメタゾンを加えたレジメンが推奨される. また, 尿細管内での軽鎖の濃度を減らし, 円柱形成を抑制するため, 心不全や乏尿性の急性腎障害の合併がない場合, 1 日尿量 3L 程度の確保を目安とした十分な輸液療法が推奨される. 透析療法の適応は他の原因疾患による腎不全の場合と同様である. 軽鎖の除去目的に, 化学療法に加えて血漿交換や pore-size の大きい high-cutoff-membrane を用いた血液透析が行われる場合があるが, その有効性は確立されていない.

経過・予後

腎障害を合併した多発性骨髄腫の患者は, 腎機能正常の患者に比べて予後が悪い. 適切な治療により 5 割以上の患者で腎機能が改善し, その場合の予後は腎機能正常患者と同等である. 高カルシウム血症や体液量減少による腎障害は比較的改善しやすいが, 重篤な cast nephropathy による尿細管障害の場合には, しばしばその改善は困難である.

予防

NSAIDs や造影剤などの一般的な腎毒性物質の使用を避ける. 利尿薬の使用は, 尿細管腔の軽鎖凝集を促進するため注意が必要である. 禁忌がなければ, 水分摂取に努めて尿量を確保し, 尿細管腔の円柱形成を抑制する. 軽鎖の産生抑制のため, ボルテゾミブとデキサメタゾンを基本とした化学療法が推奨される.

(伊藤恭彦, 鬼無　洋)

●文献

1) 安東由喜雄ほか（編）：最新アミロイドーシスのすべて 診療ガイドライン 2017 と Q&A. 東京：医歯薬出版；2017.

2) 日本腎病理協会/日本腎臓学会（編）：腎生検病理アトラス 改訂版. 東京：東京医学社；2017.

3) Motwani SS, et al：Paraprotein-related kidney disease：Glomerular diseases associated with paraproteinemias. *Clin J Am Soc Nephrol* 2016；11：2260.

4) 日本骨髄腫学会（編）：多発性骨髄腫の診療指針, 第 4 版. 東京：文光堂；2016.

5) 重松秀一ほか：腎疾患の病理アトラス　尿細管間質疾患と血管疾患の WHO 分類. 東京：東京医学社；2005.

Fabry 病

概念

● Fabry 病（Anderson-Fabry disease）は, α-ガラクトシダーゼ A（α-GAL）の異常による遺伝性疾患である.

● α-GAL で分解されるべき糖脂質が全身の臓器に蓄積し, さまざまな症状が引き起こされる. 特に, 皮膚, 角膜, 腎臓, 心筋, 自律神経節, 耳などが障害される.

● X 連鎖性遺伝であるが, 男性のみならず女性（ヘテロ接合体）にも発症する.

● 近年, 酵素補充療法により病気の進行を抑制することが可能となった.

病因

リソソーム内の加水分解酵素の欠損・異常によって, 本来分解されるべき物質が蓄積する疾患群である, リソソーム病の一つである.

X 染色体上にある責任遺伝子 *GLA* の欠損あるいは異常により, α-GAL の活性が欠損あるいは低下することで, スフィンゴ糖脂質であるグロボトリアオシルセラミド（GL-3, Gb3）が分解されずにリソソーム内に蓄積する（⓫）.

GL-3 は年齢とともに全身の組織・臓器に徐々に蓄積し細胞機能を低下させ, 各種臓器の障害を順次引き起こす（⓬）.

腎臓では, 糸球体の内皮細胞や上皮細胞, 尿細管細胞などに蓄積し蛋白尿を呈し, 進行すると慢性腎不全に至る.

疫学

典型的な Fabry 病の発症率は, 欧米人で男性 40,000 人に 1 人と推定されていたが, わが国での新生児スクリーニングで 7,000 人に 1 人と報告された. 左室肥大や心筋症のなかでの心 Fabry 病の頻度は 3～4 ％とされ, 透析患者のスクリーニングでは約 1 ％と報告されている. Fabry 病全体の実際の頻度は 10,000 人に 1 人程度, 腎不全・心疾患・脳卒中などハイリスク患者では, 1～数 ％の頻度と考えられる. 男性例では多くが学童期までに発症する. 女性ヘテロ接合体患

者でも各種臓器に障害が起こりうるが，男性よりも発症が遅い傾向にある．

臨床症状

臨床症状が多様なため，3つに病型分類される．

①古典型：幼児期以降もしくは学童期から焼けるような手足の痛み（四肢末端痛）や発汗異常（低汗症や無汗症）で発症する．被角血管腫も特徴的な所見である．20歳代以降から尿蛋白，角膜混濁，腎障害，脳血管障害，心肥大を呈するようになる（⑫）．このほか，感音難聴，下痢などの消化器症状，精神症状を認める．

②遅発型：四肢末端痛，発汗異常や被角血管腫などの古典型に特徴的な症状を呈さず，成人になり，腎障害や心障害を認める．心亜型や腎亜型と呼ばれることもある．

③女性患者：ヘテロ接合体の女性患者では，無症状から重篤な臓器障害を呈する例まで症状は多彩である．

遺伝子異常

X染色体長腕（Xq22.1）上にある*GLA*に欠損あるいは異常を認めるX連鎖性遺伝である（⑬）．α-GAL

酵素活性が完全欠損する遺伝子異常では古典型を，酵素活性が残存する遺伝子異常では遅発型を呈すると考えられる．同じ遺伝子変化を有する家系内でも，患者により症状発症時期や程度が異なる．

一般にX連鎖性遺伝では女性は発症しないが，Fabry病では遺伝子変異を有している女性（ヘテロ接合体）の8割以上が発症する．女性の場合，2本のX染色体のうち，正常なX染色体かFabry病の変異遺伝子のあるX染色体のどちらかが細胞レベルでランダムに不活化する（lyonization）．そのため，GL-3はモザイク状に蓄積するし，症状の程度は臓器により異なる．一般に女性（ヘテロ接合体）は軽症と考えられてきたが，最近の研究では重症例が少なくないことがわかってきた．

診断・検査

特徴的な臨床症状（四肢の激痛，被角血管腫，発汗異常，腎症状，心症状，脳梗塞など）を認めたら本症を疑い，詳細に家族歴を聴取する．続いて血漿あるいは白血球中のα-GAL活性を測定する．尿中や血中のGL-3濃度の上昇，あるいは組織へのGL-3蓄積も診断の参考になる．

男性と女性では確定診断に至る道が異なる．男性の古典型の場合，α-GALの酵素活性はゼロとなり，診断が確定する．男性の遅発型の場合，酵素活性は低下しているが残存していることが多く，疑わしい場合は遺伝子解析を試みる．女性の場合は，α-GALの酵素活性は正常例から低下例まで幅広い．最近の研究で，女性Fabry病患者の血漿中に，GL-3のリゾ体であるlyso-Gb3が蓄積することが報告され，診断における有用性が期待される．

腎症状

未治療の古典型男性患者では，約50％が35歳までに蛋白尿を発症する．蛋白尿は年齢とともに増加し，50歳で約90％に達する．その後，徐々に進行して腎

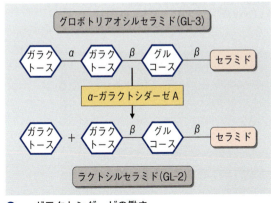

⑪ α-ガラクトシダーゼの働き
α-GALはGL-3（Gb3）をGL-2に分解するリソソーム酵素である．α-GALが十分に作用しないと，GL-3が全身の臓器に蓄積する．

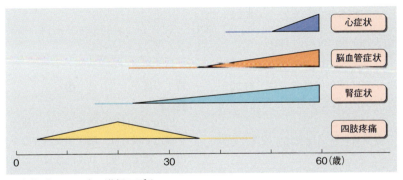

⑫ 古典型Fabry病の進行モデル
小児期には手足の痛みが強いが，神経障害が進行すると疼痛は軽減する．典型例では，四肢疼痛に続き，腎臓，脳，心臓の順で臓器障害が発症する．

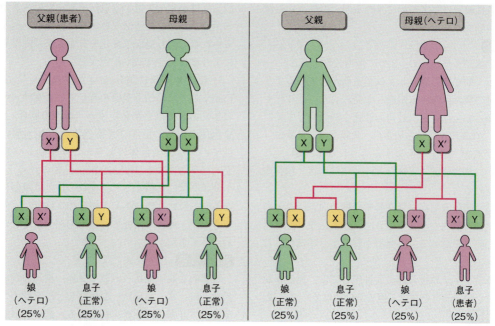

⓭ Fabry病の遺伝形式
Fabry病はX連鎖性遺伝性疾患である．病因となる遺伝子は，男性患者では母親から，女性患者では父親から引き継ぐ．一般にX連鎖性遺伝では，女性は発症しないが，Fabry病では，遺伝子変異を有している女性（ヘテロ接合体）の8割以上が発症することがわかっている．女性の場合，X染色体は2本あるが，細胞レベルで正常なX染色体か，Fabry病の変異遺伝子のあるX染色体のどちらかがランダムに不活化するため，GL-3の蓄積の有無は細胞ごとに異なりモザイク状となる．そのため，女性では臓器ごとに症状の程度が異なる．Fabry病の男女比は1：2となる．

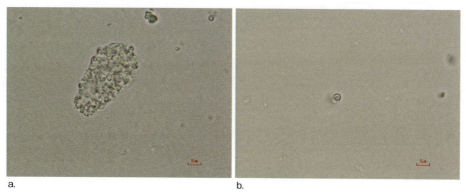

⓮ Fabry病における尿沈渣所見
Fabry病患者では，尿沈渣にマルベリー細胞（a）やマルベリー小体（b）を認めることがある．これにより本症が疑われ，その後確定診断に至ったケースも報告されている．
(Shimohata H, et al：Urinary mulberry cells and mulberry bodies are useful tool to detect late-onset Fabry disease. CEN Case Rep 2017；6：148.)

不全に至る．女性ヘテロ接合体患者では，約30〜35％に蛋白尿を認めるが，腎症の発症は男性よりも遅い．

GL-3の腎臓への蓄積量は腎病理変化の程度や腎機能と相関する．

尿沈渣でみられるマルベリー細胞やマルベリー小体は診断に有用である（⓮）．

腎病理では，GL-3が主として糸球体上皮細胞に蓄積する像がみられる（⓯）．

治療

Fabry病は厚生労働省の指定難病である．診断基準を満たす場合は，臨床個人調査票を各地方自治体に提出し，認定を受ければ医療費の公費補助を受けることができる．

酵素補充療法（ERT）

ERTとしてα-GAL酵素を点滴で2週間に1回投与

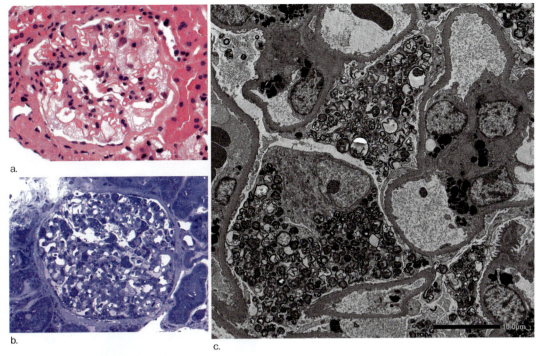

⓯ Fabry 病の腎生検所見（30 歳代，男性）
皮膚症状を契機に小児期に Fabry 病と診断されていた．蛋白尿が出現したため腎生検を施行した．
a. HE 染色では，糸球体の Bowman 腔に蓄積した GL-3 が空胞化した泡沫細胞を認める．
b. トルイジンブルー染色では，糸球体上皮に GL-3 の蓄積が濃染される．
c. 電子顕微鏡では，GL-3 が糸球体上皮に「ミエリン体」あるいは「ゼブラ体」といわれる構造物として確認できる．

する．わが国では 2004 年から保険適用となった．ERT により組織中の GL-3 蓄積が減少し，臨床症状の改善が期待できる．また，より早期に開始することで疾患の進行が抑制される．女性ヘテロ接合体患者では，一般には何らかの症状を呈した時点で投与開始を検討する．血液透析症例には，透析中に静脈内持続投与する．

シャペロン療法

低分子化合物ミガーラスタットが新規治療薬として承認された．ミガーラスタットは変異型 α-GAL に結合し，立体構造の安定性を増し，細胞内輸送を正常化することにより本来の酵素の働きを活性化するシャペロンとして働く．遺伝子変異により有効な症例と効果のない症例があるため，事前の遺伝子検査が必須である．

対症療法

四肢疼痛に対しては，カルバマゼピンが有効である．蛋白尿を呈する腎障害には，ACE（アンジオテンシン変換酵素）阻害薬や ARB（アンジオテンシンⅡ受容体拮抗薬）を用いる．末期腎不全に対しては，腎移植，腹膜透析，血液透析を行う．心臓の伝導障害には抗不整脈薬投与やペースメーカーの装着を行う．脳血管病変には抗血小板療法などを用いる．

その他

カナダにおいて α-GAL を強制発現させた間葉系幹細胞を投与する遺伝子治療の臨床試験が始まっている．

〔丸山彰一〕

●文献

1) Nakao S, et al：An atypical variant of Fabry's disease in men with left ventricular hypertrophy. *N Engl J Med* 1995；333：288.

2) Eng CM, et al：International Collaborative Fabry Disease Study Group：Safety and efficacy of recombinant human alpha-galactosidase A replacement therapy in Fabry's disease. *N Engl J Med* 2001；345：9.

3) Branton MH, et al：Natural history of Fabry renal disease：influence of alphagalactosidase A activity and genetic mutations on clinical course. *Medicine* (Baltimore) 2002；81：122.

4) Zarate YA, et al：Fabry's disease. *Lancet* 2008；372：1427.

5) Arends M, et al：Characterization of classical and non-classical Fabry disease：A Multicenter Study. *J Am Soc Nephrol* 2017；28：1631.

6) Inoue T, et al：Newborn screening for Fabry disease in

Japan：prevalence and genotypes of Fabry disease in a pilot study. *J Hum Genet* 2013；58：548.

囊胞性腎疾患

多発性嚢胞腎 polycystic kidney disease

常染色体優性多発性嚢胞腎 autosomal dominant polycystic kidney disease（ADPKD）

多発性嚢胞腎は，常染色体優性多発性嚢胞腎（ADPKD）と常染色体劣性多発性嚢胞腎（ARPKD）に分類される．

概念
- ADPKDは両側の腎の皮質，髄質に多数の嚢胞を形成し，また腎実質の萎縮と線維化を伴う疾患である（⑯）．

病因
患者の85％は16番染色体短腕16p13.3に位置する遺伝子 *PKD1* の異常により発症し，15％は4番染色体長腕4q21-23に位置する遺伝子 *PKD2* の異常による．患者のうち約半数は，60歳代までに透析導入を必要とする．*PKD2* 異常の患者は予後が比較的よい．両側腎の表面および割面には，肉眼では鑑別できない小さい嚢胞から直径4〜5cmに及ぶ巨大な嚢胞までが多数認められ，腎は腫大し数kgに及ぶこともある．嚢胞により腎が腫大していくスピードが速いと腎機能低下も著しい．

疫学
ADPKDは，人種にかかわらず罹患率が約1,000人に1人と，遺伝性腎疾患のなかで最も頻度が高い疾患である．わが国の推定受療患者数は，約15,000人（透析患者5,000人，非透析患者10,000人）であり，透析患者全体の3〜5％を占めている．

臨床症状（⑰）
腎の腫大による圧迫感，鈍痛に加えて，嚢胞の破裂や嚢胞出血により，疼痛を伴う．出血が尿路に交通した場合，血尿を生じる．嚢胞の感染により，腎盂腎炎症状を呈する．10〜30％に尿路結石が生じる．腎外症状としては，高血圧が70〜80％に生じる．血管内皮機能の低下が原因の一つと考えられている．肝嚢胞を60〜70％に認め，女性や腎機能が低下している患者に多い．膵，卵巣，甲状腺に嚢胞を認めることがある．20％の患者に頭蓋内動脈瘤を認め，8％の患者に頭蓋内出血を生じる．家族内の集積が認められ，頻度は年齢とともに上昇する．死因としては，心不全，冠動脈疾患，くも膜下出血および嚢胞感染による敗血

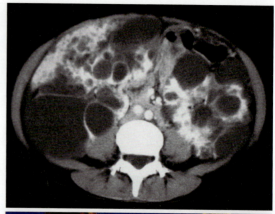

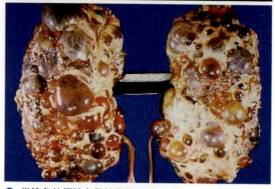

⑯ 常染色体優性多発性嚢胞腎（ADPKD）
上図：CT．上両側腎に多数の腎嚢胞を認める．
下図：病理標本．大小不同の腎嚢胞を腎表面に多数認める．

症が多い．

検査・診断
典型例では，腫大した腎表面が凹凸不整に触れる．超音波検査，CTで両側に多発する腎嚢胞を認める．鑑別診断としてはARPKD，結節性硬化症，多発腎嚢胞，von Hippel-Lindau病などがあげられる．成人例では診断は容易であるが，小児例では困難がある．小児の重症例には結節性硬化症を合併することがある．

治療
バソプレシン V_2 受容体拮抗薬が嚢胞の増大を抑え，腎不全の進行を抑制する．

高血圧，尿路感染が腎不全の増悪因子であるので，治療が必要である．アンジオテンシン受容体拮抗薬は，Ca遮断薬よりもADPKDの腎不全の進行を抑止する長期効果に優れている．一部の症例では著しい疼痛，出血，反復感染のために，腎の摘出を必要とすることがある．腫大した腎により，消化管の閉塞が起こる場合は，腎動脈塞栓により腎を縮小する．

鑑別診断
ARPKD，結節性硬化症，多発腎嚢胞，von Hippel-Lindau病があげられる．

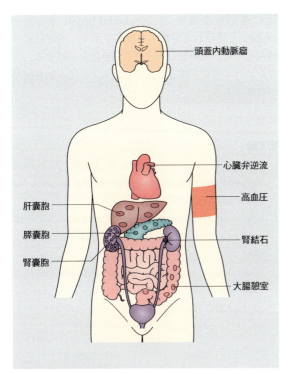

⓱ ADPKDの合併症
高血圧：腎機能が正常な患者の70％に生じる．
心臓弁逆流：30％に大動脈弁逆流，僧帽弁逆流．
頭蓋内動脈瘤：20％．
家族集積性あり．
大腸憩室，門脈拡張症，大動脈瘤．

常染色体劣性多発性嚢胞腎 autosomal recessive polycystic kidney disease（ARPKD）

概念
- ARPKDはPotter症候群に含まれ，出生後に呼吸不全，嚢胞腎，間質の線維化を呈する疾患である．

疫学・病因
ARPKDは新生児の約10,000人に1人の割合で発症する遺伝性疾患であり，周産期に発見され出生後短期間で死亡することが多いが，病態によって成人期まで生存する．単一の遺伝子異常により発症すると考えられ，責任遺伝子は6番染色体上の *PKHD1* である．

病態生理・臨床症状
ARPKDは肺の低形成による呼吸不全を生じ，両側腎には径1～2 mmの小さな嚢胞が多数形成され，腎は正常の10倍にも腫大する（ARPKDは羊水過少症を伴う腎発生異常を生じるPotter症候群のⅠ型に分類されている）．新生児期以後に腎の異常が顕現してくる軽症型では，嚢胞形成に加え間質の線維化が進行する．腎不全による低身長，高血圧，浮腫を生じる．肝では線維化と，Caroli病と共通する胆管の形態異常と肝内胆管の拡張がみられ，門脈圧拡張症を生じる．

鑑別診断
小児発症のADPKDとの鑑別が問題になるが，肝病変の存在はARPKDを示唆する．糸球体嚢胞症も鑑別になる．

経過・治療
出生後1か月以内に死亡する症例が多い．治療は腎移植，透析療法，肝移植である．

その他

単純性腎嚢胞 simple renal cyst

単純性腎嚢胞は年齢とともに頻度が高くなる．超音波検査で発見されることが多い．傍腎盂に発生したものは尿路の閉塞を起こすことがある．出血や感染を伴い，嚢胞穿刺を必要とすることがある．両側に多発する場合はADPKDとの鑑別が必要となる．

多胞性嚢胞腎 multilocular renal cyst

多胞性嚢胞腎は片側腎に多房性の嚢胞を形成する疾患である．しばしば嚢胞壁に腎細胞癌を合併する．

多嚢胞化萎縮腎 acquired cystic disease of the kidney（ACDK）

概念
- ACDKは腎不全進行後に嚢胞が両側腎に発生した病態を指す．
- 3年以上経過した透析患者の75％に認められる．

症状・経過
無症状で推移することが多いが，嚢胞感染や出血，また高率に腎細胞癌を併発する．腎細胞癌の発症のチェックに年1回はCTでの検査が望ましい．

若年性ネフロン癆 juvenile nephronophthisis

概念
- 多発性嚢胞腎と同様に腎尿細管の線毛に存在する蛋白の発現低下により，線毛の機能異常を生じ，嚢胞腎を呈する疾患である．

疫学・病因
小児腎不全の10～20％を占める．腎は縮小し髄質を中心に多数の嚢胞を認める．腎不全，貧血，塩喪失，低張尿がみられる．*NPHP1* 遺伝子異常による常染色体劣性遺伝が多い．

臨床症状
多飲，多尿，成長障害，筋力低下などの小児腎不全症状に加え，網膜色素変性，小脳失調，知能低下，骨形成不全などがみられる．

髄質海綿腎 medullary sponge kidney（MSK）

概念
- 髄質海綿腎（MSK）は集合管に嚢腫状拡張を形成する疾患である。
- MSK の頻度は一般人口の 5,000 人に 1 人，泌尿器科患者 1,000 人に 1 人とされており，結石保有者のうちに MSK の占める割合は，女性に多い。
- 先天性半身肥大，歯牙欠損，Ehlers–Danlos 症候群，成人型嚢胞腎，Caroli 病，馬蹄腎などに合併することがある。

臨床症状・検査所見・治療
　腎結石を有し，腎仙痛発作，肉眼的血尿，尿路感染症を初発症状とすることが多い。尿濃縮能と尿酸性化能の低下を認める。X 線単純撮影では，腎錐体部に一致して 1 ～ 2 mm，時に 7 mm くらいの小結石が多発し，排泄性腎盂撮影では嚢腫状に拡張をきたした集合管に造影剤が貯留し，pyramidal brush，bunch of grapes と呼ばれる特徴的な所見を示す。治療は水分摂取を促し，尿路結石および尿路感染を予防する。高カルシウム尿症を伴う症例ではサイアザイド系利尿薬が有効である。

（堀江重郎）

● 文献
1) Torres VE, et al：Mechanisms of Disease：Autosomal dominant and recessive polycystic kidney diseases. *Nat Clin Pract Nephrol* 2006；2：40.
2) Grantham JJ：Clinical practice. Autosomal dominant polycystic kidney disease. *N Engl J Med* 2008；359：1477.
3) Hildebrandt F, et al：Molecular genetics of nephronophthisis and medullary cystic kidney disease. *J Am Soc Nephrol* 2000；11：1753.

10 妊娠と腎

正常妊娠時の腎・尿路系の形態と機能

正常な妊娠において，さまざまな要因により腎の構造や機能，血行動態の変化がみられる．

腎のサイズの変化

妊娠中は，血管や間質の変化により，腎容積は約30％増大し，1〜1.5 cm長くなる．尿路系の拡張もみられ，特に右腎に水腎症を生じやすい．

腎血漿流量，糸球体濾過値の変化

妊娠成立後，プロゲステロンが関与して，平均血圧，全身血管抵抗は低下，心拍出量，腎血漿流量（RPF），糸球体濾過値（GFR）は増加する．GFRは妊娠4週で20％，9週で45％増加，満期に40％増加する．妊娠初期にはRPFのほうが増加するため，濾過率（FF）はやや低下する．妊娠12週から妊娠後期にかけてRPFは非妊娠時レベルまで低下するが，GFRは上昇し続けるため，FFは上昇する．これらの値は出産後4〜6週で非妊娠時の状態に戻る．

循環血漿量，血圧の変化

妊娠中は腎以外に卵巣と脱落膜からレニンが産生され，またエストロゲンの影響により肝でアンジオテンシノゲンが産生されるため，レニンおよびアルドステロンは上昇する．レニン-アンジオテンシン系（RAS）の活性化の影響で，ナトリウム貯留と循環血漿量の増加が起こる．ナトリウムは900〜1,000 mEq貯留され，体液は6〜8 L貯留される．それにもかかわらず，さまざまな要因により，血管拡張が起こり血圧は低下する．プロゲステロンとプロスタサイクリンはアンジオテンシンIIに拮抗し，加えてアンジオテンシンII type1受容体は感受性が低下する．ヒト絨毛性ゴナドトロピン（hCG）の刺激により黄体から産生されるリラキシン（relaxin）も血管拡張に関連しており，血管内皮増殖因子（vascular endothelial growth factor：VEGF）や，一酸化窒素の関与とともに研究が進められている．

検査所見

赤血球容量の増加に比べて，循環血漿量の増加の程度が大きいため，ヘマトクリット値の低下がみられるほか，クレアチニン，尿素窒素も低下する．血清Naの低下，血清浸透圧の低下も認められる．プロゲステロンの呼吸中枢に対する作用で，妊娠中は呼吸性アルカローシスとなり，$PaCO_2$は約10 mmHg低下する．それに対する代謝性の代償により，血漿HCO_3^-濃度は18〜20 mEq/Lまで低下する．また，尿酸クリアランスは妊娠時に上昇するため，妊娠初期には血清尿酸値はやや低下するが，妊娠末期にかけて尿酸クリアランスは低下し，血清尿酸値は上昇する．

妊娠高血圧症候群

hypertensive disorders of pregnancy（HDP）

概念

以前は妊娠中毒症という名称で高血圧，蛋白尿，浮腫が三主徴とされてきたが，2004年から妊娠高血圧症候群（pregnancy-induced hypertension：PIH）と改められ，定義，分類も新しくなった．妊娠高血圧症候群の本態は高血圧であるとされ，浮腫は正常妊娠でも出現し，母児双方の予後に悪影響を及ぼさないため，症候から除外された．また最近，英文表記が，hypertensive disorders of pregnancy（HDP）と変更された．

病因・病態

いまだに，病因・病態に関してすべて解明されてはいないが，近年2つのステージで妊娠高血圧症候群を発症すると考えられている．第1ステージは，胎盤形成時の絨毛細胞浸潤不良による胎盤低酸素の悪循環である．正常妊娠においては，絨毛細胞が脱落膜へ侵入し，脱落膜らせん動脈の血管内皮細胞や血管平滑筋に置き換わり，らせん動脈のリモデリングが起こるが，妊娠高血圧腎症ではそれがうまくいかず，胎盤は低酸素状態が続き，VEGFの可溶型受容体であるsoluble fms-like tyrosine kinase-1（sFlt-1）の産生を刺激し，胎盤増殖因子（placental growth factor：PlGF）の産生を抑制する．sFlt-1の過剰産生と低PlGF状態はfree VEGFを減少させ胎盤での血管新生を抑制する．transforming growth factor β（TGF-β）の可溶型受容体であるsoluble endoglin（sEng）の産生も増加，血管弛緩作用を抑制し，さらに胎盤は低酸素状態となる．第1ステージで過剰産生されたsFlt-1，sEngなどの抗血管新生因子の母体循環系への移行が第2ステージである．sFlt-1は全身の血管内皮細胞の機能を障害して高血圧や蛋白尿を惹起し，sEngも血管内皮機能を障害する．

アンジオテンシンII type1受容体の自己抗体も妊娠

高血圧腎症の病態形成に関与している可能性が示唆され，RAS 系の関与も注目されている．

定義

妊娠 20 週以降，分娩後 12 週までに高血圧がみられる場合または高血圧に蛋白尿が伴う場合のいずれかである．高血圧のみで蛋白尿を伴わない場合は妊娠高血圧症（gestational hypertension），蛋白尿を伴う場合には妊娠高血圧腎症（preeclampsia），高血圧あるいは蛋白尿が，妊娠 20 週より以前からあり，20 週以降に増悪する場合には加重型妊娠高血圧腎症（superimposed preeclampsia）という．妊娠 20 週以降に初めてけいれん発作を起こし，てんかんや二次性けいれんが否定されるものは子癇（eclampsia）という．妊娠 20 週以降に初めて蛋白尿が出て，分娩 12 週までに消失した場合には妊娠蛋白尿（gestational proteinuria）という．

病理

腎病変でよくみられる所見は糸球体内皮細胞の腫大と増殖による糸球体の腫大である．そのために糸球体血管内腔の狭小化をきたし，糸球体虚血に陥るが，可逆性である．時に，メサンギウム細胞増殖，部分的な基底膜の肥厚，糸球体毛細血管の近位尿細管入口部への陥入などもみられることがある．

臨床症状

妊娠 20 週以降に高血圧を発症する．蛋白尿，浮腫も認められることがある．高血圧が重症になると，蛋白尿も高度になりやすく，低出生体重児，早産，死産などになりやすい．重症例では高血圧の進行，多量の尿蛋白だけでなく，肺水腫，肝機能障害，さらには全身性けいれん，すなわち子癇を起こす．子癇の機序としては，高血圧による脳血流量の低下や脳浮腫などが考えられている．また，妊娠高血圧症候群の既往は慢性腎不全の危険因子であると報告されている．

診断

140/90 mmHg 以上が軽症高血圧，160/110 mmHg 以上が重症高血圧と分類される．蛋白尿は 24 時間尿蛋白排泄量 300 mg 以上で病的蛋白尿と判断する．随時の尿蛋白／クレアチニン比でも代用できる．

予防

妊娠高血圧症候群のリスク因子としては，高齢，遺伝的要因（妊娠高血圧腎症家族歴，高血圧家族歴，糖尿病家族歴），高血圧症，腎疾患，糖尿病，肥満，初産などが知られている．予知する方法として決定的なものはないが，高血圧家族歴や肥満など妊婦の素因やヘマトクリット値の上昇，尿酸値の上昇などに注意が必要である．上述のように，胎盤形成不全により sFlt-1 や sEng が分泌され，VEGF，PIGF が減少することから，血中 sFlt-1/PIGF 比も予知に有用と報告されている．ほかに，妊娠初期の血圧，超音波波形の解析も予知に有用である．予防としては，リスクの高い患者に対する低用量アスピリン療法が検討されている．

治療

妊娠高血圧腎症は胎盤機能不全，胎児機能不全，子癇などの重篤な合併症をきたしやすい状態なので，原則として入院管理を行う．降圧治療は 160/110 mmHg 以上の重症高血圧に対して行うが，使用できる薬剤は，ヒドララジン塩酸塩，メチルドパ水和物，アテノロール，徐放性ニフェジピンである．アンジオテンシン変換酵素阻害薬やアンジオテンシン II 受容体拮抗薬は妊娠中期以降に内服すると，児への薬理作用により，児の腎機能障害，羊水減少，死産，発育遅延などが認められるため，妊娠中は禁忌である．180/120 mmHg 以上の高血圧が認められたら，高血圧緊急症として，速やかに降圧治療を開始する．必要に応じて静注薬を用いる．また，子癇，けいれん発作予防に硫酸マグネシウムを投与する．けいれん発作が出現したら，子癇と脳卒中などとの鑑別を行いながら，抗けいれん薬を使用する．HELLP 症候群（後述）の合併に注意し，適切な方法で児の早期分娩を図る．また，母体の腎機能障害や肝機能障害など臓器障害の併発やコントロール不能な重症高血圧，胎児機能不全などの所見が認められる場合は妊娠の終結が勧められる．

妊娠中の合併症としての腎疾患

尿路感染症 urinary tract infection

原因菌としては，グラム陰性桿菌が多く，大腸菌がほとんどである．一般的には，頻尿，排尿時痛などを訴えるが，無症候性細菌尿もみられる．妊娠中は膀胱尿管逆流現象（vesicoureteral reflux：VUR）が起きやすく，膀胱炎から上行性に腎盂腎炎になりやすいことを考え，早めに治療を開始する．

HELLP 症候群 hemolysis, elevated liver enzyme, low platelet count syndrome

HELLP 症候群は，妊娠後期に，溶血，血小板減少，肝酵素上昇を主病変とするものであるが，蛋白尿，急性腎障害，さらには意識障害，播種性血管内凝固（DIC）などを引き起こしやすい．妊娠 34 週以降であれば早期分娩とし，34 週未満では母体の病態が安定していれば，胎児の肺成熟目的にステロイドを投与し，24～48 時間待機してから妊娠の終結とする．

分娩後腎硬化症 postpartum nephrosclerosis

妊娠中には異常がなかったのが、産褥期（分娩後6週間以内）に起こる急速進行性の腎不全を分娩後腎硬化症と呼ぶ。分娩後の過凝固状態が基礎にあると考えられ、DIC、悪性腎硬化症の所見を示すことが多い。

腎疾患患者の妊娠

自己免疫疾患や原発性糸球体腎炎などは若年女性でも多い疾患であり、慢性腎臓病（CKD）をもちながら、妊娠・挙児を希望する症例は少なくない。CKD合併妊娠は妊娠高血圧、妊娠高血圧腎症、子癇、早産などのリスクが正常妊婦と比較して高いことが知られている。CKD重症度分類でGFR区分G1のような軽度の障害でもそれらのリスクは高く、CKDの重症度が高まるにつれて、その割合も高くなる。出産後の腎機能に関する報告では、腎機能悪化の要因として、腎炎、妊娠前からの有意な尿蛋白、抗血小板薬治療があげられ、妊娠前eGFR 75 mL/分/1.73 m^{2}以上では出産後の腎機能低下リスクとならなかった。またIgA腎症に関して、腎機能低下速度に妊娠の有無は関連なく、1 g/日以上の蛋白尿のほうが腎機能低下に関連していたとの報告がある。したがって、妊娠前になるべく蛋白尿を減少させる治療が必要と考えられる。

透析患者の妊娠について、近年の治療の進歩により生児率は上昇しているが、依然、早産率は高い。長時間頻回透析で予後改善は見込めるが、患者の負担も大きくなる。腎移植後は妊孕性の改善がみられ、妊娠率も向上する。妊娠高血圧腎症、早産などの合併症の頻度は高いものの、透析患者よりは生児率も高い。妊娠を希望する患者にとっては腎移植も選択肢の一つである。

妊娠出産は個人の意思を十分に尊重すべき問題であり、妊娠を希望するCKD患者に対しては、妊娠時のリスクについて説明し、妊娠に適した時期や妊娠した場合の予後について患者および家族と相談することが必要である。妊娠した場合は、CKDが軽度でも妊娠における合併症のリスクは高いという認識をもち、腎臓内科医、産科医の連携のもとで診療するのが望ましい。

（川村和子，成田一衛）

●文献

1) 日本腎臓学会：腎疾患患者の妊娠診療ガイドライン2017. 東京：診断と治療社；2017.

2) 日本妊娠高血圧学会：妊娠高血圧症候群の診療指針2015. 東京：メディカルビュー社；2015.

3) 日本産科婦人科学会，日本産婦人科医会：産婦人科診療ガイドライン　産科編2017. 東京：日本産科婦人科学会事務局；2017.

11 腎・尿路感染症

総論

尿路感染症（urinary tract infection：UTI）とは，上部尿路（腎盂および腎実質）および下部尿路（尿道，膀胱，尿管）の感染を総称していう．尿路の解剖学的異常の有無により複雑性と単純性に分類される．このほか臨床経過，起因菌，基礎病変の有無が予後を左右する．臨床的に，①若い女性の膀胱炎，②女性の再発性膀胱炎，③女性の急性腎盂腎炎，④複雑性UTI（男性，小児，妊婦のUTI，慢性腎盂腎炎，カテーテル留置を含む），⑤無症候性細菌尿，に分けると便利である．最近は，複雑性尿路感染症の70〜80％がカテーテル関連尿路感染症（catheter-associated UTI：CAUTI）となっている．

年齢，性別による発生頻度

尿路感染の発生頻度は性別と年齢によって大きく異なる（❶）．女性では全年齢層でみられ，半数近くが一度は尿路感染を経験するのに対し，男性における尿路感染の頻度は1〜2％以下と少なく，主に幼児期と高齢者に集中している．このような男女差は，主に尿道の長さ，前立腺疾患の有無が関係している．女性では性活動，妊娠が誘因となる．男児の尿路感染は，先天的な膀胱尿管逆流（vesicoureteral reflux：VUR），尿路奇形の頻度が男性で高いことと関連している．一方，高齢男性は前立腺肥大，高齢女性は閉経後のエストロゲン低下（腟内のpH上昇と常在菌であるlactobacilliの減少をきたす）がそれぞれ尿路感染の頻度を高める．

尿路感染の成立とその防御機構

尿路感染が成立するためには，起因菌が尿路粘膜ないし腎尿細管細胞に付着後，菌の増殖に伴い炎症が局所に波及する必要がある．上行感染の場合は主に腸管由来の起因菌が尿道から侵入し，膀胱，尿管，腎盂，腎実質へと逆行性に感染が進む（逆行性感染）．この際，VURや腎内逆流（intrarenal reflux）が関与する．一方，血行性の場合，腎皮質，髄質の順に感染が進む．

感染を規定する因子には病原体側と宿主側の要因があり，攻撃側因子が防御機構を上回ったときに感染が生じると考えられる．病原体側の要因には，細菌膜表面の抗原や線毛の遺伝子型（P線毛，1型線毛など）などがある．一方，宿主側の要因としては，尿道の長さ，尿の排出・流れ，尿成分（浸透圧，pH，抗菌成分，Tamm-Horsfall蛋白など），粘膜（ムチン層および局所免疫機構），前立腺分泌物などの局所的防御因子のほか，患者の免疫状態，糖尿病の有無，腟内細菌巣の変化なども影響する．

したがって，尿路感染のリスクとしては，女性，妊娠，糖尿病，免疫抑制薬の使用などの全身的要因と尿路閉塞，尿路の奇形，膀胱尿管逆流（VUR），神経因性膀胱，結石やカテーテルの存在などの局所要因があげられる．

起因菌

起因菌は，年齢・性別，単純性か複雑性か，上行性か血行性か，などにより特徴がある．一般に腸内細菌の上行感染が最も多く，単純性の場合は大腸菌（*Escherichia coli*）が起因菌全体の70〜80％以上を占める．一方，複雑性の場合は起因菌は多岐にわたり，大腸菌以外にプロテウス（*Proteus mirabilis*），緑膿菌（*Pseudomonas aeruginosa*），腸球菌（*Enterococcus faecalis*），セラチア（*Serratia marcescens*）などがみられ，複数菌感染のことも多い．上行性感染はしばしば菌血症を合併し，時に敗血症に至る．逆に，菌血症から腎の感染（腎盂腎炎，腎膿瘍）を起こすものには，黄色ブドウ球菌（*Staphylococcus aureus*），*Candida*，

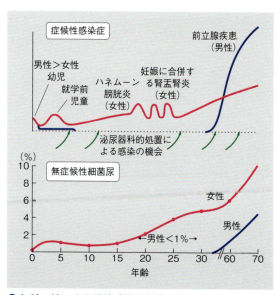

❶ 年齢・性による尿路感染の頻度

（Kunin CM：Detection, Prevention and Management of Urinary Tract Infections, 3rd edition. Lea & Febiger；1979.）

サルモネラ, 緑膿菌などがある. 腎・尿路結核はほとんどが血行性感染である. 一般に, 大腸菌が血行由来で尿路感染をきたすことはまれである.

その他, 留意すべき起因菌として, 性的に活発な年齢層の女性に多い *Staphylococcus saprophyticus* (腐生ブドウ球菌) やクラミジア (*Chlamydia trachomatis*; 尿道炎, 性感染症), 前立腺疾患を伴う高齢男性に多い腸球菌などがある. 腐生ブドウ球菌はコアグラーゼ陰性ブドウ球菌に属し, しばしばコンタミネーションと間違われるので注意する. *Candida* はカテーテル留置と関連が深いが, 無症候性の場合が多い.

診断

尿路感染の診断には, 細菌尿とこれが尿路感染症状を引き起こしていることの両者が必要であり, 最終的には起因菌の検出で確定診断がなされる. 部位診断は, 臨床症状と画像診断を組み合わせて行う.

診断に際しては, 感染部位 (特に下部尿路か上部尿路か), 再発性かどうか, 尿路異常や基礎病変の有無などを考慮する. 男性の場合, 前立腺炎で類似の症状がみられるため, 必要に応じて泌尿器科的検索も行う. 再発 (recurrence) は, 厳密には同一起因菌の再燃 (relapse) と, 別の起因菌による再感染 (reinfection) の2つに分けられる. 前者では治療終了後1週間以内, 後者では2週間以降に症状の再出現をみる点で区別される.

細菌尿の証明

中間尿ないしカテーテル尿の細菌培養がゴールドスタンダードである. 時に恥骨下穿刺を要する. 定量で 10^5 CFU (colony forming unit)/mL 以上を有意とするのが一般的であり, それ以下の場合は通常コンタミネーションとみなす. しかし, 男性では 10^3 CFU/mL 以上, 膀胱炎症状のある女性やカテーテル関連尿路感染症では 10^2 CFU/mL 以上でも通常有意とみなす. 細菌の検出のために塗抹検査 (尿沈渣, およびグラム染色) が行われる. その他, 試験紙を用いた簡便な細菌尿検出法として, 亜硝酸試験 (Griess 法) がある. できれば早朝尿を用いる. これは, 硝酸塩が還元されてできる亜硝酸塩をナフチレンジアミンで検出するものであるが, 硝酸還元酵素をもたない非腸内細菌 (ブドウ球菌, 緑膿菌, 淋菌) や腸球菌では陰性となるので注意する.

無症候性細菌尿 (asymptomatic bacteriuria)

無症候性細菌尿は, 尿中に 10^5 CFU/mL 以上の起因菌を有するにもかかわらず, 尿路感染症状を認めない状態をいう. 女性, 高齢者, カテーテル留置時にみられる. カテーテル留置関連では *Candida* が多い. 成人では一般に治療は不要であるが, 妊娠時, VUR を伴う小児では可及的に尿中細菌の除去に努める. 妊娠時の細菌尿は腎盂腎炎の発症率を大幅に高め, 尿路感染が妊婦や胎児のリスクと関連することが判明しているためである.

膿尿の証明

尿沈渣で3~5個/1視野以上の白血球を認めたとき膿尿という. 細菌尿とともにみられれば尿路感染の可能性が高い. 輝細胞 (glitter cell) とは, 細胞質内にキラキラ輝く顆粒を認める白血球 (好中球) のことをいう. 貪食した細菌を反映し, 尿路感染に対する特異性が高い. 結核菌, クラミジアなどの細菌以外の起炎菌による膿尿では細菌を検出できず, 無菌性膿尿 (aseptic pyuria) と呼ばれる.

簡便な検査として試験紙による白血球エステラーゼ試験も用いられる. これは, 白血球 (および単球) に含まれるエステラーゼの活性を検出するもので, 尿沈渣の白血球5~10個/1視野以上で陽性になる.

一般尿・血液検査所見

尿所見として膿尿, 細菌尿のほか, 軽度の蛋白尿, 血尿がみられることが多い. 血尿は尿路由来のため非変形赤血球である. 腎盂腎炎では白血球円柱も認めることがある. 血液検査所見では, 急性腎盂腎炎で通常強い炎症所見がみられるのに対し, 慢性腎盂腎炎では軽度にとどまり, 下部尿路感染ではほとんどみられない.

部位診断・画像診断

基礎にある尿路の解剖学的異常のほか, 腎内あるいは腎周囲膿瘍, 慢性腎盂腎炎の進行度 (瘢痕や変形など) の検索を目的とする. 女性では治療抵抗性の場合, 男性では初回感染から考慮する. 超音波検査, 単純または造影 CT, 排泄性尿路造影などがある. VUR の診断には voiding cystogram が有用であり, 逆流の程度を判断できる.

急性腎盂腎炎
acute pyelonephritis

概念・病因・病理

- 腎盂腎炎は, 細菌感染による腎盂, 腎杯および腎実質の炎症と定義される.
- 急性腎盂腎炎は, 急性発症の腎盂ないし腎実質の感染であり, 病理学的には, 炎症細胞浸潤, 微小膿瘍と散在性の尿細管間質腎炎所見がみられる.
- 腎臓はやや腫大することが多い.
- 尿路閉塞 (水腎症) がある場合は, 血行性に敗血症をきたしやすい.

臨床症状・所見

典型的な所見は, 比較的急に発症する局所症状 (腰痛・側腹部痛, 肋骨脊柱角 〈costvertebral angle〉 の

叩打痛）と全身症状（悪寒戦慄を伴う高熱，悪心・嘔吐）である．強い炎症所見（CRP 上昇）がみられる．上行性感染の場合は膀胱炎症状が先行することが多い．敗血症を起こせば，血圧低下などがみられる．

診断

診断は上述の症状と，著明な炎症反応，膿尿，尿中細菌の検出によりなされ，通常は容易である．全身症状がみられる場合は，尿培養に加えて血液培養を行う．複雑性の要因の有無を画像（超音波，CT）でチェックする．特殊な急性腎盂腎炎として，気腫性腎盂腎炎が知られている．腎実質および周囲組織に気泡（ガス）を認め，致死率は高い．ほとんどは糖尿病患者にみられる．

治療

軽症～中等症の場合，局所への移行性を考慮してキノロン系薬，ST 合剤の経口剤が用いられる．全身症状を伴う重症例では，原則的に入院のうえ抗菌薬の点滴投与を行う．第二世代以上のセフェム系，ニューキノロン系，ペニシリン系とアミノグリコシド系抗菌薬の併用投与が行われるが，培養の結果によって適宜変更する．MRSA（メチシリン耐性黄色ブドウ球菌）ではバンコマイシンが用いられる．その他，飲水ないし補液により尿量を十分確保し，排尿を我慢しないよう指導することも重要である．治療抵抗性の場合は，尿路異常の有無など複雑性の原因検索を行う．気腫性腎盂腎炎に対しては経皮ドレナージ，および必要に応じて待機的な腎摘出術が行われる．

慢性腎盂腎炎
chronic pyelonephritis

概念

● 持続する腎盂および腎実質の感染により，瘢痕形成や腎の変形，萎縮が慢性的に進行し，徐々に腎機能が低下していく病態をいう．

病因・病理

病理学的には，病変部は種々の程度の慢性尿細管間質腎炎と間質線維化を呈する．糸球体病変は軽度だが，進行すると二次的な虚血性・硬化性病変がみられる．病変は片側，巣状であることが多いが，VUR や尿路閉塞があれば両側に及び，腎実質の著明な菲薄化を呈する．

臨床症状

一般に臨床症状は乏しく，下腹部・側腹部の鈍痛，微熱など非特異的である．非活動期には細菌尿や膿尿を認めないことが多く，蛋白尿は軽度（1 日 1 g 以下）にとどまる．進行例ではむしろ高血圧，腎不全による症状が目立ってくる．遠位尿細管障害の所見として，

尿濃縮力障害・多尿，遠位尿細管性アシドーシス，高カリウム血症がみられる．

診断

慢性腎盂腎炎の診断は時に難しく，他の原因による尿細管間質腎炎を否定し，臨床経過，尿路感染の証明，画像をもとに総合的に判断する．画像では，巣状の病変・瘢痕形成（patchy distribution）のため腎の表面に不規則な凹凸がみられ，そのほか腎実質の菲薄化，腎杯の鈍化などを非対称性に認める．

治療

活動性の尿路感染があれば，起因菌に対する化学療法を行う．長期的な抗菌薬療法を行うかどうかは議論が分かれるところである．

腎乳頭壊死
renal papillary necrosis

腎盂腎炎の劇症型で，腎乳頭部が壊死に陥るものをいう．閉塞性腎症や糖尿病患者の腎盂腎炎のほか，腎結核，鎮痛薬腎症（フェナセチン腎症）などでみられる．CT や尿路造影で診断する．

腎膿瘍 renal abscess，腎周囲膿瘍 perirenal abscess

腎内あるいは腎周囲に化膿巣を生じる難治性の腎感染症である．血行性の場合と上行性の場合があり，血行性の場合は皮髄境界部に多い．尿路閉塞，糖尿病が危険因子となる．起因菌は，血行由来の場合は黄色ブドウ球菌，上行性の場合は大腸菌をはじめとする腸内細菌が多い．症状は腎盂腎炎と同様であるが，発症は通常緩徐で，発熱，倦怠感以外に特異的な症状がみられないことも多い．治療は，抗菌薬の静脈投与であるが，難治性の場合は外科的排膿，ドレナージを考慮する．腎周囲膿瘍は特に予後がよくない．

腎膿瘍の特殊な病型として黄色肉芽腫性腎盂腎炎がある．肉眼的に黄色を呈する特殊な腎膿瘍で，中年以後の女性に多い．起炎菌として大腸菌，プロテウスなどが多いと報告されている．病理的には脂質をとり込んだマクロファージ（foam cell）の集積による肉芽腫であり，多くは中心性壊死を伴う．通常片側性で，結石，尿路閉塞を伴う無機能腎を呈する．治療は腎摘出術である．

下部尿路感染症

膀胱炎 cystitis

概念・病因
- 特に女性で頻度が高い.
- 単純性膀胱炎の起因菌は多くが大腸菌であるが, *Staphylococcus saprophyticus*（腐生ブドウ球菌）も時にみられる.
- カテーテル留置のない男性の膀胱炎では性感染症も考慮する.
- 男性では, 前立腺炎との鑑別にも注意する.

臨床症状・診断
典型的症状は頻尿, 尿意切迫, 排尿痛（膀胱部違和感）である. その他, 排尿困難, 尿混濁, 血尿（時に肉眼的血尿）, 夜間尿などがみられる. 膀胱刺激症状と膿尿・細菌尿がみられれば診断は容易である. 通常, 発熱はみられないが, 1/3 では上部尿路感染を伴うので注意する. 再発性の場合, 複雑性の各種要因や前立腺炎の合併, 若い女性では性行為に関連した膀胱炎（honeymoon cystitis）も考慮する.

治療
単純性膀胱炎は一般に治療によく反応する. 成人女性では 3 日間, 男性では 7 日間のキノロン系, セフェム系抗菌薬, または ST 合剤投与が推奨されている. 同時に飲水励行や排尿の指導を行う. カテーテルを留置中の場合は, バイオフィルムを形成し, 抗菌薬は無効であることが多く, カテーテル抜去を考慮する.

尿道炎 urethritis

頻尿, 排尿時痛, 膿尿などの急性尿道症候群を呈する. 性感染症と非性感染症に分けられ, 前者ではクラミジア, 淋菌, 単純ヘルペスウイルス, 後者ではグラム陽性球菌が主な原因となる. 淋菌では前立腺炎や精巣上体炎, クラミジアでは付属器炎や新生児感染など

を合併し, 不妊の原因ともなる. 淋菌にはペニシリン系, クラミジアにはテトラサイクリン系抗菌薬で治療する.

尿路結核
urinary tract tuberculosis

腎外結核の約 10 ％を占め, 通常は主病巣（肺）から腎への血行性感染による. 糖尿病, HIV 感染などが背景にあることが多い. 乳白色の尿混濁（膿尿）と血尿が特徴的である. 尿路感染が示唆されるにもかかわらず, 一般細菌培養が陰性（酸性無菌性膿尿）であれば疑う. 最終的には, ポリメラーゼ連鎖反応（PCR）や抗酸菌培養により尿中に結核菌を検出することで診断が確定する. 進行すると腎盂・腎杯の変形, 乳頭壊死, 腎の石灰化などをきたし, 次第に下部尿路, 前立腺などにも病変が及ぶのが特徴である. 治療は抗結核薬による化学療法である.

（要　伸也）

● 文献
1) Nicolle LE : Urinary tract infection in adults. In : Brenner and Rector's The Kidney, 10th edition. Philadelphia : Elsevier ; 2016. p.1231.
2) Gupta K, et al : Urinary Tract Infections, Pyelonephritis, and Prostatitis. Harrison's Principles of Internal Medicine, 20th ed. McGraw-Hill ; 2018. p.968.
3) Flores-Mireles AL, et al : Urinary tract infections : epidemiology, mechanisms of infection and treatment options. *Nature Rev Microbiol* 2015 ; 1 : 269.
4) 要　伸也 : 腎・尿路感染症. 内科学書, 改訂第 8 版. 東京 : 中山書店 ; 2013. p.505.
5) 青木　眞 : 尿路・泌尿器関連感染症. レジデントのための感染症診療マニュアル, 第 3 版. 東京 : 医学書院 ; 2015. p.581.

12 物理的・化学的因子による腎障害

放射線による腎障害

概念と病態

　放射線による直接作用またはラジカル形成を介した間接作用によってDNA，リボソームあるいは細胞膜が障害される．この影響は細胞分裂周期が短い細胞ほど如実に現れるが，腎臓の上皮細胞は細胞分裂頻度が低く，放射線感受性自体はかなり低い．全身被曝による急性放射線障害で腎臓に症状が表れるのは8 Gy以上の放射線に曝された場合と想定され，これは骨髄死や小腸死によりそもそも救命が困難な状況であることから，放射線腎症が単独で問題となることはない．実際に，福島第一原子力発電所事故レベルの被曝量では住民に腎機能への影響はまったくみられなかった．放射線腎症が臨床的に問題になりうるのは，悪性腫瘍に対する治療的放射線照射に伴って発症する医原性放射線障害に限定される．これも糸球体や尿細管の上皮細胞障害ではなく，主に血管内皮細胞障害とそれに続く糸球体内や小動脈の血行変化が主な病因と考えられている．腎臓に8 Gy以上の放射線が照射されてから数か月後に高血圧と蛋白尿，浮腫で発症し，時に進行性に腎機能が低下する．

診断

　腎臓への放射線照射の既往があり，その数か月後から高血圧と腎障害が進行した際には積極的に疑う．特徴的な検査所見はない．腎生検では糸球体内皮細胞の肥大や剝離，管腔内の血栓形成，間質浮腫，細動脈・小葉間動脈の内膜肥厚・フィブリノイド壊死など，腎内の血行異常を示唆させる所見が得られるとされるが，特異的な所見は乏しい．検査所見にも特異的な異常は乏しい．

治療・予後

　放射線照射時には腎臓の標的領域以外を遮閉して本症の予防を試みなければならない．一度発症してしまった放射線腎症に対しては降圧薬，利尿薬などで対症療法を行うが，特にレニン–アンジオテンシン系阻害薬は腎内血行を維持するうえで好ましい．末期腎不全に進行して腎代替療法が適用されることもある．

薬剤による腎障害

定義

　薬剤の投与により新たに発症した腎障害，あるいは既存の腎障害のさらなる悪化を認める場合．

分類

中毒性

　狭義の薬害による腎障害である．尿細管障害，慢性間質性腎炎，あるいは血栓性微小血管症などを基礎病態として，重症型では急性腎障害や進行した慢性腎臓病に至る．近位尿細管・間質障害を起こす薬物としてアミノグリコシド系抗菌薬，シスプラチン，非ステロイド性抗炎症薬，アリストロキア酸，浸透圧製剤，ヨード系造影剤，バンコマイシン，コリスチンなどがあげられる．このうちアミノグリコシド系抗菌薬，シスプラチン，非ステロイド性抗炎症薬などは腎毒性とともに聴毒性をもつことも知られており，共有する病態薬理機序がうかがわれる．アムホテリシンBやST合剤などは主に集合管機能を障害し，カルシニューリン阻害薬やマイトマイシンCは微小血栓形成により腎内血流動態を阻害する．

アレルギー・免疫機序性

　薬物に対するホストの免疫反応がトリガーとなって腎障害が進行する．急性間質性腎炎，微小変化型ネフローゼ症候群，膜性腎症，半月体形成性腎炎など多彩な病理像を呈する．原因として金製剤，D–ペニシラミン，ブシラミン，非ステロイド性抗炎症薬，インターフェロン–αなどが知られているが，頻度の低い薬物であっても起因薬であることを否定することはできない．また，起因薬と病理像は1：1で対応せず，1つの薬物が症例によってさまざまな病理形態を引き起こしうる．プロピルチオウラシルやアロプリノールなどは抗好中球細胞質抗体を陽性化させることもある．

間接毒性

　薬物の作用による水・電解質代謝異常や腎前性障害，ミオグロビン代謝障害などによって間接的に腎障害が進行する．尿濃縮障害をきたす利尿薬，ビタミンD製剤，リチウム製剤，腎血流を低下させるレニン–アンジオテンシン系阻害薬，横紋筋融解症を誘発するスタチン，フィブラート系薬などが該当する．

尿路閉塞性

　尿路に結晶や結石を形成して腎後性腎障害を誘発する．抗癌薬，抗ウイルス薬，リン製剤などがこの機序

で腎障害を起こしうる.

検査所見

　原因薬にかかわらず，障害部位に応じた検査所見が得られる．尿中好酸球は偽陰性率が高く，診断に有用なマーカーとはいえない．腎生検，薬剤リンパ球刺激試験，ガリウムシンチグラフィなどが診断に有用な症例がある.

診断

　病歴から本症を疑い，ほかに腎障害をきたす可能性のある病態を鑑別して診断する．上記の検査所見は特に参考となることがあるが，絶対的な決め手とはならないことが多い.

予防

　一般に脱水，高齢者，糖尿病などのホスト要因は薬剤性腎障害発症のリスクを高めるため，これらの条件を満たす症例にはリスクの高い薬物の使用を極力回避する.

　バンコマイシン，カルシニューリン阻害薬などは，投与時に慎重に濃度をモニターして過量を回避するよう努めることで薬剤性腎障害のリスクが減少する.

治療・予後

　可能な限り被疑薬を中止，あるいは減量することが望ましい．アレルギー・免疫機序に基づく薬剤性腎障害に対しては，速やかな副腎皮質ステロイドの使用が好ましいとする意見がある．脱水や尿路結晶析出が原因と考える場合は，十分な補液と必要に応じて尿のアルカリ化を試みる．いずれの場合も原則として病態は可逆的であるが，腎機能が低下した場合は血液浄化療法の導入を一時的あるいは継続的に要することもある.

金属による腎障害

メガリンを介する腎障害

概念と病態

　金属，なかでもとりわけ遷移金属は，過酸化水素に電子を供与してヒドロキシラジカルを産生することから強力な酸化ストレス因子として生体にさまざまな悪影響を及ぼす．このため生体はメタロチオネインでその金属を囲い込むことで無毒化して貯蔵し，機をみて徐々に放出するという生体防御策を採用している．メタロチオネインは小分子蛋白であり，糸球体内皮細胞や糸球体上皮細胞に捕捉されなければ原則として糸球体濾過を受ける．こうして原尿に放出されたメタロチオネインはメガリン依存性に近位尿細管上皮細胞に再吸収されリソソームで処理されるが，ここで金属負荷量が過剰になるとこのシステムが破綻し，金属が尿細

管上皮細胞に蓄積してその機能を障害するようになる．実際に，亜鉛よりもメタロチオネインとの結合親和性が高い銅，カドミウム，鉛，水銀，ビスマスなどは，いずれも過剰曝露によって尿細管機能障害を誘発し，典型例では Fanconi 症候群を呈する．ただし，水銀や鉛などはその有機化合物も体内を循環して多彩な毒性を発揮するので障害は腎間質にとどまらない．白金はメタロチオネインとの結合親和性が高くないが，抗癌薬のシスプラチンは蛋白結合性が高いのでやはりメガリンに処理され，結果的にメタロチオネイン結合型の金属と同様の尿細管障害を起こしうる．トランスフェリンは分子量が大きく糸球体で濾過されないため，主にこれに結合している鉄などの金属はメガリン依存性の尿細管障害を呈することもない.

検査所見

　尿中 β_2 ミクログロブリンの上昇，軽度の蛋白尿，アミノ酸尿，糖尿，血清 P 値の低下，尿細管性アシドーシスなど近位尿細管障害を示す所見.

診断

　病歴から金属曝露が疑われたら，近位尿細管機能をスクリーニングし，膠原病や薬剤などほかに尿細管障害をきたす可能性のある病態を鑑別する．腎生検組織標本を電子プローブマイクロアナライザー法で分析することによって金属蓄積を直接証明することも可能である.

治療・予後

　早期であれば曝露からの離脱により回復も期待できる．重篤例では不可逆的に腎障害が進行し末期腎不全に至る．キレート製剤の効果は確立されていない.

その他の金属による腎障害

　アルカリ金属のリチウムはアデニルシクラーゼ活性化を阻害することで抗利尿ホルモンを無力化し，多尿を引き起こす．リチウムによる腎障害と考えられていた症例の多くはリチウム自体の毒性ではなく，この多尿による脱水が引き起こした急性腎前性腎障害であると考えられる.

　炭素族のゲルマニウムも腎に蓄積して間質障害を引き起こしたとする報告がある.

（風間順一郎）

腎外傷
renal trauma

概念

● 腎外傷は，種々の外的原因によりさまざまな程度の腎損傷が引き起こされる病態であり，その程度を早期に把握することが肝要である.

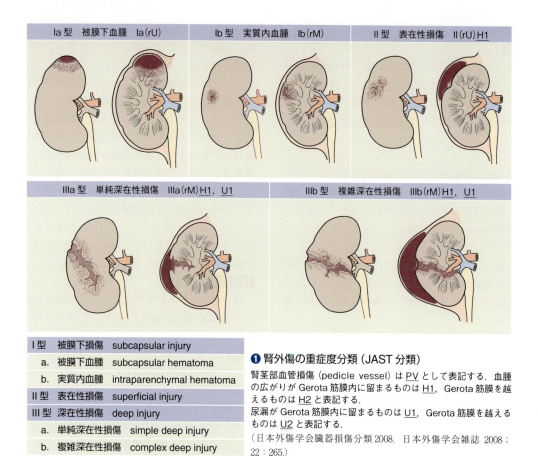

❶ 腎外傷の重症度分類（JAST分類）

腎茎部血管損傷（pedicle vessel）はPVとして表記する．血腫の広がりがGerota筋膜内に留まるものはH1，Gerota筋膜を越えるものはH2と表記する．
尿漏がGerota筋膜内に留まるものはU1，Gerota筋膜を越えるものはU2と表記する．
（日本外傷学会臓器損傷分類2008．日本外傷学会雑誌 2008；22：265．）

- 腎外傷の40〜57％に他臓器損傷を合併し，腎外傷よりも多臓器外傷が死因となることが多い．

【病因】

受傷機転の最多は交通外傷（29〜75％），次いで転倒・転落，スポーツ外傷，暴力と続く．打撲による鈍的外傷がほとんどであり，刺創・切創・銃創などの穿通性外傷は全体の数％と少ない．この点がわが国と米国では異なる．

【疫学】

わが国の腎外傷発生頻度は10万人・年あたり2.1件と推定される．発症率は男性が72％を占め，年齢の中央値は41歳である．交通事故，転倒・転落，打撲など大きな外力が加わって引き起こされることが多いため，その半数以上に他臓器損傷の合併を伴っている．臓器別の合併頻度：肝損傷10〜36％，脾損傷8〜13％，頭部外傷13〜15％，腹腔内他臓器損傷16〜52％，骨盤骨折7〜16％，四肢骨折32〜36％と報告されている．

【病態】

腎は脂肪を伴う腎筋膜に囲まれているため，腎出血はタンポナーデ効果で自然止血することが多く緊急開腹手術となることは少ない．

腎外傷が直接死因となることはまれとされ，腎外傷を含む多発外傷において死因となるのは，頭部外傷，肝破裂，直腸損傷，膵損傷，骨盤骨折であり，生命予後に関連する重要臓器損傷を確実に診断することが重要である．

腎筋膜が破綻すると血腫は傍腎腔まで拡大し，出血量は増加し循環動態は不安定となり，経カテーテル動脈塞栓術（transcatheter arterial embolization：TAE）や開腹手術などの止血処置が必要となる．

腎外傷が腎盂腎杯などの尿路に達すると，腎外尿溢流をきたす．腎外尿溢流に感染症を伴うと敗血症と重症化するので注意が必要である．

腎茎血管損傷をきたした場合は出血量が増加し循環動態が不安定化することが多く，緊急の止血処置を要する．

【臨床症状】

①肉眼的血尿，②収縮期血圧≦90 mgHgを伴う顕微鏡的血尿，③他臓器損傷の疑い，④転落などの減速機序による受傷などを認めたときは，腎外傷を疑う臨床症状として腹部CT検査などを施行すべきである．①や②を認めなかったからといって腎外傷は否定できない．その症状の有無にかかわらず積極的に画像検査

を施行すべきである.

診断

外傷診療に対応可能な診療体制（開腹術，開頭術，TAEなど緊急の対応ができる体制）が必要である.

造影CTにより腎実質の損傷状態，出血の広がりと部位，尿漏の広がり，腎実質の血流の有無，他臓器損傷の合併などを検出可能である．造影CT実質層で腎実質損傷の程度，排泄層では腎外溢流の程度を知ることができる．単純CTや腹部超音波検査から得られる情報は，造影CTに比べて少ない.

腎外傷の重症度分類

わが国ではJAST（Japanese Association for the Surgery of Trauma）分類，欧米ではAAST（American Association for the Surgery of Trauma）分類が主に使用されている．両者ともに治療方針決定には一定の有用性と妥当性が評価されている.

JAST分類は，損傷形態により重症度をI～III型に分け，血腫と尿漏の広がりを付記した点が特徴であるが，エビデンスの蓄積は十分でない（❶）.

治療

腎外傷の程度に応じて，治療方針は異なる.

保存的治療

JAST分類I型，JAST分類II型の大部分，JAST分類III型で循環動態が安定し，尿漏が進行していない症例．ただし，III型では受傷48時間以内に再度CT

で病勢を評価すべきである.

尿漏がある場合，循環動態が安定していれば自然消退を期待する．尿漏が遷延する場合は尿管ステント留置を施行し，発熱や腹痛があれば経皮的ドレナージの適応である.

TAE

造影CTで造影剤の血管外漏出像を認めたり，血腫が広がっている症例を適応とする．腎茎部血管損傷はTAEの適応ではない.

開腹手術

循環動態が不安定な症例と腎茎部血管損傷の症例（JAST分類PV）が適応である．高度な腎実質損傷や腎茎部血管引き抜き損傷は腎摘除術の適応である.

腎実質損傷の範囲が限定的で，腎門部血管や腎盂損傷が軽度の症例に対しては，腎温存を目指し腎実質縫合や腎部分切除術を施行する．患者の循環動態を考慮して術式を決定する.

（宮嶋　哲）

◉文献

1) 日本泌尿器科学会（編）：腎外傷診療ガイドライン．東京；金原出版：2016.

2) 日本外傷学会臓器損傷分類2008．日本外傷学会雑誌 2008；22：265.

腎・尿路疾患

12 物理的・化学的因子による腎障害

13 腎・尿路結石症

概念

- 腎・尿路結石症（nephrolithiasis）とは, 腎尿細管・集合管で結石が形成される病態である.
- 結石の部位により, 上部尿路結石（腎結石・尿管結石）と下部尿路結石（膀胱結石・尿道結石）に分けられる.
- 背景にある病因により, 結石の成分が異なる.

疫学

　腎・尿路結石症は, 全世界的に増加傾向を認め, 食事における動物性蛋白質, 塩分, 果糖の摂取量増加や肥満との関連が指摘されている. わが国では40年前の3倍以上に増加し, 現在年間で100万人あたり100人を超える. 男女比は2.4：1と男性に多い. 上部尿路結石（腎・尿管結石）が96％を占める. 男性は40歳代, 女性は50歳代に発症のピークを認める.

　結石の90％以上をCa結石（シュウ酸カルシウム＞混合石＞リン酸Ca）が占め, その他は主に尿酸結石とリン酸マグネシウム・アンモニウム（struvite）結石である. 結石患者では肥満やメタボリックシンドロームの有病率が高く, 高Ca尿症, 高尿酸尿症, 高シュウ酸尿症は肥満度と相関する. また, 尿路結石患者の約15％に二親等以内の家族歴を認め, 家族歴がある結石患者では再発しやすい.

病態生理

　尿路結石のもとになる物質が析出し, 結晶化する. 以下のような条件で結石が形成される.

①尿の過飽和：尿量の減少などにより, 通常は尿に溶解している物質の濃度が上昇して析出しやすくなる. また, 尿のpHは物質の溶解度に影響する.

②核（nidus）の形成：過飽和となった物質が結晶化し凝集したものが核となる場合やほかの成分の結晶, あるいは脱落した上皮が核となる場合がある.

③上皮への接着：形成された核が尿中に排泄されず, 尿管上皮に接地する.

④抑制因子の減弱：結石成分が過飽和であっても, 結石形成は通常生じない. クエン酸, osteopontin, nephrocalcin, calgranulin, Tamm-Horsfall蛋白などの抑制因子の減弱により, 結石形成が促進される.

病因

　結石成分により病因が異なる. できるだけ結石を回収し, 成分分析を行う.

Ca結石

　Ca結石の約半数は純粋なシュウ酸Ca結石で, 約5％が純粋なリン酸Ca結石, 残りが両者の混合石である. Ca結石は, 尿中のCa, シュウ酸濃度の上昇やクエン酸濃度の低下, アルカリ尿などの条件で形成しやすい.

高Ca尿症（❶）：高Ca尿症（hypercalciuria）は, 尿路結石症の最も重要な誘因となる. 成人（18歳以上）では, 尿中Ca排泄量が4 mg（0.1 mmol）/kg/日以上, または随時尿で, 0.25 Ca/クレアチニン mg/mg（0.57 mmol/mmol）以上と定義される. 小児では, 年齢によって基準値が異なる（❷）.

①食事性高Ca尿症：Ca摂取量が3 g/日以上になるとビタミンD非依存性のCa吸収が増大する. また, 食塩や蛋白の過剰摂取により尿中Ca排泄量が増加する.

②二次性高Ca尿症：原発性副甲状腺機能亢進症, 悪性腫瘍, ビタミンD過剰, 肉芽腫性疾患, 臥床状態による不動（immobilization）などにより高Ca尿症をきたす. 必ずしも高Ca血症を伴わないため注意が必要である.

③遺伝性高Ca尿症：Dent病は, 低分子量蛋白尿（α_1ミクログロブリン, レチノール結合蛋白など）, 高Ca尿症を呈し, 低リン血症, 尿路結石（腎石灰化症）, 血尿, CKD（慢性腎臓病）を伴うことがある. X連鎖性遺伝形式をとり, *CLCN5*遺伝子異常による1型と*OCRL*遺伝子異常による2型が知られている. 腎組織はfocal segmental glomerulosclerosis（FSGS）を呈する. 一方, hereditary hypophosphatemic rickets with hypercalciuria（HHRH）は, 腎近位尿細管に発現するNa依存性リン共輸送体NPT2c, NPT2aをコードする*SLC34A3*または*SLC34A1*の異常により発症する. さらに, familial hypomagnesemia with hypercalciuria and nephrocalcinosis（FHHNC）は, まれな常染色体劣性遺伝形式の疾患である. 細胞間結合のタイトジャンクションを形成するclaudinをコードする遺伝子*CLDN16*または*CLDN19*の変異が報告されている.

④特発性高Ca尿症（idiopathic hypercalciuria）：腸管からのCa吸収や骨からのCa溶出（骨吸収）の亢進, 腎でのCa再吸収の低下に分類されるが, このうちいくつかを合併していることが多い.

高シュウ酸尿症（❸）：高シュウ酸尿症（hyperoxaluria）は, 尿中シュウ酸排泄量が40 mg/日以上と定義され, 食事性, 腸管性, 原発性（遺伝性）に分類される. 一般に腸からのシュウ酸吸収は, 腸管内のCa量によっ

❶ 高カルシウム尿症の原因

| 1. 食事性高カルシウム尿症 |
| 2. 二次性高カルシウム尿症 |
| 原発性副甲状腺機能亢進症 |
| 悪性腫瘍 |
| 肉芽腫性疾患（サルコイドーシス，結核） |
| 甲状腺機能亢進症 |
| 不動（immobilization） |
| Cushing 症候群 |
| 遠位尿細管性アシドーシス |
| ビタミン D および A 過剰症 |
| 無重力状態 |
| 3. 遺伝性高 Ca 尿症 |
| Dent 病
hereditary hypophosphatemic rickets
　with hypercalciuria（HHRH）
familial hypomagnesaemia with
　hypercalciuria and nephrocalcinosis（FHHNC） |
| 4. 特発性高 Ca 尿症 |

❷ 小児（18 歳未満）における Ca/クレアチニン（mg/mg）比の基準値

年齢（歳）	95 パーセンタイル
0〜1	< 0.81
1〜2	< 0.56
2〜3	< 0.50
3〜5	< 0.41
5〜7	< 0.30
7〜10	< 0.25
10〜14	< 0.24
14〜17	< 0.24

❸ 高シュウ酸尿症の原因

| 1. 食事性高シュウ酸尿症 |
| 2. 腸管性高シュウ酸尿症 |
| カルシウム摂取不足 |
| 高脂肪食 |
| 消化器疾患（短腸症候群，Crohn 病，慢性膵炎，慢性下痢） |
| 3. 原発性（遺伝性）高シュウ酸尿症 |

て規定される．すなわち，食事の Ca 摂取が少ないと，腸管内でシュウ酸が Ca と結合しないため，腸からのシュウ酸吸収量が増加する．また，腸管内の脂肪量が増加する場合も，Ca が脂肪にキレートされるため，シュウ酸吸収が亢進する．

原発性高シュウ酸尿症は，肝臓に発現する alanine:glyoxylate-aminotransferase（AGT）の異常に伴う 1 型に加え，glyoxylate reductase/hydroxypyruvate reductase（GR/HPR）の異常に伴う 2 型，*HOGA1* 遺伝子異常に伴う 3 型に分けられる．

尿酸結石

高尿酸尿症（hyperuricosuria）が原因となる．高尿酸尿症はプリン体の過剰摂取や化学療法後の腫瘍崩壊などが原因となる．尿 pH<5.5 で析出しやすくなる．

一方，遺伝性の低尿酸血症による発症が知られている．近位尿細管に発現する尿酸輸送体 URAT1 と GLUT9 をそれぞれコードする *SLC22A12* および *SLC2A9* の遺伝子異常では，尿酸結石のみならず，シュウ酸カルシウム結石（単独，もしくは尿酸結石との混合）も認められる．

リン酸マグネシウム・アンモニウム（struvite）結石

ウレアーゼ産生菌による慢性尿路感染ではアンモニアと炭酸が産生され，アルカリ尿により結石が成長する．結石は，主にリン酸マグネシウム・アンモニウム（struvite）と炭酸カルシウムで構成される．結石の存在が細菌繁殖を促進する悪循環をもたらし，巨大な鹿角状結石（staghorn stone）を形成する．

シスチン結石

シスチン尿症（cystinuria）の患者でのみ発症する．近位尿細管に発現する塩基性アミノ酸の輸送体をコードする *SLC7A9* または *SLC3A1* の遺伝子異常が原因である．主に常染色体劣性遺伝形式であるが，ヘテロの異常では Ca 結石を形成しやすいとされる．

アデニン結石

結石は 2,8-dihydroxyadenine 結晶により構成される．患者の赤血球中の adenine phosphoribosyltransferase 活性は欠如し，尿中に 2,8-dihydroxyadenine が認められる．

キサンチン結石

キサンチン脱水素酵素の欠損に伴うキサンチン尿症（xanthinuria）の患者に発症する．また，まれに，アロプリノールの長期大量投与により発症する．

【臨床症状】

尿路結石による疼痛は，非常に激しい側腹部痛，腰背部痛，外性器や大腿部への放散する鋭い疝痛が特徴である．冷汗，悪心・嘔吐を伴うこともある．結石が下部尿路に達すると膀胱刺激症状が出現する．ほとんどの患者で肉眼的血尿または顕微鏡的血尿が認められる．

【検査】

● 造影剤を使わない低線量（または標準線量）の腹部骨盤 CT が第一選択として推奨される．単純 CT は診断感度・特異度が高く，結石サイズ，内部構造，皮膚からの距離などの評価が可能で，治療方針の決定にも有用である（❹）．単純 CT は尿酸結石，キ

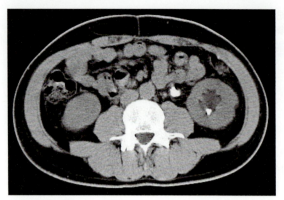

❹ 左尿管結石
尿管閉塞により，水腎症を呈している．腎盂にも結石を認める．
(駒場大峰ほか：腎・尿路結石症．内科学書，改訂第8版．Vol.3．東京：中山書店；2013．p.514．図119．)

サンチン結石，シスチン結石などX線陰性結石も同定可能である．診断能を落とすことなく被曝線量を減らすことができるため，高度肥満者以外では低線量が推奨される．
- 腹部超音波検査は第二選択となる．水腎，水尿管の程度を診断するのに有用であり，無侵襲である．腎，上部尿管，膀胱近傍の結石は感度・特異度が高いが，尿管結石は同定できないことも多い．
- 腎・尿管・膀胱単純X線（kidney, ureter and bladder X-ray：KUB）は尿路結石の経過観察に有用である．また，結石の成分について，X線透過性の鑑別が可能である．
- 静脈性尿路造影（intravenous urography：IVU）は，上部尿路の通過障害や尿路奇形などの診断が可能で，治療計画の策定に有用である．
- 妊娠可能性のある女性では，CT，KUB，IVP（intravenous pyelogram；静脈性腎盂造影）の前に妊娠スクリーニングを行う必要がある．

治療

疼痛に対して非ステロイド性抗炎症薬（NSAIDs）を用いる．NSAIDsで効果不十分な場合，オピオイドを併用する．結石の排出促進と閉塞予防を目的として，生理食塩水などの等張液を投与する．また，α_1遮断薬が排石促進や疼痛緩和に効果的とされる．薬剤による疼痛管理が困難な場合，尿管ステント留置や腎瘻造設，砕石治療が行われる．

結石の直径が5 mm以下であれば，自然排石が期待できる．しかし，結石が10 mm以上の場合や症状発現後1か月以上排石されない場合，腎機能低下や感染を回避するため，体外衝撃波結石破砕術（extracorporeal shock-wave lithotripsy：ESWL）や経尿道的結石破砕術（transurethral lithotripsy：TUL），経皮的腎結石破砕術（percutaneous nephro-uretero lithotripsy：

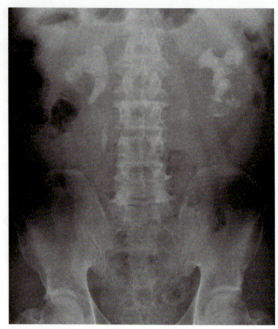

❺ 珊瑚状結石
腎盂から腎杯に連続する巨大結石を両側に認める．
(駒場大峰ほか：腎・尿路結石症．内科学書，改訂第8版．Vol.3．東京：中山書店；2013．p.514．図120．)

PNL）などの積極的治療を考慮する．第一選択として，10 mm未満の腎尿管結石はESWL，10 mm以上の尿管結石ではTUL，20 mm以上の腎結石や珊瑚状結石（❺）ではPNLがあげられ，治療抵抗例では，これらの併用や腹腔鏡下切石術，開腹術も検討する．ESWLの治療成績は結石が大きいほど低下するが，TULやPNLの治療成績は結石サイズに影響されない．

無症候性の腎杯結石は，治療を要せず，経過観察する場合も多い．しかし，経過観察中に増大する場合や結石関連事象が発生した場合には加療が必要となる．また，複数の結石，基礎疾患，尿路形態異常，X線透過性結石，尿路感染を認める場合や腰痛の原因となる場合などは加療対象と考えられる．

経過・予後

およそ60%が1～3週間以内に自然排石する．結石サイズが小さいほど自然排石しやすく，排石に要する時間も短い．しかし，直径5 mmを超えると自然排石率が低下し，10 mm以上では自然排石は困難である．また，近位にあるほど自然排石しにくい．ESWLや自然排石後の残石は，時間経過に伴って増大し，追加治療が必要となることが多い．約4年で40%近くの残石が増大する．

再発率は5年間で40%，10年間で60%と非常に高い．男性，多発結石，腎下極結石，若年発症，家族歴がある場合に再発しやすい．結石の発症機転や予防

法が動脈硬化に類似するため，近年，尿路結石はメタボリックシンドロームの一疾患であるという概念が提唱されている．したがって，特に再発を繰り返す場合には，残石の有無にかかわらず，定期的に検尿，尿比重，尿pH，尿Ca/Cr比，腹部超音波検査（またはKUB），採血（腎機能含む），および体重や腹囲などを経過観察し，飲水・食事指導を継続することが望ましい．また，24時間蓄尿を行い，基準値（❻）と比較することにより，原因に応じた再発予防策を立てることができる．Ca結石の場合，尿中Ca量（または尿Ca/Cr比）が治療効果を評価するうえで，比較的感度の高い指標であるとされている．

予防

初発時には，既往歴，合併症，家族歴，生活習慣など基本的な項目を聴取し，結石形成に関与する薬剤（❼）の内服を確認する．尿・血液検査により，Ca代謝異常をきたす疾患を鑑別する．酸性尿では尿酸結石の可能性が高く，アルカリ尿の場合は，遠位尿細管性アシドーシスに伴うCa結石や尿路感染に伴うリン酸マグネシウム・アンモニウム結石が示唆される．

十分な飲水は最も効果的な予防策であるが，目標の飲水量に到達できていないことが多い．毎日の飲水を習慣づけることが必要である．減塩は尿中Ca排泄の減少に有効である．十分量のCaを食事から摂取することが好ましく，サプリメントは推奨されない．

一般的な再発予防策
- 十分な飲水：1日尿量2,000 mL以上を目標とする．そのために食事以外に1日2,000 mL以上の飲水を指導する．
- 塩分摂取の制限：6〜10 g/日以下
- 食事蛋白質の制限：1 g/kg/日以下
- 適度なCa摂取：600〜800 mg/日

原因に応じた再発予防策
- 高Ca尿症：高Ca尿症の原因となる疾患の治療を行う．特発性高Ca尿症や髄質海綿腎（❽）の場合は，原疾患の是正が不可能であるため，サイアザイド系利尿薬やクエン酸製剤の投与を検討する．
- 高シュウ酸尿症：シュウ酸を多く含む食品（ココア，チョコレート，ナッツ，バナナ，タケノコ，ホウレンソウなどの葉菜類の野菜，お茶，紅茶，コーヒーなど）を控える．調理法を工夫する（おひたしにする）．カルシウムと一緒にとることでシュウ酸の吸収を減らすことができる．また，クエン酸，マグネシウム製剤は尿路結石の形成を抑制する．サプリメントによるビタミンCの過剰摂取は避ける．原発性高シュウ酸尿症では，ピリドキシン（ビタミンB6）大量投与により肝でのシュウ酸合成を抑制する．
- 高尿酸尿症：高尿酸尿症は尿酸結石の原因となるだ

❻ 24時間蓄尿検査の基準値

尿量	2,000 mL/日以上
Ca	4.0 mg/kg/日未満
シュウ酸	45 mg/日未満
尿酸	男性 800 mg/日未満 女性 750 mg/日未満
クエン酸	320 mg/日以上
Na	4.0〜8.0 g/日
P	500〜2,000 mg/日
クレアチニン	男性 20〜25 mg/kg/日 女性 15〜20 mg/kg/日

❼ 腎・尿路結石形成に関与する薬剤

1. Ca結石
   - ループ利尿薬
   - ビタミンD
   - 副腎皮質ホルモン
   - Ca製剤
   - 制酸薬
   - テオフィリン
   - アセタゾラミド
   - アムホテリシンB
2. 尿酸結石
   - プロベネシド
3. 薬剤の代謝産物が結石形成に関与
   - ケイ酸アルミン酸マグネシウム
   - トリアムテレン
   - アシクロビル
   - HIVプロテアーゼ阻害薬（インジナビル，ネルフィナビル）

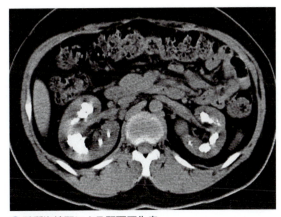

❽ 髄質海綿腎による腎石灰化症
Ca再吸収障害，尿酸性化障害，尿路感染などが原因として考えられている．
（駒場大峰ほか：腎・尿路結石症．内科学書，改訂第8版．Vol.3．東京：中山書店；2013．p.515．図121．）

けでなくCa結石の一因にもなる．尿中尿酸の溶解度は，尿pH5.0では15 mg/dL，pH7.0では200 mg/dLである．したがって，尿酸排泄量の減少に加え，尿のアルカリ化を行う．プリン体を多く含む食品（レバー，肉，白子，干物など）やビールなどのアルコール飲料を控え，プリン体として1日摂取量が400 mgを超えないよう指導する．乳製品は血清尿酸値を低下させ，痛風のリスクも増加させないため，積極的な摂取が勧められる．ショ糖や果糖など糖分の過剰摂取は尿酸値の上昇や結石形成と関連する．また，緑黄色野菜や海藻類は尿のアルカリ化を促進

する．必要に応じて，アロプリノールやフェブキソスタットを投与する．尿pH＜6.0であれば，尿pH6.0～7.0の維持を目標にクエン酸を投与する．過度の尿アルカリ化（尿pH7.5以上）は，リン酸カルシウムなどの析出を促進するため，避ける．

● シスチン尿症：尿pH7.0～7.5を目標にクエン酸を投与する．チオプロニンとペニシラミンはシスチンと易溶性の複合体を形成するため，尿中の結晶化予防に有効である．

● 尿路感染：抗菌薬投与により尿を無菌的に保つことが重要である．長期臥床や尿路変更術後などの背景を有する症例は，定期的に尿検査を要する場合が多い．

付 腎石灰化症

概念

● 腎石灰化症とは，腎実質内に多数の微細な石灰化を認める病態である．

● 石灰化する部位により，①髄質腎石灰化，②皮質腎石灰化に分けられ，それぞれ病因が異なる．

病因・病態生理

髄質腎石灰化：髄質腎石灰化は，腎石灰化症の大半を占め，Ca塩が正常組織に沈着して発症する．原因の多くは，尿路結石の原因疾患でもある．成人では原発性副甲状腺機能亢進症が最も多く，ほかに尿細管性アシドーシス，髄質海綿腎などが原因となる．一方，小児では長期フロセミド使用と先天性疾患（Bartter症候群，Dent病など）が多い．

皮質腎石灰化：皮質腎石灰化は，Ca塩が虚血や壊死に陥った組織に二次的に沈着することによって発症する．急性皮質壊死，移植腎に対する拒絶反応，慢性糸球体腎炎，外傷，結核などが原因となる．

臨床症状

尿路結石を伴う場合は血尿，疼痛などの症状を呈することがあるが，それ以外はほとんど無症状である．

検査

腎石灰化症は，単純X線写真，超音波検査，CTなどで偶然にみつかることが多い．

治療

尿路結石と同様に，背景にある異常や病態をとらえ，是正することが重要である．腎石灰化症は，基本的に非可逆性であるため，さらなる進行を防止することが目的となる．

（矢野彰三）

● 文献

1) 日本泌尿器科学会・日本泌尿器内視鏡学会・日本尿路結石症学会（編）：尿路結石症診療ガイドライン2013年版．東京：金原出版；2013.

2) Fink HA, et al：Medical management to prevent recurrent nephrolithiasis in adults：a systematic review for an American College of Physicians Clinical Guideline. *Ann Intern Med* 2013；158：535.

3) Policastro LJ, et al：Personalized Intervention in Monogenic Stone Formers. *J Urol* 2018；199：623.

14 尿路閉塞性疾患と近縁疾患

閉塞性腎症

概念

- 腎で生成された尿は尿路を通過して体外に排泄されるが，尿路に通過障害が生じると，閉塞起点より上流に尿流停滞が生じ，腎および尿路に形態的・機能的異常が生じる．
- 閉塞性腎症とは，尿路の通過障害の結果生じる，腎機能障害と定義される．
- 尿路の通過障害は尿細管，腎盂，尿管，膀胱，外尿道のいずれかの部位の閉塞で生じ，形態的には腎盂，腎杯は拡張し，腎実質は菲薄化して水腎症の状態となる．

病因

尿路閉塞の原因は，尿路に対して内因性の疾患であるか外因性の疾患であるか，先天性疾患であるか後天性疾患であるかで大別される．主な原因を❶に示す．これ以外にも，閉塞の程度により完全閉塞と部分的閉塞，閉塞期間により急性か慢性，片側か両側に分類される．

病態生理

閉塞に引き続き腎に起こる機能的異常は，尿管閉塞発症後に起こる尿管内圧上昇が契機となる．急性の尿路閉塞後の生理学的変化は三相に分けられる．第1相は閉塞後1時間以内の変化で，腎血流量と尿管内圧がともに上昇する．次の第2相は3～5時間の変化で，腎血流量は低下するが尿管内圧は上昇し続ける．第3相はそれ以降の変化で，腎血流量も尿管内圧もともに下降する．第1相における一過性の腎血流量の上昇はプロスタグランジン E_2 のような血管拡張性サイトカインによる．それにより糸球体輸入細動脈が拡張し，糸球体濾過率（glomerular filtration rate：GFR）は保持される．その後の腎血流量の低下は，間質圧の上昇とそれに伴う腎内微小循環障害によるレニン-アンジオテンシン系の亢進，トロンボキサン A_2 の産生亢進による，主として糸球体輸入細動脈の血管抵抗増加によるものである．その後，尿管内圧は低下し始めるが，腎血流量も低下し，24時間後までに正常値の約30～50％にまで低下する．GFRは腎血流量よりも高度に低下する．さらに閉塞が持続すると，輸入細動脈の収縮と尿細管拡張からの間質内圧の上昇による尿細管周

❶ 尿路閉塞の原因

	内因性	外因性
先天性疾患	腎盂尿管移行部狭窄症 尿管膀胱移行部狭窄症 後部尿道弁 神経因性膀胱 膀胱尿管逆流	下大静脈後尿管
後天性疾患	尿細管閉塞：痛風腎，アシクロビル，多発性骨髄腫 尿管狭窄・閉塞：尿路結石，乳頭壊死，真菌塊，凝血塊，尿管結核，腎盂腫瘍，尿管腫瘍 膀胱関連疾患 　神経因性膀胱：糖尿病，多発性硬化症，脳血管疾患，脊椎損傷，Parkinson病，抗コリン薬，膀胱癌，膀胱結石 尿道関連疾患：尿道狭窄，尿道癌	女性生殖器関連 　妊娠，子宮腫瘍（線維症，内膜癌，頸部癌），子宮内膜症，子宮脱 　卵巣腫瘍（卵巣癌，卵巣嚢腫） 　子宮卵巣悪性腫瘍の尿路系への転移，直接浸潤 男性生殖器関連 　前立腺肥大，前立腺癌 消化器系疾患関連 　Crohn病，虫垂炎，憩室炎，膵炎 　消化器系悪性腫瘍の尿路系への転移，直接浸潤 血管系疾患関連 　動脈瘤（腹部大動脈瘤，腸骨動脈瘤） 後腹膜疾患 　後腹膜線維症（IgG4関連疾患含む） 　炎症性：結核，サルコイドーシス 　後腹膜血腫

囲毛細血管血流の低下により，腎組織が慢性虚血状態となる．慢性虚血はマクロファージを主とした白血球遊走を刺激して間質への細胞浸潤を促進し，尿細管細胞の増殖とアポトーシス，上皮-間葉形質転換，線維芽細胞の集積，間質の線維化，尿細管萎縮を引き起こし，慢性腎臓病（chronic kidney disease：CKD）へと発展する．

また，閉塞により尿細管機能障害が引き起こされるが，主な障害部位はネフロン遠位セグメントである．尿細管-集合管内圧の上昇により，集合管主細胞に存在する水チャネルであるアクアポリン2の発現の低下によるバソプレシン抵抗性のための尿濃縮障害，Henle 上行脚と集合管における Na 再吸収機構である $Na^+-K^+-2Cl^-$ cotransporter, Na^+, K^+-ATPase の障害による Na 再吸収障害，集合管における H^+-ATPase の障害による酸排出障害，アルドステロンに対する反応性の低下から K 排出障害をきたす．

臨床症状

閉塞性腎症は部位，程度，期間によってさまざまな臨床症状を呈する．

疼痛

疼痛は最も頻繁にみられる症状であり，特に尿路結石などの急激な閉塞が生じた場合に多くみられる．疼痛の部位から閉塞部位を特定できることもある．上部尿管や腎盂の閉塞では，側腹部痛，下胃部の疼痛や違和感が典型であり，下部の閉塞では鼠径部，同側の陰嚢に放散する．これに対し，慢性的に閉塞する場合はほとんど疼痛が生じない．

尿量の変化

両側の尿管完全閉塞が生じた場合は無尿を呈することがある．部分的閉塞を生じた場合は，尿濃縮力低下から多尿を生じることもある．

尿路感染

下部尿路の閉塞では尿路感染がよくみられ，排尿障害や頻尿を伴う膀胱炎を呈する．上部尿路の閉塞では，感染を合併した場合は腰痛，発熱を伴い，腎盂腎炎からの敗血症のためショックに陥ることもある．

血尿

閉塞の原因が結石や尿路上皮癌の場合，顕微鏡的血尿や肉眼的血尿を呈する．

血圧変動

尿路の完全閉塞による両側水腎症の患者では Na および体液の貯留から，片側水腎症の患者では疾患腎でのレニン産生上昇から高血圧を生じることがある．部分的な尿路閉塞の患者では，多尿による体液量減少から低血圧になることもある．

検査

尿所見

閉塞の原因により血尿，膿尿，結晶尿などがみられる．また，蛋白尿もみられるが，1日2g以上を超えることはない．

血液検査

片側尿路閉塞では，腎機能は正常に保たれることが多いが，両側尿路閉塞は，急性腎障害（acute kidney injury：AKI），CKD の原因となり，さまざまな程度の BUN, Cr の上昇がみられる．

診断

閉塞性腎症は，早期診断がきわめて重要である．多くの症例では，閉塞を解除することで腎機能が回復する可能性があるが，診断の遅れは不可逆的な腎機能障害に至る．

単純X線

腎尿管膀胱単純X線（kidney, ureter, bladder X-ray：KUB）は，腎臓，膀胱の形状が評価できる．腎臓の大きさの左右差や，腎結石の有無が評価できる．

超音波検査

上部尿路閉塞では腎盂，腎杯の拡張や菲薄化した腎実質を認める．しかし，尿管の中の状態を観察することは困難なため，閉塞の原因を見つけることはできないことが多く，KUB と組み合わせて行うことが多い．下部尿路閉塞では膀胱壁の肥厚，排尿後の膀胱内の残尿を認める．

CTスキャン

側腹部痛を認める患者では第一選択である．尿管結石や，後腹膜線維腫，大動脈病変のような尿管外病変も診断が可能である．閉塞性腎症の90％以上の診断が可能である．

MR urography（MRU）

MRU とは MRI を用いて尿路形態評価を行うことで，造影剤を用いずに尿路の拡張を描出でき，また部位や程度の情報も得られる．また，尿路全体の状態を立体的な画像として再構築でき，先天性尿路疾患の解剖を把握できる．

逆行性腎盂造影

膀胱から逆行性に尿管カテーテルを腎盂まで挿入し，造影剤を直接腎盂に注入して，腎盂腎杯・尿管を写し出す検査である．拡張を伴わない尿管閉塞が疑われる場合，造影剤アレルギーがある場合に有用である．閉塞部位と原因を特定できる．

経皮的腎盂造影

経皮的に超音波ガイド下でカテーテルを腎盂に挿入し，造影剤を注入する．閉塞部位の診断と，腎瘻チューブを留置することにより治療法にもなる．

腎シンチグラフィ

腎盂尿管の拡張が機能的閉塞によるものかどうか判断できる。^{99m}Tc-MAG3 を静注すると、腎盂に拡張がある場合、アイソトープは貯留する。そこに利尿薬のフロセミドを静注すると、機能的閉塞がない場合は速やかに排泄されるが、機能的閉塞がある場合は排泄されない。

腎生検

尿細管閉塞の場合は、画像的には診断は不可能であり、腎生検により診断される。

治療

閉塞性腎症の治療は、速やかに閉塞を解除することが原則である。両側性の場合は、きわめて短期間に腎不全に陥る可能性がある。直ちに経尿道的に尿管ステントの留置を両側あるいは機能のよい腎に行う。ステント留置が困難な場合は経皮的腎瘻を設置する。一側性の尿管閉塞では、閉塞の原因疾患の治療とあわせて、完全閉塞かそれに近い状態が3週間以上続いている場合には閉塞の解除を行う。下部尿路の閉塞の場合は、尿道への経尿道的バルーンカテーテル留置を行うが、困難な場合は膀胱瘻の造設が必要となる。閉塞解除後は大量の利尿による電解質異常が起こるため、必要に応じて補液による補正を行う。閉塞解除後の利尿は尿細管機能が回復するまでの7〜10日間程度は続く。

（三上大輔、岩野正之）

●文献

1) Harris KPG：Obstructive Nephropathy, Pathophysiology and Management. In：Schrier RW（ed）. Renal and Electrolyte Disorders, 8th edition. Philadelphia：Lippincott Williams and Wilkins；2017. p.437.
2) 石戸谷滋人ほか：閉塞性腎症の基礎と臨床．日本泌尿器科学会雑誌 2003；94：645.

膀胱尿管逆流
vesicoureteral reflux（VUR）

概念

膀胱尿管逆流（VUR）は解剖学的あるいは機能的異常により、尿管膀胱移行部の逆流防止機構が十分に機能せず、膀胱にたまった尿が尿管から腎盂腎杯あるいは腎内へ逆流する現象である。

分類と病因

先天性の解剖学的あるいは機能的異常により発生する場合は原発性（primary）VURと呼ばれ、下部尿路に器質的閉塞や神経学的な機能障害、たとえば神経因性膀胱などが存在し、逆流防止機構が破綻することで発生する場合には続発性・二次性（secondary）VUR

と称される。

臨床症状

有熱性尿路感染症を契機に発見されることが多く、発熱や腰背部痛などの症状を呈する。また、膀胱直腸障害（排泄障害）との関連も示され、頻尿や尿失禁、排尿遅延などの下部尿路症状や便秘や便失禁などの排便症状を有する場合もある。腎機能障害が進行した例では倦怠感などの腎不全症状がみられることもある。

検査・診断

VURの検査・診断に広く行われている画像診断には、腎膀胱超音波検査、排尿時膀胱尿道造影、^{99m}-DMSA腎シンチグラフィがある。

腎膀胱超音波検査

尿路全体の形態評価が可能であり侵襲も低い。VURの診断には不十分であるが、水腎症や低形成腎、巨大尿管や尿管瘤、膀胱壁の肥厚などの所見がみられることがある。

排尿時膀胱尿道造影

VURの有無と国際分類によるGradeの評価が可能な画像診断法である。診断のみでなく下部尿路の評価や治療判定効果にも必要とされる（❷❸）。

DMSA腎シンチグラフィ

腎実質障害を評価する画像検査であり、分腎機能や腎瘢痕の評価に適している。

❷ VUR 国際分類
International Reflux Study Group による5段階分類（1985）

Grade I	逆流は尿管内に限局する
Grade II	腎盂腎杯まで逆流するが拡張なし
Grade III	尿管、腎盂腎杯が軽度〜中等度拡張し、腎杯は軽度鈍化を認める
Grade IV	尿管、腎盂腎杯が中等度拡張し、尿管は中等度蛇行を認める
Grade V	尿管、腎盂腎杯が高度拡張し、尿管は高度蛇行・屈曲を認める

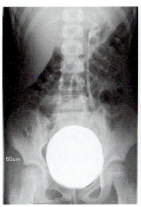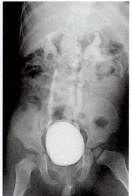

a. Grade II の VUR　　　b. Grade III の VUR

❸ 排尿時膀胱尿道造影検査

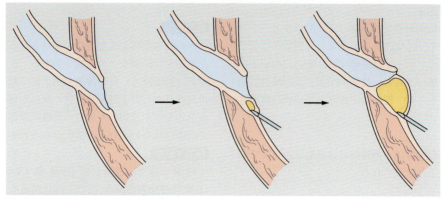

❹ 内視鏡的膀胱尿管逆流防止術
(宮北英司：膀胱尿管逆流症　治療法紹介　デフラックス．排尿障害プラクティス　2012；20：71．)

治療

保存的治療

予防的抗菌薬投与：VURにより発生する有熱性尿路感染症のリスクを低下させるが、腎瘢痕形成予防には関与しないとされている。感染症既往がある小児、特に乳児に対しては推奨され、抗菌薬としてST合剤やセフェム系薬などが用いられている。

下部尿路機能障害に対する薬物療法：頻尿や切迫性尿失禁に対して抗コリン薬、排尿困難などの排出障害に対してα遮断薬が用いられる。

外科的治療

内視鏡的注入療法：膀胱鏡を用いて尿管口の粘膜下にヒアルロン酸ナトリウム・デキストラノマー（Deflux®）を注入し逆流を防止する方法である（❹）。

開放手術、腹腔鏡手術：膀胱内に粘膜下トンネルを作成することで逆流防止機能を獲得する。膀胱内操作による方法と膀胱外操作による方法があり、開放手術が一般的であるが一部の施設では腹腔鏡手術が行われている。

神経因性膀胱

概念

- 膀胱と尿道の機能（下部尿路機能）は蓄尿機能と排尿機能に分類され、両者ともに中枢・末梢神経による制御を受けている。
- 脳血管障害や脊髄障害、神経変性疾患などにより神経の変化が原因となって発症する蓄尿機能・排尿機能障害を総称して神経因性膀胱という。
- 実際には尿道機能異常も含まれるため神経因性下部尿路障害と称されることもある。

分類と病因

蓄尿機能障害

脳梗塞など脳疾患や仙髄より上部の脊髄病変では、排尿筋反射が亢進し蓄尿機能を低下させる。前立腺肥大症などによる膀胱伸展性の低下によっても蓄尿障害をきたす。

排尿機能障害

排尿障害の原因には膀胱の収縮が弱い場合と尿道の弛緩が不十分な場合がある。

膀胱側の原因：脊柱管狭窄症や二分脊椎など下位腰椎疾患や糖尿病など末梢神経障害、子宮癌や直腸癌など骨盤内手術による骨盤内神経障害が膀胱収縮力低下を引き起こす病因となる

尿道側の原因：仙髄より上位の脊髄損傷者では排尿筋-尿道括約筋協調不全（detrusor-sphincter dyssynergia：DSD）という、膀胱収縮時に尿道括約筋も同時に収縮してしまう病態により尿排出障害をきたすことがある。

臨床症状

蓄尿症状

昼間頻尿や夜間頻尿、尿意切迫感、切迫性尿失禁などである。脊髄疾患では尿意がなく、ある程度尿が貯留すると反射性に失禁する場合もある。

排尿症状

尿流の低下や排尿困難、排尿遅延などの症状がある。進行すると尿の排出がまったくできない、あるいはほとんどできない尿閉に至る。尿閉には急速に発症し通常では下腹部痛を伴う急性尿閉と、疼痛を伴わず常に大量の残尿が存在する慢性尿閉がある。神経因性膀胱の多くは後者で水腎症や腎機能障害、尿路感染症などの合併症のリスクは高い。

排尿後症状

排尿後に残尿感を自覚する場合があるが、脊髄疾患

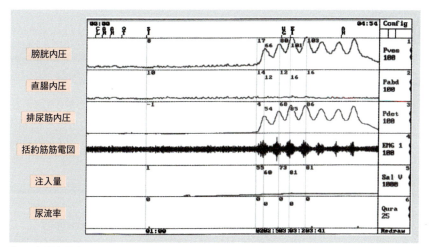

❺ 尿流動態検査

脊髄損傷患者におけるUDS所見．排尿過活動と排尿筋-尿道括約筋協調不全を認める．
(乃美昌司ほか：脊椎・脊髄疾患による神経因性膀胱 脊髄損傷患者における神経因性膀胱の診断と治療マネジメント．臨床泌尿器科 2017；71：158.)

などでは大量の残尿にもかかわらず症状がないこともある．

[診断]

神経因性膀胱の診断には尿流動態検査（urodynamic study：UDS）が有用で，膀胱内圧測定と外尿道括約筋筋電図を組み合わせた方法である．測定用尿道カテーテルと腹圧測定用バルーンカテーテルをそれぞれ膀胱内と直腸内に留置し，生理食塩水を注入しながら内圧を測定する．両者の圧差により排尿筋圧を計算する．同時に直腸周囲の括約筋筋電図を記録し，排尿筋と尿道括約筋の機能評価が可能となる（❺）．

[治療]

蓄尿障害に対する治療

排尿筋の収縮を減弱させ，尿道括約筋の収縮性を高める治療を行う．骨盤底筋体操などの理学療法や排尿訓練，電気・磁気による神経機能変調療法などの行動療法と抗コリン薬を中心とした薬物療法がある．

排尿障害に対する治療

膀胱の収縮力を増強させ尿道抵抗を減弱させる治療を行う．ベタネコール塩化物などのコリン作動薬や$α_1$遮断薬を用いた薬物療法と間欠的自己導尿が主体となる．これらが無効な場合には尿道留置カテーテルや膀胱瘻による排尿管理が選択される．

なお，重度の蓄尿障害や腎機能障害などのリスクが高い症例に対しては，回腸や結腸を利用した膀胱拡大術も行われている．

（座光寺秀典）

●文献

1) 宮北英司（編）：小児膀胱尿管逆流（VUR）診療手引き 2016．日本小児泌尿器科学会誌 2016；25：50.
2) 山西友典ほか：神経因性下部尿路機能障害（神経因性膀胱）の機序と治療の最新知識．脊髄外科 2013；27：4.
3) 関戸哲利：疾患 神経因性膀胱 or 神経因性下部尿路機能障害．泌尿器外科 2017；30：254.

15 前立腺疾患

前立腺炎
prostatitis

概念
- 急性前立腺炎は，大腸菌（*Escherichia coli*），肺炎桿菌（*Klebsiella pneumoniae*），エンテロコッカス属（*Enterococcus*），黄色ブドウ球菌（*Staphylococcus aureus*）などの逆行性感染によるものが多い．淋菌（*Neisseria gonorrhoeae*），クラミジア属（*Chlamydia*）が原因のこともある．
- 高齢者の場合，前立腺肥大症などによる排尿障害が誘因となっていることがある．
- 慢性前立腺炎の先行感染部位は前立腺とは限らず，副精巣や尿道の炎症が波及することもある．
- 原因が特定できない前立腺炎を前立腺症（prostatodynia），骨盤痛症候群（pelvic pain syndrome）と呼ぶことがある．

臨床症状
急性前立腺炎の症状に排尿時灼熱感，頻尿，尿意切迫，会陰部不快感，腰痛，肉眼的血尿，悪寒・戦慄を伴う発熱などがある．前立腺の炎症性腫大が尿閉を招くこともある．

慢性前立腺炎，前立腺症の症状は急性前立腺炎のそれに準ずるが，おしなべて軽い．

検査・診断
急性前立腺炎は，直腸診で前立腺に圧痛を，検尿でさまざまな程度の血膿尿を認める．起炎病原体同定のため治療開始前の尿や前立腺マッサージで得た前立腺液を培養検査に供する．前立腺癌マーカーの血中前立腺特異抗原（prostate specific antigen：PSA）値（正常≦4 ng/mL）は，前立腺の炎症でも上昇する．前立腺症は客観的に何ら異常を認めないことが多い．

治療
急性前立腺炎の治療には前立腺への移行に優れるニューキノロン系抗菌薬が汎用される．クラミジア感染にはテトラサイクリン系薬も有効である．重症例は入院も考慮する．極期の尿道カテーテル留置や膀胱鏡検査は避け，尿閉をきたした場合は膀胱瘻を造設する．

慢性前立腺炎の治療にもニューキノロン系薬が用いられる．多くの場合，急性前立腺炎より長期間の投与を要する．前立腺症の治療は対症的なものになりがちである．抗菌薬のいたずらな長期投与は慎むべきで，前立腺肥大症を伴う症例にはα_1受容体拮抗薬（タムスロシン塩酸塩ほか）が奏効することがある．

経過・予防
急性前立腺炎は治療によく反応する．糖尿病や排尿障害を伴う場合は遷延化しやすい．清潔を心がけさせ，アルコール，コーヒー，香辛料の過度な摂取も控えさせる．

前立腺肥大症
benign prostatic hypertrophy

概念
- 前立腺の移行域（transition zone, いわゆる内腺）が，加齢に伴い徐々に増大する．本症は疾患というより加齢変化の一面をもつ．
- 去勢すると前立腺が肥大しない事実は，加齢に伴う体内のホルモン環境の変化が発症に関与することを示唆している．
- 腺腫が尿道を圧迫する結果，排尿にまつわるさまざまな症状を呈する．
- 組織学的には線維性の小結節形成を特徴とする良性の変化で，正確には肥大ではなく増生である．

臨床症状
主な症状に残尿感，頻尿，尿意切迫，尿勢減弱，加圧排尿，夜間頻尿などがある．重症例に尿閉，溢流性尿失禁，膀胱尿管逆流，腎後性腎不全をみる．症状の程度を見積もる指標に国際前立腺症状スコア（international-prostate symptom score：I-PSS）がある（❶）．合計が0～7を軽症，8～19を中等症，20～35を重症とみなす．

検査・診断
直腸診，PSA値の測定，超音波検査，尿流量・残尿量測定などを行う．直腸診で前立腺を石のように硬く触れる場合，結節がある場合，PSAが4 ng/mL以上の場合は，癌との鑑別が必要である．超音波検査で膀胱腫瘍が疑われた場合は，膀胱鏡検査を行う．膀胱鏡検査は尿道狭窄の有無の確認や術前評価にも有用である．

治療
第一選択薬はα_1受容体拮抗薬である．PDE-5阻害薬の有効性も確認されている．前立腺体積が30 mL以上の場合は，5α還元酵素阻害薬の効果も期待できる．内服薬が奏効しない，尿閉を繰り返す，膀胱結石を合併する症例は手術の適応である．

❶ 国際前立腺症状スコア（I–PSS）

最近1か月間に,	なし	5回に1回未満	2回に1回未満	2回に1回ぐらい	2回に1回以上	ほとんどいつも
排尿後に尿がまだ残っている感じがありましたか？	0	1	2	3	4	5
排尿後2時間以内にもう1度行かねばならないことがありましたか？	0	1	2	3	4	5
排尿の途中で尿がとぎれることがありましたか？	0	1	2	3	4	5
排尿をがまんするのがつらいことがありましたか？	0	1	2	3	4	5
尿の勢いが弱いことがありましたか？	0	1	2	3	4	5
排尿開始時にいきむ必要がありましたか？	0	1	2	3	4	5
床についてから朝起きるまでに何回排尿に起きましたか？	0	1	2	3	4	5

前立腺癌
prostatic cancer

概念

- 95％が腺癌（adenocarcinoma）である.
- 前立腺の末梢域（peripheral zone, いわゆる外腺）に発生する.
- 高齢者に多い.
- 癌細胞の増殖にアンドロゲンが関与している.
- 社会の高齢化, 食生活の欧米化（動物性脂肪の摂取量の増加）に伴い, わが国でも増加傾向にある.

臨床症状

もっぱら末梢域に発生する前立腺癌は, 移行域の増生を主体とする肥大症と比べ, 特にその初期において症状に乏しい. 前立腺癌は椎骨や骨盤骨に造骨性の転移をきたしやすい. 検診などにおける PSA 値測定の普及と相まって, 骨転移による腰痛を主訴に発見される症例は激減した.

検査

血中 PSA 値の測定, 直腸診, 前立腺針生検が基本である. 癌がみつかった場合は腹部コンピュータ断層撮影（computed tomography：CT）と骨シンチグラフィを行う. 血尿を伴う場合は膀胱鏡検査も行う.

診断

分化度の判定に Gleason grading system を用いる. 主/副病巣の細胞配列の乱れ具合をそれぞれ5段階（1〜5）で評価し, 両者の和（2〜10）をもって評価する. 数字が大きいほど分化度が低い.

治療

前立腺限局癌の治療法の選択肢に前立腺全摘除術（ロボット支援, 腹腔鏡下, 小切開）, 放射線療法（外照射, 内照射）, 内分泌療法などがある. 閉鎖リンパ節や骨に転移が認められる場合, 選択肢は放射線療法か内分泌療法に絞られる. 内分泌療法の主体は体内環境からのアンドロゲンの除去である. 黄体形成ホルモン放出ホルモン（luteinizing hormone releasing hormone：LHRH）アゴニスト製剤を投与して（受容体の疲弊効果を介して）外科的去勢レベルまでアンドロゲンを低下させる方法と去勢術とがある.

経過・予後

前立腺癌の進行は遅い. 根治的前立腺摘除術が施された症例の予後は比較的良好で, Gleason score が2〜4, 5〜7, 8〜10 の症例の疾患特異的10年生存率は順に95％, 85％, 65％である. 内分泌療法にもよく反応するが, 内分泌抵抗性を獲得した前立腺癌に対する治療法は限られる.

（石川　晃）

◉文献

1) 日本泌尿器科学会（編）：男性下部尿路症状・前立腺肥大症診療ガイドライン. 東京：リッチヒルメディカル；2017.
2) 日本泌尿器科学会（編）：前立腺癌診療ガイドライン2016年版. 大阪：メディカルレビュー社；2016.
3) 日本泌尿器科学会（編）：前立腺がん検診ガイドライン2010年増補版. 東京：金原出版；2009.

16 腎・尿路の腫瘍

腎細胞癌
renal cell carcinoma

概念

● もっぱら腎の近位尿細管に起源を有する悪性腫瘍.

● 50歳以上の男性に多い（男女比2〜3：1）.

● von Hippel–Lindau（VHL）症候群（3番染色体短腕上の VHL 遺伝子の変異）に腎細胞癌が合併する事実は，遺伝子のエラーが発症に関与していることを示唆する.

● 組織学的には淡明細胞癌が多い.

● 肺，骨，脳に転移しやすい.

臨床症状

血尿，腹痛，腹部腫瘤が本症の古典的三徴候である.発熱，貧血，体重減少などを伴うこともある.検診や他疾患精査中に超音波検査やCTで偶然みつかる無症状例も多い.静脈内腫瘍塞栓を伴う進行例では腹部の表在静脈の怒張や精索静脈瘤を伴うことがある.肺や骨への転移巣が先にみつかる症例が全体の1〜2割を占める.

検査・診断

腎細胞癌は血管に富んだ腫瘍（hyper-vascular tumor）である.超音波検査，造影ヘリカルCT，核磁気共鳴（血管）撮影が役立つ.前立腺癌のPSAに相当する高特異度の腫瘍マーカーはない.血管筋脂肪腫や腎嚢胞との鑑別は画像所見でおおむね可能である.

治療

外科的切除が基本である.腫瘍が小さいうちにみつかる症例の増加と相まって nephron sparing surgery，すなわち腎部分切除術（ロボット支援，腹腔鏡下，小切開）の適応症例が増えた.腎細胞癌は他臓器の癌と異なり，発見時に肺や骨に転移が認められても，術後の追加治療における病巣縮小効果（site reduction effect）を期待して原発病巣の摘除が積極的に行われる.腎細胞癌は放射線感受性が低いため放射線治療は一般的ではない.インターフェロン−α・γ，インターロイキンⅡなどの免疫賦活薬の奏効率は20％程度で十分とはいえない.手術不能例に分子標的治療薬（ソラフェニブトシル酸塩，スニチニブリンゴ酸塩，エベロリムス，テムシロリムス，アキシチニブ，パゾパニブ塩酸塩：以上薬価収載順），免疫チェックポイント阻害薬（ニボルマブ）が投与される.エベロリムスは，結節性硬化症に伴う血管筋脂肪腫にも適応がある.

経過・予後

腎に限局する径4cm以下の癌が根治的に切除された場合の疾患特異的10年生存率は95％以上である.腫瘍が大きくなるにつれて治療成績は下がる.たとえば径7cm以上の疾患特異的10年生存率は60％である.径10cm以上，有症状（発熱など），リンパ節転移や腫瘍塞栓を伴う症例の予後は必ずしもよくない.腎細胞癌は根治術後10年以上を経て肺や骨に転移をきたす症例が少数存在するため，長期の経過観察が必要である.

Wilms腫瘍

概念

● 別名，腎芽細胞腫（nephroblastoma）.

● 小児癌の5％を占める.

● 急速に増大する中胚葉成分で構成された悪性腫瘍である.

● 発症のピークは3歳前後で，8歳を過ぎてからの発症はまれである.

● 肺に転移しやすい.

● 本症の25％に尿路奇形，虹彩欠損，片側肥大（顔や体の片側の過成長）が合併する事実は，遺伝子のエラーが発症に関与していることを示唆する.実際，本症の20％に11番染色体上の Wilms tumor 1（WT1）遺伝子（尿路系の正常な発達にかかわる）の変異が確認されている.

臨床症状

腹痛，腹部膨満，発熱，食欲低下，嘔気・嘔吐，血尿，高血圧（腫瘍がレニンを産生することによる）などを認める.

検査・診断

小児に発生する腹部腫瘤として本症のほか，神経芽細胞腫，先天性水腎症・腎嚢胞などを念頭におき，超音波検査や腹部造影CT，核磁気共鳴断層撮影検査などを行う.最終診断は摘出標本の病理学的検索による.

治療

外科的切除後に放射線照射や化学療法を施す.治療戦略は National Wilms Tumor Study（NWTS）のホームページ（http://www.nwtsg.org/）に詳しい.ダクチノマイシン，ビンクリスチン，ドキソルビシンなどを病期や組織型に応じて組み合わせる.

経過・予後

適切な治療が施された症例の予後は比較的良好で，脱分化型（anaplastic）でなく転移もない症例の疾患特異的4年生存率は95％以上である．脱分化型，有転移症例の長期予後は必ずしもよくない．

腎盂腫瘍 renal pelvic tumor，
尿管腫瘍 ureteral tumor

概念

- 上部尿路癌の約5％を占める．
- 65歳以上の男性に多い（男女比2：1）．
- 組織学的に大半が移行上皮癌，一部が扁平上皮癌で，まれに腺癌がみられる．
- 喫煙，鎮痛薬の長期服用，アニリン系染料や化学薬品への長期曝露（職業癌）との因果関係が示唆されている．

臨床症状

血尿，超音波検査で水腎症を指摘されることが発見の契機となる．尿管腫瘍による水腎症は結石嵌頓によるそれと異なり，原則として疝痛を伴わない．

検査・診断

検尿，尿細胞診，超音波検査，排泄性/逆行性腎盂造影，腹部造影CT検査などを行う．画像上，患側腎の造影剤の排泄遅延，腎盂・尿管の変形，陰影欠損，通過障害などを認める．放射線透過性結石との鑑別を要することがある．尿細胞診がclass 5で膀胱内に腫瘍がない場合は本症を疑う．

治療

外科的切除が基本である．標準術式は患側腎尿管全摘除（腹腔鏡下）＋膀胱部分切除術である．腫瘍が被膜を越え進展している場合や分化度が低い場合は，術後にGC（ゲムシタビン＋シスプラチン）などの化学療法を施す．化学療法無効例に対する免疫チェックポイント阻害薬（ペムブロリズマブ）の効果が期待されている．

経過・予後

腫瘍が完全に切除された症例の予後は比較的良好で，疾患特異的5年生存率は80％，T2以下に限れば90％である．他臓器に転移している症例の予後は必ずしもよくない．

膀胱腫瘍
bladder tumor

概念

- 乳頭状有茎性腫瘍と非乳頭状広基性腫瘍とがある．
- 組織学的に95％が移行上皮癌，5％が扁平上皮癌

である．
- 50歳以上の男性に多い（男女比2～3：1）．
- 腎盂・尿管腫瘍と同様，喫煙，鎮痛薬の長期服用，アニリン系染料や化学薬品への長期曝露（職業癌）との因果関係が示唆されている．

臨床症状

主な症状に血尿，膀胱刺激症状（頻尿，尿意切迫，排尿時痛）がある．50歳以上に肉眼的血尿を認めたら膀胱腫瘍を疑う．腫瘍の発生部位によっては排尿障害や水腎症をきたす．

検査・診断

検尿，尿細胞診，膀胱鏡検査，超音波検査，排泄性腎盂造影でほぼ診断がつく．特に膀胱鏡検査が有用で，超音波検査で膀胱壁に凸病変や不自然な変形が認められた場合は必ず行う．最終診断は腫瘍切除標本の病理学的検索による．

治療

経尿道的膀胱腫瘍切除術（trans-urethral resection of bladder tumor：TUR-Bt）を行う．筋層非浸潤例（病期1）の場合，アントラサイクリン系抗癌薬やウシ型結核菌（Bacille de Calmette-Guérin：BCG）の膀胱内注入療法を適宜追加する．筋層浸潤例（病期2，3）の場合，膀胱全摘除（ロボット支援，腹腔鏡下，開放）＋尿路変向（回腸導管，尿禁制リザバー，代用膀胱，尿管皮膚瘻造設）術を行い，GC療法などの化学療法を適宜追加する．発見時有転移例（病期4）の場合，放射線療法や化学療法を施す．化学療法無効例に対する免疫チェックポイント阻害薬（ペムブロリズマブ）の効果が期待されている．

経過・予後

表在性膀胱腫瘍は術後の再発率が高い（50％）ため，おおむね3か月ごとに尿細胞診＋膀胱鏡検査を行う．TUR-Btで病巣を摘除しえたT1以下の症例の疾患特異的5年生存率は95％，膀胱全摘除＋尿路変向術を受けたT2症例のそれは80％程度である．T3症例の治癒率は50％以下，T4症例の予後は不良である．

(石川　晃)

◉文献

1) 日本泌尿器科学会（編）：腎癌診療ガイドライン2017年版．大阪：メディカルレビュー社；2017.
2) 日本泌尿器科学会（編）：腎盂・尿管癌診療ガイドライン2014年版．大阪：メディカルレビュー社；2014.
3) 日本泌尿器科学会（編）：膀胱癌診療ガイドライン2015年版．東京：医学図書出版；2015.

内科学書 Vol.3

索引

和文索引

あ

アイントーベンの三角形　26
亜急性壊死性リンパ節炎　366
アクアポリン2　407, 592
悪性高熱症　474
悪性黒色腫　348
悪性腫瘍　347
悪性腫瘍に合併する腎炎・ネフローゼ症
　候群　544
悪性腎硬化症　553
悪性リンパ腫　347, 348
アクチン　8, 330
アクチンフィラメント　7
足関節-上腕血圧比　95, 174, 384
アシデミア（酸血症）　448
アシドーシス　331, 471
足突起の消失　512, 513
亜硝酸薬　392
アスピリン　191, 207, 213, 368, 371
アセチルコリン　193
圧Na利尿　398
圧較差　84
圧痕回復時間　418
圧痕性浮腫　529
圧痕浮腫　418
圧測定　80
圧迫感　184
アップストリーム治療　138
アップストリーム療法　145
圧容量関係　11
圧利尿　555
アデニン結石　587
アデノウイルス　304
アデノシン静注法　187
アテローム　169
アテローム血栓性脳梗塞　371
アテローム硬化型石灰化　502
アテローム硬化症　169
アテローム塞栓症　556
アドヒアランス　390
アトロピン硫酸塩　162
アナフィラキシーショック　105
アネロイド血圧計　24
アピキサバン　370
アミオダロン　122, 128, 155, 209

アミノ酸尿　428
アミノ酸尿症　464
アミノ酸輸送　411
アミロイド　565
アミロイドーシス　315
アミロイド骨関節症　502
アルカレミア（アルカリ血症）　448
アルキル化薬　318
アルコール　304
アルコール性ケトアシドーシス（AKA）
　450, 451
アルコール性心（筋）障害　320
アルドステロン　313
アルドステロン/レニン比　384
アルドステロン拮抗薬　295
アルドステロン産生腺腫　384
アルブミン製剤　442
アルベカシン　285
アロプリノール　565
アンジオテンシンⅡ　113, 404
アンジオテンシンⅡ受容体拮抗薬　121,
　309
アンジオテンシンⅡ受容体遮断薬　138
アンジオテンシン変換酵素阻害薬　121,
　308
安静時狭心症　180
安定冠動脈疾患　179
安定狭心症　179
安定プラーク　171
アントラサイクリン系薬剤　319
アンモニア臭　490

い

イオン交換樹脂　448
イオンチャネル　130
イオン電流　130
易感染性　510
息切れ　499
閾膜電位　133
医原性放射線障害　582
意識障害　104
意識消失　125
異種生体弁　289
異常陰影　61
異常呼吸音　115
異常自動能　133
イソプロテレノール　162, 165
一塩基多型　13

一次孔　223
一次中隔　222
一次予防　209
一過性虚血性内腔拡大　187
一過性収縮性心膜炎　341
一過性腫瘤状陰影　60
一過性外向きKチャネル　131
一過性房室ブロック　163
一酸化炭素　304
一酸化窒素　373
遺伝因子　377
遺伝子異常　13, 323
遺伝子改変マウス　13
遺伝子クローニング　13
遺伝性糸球体腎炎　533
イヌリンクリアランス　426
易疲労感　115
イプシロン（ε）波　255
イベント心電図　26, 35
飲酒　388
飲水指導　565
インスリン　176
インスリン抵抗性　377
陰性T波　33
インターフェロン　543
インターロイキン-6　344

う

ウイルス性心筋炎　292
ウイルス性心膜炎　336
植込み型除細動器　122, 128, 136, 140
植込み型ループ式レコーダ　36
右冠動脈　3, 87
右冠動脈洞　250
右脚ブロック　166
右左短絡　235
右室　2, 93
右室拡張　276
右室型単心室　253
右室梗塞　206, 210
右室造影　84
右室肥大　238
右心カテーテル検査　104, 333
右心不全　111, 259
渦巻き型リエントリー　135
右側胸部誘導　29
うっ血性心不全　283
右房　2

右房造影　84
右房粘液腫　346
ウロキナーゼ　351
運動中止徴候　38
運動負荷試験　216
運動負荷心電図　185
運動負荷心電図検査　37
運動療法　123, 355, 563

え

永続性（慢性）心房細動　143
栄養素の再吸収　411
エキシマレーザー　192
エコーガイド下経皮的腎生検　433
エコー輝度　429
エゼチミブ　176
エドキサバン　370, 372
エノキサパリン　371
エリスロポエチン（EPO）　396, 485, 487, 499
エルゴタミン　319
エルゴノビン　193
エルゴメータ負荷試験　37
遠位 RTA　470
遠位尿細管　405
遠位尿細管機能異常　467
塩化アンモニウム（NH_4Cl）負荷試験　429
炎症性心筋症　307
炎症反応　281
円錐枝　3
エンテロウイルス　304
塩分制限　263
塩分負荷　444

お

黄色腫　173
黄疸　115
嘔吐　453
往復雑音　21, 23
横紋筋腫　347
横紋筋肉腫　347
横紋筋融解　474
横紋筋融解症　448
横紋筋融解症リスクスコア　475
悪寒戦慄　281
オシロメトリック法（振動法）　24, 98
オプソニン効果　510
オルシプレナリン硫酸塩　165

か

開胸閉鎖術　234
外頸静脈　16
回旋枝　3
開窓型ステントグラフト　361
改訂 Ghent 基準　309, 329
回転異常　31
回復期リハビリテーション　216

解剖学的右室（機能的左室）　257
解剖学的左室（機能的右室）　257
解剖学的修復術　257
解剖学的リエントリー　135
開放腎生検　432
外膜　3
外来（診察室）血圧　24
かかりつけ医から腎臓専門医・専門医療機関への紹介基準　483
過換気負荷試験　193
核医学的検査　174
核酸アナログ　543
拡張型心筋症　124, 292, 324
拡張期　9
拡張期血圧　375
拡張期後退速度　299
拡張期雑音　21, 235, 246
拡張期大動脈弁逆流シグナル　275
拡張期ドーミング　260
拡張期ランブル　260, 344
拡張早期波　50
拡張相肥大型心筋症　293, 296
拡張中期ランブル　22
拡張不全　113
拡張末期　63
角膜輪　174
加算平均心電図　36, 126
過剰心音　20
加速型・悪性高血圧　392
家族性 QT 延長症候群　328
家族性胸部大動脈瘤・解離症　330
家族性高コレステロール血症　173
家族性若年性高尿酸血症性腎症　463
家族性肥大型心筋症　323
鷲鳥の首状変形　56
脚気心　315
喀血　259
褐色細胞腫　314, 385
褐色細胞腫クリーゼ　392
活性化ゲート　131
活性型ビタミン D（$1,25(OH)_2D$）　501
活性型ビタミン D_3　313
活性化部分トロンボプラスチン時間　371
活動性リウマチ心炎　165
活動電位　131
滑膜肉腫　347
家庭血圧　25, 176, 375
カテコラミン　105, 304, 314, 456
カテコラミン誘発性多形性心室頻拍　124
カテコラミン誘発多形性心室頻拍　159
カテーテルアブレーション　93, 130, 139, 145, 151
カテーテル関連尿路感染症　578
カテーテル検査　80
カテーテル治療　236, 252
カテーテル閉鎖術　234
ガドリニウム造影　306
カフ　24
カフ・オシロメトリック法　25

カプトプリル負荷シンチグラフィ　555
下部尿路感染症　581
下部尿路結石　586
過分極　130
過分極活性化陽イオンチャネル　131
カヘキシー　502
カベルゴリン　319
仮面高血圧　387
カラー IVUS　75
カラードプラ法　50
カリウム　407
カリウム代謝調節　446
カルシウム　407
カルシウムアルカリ症候群　453
カルシウムイオン　8
カルシウム拮抗薬　176, 191, 194
カルシウムスコア　65
カルシウム代謝異常　458
カルチノイド　276
カルチノイド症候群　258, 314
カルペリチド　210
加齢　377
川崎病　212
簡易 Bernoulli（ベルヌーイ）式　50, 236
感音難聴　533
冠危険因子　185, 200
環境因子　219, 377
肝-頸静脈反射　339
冠血管イメージング　85
間欠性跛行　98
間欠的腎代替療法　478
冠血流計測　90
冠血流予備能　179, 186
冠血流予備量比　197, 212
肝細胞増殖因子　355
間質性肺水腫　60
間質前駆細胞　413
患者教育　393
肝腫大　115, 337
冠循環　178
肝障害　368
冠静脈洞　93
緩徐流入波　43
肝腎症候群　477
肝性糸球体硬化症　543
肝性脳症　477
関節リウマチ　259, 279, 310
感染性心内膜炎　258, 259, 266, 276, 280, 291, 545
感染性動脈瘤　284
完全大血管転位　247
完全大血管転位症　244
肝代謝型薬物　504
冠動静脈瘻　88
冠動脈　3
冠動脈 CT　66, 202
冠動脈 MR アンギオグラフィー（MRA）　71
冠動脈解離　78, 214
冠動脈奇形　88, 251

冠動脈起始異常　88, 211, 251
冠動脈狭窄　66
冠動脈形成術　73
冠動脈血腫　78
冠動脈血栓症　179
冠動脈支配　48
冠動脈ステント　191
冠動脈セグメント　88
冠動脈造影　80, 85, 86, 186, 202
冠動脈塞栓症　214
冠動脈トーヌス　334
冠動脈バイパスグラフト　64
冠動脈バイパス術　79, 192
冠動脈病変　89
冠動脈プラーク　66, 76, 178, 496
冠動脈プラーク黄色度分類　73
冠動脈瘻　212, 252
冠盗流症候群　214
感度調節スイッチ　29
管内増殖性糸球体腎炎　520
貫壁性虚血　39
冠予備能　89
冠攣縮　179, 214
冠攣縮性狭心症　89, 192
冠攣縮誘発試験　193

き

奇異性分裂　270
期外刺激（S_2）　93
機械的合併症　206, 211
機械的閉塞　214
気管支周囲浮腫　60
機関車様雑音　335
偽腔　360
木靴形心　56
奇形腫　347
起座呼吸　114
キサンチン結石　587
器質的冠動脈狭窄　179
気腫性腎盂腎炎　580
偽性 Bartter 症候群　468
偽性高 K 血症　447
偽性高 P 血症　460
偽性呼吸性アルカローシス　454
偽性腫瘍　61
偽正常化　299
偽性心室頻拍　152
偽性低アルドステロン症　469
喫煙　173, 192
基底膜　436, 437
輝度亢進　303
キニジン　159
機能性僧帽弁閉鎖不全症　266
機能的血行障害　356
機能的修復術　257
機能的リエントリー　135
機能ネフロン　484
基本刺激（S_1）　93
奇脈　337
脚ブロック　165, 227

逆流最小幅　274
逆流性雑音　22
逆行性腎盂造影法　430
ギャップ結合　133
キャリブレーション　30
ギャロップ音　306
急性冠症候群（ACS）　89, 99, 125, 170, 178, 180, 198, 321
急性期リハビリテーション　216
急性高尿酸血症　549
急性呼吸促迫症候群　61
急性腎盂腎炎　579
急性心外膜炎　190
急性心筋炎　190, 306
急性心筋梗塞　91, 163, 165, 190
急性心原性肺水腫　118
急性腎障害（AKI）　472
急性腎前性腎障害　583
急性心不全　111, 118
急性心膜炎　334
急性僧帽弁閉鎖不全症　265
急性大動脈解離　102, 190
急性腸間膜リンパ節炎　366
急性動脈血栓症　351
急性動脈閉塞症　351
急性尿細管壊死　473
急性尿細管間質性腎炎　547, 549
急性肺血栓塞栓症　101
急性肺性心　331
急性肺塞栓症　331
急性非代償性心不全　118
急性リウマチ熱　163, 258
急速進行性糸球体腎炎（RPGN）　521
急速進行性糸球体腎炎症候群　546
急速流入波　43
弓部大動脈瘤　360
仰臥位　393
胸郭異常　62
胸郭出口症候群　356
凝固線溶系異常　509
胸骨角　57
胸骨後窩　57
狭窄後拡張　270
狭心症　183
狭心痛　184, 192, 270
胸水　115
強直性脊椎炎　310
胸痛　104, 125, 200, 335
共通房室弁　229
強皮症腎クリーゼ　557
胸部 CT 検査　333
胸部 MRI 検査　333
胸部 X 線検査　54, 104, 116, 236
胸部大動脈瘤　330, 360
胸部誘導　29
胸膜炎　190
極型 Fallot 四徴症　239
局所性浮腫　419
虚血カスケード　202
虚血性心疾患　110, 178, 310
虚血性腎症　556

虚血性腎前性急性腎障害　539
虚血の連鎖　183
巨細胞性心筋炎　305
鋸歯状波　146
巨大陰性 T 波　33, 298
虚脱　337
起立性低血圧　107, 392
近位 RTA　469
近位尿細管　405
近位尿細管機能異常　464
禁煙　207, 388, 486
緊急安静時血流イメージング　202
筋強直性ジストロフィー　318, 327
筋ジストロフィー　327
筋小胞体　6
筋性部欠損　231
筋性部中隔　231
金属による腎障害　583
筋力トレーニング　217

く

クエン酸　471
駆出性雑音　22
駆出性収縮期雑音　19
駆出波　18
駆出率　63
くも膜下出血　108
グラフト　89
グラフト造影　89
グラム陰性菌　283
クリアランス　426
クリオグロブリン　543
グリケーション　561
グリコサミノグリカン　344
クリニカルシナリオ　119
グリニド薬　176
グルコース輸送　411
くる病　466
クレアチニンキナーゼ（CK）　475
クレアチニンクリアランス　426
クレアチンホスホキナーゼ MB 分画　99
クロストリジウム　304
クロスブリッジングサイクル　7
クロピドグレル　191, 368
グロボトリアオシルセラミド　327, 568

け

経カテーテル大動脈弁留置術　272
経カテーテル治療　287
経カテーテル的交連切開術　261
経カテーテル的腎除神経術　376
経カテーテル的心房中隔欠損腔閉鎖術　53
経カテーテル的大動脈弁置換術　288
経カテーテル的大動脈弁留置術　53
経胸壁心エコー図　46, 281
経胸壁ドプラ心エコー図　186
経口強心薬　122

経口血糖降下薬　176
蛍光抗体法　436
経口糖尿病薬　487
形質転換増殖因子-β　309
傾斜ディスク弁　289
頸静脈　16
頸静脈怒張　115
頸静脈波　42, 43
頸静脈波曲線　17
頸静脈拍動　420
経食道心エコー図　51, 144, 250, 253,
　281, 358
頸動脈　18
頸動脈ステント治療　176
頸動脈-大腿動脈間脈波伝播速度　96
頸動脈洞過敏症候群　109
頸動脈内膜剥離術　176
頸動脈波　43, 44
頸動脈波曲線　18
頸動脈拍動　18
経尿細管 K 勾配　428
経尿道の結石破砕術　588
経皮経管冠動脈形成術　64
経皮経管的冠動脈形成術　79
経皮経静脈的僧帽弁交連裂開術　92
経皮の冠動脈インターベンション　76,
　90, 191
経皮的血管形成術 (PTA)　499
経皮的腎結石破砕術　588
経皮的腎生検　432
経皮的腎動脈形成術　386
経皮的心肺補助装置　106, 307
経皮的心膜穿刺　338
経皮的腎瘻　593
経皮的僧帽弁形成術　92
経皮的僧帽弁交連裂開術　287
経皮的僧帽弁接合不全修復システム
　287
経皮的大動脈弁置換術　92
経皮的中隔枝焼灼術 (PTSMA)　92
経皮的バルーン大動脈弁切開術　288
経皮的卵円孔閉鎖術　92
けいれん　459
ゲートキーパー　189
外科的大動脈弁置換術　272
外科的 (直視下) 交連切開術　264
劇症型抗リン脂質抗体症候群　559
撃発活動 (トリガードアクティビティ)
　39, 133, 134, 141
血圧異常　373
血圧調節　373
血圧低下　103
血流ガス　454
血液ガスの基準値　454
血液検査　104, 109
血液浄化療法　473, 478
血液透析　490
血液培養　281
血液分布異常性ショック　103
血液濾過　491
血液濾過透析　491

血管　4
血管炎　212, 258
血管拡張薬　122
血管型 Ehlers-Danlos 症候群　310,
　329
血管極　399
血管光干渉断層撮影　175
血管再建術　556
血管腫　347
血管新生　226
血管新生療法　355
血管性因子　376
血管石灰化　487, 502
血管造影　175
血管抵抗　83
血管抵抗値　81
血管内イメージング　90
血管内視鏡検査　72
血管内超音波法　75
血管内皮機能異常　212
血管内皮細胞　2
血管内皮前駆細胞　355
血管内皮増殖因子　226, 355
血管内溶血性貧血　554
血管肉腫　347
血管分布異常性ショック　106
血管平滑筋細胞　4
血管迷走神経性失神　109
血管攣縮　391
血行再建後症候群　352
血行再建術　176, 197, 354
血漿交換　518
血漿交換療法　473
血漿膠質浸透圧　442
血漿脳性ナトリウム利尿ペプチド　294
血小板凝集抑制薬　354
血小板由来細胞増殖因子　172
血清 Cr　427
血清 Na 濃度　443
血清クレアチニン値　489
血清クレアチンキナーゼ　186
血清シスタチン C　427
血清尿素窒素 (SUN)　427
結節性多発動脈炎　538
血栓形成　560
血栓性血小板減少性紫斑病　368
血栓性微小血管症　536
血栓塞栓症　140, 144
血栓弁　290
血栓溶解薬　368
血栓溶解療法　205, 391
欠損孔拡大術　343
血中高感度 C 反応性蛋白　381
血中トロポニン T 値　294
血中尿素窒素　489
血中ヘモグロビン量　221
血島　226
血尿　421, 484, 509, 572, 592
血流依存性血管拡張反応　382
血流転換術　245
血流予備量比　89

血流量　81
ケトアシドーシス　450
ゲノムワイド関連遺伝子解析　377
ゲルマニウム　583
減塩　387
限外濾過　402, 491
嫌気性代謝閾値　123, 217
腱索　264
腱索損傷　349
原始心筒　225
献腎移植　492
顕性腎症期　562
減速時間延長　117
ゲンタマイシン　284
検尿　516, 562
原発性アルドステロン症　314, 384,
　453
原発性糸球体疾患の組織学的分類　510
原発性糸球体腎炎　434, 519
原発性心臓腫瘍　344
顕微鏡下リンパ管静脈吻合術　367
顕微鏡的多発血管炎　539

こ

コアグラタンポナーデ　337
孔 (ポア)　130
抗 A 群レンサ球菌多糖体　279
高 Ca 血症　458
高 Ca 尿症　586
抗 DNAase B　279
抗 GBM 抗体病　524
抗 HIV 薬　319
高 K 血症　317, 447, 488
高 K 血症の心電図　447
高 Mg 血症　461
高 Na 血症　317, 445, 446
高 P 血症　317, 460, 487, 502
降圧目標　387, 391
降圧目標レベル　390
降圧薬　176, 388
降圧療法　498, 553
高位右側胸部誘導　32
高位右房　93
後下行枝　3
高カリウム緊急症　317
交感神経　12
交感神経節切除術　356
高感度 CRP　384
抗癌薬　304, 318
後期回復期　216
抗凝固薬　369, 518
抗凝固療法　268, 285, 351, 559
抗菌薬　284
高血圧　173, 374, 489, 540
高血圧緊急症　384, 391, 521
高血圧症　553
高血圧心臓病　300
高血圧性眼底　558
高血圧性急性左室不全　391
高血圧性心疾患　110

高血圧性脳症　391, 554
高血圧と腎疾患　551
高血圧認識率　378
抗血小板・抗凝固療法　368
抗血小板薬　176, 191, 368, 498, 518
抗血小板薬併用療法　176
抗血小板療法　204
抗血栓凝固療法　145
膠原線維　334
膠原病　258, 310
交互脈　19
抗コリン薬　595
抗酸化薬　196
好酸球性心筋炎　305
好酸球性多発血管炎性肉芽腫症　310,
　538
抗糸球体基底膜　524
高シュウ酸尿症　586
甲状腺機能亢進症　313
甲状腺機能低下症　313
甲状腺腫　380
甲状腺ホルモン　311
高心拍出量性心不全　111
後腎間葉　413, 414
抗ストレプトキナーゼ　279
抗ストレプトリジン O　279
向精神薬　319
高速回転式粥腫切除術　191
拘束型心筋症　301, 339
酵素補充療法　571
叩打痛　418
高炭酸ガス血症　331
高張性脱水症　446
高張尿　444
交通外傷　584
高電子密度沈着物　437
後天性弁膜症　258, 287
後天性免疫不全症候群　319
高度石灰化　180
高尿酸血症　462
高尿酸血症による腎障害　563
高肺血流量性肺高血圧　232
抗ヒアルロニダーゼ　279
高比重リポ蛋白コレステロール　173
後負荷　11, 392
抗不整脈薬　128, 136
後方不全　210
後毛細管性肺高血圧　59
絞扼感　184
抗溶連菌抗体価　279
抗利尿ホルモン（ADH）　443, 444
抗利尿ホルモン系　441
抗リン脂質抗体症候群　310, 536
抗リン脂質抗体症候群腎症　558
高齢者　185, 269, 391
呼気終末陽圧呼吸　210
呼吸音　200
呼吸困難　114, 259, 335
呼吸性アシドーシス　453, 454, 456
呼吸性アルカローシス　453, 454, 456
呼吸不全　321

呼吸補助療法　123
国際前立腺症状スコア（I-PSS）　597
腰高　55
骨形成因子　222
骨髄腫腎　567
骨軟化症　460, 502
骨肉腫　347
骨盤痛症候群　596
骨・ミネラル代謝異常　489
コラーゲン　334
孤立性収縮期高血圧　375
コルチゾール　313
コレステロール　183
コレステロールクリスタル　74
コレステロールクレフト　557
コレステロール結晶　74, 352
コレステロール塞栓症　352
コレステロール塞栓症症候群　556
混合性結合組織病　310
混合性酸塩基平衡異常　456
コンプライアンス　96

さ

サイアザイド系利尿薬　176, 389, 445
再灌流療法　204
細菌性心内膜炎　222
細菌尿　579
細小動脈硬化症　169
最小発育阻止濃度　284
細静脈　4
サイズバリア　401, 511, 512
再生医療　412
最大運動耐容能　40
最大充満速度　63
最大充満速度到達時間　63
最大値投影法　66
再調節　215
細動脈　4
細動脈硬化性腎硬化症　553
細動脈性腎硬化症　564
再発性多発軟骨炎　310
細部構造　267
催不整脈作用　138
再分極　32, 130
細胞外液　438, 439
細胞外液分画　71
細胞外液量（循環）の規定　440
細胞外基質　223
細胞質可溶性分画マーカー CPK-MB
　99
細胞内液　439
細胞内液量の維持　440
細胞膜　130
細胞レベル　13
サイロキシン　313
左冠動脈　3, 87
左冠動脈洞　250
左冠動脈肺動脈起始症　212
左脚後枝ブロック　168
左脚前枝ブロック　166

左脚ブロック　166
左脚ヘミブロック　168
酢酸　65
左軸偏位　222
左室　2
左室圧曲線　11
左室圧容量曲線　11
左室拡張機能障害　297
左室拡張末期容積　85
左室型単心室　253
左室機能　11
左室駆出率　85, 112
左室梗塞　210
左室収縮末期容積　85
左室自由壁破裂　206, 211
左室心尖部バルーン状拡張　321
左室スティッフネス　113
左室造影　85
左室肥大　222
左室壁　48
左室リモデリング　187, 208, 266, 292
左室流出路圧較差　297
左室流出路狭窄　244, 321
左心耳　263
左心耳切除術　343
左心耳閉鎖術　53
左心低形成症候群　254
左心不全　60, 111
左心不全症状　292
左側壁誘導　29
左房　2
左房性三心房心　252
左房粘液腫　259
左房・肺動脈造影　85
左本幹　3
挫滅症候群　447
サリチル酸中毒　451
サルコイドーシス　320, 549
サルコメア　292, 296, 323
サルコレンマ　6
酸塩基平衡　409, 469
酸塩基平衡異常　448, 489
酸塩基平衡のステップ診断　455
三環系抗うつ薬　319
珊瑚状結石　588
三次元心エコー法　53
三次元造影 CT　253
産褥性心筋症　320
三心房心　252, 259
三尖弁　258
三尖弁異形成　241
三尖弁逸脱　276
三尖弁逆流修復術　53
三尖弁欠損症　241
三尖弁置換術　291
三尖弁閉鎖症　242
三尖弁閉鎖不全　258, 304
三尖弁閉鎖不全症　276, 291
三尖弁輪形成術　291
三尖弁輪面収縮期振幅　333
残尿感　596

酸排出障害　592

し

自覚的運動強度　216
子癇　576
色素希釈曲線　83
色素希釈法　81
ジギタリス　122, 294
ジギタリス中毒　165
糸球体　399
糸球体足細胞（ポドサイト）　400
糸球体基底膜（GBM）　400, 509
糸球体疾患の臨床症候分類　512
糸球体腎炎　509
糸球体内皮細胞　400
糸球体病変　435
糸球体毛細血管係蹄壁　510
糸球体毛細血管係蹄壁透過性亢進　511
糸球体濾過　402
糸球体濾過値（GFR）　426
糸球体濾過量（GFR）　316, 382, 397, 432, 438
シグナル伝達分子　223
シクロオキシゲナーゼ1　368
シクロスポリン　529
シクロホスファミド　524, 538
刺激間隔（S₁S₂）　93
刺激伝導系　129
自己拡張型ステント　354
自己弁温存手術　358
自己弁温存大動脈基部置換術　309
脂質異常症　509
脂質代謝異常症治療薬　175
脂質低下療法　191
四肢末端痛　569
四肢誘導　28
歯周病菌　355
四肢冷感　306, 337
視診　16
シスチン結石　464, 587
シスチン尿症　464
ジストロフィン遺伝子変異　324
次世代シークエンサー　14
肢切断術　354
自然気胸　190
持続性硝酸薬　195
持続性心房細動　143
持続的気道陽圧法　123
持続的血液濾過透析　317, 478
持続的腎代替療法　478
持続陽圧呼吸　123
肢端紅痛症　357
膝窩動脈外膜嚢腫　356
膝窩動脈捕捉症候群　356
疾患発症登録研究　181
失神　107, 270, 328
失神発作　36
湿性ラ音　200
室房伝導（VA）時間　149
至適血圧　375

自転車エルゴメータ　185, 187
自動血圧計　24
自動体外式除細動器　128, 157
自動調節能　178
シネMRI　70
紫斑病性腎炎　525, 527, 541
ジヒドロピリジン系Ca拮抗薬　388
脂肪吸引術　367
脂肪腫　347
脂肪線条　169, 170
脂肪肉腫　347
死亡率　182, 215
シミター症候群　249
指紋様構造　536
灼熱感　184
若年性特発性関節炎　279
若年性ネフロン癆　573
若年発症成人型糖尿病（MODY1）　465
シャペロン療法　571
重圧感　184
集合管　407
自由行動下血圧　25, 387
周産期心筋症　320
収縮期　9
収縮期血圧　375
収縮期雑音　21, 238, 246, 292, 344
収縮期前方運動　299
収縮期陽性肝拍動　16
収縮期陽性波　16
収縮性心膜炎　303, 339
収縮蛋白　7
収縮不全　112
収縮末期容積　63
重症下肢虚血　176
重症肝不全　477
重症三尖弁逆流　16
自由水　441
自由水クリアランス　429
修正Duke診断基準　282
修正大血管転位症　243, 245, 257
重炭酸イオン（HCO₃⁻）　469
重炭酸必要量　457
重炭酸負荷試験　428
周皮細胞　485
粥腫（アテローム）　169, 553
粥状硬化　170
粥状硬化症　169, 555
手根管症候群　503
手術適応　242
出血性ショック　106
腫瘍嵌頓音　344
主要大動脈肺動脈側副動脈　239
循環血液量　79
循環血液量減少性ショック　103
循環時間　79
循環不全　254
純型肺動脈閉鎖　240
傷害反応仮説　171
消化器症状　115
衝撃波　43
硝酸薬　191

上室期外収縮　140, 298, 301
上室（頻脈性）不整脈　140
脂溶性薬物　503
常染色体優性Alport症候群（ADAS）　535
常染色体優性遺伝性皮膚弛緩症　330
常染色体優性多発性嚢胞腎（ADPKD）　572
常染色体優性多発性嚢胞腎の腎容積の測定　431
常染色体劣性Alport症候群（ARAS）　535
常染色体劣性遺伝性皮膚弛緩症　330
常染色体劣性多発性嚢胞腎（ARPKD）　573
上大静脈症候群　366
小児ミトコンドリア病　255
上皮-間葉形質転換　223
上部尿路結石　586
静脈　5
静脈圧　78
静脈血栓症　371
静脈疾患　363
静脈性腎盂撮影法　430
静脈壁　5
静脈弁　5
静脈瘤　363
正面像心陰影　54
上腕-足首脈波伝播速度　96, 174
食塩制限　388
職業癌　599
食事療法　563
触診　16, 417
所見と評価　76
ショック　103, 254, 350
徐脈　93, 306
徐脈性不整脈　125, 160, 209
自律神経障害　393
シルエットサイン　56
シロスタゾール　159, 354, 368
心Fabry病　300, 301, 326
心アミロイドーシス　301, 339
腎アミロイドーシス　565
腎萎縮　550
腎移植　492, 493
心陰影　54
腎盂腫瘍　599
心エコー図検査　46, 104, 117
心炎　279
腎炎徴候　509
腎オルガノイド　414
心音　20
心音図　41, 45
腎外傷　583
腎外傷の重症度分類（JAST分類）　584
腎外性喪失　448
心外膜　334
心拡大　115
腎芽細胞腫　598
新規経口抗凝固薬　369
心機図　41, 45

心機能障害　495
腎機能低下時に要注意の薬物　505, 506, 507, 508
心胸郭比　54, 222, 270, 292
心筋　6
心筋βミオシン重鎖　297
心筋PETイメージング　65
心筋T1マッピング　71
心筋炎　304
心筋外套　222
心筋虚血　63, 178, 297
心筋血流予備量比　67, 187
心筋梗塞　124, 169, 199
心筋梗塞後患者　197
心筋梗塞後症候群　207
心筋細胞肥大　297
心筋細胞膜　99
心筋錯綜配列　297
心筋挫傷　349
心筋酸素供給　183
心筋酸素需要　178
心筋酸素需要量　183
心筋疾患　292
心筋症　110, 125, 292
心筋障害　310
心筋傷害マーカー　306
心筋焼灼術　139
心筋シンチグラフィ　63, 300
心筋シンチグラム　295
心筋スティッフネス　112
心筋ストレイン　51
心筋生検　84, 302, 305, 306
心筋生検鉗子　84
心筋生存能　64
心筋トロポニンI　99
心筋トロポニンT　99, 297, 324
心筋バイアビリティ　53
心筋浮腫　72
心筋ブリッジ　214
心筋保護薬　308
心筋マーカー　201
心筋ミオシン結合蛋白C　297
心筋リモデリング　112, 114
真腔　252, 360
心腔間相互作用　334
神経因性下部尿路障害　594
神経因性膀胱　594
神経起因性失神　107, 392
心係数　81
神経性因子　376
神経体液性因子　113
神経堤細胞　223
腎血管炎症候群　538
腎血管炎分類　539
腎血管雑音　417
腎血管性高血圧　386
腎血管性高血圧症　555
心血管造影法　84
腎血漿流量（RPF）　426
腎血流評価　429
腎血流量（RBF）　397, 426

心原基　222
心原性ショック　103, 105, 118, 321
腎硬化症　552
腎交感神経系　374
人工血管置換術　359, 360
人工心臓　296
進行性筋ジストロフィー　317
腎梗塞　539, 560
人工多能性幹細胞　13
人工物　61
人工弁　289
人工弁周囲逆流閉鎖術　53
人工弁心内膜炎　290
腎後性急性腎障害　472
腎細胞癌　598
心雑音　21, 221, 227
診察室血圧　176, 375, 376
診察法　16
心サルコイドーシス　124, 302, 305
心室　2
心室圧　80
心疾患　391
腎疾患　391
腎疾患患者の妊娠　577
心室間相互依存　340
心室期外収縮　153, 205
心室細動　124, 126, 156, 204
心室作業筋　133
腎実質性高血圧　386, 551
心室中隔　10
心室中隔欠損　238, 242
心室中隔欠損症　231, 271
心室中隔切除術　300
心室中隔穿孔　206, 211
心室中隔損傷　350
心室中隔流入部欠損　230
心室中部閉塞性心筋症　296
心室内伝導障害　165
心室波　149
心室頻拍　125, 126, 154, 204
心室（頻脈性）不整脈　140
心室瘤　206
心室レイトポテンシャル　34, 36
腎周囲膿瘍　580
心周期　9
滲出性収縮性心膜炎　341
腎障害　373
腎障害性薬物　487
腎小体　399
心静脈圧　104
腎静脈血栓症　559, 560
腎静脈内血栓溶解法　560
侵食像　62
心腎貧血連関　316
腎髄質石灰化　565
腎性因子　376
腎性急性腎障害　472
腎生検　432, 517
腎生検診断の染色法　434
腎性全身性線維症　431, 497, 498
腎性喪失　448

腎性低尿酸血症　462
腎性尿糖症（腎性糖尿）　428, 464
腎性尿崩症　469
腎性貧血　487, 489, 490, 499
腎石灰化症　468, 589, 590
心ゼリー　222
振戦　19, 270
腎線維化　485
腎前性急性腎障害　472
心尖拍動図　43, 44
心尖部　45
心尖部左室長軸像　47
心尖部四腔断層像　47
心尖部二腔像　47
心尖部肥大型心筋症　296
心臓　2
心臓CT検査　188
心臓MRI　189
心臓-足首血管指数　174
心臓移植　308
心臓外傷　349
心臓核医学検査　62, 187
心臓型脂肪酸結合蛋白　99
心臓カテーテル法　79
腎臓原基　413
心臓再同期療法　123, 139
心臓腫瘍　344
心臓振盪　156
心臓喘息　114
心臓大血管　222
心臓突然死　124, 155, 180
腎臓の再生医療　412
腎臓の触診法　417
心臓反射　334
心臓弁膜　258
心臓リハビリテーション　215
腎代替療法　486, 488, 490
心濁音界　298
心タンポナーデ　106, 140, 334, 337
シンチグラフィ　175
心停止　209
心電図異常　227
心電図検査　26, 104
心電図同期心筋SPECT　64, 187, 294
心電図同期法　66
浸透圧　443
浸透圧クリアランス　429
浸透圧勾配　408, 409
浸透圧利尿　445
腎動脈ピーク血流速度　386
心毒性　319
心内圧曲線　242
心内圧上昇　337
心内膜　222
心内膜床欠損症　229
心内膜筒　222
腎乳頭壊死　580
腎・尿管・膀胱部単純撮影　430
腎・尿路感染症　578
腎・尿路結石症　586
腎・尿路疾患のMRI検査　431

腎・尿路疾患の RI 検査　432
腎・尿路疾患の X 線検査　430
腎・尿路疾患の造影 CT　431
腎・尿路疾患の単純 CT　431
心嚢穿刺　336
腎膿瘍　580
腎排泄型薬物　487, 504, 503, 505
心肺蘇生　156
心肺負荷検査　37
心拍応答　40
心拍出量　12, 81
心拍出量低下　337
心拍タービュランス　34
心拍変動解析　37
心破裂　321, 350
腎微小循環　474
心肥大　495
深部静脈血栓症　364
心不全　110, 205, 270, 283, 495
腎不全　315, 460, 472
心プールシンチグラフィ　302
心プールスキャン　336
心弁膜疾患　371
心房　2
心房圧　80
心房期外収縮　141, 166
心房細動　45, 142, 205, 371, 496
心房作業筋　133
腎傍糸球体装置　439
心房収縮期波　50
心房性ナトリウム利尿ペプチド　100, 113
心房性奔馬音　20
心房粗動　146
心房中隔　10, 223
心房中隔欠損症　226
心房中隔裂開術　241
心房波　149
心房頻拍　141
心房リエントリー性頻拍　147
心ポンプ不全　292
心膜　334
心膜液貯留　336
心膜炎　207, 310
心膜炎仮性肝硬変　340
心膜開窓術　348
心膜腔　334
心膜形成術　343
心膜欠損症　342
心膜疾患　334
心膜切除術　343
心膜嚢胞　342
心膜摩擦音　23, 334

す

水銀血圧計　24
推算糸球体濾過値 (eGFR)　121, 505
髄質海綿腎　574, 589
髄質腎石灰化　590
髄質内層集合管　407

水腎症　599
推定肺動脈収縮期圧　332
随伴症状　200
水分制限　444
水分摂取量低下　446
水泡音　115
睡眠時無呼吸症候群　386
水溶性薬物　503, 504
スタチン　176, 191
スタンニング　144
スティフネス　270
ステロイド　207, 213
ステロイド依存性　529
ステロイド短期大量療法　307
ステロイド抵抗性　529
ステントグラフト内挿術　176, 359, 360
ステント内新生動脈硬化　191
ストレイン　51
ストレインレート　51
スパイク形成　532
スピクラ　566
スピロノラクトン　333, 390
スペックルトラッキング法　51
スポーツ心臓　320
スリット膜　401
スルホニル尿素系　176

せ

生化学診断　98
生化学診断マーカー　99
生活習慣の修正　387
正常 12 誘導心電図　28
正常圧　81
正常圧波形　80
正常冠動脈　87
正常血圧　375
正常高値血圧　375
正常妊娠時の腎・尿路系　575
生存心筋　53
生体吸収ステント　354
生体腎移植　492
成長ホルモン　311
生理の III 音　20
生理的 (適応性) 心臓肥大　320
整列異常　231, 238
石灰化　75
赤血球増加症　222
赤血球造血刺激因子製剤　501
節酒　388
絶対禁忌　38
絶対性不整脈　30
接着分子　171
ゼブラ体　571
セレクチン　171
セロトニン　193
セロトニン B 受容体　258
セロトニン受容体関連薬　319
線維芽細胞　4
線維芽細胞増殖因子　355

線維芽細胞増殖因子 23 (FGF23)　460
線維筋性異形成　555, 556
遷移金属　583
線維腫　347
線維性内膜肥厚　553
線維性プラーク　169
線維肉腫　347
線維輪　129
潜因性脳梗塞　36
先鋭 T 波　33
前下行枝　3
前期回復期　216
前駆症状　125
染色体 22q11.2 欠失症候群　238, 240
染色体異常　219
前心外膜組織　226
全身けいれん　108
全身倦怠感　104, 115
全身性エリテマトーデス　259, 310, 335
全身性硬化症　310
全身性浮腫　419
先端巨大症　311, 381
先端チアノーゼ　357
穿通枝梗塞　382
穿通性外傷　349
先天性 QT 延長症候群　40
先天性グリコーゲン代謝異常症　314
先天性結合組織疾患　309
先天性拘縮性くも状指趾症　329
先天性脂質代謝異常症　314
先天性心疾患　110, 211, 219
先天性僧帽弁狭窄症　256
先天性僧帽弁疾患　256
先天性僧帽弁閉鎖不全症　256
先天性二尖弁　291
先天性聾　328
前負荷　11, 392
前方不全　210
喘鳴　114
前毛細管性肺高血圧　59
前立腺炎　596
前立腺癌　597
前立腺症　596
前立腺肥大症　596

そ

造影 CT　66
造影剤腎症　473
臓器灌流低下　103
早期後脱分極　134
早期興奮症候群　150
早期再分極 (J 波) 症候群　32, 124, 156, 159
臓器障害マーカー　306
早期腹水　340
双極誘導　27
臓器レベル　12
巣状糸球体硬化症　546
叢状線維化　297

巣状分節性糸球体硬化症（FSGS）　529
増殖因子　223
増殖性動脈内膜炎　554
臓側心膜　334
相対禁忌　38
相対的三尖弁逆流（TR）　45
総動脈幹遺残症　245
総動脈幹症　245
挿入型心臓モニター　36
総肺静脈還流異常症　248
僧帽弁　2, 258, 264
僧帽弁逸脱症　267
僧帽弁開放音　344
僧帽弁型心陰影　56
僧帽弁顔貌　260
僧帽弁逆流　211, 265, 321
僧帽弁逆流ジェット　266
僧帽弁狭窄　84
僧帽弁狭窄兼逆流（MSR）　45
僧帽弁狭窄症　259, 278
僧帽弁口面積　84
僧帽弁置換術　52, 264, 267
僧帽弁通過血流速　261
僧帽弁乳頭筋断裂　211
僧帽弁閉鎖不全　258
僧帽弁閉鎖不全症　264, 270, 290
僧帽弁輪　264
僧帽弁輪拡大　258
僧帽弁輪石灰化　259
足関節血圧比　352
足関節上腕血圧比　95, 97, 174, 384
側枝閉塞予測　78
促進性心室固有調律　205
塞栓症　284
塞栓除去術　351
塞栓性腎梗塞　560
速伝導路　129, 148
続発性巣状分節性糸球体硬化症（FSGS）
　の分類　513
側副血行路　89
速脈　19, 252
側面像心陰影　57
組織ドプラ法　50, 303
組織プラスミノーゲンアクチベーター
　92

た

第1弓　55
第2弓　55
第3弓　55
第4弓　55
第 Xa 因子阻害薬　365, 371
体液 Na 濃度（体内水分量）の調節　442
体液過剰症　418
体液欠乏症　419
体液恒常性　396, 438, 440
体液コンパートメント　439
体液貯留　118
体液の評価　418
体液分布　439

体外式除細動器　124
体外式ペースメーカ　165
体外衝撃波結石破砕術（ESWL）　588
対角枝　3
抬起性拍動　19
大血管転位症　244
代謝性アシドーシス　449, 454, 455
代謝性アルカローシス　452, 454, 455
代謝性因子　377
代謝性筋腎症候群　351, 352
体重変化　418
体循環　3
体静脈　223
大静脈造影　84
大腸菌　578
タイチン　7, 324
大動脈陰影　57
大動脈炎症候群　258, 555
大動脈解離　360
大動脈型心陰影　55, 56
大動脈騎乗　238
大動脈基部　358
大動脈弓離断症　247
大動脈縮窄症　247
大動脈縮窄複合　247
大動脈造影　85
大動脈内バルーンパンピング　106
大動脈内バルーンポンプ　118
大動脈内プラーク　52
大動脈肺動脈窓　246
大動脈破綻プラーク　74
大動脈弁　2, 258
大動脈弁狭窄　83
大動脈弁狭窄兼逆流（ASR）　45
大動脈弁狭窄症　124, 190, 269, 300,
　496
大動脈弁口面積　83
大動脈弁閉鎖不全　258
大動脈弁閉鎖不全症　272, 291
大動脈弁輪拡張症　273, 358
大動脈瘤　169, 358
体内 Na 量の調節　441
体表面心電図　26
大量免疫グロブリン療法　307
多因子遺伝　219
高安動脈炎　214, 310, 362
タギング法　71
タクロリムス　538
多形性心室頻拍　136, 328
多検出器列 CT　65
たこつぼ心筋症　321
多施設共同心臓核医学研究　64
多断面再構成法　66
脱水　459
脱水症　419
脱調節状態　215
脱分極　32, 130
脱落膜　575
多尿　459, 592
多嚢胞化萎縮腎　573
多発血管炎性肉芽腫症　539

多発性関節炎　279
多発性筋炎　310
多発性骨髄腫による腎障害　567
多発性内分泌腫瘍症 2 型　329
多発性嚢胞腎　572
ダビガトラン　369
ダプトマイシン　285
多胞性嚢胞腎　573
タリウム心筋シンチグラフィ　64
ダルテパリン　371
単一遺伝子病　219
単冠動脈　212
単極誘導　27
単形性持続性 VT　126
単形性心室頻拍　136
単光子放出断層シンチグラフィ　63
炭酸水素ナトリウム　474
単純型大動脈縮窄症　247
単純性腎嚢胞　573
単心室　253
弾性線維　4
弾性膜　5
断層エコー法　46
断層心エコー図　109, 247
蛋白尿　396, 484, 509, 530, 543
蛋白尿による尿細管障害　514
蛋白リン酸化酵素 B　377
短絡血流　227, 232, 233
短絡路　397
短ループネフロン　404

ち

チアゾリジン薬　176
チアノーゼ　16, 221, 234, 249, 254
チアノーゼ性心疾患　238
チアミン　315
チーム医療　123
チエノピリジン誘導体　191
遅延後脱分極　134
遅延整流外向き K チャネル　131
遅延造影　70
遅延電位　95
蓄尿機能障害　594
チクロピジン　368, 371
致死性不整脈　447
遅伝導路　129, 148
チトクローム P450　369
緻密斑（マクラデンサ）　403, 555
遅脈　270
チャージバリア　400, 511
中隔枝　3
中隔枝閉塞術　300
中型血管炎　539, 540
中間中胚葉　413
中心静脈圧　16
中皮腫　347
中膜　3
中膜石灰沈着性硬化症　169
超音波検査　46
腸球菌　283

蝶形陰影　61
長鎖非コード RNA　14
聴診　16
張度　440, 443
調律診断　30
長ループネフロン　404
潮浪波　43
直流カルディオバージョン　145
直流通電除細動　145
貯留反応仮説　172
治療抵抗性高血圧　390
陳旧性心筋梗塞　90, 208
陳旧性脳梗塞　382
鎮痛薬腎症　580

つ

痛風　563
痛風腎　564

て

低 Ca 血症　458, 459
低 K 血症　317, 448, 457, 468
低 K 血症性周期性四肢麻痺　448
低 Mg 血症　461
低 Na 血症　317, 443, 444, 445
低 P 血症　460
低アルブミン血症　530
低灌流　118
低血圧　306
テイコプラニン　285
低酸素　485
低酸素血症　221
低酸素性肺血管攣縮　331
低心拍出　118
低心拍出量性心不全　111
低尿酸血症　462
低比重リポ蛋白　171
適応補助換気　123
テクネチウム　62
デスモゾーム　255
テタニー　459
テトラサイクリン　348
テレトニン　324
電位依存性 Ca チャネル　131
電位依存性 Na チャネル　132
転移性心臓腫瘍　348
電解質異常　317
電解質失調　156
電解質代謝異常　489
電荷濃度　439
てんかん　108
電気軸　30
電気ショック　209
電気生理学的検査　93
電子圧力柱（擬似水銀）血圧計　24
転写因子　222
点滴腎盂造影　430
伝導時間　93

と

動悸　125
洞機能不全症候群　209
盗血現象　252
洞結節　10, 129
洞結節回復時間　94, 161
洞結節機能　94
洞結節動脈　3
洞結節有効不応期　161
洞結節リエントリー性頻拍　147
同種弁　289
動静脈シャント　317
動静脈瘻　357
透析アミロイドーシス　491
透析患者の妊娠　577
動的聴診法　23
糖尿病　173, 315, 391
糖尿病合併患者　185
糖尿病患者の腎障害　561
糖尿病ケトアシドーシス（DKA）　450
糖尿病性腎症病期分類　562
糖尿病性腎臓病　561
糖尿病治療薬　176
等張液　441
洞頻脈　141
頭部 CT　109
洞不全症候群　160
洞房結節　129
洞房伝導時間　94, 161
動脈　3
動脈圧　81
動脈管　244
動脈管開存症　233
動脈血ガス検査　333
動脈血栓・塞栓症　371
動脈硬化症　169
動脈硬化性腎硬化症　553
動脈疾患　351
動脈塞栓症　351
動脈蛇行症候群　330
動脈内血栓溶解療法　91
動脈の伸縮性（コンプライアンス）　96
動脈壁　4
冬眠心筋　53
投与補正係数　504
ドキソルビシン　319
特殊心電図検査　36
特定心筋症　300
特発性アルドステロン症　384
特発性拡張型心筋症　324
特発性冠動脈解離　199
特発性拘束型心筋症　303
特発性心筋症　13
特発性肺動脈性肺高血圧症　59
時計方向回転　30
突然死　124, 292, 297
ドナー　493, 495
ドブタミン　118
ドブタミン負荷心エコー法　53

ドプラ法　49

トラスツズマブ　319
トラセミド　122
トランスサイレチン　315
トランスジェニックマウス　13
トランスデューサー　42
トリアムテレン　468
トリガードアクティビティ　39, 133, 134, 141
トリグリセリド値　173
トリプタン製剤　319
トリヨードサイロニン　311
トルエン中毒　451
トルバプタン　121, 122, 294
トレッドミルスコア　40
トレッドミル負荷試験　37, 185
トロポニン C　8
トロポニン I　99, 186
トロポニン T　99, 186, 306
トロポニン複合体　8
トロンボキサン　193
トロンボキサン A$_2$　368
鈍縁枝　3

な

内頸静脈　16
内視鏡的膀胱尿管逆流防止術　594
内腺　596
内臓位　222
内臓逆位　257
内皮型一酸化窒素合成酵素　193, 377
内皮細胞　4
内分泌性因子　376
内膜　2
内膜中膜複合体厚　384
内膜中膜複合体肥厚度　174
ナトリウム　405
難治性感染　284
難治性ネフローゼ症候群　529
難治性腹水　477

に

ニカルジピン　391
肉眼的血尿　522, 526
肉芽腫性心筋炎　305
肉腫　347
二次孔　223
二次性 IgA 腎症　527
二次性高血圧　380, 384
二次性三尖弁閉鎖不全症　291
二次性心筋疾患　300, 309
二次性心筋障害　319
二次性副甲状腺機能亢進症　502
二次中隔　223, 226
二重輪郭　260
二次予防　209
二尖弁　269
ニトログリセリン　191, 194
ニトロプルシド　391

ニフェカラント　209
ニフェジピン　391
二峰性脈　19
乳癌　335
乳酸アシドーシス　449, 456
乳頭筋　264, 349
乳頭筋断裂　206, 267
乳頭状線維弾性腫　347
尿アルカリ化　477, 583
尿管芽　413, 414
尿管腫瘍　599
尿管ステント　593
尿管内圧上昇　591
尿検査　421
尿細管　404
尿細管極　399
尿細管糸球体フィードバック　403, 441
尿細管障害　514
尿細管性アシドーシス（RTA）　462, 469
尿細管性蛋白尿　424
尿採取法　421
尿酸　461
尿酸塩性腎症　563
尿酸塩沈着　564
尿酸結石　587
尿酸性腎症　563
尿酸生成抑制薬　565
尿酸代謝異常　461
尿酸トランスポーター　564
尿酸輸送　412
尿生化学検査　423
尿潜血　421
尿素窒素（BUN）　472
尿蛋白　421, 423
尿蛋白/クレアチニン（Cr）比　424
尿蛋白の選択指数　529
尿中 α_1 ミクログロブリン（α_1-m）　428
尿中 β_2 ミクログロブリン（β_2-m）　428
尿中 L 型脂肪酸結合蛋白（L-FABP）　428
尿中 N-アセチル-β-D-グルコサミニダーゼ（NAG）　428
尿中アニオンギャップ　428, 452
尿中円柱　422, 424
尿中結晶　422, 425
尿中浸透圧ギャップ　452
尿中赤血球　422, 423
尿中電解質　425
尿中排泄率　505
尿沈渣　422, 516
尿定性検査　421
尿道炎　581
尿毒症　477
尿毒症性肺　490
尿毒症性網膜症　490
尿毒症毒素　488
尿濃縮機構　408, 469
尿濃縮障害　592
二葉弁　289
尿崩症　446

尿流動態検査　595
尿量　421
尿量減少　115
尿量低下　104
尿路感染症（UTI）　576, 578
尿路奇形　578
尿路結核　581
尿路閉塞　591
妊娠高血圧症候群　575
妊娠蛋白尿　576
妊娠中の合併症としての腎疾患　576

ね

熱希釈法　82
ネブレット　324
ネフローゼ症候群　509, 514, 560
ネフローゼ徴候　509
ネフロン前駆細胞　413
粘液腫　344
粘液肉腫　347
捻髪音　115

の

脳合併症　284
脳血管障害　390
脳梗塞　169, 498
脳梗塞症　371
脳梗塞超急性期　391
脳出血　498
囊状瘤　358
脳性ナトリウム利尿ペプチド　113
脳塞栓症　144
膿尿　579
脳波検査　109
囊胞性中膜壊死　309
ノコギリ波　146
ノックアウトマウス　13
ノッチ型 T 波　328
ノルアドレナリン　393
ノルメタネフリン　385

は

パーキンソン病治療薬　258
ハートチーム　287
パーフュージョン MRI　71
肺うっ血　59, 249
肺炎球菌　283
バイオマーカー　98
肺癌　335, 348
肺機能検査　333
肺血管陰影　59
肺血管拡張薬　235
肺血管障害性疾患　332
肺血管閉塞性病変　234
敗血症性ショック　105
肺血流量増大　60
肺高血圧　234, 331
肺高血圧・右室肥大型心陰影　56

肺高血圧症　311
肺雑音　115
肺循環　3
肺循環系　332
肺静脈　223
肺静脈隔離アブレーション法　139
肺静脈隔離術　139, 146
肺水腫　118
胚性幹細胞　15
肺性心　331
排泄トランスポーター　503
肺塞栓症　190
バイタルサイン　105
肺動脈圧　332
肺動脈拡張術　92
肺動脈カテーテル　104
肺動脈狭窄　238, 242
肺動脈性肺高血圧症　311, 331
肺動脈楔入圧　81, 104, 211, 333
肺動脈造影　85
肺動脈閉鎖症　239, 240
肺動脈弁　2, 258
肺動脈弁逆流性雑音　332
肺動脈弁狭窄症　236, 272
肺動脈弁形成術　92
排尿機能障害　594
排尿筋-尿道括約筋協調不全　594
バイパス術　267, 354
ハイブリッド手術　360
肺胞性肺水腫　61
白衣高血圧　387
波形診断　31
箱形心陰影　56
バソプレシン　469
バソプレシン V_2 受容体拮抗薬　121, 572
バソプレシン負荷試験　428
ばち指　16, 221
麦角アルカロイド　193, 319
発汗異常　569
白血球増加　281
白血病　335, 348
発生・分化　222
ばね指　503
パフ・シャンデリアタイプ　74
パラシュート僧帽弁　256, 259
バルーン拡張術　191
バルーン心房中隔裂開術　254
パルスドプラ法　49
パルス療法　307
パルボウイルス　307
パルミチン酸　65
半月体　435
半月体形成　512, 521
半月体形成性　539
半月体形成性壊死性糸球体腎炎　521
半月体形成性糸球体腎炎　512, 525
バンコマイシン　285
反跳脈　233
反転時間　70
ハンドグリップ負荷　23

ハンドグリップ負荷試験 38
反時計方向回転 30
パンヌス形成 290
ハンプ 520
汎用性血流維持型血管内視鏡 72

ひ

非 IgA メサンギウム増殖性系球体腎炎 525
非 ST 上昇型急性冠症候群 180, 198, 200
非 ST 上昇型急性心筋梗塞 190
非圧痕浮腫 418
ヒアリン変性症 169
皮下結節 279
光過敏性皮疹 465
非観血的血圧測定法 23
ビグアナイド薬 176
非コード RNA 13
非細菌性血栓性心内膜炎 280
久山町研究 374
皮質集合管 408, 447
皮質腎石灰化 590
皮質部集合管 407
非ジヒドロピリジン系 Ca 拮抗薬 150, 389
鼻出血 279
微小血管障害 179
微小血管障害症 557
微小変化型ネフローゼ症候群（MCNS） 528, 544
微小変化群 509
非侵襲的陽圧換気 118, 210
ヒス束 10
非ステロイド性抗炎症薬 337
非穿通性外傷 349
肥大型心筋症 124, 190, 292, 296, 320, 323
非対称性心室中隔肥厚 297
非対称性肥大 298
ビタミン B$_1$ 315
ビタミン B$_1$ 欠乏 449
ビタミン K 369
非動脈硬化性冠動脈疾患 211
非特異的な胸痛 342
ヒトゲノム 13
ヒトヘルペスウイルス 307
ヒト免疫不全ウイルス 304
菲薄化 241
皮膚筋炎 310
皮膚所見 381
皮膚ツルゴール 420
皮膚バリア障害 445
非閉塞性肥大型心筋症 296
肥満 377
びまん性大細胞型 B リンパ腫 348
標識心筋血流製剤 62
(標準) 12 誘導心電図 26, 108
標準感度 29
病的 III 音 20

病的波形 81, 82
微量アルブミン尿 563
ピンク色泡沫状痰 114, 259
貧血 320, 485
頻呼吸 337
頻脈性不整脈 93, 125, 140
頻脈誘発性心筋症 145

ふ

ファスジル 196
不安定狭心症 78
不安定プラーク 171, 200
ふいご形心陰影 56
フィブリノイド壊死 523, 525, 539, 553, 554
フィブリノイド変性 278
フィブリリン 1 遺伝子異常 329
フィラリア感染 366
フェーズ・コントラスト法 71
フェナセチン腎症 549
フェノチアジン系薬剤 319
フォンダパリヌクス 371
負荷 perfusion CT 67
負荷 perfusion MRI 189
負荷心エコー図 53, 186
負荷心電図 26, 37
不活性化ゲート 131
不関電極 27
副腔 252
副交感神経 12
副交感神経過緊張 163
副交感神経刺激薬 193
副甲状腺機能亢進症 313
副甲状腺機能低下症 313
副甲状腺ホルモン（PTH） 313, 458, 501
複合的理学療法 367
副雑音 115
複雑病変 169
副腎静脈サンプリング 384
副腎皮質ステロイド 518, 538, 540
副腎不全 313
腹水 115
腹痛 104, 279
副伝導路 130
腹部腫瘤 598
腹部大動脈拍動 20
腹部大動脈分岐部閉塞症 355
腹部大動脈瘤 359
腹膜透析 492
浮腫 396, 418, 509
浮腫組織切除術 367
不整脈 39, 129, 204, 311, 496
不整脈原性右室異形成 255
不整脈原性右室心筋症 124
不整脈モニタリング 109
ブドウ球菌 285
舞踏病 279
部分肺静脈還流異常症 248, 249
プラーク 169

プラーク破裂 171, 199
プラークびらん 171, 199
プラスグレル 191
プラニメトリ法 260
フラミンガム 173
フランク徴候 174
プリン体 589
プリン体代謝 462
フルオロウラシル 319
プルキンエ細胞網 10
プルキンエ線維 129
フルドロコルチゾン 393
フルバスタチン 196
フレイル（虚弱） 259
フレカイニド 160
プレドニゾロン 530
プレホスピタルケア 203
プロカインアミド 155
プロスタグランジン 233, 334
プロスタグランジン E$_1$ 241, 243, 247, 253
プロスタグランジン H$_2$ 368
プロスタグランジン製剤 354
フロセミド 333
プロテイン C 369
プロテイン S 369
プロテオグリカン 172
プロトロンビン時間国際標準化比 145
プロプラノロール 157
ブロモクリプチン 319
分子生物学 12
分枝つきステントグラフト 360
分子レベル 13
分娩後腎硬化症 576

へ

ペア血清 306, 336
平滑筋細胞 4
平滑筋肉腫 347
平均赤血球容積 222
閉塞感 184
閉塞性血栓性血管炎 353, 355
閉塞性ショック 103, 106
閉塞性腎症 591
閉塞性動脈硬化症 169, 173, 351, 352
閉塞性肥大型心筋症 23, 190, 272, 296
平低 T 波 33
ペーシングモード 139
ペースメーカ 138
ペースメーカチャネル 131
壁運動異常 85
壁側心膜 334
ペニシリン G 284
ペニシリン G 低感受性緑色レンサ球菌 284
ヘパリン 351, 365, 371
ベプリジル 159
ヘモクロマトーシス 301, 315
ペラグラ様皮疹 465
ベラパミル 160, 301

弁狭窄度　83
変曲点　43
弁形成術　92, 288
弁硬化　290
弁周囲感染　283
弁損傷　140
弁置換術　277, 289
扁摘パルス療法　527
扁桃摘出術　518
弁膜　349
弁膜炎　278
弁膜症　53, 110, 258, 310, 496
弁輪拡大　276
弁輪形成術　267, 277
弁輪石灰化　290
弁輪縫縮術　277

ほ

包括的心臓リハビリテーション　123, 207
傍胸骨　19
傍胸骨左室短軸断層像　46
傍胸骨左室長軸断層像　46
傍胸骨拍動　19, 260
膀胱炎　581
膀胱腫瘍　599
方向性冠動脈粥腫切除術　192
膀胱尿管逆流（VUR）　578, 593
放散痛　200
傍糸球体装置　374, 403, 439
房室回帰性頻拍　94, 147, 151
房室解離　165
房室管　223
房室結節　10, 129
房室結節枝　3
房室結節内ブロック　164
房室結節リエントリー性頻拍　93, 94, 130, 139, 147, 151
房室中隔欠損症　229
房室伝導系　163
房室伝導時間　149
房室伝導能　94
房室ブロック　93, 95, 140, 163, 205, 209, 227, 306
房室弁　223
房室弁逆流　231
房室リエントリー頻拍　130
放射性医薬品　63
放射線照射　319
放射線による腎障害　582
傍神経節腫　347, 385
紡錘状瘤　358
縫線　269
乏尿　337
泡沫細胞　170
補液　476
ボール・ディスク弁　289
ポジトロン断層撮影法　300
補助循環装置　296
補助人工心臓　307

ホスホジエステラーゼ III 阻害薬　118
ホスホジエステラーゼ特異的阻害薬　368
ホスホランバン　9
補正 Ca　458
発作性上室頻拍　147
発作性心房細動　36, 143
発作性夜間呼吸困難　114
ポドサイト　512, 513
ホメピゾール　451
ボルテゾミブ　568
本態性高血圧　375
奔馬調律　115
ポンプ失調　210

ま

マイクロ RNA　14
膜性腎症（MN）　530, 542, 544
膜性増殖性系球体腎炎（MPGN）　531, 542, 543
膜性部欠損　231
膜性部中隔　231
膜電流　130
マグネシウム　196, 408
マグネシウム（Mg）代謝異常　461
マクラデンサ　403
マクロファージ　171
マスター 2 段階試験　37, 185
末期腎不全　488
末梢循環　114
末梢性肺動脈狭窄　237
末梢動脈疾患　97, 173, 498
末梢動脈閉塞性疾患　351
末梢浮腫　114
マルベリー細胞　570
マルベリー小体　570
慢性間質性腎炎　564
慢性血栓塞栓性肺高血圧症　311
慢性高度僧帽弁閉鎖不全症　267
慢性腎盂腎炎　580
慢性心筋炎　307
慢性心筋虚血　208
慢性腎臓病（CKD）　173, 315, 382, 478
慢性腎臓病（CKD）で注意が必要な薬物　487
慢性腎臓病患者における貧血の鑑別アルゴリズム　500
慢性腎臓病の全身合併症　495
慢性心嚢液貯留　339
慢性心不全　111, 116
慢性腎不全　457
慢性心膜炎　338
慢性僧帽弁閉鎖不全症　265
慢性動脈閉塞症　352
慢性尿細管間質性腎炎　549
慢性肺血栓塞栓症　331
慢性肺血栓塞栓性肺高血圧症　59
慢性肺性心　331
慢性閉塞性肺疾患　118, 331

み

ミエリン体　571
ミオグロビン　99, 474
ミオシン　8, 330
ミオシンキナーゼ　297
ミオシン結合蛋白 C　323
ミオシンフィラメント　7
ミオダロン　296
ミガーラスタット　571
三日月剣　249
ミコフェノール酸モフェチル　538
水・Na 代謝異常　489
水・電解質代謝　438
水制限　445
ミゾリビン　538
ミトコンドリア　6
ミトコンドリア DNA 異常　325
ミトコンドリア心筋症　255, 326
ミトコンドリア脳筋症　318
ミトコンドリア病　326
ミドドリン　393
ミネラルコルチコイド受容体拮抗薬　121, 389, 391
未分化肉腫　347
脈なし病　214, 362
脈拍　18
脈波伝導速度　384
脈波伝播速度　95, 96
脈管　2
脈管形成　226
脈管疾患　351
ミルクアルカリ（カルシウムアルカリ）症候群　453

む

無冠動脈洞　250
無菌性膿尿　579
無形成骨　502
無症候性虚血性心疾患　196
無症候性細菌尿　579
無症候性心筋虚血　180, 192, 208
無尿　592
無脈性電気活動　206, 209

め

メイズ手術　145
迷走神経　12
迷走神経刺激　150
メガリン　583
メサンギウム　436, 437
メサンギウム間入　531, 559
メサンギウム細胞　400, 513
メサンギウム増殖　435
メサンギウム増殖性系球体腎炎　525, 542
メサンギウム融解　559
メタネフリン　385

メタボリックシンドローム　173, 388
メタロチオネイン　583
メチシリン耐性黄色ブドウ球菌　285
メトホルミン　176
免疫異常　292
免疫グロブリン大量療法　213
免疫複合体　545
免疫複合体型　525
免疫複合体沈着　513
免疫抑制薬　304, 518
免疫抑制療法　307, 494
メンケベルグ型硬化症　169

も

毛細血管　4
毛細血管後細静脈　5
網状皮斑　357
モニター心電図　26, 35, 143, 153
門脈圧亢進　477

や

夜間多尿　115
夜間尿　553
薬剤性間質性腎炎　477
薬剤性急性腎障害　475
薬剤性腎障害　544, 545
薬剤性腎障害の原因薬剤　476
薬剤性尿細管間質性腎炎　548
薬剤による腎炎・ネフローゼ　544
薬剤による腎障害　582
薬剤負荷心電図　39
薬剤溶出性ステント　77, 91, 176, 191, 354
薬物過剰摂取　105
薬物血中濃度モニタリング　138
薬物の腎排泄　503
薬物負荷 ^{201}T1 心筋シンチグラフィ　188
薬効評価　95

ゆ

有機アニオントランスポーター　411
有機カチオントランスポーター　412
有効腎血漿流量　432
有効浸透圧　440
疣腫　259, 266, 280
有症候性狭心症患者　197
有熱性尿路感染症　594
遊離 T3　311
輸液製剤投与後の体内移行分布　442
雪だるま心陰影　56, 249
輸出細動脈　397, 399
癒着性心膜炎　339
輸入細動脈　397, 399

よ

陽性リモデリング　170

陽電子放出断層シンチグラフィ　63
溶連菌感染後急性糸球体腎炎（PSAGN）519
予後改善効果　215

ら

ラ音　115
ラクナ梗塞　371, 382
らせん動脈　575
ラミン　327
卵円孔　223, 226
卵形心陰影　56
ランブル雑音　232

り

リアノジン受容体　8, 113, 134, 160, 255
リアルタイム三次元心エコー法　53
リードレスペースメーカ　139
リウマチ性僧帽弁狭窄症　262
リウマチ性弁膜症　258
リウマチ熱　259, 266, 276, 278
リエントリー　135
リガンド作動性チャネル　131
リズムコントロール療法　145
リソソーム蓄積症　314
リチウム　583
立位　393
リツキシマブ　524, 528
利尿薬　121, 333, 389, 453, 518
リネゾリド　285
リバーロキサバン　370
リフィーディング症候群　450
硫酸アトロピン　165
流入部欠損　231
両室ペーシング　123
良性腫瘍　344
良性腎硬化症　552, 553
リン　408
リン酸尿　428
リン酸マグネシウム・アンモニウム（struvite）結石　587
輪状紅斑　279
リン代謝異常　460
リンパ管　6
リンパ管炎　366
リンパ管腫　347
リンパ管肉腫　367
リンパ球性心筋炎　305
リンパ系　6
リンパ系疾患　366
リンパ腫　335
リンパシンチグラフィ　367
リンパ節　6
リンパ節移植術　367
リンパ節炎　366
リンパ節腫脹　279
リンパドレナージ　367
リンパ浮腫　366

リンパ誘導法　367

る

ループス腎炎　536
ループ利尿薬　121, 294, 389, 445, 446

れ

レートコントロール療法　145
レジスタンストレーニング　217
レシピエント　493, 494
レニン-アンジオテンシン（RA）系　404
レニン-アンジオテンシン（RA）系阻害薬　553
レニン - アンジオテンシン系（RAS）抑制薬　518
レニン-アンジオテンシン-アルドステロン系　373, 441
レニン-アンジオテンシン-アルドステロン系阻害薬　267
レノグラム　432
レムナントリポ蛋白　172
連合弁膜症　277
レンサ球菌後反応性関節炎　279
連続性雑音　21, 233
連続波ドプラ法　49

ろ

労作性狭心症　64, 89, 180, 184
漏斗部欠損　231
漏斗部肺動脈狭窄　237
ロータブレータ　191
ロサルタン　309
肋骨横隔膜角　57, 61
肋骨下縁　62
肋骨脊柱角叩打痛　418

わ

ワルファリン　147, 365, 369, 371

数字・記号

Ia 群抗不整脈薬　95
Ic 群抗不整脈薬　136
I 音　20
I 型 RTA　470
I 群抗不整脈薬　152, 155
I 度高血圧　375
^{11}C-acetate　65
^{11}C-palmitate　65
^{123}I-BMIPP　65
^{123}I-MIBG　64, 294
1,25-水酸化ビタミン D（1,25(OH)$_2$D）458
12 誘導心電図　26, 108
^{131}I-MIBG　386
13 トリソミー　238

索引

¹⁸F-FDG　65
18 トリソミー　238
1 回拍出量　85
1 度房室ブロック　163
II 音　20
II 型 RTA　469
II 度高血圧　375
²⁰¹Tl 心筋シンチグラフィ　187
21 トリソミー　238
24 時間蓄尿　484
2 次元断層心エコー図検査　267
2 枝ブロック　166
2 度房室ブロック　163
III 音　115, 200
III 音ギャロップ　115
3 次元断層心エコー図検査　267
3 度 (完全) 房室ブロック　164
III 度高血圧　375
IV 音　20
4D flow 法　71
5α 還元酵素阻害薬　596
6 分間歩行試験　333
8 の字形心陰影　56
^{99m}Tc　62
^{99m}Tc-DTPA-HSA　63
^{99m}Tc-RBC　63
^{99m}Tc-テトロホスミン心筋シンチグラフィ　187
^{99m}Tc ピロリン酸シンチグラフィ　303
%fractional shortening (%FS)　117

欧文索引

ギリシャ

α-smooth muscle actin (SMA)　485
αβ 遮断薬　389
α 型ヒト心房性 Na 利尿ペプチド　210
α ガラクトシダーゼ A (α-GAL)　568
α ガラクトシダーゼ活性　327
α グルコシダーゼ阻害薬　176
α 遮断薬　389, 392
α 波　292
β₂ ミクログロブリン　503
β アドレナリン受容体刺激　9
β 遮断薬　121, 128, 150, 191, 301, 308, 389, 391
β ミオシン重鎖　323
ε (イプシロン) 波　32
ω₃ 多価不飽和脂肪酸　387

A

AA アミロイドーシス　315, 566
abdominal aortic aneurysm　359
ABI　97, 174, 353, 384
abnormal automaticity　133
ACAOS　212
ACE 阻害薬　121, 138, 295, 389, 391, 551, 558
acoustic shadow　76
acrocyanosis　357
ACS　99, 170
ACTH 過剰分泌　313
activation map　93
acute arterial occlusion　351
acute arterial thrombosis　351
acute coronary syndrome (ACS)　99, 170, 180, 198
acute decompensated heart failure (ADHF)　118
acute kidney injury (AKI)　472
acute mesenteric lymphadenitis　366
acute pericarditis　334
acute respiratory distress syndrome (ARDS)　61
acute tapering　59
ADAPT-DES 試験　77
adaptive servo-ventilation (ASV)　123
adenosine triphosphate (ATP) 製剤　150
ADH　443
adhesive pericarditis　339
ADH 受容体拮抗薬　445
ADN-B　279
ADP 受容体 P2Y12 阻害薬　176
adrenal venous sampling (AVS)　384
AED　124, 157
AF　142
AG　449

Agatston score　65
AG 正常代謝性アシドーシス　452
AHD　279
AH 時間　93
A-H ブロック　164
AIDS　319
Akt　377
Akt-eNOS　377
Alagille 症候群　330
aldosterone producing adenoma (APA)　384
aldosterone/renin ratio (ARR)　384
Alport 症候群　515, 533
AL アミロイドーシス　315
Amplatzer duct occluder (ADO)　234
Amplatzer 閉鎖栓　228, 234
anacrotic notch (AN)　43
anaerobic threshold (AT)　123
ANCA 関連 RPGN　522
ANCA 関連血管炎　512
Andersen-Tawil 症候群　157
aneurysm of sinus of Valsalva　250
angel wing　61
angina pectoris　183
anginal pain　184
angiogenesis　226
angiographic view 法　66
ankle-brachial blood pressure index (ABI)　95, 352, 498
ANKRD1　324
annuloaortic ectasia (AAE)　358
anomalous origin of coronary artery　211, 251
ANP　14
antidiuretic hormone (ADH)　441
antiphospholipid syndrome (APS)　310
antler pattern　59
AOBP (automated office blood pressure) 法　23, 25
aortic aneurysm　358
aortic arch interruption　247
aortic configuration　55
aortic dissection　360
aortic regurgitation (AR)　272
aortic stenosis (AS)　269
aortopulmonary window (AP window)　246
Apex　45
apical hypertrophic cardiomyopathy (ACM)　296
APTT　371
AP 像　54
AR　291
ARB　121, 138, 295, 308, 389, 391
ARB/ACE 阻害薬　176
ARISTOTLE 試験　370
arrhythmogenic right ventricular dysplasia (ARVD)　255
arterial embolism　351

arterial tortuosity syndrome（ATS）330

arteriolosclerosis 169

arteriosclerosis 169

arteriosclerosis obliterans（ASO）352

arteriovenous fistula 357

Aschoff 小体 278

ascites precox 340

ASH 299

Ashman 現象 166

ASK 279

ASO 173, 279, 351

ASP 279

AST（GOT）186

asymmetric septal hypertrophy（ASH）297

asymptomatic subclinical accumulation plaque（ASAP）75

atheroma 169

atherosclerosis 169

atherosclerosis obliterans（ASO）173

ATP 感受性 K チャネル 131

atrial（A）kick 19

atrial fibrillation（AF）142

atrial flutter（AFL）146

atrial natriuretic peptide（ANP）100, 113

atrial premature contraction（APC）141

atrial reentrant tachycardia（ART）147

atrial septal defect（ASD）226

atrial tachycardia（AT）141

atrioventricular block 163

atrioventricular dissociation 165

atrioventricular nodal reentrant tachycardia（AVNRT）93, 147

atrioventricular node 129

atrioventricular reciprocating tachycardia（AVRT）147

atrio-ventricular septal defect（AVSD）229

attenuation 76

Austin Flint 雑音 263, 273

automated external defibrillator（AED）128, 157

automated peritoneal dialysis（APD）492

autosomal dominant Alport syndrome（ARAS）534

autosomal dominant cutis laxa（ADCL）330

autosomal dominant polycystic kidney disease（ADPKD）572

autosomal recessive Alport syndrome（ADAS）534

autosomal recessive cutis laxa（ARCL）330

autosomal recessive polycystic kidney disease（ARPKD）573

AV nodal reentrant tachycardia（AVNRT）130

AV reentrant tachycardia（AVRT）130

AVERROES 試験 370

A 型解離 361

A 群 Streptococcus 278

A 群溶連菌 278

A 波 20, 50, 93

B

baPWV（brachialankle PWV）96, 174

Bartter 症候群 467, 590

Barttin 467

BAS 241

bat wing 61

B-B′ step 293

B-B′ step formation 300

Beals 症候群 329

Becker 型筋ジストロフィー 318

Bence Jones 蛋白 566

Berger 病 525

bioptome 84

bird's eye pattern 547, 549

black-blood 脂肪抑制 T2 強調像 72

black-blood 法 71

Bland-White-Garland 症候群 212, 251

blocked APC 142

blood island 226

blue toe 556

blue toe 症候群 352

BMI（body mass index）380, 387

Bmp 222

BMPR2 332

BNP 14, 113, 294

BNP/NT-proBNP 117

bounding pulse 233, 252

Bowman 嚢 399

Bowman 嚢上皮細胞 401

box-shape, funnel-shape 56

bradyarrhythmia 160

brain natriuretic peptide（BNP）14, 113, 294

Branham sign 357

Braunwald 分類 183

Broadbent 徴候 339

Brodie-Trendelenburg 試験 363

Bruce 法 37

Brugada 症候群 13, 33, 39, 94, 124, 126, 156, 158

B-type natriuretic peptide（BNP）100

BT シャント手術 243

Buerger 病 355

bunch of grapes 574

butterfly shadow 61

B 型解離 361

B 型肝炎ウイルス（HBV）関連腎症 542

B 型ナトリウム利尿ペプチド 100

B モード法 46

C

CABG 64, 176, 186, 192

CAG（冠動脈造影）guided PCI 77

Ca-induced Ca-release（CICR）134

calcified nodule 180

calcium score 66

calreticulin 7

calsequestrin 7

cAMP 9, 313

cardiac crescent 222

cardiac dullness 298

cardiac Fabry disease 326

cardiac index 81

cardiac jelly 222

cardiac reflex 334

cardiac resynchronization therapy（CRT）123, 139, 295

cardiac tamponade 337

cardio pulmonary exercise test（CPX）37

cardioangiography 84

cardiomyopathy 292

cardiopulmonary resuscitation（CPR）156

cardiothoracic ratio（CTR）54, 270

cardiovascular continuum 381

Carey Coombs 雑音 22

carotid artery stenting（CAS）176

carotid endarterectomy（CEA）176

CARP 324

Carpentier 分類 290

cast nephropathy 567

catecholaminergic polymorphic ventricular tachycardia（CPVT）159

CAVI 174

Ca イオン 131

Ca 感受性陽イオンチャネル 134

Ca 拮抗薬 388, 391, 554

Ca 結石 586

Ca 誘発 Ca 放出 134

CCS（Canadian Cardiovascular Society）分類 183

CD73 欠損症 330

celeritic pulse 19

Celoria-Patton 分類 248

central echo complex（CEC）429

central venous pressure（CVP）16, 104

cfPWV（carotid-femoral PWV）96

CFU（colony forming unit）579

CGA 分類 479

cGMP 依存性プロテインキナーゼ 113

CHADS₂ スコア 144, 371

CHARGE 症候群 238

Charles 法 367

chronic arterial occlusion 352

chronic kidney disease（CKD） 173, 315, 478

chronic kidney disease-mineral and bone disorder（CKD-MBD） 501

chronic obstructive pulmonary disease（COPD） 331

chronic pericardial effusion 339

chronic pericarditis 338

chronic thromboembolic pulmonary hypertension（CTEPH） 59, 311

Churg-Strauss 症候群 310

cine MRI 189

circulating blood volume 79

circulation time 79

CK 201

CKD 173, 315, 382

CKD CGA 重症度分類 552

CKD mineral bone disease（CKD-MBD） 487

CKD with diabetes 561

CKD 合併高血圧 551

CKD 合併高血圧の降圧目標 551

CK-MB（creatine kinase-myocardial band） 186, 201

CLI 176

clubbing（clubbed）finger 221

CoA complex 247

coarctation of the aorta（CoA） 247

coarse crackle 115

Cockcroft-Gault の式 427

coeur en sabot 56

Cohn 分類 197

cold spot 202

collapse 337

Collet & Edwards 分類 245

Columbia 分類 529

combined valvular disease 277

common orifice atrio-ventricular valve 229

complete TGA 244

compression ultrasonography 法 365

congenital contractural arachnodactyly 329

congenital mitral regurgitation 256

congenital mitral stenosis 256

congenital mitral valve disease 256

congenitally corrected transposition of great arteries 257

constrictive pericarditis 339

continuous ambulatory peritoneal dialysis（CAPD） 492

continuous hemodiafiltration（CHDF） 317

continuous positive airway pressure （CPAP） 123

COPD 118

cor pulmonale 331

cor triatriatum 252

cor triatriatum sinister 252

coronary angiography（CAG） 186

coronary arterial fistula 252

coronary artery anomaly 251

coronary flow reserve（CFR） 89, 186

coronary sinus（CS） 93

coronary steal 252

coronary steal 症候群 214

coronary stenting 191

coronary tone 334

corrected TGA 245

Corrigan 脈 273

costophrenic angle（CP angle） 57, 61

COX-1 368

COX-2 368

CPEO（chronic progressive external ophthalmoplegia） 318

CPK 99

CPK-MB 99

creatine kinase（CK） 186

CRT 123

CRT-D 123, 140, 296

CSA 195

CTO（慢性完全閉塞） 77

CTR 292

C-type natriuretic peptide（CNP） 100

CT アンジオグラフィ 386

CT 検査 104

CT 装置 65

Cushing 症候群 313, 373, 381, 384

Cushing 病 313

Cuvier 管 343

cyclic AMP 313

cystic adventitial degeneration of the popliteal artery 356

cystic medial necrosis 309

C 型肝炎ウイルス 304

C 型肝炎ウイルス（HCV）関連腎症 543

C 型ナトリウム利尿ペプチド 100

D

daily allowance 438

DAP 285

Daring 分類 249

DDR 261, 299

de Musset 徴候 273

DeBakey 分類 361

deconditioning 215

deep vein thrombosis 364

delayed afterdepolarization（DAD） 134

Dent 病 466, 590

Denys-Drash 症候群 515

depolarization 130

D-HCM 293, 294

diabetic ketoacidosis（DKA） 450

diabetic kidney disease（DKD） 561

diastolic-to-systolic coronary velocity （DSVR） 186

diffuse large B cell lymphoma（DLBCL）

348

dilated cardiomyopathy（DCM） 292, 324

dilated phase of hypertrophic cardiomyopathy（D-HCM） 296

directional coronary atherectomy （DCA） 191

DMD 変異 324

DNA マイクロアレイ 14

DOAC 147

Doppler 法 98

double density 260

double product 183

Down 症候群 229

DPP-4 阻害薬 176

Dressler 症候群 207, 335

drug eluting stent（DES） 77, 176, 191

drug fever 284

drug-induced lymphocyte stimulation test（DLST） 476

DT 延長 117

dual antiplatelet therapy（DAPT） 91, 176

Duchenne 型筋ジストロフィー 317, 327

Duke 診断基準 282

Duroziez 徴候 273

dynamic CT perfusion 67

dysarray 297

dysmorphic RBC 422, 423

D ダイマー 101, 102

D ダイマー検査 365

E

early afterdepolarization（EAD） 134

Ebstein anomaly 241, 276

Ebstein 奇形 150

Ebstein 病 241

echo-free space 336, 342

eclampsia 576

ECV 71

EDC 229

EDS 310

EDV 63, 85

EF 63, 117

EF slope 261

effort angina 184

effusive-constrictive pericarditis 341

eGFR 382, 505

egg-shape 56

Ehlers-Danlos 症候群 250, 310

Eisenmenger 症候群 59, 230, 232, 234

ejection fraction（EF） 63, 85, 117

electroanatomical mapping system 93

electron dense deposit 526

electrophysiological study（EPS） 93

embryonic stem（ES） 15

Emery-Dreifuss 型筋ジストロフィー

327

end-diastolic volume (EDV)　63, 85

endocardial cushion defect (ECD)　229

endocardial tube　222

endocardium　222

endothelial progenitor cell (EPC)　355

end-systolic volume (ESV)　63, 85

ENGAGE AF-TIMI48 試験　370

eNOS　193, 377

Enterococcus　283

eosinophilic granulomatosis with poly-angiitis (EGPA)　310

EPA　176

epicardium　334

epithelial-mesenchymal transformation (EMT)　223

erythromelalgia　357

essential light chain　8

estimated glomerular filtration rate (eGFR)　121

ESV　63, 85

ES 細胞　413

EVEREST 試験　121

extracellular volume (ECV)　71

extracorporeal shock-wave lithotripsy (ESWL)　588

extreme-dipper　373

E 波　50

F

Fabry 病　256, 314, 326, 568

Fabry 病の遺伝形式　570

Fallot 四徴症　221, 229, 238

familial hypertrophic cardiomyopathy　323

familial long QT syndrome　328

familial thoracic aortic aneurysm and dissection (FTAAD)　330

Fanconi 症候群　465, 470

fast pathway　129, 148

fatty streak　169

FBN1 遺伝子異常　309, 329

FFR　90, 212

FGF　355

FGF23　501

FH　173

fibroma　347

fibrous plaque　169

figure of 8　56

final common pathway　484, 514

fine crackle　115

Fishberg 濃縮試験　429

fish-mouth　260

FLAIR 像　382

FMD　174, 382

focal segmental glomerulosclerosis (FSGS)　529

Fogarty バルーンカテーテル　352

Fontaine の分類　353

Fontan 手術　241, 243, 253, 257

foramen ovale　223

Forrester 分類　202, 210

fou-ta-ta-rou　22

fQRSd (filtered QRS-duration)　95

fractional excretion (FE)　425

fractional flow reserve (FFR)　89, 187, 197

frailty　287

Framingham risk score　65

Framingham 研究　111

friction rub　23

Friedreich 失調症　318

Friedreich 徴候　16, 340

full-house 様沈着　536

fusiform aneurysm　358

G

Gallavardin 現象　270

gap junction　133

gated SPECT　294

GC-A 受容体　113

gestational hypertension　576

GFR　316, 374

GFR の推算式　427

GH 分泌不全症　311

giant negative T wave　298

Gitelman 症候群　468

Giusti and Hayton 法　504

Gleason grading system　597

Glenn 手術　241, 253

glomerular basement membrane(GBM)　524

glomerular filtration rate (GFR)　397, 426, 438

Goodpasture 症候群　513, 524

goose neck deformity　56

goose neck sign　230

GOT　186

GRACE リスクモデル　204

Graham-Steell 雑音　235, 332

granular sparkling　300, 303

group A streptococci　278

growth hormone (GH)　311

GWAS　377

H

H⁺-ATPase　470

H₁H₂ 間隔　94

HACEK 群　281

Hardy 手術　242

Hartnup 病　411, 465

HCAE (Health Care Associated Endocarditis)　285

HCM　292

HCO₃⁻　449

HCO₃⁻ 必要量　456

HDL-C　173

healthcare-associated (staphylococcal) endocarditis (HCAE)　280

heart failure with midrange ejection fraction (HFmrEF)　112

heart failure with preserved ejection fraction (HFpEF)　112

heart failure with reduced ejection fraction (HFrEF)　112

heart rate variability (HRV)　37

Heath-Edwards 分類　235

HE (hematoxylin eosin) 染色　434

HELLP 症候群　576

hemangioma　347

Henle 係蹄（ループ）　405, 467

Henoch-Schönlein 紫斑病　541

hepato-jugular reflex　340

HERG　14

H-FABP　99

HFmrEF　112

HFpEF　112, 122, 382

HFrEF　112, 118, 382

HGF　355

HHV6　307

H-H′ ブロック　164

hibernation　53

high active antiretroviral therapy (HAART)　546

high right atrium (HRA)　93

Hill 徴候　273

hip-up sign　55

His bundle electrogram (HBE)　93

His-Purkinje system (HPS)　130, 133

His（ヒス）束　129

His 束下ブロック　164

His 束心電図　163

His 束電位記録部位　93

Iis 束内ブロック　164

HIV　304

HIV 関連腎症　546

HLA-B52　214

HLA-B67　214

HMG-CoA 還元酵素阻害薬　176, 191

HOCM　23

Hokusai-VTE 試験　370

Holter 心電図　26, 34, 144, 161, 186

honeymoon cystitis　581

Hope 徴候　339

hot spot　202

hsCRP　381, 384

human atrial natriuretic polypeptide (hANP)　210

hungry bone syndrome　459, 461

H-V ブロック　164

hyperdynamicnormal vascular resistance　377

hyperechoic medulla　564, 565

hyperpolarization　130

hypertrophic cardiomyopathy (HCM)　296, 323

hypertrophic nonobstructive cardiomyopathy (HNCM)　296

hypertrophic obstructive cardiomyopathy (HOCM)　296
hypoplastic left heart syndrome　254
hypoxic pulmonary vasoconstriction（HPV）　331
H 波　93

I

IABP　106, 118
ICAM-1　171
ICD　122, 128, 136, 155, 294
ICD 機能付き CRT　123
idiopathic dilated cardiomyopathy　324
idiopathic hyperaldosteronism (IHA)　384
idiopathic pulmonary arterial hypertension (iPAH)　59
IgA 血管炎　527, 541
IgA 腎症　525
IgG4 関連腎炎　549
IgG4 関連腎症　547
IgM リウマトイド因子　543
IL-6　344
iMAP^{TM}　76
implantable cardioverter defibrillator（ICD）　122, 128, 140
IMT　174, 384
in situ 型免疫複合体　544
induced pluripotent stem cell　13
infective endocarditis　280
inflammatory cardiomyopathy　307
integrated backscatter 法(IB-IVUS^{TM})　76
intensive lipid-lowering therapy　73
intraaortic balloon pumping (IABP)　106, 119
intravascular ultrasound (IVUS)　75
inversion time　70
iPS 細胞　13, 413, 415
iPS 細胞技術　15
ischemic cascade　183
ischemic heart disease　178
ISKDC による組織分類　542
isomorphic RBC　422, 423
IVUS　75, 175
IVUS guided PCI　77
I 帯　324

J

J-ACCESS study　64
James 束　152
JAST 分類　584
Jatene 手術　245
Jervell and Lange-Nielsen 症候群　157
J-ROCKET AF 試験　370
JSH2019 ガイドライン　375
jump up 現象　149

juxtaglomerular apparatus（JGA）　374
J 波　32
J 波症候群　32, 156, 159

K

Kawasaki disease（KD）　212
Kearns-Sayre 症候群　318
Keith-Edwards 分類　242
Kent 束　150
Kerley A 線　60
Kerley B 線　60
Killip 分類　200, 202, 210
Kimmelstiel-Wilson 病変　561
Kirklin 分類 I 型　231
Klippel-Trenaunay 症候群　363
Koch 三角　129
Kokko-Rector のモデル　408
Korotkoff 法　24
Krichenko 分類　233
KSS　255, 318
Kussmaul 徴候　17, 339
K イオン　131
K チャネル　14

L

LAS40 (the duration of the low amplitude signal after the voltage decreased to less than 40 μV)　95
late potential (LP)　36, 95
LDB3 変異　325
LDH　186
LDL　171
LDL 吸着　518
left coronary artery (LCA)　87
left ventricular ejection fraction（LVEF）　112
Lenegre 病　163, 165
LEOPARD 症候群　256
Leriche 症候群　353, 355
Lesch-Nyhan 症候群　463
Levine 分類　22
Lev 病　163, 165
LGL (Lown-Ganong-Levine) 症候群　152
Liddle 症候群　468
Lignac-Fanconi 症候群　466
lipoma　347
livedo reticularis　357, 556
locomotive murmur　335
Loeys-Dietz 症候群　309, 329
long non-coding RNA (lnc RNA)　14
long RP' tachycardia　148
Louis 角　57
Lowe 症候群　466
LP 陰性　95
LP 陽性　95
LQTS　328
Lucas-Schmidt 分類　252

LVEF　112
LVOTS　244
LZD　285
L 型カルシウムチャネル　7

M

machinery murmur　233
macula densa　484
Mahaim 線維　152
major aortopulmonary collateral artery (MAPCA)　240
malalignment　231, 238
malignant lymphoma　347
Marfan 症候群　16, 250, 258, 273, 276, 309, 329
Marfan 症候群 2 型　309
Masson trichrome (MT)　434
Master 二階段試験　37, 185
maximum intensity projection (MIP)　66
MBC (minimum bactericidal concentration)　284
MCP-1　171
MCV　222
MDCT (multidetector-row computed tomography)　65, 174, 188
mechanical interactions of the cardiac chambers　334
mechanocardiogram　41
Meigs 症候群　61
MELAS (mitochondrial myopathy, encephalopathy, lactic acidosis and stroke-like episode)　255, 318
membranoproliferative glomerulonephritis (MPGN)　531
membranous nephropathy (MN)　530
MERRF (myoclonic epilepsy with ragged red fibers)　318
mesangial interposition　559
mesangiolysis　559
mesothelioma　347
MET (metabolic equivalent unit)　38
MFS2　309
MIBG　294
micro calcification　66
micro RNA　14
midventricular obstruction　296
minimal change nephrotic syndrome（MCNS）　528
minimum inhibitory concentration（MIC）　284
mitochondrial cardiomyopathy　255, 326
MitraClip®　53, 92, 288
mitral annulus calcification (MAC)　259
mitral configuration　56
mitral prolapse　267
mitral regurgitation　264
mitral stenosis (MS)　259

索引

mitral valve replacement (MVR) 264

mixed connective tissue disease (MCTD) 310

MLC-1 8

MLC-2 8

MLCK 297

MNMS 352

Mobitz II 型 163, 168

modified look-locker inversion recovery (MOLLI) 法 71

Mönckeberg medial calcific sclerosis 169

Monckeberg 型石灰化 496, 502

monoclonal gammopathy of renal significance (MGRS) 567

monomorphic ventricular tachycardia 136

MR 211, 290

MRA (MR angiography) 121, 174, 189

MRI 69

MRSA 285

MRSA 関連糸球体腎炎 546

muddy brown cast 473

Müller 徴候 273

「multi hit theory」仮説 525

multidetector-row CT (MDCT) 65

multiplanar reconstruction (MPR) 66

muscular dystrophy 327

Musset 徴候 16

Mustard 手術 245

MYBPC3 297, 323

MYH7 297, 323

myocardial bridge 214

myocardial fractional flow reserve (FFRmyo) 67

myocardial mantle 222

myocarditis 304

myocyte hypertrophy 297

myonephropatic metabolic syndrome (MNMS) 351

myosin light chain 1 (MLC-1) 8

myosin regulatory light chain 2 (MLC-2) 8

myxoma 344

M 蛋白 567

M モード法 49, 260

N

Na⁺/H⁺ 交換因子 446

Na⁺/K⁺-ATPase 405, 439, 446, 465

Na-Cl 共輸送体 468

Na-K-2Cl 輸送体 467

Narula 法 94, 162

Na イオン 131

Na 再吸収障害 592

Na チャネル 14

Na チャネル遮断薬 136

Na 利尿ペプチド系 441

Na 利尿ホルモン 373

NEBL 324

neoatherosclerosis 191

nephrin 401

nephrogenic systemic fibrosis (NSF) 497, 498

neural crest cell 223

NO 114

no reflow 77

Nohria-Stevenson 分類 118

nonbacterial thrombogenic endocarditis (NBTE) 280

non-cording RNA 13

non-dipper 373

non-HDL-C 176

noninvasive positive pressure ventilation (NPPV) 118, 210

non-obstructive general angioscopy (NOGA) 72

non-ST elevation myocardial infarction (NSTEMI) 190, 497

non-truncating mutation 535

Noonan 症候群 236, 256, 330

Norwood 型手術 247, 253

NO 合成酵素 377

NSAIDs 207, 337, 475, 588

NSTE-ACS 180

NSTEMI 190, 497

NT-proBNP 100, 115, 216

NT-proBNP 値 294

nutcracker 現象 397, 431

NYHA 心機能分類 110, 116

O

obstructive sleep apnea syndrome (OSAS) 386

Occlutech 閉鎖栓 228

OCT 175

onion-skin lesion 554

open mitral commissurotomy (OMC) 264

opening snap 344

OPQRST 189

orthostatic hypotension 392

ostium primum 223

ostium secundum 223

overdrive suppression 94

overfilling 仮説 511

P

P2Y12 受容体阻害薬 191

PAD (peripheral arterial disease) 97, 173, 351, 498

Paget-Schroetter 症候群 364

PaO₂ 118

papillary fibroelastoma 347

paradoxical pulse, pulsus paradoxus 337

paradoxical splitting 270

parasternal heave 19

parasternal impulse 260

parathyroid hormone (PTH) 313

parietal pericardium 334

paroxysmal supraventricular tachycardia (PSVT) 147

patent ductus arteriosus (PDA) 233, 244

pauci-immune 型 522

PCI 64, 90, 176, 189, 191

PCPS 106, 307

PCR (polymerase chain reaction) 法 307

PCSK9 阻害薬 176, 191

PCWP 104, 211

PDA 233, 244

PDGF 172

PEA 209

peak filling rate (PFR) 63

peak systolic relocity (PSV) 386

pendular motion 336

percussion wave (PW) 43

percutaneous cardiopulmonary support (PCPS) 106

percutaneous coronary intervention (PCI) 76, 90, 186

percutaneous transluminal aortic commissurotomy (PTAC) 288

percutaneous transluminal coronary angioplasty (PTCA) 80, 90

percutaneous transluminal mitral commissurotomy (PTMC) 261, 263

percutaneous transluminal renal angioplasty (PTRA) 386

percutaneous transluminal septal myocardial ablation (PTSMA) 300

percutaneous transvenous mitral commissurotomy (PTMC) 92, 287

peribronchial cuffing sign 60

pericardial biopsy 336

pericardial cavity 334

pericardial cyst 342

pericardial defect 342

pericardial friction rub 334

pericardioscopy 336

pericarditic pseudoliver cirrhosis 340

pericardium 334

periodic acid methenamine silver (PAM) 434

periodic acid shiff (PAS) 434

peripheral arterial disease (PAD) 97, 173, 351, 498

permanent form of junctional reciprocating tachycardia (PJRT) 153

PET (positron emission CT) 63, 300

PGE₁ 241

phonocardiogram 41

phosphodiesterace (PDE) 118

phospholamban 9

Pick 病　339
Pierson 症候群　515
PKA　9
PKB　377
plain old balloon angioplasty　191
plaque　169
plaque erosion　171, 180
plaque rupture　171, 180
plastering　241
plexiform fibrosis　297
polymorphic ventricular tachycardia　136
Pompe 病　256, 314
popliteal artery entrapment syndrome　356
positive end-expiratory pressure (PEEP)　210
positive remolding　66
positron emission tomography (PET)　63, 300
post hypercapnic alkalosis　457
post-capillary venule　5
poststenotic dilatation　270
poststreptococcal acute glomerulone-phritis (PSAGN)　519
potential bicarbonate　450
Potter 症候群　573
PP 間隔　141, 161
PQ (PR) 時間　31, 34
preeclampsia　576
preexcitation syndrome　150
preferential pathway　129
pressure half time (PHT)　261
primary aldosteronism (PA)　384
primary PCI　203
proepicardial organ (PEO)　226
proprotein convertase subtilisin/kexin type 9 (PCSK9)　191
protein kinase A regulatory subunit 1-α (*PRKAR1A*) 遺伝子変異　344
prothrombin time international nor-malized ratio (PT-INR)　145
PS　242, 244
PSA　596, 597
pseudonormalization　299
pseudotumor　61
PTCA　80, 90
PTMC　261, 263
puff-chandelier タイプ　74
pulmonary artery wedge pressure (PCWP)　104, 211
pulmonary arterial hypertension (PAH)　311
pulmonary atresia　239
pulmonary atresia with intact ventric-ular septum (PA・IVS)　239
pulmonary atresia with ventricular septal defect (PA・VSD)　239
pulmonary hypertension/right ven-tricular hypertrophy configuration　56

pulmonary stenosis (PS)　236
pulse wave velocity (PWV)　95
pulseless electrical activity (PEA)　206
pulsus alternans　19
pulsus bisferiens　19
Purkinje 線維　129
PVB19　307
PWV　96, 384
pyramidal brush　574
PY モチーフ　468
P 波　31

Q

QRS 波　31
QT 延長　328
QT 延長症候群　13, 39, 124, 126, 157, 328
QT 時間　31, 34
QT 短縮症候群　124, 159
Quincke 徴候　16, 273

R

RAAS　373
RAAS 阻害薬　316
RAA 系　113
rank-Starling 機能　11
raphe　269
rapid filling wave (RF)　43
rapidly progressive glomerulonephri-tis (RPGN)　521
Rastelli 手術　241, 245, 246
Rastelli 分類　229
Raynaud 現象　357
Raynaud 症候群　356, 357
Raynaud 病　356, 357
RA 系阻害薬　391
RDN　376
reconditioning　215
redistribution　59
reentry　135
reimplantation 法　358
remodeling 法　358
renal blood flow (RBF)　397, 426
renal plasma flow (RPF)　426
renal tubular acidosis (RTA)　469
repolarization　130
response-to-injury hypothesis　171
response-to-retention hypothesis　172
restless leg　490
restrictive cardiomyopathy (RCM)　301
retrosternal space　57
RET 遺伝子異常　330
revascularization syndrome　352
rhabdomyoma　347
rheumatic fever　278
rheumatoid arthritis (RA)　310

rho キナーゼ阻害薬　196
rib notching　62, 247
right coronary artery (RCA)　87
right ventricle (RV)　93
riser　373
Rivero-Carvallo 徴候　276
RL 像　57
RMS40 (root-mean-square voltage of the signals in the last 40 ms)　95
RNA-seq　14
ROKCET AF 試験　370
Romano-Ward 症候群　157
Ross 手術　289
rotational atherectomy　191
RR 間隔　30, 34, 141
Rubenstein 分類　161
Rutherford の分類　353
RyR$_2$　160

S

saccular aneurysm　358
SACT　161
SAM　299
sarcoma　347
SCAD　198, 214
scallop　267
scimitar　249
SCN5A　14, 158, 163
scooping　230
scoring balloon　192
secondary cardiomyopathy　319
selectivity index (SI)　423
Senning 手術　245
septum primum　223
septum secundum　223
SERCA (sarcoendoplasmic reticulum Ca^{2+} adenosine triphosphatase)　7
SGLT2 阻害薬　176
shone complex　256
Shprintzen-Goldberg 症候群　329, 330
Sicilian Gambit　137
sick sinus syndrome (SSS)　160
signal averaged electrocardiogram (SAECG)　36
silhouette sign　56
simple CoA　247
Simpson 法　70
single coronary artery　212
single nephron GFR (SNGFR)　402
single nucleotide polymorphism (SNP)　13
single photon emission computed tomography (SPECT)　63, 187
single ventricle　253
sinoatrial conduction time (SACT)　94
sinus nodal reentrant tachycardia (SNRT)　147
sinus node　129
sinus node recovery time (SNRT)

94, 161
sinus tachycardia 141
Sjögren 症候群 470
skin perfusion pressure (SPP) 498
SKI 遺伝子異常 329
SLE 310, 335
slow filling wave (SF) 43
slow flow 77
slow pathway 129, 148
slow VT 155, 205
SLV 253
small dense LDL 171
SNERP 161
snowman sign 56
SNP 14
soluble endoglin (sEng) 575
soluble fms-like tyrosine kinase-1
　(sFlt-1) 575
Sones カテーテル 86
spasm 214
SPECT (single photon emission
　tomography) 63, 187
spiral reentry 135
SpO$_2$ 118
spontaneous coronary artery dissec-
　tion (SCAD) 199, 214
spotty calcification 67
SPRINT 研究 23, 375
squatting 221
SRV 253
SSS 209
ST resolution 206
stable coronary artery disease 179
stable ischemic heart disease 179
Stanford B 型急性大動脈解離 61
Stanford 分類 361
Staphylococcus aureus 283
STEMI 180, 190
Stewart-Hamilton の式 82
Stewart-Treves 症候群 367
ST-HR ループ 39
stiffness 112, 270
Strauss 法 94, 162
Streptococcus pneumoniae 283
stroke volume (SV) 85
ST-T 異常 255
ST 下降 39
ST 上昇 33, 39
ST 上昇型急性冠症候群 198, 200
ST 上昇型急性心筋梗塞 180, 190
ST 低下 33
ST トレンドグラム 186
ST 部分 31
subacute necrotizing lymphadenitis
　366
sudden cardiac death 124
superimposed preeclampsia 576
superior vena cava syndrome 366
surgical aortic valve replacement
　(SAVR) 272
sustained impulse 19

Swan-Ganz カテーテル 82, 210
syncope 107
systemic lupus erythematosus (SLE)
　310, 335
systemic sclerosis (SSc) 310

T

T2 強調画像 306, 342
tachyarrhythmia 140
tachycardia-induced cardiomyopathy
　145
Takayasu's arteritis 214, 362
takotsubo cardiomyopathy 321
Tamm-Horsfall 蛋白 567
TAO 352, 353
target 法 71
TCAP 324
TDM 138, 284
tetralogy of Fallot (TOF, TF) 238
TGA 244, 247
TG 値 173
therapeutic drug monitoring (TDM)
　138, 284
thin basement membrane 526
Thompson 法 367
thoracic aortic aneurysm 360
thoracic outlet syndrome 356
thrill 19, 270
thromboangiitis obliterans (TAO)
　355
thyroid hormone (TH) 311
tidal wave (TW) 43
tilt table test 108
time to PFR (TPFR) 63
TIMI リスクスコア 202
Timothy 症候群 157
TINU 症候群 (tubulointerstitial nephri-
　tis and uveitis) 547
TNF 阻害薬 213
TNNT2 297, 324
to and fro murmur 23
toe-brachial pressure index (TBI)
　498
torsade de pointes (TdP) 138, 140,
　155, 157, 328
total/partial anomalous pulmonary
　venous return (TAPVR/PAPVR)
　248
t-PA 91, 351, 368, 371
TR 291
transcatheter aortic valve implanta-
　tion (TAVI) 53, 272
transcatheter aortic valve replace-
　ment (TAVR) 288
trans-esophageal echo cardiography
　(TEE) 358
transforming growth factor-*β* (TGF-
　β) 309
transient constrictive pericarditis
　341

transient ischemic dilatation (TID)
　188
transposition of great arteries (TGA)
　244, 247
Traube 徴候 273
tricuspid annular plane systolic excur-
　sion (TAPSE) 333
tricuspid annuloplasty (TAP) 291
tricuspid atresia (TA) 242
tricuspid regurgitation (TR) 276
tricuspid valve dysplasia 241
triggered activity 39, 134, 141
TRP チャネル 131
truncating mutation 535
truncus arteriosus 245
TTN 324
TTP 368
TTR 315
tubular thyroidization 559
tubuloglomerular feedback (TGF)
　403
tumor plop 344
tunica externa 3
tunica media 3
Turner 症候群 330
T-wave alternans (TWA) 36
TXA$_2$ 368
T 管 6
T 波 31
T 波オルタナンス 34, 36, 328

U

Uhl 化 241
Uhl 病 241
underfilling 仮説 511
uniforcalization 手術 241
urinary tract infection (UTI) 578
U 波 33

V

Valsalva 試験 23
Valsalva 手技 150
Valsalva 洞 358
Valsalva 洞動脈瘤 250
valvular disease 258
valvuloplasty 277
vanishing tumor 60
varicose veins 363
vasa vasorum 4
vascular blurring 60
vascular EDS (vEDS) 310
vasculogenesis 226
VATER 連合 238
Vaughan Williams 分類 136
VCAM-1 171
VCM 285
vegetation 280
VEGF 226, 355
vena contracta width 274

venous pressure 78
ventricular fibrillation (VF) 124, 156
ventricular interdependence 340
ventricular premature contraction (VPC) 153
ventricular septal defect (VSD) 231
ventricular septal perforation (VSP) 211
ventricular tachycardia (VT) 125, 154
Venturi 効果 250
vesicoureteral reflux (VUR) 578, 593
VF 209
VH (virtual histology)-IVUS™ 76
Virchow の3徴 364
virus-like particle 536
visceral pericardium 334
voltage map 93
volume rendering (VR) 66
von Hippel-Lindau (VHL) 症候群 598
VSD 242, 244

VT 209, 328
vulnerable plaque 73
VUR 国際分類 593
v波 16, 82, 277, 292

W

wave front phenomenon 199
Wells スコア 101, 365
Wenckebach 型 163
wheeze 114
whole-heart 法 71
WHO 肺高血圧症機能分類 333
Wilkins スコア 263, 287
Williams 症候群 330
Wilms 腫瘍 598
Wilson 病 466
wire-loop 病変 537
Wolff-Parkinson-White syndrome 150
Wolff 管 413, 414
WPW 症候群 124, 126, 139, 148, 150, 242, 255

X

X-linked Alport syndrome (XLAS) 534
X線CT 65
x谷 16, 42
x谷消失 277
X連鎖型 Alport 症候群 (XLAS) 535
X連鎖劣性遺伝形式 326

Y

y谷 16, 80
y波下降 277

Z

Z線 7
Z帯 324
Z帯構成要素 ZASP 遺伝子変異 325

中山書店の出版物に関する情報は，小社サポートページを御覧ください．
https://www.nakayamashoten.jp/support.html

内科学書 改訂第9版（全7冊）

初　版	1971年 4月15日	第1刷	〔検印省略〕
第2版	1982年 2月 5日	第1刷	
第3版	1987年 9月 5日	第1刷	
第4版	1995年 4月28日	第1刷	
第5版	1999年 3月 1日	第1刷	
第6版	2002年10月10日	第1刷	
第7版	2009年11月10日	第1刷	
	2012年 4月20日	第2刷	
第8版	2013年10月31日	第1刷	
第9版	2019年 8月30日	第1刷 ©	

総編集 ─────── 南学正臣（なんがくまさおみ）
発行者 ─────── 平田　直
発行所 ─────── 株式会社 中山書店
　　　　　〒112-0006　東京都文京区小日向 4-2-6
　　　　　TEL 03-3813-1100（代表）　振替 00130-5-196565
　　　　　https://www.nakayamashoten.jp

本文デザイン・装丁 ─── 臼井弘志（公和図書 株式会社 デザイン室）
印刷・製本 ─────── 三松堂 株式会社

Published by Nakayama Shoten. Co., Ltd.　　　　　　　　　Printed in Japan
ISBN978-4-521-74749-1（分売不可）

落丁・乱丁の場合はお取り替え致します

- 本書の複製権・上映権・譲渡権・公衆送信権（送信可能化権を含む）は株式会社中山書店が保有します．

- **JCOPY** ＜(社)出版者著作権管理機構 委託出版物＞
本書の無断複写は著作権法上での例外を除き禁じられています．複写される場合は，そのつど事前に，(社)出版者著作権管理機構（電話 03-5244-5088, FAX 03-5244-5089, e-mail: info@jcopy.or.jp）の許諾を得てください．

本書をスキャン・デジタルデータ化するなどの複製を無許諾で行う行為は，著作権法上での限られた例外（「私的使用のための複製」など）を除き著作権法違反となります．なお，大学・病院・企業などにおいて，内部的に業務上使用する目的で上記の行為を行うことは，私的使用には該当せず違法です．また私的使用のためであっても，代行業者等の第三者に依頼して使用する本人以外の者が上記の行為を行うことは違法です．